Leistner · Breckle

Pharmazeutische Biologie

kompakt

Leistner · Breckle

Pharmazeutische Biologie kompakt

Grundlagen / Systematik / Humanbiologie

Begründet von

Eckhard Leistner, Bonn

Sigmar-W. Breckle, Bielefeld

Bearbeitet von

Gisela Drews, Tübingen

Michael Keusgen, Marburg

Christel Drewke, Bonn

Peter Krippeit-Drews, Tübingen

8., überarbeitete und erweiterte Auflage

38 Tabellen und 445 Abbildungen

wvg Wissenschaftliche Verlagsgesellschaft Stuttgart

Anschriften der Bearbeiter

Prof. Dr. Gisela Drews
Pharmazeutisches Institut
Eberhard-Karls-Universität
Auf der Morgenstelle 8
72076 Tübingen

Prof. Dr. Michael Keusgen
Institut für Pharmazeutische Chemie
Philipps-Universität
Marbacher Weg 6
35037 Marburg

Dr. Christel Drewke
Institut für Pharmazeutische Biologie
Rheinische Friedrich-Wilhelms-Universität
Nussallee 6
53115 Bonn

Prof. Dr. Peter Krippeit-Drews
Pharmazeutisches Institut
Eberhard-Karls-Universität
Auf der Morgenstelle 8
72076 Tübingen

Wichtige Hinweise

Die in diesem Buch aufgeführten Angaben wurden sorgfältig geprüft. Dennoch können die Autoren und der Verlag keine Gewähr für deren Richtigkeit übernehmen.

Ein Warenzeichen kann warenrechtlich geschützt sein, auch wenn ein Hinweis auf etwa bestehende Schutzrechte fehlt.

Bibliografische Information der Deutschen Nationalbibliothek
Die Deutsche Nationbibliothek verzeichnet diese Publikation in der Deutschen Nationalbibliografie; detaillierte bibliografische Daten sind im Internet unter http://dnb.d-nb.de abrufbar.

ISBN 978-3-8047-3031-1

8., überarbeitete und erweiterte Auflage 2014

Birkenwaldstr. 44, 70191 Stuttgart
www.wissenschaftliche-verlagsgesellschaft.de

Printed in Germany
Innentypografie: deblik, Berlin
Satz: primustype Hurler GmbH, Notzingen
Druck und Bindung: Kösel, Krugzell
Umschlaggestaltung: deblik, Berlin
Umschlagabbildung: mopic/shutterstock.com

Vorwort

Die Biologie ist eine vielfältige und spannende Disziplin, die sich in einem ständigen Wandel befindet. Deshalb ist es erforderlich, die biologischen Lehrinhalte von Zeit zu Zeit zu überprüfen und zu erweitern, was mit der 8. Auflage des Lehrbuches „Pharmazeutische Biologie kompakt – Grundlagen, Systematik, Humanbiologie" nun geschehen ist. Dabei ist im Titel der Begriff „kompakt" so zu verstehen, dass alle wichtigen Teilgebiete der pharmazeutischen Biologie, wie sie in der aktuellen „Approbationsordnung für Apotheker" und darauf basierend im „Gegenstandskatalog für den Ersten Abschnitt der Pharmazeutischen Prüfung" des Instituts für Medizinische und Pharmazeutische Prüfungsfragen in Mainz aufgeführt sind, in möglichst knapper aber gut verständlicher Form vermittelt werden. Überleitende Abschnitte und Beispiele aus der pharmazeutischen Praxis dienen der Veranschaulichung der Lehrinhalte und zeigen, warum biologisches Grundlagenwissen für den Apothekerberuf unerlässlich ist.

Um die Vorbereitung auf den „Ersten Abschnitt der Pharmazeutischen Prüfung" möglichst effizient zu gestalten, wurde das Layout des Buches weiter verfeinert; auf zusätzliche didaktische Elemente und Lernhilfen wurde von den Autoren großer Wert gelegt. Neu hinzugekommen sind Wiederholungsfragen am Ende eines jeden Kapitels, mit denen der Lernerfolg auf einfache Weise überprüft werden kann. Neben der Humanbiologie sind nun auch die anderen Teile des Lehrbuches mehrfarbig gestaltet worden. Im Teil Humanbiologie wurden die meisten Abbildungen überarbeitet, um sie noch anschaulicher zu gestalten. Die Systematik wurde zudem durch zahlreiche speziell für dieses Buch angefertigte Pflanzenphotos bereichert. Dabei orientiert sich die Auswahl der Bilder an den Fragen des Ersten Prüfungsabschnitts. Da sich die Taxonomie derzeit in einer Umbruchphase befindet, werden in den entsprechenden Buchkapiteln die aktuellen Entwicklungen vergleichend kommentiert. Neu ist auch die Kolorierung mikroskopischer Aufnahmen, mit dem Ziel, die wesentlichen Elemente anschaulicher zu gestalten.

Das Autorenteam hofft, dass dieses Lehrbuch in seiner neuen Auflage weiterhin einen wichtigen Beitrag zum zielgerichteten Lernen innerhalb des Studiums leisten kann und in seiner kompakten Form die Prüfungsvorbereitung erleichtert. Die Autoren bedanken sich bei der Wissenschaftlichen Verlagsgesellschaft Stuttgart, besonders aber bei Herrn Dr. Eberhard Scholz, bei Herrn Dr. Tim Kersebohm sowie bei Frau Sandra Schroeder für die gute Zusammenarbeit und wünschen diesem Lehrbuch den gleichen Erfolg, den es in den bisherigen sieben Auflagen genießen durfte.

Bonn, Marburg und Tübingen, im Herbst 2013 Die Bearbeiter

Inhaltsverzeichnis

Die Organismenreiche. Die Zelle als Baustein des Lebens

1

Inhaltsvorschau

Die gesamte belebte Natur ist aus zellulären Systemen aufgebaut. Als Zelle bezeichnet man die kleinste, noch lebensfähige Einheit. In der Natur gibt es ganz unterschiedliche Zelltypen, die sich zunächst in prokaryotische Zellen (ohne echten Zellkern) und eukaryotische Zelle (mit echtem Zellkern) einteilen lassen. Diese Zellen sind zur Umwelt durch eine Membran und zusätzlich optional durch eine Zellwand abgegrenzt. Die sogenannte Zytoplasmamembran ermöglicht einen kontrollierten Stofftransport in die Zelle hinein und aus der Zelle heraus. Zellen reagieren auf Reize und können sich vermehren. Durch viele Zellen werden komplexe Gewebe und Organismen aufgebaut, wie dieses im Pflanzen- und Tierreich der Fall ist. Dabei gibt eine starre Zellwand den Pflanzen hauptsächlich Festigkeit, wohingegen die tierischen Zellen über ein komplexes, stabilisierendes Zytoskelett verfügen, was wiederum bei den pflanzlichen Zellen schwächer ausgebildet ist. Zellen sind zur Biosynthese befähigt. In der Pharmazie sind insbesondere biogene Wirkstoffe (Arzneistoffe) von besonderem Interesse. Biogene Arzneistoffe werden in Pflanzen, Tieren und Mikroorganismen synthetisiert und können aus diesen gewonnen werden.

1.1 Kriterien des Lebens

Definition
Die Zelle ist die morphologisch kleinste, noch lebensfähige Einheit, die mit allen Fähigkeiten des Lebens, wie eigenem Stoffwechsel, selbstständiger Vermehrung und Reaktion auf äußere Reize, ausgestattet ist.

Organismen und Zellen

Lebende Organismen sind durch ein hoch organisiertes Ordnungsgefüge charakterisiert, das regulierten Veränderungen unterliegt. Die Veränderungen resultieren in Entwicklungsabläufen, in die beispielsweise die Bildung biogener Arzneimittel als Bestandteil dieses Ordnungsgefüges eingebettet ist.

Dieses für lebende Organismen typische Ordnungsgefüge kann durch morphologisch-anatomische, aber auch durch dynamische Kriterien charakterisiert werden. Ein morphologisch-anatomisches Kriterium ist, dass sich lebende Organismen deutlich von ihrer Umwelt abgrenzen. Sie haben eine genau definierte Form. Form und Funktion sind dabei eng aneinander gebunden. Wenn die für lebende Organismen charakteristische Form verloren geht, ändert sich auch die Funktion. Form- und Funktionsverlust können für einen Organismus tödlich sein. Die charakteristischen Formen lebender Materie werden auf makroskopischer, aber auch auf mikroskopischer und sogar molekularbiologischer Ebene deutlich: Die subzellulären Strukturen zeigen mikromorphologische Charakteristika, die sogar in verwandtschaftlich weit entfernten Individuen nahezu identisch sind. Auch biologische Moleküle haben eine festgelegte Form: Nur eine ganz bestimmte Raumstruktur garantiert die Funktionsfähigkeit eines Proteins. Verändert sich die Form des Proteins, so verändert sich auch dessen Funktion, siehe allosterische Hemmung (Kap. 7.1.3).

Kriterien des Lebens

Lebende Systeme sind auch über dynamische Kriterien charakterisierbar: Organismen zeichnen sich durch **Produktivität**, d. h. **Wachstum** und **Vermehrung**, aus.

Sie sind also in der Lage, sich in einer Umgebung (Medium) geringerer Komplexität zu erhalten und zu reproduzieren.

Reizbarkeit ist ein weiteres Kriterium lebender Organismen, denn ihre Entwicklung ist abhängig von äußeren Gegebenheiten wie Licht, Schwerkraft oder Wärme. Lebende Organismen zeichnen sich ferner durch eine Individualentwicklung (**Ontogenie**) sowie eine Stammesentwicklung (**Phylogenie**) aus.

Stoffwechsel und Fließgleichgewicht

Eines der hervorragenden Kriterien lebender Organismen (Zellen) ist jedoch der **Stoffwechsel**. Viren bestehen zwar auch aus biologischen Molekülen, nämlich Proteinen, Nukleinsäuren und Lipiden. Da sie aber keinen eigenen Stoffwechsel haben, werden sie als »nicht lebend« eingestuft (Kap. 19). Der Stoffwechsel lebender Organismen kann folgendermaßen charakterisiert werden: Lebende Organismen sind offen, d. h. sie nehmen ständig Material aus ihrer Umgebung auf und geben aufgrund abbauender (kataboler) Prozesse auch ständig Material in die Umgebung ab. An den Grenzen lebender Systeme finden also **Transportvorgänge** (Kap. 27.1.2) statt. Diese werden durch die Zellmembran und die darin eingebetteten Strukturen kontrolliert, die daher eine fundamentale Rolle spielt. Trotz des ständigen In- und Effluxes an Material bleiben die Einzelkomponenten (z. B. Organe oder Zellen) lebender Systeme in einem Gleichgewicht. Dieser Zustand wird auch als **Fließgleichgewicht** bezeichnet. Das Fließgleichgewicht kann anhand folgender Gleichung definiert werden:

$$A + B \rightarrow C + D + \text{Energie}$$

Steuerung der Zelle durch Gene mit speziellen Sequenzen

Aus den Komponenten A und B (Substrat, Nahrung) werden ständig C und D (Stoffwechselprodukte) unter Energiegewinn gebildet. Charakteristisch für das Stoffwechselgeschehen ist dabei, dass ständig A und B nachgeliefert werden, wodurch C und D und damit Energie ununterbrochen gebildet werden. Die chemische Gleichgewichtslage wird dabei nie erreicht, sondern immer nur angestrebt: Die Komponenten des Stoffwechsels befinden sich also in einem Fließgleichgewicht. Würde das chemische Gleichgewicht erreicht, käme die Energiebildung zum Erliegen und der Organismus würde sterben. Hieraus wird auch ein weiteres Charakteristikum lebender Systeme und ihres Stoffwechsels deutlich: Energie wird ständig benötigt, auch zur Aufrechterhaltung des vorhandenen Ordnungsgefüges. Dies sei an folgendem Beispiel erläutert: Träger der Erbinformation sind die **Gene**. Sie werden aus insgesamt nur vier verschiedenen Grundbausteinen, den **Nukleotiden**, aufgebaut (Kap. 4.1). Diese liegen in einer exakt definierten, hoch geordneten Sequenz vor. Ein Gen mittlerer Größe umfasst ca. 1000 Nukleotide. Nehmen wir in einem Gedankenexperiment an, es werde eines der Nukleotide durch ein anderes ersetzt, derart, dass dabei Gene gleicher Länge und gleicher Nukleotidzusammensetzung, jedoch alternativer Anordnung der Nukleotide entstehen würden, dann wäre die Bildung von 4^{1000} (das sind ca. 10^{600}) verschiedenen neuen Genen möglich. Wie unvorstellbar groß diese Zahl (10^{600}) für uns ist, wird deutlich, wenn wir uns veranschaulichen, dass das Universum nicht ausreichen würde, alle 10^{600} Gene zu beherbergen, wenn auch nur eine einzige jeder möglichen **Nukleotidsequenz** (Gen) existieren würde. Die Kräfte der Thermodynamik wirken aber auf eine Ausbildung all dieser möglichen Nukleotidsequenzen (Gene) hin. Ihre Ausbildung erfolgt zwangsläufig und ständig im Rahmen einer thermodynamischen Gleichgewichtseinstellung. Lebende Systeme grenzen aber die Ausbildung dieser Varianten ein und versuchen den Status quo zu erhalten. Dafür benötigen sie Energie; diese stammt aus dem Stoffwechsel.

Der ununterbrochene Energiebedarf lebender Organismen erinnert an das Fahren in einem leckgeschlagenen Boot, das ständig leer geschöpft werden muss.

Merke

Zellen zeichnen sich durch einen Stoffwechsel, eine Vermehrung und die Reaktion auf Umweltreize aus. Träger der Erbinformation sind die Gene.

Die prokaryotische Zelle 1.2

Eine der bahnbrechenden Entdeckungen der Biologie war die Erkenntnis, dass die Organismen aus Zellen aufgebaut sind. Zellen sind folglich die Elementareinheiten aller Tiere und Pflanzen. Ein großer Baum oder der Mensch bestehen aus ca. 6×10^{13} Zellen. Die Zellen können ganz unterschiedlich aufgebaut sein. Zunächst werden relativ einfach aufgebaute Zellen besprochen, die typisch für Bakterien sind.

Definition

Die prokaryotische Zelle ist von einer Zytoplasmamembran sowie speziesabhängig von einer komplexen Zellwand umgeben. Das Zellinnere ist nur schwach kompartimentiert. Insbesondere fehlt ein Zellkern.

Aufbau der prokaryotischen Zelle

Unterstrukturen der Zelle sind für sich selbst nicht mehr lebensfähig. Die Lebensfähigkeit einzelner Zellen wird deutlich an der Existenz **einzelliger Organismen** (z. B. Bakterien, einzellige Algen und Protozoen), einzelliger Fortpflanzungseinheiten (Sporen, Gameten) und an der Tatsache, dass einzelne tierische und pflanzliche Zellen unabhängig von ihrem Gewebeverband oder Organ, in dem sie natürlicherweise vorkommen, experimentell kultiviert werden können, vorausgesetzt, sie werden mit den richtigen Nährstoffen und eventuell mit Hormonen versorgt.

Nehmen wir die Feinstruktur der Zellen verschiedener Organismen als Einteilungsprinzip, so besteht ein tiefgreifender Unterschied zwischen den Bakterien (Kap. 20) und Blaualgen einerseits, die als **Prokaryoten** (Prokaryota, Prokaryonten; **ohne Zellkern**) bezeichnet werden, und den Algen, Pilzen, Protozoen, Höheren Pflanzen und Tieren andererseits, die als **Eukaryoten** (Eukaryota, Eukaryonten; **mit Zellkern**) zusammengefasst werden. Die Zellen der Prokaryoten werden auch als **Protozyte**, die Zellen der Eukaryoten auch als **Euzyte** bezeichnet.

Zytoplasma und Zytoplasmamembran

Die Feinstruktur einer prokaryotischen Zelle (Protozyte) ist schematisch in ○ Abb. 1.1 wiedergegeben. Das **Zytoplasma** (Grundplasma) wird nach außen hin durch eine Membran, die **Zytoplasmamembran**, abgegrenzt. Durch diese findet ein kontrollierter Ein- und Ausstrom von Stoffen statt, die für die Zelle wichtig sind oder andererseits nicht mehr benötigt werden. Außerhalb der Zytoplasmamembran befindet sich die Zellwand, deren Aufgabe es ist, der Zelle mechanische Stabilität zu verleihen und sie insbesondere vor dem Platzen zu schützen. Je nach Aufbau kann eine Bakterienzellwand einem Druck von bis zu 21 bar (21 000 hPa) standhalten. Risse in der Zellwand führen unweigerlich zum Platzen des Bakteriums. Am Aufbau der Zellwand greifen auch viele Antibiotika an, z. B. **Penicilline**. Eine wichtige Komponente der bakteriellen Zellwand ist das **Heteropolymer Murein**. Daneben kommen noch Proteine und Lipide vor. Die Zellwände grampositiver und gramnegati-

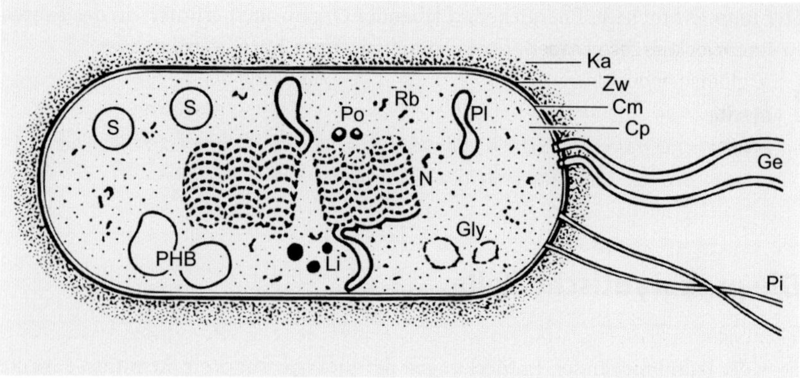

Abb. 1.1 Schematischer Längsschnitt einer prokaryotischen Zelle (Bakterienzelle). Cm = Zytoplasmamembran, Cp = Zytoplasma, Ge = Geißel (dienen der Fortbewegung), Gly = Glykogengranula, Ka = Kapsel, Li = Lipidtropfen, N = Nukleoid (Kernäquivalent), PHB = Poly-β-hydroxybuttersäure, Pi = Pili (parasexuelle Kontaktaufnahme zu anderen Bakterien), Pl = Plasmid, Po = Polyphosphatgranula, Rb = Ribosomen und Polysomen, S = Schwefeleinschlüsse, Zw = Zellwand

Die bakterielle Zellwand enthält Murein

ver Bakterien werden im Detail später besprochen (Kap. 3.4). Insbesondere sind die Zellwände von gramnegativen Bakterien mehrschichtig und komplex aufgebaut. Aus der Zelle heraus können unterschiedliche Zellfortsätze ragen, die im Falle der **Geißeln** der Fortbewegung dienen (Kap. 20.1, Abb. 20.3).

Photosynthese in Bakterien

Es sei besonders auf die Membranstrukturen in der prokaryotischen Zelle hingewiesen, die mit der Zytoplasmamembran in Verbindung stehen (nicht dargestellt in Abb. 1.1): Bei den photosynthetisch aktiven Prokaryoten ersetzen einfache lamellare und tubuläre **Thylakoide** (stark aufgefaltete Membranteile), siehe Kap. 2.2, die Plastiden (speziell die Chloroplasten) der Pflanzenzelle. Die Funktionen der Mitochondrien, wie sie für pflanzliche und tierische Zellen typisch sind (Kap. 1.3), werden bei den Prokaryoten von der Zytoplasmamembran übernommen.

Ribosomen

Insgesamt ist das Zytoplasma einer prokaryotischen Zelle nur wenig strukturiert und weist nur eine geringfügige Tendenz zur Kompartimentierung auf. Insbesondere fehlt ein membranumgrenzter Zellkern. Stattdessen befindet sich das genetische Material in einem sogenannten Kernäquivalent (**Nukleoid**), das sich jedoch vom umgebenden Zytoplasma absetzt. Daneben kann sich genetisches Material in den ringförmigen **Plasmiden** befinden. Fernerhin befinden sich in der Zelle **Ribosomen**, die an der Protein-Biosynthese beteiligt sind (Kap. 5.2) und sich auch zu sogenannten **Polysomen** zusammenlagern können. Enzyme (Kap. 7.1), die sich ebenfalls im Zytosol oder an den Zellmembranen befinden, sind mikroskopisch kaum erkennbar. Jedoch werden Stoffwechselprodukte enzymatischer Aktivität häufig in Tröpfchen, Granula oder Einschlüsse deponiert (z. B. Lipide, Glykogen, Schwefel). Vielfach dienen diese Stoffe als Reservestoffe.

Auch wenn Prokaryoten nach dem bisher Beschriebenen in ihrem zellulären Aufbau einheitlich erscheinen, sind sie es dennoch nicht. Sie werden weiter eingeteilt in sogenannte **Eubakterien** (echte Bakterien) und **Archaebakterien** (Urbakterien) (Kap. 20.1). Die letztgenannten besiedeln extreme Standorte (heiße Quellen, Kläranlagen, schwelende Kohlehalden, Salzlaken) und werden heute als die ursprünglichsten rezenten Organismen eingestuft.

Merke
Prokaryotische Zellen haben keinen membranumgrenzten Zellkern. Das typischerweise ringförmig angeordnete genetische Material befindet sich in Nukleoiden und Plasmiden (Kap. 4.4). Die Zellwand verleiht den Bakterien Festigkeit. Der Stofftransport wird gegenüber der Umwelt durch die Zytoplasmamembran kontrolliert.

1.3 Die eukaryotische Zelle

Komplexe Organismen können aus pflanzlichen oder tierischen Zellen aufgebaut sein, die sich deutlich unterscheiden. Die Besonderheiten dieser Zellen sowie deren charakteristischen Unterschiede im Vergleich zur prokaryotischen Zelle werden nachfolgend erläutert.

Definition
Eukaryotische Zellen sind in ihrem Inneren deutlich durch Membransysteme kompartimentiert und weisen typischerweise unterschiedliche Zellorganellen auf. Im Unterschied zur prokaryotischen Zelle sind ein Zellkern sowie das Auftreten von nicht ringförmigen Chromosomen charakteristisch.

1.3.1 Die pflanzliche Zelle

Die pflanzliche Euzyte

Betrachten wir zunächst den schematischen Aufbau einer eukaryotischen Zelle (Euzyte) einer Höheren Pflanze (○ Abb. 1.2). Der von der Zellwand eingeschlossene Teil der Zelle wird als **Protoplast** bezeichnet. In ihm lassen sich unterschiedliche Grundstrukturen feststellen. Sie sind essentiell für die Durchführung besonderer Stoffwechselleistungen. Um ein geregeltes Nebeneinander unterschiedlicher Stoffwechselabläufe zu gewährleisten, sind diese Grundstrukturen sehr häufig membranum-

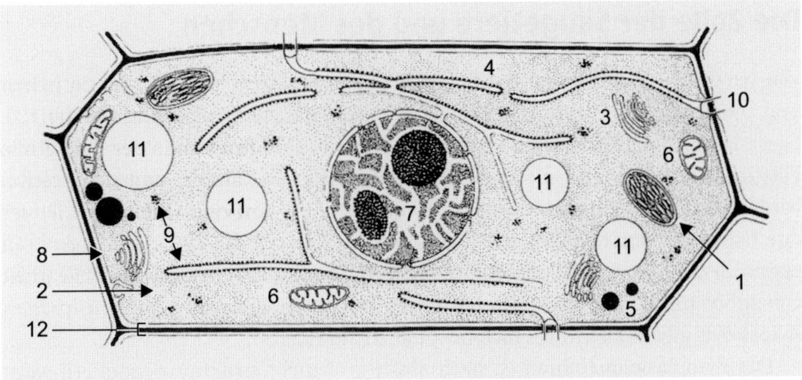

○ **Abb. 1.2** Schema einer eukaryotischen Zelle (meristematische Pflanzenzelle).
1 = Chloroplast, 2 = Grundplasma, 3 = Dictyosom, 4 = Endoplasmatisches Retikulum, 5 = Lipidtropfen, 6 = Mitochondrien, 7 = Nucleus (Kern) mit Kernkörperchen (Nucleoli), 8 = Zytoplasmamembran, 9 = Ribosomen, 10 = Tüpfel mit Plasmodesmen, 11 = Vakuolen, 12 = Zellwand

grenzt. Unabhängig davon, ob wir bei den Grundstrukturen eine Membranumgrenzung beobachten oder nicht, können diese Strukturen auch als **Kompartimente** bezeichnet werden. Wir können demnach unterscheiden zwischen solchen Kompartimenten, die von einer **Doppelmembran** umgeben sind und solchen, die nur eine einfache Membran haben. Außerdem gibt es Kompartimente, die nicht membranumgrenzt sind, an die aber bestimmte Stoffwechselabläufe gebunden sind. Alle spezifischen Strukturen sind Bestandteil des **Zytoplasmas**. Dessen Grundsubstanz wird auch als Grundplasma bezeichnet (Kap. 2.2, weitere Definitionen). In ihm ist als größtes Zellorganell der Zellkern eingelagert. Im Zellkern sind die Chromosomen lokalisiert, die bei der Kernteilung lichtmikroskopisch sichtbar werden.

Zellorganelle

Das **Zytoplasma** (Grundplasma) wird nach außen hin wie bei den Prokaryoten durch eine Membran, der **Zytoplasmamembran** (Plasmamembran, Plasmalemma, Zellmembran), abgegrenzt. Ein weiteres Membransystem ist das **Endoplasmatische Retikulum**. Es durchzieht die Zelle, unterliegt einer ständigen dynamischen Veränderung und unterteilt den Zellinhalt in Reaktionsräume. Es steht in direktem Zusammenhang mit der äußeren Kernmembran. In das Zytoplasma sind auch **Mitochondrien** und **Plastiden** als größere **Zellorganelle** eingeschlossen. Dabei wird die Photosynthese einer Zelle in den **Chloroplasten** durchgeführt. Die Mitochondrien sind für die Energieversorgung der Zelle wichtig (Kap. 2.2). Weiterhin erkennt man **Ribosomen** und **Dictyosomen.** Eine ausdifferenzierte pflanzliche Zelle hat eine **Vakuole** (Aufrechterhaltung des osmotischen Drucks), die nach außen hin durch eine Membran, nämlich den **Tonoplasten**, vom Zytoplasma abgetrennt ist. Die Protoplasten benachbarter Zellen stehen miteinander durch sogenannte **Plasmodesmen** in Verbindung.

Merke

Charakteristisch für die pflanzliche Euzyte sind eine deutlich entwickelte Zellwand, Vakuolen und Plastiden, wobei die Photosynthese in den Chloroplasten durchgeführt wird (Kap. 10.1).

1.3.2 Die Zelle der Säugetiere und des Menschen

Menschliche Euzyte

Wie bei den bereits oben beschriebenen Zellen ist das Zytoplasma bei der tierischen und menschlichen Euzyte von einer Zytoplasmamembran umgeben (○ Abb. 1.3). Diese liegt jedoch nicht einer starren Zellwand an, wodurch die Zelle eine große Plastizität erhält. Damit die menschliche und tierische Euzyte formstabil bleibt, wird sie in ihrem Inneren durch ein sogenanntes **Zytoskelett** stabilisiert. Dieses durchzieht die ganze Zelle in alle Richtungen und ist mit der Zytoplasmamembran verbunden (nicht eingezeichnet in ○ Abb. 1.3). Damit wird die tierische Zelle nicht von außen mechanisch stabilisiert, sondern von innen. Ein schwächer ausgeprägtes Zytoskelett gibt es allerdings auch bei pflanzlichen Zellen.

Zytoplasmamembran und ihre Besonderheiten

Die Zytoplasmamembran ist nach außen hin nicht strukturlos, sondern weist viele kohlenhydrathaltige (zuckerhaltige) Strukturelemente auf, die als **Glykokalyx** bezeichnet werden (Kap. 3.3). Die Glykokalyx gibt jeder Zelle eine nach außen hin erkennbare Identität, die für den Aufbau und die Funktion von Geweben absolut essentiell ist.

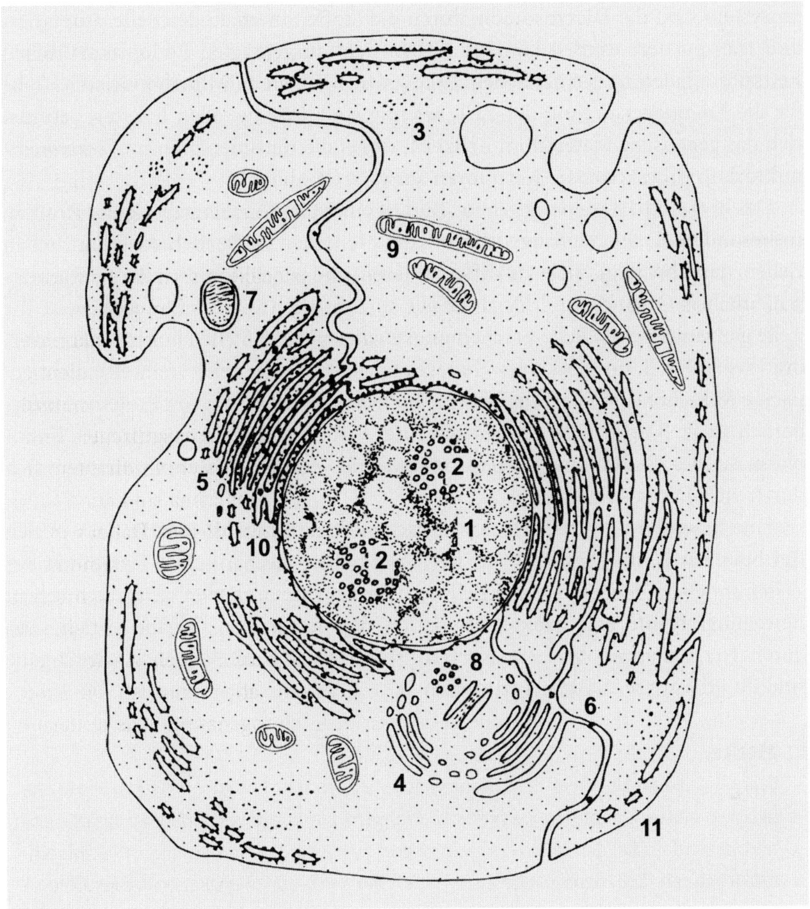

○ Abb. 1.3 Schema einer eukaryotischen Zelle (tierische Zelle). 1 = Nucleus (Kern) mit 2 = Nucleoli, 3 = Zytoplasma, 4 = Dictyosom, 5 = raues Endoplasmatisches Retikulum, 6 = glattes Endoplasmatisches Retikulum, 7 = Lysosom, 8 = Centrosom, 9 = Mitochondrium, 10 = Kernmembran mit Kernporen, 11 = Zytoplasmamembran

Wie in der oberen Hälfte von ○ Abb. 1.3 dargestellt, können sich wegen der großen Flexibilität der Zytoplasmamembran Bereiche abschnüren und als Bläschen (**Vesikel**) in das Zellinnere wandern. Der umgekehrte Weg ist ebenfalls möglich. Durch diese Vorgänge, die auch als **Endozytose** (Transport in die Zelle) und **Exozytose** (Transport aus der Zelle) bezeichnet werden, können größere Stoffmengen aufgenommen oder entsorgt werden, ohne dass die Stoffe durch die Zytoplasmamembran mittels Transportproteine hindurch verlagert werden müssen. Über diesen Weg können auch Mikroorganismen aufgenommen werden, die dann z. B. innerhalb der Vesikel verdaut werden. In diesem Falle spricht man von **Phagozytose**. Menschliche Zellen weisen keine der pflanzlichen Vakuole vergleichbare Struktur auf.

Die Euzyte des Menschen und der Säugetiere ist typischerweise von einem ausgeprägten **Endoplasmatischen Retikulum** durchzogen. Dieses kann entweder frei von Ribosomen sein (**glattes Endoplasmatisches Retikulum**) oder mit diesen besetzt sein (**raues Endoplasmatisches Retikulum**). Ein weiteres komplexes Memb-

Dictyosomen produzieren und transportieren Stoffe.

ransystem sind die **Dictyosomen**, durch die Stoffe innerhalb der Zelle prozessiert und transportiert werden können. Neben dem ausgeprägten Endoplasmatischen Retikulum fallen in der tierischen Zelle große Mengen an Mitochondrien auf, die für die Energieversorgung der Zelle wichtig sind. Wie bei allen Euzyten befindet sich das genetische Material im Zellkern, wobei die Kernmembran im Elektronenmikroskop gut erkennbare **Kernporen** aufweist (○ Abb. 2.17).

Das in ○ Abb. 1.3 wiedergegebene Bild ist eine starke Vereinfachung der Realität. Insbesondere Zellen der Säugetiere und des Menschen sind neben den pflanzlichen Zellen dazu befähigt, sich zu **differenzieren** und eine Vielzahl von ganz unterschiedlichen Organen und Organismen aufzubauen (Kap. 6). Dadurch weist die Zelle ganz unterschiedliche Erscheinungsformen auf. An Stellen hohen Energieverbrauchs (wie z. B. im Muskelgewebe) weist das Zytoplasma viele, teilweise dicht gepackte Mitochondrien auf. Da, wo eine hohe Syntheseleistung von Proteinen erforderlich ist (z. B. in der Bauchspeicheldrüse), hat die Zelle ein ausgeprägtes Endoplasmatisches Retikulum. Sekretproduzierende Zellen wiederum zeichnen sich durch viele Dictyosomen aus.

Menschliche und tierische Zellen haben keine Zellwand.

Eine besondere Eigenschaft des tierischen Organismus ist jedoch, dass er sich frei bewegen kann. Dieses ist nur bei einer hohen mechanischen Flexibilität der Zellen möglich; d. h. eine starre Zellwand darf nicht vorhanden sein. Auch setzen Bewegungsabläufe eine exakte Regulation der betroffenen Organe voraus, was durch Nervenbahnen und ein Nervensystem erzielt wird. Vergleichbare Organe sind im Pflanzenreich nicht anzutreffen.

Merke

Während die Euzyte einen fest umgrenzten Zellkern hat, finden wir bei der Protozyte lediglich eine angedeutete Kernregion. Während die Euzyte sehr stark kompartimentiert ist, entfällt bei der Protozyte weitgehend eine Kompartimentierung durch Membranstrukturen. Die menschliche Zelle hat im Vergleich zur pflanzlichen weder Chloroplasten, Vakuolen mit vergleichbarer Funktion noch eine Zellwand. Die Stabilität der Zelle wird durch das Zytoskelett gewährleistet. Membranumgrenzte Strukturen sind bei der Protozyte selten. Wie wir später sehen werden, gibt es zwei Typen von Ribosomen, nämlich die sogenannten 70S-Ribosomen und die 80S-Ribosomen. Bei der prokyryontischen Zelle kommen nur 70S-Ribosomen vor, während wir bei der Euzyte sowohl 70S- als auch 80S-Ribosomen vorfinden. Bei den Euzyten muss man zwischen Pflanzen und Tieren unterscheiden. Die pflanzliche Euzyte hat Plastiden (Ausnahme: Pilze) und eine Zellwand. Der Euzyte des Menschen und der Säugetiere fehlt beides.

1.4 Besonderheiten der Zellen der Säugetiere und der Samenpflanzen

Die meisten Pflanzen betreiben Photosynthese.

Das charakteristischste Merkmal der pflanzlichen Zelle ist die Fähigkeit zur **Photosynthese** (Kap. 10.1), auch wenn es natürlich bei jeder Pflanze Gewebe gibt, die nicht zur Photosynthese befähigt sind. Dem gegenüber besitzen tierische Zellen keinerlei Fähigkeit zur Photosynthese, da ihnen die Chloroplasten fehlen. Die tierische Zelle ist deshalb nie autotroph und immer auf die Zufuhr bestimmter organischer Nahrungsbestandteile angewiesen, die letztendlich von **phototrophen Pflanzen** produziert worden sind.

Pflanzliche und tierische Zellen können beide Mitochondrien besitzen. Da tierische Organismen jedoch einen relativ hohen Energiebedarf haben, haben viele tierische Euzyten auch eine hohe Dichte an Mitochondrien. Dieses bedingt auch eine regelmäßige Zufuhr von Substanzen, aus denen in den Mitochondrien Energie gewonnen werden kann (Kap. 9). Kommt es zur Unterbrechung der Zufuhr von diesen Substanzen, so sterben tierische Zellen in der Regel sehr schnell ab.

Praxisbeispiel: Pflanzliche und tierische Zellkulturen

Pflanzliche und tierische Zellkulturen werden angelegt, um arzneilich verwendbare Stoffe zu gewinnen. Dabei ist jedoch die tierische Zellkultur wesentlich anspruchsvoller, da das Nährstoffangebot und die Temperatur sehr genau eingehalten werden müssen. Tierische Zellkulturen werden zur Produktion von peptidischen Arzneistoffen verwendet, z. B. Antikörper und Interleukine.

Eine pflanzliche Zelle weist eine hoch entwickelte und **starre Zellwand** auf. Diese gibt der Zelle eine große mechanische Stabilität und verhindert, dass die Zelle platzt. Der Innendruck der pflanzlichen Zelle kann über die Vakuole reguliert werden. Die Zellwand ist auch für die hohe Festigkeit von Holz verantwortlich.

Eine festigende Zellwand fehlt in der Euzyte der Säugetiere und des Menschen. Eine starre Zellwand würde die Beweglichkeit von tierischen Organismen nahezu unmöglich machen. Eine Vakuole macht nur Sinn, wenn der durch sie aufgebaute Druck auch von einer Zellwand abgefangen werden kann.

Tierische Zellen haben eine Glykokalyx.

Im Unterschied zur pflanzlichen Zelle weist die tierische Zelle eine **sehr komplexe Glykokalyx** auf. Glykosylierte Strukturen sind auch auf der Außenseite der pflanzlichen Plasmamembran vorhanden, jedoch nicht so ausgeprägt. Die Glykokalyx ist für die tierische Zelle ausgesprochen wichtig, da über sie Anlagerungsprozesse einzelner Zellen zu größeren Aggregaten und letztendlich Organen verlaufen. Die Glykokalyx ist wie ein individueller Fingerabdruck einer jeden Zelle (Kap. 3.3).

Aus tierischen und pflanzlichen Zellen können hoch organisierte Organismen ausgebildet sein. Bei den Landpflanzen sind die Bäume eindrucksvolle Beispiele dieser Tendenz. Auch gibt es bei den Tieren sehr große Organismen, wie zum Beispiel Wale und Elefanten. Bei den Bäumen ist die Stabilität ein großes Problem, welches durch Spezialisierung von bestimmten Zellen gelöst werden musste (Kap. 13). Durch den Holzkörper eines Baumes wird auch der Wassertransport gewährleistet.

Beim Organismus der Säugetieren und des Menschen ist die Situation viel komplizierter. Die Stabilität von größeren Tieren wird zunächst durch Knochengewebe erzielt (Kap. 27.1.3). Daneben ist aber auch ein sehr komplexes System zur Versorgung mit Nährstoffen und zur Entsorgung von Abfallstoffen erforderlich, was ortsungebunden ist. Pflanzen sind typischerweise ortsgebunden. Das Verdauungssystem ist für Säugetiere und Menschen von großer Wichtigkeit, da sie nicht autotroph sind und viele lebenswichtige Stoffe im Gegensatz zur pflanzlichen Zelle nicht selbst synthetisieren können. All dieses muss über ein Nervensystem kontrollierbar sein, dessen Kernelement das zentrale Nervensystem ist (Kap. 28.3).

Aus diesen Überlegungen wird ersichtlich, dass die Zelle der Säugetiere und des Menschen sich in viel höherem Maße zu spezialisierten Zellen und Organen differenzieren können muss, als dieses für eine pflanzliche Zelle der Fall ist. Erst durch eine Differenzierung können von den Zellen spezielle Aufgaben wahrgenommen werden, die für den Gesamtorganismus von Bedeutung sind.

Die Besonderheit der Pflanzenzelle aber liegt in ihrer enormen biochemischen Potenz, die in der Photosynthese, der Nitrat- und Sulfatreduktion, der Synthese aromatischer Ringe und einer Vielfalt von Naturstoffen ihren Ausdruck findet. Die Erforschung dieser Naturstoffe ist ein Schwerpunkt der Pharmazeutischen Biologie (s. auch Kap. 10.6).

Merke

Der pflanzlichen, tierischen und menschlichen Euzyte gemeinsam sind die Zytoplasmamembran, das Zytoplasma, das Endoplasmatische Retikulum, Ribosomen, Dictyosomen, Mitochondrien und der Zellkern. Signifikante Unterschiede gibt es bei der Zellwand, der Glykokalyx, den Chloroplasten und der Vakuole. Diese Unterschiede ergeben sich alleine aus dem unterschiedlichen Erscheinungsbild von Pflanze und Tier. Beide Zelltypen können zu ganz unterschiedlichen, spezialisierten Zellen differenzieren. Nur tierische Organismen bilden ein Nervensystem aus.

Synopse

Zusammenfassung

- Die kleinste funktionsfähige Einheit des Lebens ist die Zelle, welche einen eigenen Stoffwechsel haben muss, sich selbstständig vermehren kann und auf Umweltreize reagiert.
- Es gibt Zellen, die einen von einer Membran umgrenzten Zellkern enthalten (Euzyte) und Zellen, die keinen echten Zellkern haben (Prozyte).
- Die zwei wichtigsten Grundtypen der Euzyte sind die pflanzliche und die tierische Euzyte.
- Pflanzliche Zellen haben eine Zellwand, die aus Cellulose und Lignin besteht, die aber bei den tierischen Zellen fehlt.
- Pflanzlichen Zellen haben im Unterschied zu tierischen Zellen Chloroplasten und Vakuolen, die der Speicherung von Stoffen und dem Aufrechterhalten des osmotischen Drucks dienen.
- Charakteristisch für tierische Zellen ist eine Glykokalyx.
- Eukaryotische Zellen zeigen eine große Tendenz zur Differenzierung. Nur tierische Organismen bilden ein Nervensystem aus.
- Die Pharmazeutische Biologie befasst sich mit der Erforschung und Lehre von biogenen Arzneistoffen in bakteriellen, pilzlichen, pflanzlichen und tierischen Zellen sowie in Algen.

Wiederholungsfragen

I Fragen

1. Was sind die Charakteristika eines lebenden Organismus?
2. Was unterscheidet eine prokaryotische von einer eukaryotischen Zelle?
3. Welche besonderen Charakteristika haben pflanzliche Zellen?

Literatur

Alberts B, Bray D, Hopkin K, Johnson A, Lewis J, Raff M, Roberts K, Walter P. Lehrbuch der Molekularen Zellbiologie. 4. Aufl., Wiley-VCH, Weinheim 2012

Bresinsky A, Körner C, Kadereit JW, Neuhaus G, Sonnewald U. Strasburger - Lehrbuch der Botanik. 36. Aufl., Spektrum Akademischer Verlag, Heidelberg 2008

Bretscher MS. Scientific American. 253: 86, 1985

Cypionka H. Grundlagen der Mikrobiologie. 3. Aufl., Springer, Berlin 2006

Czihak G, Langer H, Ziegler H. Biologie. 6. Aufl., Springer, Berlin 1996

Fuchs G. Allgemeine Mikrobiologie. 8. Aufl., Thieme, Stuttgart 2006

Kleinig H, Sitte P. Zellbiologie. 3. Aufl., Gustav Fischer, Stuttgart 1992

Kleinsmith LJ, Kish VM. Principles of cell and molecular biology. 2. Aufl., Harper Collins College Publ., New York 1995

Löffler G, Petrides PE, Heinrich PC. Physiologische Chemie. 8. Aufl., Springer, Berlin 2007

Weiler E, und Nover L. Allgemeine und molekulare Botanik. 1. Aufl., Thieme, Stuttgart 2008

2 Die Feinstruktur der Zelle

Inhaltsvorschau

Der in Kap. 1 besprochene allgemeine Aufbau der Zellen erklärt noch nicht den geordneten Ablauf der biochemischen Prozesse im Zytoplasma. Lichtmikroskopische und elektronenoptische Untersuchungen zeigen, dass jede Zelle vielfach strukturiert ist. Es ist ein wesentliches Merkmal von Zellen, dass Lebensvorgänge an Zellstrukturen gebunden sind. Dem Feinbau der Zelle kommt deshalb für das Verständnis der Stoffwechselvorgänge eine entscheidende Bedeutung zu. Nachfolgend werden die wichtigsten Zellorganellen beschrieben.

2.1 Biomembranen

2.1.1 Kompartimentierung einer Pflanzenzelle

Definition

Membranen bestehen aus folgenden Stoffgruppen: den Lipiden, Proteinen und Glykoproteinen.

Vorkommen von Biomembranen

In der schematischen Zeichnung der Pflanzenzelle (○ Abb. 1.2) sind verschiedene Membranen dargestellt: Die **Zytoplasmamembran** (Plasmalemma) grenzt den Protoplasten nach außen hin ab, der **Tonoplast** als innere Grenzschicht begrenzt das **Zytoplasma** zur **Vakuole** hin; weitere Membranstrukturen sind das **Endoplasmatische Retikulum**, das den Protoplasten in eine große Zahl von Reaktionsräumen unterteilt, sowie die **Kernmembran**, die **Dictyosomen** und die Hüllmembranen der **Mitochondrien** und **Plastiden**.

Es gibt heute eine Reihe guter Hinweise darauf, dass membranöse Kompartimente, wie z. B. Mitochondrien und Plastiden, in der Entwicklungsgeschichte des Pflanzenreiches durch Aufnahme von Prokaryoten in die spätere Eukaryotenzelle entstanden sind. Derartige Zellorganelle haben typischerweise eine doppelte Biomembran, wobei die innere Membran der prokaryotischen Zelle zuzuordnen ist. Die Prokaryoten innerhalb der Eukaryotenzelle unterlagen dann wahrscheinlich einem Funktionswandel, wodurch beispielsweise eine ursprünglich blaualgenartige Protozyte zum Chloroplasten wurde. Diese Vorstellung wird als **Endosymbiontentheorie** bezeichnet und kann zum Verständnis der Entstehung von Kompartimenten und Membranen in der Euzyte dienen.

Lipid-Bilayer

Membranen haben innerhalb einer Zelle unterschiedliche Funktionen und dementsprechend unterschiedliche Stärken, die zwischen 7 und 10 nm schwanken. Biomembranen sind wesentliche Strukturelemente des Protoplasten. **Im elektronenoptischen Bild erscheinen Membranen doppelschichtig (Bilayer)**. Sie schließen eine etwa 3,5 nm breite Zwischenschicht ein (○ Abb. 2.1).

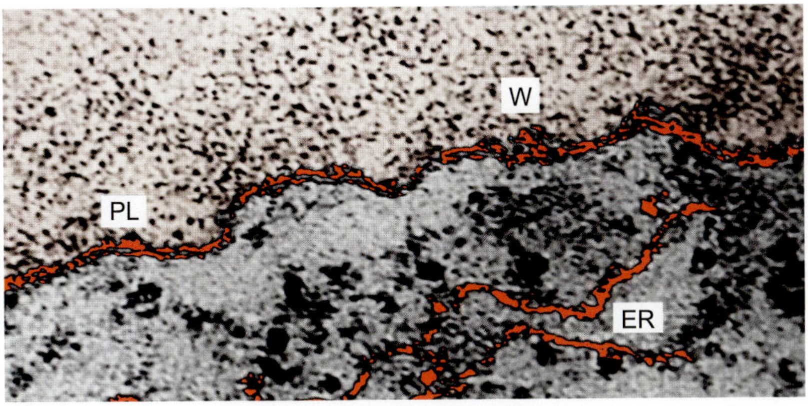

Abb. 2.1 Doppellinienstruktur (bilayer) von Biomembranen, veranschaulicht am Beispiel der Zytoplasmamembran (Plasmalemma; PL) einer Mikrosporen-Mutterzelle von *Selaginella usta*. ER = Endoplasmatisches Retikulum, W = Zellwand (oben). 120 000 : 1, nachkoloriert

Merke
Die Kompartimente einer Zelle sind zumeist von einer Membran umgeben, die typischerweise aus einer Doppelschicht von Lipiden besteht (Lipid-Bilayer). In diese sind Proteine eingebettet. Es gibt aber auch Kompartimente wie z. B. Mitochondrien oder Chloroplasten, die von einer doppelten Membran, also zwei Lipid-Bilayer, umgeben sind.

Chemie und Struktur 2.1.2

Das Verhältnis von Proteinen zu Lipiden schwankt stark und hängt von der Funktion der jeweiligen Membran ab. Die Mitochondrien-Innenmembran hat ein Protein-Lipid-Verhältnis von 3,2:1, die Myelinmembran der Nerven von nur 0,23:1. Membranen können außerdem bis zu 10 % Kohlenhydrate enthalten. Kohlenhydrate sind am Aufbau der **Glykokalyx** (Kap. 3.3) beteiligt.

Stoffklasse der Lipide

Die Lipide der Membranen gehören vier Klassen an, den **Glykolipiden**, **Phospholipiden**, **Sulfolipiden** und den **Polyisoprenoiden**. Membranen enthalten zusätzlich **Cholesterol**. Ein Vertreter der Glykolipide ist das **Cerebrosid**; ein Vertreter der Phospholipide ist **Lecithin** (Abb. 2.2). Beide Moleküle haben einen polaren (hydrophilen) und einen apolaren (hydrophoben) Rest. Der hydrophile Rest der Lipide ist hydratisiert.

Fluid-Mosaic-Modell

Da die Lipide in der Membranebene sehr leicht beweglich sind, vergleicht man Membranen auch mit einem fließenden (beweglichen) Mosaik und spricht deshalb von einem **Fluid-Mosaic-Modell** (Abb. 2.3). Der mosaikartige Charakter kommt durch die Einlagerung von Proteinen zustande. Proteine, die Bestandteil der Membran sind, können je nach der Tiefe mit der sie in die Membran eingesenkt sind, in **periphere**, **integrierte** oder **transmembranäre Proteine** (Tunnelproteine) unterteilt werden. Letztere ragen durch die gesamte Lipidschicht hindurch und haben häufig Transportfunktionen.

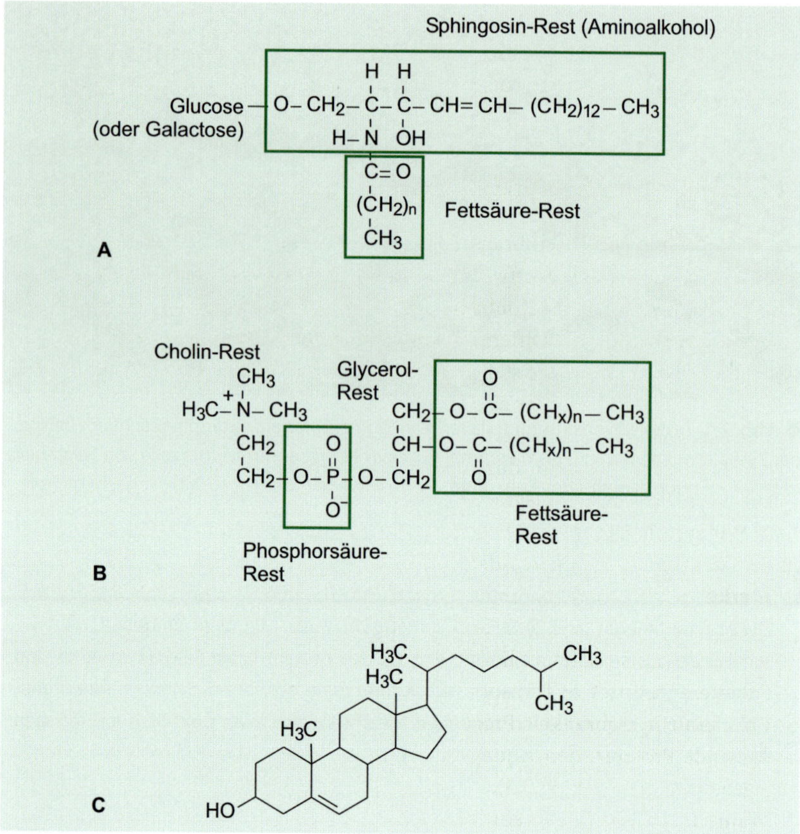

Abb. 2.2 Lipide der Biomembran, Cerebrosid (**A**) und Lecithin (**B**) als Beispiel für ein Glykolipid (**A**) und ein Phospholipid (**B**) sowie Cholesterol (**C**). Die polaren Gruppierungen der Lipide sind nach links, die unpolaren nach rechts geschrieben.

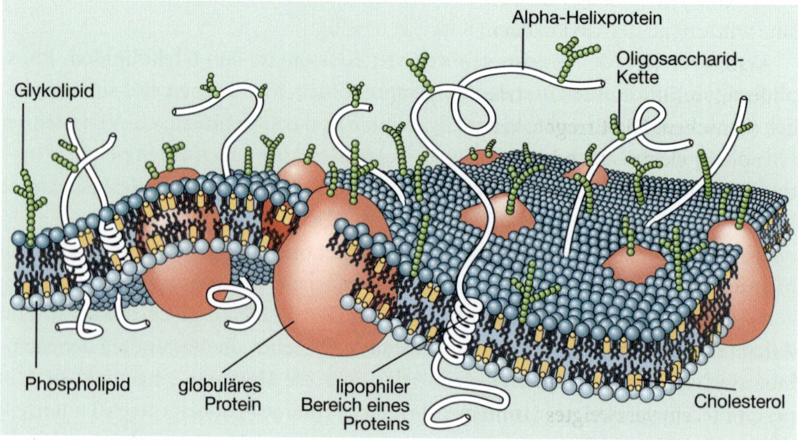

Abb. 2.3 Aufbau einer Membran mit Lipiden, Cholesterol und verschiedenen Arten von Proteinen

Merke
Biologische Membranen sind nicht starr, sondern beweglich. Sie enthalten periphere, integrierte und transmembranäre Proteine.

Funktionen der Biomembranen

2.1.3

Diffusion und Materialtransport

Der Sinn der durch die Membranen bewirkten Kompartimentierung liegt zunächst darin, dass inkompatible Stoffwechselabläufe räumlich voneinander getrennt werden. Die dadurch mögliche Kontrolle und Feinregulierung der Stoffwechselwege ist eine Voraussetzung für Differenzierungsprozesse. Membranen schränken den freien Stofftransport ein. Sie stellen **Diffusionsbarrieren** dar, die bestimmte Moleküle selektiv aufnehmen oder auch ausschließen können. Sie sind also verantwortlich für das Phänomen der selektiven Permeabilität (Semipermeabilität).

Die Stoffaufnahme kann durch **Transportproteine** reguliert werden. Sie kann gegen einen Konzentrationsgradienten erfolgen und bedarf dann der Energiezufuhr. Wir sprechen in diesem Fall von aktivem Transport (Kap. 27.1.2). Die Energie hierzu kann direkt aus dem Adenosintriphosphat (ATP) oder aus einem Energie liefernden Redoxprozess stammen. Dem aktiven Transport steht der passive Transport gegenüber (Kap. 27.1.2). Man nimmt an, dass einige Moleküle von niedriger Molekülmasse, insbesondere lipophile Substanzen, durch die Membran diffundieren können. Der passive Transport ist aber ein weitgehend durch die Membraneigenschaften eingeschränkter Prozess. Wassermoleküle können durch spezielle porenbildende Proteine, den **Aquaporinen**, in die Zelle aufgenommen oder aus ihr abgegeben werden (Kap. 33.3.3).

Energieerzeugung an Membranen

Während die Lipide vornehmlich ein Strukturelement der Biomembranen darstellen, sind die mit ihren lipophilen Domänen in die Membran eingesetzten Proteine für die spezifischen Funktionen einer Membran verantwortlich. Proteine in Membranen können auch an Energieumwandlungsprozessen beteiligt sein. Das ist der Fall in **Thylakoiden** der **Chloroplasten**, die Lichtenergie in energiereiche Verbindungen wie **Adenosintriphosphat** (ATP) und reduziertes **Nicotinamidadenindinukleotidphosphat** (NADPH) umsetzen (Kap. 10.1) oder an der Innenmembran von Mitochondrien, an der ebenfalls ATP gebildet wird (Kap. 9.6).

Membran und Nervengewebe

Veränderungen der Membranpermeabilität spielen eine Rolle bei der **Erregungsbildung**, **-leitung** und **-übertragung** in Zellen und Geweben von Säugetieren und des Menschen. Die Erregbarkeit der Membranen von Nervenzellen und Muskelfasern durch elektrische oder chemische Reize beruht auf dem Vorhandensein einer **Potentialdifferenz** zwischen der Innen- und Außenseite der Membran. Solche Reize bewirken eine plötzliche Permeabilitätsänderung, die über die Veränderung des elektrischen Potentials zu einer **Impulsfortpflanzung** und damit zu einer Erregungsleitung führt (Kap. 28.1).

Das **Endoplasmatische Retikulum (ER)** ist ein Membransystem eukaryotischer Zellen. Die Ultrastruktur zeigt, dass das ER von je einer Membran umgrenzte Hohlräume oder Zisternen bildet (○ Abb. 2.4). Diese durchziehen nicht nur das Zytoplasma als ein verzweigtes kommunizierendes System, sondern umhüllen auch den Kern, haben Verbindung mit der Zytoplasmamembran und verbinden über die **Plasmodesmen** der Zellwände benachbarte Pflanzenzellen miteinander (○ Abb. 1.2).

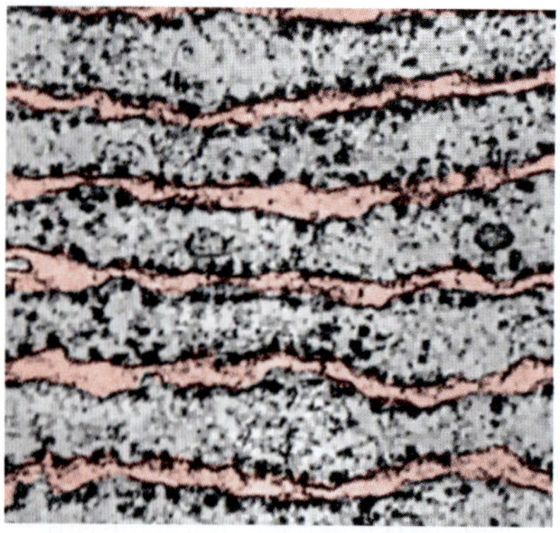

Abb. 2.4 Querschnitt durch parallel verlaufende Zisternen des Endoplasmatischen Retikulums mit Ribosomenbesatz aus dem Rhizoid von *Chara fragilis*. 60 000 : 1, nachkoloriert

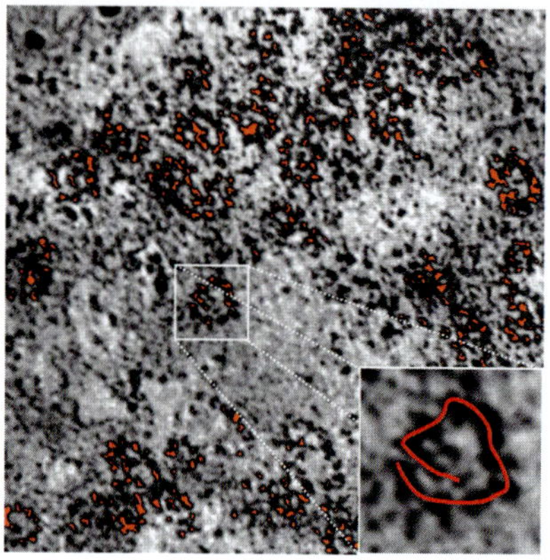

Abb. 2.5 Polyribosomen (Polysomen; einzelne Ribosomen rot markiert) auf einem flächigen Anschnitt von Zisternen des Endoplasmatischen Retikulums in einer Wurzelhaubenzelle von *Lepidium sativum*. Der Ausschnitt zeigt ein Polysom, in das schematisch eine mRNA eingezeichnet ist. 65 000 : 1, nachkoloriert

Biosynthese am Endoplasmatischen Retikulum

Das von den ER-Membranen umschlossene Innere ist im elektronenoptischen Bild deutlich durch einen hellen Grundton (flüssige, intrazisternale Phase, rot hinterlegt) gegenüber dem dichteren, granulierten extrazisternalen Zytoplasma abgesetzt. Die Außenseiten der Membranen des ER sind in Zellen, die Proteinsynthese betreiben, dicht mit **Ribosomen** (schwarze Punkte; Abb. 1.2, Abb. 2.4, Abb. 2.5) besetzt. Man spricht dann von einem **rauen ER**. Daneben gibt es Partien, die keinen Ribosomenbesatz haben (**glattes ER**).

Das Endoplasmatische Retikulum stellt ein labiles, veränderliches Membransystem dar, das sich unterschiedlichen physiologischen Zuständen einer Zelle anpasst. Die Rolle des Endoplasmatischen Retikulums liegt darin, eine Membranoberfläche für den geordneten Ablauf von Enzymreaktionen bereitzustellen und einen umschlossenen Raum mit Speicher- und Transportfunktionen zu bilden. Eine wichtige Funktion des rauen Endoplasmatischen Retikulums ist darin zu sehen, mit Hilfe des Ribosomenbesatzes **Proteinsynthese** durchzuführen. Wenn es sich hierbei z. B. um **Reserveproteine** handelt, werden diese durch die Membran des Endoplasmatischen Retikulums in das Innere der Zisternen geschleust, um dort Proteinkristalle zu bilden. Da das Endoplasmatische Retikulum in einem engen Zusammenhang mit den Vakuolen steht, können Speicherproteine in pflanzlichen Zellen auch in Form von **Aleuronkörnern** in den Vakuolen gebildet werden. Das raue Endoplasmatische Retikulum ist besonders in solchen Zellen stark ausgeprägt, die Proteine exportieren. Dazu gehören Zellen der Bauchspeicheldrüse oder Plasmazellen, die Antikörper bilden (Kap. 35.4 und Kap. 31.2.2).

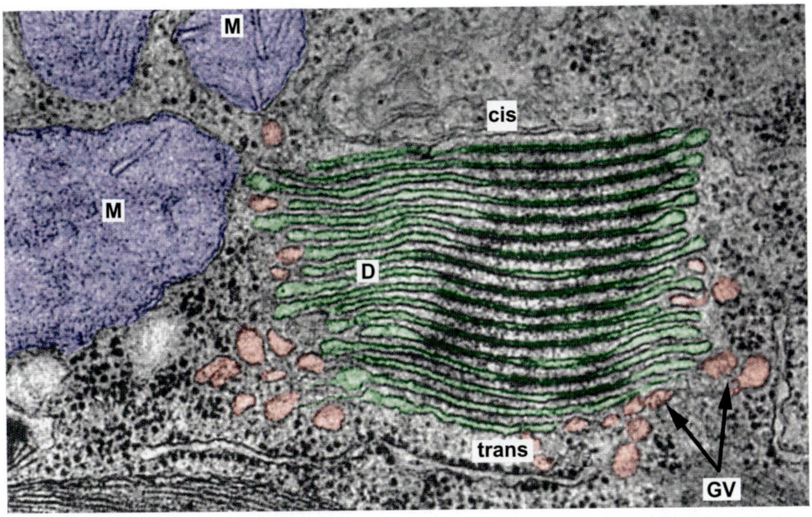

○ Abb. 2.6 Dictyosom in *Euglena gracilis*, cis = cis-Seite, trans = trans-Seite des Dictyosoms (D, grün). GV = Golgi-Vesikel (rot), M = Mitochondrien (blau). 52 000 : 1, nachkoloriert

Das glatte Endoplasmatische Retikulum ist besonders beteiligt an der Synthese von **Lipiden** und **Steroiden**.

Darüber hinaus ist das Endoplasmatische Retikulum Sitz der sogenannten **Cytochrom-P-450-Enzyme**. Diese Enzyme zeigen unter bestimmten Bedingungen eine Lichtabsorption bei 450 nm (Name!), sind in der Natur weit verbreitet und kommen besonders in der Leber vor. Die Enzyme sind induzierbar, d. h. sie werden erst unter kontrollierten Bedingungen gebildet und sind in der Lage, Arzneimittel und andere von außen zugeführte Verbindungen, aber auch körpereigene Substanzen durch Biotransformation zu metabolisieren (Kap. 34.2.2).

Cytochrom-P-450-Enzyme

Praxisbeispiel: Metabolisierung von Arzneistoffen durch Cytochrome ●●

Arzneistoffe werden häufig durch Cytochrom-P-450-Enzyme oxidiert. Dadurch werden sie wasserlöslicher und meistens ändert sich auch ihre Reaktivität (z. B. Abnahme der biologischen Wirksamkeit). Dabei können verschiedene Arzneistoffe durch das gleiche Enzym abgebaut werden. Die Cytochrom-Enzymaktivität kann durch die kontinuierliche Gabe eines oder mehrerer Arzneistoffe induziert werden, was zu einem beschleunigten Abbau dieser Stoffe führt (Enzyminduktion). So führen beispielsweise Alkohol, aber auch Barbiturate zu einer starken Enzyminduktion.

Dictyosomen (**Golgi-Apparat**) sind abgeflachte, membranbegrenzte Hohlräume (Zisternen), die tellerartig übereinander gestapelt sind (○ Abb. 2.6). Das Organell besteht aus scheibenförmig abgeflachten, runden Zisternen. Die Gesamtheit der Dictyosomen wird als Golgi-Apparat bezeichnet. Dictyosomen können aus bereits bestehenden Dictyosomen entstehen oder aber Abgliederungen des Endoplasmatischen Retikulums sein. Das Dictyosom hat eine asymmetrische, polar gebaute Struktur. Der polare Bau zeigt sich im ultrastrukturellen Erscheinungsbild der Zis-

Dictyosomen entstehen aus dem Endoplasmatischen Retikulum.

ternenmembranen. Man unterscheidet eine Bildungsseite (cis-Seite), deren Struktur noch der Membran des rauen ER ähnelt (Durchmesser ca. 5 nm), von einer Sekretionsseite (trans-Seite), die bereits viel Ähnlichkeit mit der Plasmamembran zeigt (Durchmesser 9 nm). So weist die trans-Seite bereits einen hohen Kohlenhydratanteil auf. Dictyosomen spielen eine Rolle bei Sekretionsprozessen, bei der Strukturierung (Prozessierung) von Proteinen und bei der Synthese von Polysacchariden oder ätherischen Ölen. Dictyosomen bilden z. B. das **Pektin** der Mittellamelle (Kap. 3.1) und transportieren es an den Ort der Zellplattenbildung.

Merke
Erst die Kompartimentierung einer Zelle durch biologische Membranen erlaubt anspruchsvolle Biosyntheseleistungen. Viele Prozesse können nebeneinander ablaufen, ohne sich gegenseitig zu beeinflussen. Von besonderer Bedeutung sind in diesem Zusammenhang das Endoplasmatische Retikulum und die Dictyosomen. Biomembranen erlauben einen kontrollierten Materialtransport.

2.2 Zellstrukturen und ihre Funktion

Nachfolgend werden die einzelnen Zellstrukturen, die im vorausgegangenen Kapitel begrifflich schon eingeführt worden sind, näher erläutert. Unter dem Licht- und Elektronenmikroskop erkennbare Zellstrukturen können von einer Membran umgeben sein, müssen es aber nicht.

2.2.1 Zytoskelett

Definition
Das Zytoskelett besteht aus Mikrotubuli, Mikrotubuli assoziierten Proteinen (MAP), Mikrofilamenten, Intermediärfilamenten und weiteren filamentösen Strukturen.

Ein Zytoskelettt kommt nur bei Eukaryoten vor.

Das Zytoplasma enthält die Komponenten des **Zytoskeletts**. Letzteres kommt nur bei Eukaryoten vor. Das Zytoskelett verleiht der Zelle Stabilität.

Das Zytoskelett vermittelt einer Zelle eine charakteristische Form. Darüber hinaus ist es verantwortlich für die Bewegung von ganzen Zellen wie auch für innerzelluläre Bewegungen der Organellen und deren funktionelle Interaktionen. Das Zytoskelett bedingt eine hohe Viskosität des Zytoplasmas und eine Einschränkung der Diffusion von Makromolekülen. Die Proteinkonzentration des Zytoskeletts ist außerordentlich hoch. Das Zytoskelett ist dynamisch und kann rasch umgebaut werden, d. h. Polymerisation und Depolymerisation des Zytoskeletts spielen sich in Sekundenschnelle ab.

Mikrotubuli, Mikrotubuli assoziierte Proteine, **Mikrofilamente** und **Intermediärfilamente** sind gegenüber dem Grundplasma nicht durch eine Membran abgegrenzt. Mikrotubuli und Mikrofilamente sind röhrenförmige, lang gestreckte Zylinder (○ Abb. 2.7).

Mikrotubuli und Mikrofilamente

Mikrotubuli haben einen Durchmesser von 25 nm, eine sehr variable Länge und sind aus zwei verschiedenen, alternierend und helikal angeordneten Tubulin-Unter-

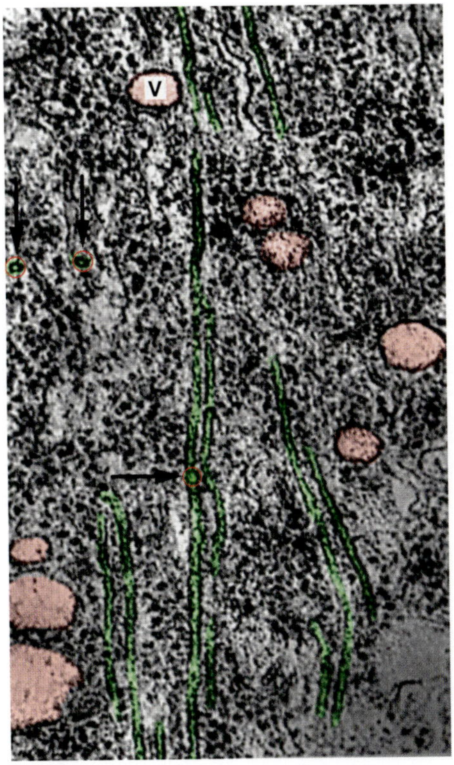

○ Abb. 2.7 Mikrotubuli (grün markiert, längs und quer, hier mit Pfeilen mit roten Kreisen) im Phragmoplasten aus dem sporogonen Gewebe von *Selaginella martensii*. V = Golgi-Vesikel (rot). 60 000 : 1, nachkoloriert

einheiten zusammengesetzt, dem α- und dem β-Tubulin. Tubulin ist ein saures Protein. Je eine α- und eine β-Untereinheit bilden ein α-, β-Dimer. Die Zylinderstruktur der Mikrotubuli kommt durch die helikale und alternierende Anordnung von α- und β-Untereinheiten zustande (○ Abb. 2.8).

Hemmung der Mikrotubuli-Funktion

Das Gleichgewicht zwischen Auf- und Abbau der Mikrotubuli wird gestört, wenn eine Zelle mit **Colchicin** (○ Abb. 2.9 A), **Vinblastin** oder **Vincristin** behandelt wird. Alle drei Verbindungen sind stickstoffhaltige, in verschiedenen Pflanzen vorkommende Naturstoffe. Sie werden an spezifische, aber unterschiedliche Stellen des α-, β-Dimers gebunden und verhindern dadurch eine Aggregation des Tubulins zum Mikrotubulus. Da Mikrotubuli an der Bewegung der Chromosomen bei Zellteilungen beteiligt sind, wird die Zellteilung in Gegenwart von Colchicin, Vinblastin und Vincristin arretiert, d. h. diese Verbindungen wirken als sogenannte Zytostatika. Hingegen baut **Cytochalasin**, ein Pilzmetabolit, **Mikrofilamente** ab und unterbindet dadurch Sekretionsvorgänge und intrazelluläre Bewegungen.

Praxisbeispiel: Zytostatika

Zytostatika wie Vinblastin und Vincristin werden bei Krebserkrankungen eingesetzt. Ein weiterer Naturstoff, der die Zellteilung arretiert und zytostatisch wirkt, ist das Paclitaxel (Taxol, ○ Abb. 2.9 B). Im Gegensatz zu den Vinca-Alkaloiden stabilisiert es die Mikrotubuli und verhindert somit ihren Abbau.

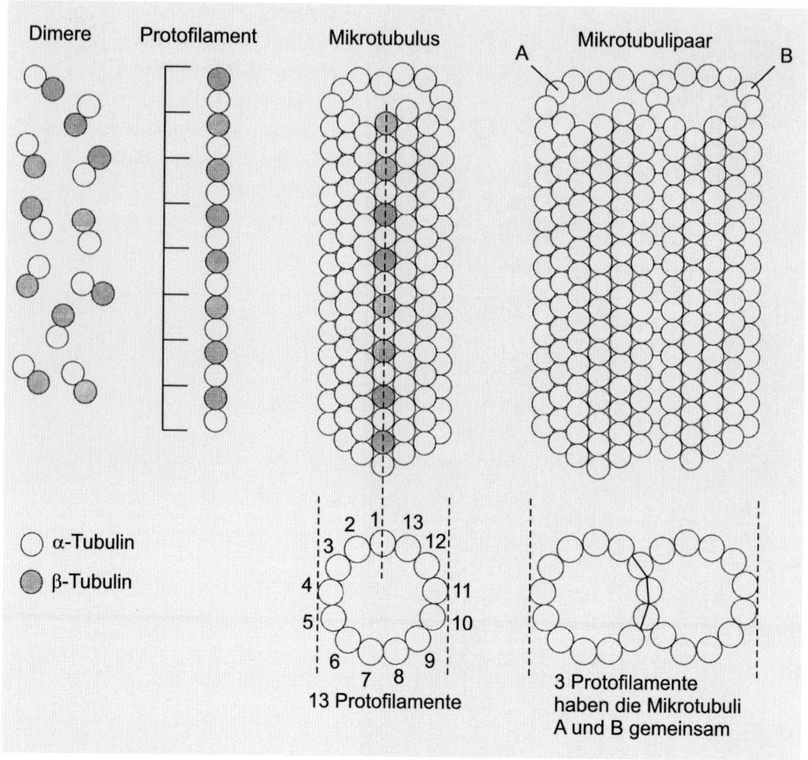

Abb. 2.8 Aufbau eines Mikrotubulus aus α- und β-Dimeren und Protofilamenten. Je zwei Mikrotubuli (Doppeltubuli) können ein Mikrotubuli-Paar mit drei gemeinsamen Protofilamenten bilden.

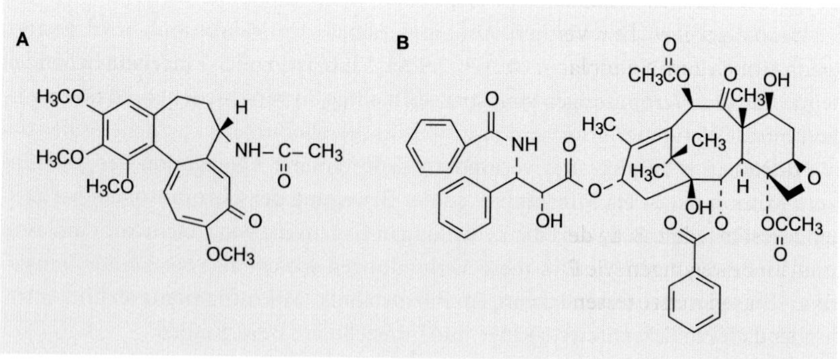

Abb. 2.9 Zwei tubulininteraktive zytostatisch wirkende Verbindungen, die in Pflanzen vorkommen. **A** Colchicin destabilisiert Mikrotubuli. Es kommt in *Colchicum autumnale* vor. **B** Paclitaxel stabilisiert Mikrotubuli. Es kommt in *Taxus brevifolia* vor.

Funktion der Mikrotubuli

Die Funktionen der Mikrotubuli in der Zelle sind vielfältig. Sie spielen u. a. eine Rolle bei der Orientierung (wenn auch nicht bei der Synthese) der Cellulose-Mikrofibrillen beim Zellwandwachstum in Pflanzen. Mikrotubuli sind darüber hinaus die Hauptstrukturelemente der **Cilien** und **Flagellen** (Abb. 2.10), in denen neun peri-

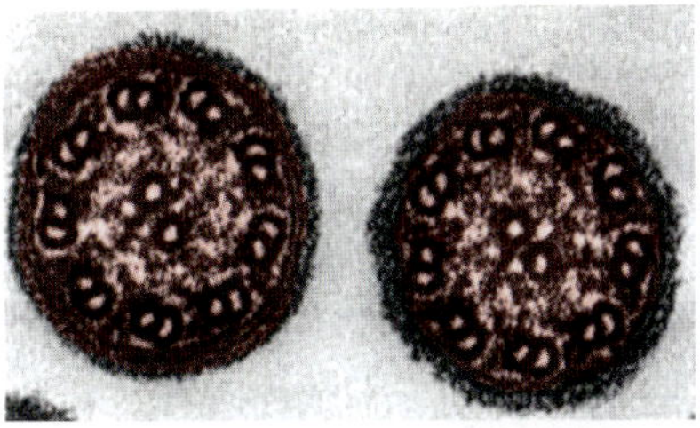

Abb. 2.10 Querschnitt durch zwei Cilien (geißelartige, der Fortbewegung dienende Organellen) eines Protozoons (Einzeller). Es sind neun periphere Mikrotubulipaare (Doppeltubuli, Dubletten) und zwei zentrale einzelne Mikrotubuli zu erkennen. 130 000 : 1, nachkoloriert

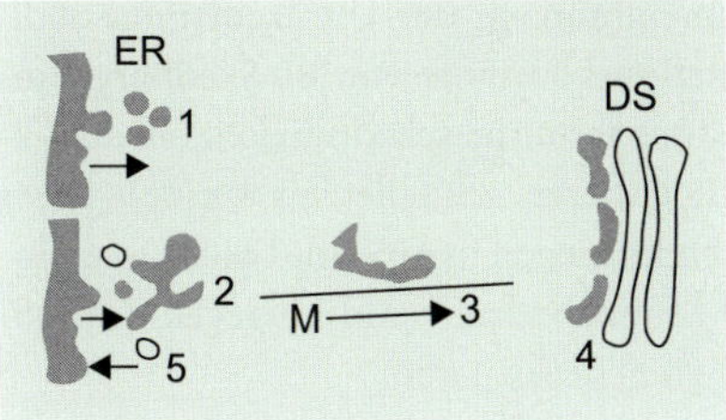

Abb. 2.11 Intrazellulärer Transport zwischen Endoplasmatischem Retikulum (ER) und einem Dictyosom (DS). Nach der Knospung (1) des Endoplasmatischen Retikulums fusionieren Vesikel zu einem größeren Vesikel (2), welcher entlang von Mikrotubuli (M) (3) zu einem Dictyosom transportiert wird und mit diesem fusioniert (4). Rücktransport von Vesikeln zum Endoplasmatischen Retikulum findet ebenfalls statt (5).

phere doppelte Mikrotubuli (Dubletten) und zwei zentrale Mikrotubuli pro Organell angeordnet sind. Die Bewegung der Flagellen und Cilien erfolgt mit Hilfe der Mikrotubuli. Bei der Bewegung wird die energiereiche Verbindung Adenosintriphosphat (ATP) verbraucht.

Mikrotubuli sind für innerzelluläre Transportvorgänge von großer Bedeutung. Wenn beispielsweise die intrazelluläre räumliche Distanz zwischen Endoplasmatischem Retikulum und Dictyosomen relativ groß ist (Abb. 2.11, Kap. 2.1.3), werden vom Endoplasmatischen Retikulum abgeschnürte Vesikel zunächst fusioniert und das größere neu entstandene Vesikel wird nunmehr an Mikrotubuli entlang zum Dictyosom geführt. Der Vesikeltransport erfolgt aber nicht nur in eine Richtung, sondern auch zum Endoplasmatischen Retikulum zurück. Die beteiligten Membranen unterliegen dabei Bewegungen und Umstrukturierungen, die als **Membranfluss** bezeichnet werden.

Struktur und Funktion der Mikrofilamente

Mikrofilamente sind dünner als Mikrotubuli und haben einen Durchmesser von nur 5–6 nm. Mikrofilamente sind über spezielle Verankerungsproteine an Membranen befestigt, wie z. B. an der Zytoplasmamembran. Mikrofilamente bewirken intrazelluläre Bewegungen wie Plasmaströmung oder die Bewegung von Golgi-Vesikeln, die an Sekretionsprozessen beteiligt sind. Während Mikrotubuli aus Tubulin bestehen, sind Mikrofilamente aus **Aktin** zusammengesetzt.

Eine dritte Gruppe filamentöser Strukturen, die **Intermediärfilamente**, sind aus verschiedenen Proteinen zusammengesetzt. Diese Filamente kommen u. a. im Zellkern vor. **Mikrotubuli assoziierte Proteine** (MAP) beeinflussen die Funktion der Mikrotubuli in verschiedenen Geweben, Organen und Entwicklungsstadien. Sie sind wesentlicher Bestandteil der **mitotischen Spindel**.

Merke

Mikrotubuli erfüllen in der Zelle vielfältige Aufgaben. Neben Funktionen wie Zellstabilität und dem Aufbau von Cilien und Flagellen sind Mikrotubuli maßgeblich an innerzellulären Transportvorgängen beteiligt.

2.2.2 Ribosomen

Definition

Ribosomen bestehen aus RNA und zu 30–50 % aus Proteinen. Sie sind maßgeblich an der Proteinbiosynthese beteiligt.

Ribosomen gehören zu den Mikrosomen.

Ribosomen sind kleine und rundliche Partikel mit 17–23 nm Durchmesser und werden zu den **Mikrosomen** gezählt (○ Abb. 2.4). Wie die Mikrotubuli und die Mikrofilamente haben Ribosomen keine Außenmembran. In der Ultrazentrifuge sedimentieren Ribosomen mit einer Sedimentationskonstante von **80 Svedberg-Einheiten** (Die Einheit »Svedberg« gibt die Sedimentationsgeschwindigkeit bei der Ultrazentrifugation an; große Moleküle sedimentieren schneller als kleine). Diese 80S-Partikel dissoziieren in magnesiumfreien Lösungen in **40S**- und **60S**-Untereinheiten. Charakteristisch für Bakterien und Mitochondrien sind hingegen die **70S-Ribosomen**, die in **30S**- und **50S**-Untereinheiten dissoziieren.

Polysomen bestehen aus Ribosomen und mRNA.

Ribosomen werden zumindest teilweise im Zellkern gebildet. Sie bestehen zu 30–50 % aus Protein. Der Rest ist **ribosomale Ribonukleinsäure (rRNA)**. Wenn die Proteinsynthese an den Ribosomen abläuft, sind diese zu **Polysomen** perlschnurartig aufgereiht (○ Abb. 2.5, bis zu 20 Ribosomen pro Polysom). Das die Ribosomen verbindende Makromolekül ist die **Messenger-Ribonukleinsäure (mRNA)**, siehe Kap. 5.2. Sie zieht durch einen zwischen den Untereinheiten der Ribosomen gebildeten tunnelartigen Zwischenraum hindurch. Polysomen sind während der Proteinsynthese mit dem Endoplasmatischen Retikulum assoziiert. Ribosomen unterliegen einem schnellen Auf- und Abbau. Zellen, die keinen Zellkern haben und damit auch keine Proteinsynthese betreiben können, wie z. B. Siebröhren, sind frei von Ribosomen. Eine Bakterienzelle enthält ca. 20 000 Ribosomen. Sie machen ca. ein Drittel der gesamten Zellmasse aus.

Merke

70S-Ribosomen, die in magnesiumfreien Lösungen in 30S- und 50S-Untereinheiten dissoziieren, kommen nur bei Bakterien sowie in Mitochondrien von Eukaryoten und in pflanzlichen Plastiden vor. Eukaryoten (ohne Berücksichtigung von Organellen) sind durch 80S-Ribosomen (40S- und 60S-Untereinheiten) charakterisiert, die entweder frei im Grundplasma oder mit dem Endoplasmatischen Retikulum assoziiert vorkommen.

2.2.3 Mitochondrien

Definition

Ein Mitochondrium ist ein Zellorganell mit einer Länge von 1–10 µm und ist von einer Doppelmembran umgeben. Im Mitochondrium finden zahlreiche Stoffwechselreaktionen statt. So wird im Rahmen der Zellatmung ATP gebildet, was für die Energieversorgung der Zelle von zentraler Bedeutung ist.

Mitochondrien haben eine Doppelmembran.

Nach Anfärben mit dem Farbstoff Janusgrün B sind im Grundplasma lichtmikroskopisch Zellorganellen von ovaler bis fadenförmiger Gestalt zu erkennen, die wenige µm lang und 0,5–0,8 µm dick sind (○ Abb. 2.12). Diese als **Mitochondrien** be-

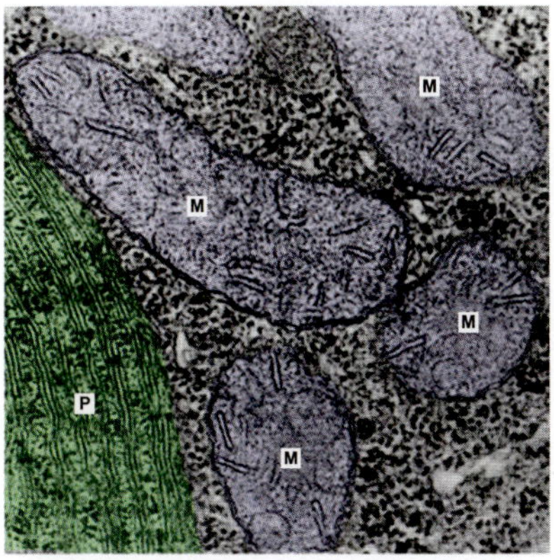

Abb. 2.12 Vier Mitochondrien (M) vom Tubuli-Typ (blau) in Nachbarschaft zu einem Chloroplasten (P, grün). Präparation von *Euglena gracilis*, einer einzelligen Grünalge. 52 000 : 1, nachkoloriert

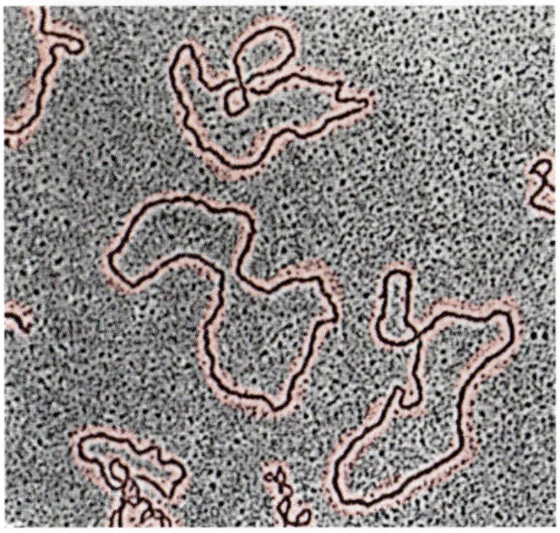

Abb. 2.13 Isolierte mitochondriale Desoxyribonukleinsäure (DNA) aus *Tetrahymena pyriformis*. Die DNA ist wie beim Bakterienchromosom zirkulär. 78 000 : 1, nachkoloriert

zeichneten Partikel fehlen in kaum einer Zelle. Ausnahme: Prokaryoten sowie einige Protozoen und einige Pilze. Die Zahl der Mitochondrien schwankt von etwa 20 in Spermatozoen, 800–2 000 in der Leberzelle und von mehreren 100 bis einigen 1 000 bei Höheren Pflanzen. Mitochondrien vermehren sich durch Querteilung.

Mitochondrien haben eigene DNA und Ribosomen.

Die Mitochondrien sind gegenüber dem Grundplasma durch eine **Doppelmembran** abgegrenzt (Abb. 2.12). Die äußere Membran ist eine einfache Hüllmembran; die Innenmembran hingegen, die der äußeren eng anliegt, ist in dem Binnenraum des Mitochondriums hinein jeweils in Form von Falten (**Cristae**), Röhrchen (**Tubuli**) oder Säckchen (**Sacculi**) eingestülpt. Die Innenmembran enthält einen hohen Anteil an **Cardiolipin**, einem Phospholipid, das auch bei Prokaryoten (und in Chloroplasten) vorkommt. Der Raum zwischen den beiden Elementarmembranen ist wahrscheinlich von einer Flüssigkeit ausgefüllt. Der Binnenraum des Mitochondriums ist ausgefüllt von einer proteinreichen Matrix, die im elektronenoptischen Bild granuliert erscheint. Das ist hauptsächlich auf die Anwesenheit von **70S-Ribosomen** zurückzuführen, die auch bei Prokaryoten vorkommen (Kap. 2.2.2). Wie Prokaryoten enthalten Mitochondrien **histonfreie Desoxyribonukleinsäure** (DNA), die Bestandteil eines kompletten Proteinsyntheseapparates ist. Die mitochondriale DNA ist meistens zirkulär (Abb. 2.13). Die Anzahl der kodierenden Gene auf der mitochondrialen DNA (mtDNA) reicht aber bei weitem nicht aus, um alle für die Funktion eines Mitochondriums notwendigen Proteine zu synthetisieren, d. h. der größte Teil der mitochondrialen Proteine ist im Kern kodiert. Nach der

Synthese im Zytoplasma werden die Proteine in die Mitochondrien importiert; dabei ist ein endständiger Peptidrest (ein sogenanntes **Transitpeptid**) Signalgeber für den Import eines Proteins in das Mitochondrium. Der Peptidrest wird nach dem Import abgespalten. **Mitochondrien sind für die Energieversorgung der Zelle von großer Bedeutung** und werden deshalb auch als »Kraftwerk« der Zelle bezeichnet (Kap. 9.6).

Sämtliche Proteine (Enzyme) des **Zitronensäurezyklus** sind kerncodiert und werden nach der Synthese im Zytoplasma der Zelle in die Mitochondrien eingeschleust. Mitochondrien sind in Bezug auf ihre Fähigkeit Proteine zu synthetisieren semiautonom.

Die äußere Membran der Mitochondrien ist relativ arm an Enzymen. Die Innenmembran ist Träger der Enzyme des Elektronentransportes der **Atmungskette** und der **oxidativen Phosphorylierung** (Kap. 9.6). Die Enzyme des **Zitronensäurezyklus** (Kap. 9.3) und des **Fettsäureabbaus** (Kap. 9.5) sind in der Matrix des Mitochondriums lokalisiert. Die Hauptfunktion dieser Stoffwechselprozesse liegt darin, im Zuge der Energieumwandlung das energiereiche **Adenosintriphosphat (ATP)** zu synthetisieren und für den Zellstoffwechsel bereit zu stellen.

Merke

Man geht heute davon aus, dass es sich bei Mitochondrien um Prokaryoten handelt, die im Zuge der Evolution von der Euzyte durch Endozytose aufgenommen wurden (Endosymbiontentheorie). Hierfür sprechen viele Merkmale (eigene DNA, Ribosomen, Doppelmembran). Jedoch haben diese anschließend ihre autonomen Eigenschaften teilweise verloren. Mitochondrien können als »Kraftwerke« der Zelle betrachtet werden, insbesondere im tierischen Organismus.

2.2.4 Plastiden

Definition

Plastiden sind typische Organellen pflanzlicher Zellen und haben eine Doppelmembran. Die wichtigsten Plastiden sind die Chloroplasten, welche für die Photosynthese verantwortlich sind.

Es gibt Chloroplasten, Chromoplasten und Leukoplasten.

Plastiden (○ Abb. 2.6, ○ Abb. 2.10, ○ Abb. 2.12, ○ Abb. 2.14) sind Organellen pflanzlicher Zellen. Plastiden fehlen bei Tieren, Bakterien und Cyanophyceen sowie den heterotrophen Pilzen. Sie sind ebenso wie die Mitochondrien durch eine **lipidreiche Doppelmembran** gegenüber dem Zytoplasma abgegrenzt. Ihre Größe liegt zwischen der der Mitochondrien und der des Kernes. Bei den ausdifferenzierten Plastiden unterscheiden wir die **grünen Chloroplasten**, **rote** und **gelbe Chromoplasten** und **farblose Leukoplasten**. Stärke speichernde Leukoplasten werden als **Amyloplasten** bezeichnet. Chloroplasten und Chromoplasten werden unter dem Begriff **Chromatophore** zusammengefasst.

Obwohl die Plastiden unterschiedlich strukturiert sind und verschiedene Stoffwechselfunktionen haben, gehen sie aus gemeinsamen Vorstufen, den **Proplastiden**, hervor und sind teilweise ineinander umwandelbar. Die Proplastiden (sie sind größer als Mitochondrien) sind von einer Doppelmembran begrenzt und von einer

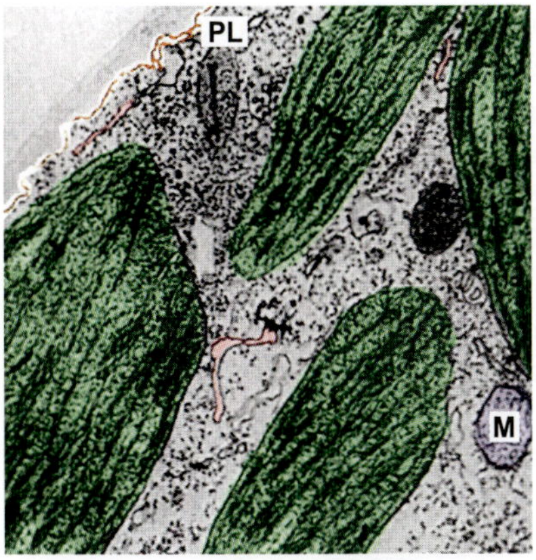

Abb. 2.14 Chloroplasten (grün) aus *Funaria hygrometrica*. ER = Endoplasmatisches Retikulum (rot), M = Mitochondrium (blau), PL = Plasmalemma (orange). 28 000 : 1. Elektronenoptische Aufnahme Volkmann, nachkoloriert

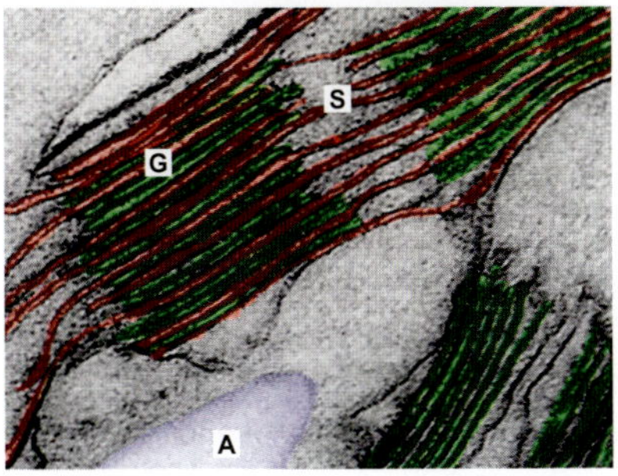

Abb. 2.15 Stroma mit Stromathylakoiden (S, rot), Grana mit Granathylakoiden (G, grün). A = Stärkekorn (blau). Chloroplasten-Ausschnitt aus Blättern von *Phaseolus vulgaris*. 84 000 : 1, nachkoloriert

dichten Grundsubstanz erfüllt. Die zunächst noch undifferenzierten meristematischen Proplastiden wachsen auf ein Mehrfaches ihrer Ausgangsgröße heran. Die Ausbildung zu Chloroplasten erfolgt durch Einfaltung der inneren Membran zu den charakteristischen **Thylakoiden** (Abb. 2.14, Abb. 2.15). Die Proplastiden vermehren sich durch Teilung und werden mit den Geschlechtszellen (meist den Eizellen) bei der Zygotenbildung weitergereicht (**Plastidenvererbung**). Ausdifferenzierte Chloroplasten können sich auch wie die Mitochondrien mittels einfacher Durchschnürung vermehren.

Eine in einem Blatt befindliche photosynthetisierende Palisadenzelle enthält ca. 40 Chloroplasten. Sie sind in der Mehrzahl linsenförmig gestaltet und 4–8 µm lang (Abb. 2.14). Elektronenoptisch ist eine äußere Doppelmembran (Durchmesser je Membran etwa 5 nm) mit einem Zwischenraum von 2–3 nm zu erkennen, die die Chloroplasten gegenüber dem Zytoplasma abgrenzt. Das Innere der Chloroplasten ist von Membranen (Thylakoiden) erfüllt. Ihre Bildung ist abhängig vom Licht. Man unterscheidet **Stromathylakoide** und **Granathylakoide** (Abb. 2.15). Die Stromathylakoide durchziehen häufig den ganzen Chloroplasten, die Granathylakoide hingegen sind kürzer und dicht übereinander gestapelt (bis zu 100). Die Stapel werden als **Grana** bezeichnet. Sie sind in das **Stroma** (Grundsubstanz, Matrix) eingebettet.

Thylakoide (Stroma, Grana) sind typisch für Chloroplasten.

Die Grana sind die Orte der Sauerstoffentwicklung, der Photosynthese und der Photophosphorylierung. Das Stroma ist der Ort der CO_2-Fixierung und der der Photosynthese nachgeschalteten Kohlenhydratsynthese (Kap. 10.2).

Die Chloroplasten der **Algen** (Kap. 22.1) unterscheiden sich von den linsenförmig ausgebildeten der Höheren Pflanzen durch eine große Formenmannigfaltigkeit. Eine Zelle enthält häufig nur ein oder zwei solcher Chloroplasten, die plattenförmig, netzförmig, sternförmig, bandförmig oder anders gestaltet die Zelle durchziehen. Durch Pigmente (Kap. 10.1) erhalten sie oft verschiedene Färbungen.

Auch bei denen zur Photosynthese befähigten Bakterien, den **Cyanobakterien** (Kap. 20.1.1), sind Thylakoide ausgebildet; jedoch entstehen diese im Gegensatz zu denen der Höheren Pflanze durch Ausstülpungen der Zytoplasmamembran in das Zellinnere. Diese Thylakoide finden sich dann vorwiegend in einem peripheren Bereich in der Nähe der Zellwände.

Thylakoide enthalten photosynthetisch aktive Pigmente.

Photosynthetisch aktive Pigmente sind in den Thylakoiden lokalisiert. Es gibt drei große Gruppen von photosynthetisch wirksamen Pigmenten, die Licht absorbieren, nämlich **Chlorophylle**, **Carotinoide** und **Phycobiline**. Struktur und Funktion der photosynthetisch aktiven Pigmente werden in Kap. 10.1 näher erläutert.

Neben den Enzymen und Elektronenüberträgern für die Lichtreaktion und die Kohlenhydratsynthese finden sich im Stroma der Chloroplasten auch 70-S-Ribosomen und zirkuläre DNA. Damit ist eine gewisse Unabhängigkeit von der DNA des Zellkernes und der durch sie kodierten Proteinsynthese gegeben (Chloroplasten sind wie Mitochondrien semiautonom).

Plastom, Chromoplasten und Leukoplasten

Man spricht vom **Plastom** als der Summe der in Chloroplasten enthaltenen genetischen Informationen. Sie wird bei Teilungen weitergegeben. Genauso wie die Mitochondrien sind Chloroplasten vom Zellkern der Wirtszelle abhängig.

Chromoplasten finden sich vornehmlich in Zellen der Blüten und Früchte. Ihr **Carotinoidgehalt** verleiht diesen Organen die oft intensive Färbung. Insgesamt kennt man rund 80 verschiedene Carotinoide, deren Synthese in den Plastiden erfolgt. **Leukoplasten** sind farblose Zellorganelle und haben enge Beziehungen zu den Chloroplasten. Sie finden sich bei den grünen Pflanzen vorwiegend in den farblosen Speicherorganen (Wurzelstöcke, Knollen, Mark) und synthetisieren weder Chlorophyll noch Carotinoide. In den genannten Organen sind sie die Speicherorte für Reservestoffe der Pflanze. Werden Stärkekörner in ihnen synthetisiert, werden sie **Amyloplasten** genannt; als **Proteinoplasten** speichern sie Eiweißkörper.

Merke

Plastiden entstehen aus den wesentlich kleineren Proplastiden. Wichtige Plastide sind die Chloroplasten, Chromoplasten und Leukoplasten. Die Plastiden sind zumindest teilweise ineinander umwandelbar.

2.2.5 Zellkern

Definition

Der Zellkern ist von einer doppelten Membran, der sogenannten Kernmembran, umgeben, und enthält den größten Teil des genetischen Materials der Euzyte. Das genetische Material liegt in Form von Chromosomen vor. Der Kern ist notwendig für die langfristige Änderung von Struktur und Funktion der Zellen sowie für die Steuerung von Differenzierungsabläufen.

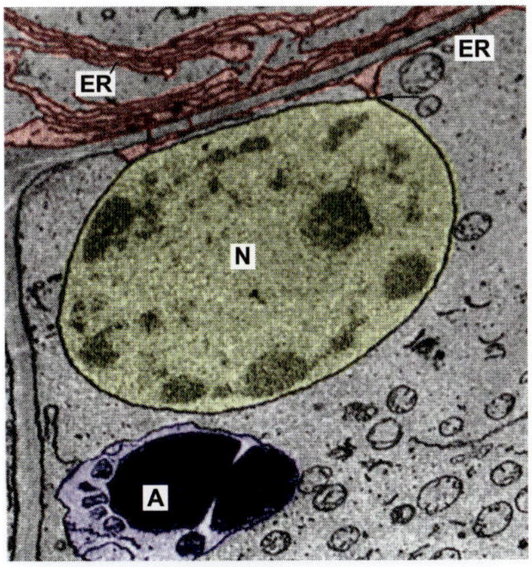

Abb. 2.16 Zellkern in einer Wurzelhaubenzelle von *Lepidium sativum*, Verbindung zwischen Endoplasmatischem Retikulum (ER, rot) und Kernhülle (Pfeil). A = Amyloplast (blau), N = Zellkern (gelb). 12 000 : 1, nachkoloriert

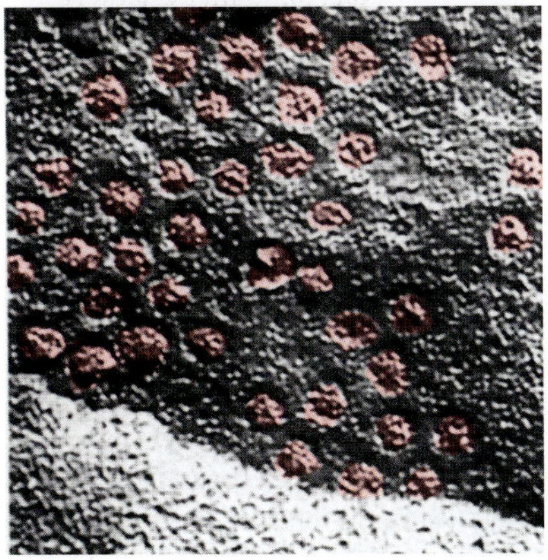

Abb. 2.17 Oberfläche der Kernmembran von *Euglena gracilis*; Kernporen mit Porenkomplexen (rot) nach Gefrierätzung. 37 500 : 1, nachkoloriert

Aufbau des Zellkerns

Der **Zellkern** (Kern, **Karyon**, **Nukleus**) enthält die Hauptmenge des genetischen Materials einer Euzyte. Er ist lichtmikroskopisch in der Regel gut erkennbar. Der Zellkern ist von einer **Kernmembran** (**Nuklearmembran**, **Karyoderm**) umgeben. Die Membran ist stets doppelt ausgebildet. Sie umschließt den **perinukleären Raum**. Dieser steht mit dem Endoplasmatischen Retikulum in direktem räumlichem Zusammenhang (Abb. 2.16). Wie das ER kann die äußere Membran des Kernes mit Ribosomen besetzt sein. Die Nuklearmembran ist von **Kernporen** durchbrochen (Abb. 2.17).

Kernporen kontrollieren den Stofftransport an der Kernmembran.

Die Zahl der Poren eines Kernes steigt mit seiner stoffwechselphysiologischen Aktivität. Sie vermitteln den Stoffaustausch zwischen Kerninnerem und dem Zytoplasma. Die Pore ist jedoch keine schlichte Öffnung, denn Moleküle können die Pore nicht frei passieren. Kerne, die ihre stoffwechselphysiologische Aktivität einschränken, schließen die Poren mit einem **Diaphragma**. Der den Stoffaustausch kontrollierende Porenkomplex kann aus einem inneren und einem äußeren Randwulst bestehen, der ein Zentralgranulum umschließt. Die Pore ist also streng strukturiert, unterliegt aber dynamischen Änderungen.

Molekulare Struktur der Chromosomen

Der Zellkern enthält die **Chromosomen**. Im stoffwechselphysiologisch aktiven Interphasekern sind Chromosomen entspiralisiert und bilden in ihrer Gesamtheit das feinfädige **Chromatin**. Dieses ist mit der nukleären Lamina (Abb. 2.18) assoziiert, die aus Intermediärfilamenten zusammengesetzt ist. Die Interaktion zwischen

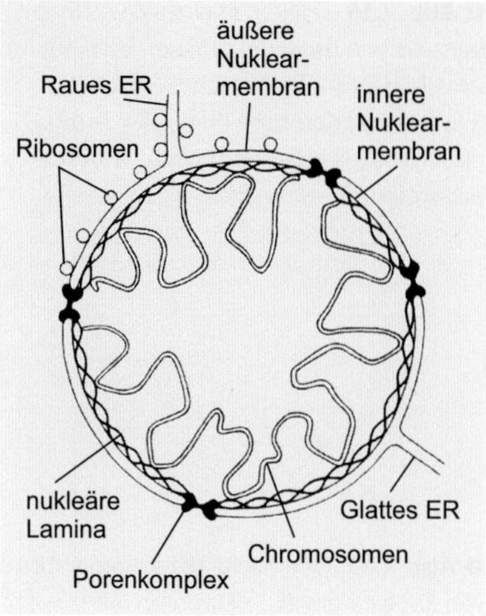

Abb. 2.18 Strukturbestandteile der Kernmembran. Die nukleäre Lamina besteht aus Intermediärfilamenten, die die innere Nuklearmembran auskleiden und der Verankerung der Interphasechromosomen dienen.

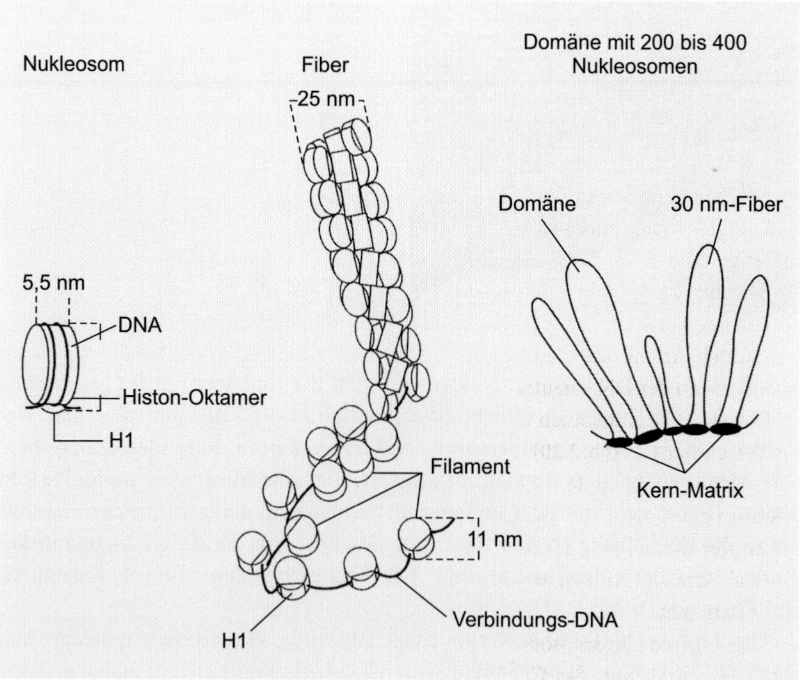

Abb. 2.19 Struktur entsprialisierter Chromosomen im Interphasekern

Lamina und Interphasechromosomen hat wahrscheinlich die Funktion, die Chromosomenarchitektur zu stabilisieren.

Chromosomen bestehen im Wesentlichen aus vier chemisch definierbaren Komponenten: **Desoxyribonukleinsäuren (DNS, DNA)**, **basischem Protein (Histon)**, **Ribonukleinsäuren (RNS, RNA)** und sauren Proteinen. DNA und Histon kommen in einem annähernden 1:1 Verhältnis vor. Sie sind auf charakteristische Art in sogenannten **Nukleosomen** (Abb. 2.19) organisiert. Diese bestehen aus Verbindungs-DNA, einem Molekül **Histon** 1 (H1) sowie aus einem Nukleosomenkern. Dieser

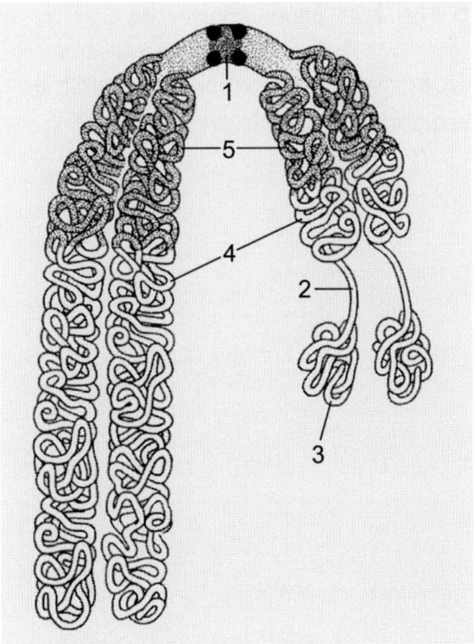

○ Abb. 2.20 Aufbau eines Metaphasechromosoms (schematisch). 1 = Kinetochor, 2 = sekundäre Einschnürung mit Satellit, 3, 4 = Euchromatin mit den aufgewundenen Chromosomenspalthälften (Chromatiden), 5 = Heterochromatin (im Gegensatz zu 4 in der Interphase nicht oder nur vorübergehend entspiralisiert)

wiederum besteht aus acht Histonmolekülen, die aus vier unterschiedlichen Histonen gebildet werden. Das so entstandene Octamer wird vom DNA-Molekül derart umwunden, dass 145 Nukleotide pro Octamer an Histon gebunden sind. Dabei bildet die DNA jeweils zwei Windungen um jedes Histon-Octamer. Nukleosomen sind zu Filamenten aufgereiht und diese zu Fibern aufspiralisiert. Fibern sind zu Domänen aufgewunden, sodass die gesamte in einem Gedankenexperiment linear aneinander gereihte DNA einer menschlichen Zelle zwar zwei Meter lang wäre, durch die Aufwindungen aber doch in einem Kern von nur 5 µm Durchmesser Platz hat.

Histone kommen in den Kernäquivalenten der Bakterien nicht vor. Diese enthalten jedoch Amine wie Cadaverin, Spermin und Spermidin, die die sauren Phosphatgruppen der DNA neutralisieren.

Funktion der Kernkörperchen

Einzelne Chromosomen werden erst im Verlaufe der Kernteilung lichtmikroskopisch sichtbar (○ Abb. 2.20). Sie sind dann längs gespalten und bestehen aus zwei Chromatiden. Neben dem Chromatin befinden sich im Kern als auffällige Gebilde noch ein oder mehrere **Nucleoli.** Das sind kompakte Körperchen, in denen die Vorstufen der Ribosomen gebildet werden. Sie nehmen 1–6 % des Kernvolumens ein. Die Zahl der Nukleoli ist artspezifisch. Sie kann eins bis vier, aber auch wesentlich mehr betragen.

Aufbau der Chromosomen

Die längeren Chromosomen sind meist durch eine achromatische (nicht anfärbbare) Einschnürung, das **Centromer**, in zwei ungleich lange Schenkel unterteilt (○ Abb. 2.20). Im Centromer werden in der Mitose die **Kinetochoren** ausgebildet. An diesen setzen in der Mitose die Mikrotubuli der Spindelfasern an (○ Abb. 4.1). Einige Chromosomen gliedern durch sekundäre Einschnürungen kleine Abschnitte der Chromosomen als sogenannte **Satelliten** (**Trabanten**) ab. Derartige Chromosomen werden **SAT-Chromosomen** genannt. In den sekundären Einschnürungen sind häufig die Gensequenzen für die Kodierung der ribosomalen RNA (Kap. 5.2) lokalisiert. Diese rRNA wird zusammen mit Proteinen im Nukleolus eingelagert. Deshalb werden diese Chromosomenabschnitte auch als Nukleolusorganisator bezeichnet. Die Anzahl der Nukleoli in einem Zellkern entspricht dann häufig der Anzahl der SAT-Chromosomen.

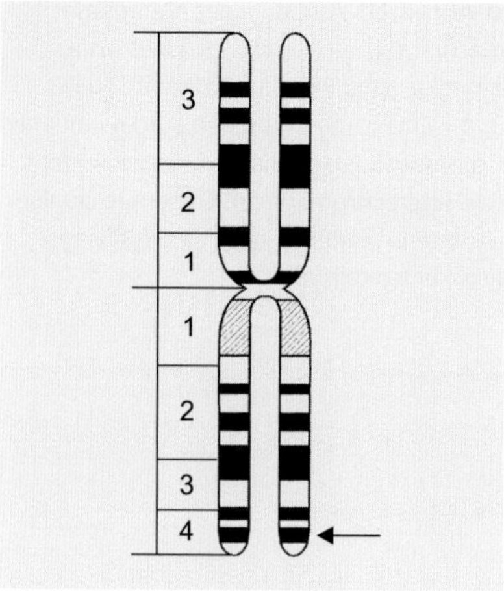

○ Abb. 2.21 Bandenmuster des Chromosoms 1 des menschlichen Chromosomensatzes. Der Pfeil bezeichnet beispielhaft die Region 1q43, siehe Text.

Bereiche des Chromosoms, die in der Interphase entspiralisiert sind, werden als **Euchromatin** bezeichnet. Bereiche, die in der Interphase nicht oder nur vorübergehend entspiralisiert sind, werden obligates bzw. fakultatives **Heterochromatin** genannt.

Chromosomen werden häufig wie in ○ Abb. 2.21 gezeigt dargestellt. Diese Darstellung nimmt Bezug auf den Umstand, dass Chromosomen mit spezifischen Reagenzien anfärbbar sind und dass die Färbung ein für ein bestimmtes Chromosom gut reproduzierbares, typisches **Bandenmuster** ergibt. Es dient dazu, Chromosomen zu identifizieren und zu unterscheiden. Die Regionen der Chromosomen können durch eine Kurzformel bezeichnet werden. In dieser wird zunächst das Chromosom, dann der kurze (p) oder lange (q) Arm, anschließend das Band und innerhalb des Bandes die Region bezeichnet. 1q43 zum Beispiel ist die Region 3 im Band 4 auf dem langen Arm (q) von Chromosom 1 des menschlichen Chromosomensatzes (○ Abb. 2.21). Das Bandenmuster wird bestimmt durch den Proteingehalt der Chromosomen.

Haploider und diploider Chromosomensatz

Die Zahl der Chromosomen ist für jede Art konstant. Die Geschlechtszellen (Gameten) haben einen einfachen (**haploiden**) Chromosomensatz (1 n = haploid). Er stellt bereits eine vollständige Garnitur der Gene in den Zellen eines Organismus dar. Durch Befruchtung, d. h. Verschmelzung zweier Geschlechtszellen, wird der Zygotenkern gebildet, der jetzt zwei Chromosomensätze (2 n = **diploid**) enthält (Kap. 4). Die beiden verschiedenen elterlichen in einem diploiden Chromosomensatz jeweils entsprechenden Chromosomen werden als homolog bezeichnet. Die Zahl der Chromosomen in einem haploiden Satz schwankt zwischen zwei (z. B. *Haplopappus gracilis*), 21 beim Menschen (*Homo sapiens*) und mehreren hundert (*Ophioglossum reticulatum*, n = ca. 630).

Der Zellkern zeichnet sich durch besondere Stoffwechselleistungen aus. Die Proteinsynthese nimmt hier mit der Transkription (Kap. 5.2, RNA-Synthese) ihren Ausgang. Während die eigentliche Proteinsynthese am ER abläuft, ist der Kern selbst in begrenztem Maße zur Proteinsynthese befähigt. Obwohl der Zitronensäurezyklus und die Glykolyse im Wesentlichen mitochondriale (Zitronensäurezyklus) bzw. (Glykolyse) Stoffwechselwege sind (Kap. 9), kommen diese Stoffwechselabläufe erstaunlicherweise auch im Kern vor.

Merke
Der Zellkern ist ein für die Euzyte typisches Zellorganell und enthält den größten Teil des genetischen Materials dieser Zellen. Zellen ohne Zellkern kommen jedoch auch bei Eukaryoten vor (z. B. Erythrozyten, Siebröhren). Solche Zellen sind sekundär kernlos geworden. Entweder haben sie eine nur begrenzte Lebensdauer (Erythrozyten), oder die Steuerung der Stoffwechselprozesse (in den Siebröhren) wird von Nachbarzellen, den Geleitzellen (o Abb. 13.17), übernommen. Es gibt auch Zellen mit vielen Zellkernen. Solche Zellen werden dann als polyenergid bezeichnet. Leberzellen (Kap. 34.2) und pflanzliche Milchröhren können polyenergid sein.

Vakuole

2.2.6

Definition
Die Vakuole ist ein typisches Organell von pflanzlichen Zellen und ist von einer Membran, dem Tonoplasten, umgeben. Die Vakuole spielt eine Rolle in der Regulation der Zellgröße, des Innendrucks der Zelle und kann Stoffe akkumulieren.

Aufbau der Vakuole

Vakuolen sind typische Kompartimente der Zellen Höherer Pflanzen. Bei der Entwicklung der Zellen des Grundgewebes (Parenchym) aus meristematischen Zellen der Sprossspitze fließen kleine Vakuolen zu einer großen Vakuole zusammen, die schließlich 90 % des gesamten Inhaltes einer parenchymatischen Zelle einnehmen kann (o Abb. 2.22). Die Bildung dieser Vakuole oder Zellsaftvakuole geht mit einem erheblichen Wachstum der Zelle einher. Das Protoplasma der ausgewachsenen Zelle stellt dann nur noch einen wandständigen Belag dar, der von der Vakuole gegen die Innenseite der Zellwand gedrückt wird. Die Vakuole ist vom Zytoplasma durch den **Tonoplasten**, eine Biomembran, getrennt. In der Gesamtheit werden Vakuolen als das **Vakuom** bezeichnet.

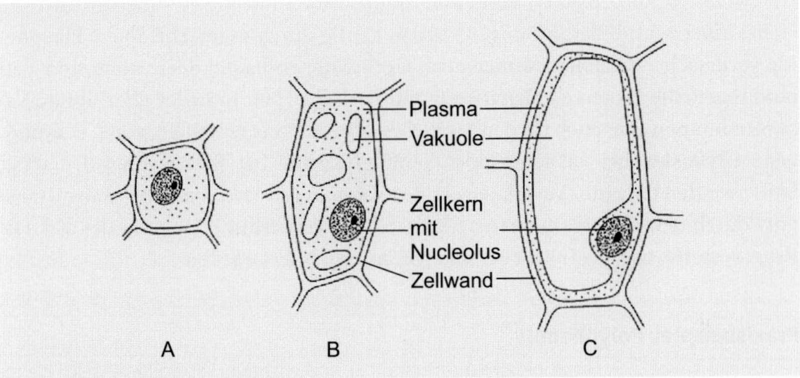

o **Abb. 2.22** Bildung der Zellsaftvakuolen (schematisch). **A** Zelle vor Beginn des Streckungswachstums. **B** Zelle im Streckungswachstum; das Plasma entmischt sich und führt zur Bildung von Vakuolen. **C** Zelle nach Abschluss des Streckungswachstums; das Plasma ist durch die große Vakuole auf einen schmalen Bereich entlang der Zellwand zurückgedrängt (Plasmaschlauch).

Die durch die Vakuolenbildung bedingte Vergrößerung der pflanzlichen Zellen bewirkt in der Summe eine Vergrößerung des gesamten Pflanzenkörpers und hilft der Pflanze, sich gegenüber anderen Pflanzen in der Konkurrenz um das Sonnenlicht durchzusetzen.

Funktion der Vakuole

Die Vakuole enthält hydrolytisch wirkende Enzyme (**Hydrolasen**), die vermutlich eine Rolle bei innerzellulären Abbaureaktionen spielen. Die Vakuole wird daher auch als **lytisches Kompartiment** bezeichnet. Es entspricht damit den **Lysosomen**, die in tierischen (menschlichen) Zellen vorkommen, Hydrolasen enthalten und Abbaureaktionen durchführen (z. B. Speicherung des Enzyms Alliinase, ○ Abb. 26.4). Die in der Vakuole vorkommenden Proteine können auch eine Speicherfunktion übernehmen. Darüber hinaus können in der Vakuole weitere, häufig niedermolekulare Verbindungen akkumulieren, die für den zellulären osmotischen Druck und dessen Regulation (**Osmoregulation**) mitverantwortlich sind. Der osmotische Druck führt zu einem Wanddruck (**Turgordruck** oder **Turgor**) und dieser zu einer Gewebespannung, die ein wesentliches Festigungselement im pflanzlichen Gewebe darstellt.

Tiere haben die Möglichkeit, Stoffwechselprodukte durch spezielle Organe (Nieren, Haut) auszuscheiden. Pflanzen produzieren ebenfalls Produkte, die für den Stoffwechsel toxisch sein können und die sie aus dem Zytoplasma durch einen Transportvorgang entfernen. In diesem Zusammenhang ist die Vakuole ein besonders wichtiges Kompartiment für die Ablagerung niedermolekularer Verbindungen.

Niedermolekulare Verbindungen der Vakuole können Mineralsalze, Zucker (z. B. Saccharose), organische Säuren, Amide, Aminosäuren, Gerbstoffe (Tannine), Pigmente und sogar Lipide sein. Einige dieser Verbindungen werden nachfolgend genannt.

Sekundäre Pflanzeninhaltsstoffe

Eine umfangreiche Gruppe weit verbreiteter pflanzlicher Sekundärstoffe (s. auch Kap. 10.6), die in der Vakuole abgelagert werden, ist die der **Anthocyane**. Sie können in verschieden substituierter und glykosidierter Form vorkommen und tragen zur Blütenfärbung bei. Ein Beispiel ist das Cyanin, welches in der Kornblume (*Centaurea cyanus*, ○ Abb. 26.56 H) vorkommt und für die Blütenfarbe verantwortlich ist. Gelbe Blüten- und Blattfärbungen werden häufig durch unterschiedliche **Flavonoide** verursacht. Vakuolen können auch **Gerbstoffe** enthalten. Gerbstoffe sind Verbindungen, die Proteine präzipitieren und tierische Haut in Leder überführen. Vakuolen können aber auch für den Menschen giftige Stoffe enthalten, wie z. B. **cyanogene Glykoside** bei Fabaceen oder **Senfölglykoside** bei Brassicaceen. Derartige Stoffe werden teils im Zytosol, teils in der Vakuole gebildet. Dabei wird der Transport durch den Tonoplasten streng kontrolliert. Fernerhin können in der Vakuole **Reservestoffe**, wie das **Inulin** bei Asteraceen, deponiert werden.

Praxisbeispiel: Polyphenole

Polyphenole, wie z. B. Flavonoide und Anthocyane, sind wichtige Bestandteile vieler Phytopharmaka und pflanzlicher Nahrungsmittel. Neben zahlreichen recht spezifischen Wirkungen dieser Substanzklasse wird vermutet, dass ihre tägliche Aufnahme dazu beiträgt, Darmkrebs und Gefäßerkrankungen vorzubeugen.

Merke

Die Vakuole spielt eine Rolle im Zellenwachstum, der Osmoregulation und der Speicherung von Stoffen. Niedermolekulare organische Verbindungen, die hauptsächlich von Pflanzen oder Mikroorganismen (manchmal auch von Tieren) gebildet werden, werden auch als Sekundärstoffe bezeichnet, wenn sie eine nur begrenzte Verbreitung in der Natur haben und wenn sie im Primärstoffwechsel einer Pflanze keine erkennbare stoffwechselphysiologische Funktion erfüllen, was eine ökologische Funktion jedoch nicht ausschließt (z. B. Fraßschutz). Viele pflanzliche Sekundärstoffe werden in der Vakuole gespeichert und können eine physiologische Wirkung auf den Säugetierorganismus ausüben. Solche pflanzlichen Sekundärstoffe werden häufig als biogene Arzneistoffe verwendet.

Zusammenfassung

Synopse

- Zellen sind von einer Biomembran umgeben, welche diese nach außen hin abgrenzt. Dabei übernimmt die Biomembran vielfältige Aufgaben.
- Biomembranen ermöglichen einen kontrollierten Stofftransport.
- Biomembranen bestehen aus Lipiden, die einen »Lipid-Bilayer« ausbilden, und in die unterschiedliche Proteine integriert sind.
- Das Innere von Zellen, insbesondere von eukaryotischen Zellen, ist durch Biomembranen kompartimentiert und in unterschiedliche Reaktionsräume eingeteilt.
- Das Zytoskelett gibt der Zelle innere Stabilität, wobei Mikrotubuli und Mikrofilamente auch bestimmte Transport- und Bewegungsfunktionen übernehmen können.
- Das Endoplasmatische Retikulum führt wichtige Syntheseaufgaben durch und ist oftmals mit Ribosomen besetzt. Die Dictyosomen entstehen aus dem Endoplasmatischen Retikulum.
- Proteine werden typischerweise an Ribosomen synthetisiert.
- Die Mitochondrien sind die »Kraftwerke« der Zelle, insbesondere beim tierischen Organismus.
- Photosynthese findet in den Chloroplasten statt.
- Der Zellkern enthält die Chromosomen.
- Eine Vakuole gibt es typischerweise bei pflanzlichen Zellen. In ihr werden oftmals niedermolekulare Stoffe von pharmazeutischer Bedeutung gespeichert.

Wiederholungsfragen

Fragen

1. Was besagt die Endosymbiontentheorie?
2. Wo findet in der Zelle die Synthese der Proteine statt und welche Strukturen sind für die Energieversorgung der Zelle von großer Bedeutung?
3. Welche pharmazeutisch relevanten Stoffe können in der Vakuole gespeichert werden?

Literatur

Alberts B, Bray D, Hopkin K, Johnson A, Lewis J, Raff M, Roberts K, Walter P. Lehrbuch der Molekularen Zellbiologie. 4. Aufl., Wiley-VCH, Weinheim 2012

Berkaloff A, Bourguet J, Farvard P, Farvard N, Lacroix JC. Die Zelle. Biologie und Physiologie. Vieweg, Braunschweig 1990

Bretscher MS. Scientific American, 253: 86, 1985

Gerace L. Nuclear lamina and organization of nuclear architecture. TIBS, 11: 443–446, 1986

Igo-Kemenes T. Nachr Chem Tech Laborat, 31: 7, 1983

Kleinsmith LJ, Kish VM. Principles of cell and molecular biology. 2. Aufl., Harper Collins College Publ, New York 1995

Mörike KD, Betz E, Mergenthaler W. Biologie des Menschen. 15. Aufl., Quelle & Meyer, Wiesbaden 2001

Pelham HRB. Green light for golgi traffic. Nature, 389: 17–19, 1997

Bresinsky A, Körner C, Kadereit JW, Neuhaus G, Sonnewald U. Strasburger – Lehrbuch der Botanik. 36. Aufl., Spektrum Akademischer Verlag, Heidelberg 2008

Zellwände und Glykokalyx

3

Inhaltsvorschau

Pflanzliche, pilzliche und bakterielle Zellen sind von einer Zellwand umgeben, die den Organismen eine große mechanische Stabilität verleiht. Insbesondere bei den Pflanzen sind diese Zellwände sehr stark ausgeprägt und durch zusätzliche Auf- und Einlagerungen verstärkt. Hingegen haben bakterielle Zellen eine deutlich anders aufgebaute Zellwand, für die das Glykopeptid Murein charakteristisch ist. Die bakterielle Zellwand stellt einen wichtigen Angriffspunkt für Antibiotika dar (◘ Tab. 20.3). Dagegen hat die tierische Zelle keine Zellwand. Außerhalb der Zytoplasmamembran befindet sich die Glykokalyx, die eine Reihe wichtiger physiologischer Funktionen übernimmt.

3.1 Aufbau und Chemie der pflanzlichen Zellwand

Schon bei einfachen lichtmikroskopischen Untersuchungen fällt die komplexe Struktur der pflanzlichen Zellwand auf. Diese wird nachfolgend auf molekularer und struktureller Ebene besprochen.

Definition

Die Wand der ausdifferenzierten Zelle setzt sich zusammen aus der Grundsubstanz (Pektine, Proteine, Glykoproteine und Hemicellulose), der Gerüstsubstanz (Cellulose, bei Pilzen auch Chitin), den Inkrusten (Einlagerungsmaterial: z. B. Lignin) und den Akkrusten (auf der Zellwand aufgelagertes Material: Suberin, Cutin, Wachs u. a.). Die genannten Substanzen sind am Aufbau der Schichten in unterschiedlichem Ausmaß beteiligt.

Funktion der Zellwand

Die außerhalb der Zytoplasmamembran liegende **Zellwand** der Pflanzen ist ein Produkt des lebenden Protoplasten. Jede Zellwand erfährt im Zuge der Ausdifferenzierung der pflanzlichen Zelle eine vom Protoplasten bewirkte Ausgestaltung. Eine Funktion der Zellwand ist es, der Zelle Festigkeit zu verleihen. Die lebende, ausdifferenzierte Pflanzenzelle besitzt eine oder mehrere Zellsaftvakuolen (Kap. 2.2.6), die von dem sie umgebenden Plasmaschlauch durch den Tonoplasten getrennt sind. Da die Stoffkonzentration der Zelle wesentlich höher sein kann als die des Mediums, das die Zelle umgibt, entsteht durch Wasseraufnahme ein osmotisch bedingter **Turgor** oder **Turgordruck**. Dieser würde die Zelle zum Platzen bringen, wenn nicht die feste Zellwand dem Druck standhielte. Für einige Zellen genügt die **Primärwand**, um die Stabilität zu ermöglichen. Viele Zellen haben aber im Gesamtorganismus spezielle Funktionen, die eine größere Stabilität erfordern (Beispiele: Fasern, Gefäße, u. a.). Diese wird durch Ausbildung einer **Sekundärwand** ermöglicht. Insofern kommt es entsprechend den vielfältigen Aufgaben der spezialisierten Zellen zu beträchtlichen Unterschieden im chemischen und strukturellen Aufbau der Zellwände. Der Schichtenbau ist am Beispiel des Tracheidenquerschnitts einer Konifere erläutert (○ Abb. 3.1).

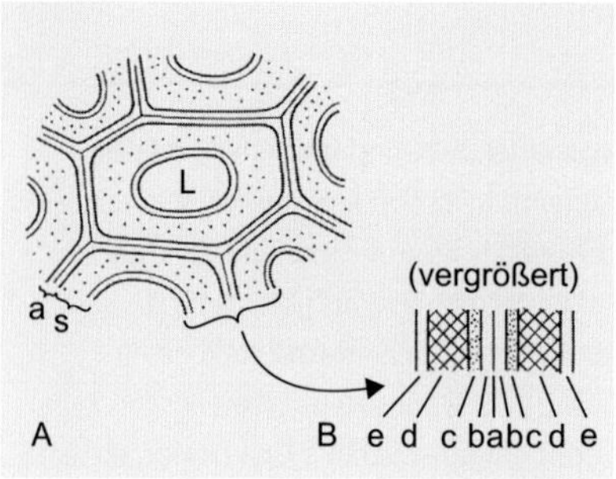

○ Abb. 3.1 Aufbau der Tracheidenwand einer Konifere (schematischer Querschnitt). **A** Übersicht, a = Mittellamelle und Primärwände, s = Sekundärwandschichten, L = Lumen; **B** Wandaufbau bei stärkerer Vergrößerung. a = Mittellamelle, b = Primärwände, c, d, e = Schichten der Sekundärwand (c = Übergangslamelle, d = Zentralschicht, e = Abschlusslamelle)

3.1.1 Molekularer Aufbau der Zellwand

Aufbau der Primordialwand

Die Bildung der Zellwand (○ Abb. 3.1 A und B) beginnt mit der Zellteilung. Golgi-Vesikel werden in die Äquatorregion transportiert, wo sie fusionieren und die **Zellplatte (Primordialwand)** bilden. Diese erste gemeinsame Trennwand zweier benachbarter Zellen besteht hauptsächlich aus **Pektinen**. Pektine sind saure Polysaccharide aus den Bausteinen D-Galacturonsäure und D-Galacturonsäuremethylester. Bei der **Pektinsäure** sind die Carboxygruppen frei; beim Pektin liegen sie zumindest teilweise als Methylester vor (○ Abb. 3.2). Die freien Carboxygruppen des Pektins können durch Salzbildung mit Calcium- und Magnesium-Ionen verschiedene Pektinmoleküle miteinander vernetzen.

Aufbau der Primärwand

Durch Auflagerung von **Primärwandlamellen** auf die Primordialwand entstehen **Mittellamelle** und **Primärwand**. Die Grundsubstanz der Primärwandlamellen ist chemisch anders aufgebaut als die der Primordialwand. Neben Pektinstoffen finden sich **Hemicellulosen** als Wandmaterial. Unter dieser Bezeichnung wird eine Reihe von Polysacchariden zusammengefasst, die bei Hydrolyse D-Xylose, D-Galactose, D-Mannose, D-Glucose, L-Arabinose, Glucuronsäure, Galacturonsäure und Mannuronsäure liefern. Die Benennung der Makromoleküle erfolgt nach den mengenmäßig überwiegenden Zuckern: Xylane (Pentosane), Galactane, Mannane (Hexosane); die durch Carboxygruppen gekennzeichneten **Polysaccharide** werden auch **Polyuronide** genannt. Die Hemicellulosen sind amorph oder parakristallin. In die Grundsubstanz der Primärwand ist auch schon ein geringer Teil (etwa 5 %) **Cellulose** eingebaut.

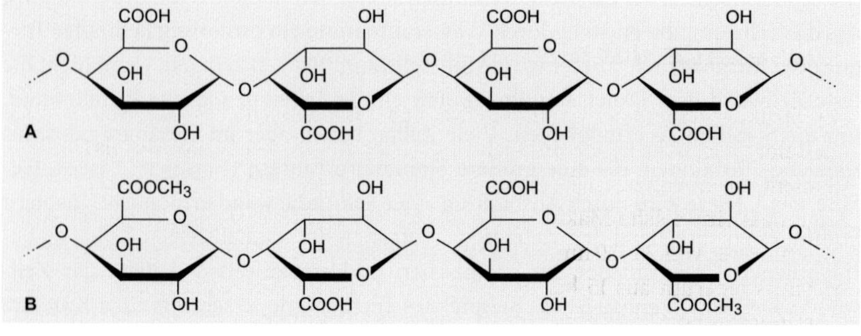

○ Abb. 3.2 Pektinsäure (**A**) besteht aus Galacturonsäure-Monomeren, die α-1,4-glykosidisch verbunden sind. Pektin (**B**) ist der partielle Methylester der Pektinsäure.

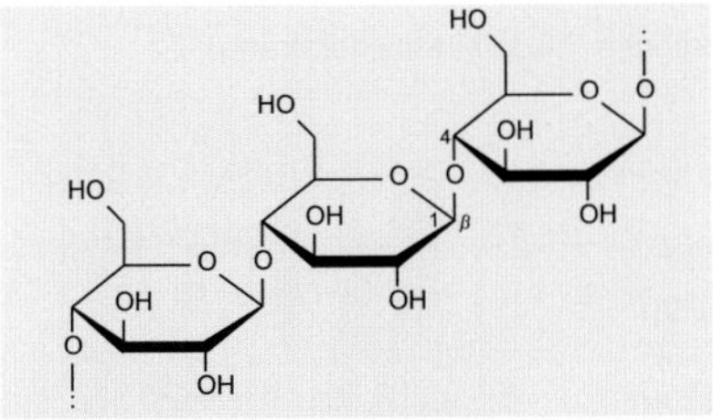

o Abb. 3.3 Cellulose-Teilformel (*β*-glykosidische 1,4-Bindung von D-Glucose)

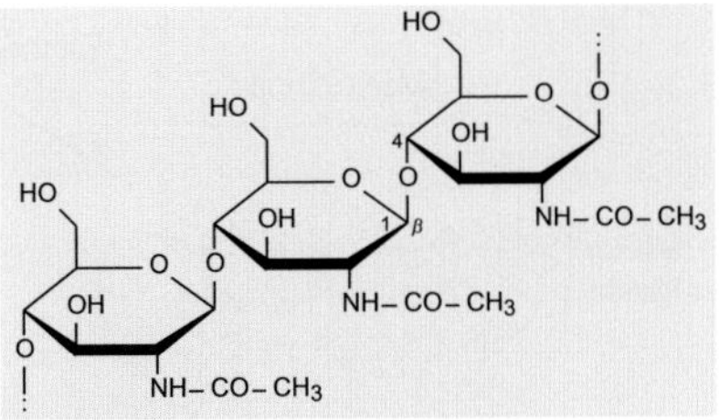

o Abb. 3.4 Chitin-Teilformel (*β*-glykosidische 1,4-Verknüpfung von *N*-Acetylglucosamin)

Aufbau der Sekundärwand

Die **Sekundärwand** (o Abb. 3.1 B, c bis e) besteht in der Regel aus mehreren Wandschichten, die auf die Primärwand nach dem Zellinneren hin aufgelagert werden und sich in Übergangslamelle, Zentralschicht und Abschlusslamelle unterteilen. Die Sekundärwand besteht teilweise zwar auch aus Hemicellulosen, jedoch treten diese mengenmäßig gegenüber der Gerüstsubstanz **Cellulose** zurück. Sie hat gänzlich andere Eigenschaften. Cellulose ist ein Polysaccharid, bestehend aus $2–14 \times 10^3$ D-Glucopyranose-Resten, wobei die Glucose-Reste β-1,4-glykosidisch verknüpft sind (o Abb. 3.3). Kürzere Cellulosemoleküle (ca. 2500 Monomere) befinden sich in der Primärwand, längere (bis ca. 14 000 Monomere) in der Sekundärwand. Cellulose ist ein unverzweigtes Molekül. Durch Zusammenlagern von 50 bis 100 Celluloseketten entsteht eine **Elementarfibrille** (Kap. 3.1.2), die flexibel und sehr reißfest ist.

Die pilzliche Zellwand enthält Chitin.

Chitin bildet das Außenskelett der Arthropoden (Gliederfüßer) und die Zellwände bestimmter großer Pilzsippen (Basidiomyceten Kap. 21.4, Ascomyceten). Das Makromolekül ist aus Acetylglucosamin-Einheiten aufgebaut, die gleich den Glucose-Einheiten der Cellulose *β*-glykosidisch in 1,4-Stellung verknüpft sind (o Abb. 3.4). Die Chitinmoleküle lagern sich in gleicher Weise wie die Cellulosemoleküle zu Mikrofibrillen zusammen.

Merke

Die pflanzliche Zellwand ist aus unterschiedlichen Polysacchariden aufgebaut, deren wichtigste Pektin und Cellulose sind. Man unterscheidet in Primordialwand, Primärwand und Sekundärwand. Chitin kommt bei Pilzen vor.

Feinstruktur der pflanzlichen Zellwand 3.1.2

Aufbau von Makrofibrillen und Mikrofibrillen

Das Strukturelement der Cellulose enthaltenden Wandschicht ist die **Makrofibrille** (Cellulosefaser), die bereits im Lichtmikroskop bei starker Auflösung als fibrilläres Element zu erkennen ist (Durchmesser etwa 0,5 µm). Das Elektronenmikroskop zeigt, dass eine solche Makrofibrille aus mehreren **Mikrofibrillen**, jede mit einem Durchmesser von 20–30 nm, zusammengesetzt ist (o Abb. 3.5). Diese Mikrofibrille besteht wiederum aus 15 bis 20 **Elementarfibrillen** (Mizellarsträngen) mit einem Durchmesser von 3,5–5 nm. Die Elementarfibrillen setzen sich aus 50–100 Cellulosemolekülen zusammen. Innerhalb der Elementarfibrillen bilden die parallel gelagerten Cellulosemoleküle **Kristallgitter**, die mit **parakristallinen Bereichen** wech-

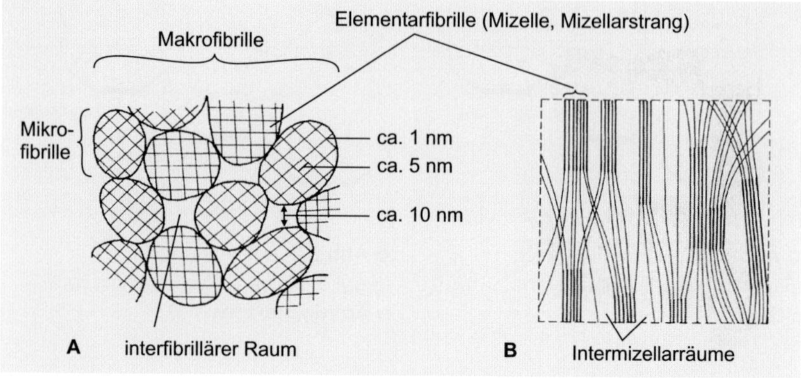

○ Abb. 3.5 **A** Querschnitt durch die aus Cellulose aufgebauten Strukturen der Zellwand; ca. 20 Mizellarstränge (je ca. 5 nm Durchmesser) bauen eine Mikrofibrille auf. Zwischen den Mizellen sind Intermizellarräume (0,5–1 nm Durchmesser) und interfibrilläre Räume mit einem Durchmesser von ca. 10 nm. **B** Längsschnitt durch eine Mikrofibrille (schematisch). Mizellen unregelmäßig angeordnet, durch amorphe Bereiche getrennt. **A** 200 000 : 1. **B** 100 000 : 1

seln, in denen die Molekülfäden nicht mehr streng parallel geordnet sind (○ Abb. 3.5). In letzterem Fall ziehen einzelne Cellulosemoleküle zu benachbarten Elementarfibrillen hinüber und verketten die Elementarfibrillen (Mizellarstränge) miteinander.

Zwischen den parallel gelagerten Elementarfibrillen befinden sich die mit einem Durchmesser von 1 nm ausgesparten **intermizellären Räume** (○ Abb. 3.5), zwischen den Makrofibrillen die **interfibrillären Räume**, die etwa 10 nm im Durchmesser betragen. Beide Spaltensysteme nehmen Wasser auf, sodass die Wände der lebenden Zelle immer gequollen sind. Die interfibrillären Räume können auch mit **Lignin** inkrustiert sein (Kap. 3.2).

Struktur von Tüpfel und Plasmodesmen

Bei der **Auflagerung** der Sekundärwände bleiben häufig bestimmte Stellen ausgespart. Die unverdickten Stellen werden **Tüpfel** genannt. Bei starken Zellwänden können sie als Kanäle erscheinen. Es werden die Tüpfel benachbarter Zellen an sich gegenüberliegenden Stellen angelegt, sodass nur die Schließhaut benachbarte Zellen trennt. Sie besteht aus der Mittellamelle und den beiden Primärwänden. Die Schließhaut wird von mehreren Plasmaverbindungen, den **Plasmodesmen**, durchbrochen. Durch die Plasmodesmen zieht das Endoplasmatische Retikulum hindurch, wodurch benachbarte Protoplasten miteinander verbunden sind. Dadurch wird ein Stofftransport von Zelle zu Zelle ermöglicht und die plasmatische Einheit eines Zellverbandes gewährleistet.

Für die Wasserleitungsbahnen der Koniferen sind **Hoftüpfel** (○ Abb. 3.6) charakteristisch. Bei ihnen ist die Mitte der Schließhaut verstärkt. Die Verstärkung heißt **Torus**. Das Wasser kann normalerweise durch den engen **Porus** des Hoftüpfels in den Hof und zwischen den Aufhängefäden des Torus hindurchströmen. Bei einseitigem Druck wird der Torus gegen den Porus gepresst und verschließt so den Tüpfel. Dieser Verschlussmechanismus tritt in Kraft, wenn der Spross einer Pflanze verletzt wird. Der Mechanismus verhindert das Eindringen der Luft in die Wasserleitungsbahnen, in denen aufgrund des Transpirationsstromes ein Unterdruck herrschen kann, sodass die Wassersäule beim Eindringen von Luft abreißen würde. Der Hoftüpfel ist in seiner Funktion also mit einem Ventil vergleichbar.

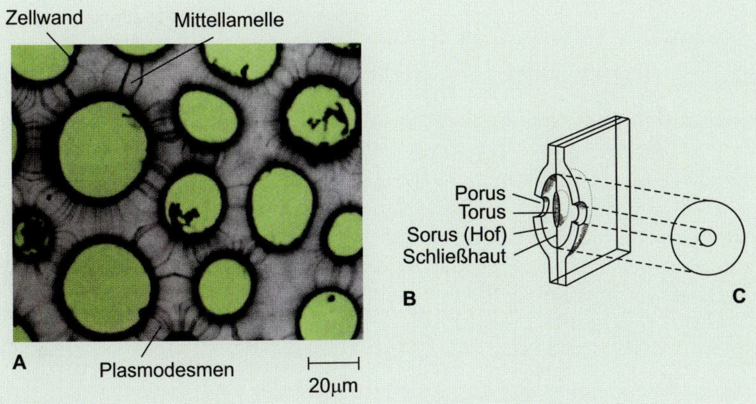

Abb. 3.6 A Plasmodesmen aus den dicken Primärwänden des Endosperms der Kakipflaume (*Diospyros*): Das Endosperm ist das Nährgewebe des Samens. Die Plasmodemen sind die feinen Linien (Zytoplasmastränge), die sich durch die Zellwände hindurch von Zelle zu Zelle erstrecken. Das Zelllumen ist olivgrün markiert. **B** Hoftüpfel der Koniferen (schematisch, Längsschnitt), **C** Aufsicht

Merke
Makrofibrillen und Mikrofibrillen sind für die Zugfestigkeit der Zellwand verantwortlich. Tüpfel erlauben den Stofftransport zwischen benachbarten Zellen.

3.2 Inkrustierung und Akkrustierung

Den Zellwänden von Gefäßpflanzen und einigen Moosen sind in wechselnder Menge und Zusammensetzung Verbindungen eingelagert (Inkrusten) oder aufgelagert (Akkrusten). Inkrusten und Akkrusten verleihen pflanzlichen Zellen spezifische Eigenschaften und befähigen sie zu besonderen Leistungen.

Definition
Inkrusten sind Einlagerungen (z. B. Lignin) in die Wand einer ausdifferenzierten Zelle. Akkrusten sind Auflagerungen (Suberin, Cutin, Wachs u. a.) auf die Zellwand. Die genannten Substanzen sind am Aufbau der Schichten in unterschiedlichem Ausmaß beteiligt.

Lignin verleiht der Zellwand Druckfestigkeit.

Eine der wichtigsten **Inkrusten** ist **Lignin**, ein amorphes Polymerisat aus **Phenylpropaneinheiten**, nämlich *p*-Cumarylalkohol, Coniferylalkohol und Sinapylalkohol (○ Abb. 3.7), die bei verschiedenen Pflanzenarten in unterschiedlichen Anteilen im Lignin vorkommen.

Die monomeren Phenylpropane werden in glykosidierter Form vom Protoplasten synthetisiert, in die Zellwände transportiert und dort nach hydrolytischer Abspaltung des Zuckerrestes vermutlich unter dem Einfluss einer Peroxydase zu Radikalen oxidiert. Diese polymerisieren zum Lignin (○ Abb. 3.7). Das Lignin ist in der Zellwand mit Hemicellulosen kovalent verknüpft. Lignin kommt auch in der Mittel-

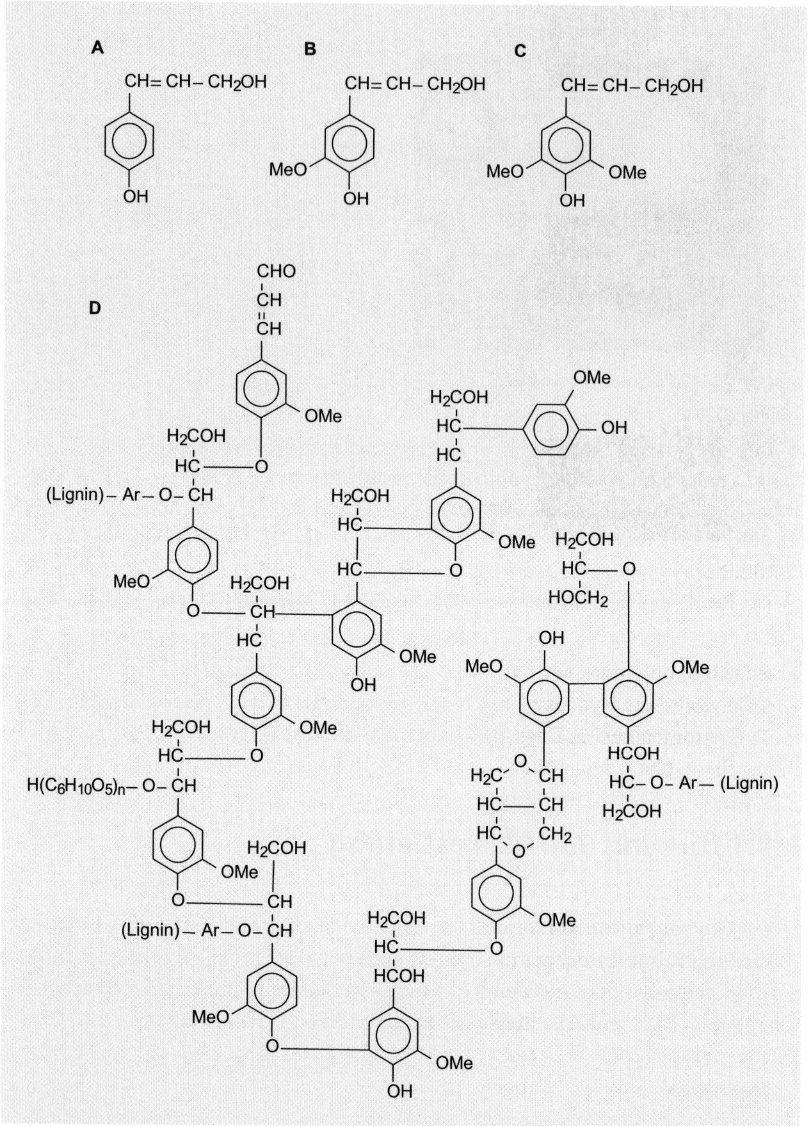

○ Abb. 3.7 Monomere des Lignins, nämlich *p*-Cumarylalkohol (**A**), Coniferylalkohol (**B**) und Sinapylalkohol (**C**). Die Monomeren werden insgesamt auch als Phenylpropane bezeichnet. Struktur **D** gibt einen Ausschnitt aus Fichtenlignin wieder. Man beachte die kovalente Bindung an einen Zucker (Hemicellulose, Cellulose). Me = Methylgruppe

lamelle vor. Der Ligningehalt von verholztem (ligninhaltigem) Gewebe schwankt zwischen 15 bis 36 Gewichtsprozenten. Während Cellulose einer Zellwand Zugfestigkeit verleiht, bewirkt Lignin Druckfestigkeit. Da es lipophil ist, schränkt es den Wassertransport durch die Zellwand ein, eine Eigenschaft, die besonders für Wasserleitungsbahnen wichtig ist. Lignin wird histochemisch in Pflanzenpräparaten mit Hilfe von Phloroglucin und Salzsäure nachgewiesen.

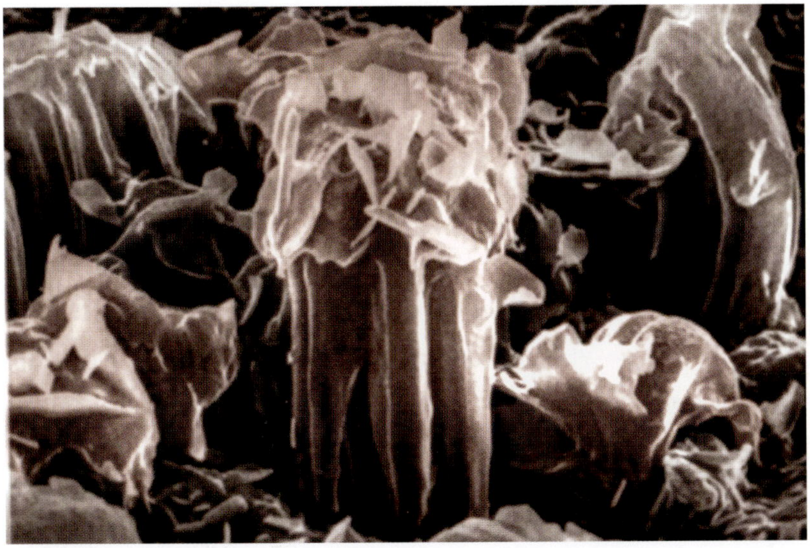

Abb. 3.8 Wachskristalloide auf der Oberfläche einer *Benincasa-hispida*-Frucht (Wachsgurke). Rasterelektronenmikroskopische Aufnahme. 1 : 10 000, nachkoloriert

Cutin ist eine Akkruste.

Eine weitere polymere Verbindung ist das **Cutin**, eine **Akkruste**. Es ist ein unlöslicher Polyester aus Hydroxy- und Hydroxy-Epoxyfettsäuren, die eine Länge von 16 bis 18 C-Atomen haben. Das Cutin bildet die **Cuticula**, eine Schicht, die der Epidermis aufliegt. Cutin kann auch den tiefer gelagerten Zellschichten eingelagert sein. Das Cutin erschwert das Eindringen von pathogenen Mikroorganismen in die Pflanze und schränkt den Wasserverlust ein. Eine Transpiration durch die Cuticula hindurch (cuticuläre Transpiration) ist daher nur in sehr eingeschränktem Maße möglich.

Suberin kommt in Korkzellen vor.

Am Aufbau von verkorktem Abschlussgewebe (**Periderm**, Borke) ist auch **Suberin** beteiligt, ein Polymer aus aliphatischen und aromatischen Monomeren. Suberin ist in Wänden korkhaltiger Zellen abwechselnd mit Wachsen und Cutin schichtenförmig aufgelagert. **Korkzellen** bilden ein isolierendes Abschlussgewebe, das die Pflanzen ebenfalls in die Lage versetzt, Pathogene abzuwehren und vor Austrocknung schützt. Suberinbildungen finden auch als Reaktion auf Verletzungen von Pflanzen statt. Suberin verhindert die freie Diffusion von Lösungen, besonders in der Wurzel (siehe Caspary-Streifen der Endodermis, Abb. 14.4, Abb. 14.5). Suberin ist der Zellwand von Idioblasten eingelagert oder schirmt Harze in Trichomen (Pflanzenhaaren) ab. Der Cuticula aufgelagert sind häufig **kristalline Wachse** (z. B. bei Eukalyptusblättern). Die Kristallformen der Wachse sind für die jeweilige Pflanze und das jeweilige Organ charakteristisch (Abb. 3.8).

Wachse kommen auf der Cuticula vor.

Wachse sind komplexe Gemische aliphatischer Verbindungen. Hauptkomponenten sind Ester mit häufig ungerader Anzahl von C-Atomen. Wachse befinden sich auch im Periderm (Kap. 13.3, Abb. 13.8).

Wachs, Cutin, Suberin und Lignin ist eines gemeinsam: **Sie schränken den Wasserverlust und den Gasaustausch der Pflanzen ein.** Der Gasaustausch erfolgt dann wie die Wassertranspiration durch Stomata oder Lentizellen. Bestandteil von Zellwänden können auch niedermolekulare Verbindungen sein, wie z. B. **Silikat** (bei *Equisetum*) oder **Gerbstoffe**.

Lipophile Polymere wie Cutin und Suberin sind mit dem Azofarbstoff Sudan III (gelöst in Isopropanol und Glycerol) histochemisch anfärbbar.

Merke
Inkrusten und Akkrusten verleihen der pflanzlichen Zellwand besondere Eigenschaften. Zumeist werden der Wasserverlust und der Gasaustausch eingeschränkt oder wie im Beispiel von Lignin auch die Festigkeit des Gewebes erhöht.

3.3 Glykokalyx

Die Glykokalyx bildet die äußere Schicht der Zellen von Säugetieren und Mensch und bestimmt maßgeblich deren Erscheinungsbild und Funktion.

Definition
Auf der Außenseite der Plasmamembran tierischer Zellen befindet sich ein Multikomponentensystem aus Bindungsproteinen, Glykolipiden, Glykoproteinen, Enzymen, Hormonrezeptorstellen und Antigenen. Dieses Multikomponentensystem wird als Glykokalyx bezeichnet.

Funktion der Glykokalyx

Die Begrenzung der tierischen Zelle wird auch als **Zellcortex** bezeichnet. Von einer Zellwand spricht man hier nicht, weil wegen des Fehlens einer Mittellamelle (Kap. 3.1.1, pflanzliche Zellwand) eine Zuordnung von Begrenzungsschichten zu einer bestimmten Zelle im Gewebeverband nicht möglich ist.

Außerhalb der Plasmamembran (Zellmembran) tierischer Zellen befinden sich zahlreiche glykosylierte Protein- und Lipidbausteine, deren Gesamtheit als **Glykokalyx** bezeichnet wird. Der Name leitet sich von glykos (griech. = Zucker) und kalyx (griech. = Mantel) ab. Die Komponenten sind mitbestimmend für die Individualität und spezifische Leistung einer tierischen Zelle. Erst die Glykokalyx ermöglicht es, dass sich aus einzelnen Zellen Gewebe bilden können. In der Entwicklung eines Organismus erkennen sich differenzierte Zellen an ihrem gleichartigen Oberflächenzuckermuster und schließen sich so zu Verbänden, den Geweben, zusammen. Die wesentlichen Zucker der Glykokalyx sind Glucose, Galactose, Fucose, *N*-Acetylglucosamin, *N*-Acetylgalactosamin und *N*-Acetylneuraminsäure. Lichtmikroskopisch kann die Glykokalyx mit Hilfe der PAS-Färbung (Periodic acid, Schiff-Reaktion) sichtbar gemacht werden.

Molekularer Aufbau der Glykokalyx

In ○ Abb. 3.9 ist schematisch der Aufbau einer tierischen Zellmembran mit Glykokalyx dargestellt. Die Grundstruktur besteht aus einer Lipid-Doppelschicht (**Lipid bilayer**), in der sich unterschiedliche **integrale Glykoproteine** befinden. Diese Proteine können auch durch die Zellmembran bis ins Zellinnere hindurchreichen. In diesem Falle spricht man von **transmembranären Glykoproteinen**, die für die Kommunikation der Zelle mit ihrer Umwelt von ausgesprochen großer Bedeutung sind. Allgemein handelt es sich bei vielen membranständigen Rezeptoren und Ionenkanälen um transmembranäre Proteine. Zusätzlich zu den integralen Glykoproteinen können noch weiter Glykoproteine an die Zellmembran adsorbiert werden. Fernerhin sind Glykolipide in die Zellmembran inseriert.

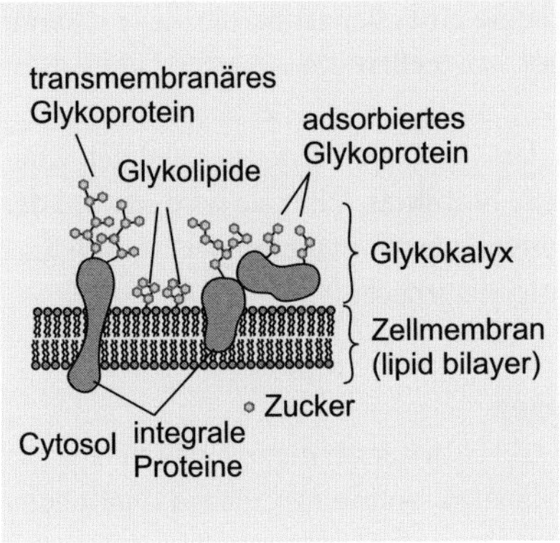

Abb. 3.9 Schematischer Aufbau der Zellmembran mit aufgelagerter Glykokalyx

Synthese der Glykokalyx

Der molekulare Aufbau der Glykokalyx ist zellspezifisch. Die Glykokalyx wird durch die Neubildung von Glykoproteinen und Glykolipiden regeneriert: Im Zellinneren werden im rauen Endoplasmatischen Retikulum die Proteinstrukturen der Glykoproteine gebildet und in den Golgi-Apparat transportiert. Hier werden diese glykosyliert und die so entstandenen Glykoproteine in die Membran des Golgi-Apparates eingebaut. Die Glykolipide der Glykokalyx werden im Golgi-Apparat synthetisiert und hier ebenfalls an die Proteine gekoppelt. Die so mit den Bestandteilen der Glykokalyx ausgestatteten Membranen werden vom Golgi-Apparat in Form von Golgi-Vesikeln abgeschnürt und zur Zellmembran transportiert, mit der sie dann verschmelzen.

Allgemein kann gesagt werden, dass die Glykoproteine der Glykokalyx Träger der **zellulären Immunogenität** sind (Kap 31.2.2). Durch körperfremde Glykoproteine wird stets eine starke Immunreaktion ausgelöst. Die Substanzen, die eine Immunreaktion hervorrufen, werden allgemein als **Antigene** bezeichnet. Dieses ist bei Bluttransfusionen und Organtransplantationen von großer Bedeutung.

Blutgruppen

Die **Blutgruppenzugehörigkeit** wird durch Glykolipide in der Zellmembran der Erythrozyten bestimmt. Diese weisen als endständige Struktur ein Zucker-Tetramer (Blutgruppe O) oder ein Zucker-Pentamer (Blutgruppen A, B, AB) auf. Bei der Blutgruppe A ist das endständige Zucker-Monomer ein *N*-Acetylgalactosamin, bei der Blutgruppe B eine Galactose. Daraus ergeben sich unterschiedliche Antigeneigenschaften (Kap. 31.1.3).

Glykokalyx des Darmepithels

An der Oberfläche der Mikrovilli des Darmepithels ist im Vergleich zu den übrigen Körperzellen eine relativ dicke Glykokalyx aus miteinander vernetzten Glykoproteinen zu erkennen. In dieses Netzwerk sind Verdauungsenzyme wie Lactase, Maltase, Sucrase und Isomaltase mit integriert (Kap. 34.1.5). Hier finden sich auch die **Exopeptidasen** Carboxypeptidase A und B. Exopeptidasen spalten die letzte Aminosäure kleinerer Peptide aus der Nahrung vom Ende her ab.

Aufbau von Zellverbänden

Wie bereits weiter oben erwähnt, spielen die Zucker der Glykokalyx für den Aufbau von Zellverbänden und Geweben eine entscheidende Rolle. Im tierischen Organismus, aber auch weit verbreitet im Pilz- und Pflanzenreich, gibt es Proteine, die ganz spezifisch bestimmte Zucker oder Zuckersequenzen erkennen und an diese binden. Derartige Proteine werden als **Lektine** bezeichnet. So weist die Glykokalyx beispielsweise Lipide und Proteine mit einem sogenannten **Cell adhesion molecule** (**CAM**) auf, das aus vier Zuckermonomeren besteht. Diese Sequenz wiederum kann von Lektin-Bindungsdomänen anderer Proteine einer benachbarten Zelle erkannt werden, was dann zur gezielten Anlagerung von Zellen über Zucker-Lektin-Bindungen führt.

Zusammenfassend kann gesagt werden, dass die Glykokalyx essentiell den Charakter und die Funktion einer tierischen Zelle bestimmt. Über sie wird sowohl der Aufbau von Geweben gesteuert als auch allgemein der Kontakt mit der Umwelt hergestellt. Die Glykokalyx hat ausgeprägte Antigeneigenschaften.

Praxisbeispiel: Bestimmung der Blutgruppen
Die Blutgruppen O, A und B werden durch die Glykokalyx der Erythrozyten bestimmt. Die spezifischen Zuckersequenzen können durch Lektine erkannt werden, was zu einer Aggregation der Erythrozyten führt. Dieser Effekt wird zur Blutgruppenbestimmung ausgenutzt.

Praxisbeispiel: Organtransplantation, Bluttransfusion
Die Antigeneigenschaften einer Zelle werden durch die Glykokalyx bestimmt. Stimmt diese bei einer Organtransplantation nicht mit der Glykokalyx des Empfängers überein, so wird eine Immunantwort ausgelöst, die zur Abstoßung des Organs führen kann. Bei der Bluttransfusion ist strikt darauf zu achten, dass die Blutgruppenmerkmale von Spender und Empfänger kompatibel sind, da es sonst zu einer lebensgefährlichen Immunreaktion kommen kann. Bei Organtransplantationen wird in der Regel das Immunsystem durch Immunsuppressiva (z. B. Cyclosporin) unterdrückt, was aber auch die Anfälligkeit des Organempfängers gegen mikrobielle Infektionen erhöht.

Merke
Die Glykokalyx befindet sich außerhalb der Zellmembran und besteht hauptsächlich aus Glykoproteinen und Glykolipiden.

3.4 Die bakterielle Zellwand

Die Zellwand der Bakterien unterscheidet sich in ihrem chemischen Aufbau und ihrer Struktur grundsätzlich von der der Höheren Pflanzen. Sie hat eine Dicke von 15–35 nm und verleiht der Bakterienzelle Form und Festigkeit.

Die Stützmembran, die der Zytoplasmamembran (○ Abb. 3.10) aufliegt, besteht aus einem Polysaccharid-Peptid-Makromolekül (einem Peptidoglykan, siehe auch Kap. 20), das **Murein** genannt wird.

Definition
Die bakterielle Zellwand hat eine Dicke von 15–35 nm und verleiht der Bakterienzelle Form und Festigkeit. Eine wichtige Komponente ist Murein.

Aufbau des Murein-Sacculus

Der sogenannte **Murein-Sacculus** besteht aus alternierenden ***N*-Acetylglucosamin** (GlcNAc) und ***N*-Acetylmuraminsäure** (MurNAc)-Monomeren. *N*-Acetylmuraminsäure ist ein Milchsäureether des *N*-Acetylglucosamins. Beide Monomere sind β-1,4-glykosidisch verknüpft (○ Abb. 3.11). Diese Mucopolysaccharidketten sind un-

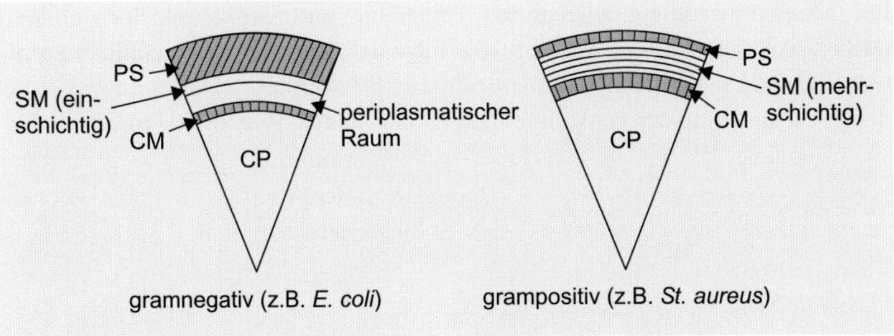

Abb. 3.10 Die Zellwände von *Escherichia coli* und *Staphylococcus aureus*.
PS = Plastische Schicht, CM = Zytoplasmamembran, SM = Stützmembran aus Murein, CP = Zytoplasma

verzweigt. An der Lactylgruppe des MurNAc sind Tetrapeptid-Einheiten mit für die Bakterienzellwand charakteristischen Aminosäuren gebunden (L-Alanin, D-Glutaminsäure, *m*-Diaminopimelinsäure und D-Alanin im Fall von *Escherichia coli*). Die benachbarten Peptidoglykanketten werden über *m*-Diaminopimelinsäure und D-Alanin der Peptid-Seitenkette miteinander verbunden. Durch die Quervernetzung werden die heteropolymeren Ketten zu einem sackförmigen Riesenmolekül, dem Murein-Sacculus, verknüpft (Abb. 3.11). Der Schichtenaufbau der bakteriellen Zellwand entscheidet über die Anfärbbarkeit der Bakterien nach **Gram**. Die Bakterien werden in diesem Verfahren mit dem basischen Farbstoff Kristallviolett angefärbt und anschließend mit einer Iod-Lösung behandelt. Werden danach die Zellen mit Alkohol behandelt, bleiben die **grampositiven Bakterien** (viel Murein) blau bzw. violett gefärbt, die **gramnegativen Bakterien** (wenig Murein) werden jedoch entfärbt. Dieses Färbeverhalten hat taxonomischen, für die Medizin aber auch diagnostischen Wert. Je nachdem, ob es sich um grampositive (**gram+**) oder gramnegative (**gram-**) Bakterien handelt, bestehen die bakteriellen Zellwände aus unterschiedlichen Anteilen einer plastischen Schicht und des Mureins (Abb. 3.10), das seiner Funktion nach auch als Stützmembran bezeichnet wird. Die plastische Schicht kann **Endotoxine** enthalten (Kap. 20.2), z. B. das Lipid A, das bei Lyse von Bakterien freigesetzt wird und Fieber oder in schweren Fällen einen anaphylaktischen Schock auslösen kann. Allgemein sind Lipoproteine, Lipopolysaccharide, Proteine, Lipide, Polysaccharide und Teichonsäuren charakteristisch für die plastische Schicht.

Grampositive und gramnegative Bakterien

Praxisbeispiel: β-Lactam-Antibiotika

Penicilline und Cephalosporine sind β-Lactam-Antibiotika, die dadurch wirken, dass sie einen Schritt in der Synthese des Mureins hemmen. Bei gramnegativen Bakterien gelangen diese Antibiotika jedoch kaum an die Stelle der Mureinsynthese und wirken deshalb hauptsächlich bei grampositiven Bakterien. Penicillin und Cephalosporin wirken auf den letzten Schritt der Mureinsynthese. In ihr wird ein D-Alanyl-D-alanin-Rest unter Spaltung der Peptidbindung mit *m*-Diaminopimelinsäure verknüpft. Die Verknüpfung wird von einem Enzym, einer Transpeptidase, katalysiert. Die Transpeptidase kann zwischen dem zu verknüpfenden D-Alanyl-D-alanin-Rest und Penicillin nicht unterscheiden, denn beide haben eine ähnliche Konformation. Das Enzym wird in seinem aktiven Zentrum durch das Penicillin alkyliert und damit inaktiviert. Damit kann die Synthese des Mureins nicht beendet werden, und das wachsende Bakterium zerplatzt aufgrund seines hohen Innendrucks (5–20 bar). Penicilline und Cephalosporine wirken nur auf wachsende Bakterienpopulationen.

Antibiotikaresistenz

Die Mureinbiosynthese wird durch Penicilline und Cephalosporine inhibiert (◘ Tab. 20.3, siehe auch Praxisbeispiel). Einige Bakterien, die gegen Penicillin resistent sind, bilden ein Enzym, die Penicillinase (*β*-**Lactamase**). Dieses Enzym öffnet den β-Lactam-Ring der Penicilline. Die dabei gebildete Penicillo-Säure ist antibio-

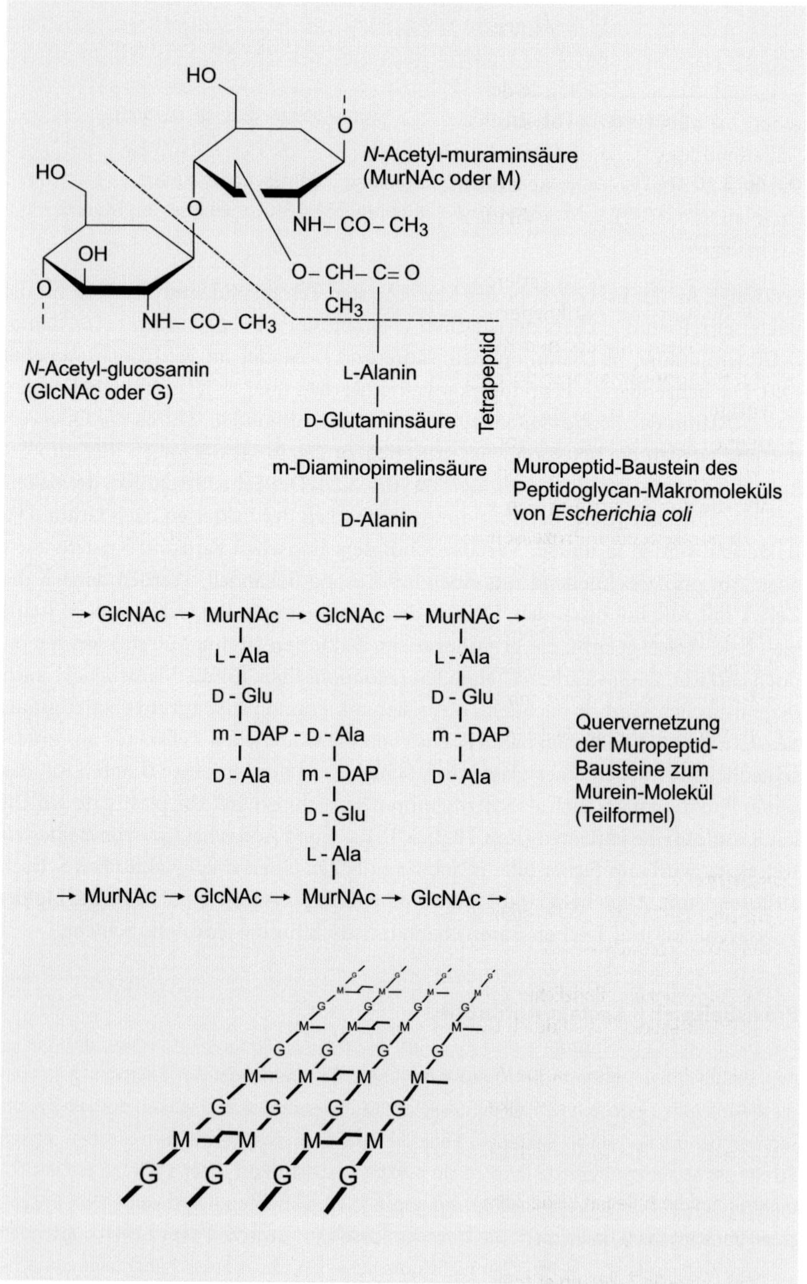

○ Abb. 3.11 Einschichtiger Murein-Sacculus von *Escherichia coli* (Ausschnitt). *N*-Acetylglucosamin (G oder GlcNAc) und *N*-Acetylmuraminsäure (M oder MurNAc) bilden »Holme«, die durch Peptidbrücken quervernetzt sind.

tisch inaktiv, sodass die Bakterien, die β-Lactamase bilden, gegen Penicillin resistent sind. Die β-Lactamase ist ein Enzym, dessen genetische Information außerhalb des Bakterienchromosoms auf einem extrachromosomalen DNA-Abschnitt, einem sogenannten **Plasmid**, lokalisiert sein kann. Plasmide sind von Bakterien zu Bakterien übertragbar und damit auch ihre **Resistenz** gegen Penicillin (Kap. 4.4). Gene, die ihrem Träger eine Resistenz gegen Antibiotika verleihen, können aber auch chromosomal kodiert sein.

Häufig sind die Zellwände der Bakterien von **Kapseln** oder **Schleimhüllen** umgeben. Sie bestehen aus **Polysacchariden** oder auch **Polypeptiden**. Die Kapsel- und Schleimbildung ist kein Artmerkmal, da von einer Spezies sowohl kapselbildende als auch kapselfreie Stämme existieren können. Allerdings können solche Hüllen bei manchen Bakterien die **Virulenz** erhöhen, da sie die Bakterien schwer angreifbar machen.

Bakterielle Antigene

Bakterien lösen im Säugetierorganismus eine **Immunantwort** aus. Sie stimulieren die Bildung von Antikörpern. Die auslösenden Faktoren für die Immunantwort heißen Antigene. Sie können Bestandteil unterschiedlicher Oberflächenstrukturen sein (z. B. **Lipopolysaccharide**, abgekürzt **LPS**, der plastischen Schicht). Sogenannte **H-Antigene** befinden sich auf den Geißeln beweglicher Bakterien (Kap. 20.1). **O-Antigene** hingegen sind die Antigene der Zelloberfläche selbst. O-Antigene können Strukturelemente von Fimbrien oder Pili sein (○ Abb. 1.1). Beides sind Proteinfilamente, die zur Anheftung von Bakterien auf Eukaryotenzellen dienen (Fimbrien) oder an parasexuellen Prozessen beteiligt sind (Pili; auch ○ Abb. 4.4).

Merke

Das Stützgerüst der Bakterienzellwand besteht aus Murein. Dieser Murein-Sacculus ist bei grampositiven Bakterien stark, bei gramnegativen Bakterien schwach ausgebildet. Daneben gibt es bei Bakterien eine plastische Schicht, die eine Reihe von Lipidstrukturen enthält. Bei diesen ist insbesondere das Lipopolysaccharid (LPS) ein starkes Antigen.

Zusammenfassung

Synopse

- Die pflanzliche Zellwand besteht hauptsächlich aus Pektinen (Primärwand) und Cellulose (Sekundärwand).
- Die Zugfestigkeit pflanzlicher Zellwände beruht auf Fibrillen, die aus Cellulose bestehen; die Druckfestigkeit wird durch Lignin, einer Inkruste, hervorgerufen.
- Cutin, Suberin und kristalline Wachse sind Akkrusten, die insbesondere Diffusionsbarrieren für Gase und Flüssigkeiten darstellen.
- Die pilzliche Zellwand enthält Chitin.
- Die tierische Zelle hat keine Zellwand, dafür eine Glykokalyx, die von großer physiologischer Bedeutung ist.
- Die bakterielle Zellwand enthält Murein als Stützmembran sowie zusätzlich verschiedene lipidhaltige Substanzen, die teilweise starke Antigeneigenschaften haben.
- Die Gram-Färbung bei Bakterien wird durch den Murein-Anteil der Zellwand verursacht.

Fragen

Wiederholungsfragen

1. Welche Makromoleküle sind für die pflanzliche Zellwand von herausragender Bedeutung? Beschreiben Sie deren Struktur!
2. Warum haben tierische Zellen keine Zellwand?
3. Welches Makromolekül der bakteriellen Zellwand ist maßgeblich an der Gramfärbung beteiligt?

Literatur

Bresinsky A, Körner C, Kadereit JW, Neuhaus G, Sonnewald U. Strasburger – Lehrbuch der Botanik, 36. Aufl., Spektrum Akademischer Verlag, Heidelberg 2008

Cypionka H. Grundlagen der Mikrobiologie. 3. Aufl., Springer, Berlin 2006

Czihak G, Langer H, Ziegler H. Biologie. 6. Aufl., Springer, Berlin 1996

Frey-Wyssling A. Die pflanzliche Zellwand. Springer, Berlin 1959

Fuchs G. Allgemeine Mikrobiologie. 8. Aufl., Thieme, Stuttgart 2006

Gräfe U. Biochemie der Antibiotika. Spektrum Akademischer Verlag, Heidelberg 1992

Gross GG. 150 Jahre Ligninforschung – Zur Chemie, Biochemie und Biologie eines elementaren pflanzlichen Naturstoffs. GIT Fachz Lab, 32: 518–526, 1988

Raven PH, Evert RF, Eichhorn SE. Biologie der Pflanzen. 4. Aufl., de Gruyter, Berlin 2006

Ruthman A, Hauser M. Praktikum der Cytologie. Teubner, Stuttgart 1979

Seagull RW. Plant Cytoskeleton. Enyclopedia of Agricultural Science, 3: 241–257, 1994

Weiler E, und Nover L. Allgemeine und molekulare Botanik. Thieme, Stuttgart 2008

Genetik

4

Inhaltsvorschau

Im 19. Jahrhundert hat es im Wesentlichen zwei Forscher gegeben, die der Genetik und ihren angrenzenden Gebieten entscheidende Impulse verliehen haben, nämlich Charles Darwin und Gregor Mendel. Beiden ist gemeinsam, dass sie Theologie studiert haben und sich naturwissenschaftlich betätigten. Sie müssen also ursprünglich an einen einmaligen biblischen Schöpfungsakt geglaubt haben. Trotzdem legten sie die Grundlage für ein Verständnis der evolutionären Entwicklung der Natur. Darwins Ideen bewegten die Gemüter derart, dass Mendels Arbeiten unbeachtet blieben. Außerdem war die Biologie zur Zeit dieser beiden großen Forscher noch sehr deskriptiv. Streng kausalanalytisch durchgeführte Experimente wie sie Mendel praktizierte, erwartete man von der Biologie nicht, und man erkannte daher auch nicht ihren Wert. Erst nach Mendels Tod wurden die Mendelschen Regeln wieder entdeckt und durch zytologische und molekularbiologische Forschungen bestätigt.

Grundlagen 4.1

Definitionen 4.1.1

Lebende Organismen sind dadurch gekennzeichnet, dass sie zur Autoreproduktion (also Selbstvermehrung) befähigt sind.

Die Genetik versucht die Frage zu beantworten, warum die Nachkommen die Merkmale der Vorfahren tragen und welche Gesetzmäßigkeiten bei der Merkmalsweitergabe entscheidend sind.

Man muss grundsätzlich zwei verschiedene Möglichkeiten der Vermehrung unterscheiden:

- die **ungeschlechtliche Vermehrung**, die durch Teilung oder Knospung erfolgt und
- die **geschlechtliche Vermehrung**, bei der sich Geschlechtszellen (**Gameten**) vereinigen, die von zwei verschiedenen Elternorganismen stammen.

Definition: Genom

Die ungeschlechtliche Vermehrung ist bei einzelligen Organismen häufig, kann aber auch noch bei vielzelligen Organismen beobachtet werden. Während bei der **Teilung** nahezu gleich große Tochterzellen entstehen, ist bei der **Knospung** eine Tochterzelle deutlich kleiner. Sie wächst erst nach der Teilung zu voller Größe heran. Hefen vermehren sich unter anderem durch Knospung. Sexuelle Vermehrung kommt bei Hefen aber auch vor.

Die Merkmale eines Organismus werden als **Phäne** bezeichnet. Ihre Ausbildung wird durch **Gene** (Erbfaktoren) determiniert. Die Gesamtheit des Erbmaterials wird auch als Genom bezeichnet.

Merke
Der Begriff Genom wird nicht einheitlich verwendet. Er kann sich auf das Erbmaterial des Zellkerns beziehen oder die Gesamtheit des Erbmaterials in einer Zelle. Im letzteren Fall unterscheidet man das Kerngenom (Nucleom) vom Mitochondriengenom (Chondrom oder Chondriom) und vom Plastidengenom (Plastom).

Termini der Genetik

Das aus dem Erbgefüge resultierende äußere Erscheinungsbild eines Individuums wird als **Phänotyp** bezeichnet. Mehrere Phäne (Merkmale) können durch ein einzelnes Gen determiniert werden (in diesem Fall spricht man von **Polyphänie**) oder ein Phän kann durch mehrere Gene determiniert werden (dann spricht man von **Polygenie**). Bei der geschlechtlichen Vermehrung produziert der väterliche Organismus Spermatozoen (Mensch, Tier) oder Spermatozoide (Pflanze) oder einen generativen Kern (Höhere Pflanze) und der mütterliche eine Eizelle. Diese Fortpflanzungseinheiten werden als männliche (Spermatozoon, Spermatozoid, generativer Kern) oder weibliche (Eizelle) Gameten bezeichnet. Verschieden elterliche Gameten vereinigen sich bei der Fortpflanzung zur **Zygote**, die somit das Produkt der Vereinigung väterlichen und mütterlichen Erbgutes ist. Haben mütterlicher und väterlicher Gamet gleiche Erbfaktoren, dann ist das aus der Zygote hervorgehende Individuum **homozygot** und wird auch als **reinerbig** bezeichnet. Der Begriff homozygot kann sich auf einen einzelnen Erbfaktor oder auf mehrere Erbfaktoren (Gene) beziehen. Sind die Erbfaktoren der Gameten ungleich, dann ist der entstehende Organismus **heterozygot**, ungleich gepaart oder **mischerbig** und wird dann als **Mischling** oder **Bastard** bezeichnet. Unterscheiden sich die Eltern eines Bastards nur durch ein Merkmal, dann ist der Bastard **monohybrid**, bei zwei unterschiedlichen Merkmalen **dihybrid** und eventuell **polyhybrid** etc.

Der größte Teil aller Gene ist auf Chromosomen lokalisiert. Chromosomen kommen bei sogenannten **haploiden** Zellen oder haploiden Organismen in einem einfachen, bei **diploiden** Zellen oder diploiden Organismen aber in einem doppelten Satz vor. Entsprechendes gilt für **polyploide** Zellen oder Organismen. Organismen, deren Lebenszyklus aus mindestens einer haploiden und einer diploiden Phase (Generation) besteht, nennt man **Diplohaplonten.** Die Variationen bezüglich des **Kernphasenwechsels** in der Natur sind vielfältig. Der menschliche Lebenszyklus ist durch einen gametischen Kernphasenwechsel charakterisiert, d. h. bis auf die Gameten ist der Mensch während seines gesamten Lebens diploid. Bei anderen Organismen hingegen stellt die Zygote die einzige diploide Phase dar oder haploide und diploide Phasen wechseln sich ab.

Die aus väterlichem und mütterlichem Elter stammenden und sich entsprechenden Chromosomen eines diploiden Chromosomensatzes werden als **homolog** bezeichnet. Alternative Formen eines Gens werden **Allele** genannt. Die alternativen Formen würden sich durch die Basensequenz unterscheiden (Kap. 5.1). Dabei würde jede geänderte Basensequenz einem Allel entsprechen. Viele der Mutationen wären allerdings kryptisch, sie würden im Phänotyp keine Veränderungen hervorrufen. Allele tragen die Information für Proteine gleicher Funktion, aber eventuell unterschiedlicher Wirksamkeit.

4.2 Mitose und Zytokinese

4.2.1 Zytologischer Verlauf

Phasen des Zellzyklus

Ein erwachsener Mensch besteht aus ca. 6×10^{13} Zellen, die alle aus einer Zygote hervorgehen. Dieser Umstand allein macht deutlich, wie wichtig der exakte Ablauf der Zellvermehrung und seine Regulation sind. Eine Zelle durchläuft bei der Zellvermehrung einen **Zellzyklus**, in dem sich verschiedene Abschnitte abwechseln:

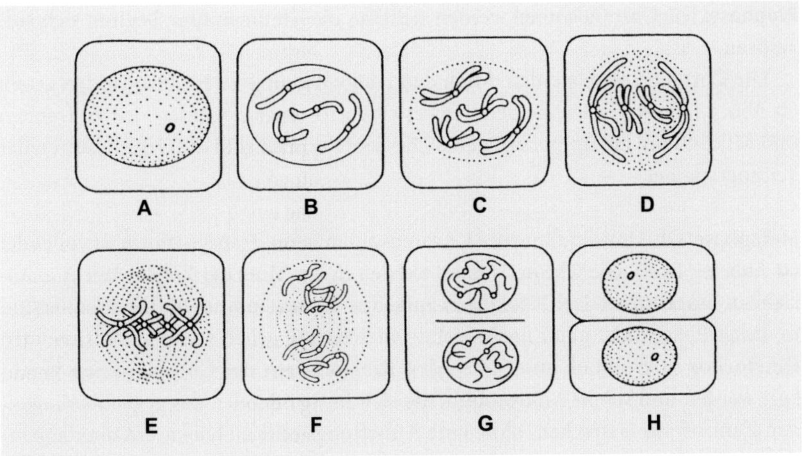

○ Abb. 4.1 Kern- und Zellteilung (schematisch). **A** Zelle vor der Kernteilung. **B** und **C** Chromosomenstruktur (Chromatiden) wird sichtbar, Kernhülle und Nucleus verschwinden. **D** und **E** Chromosomen ordnen sich in der Äquatorialplatte an, Mikrotubuli werden durch Zentrosomen ausgebildet. **F** Spindelfasern setzen an den Kinetochoren (Zentromeren) an und ziehen die Schwesterchromatiden zu den (entgegen gesetzten) Zentrosomen. Ausbildung des Phragmoplasten (bei Pflanzenzellen). **G** Zellwandbildung und Durchschnürung des Protoplasten. **H** Bildung der Tochterkerne mit Kernhülle, Entspiralisierung der Chromosomen, Auftreten von Nucleoli.

Die **Kernteilung** oder **Mitose** geht in die **Zellteilung** oder **Zytokinese** über. Beide Phasen zusammen werden als M-Phase bezeichnet. Nach der Zellteilung durchläuft die Zelle eine Wachstumsphase, die als **Interphase** bezeichnet wird. Sie mündet wiederum in die Mitose ein.

Die Interphase ihrerseits besteht aus der **G1-Phase**, während der Ribonukleinsäure (RNA) und Proteine gebildet werden, der Synthesephase **(S-Phase)**, in der Desoxyribonukleinsäure (DNA) entsteht und der **G2-Phase**, in der die Mitose vorbereitet wird. Daran schließt sich die Kernteilung (Mitose) an. Das Wechselspiel von Interphase, Mitose und Zytokinese ist streng reguliert. Dabei greifen regulatorische Proteine in den Zellzyklus ein. Eine Gruppe dieser Proteine stellen **Proteinkinasen** dar. Dieses sind Enzyme, die Proteine phosphorylieren. Sie werden durch *cdc*-Gene (für cell-division-cycle) kodiert.

Proteinkinasen sind Enzyme. Sie regulieren den Zellzyklus.

Wenn eine Zelle in die Mitose eintritt, hat sie ihr genetisches Material (DNA) in der S-Phase verdoppelt, sodass jedes Chromosom zu Beginn der Mitose aus zwei identischen **Chromatiden** besteht, die am **Kinetochor** verbunden sind (Kap 2.2.5). Die Chromatiden werden getrennt und als zwei neue Chromosomen auf die Tochterzellen verteilt. Vor der Mitose verdoppelt sich mit den Chromosomen auch das **Zentrosom** (○ Abb. 4.1 D, E). Zunächst bleiben die beiden Schwesterzentrosomen beisammen, trennen sich aber später.

Das genetische Material wird in strenger Gleichmäßigkeit auf Tochterzellen verteilt.

Der Mitoseverlauf ist bei Pflanzen und Tieren im Wesentlichen gleich. Der Ablauf der Mitose wird zur Verdeutlichung in vier Phasen unterteilt, die besonders bezeichnet werden. Diese Unterteilung sollte nicht den Blick dafür verstellen, dass die Mitose ein kontinuierlicher Prozess ist. ○ Abb. 4.1 gibt den Mitosevorgang in einer diploiden Pflanzenzelle schematisch wieder, deren doppelter Chromosomensatz von einem mütterlichen und einem väterlichen Gameten stammt.

Prophase: Die Chromosomen werden sichtbar, die Kernmembran beginnt sich aufzulösen.

Die Chromosomen werden durch den Längsspalt in je zwei Chromatiden geteilt (○ Abb. 4.1, A, B, C). Die beiden Schwesterzentrosomen beginnen sich zu trennen und Mikrotubuli zusammenzusetzen. Die Zentrosomen sind die Organisatoren der Teilungsspindel.

Metaphase: Die Umwandlung der Chromosomen in die Transportform ist vollendet (○ Abb. 4.1, D, E). Die Chromosomen werden in der Mitte der Zelle in der Äquatorialplatte angeordnet. Der Nukleus ist aufgelöst; **Kernmembran** und **Nukleolus** sind in dieser Phase nicht mehr nachweisbar. Gleichzeitig gehen von den Zentrosomen Kinetochor-Mikrotubuli aus, die an den Kinetochoren der Chromosomen verankert werden und solche Mikrotubuli, die sich in den Bereich des gegenüberliegenden Zentrosoms erstrecken, ohne eine Anheftungsstelle zu haben. Im überlappenden Einflussbereich beider Zentrosomen verzahnen sich Mikrotubuli. Der Spindelapparat ist damit ausgebildet.

Die Phasen der Mitose

Anaphase: Die Spalthälften der Chromosomen (Chromatiden) werden durch die Spindelfasern zu den Centrosomen hin auseinander gezogen (○ Abb. 4.1, F). Die Chromatiden heißen von diesem Stadium an **Tochterchromosomen**

Telophase: Die beiden Gruppen der Tochterchromosomen entspiralisieren sich und aus Teilen des **Endoplasmatischen Retikulums** (Kap. 2.1.3) bildet sich eine neue **Kernmembran** (○ Abb. 4.1 G). Die Umwandlung der Chromosomen aus der Transportform in die Funktionsform ist damit erfolgt. Auch die Nukleolen erscheinen in der Regel in der Telophase wieder. Die beiden Tochterkerne enthalten die gleiche Chromosomenzahl wie die Mutterzelle.

Zellteilung folgt auf Kernteilung

Zellteilung: An die Teilung des Zellkernes schließt sich in der Regel die Teilung des Protoplasten an. Damit ist der Teilungsprozess mit der Entstehung von zwei Tochterzellen abgeschlossen (○ Abb. 4.1 H).

Bei Höheren Pflanzen erfolgt die Ausbildung der neuen Trennwand auf folgende Weise: In der späten Anaphase, während sich die Tochterkerne bilden, hat sich zwischen den auseinander gewichenen Tochterchromosomen ein zylinderförmiger Körper, der **Phragmoplast**, gebildet. Er besteht aus fibrillären Elementen. In der Mitte des Phragmoplasten sammelt sich eine große Zahl von **Golgi-Vesikeln** (○ Abb. 2.6), die saure Polysaccharide mit sich führen. Diese fließen zusammen und bilden die **Primordialwand** (die spätere **Mittellamelle** (○ Abb. 3.1) als gemeinsame Trennwand zweier benachbarter Zellen), die vom Zentrum ausgehend sich zu den Seitenwänden hin ausdehnt und den Protoplasten und damit auch die Zelle teilt. Auf den beiden Seiten der Mittellamelle entstehen aus dem Zusammenfluss der Membranen der Golgi-Vesikel die neuen **Zytoplasmamembranen**.

Merke

Der Begriff Mitose wird auf zweierlei Art gebraucht: Er bezeichnet entweder nur die Kernteilung (die eigentliche Mitose) oder aber Kernteilung und Zellteilung (Zytokinese). In diesem Lehrbuch werden Mitose und Zytokinese unterschieden.

Veranschaulichung: Mitose

Bei der Mitose wird der vollständige Chromosomensatz auf zwei Kerne verteilt. Es liegt also eine Kernvermehrung vor, bei der die Zahl der Chromosomen pro Kern (Zelle) nicht geändert wird. Die Chromosomen behalten ihre Individualität und bleiben permanenter Bestandteil jedes einzelnen Kernes oder jeder einzelnen Zelle.

4.2.2 Abwandlungen der typischen Kern- und Zellteilung

Der Mitose gehen die Verdoppelung der DNA und die Ausbildung der Chromatiden voraus. Daran schließt sich die Trennung der beiden Chromatiden mit Hilfe des Spindelapparates und die Bildung der Kerne zweier Tochterzellen an. Läuft der zweite Prozess nur unvollständig ab, dann kann eine **Endomitose** vorliegen, die sich in einer **Endopolyploidie** manifestiert, d. h. es erfolgt die Verdoppelung der Chromosomen, ohne dass die Kernmembran aufgelöst und eine Spindel ausgebildet wird. Es entsteht so ein Kern, der die doppelte Anzahl von Chromosomen enthält.

Polytäne (Riesen-) Chromosomen können zur Untersuchung differenzieller Genaktivität eingesetzt werden (Kap. 6.4.2).

Ein Sonderfall der Endopolyploidie ist die **Polytänie.** Sie liegt dann vor, wenn die Chromosomen zwar redupliziert werden, die Chromatiden sich aber nicht voneinander trennen. Polytänie kann in solchen Zellen vorkommen, die stoffwechselphysiologisch besonders aktiv sind (z. B. Speicheldrüsen der Insekten).

Freie Kernteilungen sind dadurch gekennzeichnet, dass sich keine Zellteilungen anschließen. Es bilden sich vielkernige (**polyenergide**) Zellen aus. Sie sind charakteristisch für vielkernige Algen und Pilze. Bei höheren Pflanzen kommen freie Kernteilungen in einigen spezialisierten Zelltypen vor, so z. B. in **Milchsaftschläuchen** und in **Embryosäcken** vieler Angiospermen (Bedecktsamige Pflanzen).

Die Entstehung vielzelliger Gewebe und Organe ist eng mit der Zellteilung und den Wachstumsprozessen verbunden. Es ist möglich, durch Colchicinbehandlung (**o** Abb. 2.9, **Colchicin**, Alkaloid der Herbstzeitlosen, *Colchicum autumnale L.*) oder durch das Antibiotikum Griseofulvin die Ausbildung des Spindelapparates, aber nicht die Chromosomenteilung zu verhindern. Colchicin und Griseofulvin werden daher auch als **Metaphase**- oder **Spindelgifte** bezeichnet.

Colchicin interagiert mit Mikrotubuli. Es hemmt die Zellteilung.

Merke

Die Behandlung mit Spindelgiften führt zur Ausbildung von polyploiden Kernen. Die experimentelle Vergrößerung der Kernmasse hat eine Vergrößerung der Plasmamasse und damit auch der Zellgröße zur Folge. Die damit verbundene Größenzunahme des ganzen Organismus ist häufig das Ziel der Züchtung pflanzlicher Kulturrassen.

4.3 Meiose oder Reduktionsteilung

Meiosen oder Reduktionsteilungen sind ein essentieller Bestandteil der Entwicklung von Organismen, die sich sexuell fortpflanzen. Bei jedem Sexualprozess, d. h. bei jeder Gametenverschmelzung wird der Chromosomensatz pro Zelle verdoppelt. Die Zygote, die durch Verschmelzung zweier Gameten gebildet wird, hat dann den diploiden Chromosomensatz. Mit dem Auftreten der Sexualität ist daher auch ein

Diploide Organismen bilden haploide Gameten.

Regulationsmechanismus notwendig, der es ermöglicht, die diploide Chromosomenzahl des Parentalorganismus (Elter) auf den haploiden Chromosomensatz seiner Gameten zu reduzieren, um eine ständige Verdoppelung des Chromosomensatzes von Generation zu Generation zu verhindern.

Zwei haploide Gameten bilden eine diploide Zygote.

Die Zurückführung des diploiden Chromosomensatzes entsprechender Mutterzellen auf den haploiden Chromosomensatz der Gameten wird als Meiose oder Reduktionsteilung bezeichnet. Bei der Meiose ist eine einmalige Chromosomenteilung mit einem zweimaligen Auseinanderrücken der Chromosomen verbunden. Betrachtet man die zytologischen Vorgänge der Meiose, so stellt man fest, dass die Meiose aus zwei Teilungsvorgängen besteht. In der ersten meiotischen Teilung (1. Reifungsteilung) werden nicht – wie bei der Mitose identische Chromosomenspalthälften (Chromatiden) auf die Tochterzellen verteilt – sondern ganze, wenn auch bereits gespaltene Chromosomen. Dabei werden die bei der Befruchtung von Vater und Mutter übernommenen homologen Chromosomen wieder voneinander getrennt (Chromosomensegregation). Die Verteilung auf die Tochterzellen erfolgt unabhängig von ihrer ursprünglichen Zugehörigkeit zum väterlichen oder mütterlichen Organismus. Erst in der ohne Pause sich anschließenden 2. Reifungsteilung werden wie bei der normalen Mitose die vorbereiteten Chromosomenspalthälften getrennt. Das Ergebnis dieser beiden Reifungsteilungen sind dann vier haploide Kerne mit je einem einfachen, also haploiden Genom. Da es sich bei der Meiose um zwei sukzessive Teilungsschritte handelt, unterteilt man die erste Reifungsteilung in die Prophase I, Metaphase I, Anaphase I und Telophase I, während man die 2. Reifungsteilung in die Prophase II, Metaphase II, Anaphase II und Telophase II einteilt. Bei der Meiose werden die Telophase I und Prophase II nur sehr flüchtig durchlaufen.

Die Chromosomensegregation ist das entscheidende Ereignis für die Reduktion der Chromosomenzahl pro Zelle.

Merke

Es liegt im Wesen der Meiose, dass an ihrem Anfang je zwei **homologe Chromosomen**, die aus insgesamt vier Chromatiden bestehen, gepaart werden. Die vier Chromatiden verteilen sich auf insgesamt vier Zellen. Diese Zellen können entweder **Meiosporen** oder **Gameten** sein. Meiosporen sind dazu bestimmt, direkt zu einem neuen Organismus auszukeimen, während Gameten dazu bestimmt sind, eine Zygote zu bilden. Die Gameten oder die Meiosporen enthalten Chromosomen, die in dieser Kombination in den Elternorganismen nicht unbedingt nebeneinander vorlagen.

4.3.1 Merkmalsweitergabe und Gametenbildung

Um die Zusammensetzung des Genoms zu untersuchen, die Übertragungs- und Wirkungsweise der Erbfaktoren zu erkennen, gibt es konventionelle und molekularbiologische Methoden. Im Rahmen molekularbiologischer Methoden kann ein Gen isoliert und seine genetische Information in vitro umgesetzt und analysiert werden. Im Rahmen konventioneller Methoden ist die Kreuzung oder Bastardisierung erbverschiedener Individuen die Methode der Wahl, um das Genom zu untersuchen.

Symbole der Genetik

Um die übersichtliche Darstellung der Kreuzungsergebnisse zu gewährleisten, hat man allgemeine Termini eingeführt, nach denen die elterliche Generation auch als **Parentalgeneration** (Symbol: **P**) bezeichnet wird, der väterliche Organismus mit dem Symbol ♂ (Speer des Mars) und der mütterliche mit dem Symbol ♀ (Spiegel der Venus) belegt wird. Die erste Generation, die auf die Parentalgeneration folgt, wird als erste **Filialgeneration** (Symbol: **F1**), die nächste als zweite Filialgeneration (Symbol: **F2**) usw. bezeichnet.

Wenn man die Gesetzmäßigkeiten der Vererbung darstellt, ist es notwendig, zwischen zwei Arten von Erbfaktoren (Genen) zu unterscheiden:

1. Gene, die auf den Chromosomen im Zellkern lokalisiert sind und
2. Gene, die in Mitochondrien (mitochondriale Vererbung), Chloroplasten (Plastidenvererbung) oder im Zytoplasma (Plasmide oder Episomen) lokalisiert sind.

Die Weitergabe der Gene, die zur erstgenannten Gruppe gehören, erfolgt in einem streng regulierten zytologisch definierten Prozess (Mitose oder Meiose). Dabei können mehrere Gene an der Ausprägung eines Mendelschen Merkmales beteiligt sein (**Polygenie**). Die zweite Gruppe von Genen wird aber ausschließlich nach den Prinzipien des Zufalls auf die Nachkommen verteilt.

Merke

(Zyto)plasmatische Vererbung folgt nicht den Mendelschen Regeln, sondern anderen Verteilungsmechanismen.

Zahlreiche Erbkrankheiten entstehen durch Veränderungen von mitochondrialen Sequenzen. Hierbei ist zu beachten, dass das Mitochondriengenom **maternal** vererbt wird. Dies bedeutet, die Mitrochondrien in der Zygote stammen ausschließlich von der Mutter **(Matroklinie)**.

Regeln der Merkmalsweitergabe

Die auf einer Meiose beruhende Gametenbildung und die Merkmalsweitergabe von den Gameten der Parentalgeneration auf die Gameten der F1-Generation ist mit einem fiktiven Chromosomensatz, der haploid aus nur 2 Chromosomen besteht in ○ Abb. 4.2 dargestellt. Dabei betrachten wir zunächst die Weitergabe eines Gens, das in zwei Ausdrucksformen (Allele G und g) in den Gameten der Parentalgeneration (P-Gameten) vorliegt. Die bei der Gametenverschmelzung entstehenden Individuen der F1-Generation haben alle die Merkmale Gg im diploiden Chromosomensatz, unterscheiden sich also nicht. Merkmale, die **dominant** sind, werden in solchen Kreuzungsschemata mit großen Buchstaben (z. B. G) dargestellt. In der F1-Generation gibt es also nur Individuen mit dem Phän des Allels G, während das Allel g zwar vorhanden, aber nicht expressiv (also rezessiv) ist. Die Merkmale G und g können in ihrer Expressivität auch gleichgewichtig sein. In diesem Fall entspräche das betreffende Phän der F1-Generation weder G noch g allein, sondern würde eine Merkmalsausprägung annehmen, die zwischen beiden Phänen läge. Während man den vorher geschilderten **Erbgang** als **dominant/rezessiv** bezeichnet, nennt man den zuletzt geschilderten Erbgang daher **intermediär**.

Für die Gametenbildung durch die Individuen der F1-Generation gibt es nun unterschiedliche Mechanismen der Trennung verschieden elterlicher Chromosomen (○ Abb. 4.2). Als Ergebnis dieser Trennung tragen 2 × 25 % aller Gameten das Merkmal g und 2 × 25 % aller Gameten das Merkmal G.

Wenn diese Gameten nun Zygoten bilden, dann entstehen die Merkmalskombinationen gg, GG, Gg und Gg zu je 25 % aller Individuen. Während also die Individuen der F1-Generation alle die Kombination Gg hatten, werden in den Individuen der F2-Generation nun auch die homozygoten Individuen gg und GG zu je 25 % auftauchen. Eine weitere Erkenntnis wird evident, wenn wir gleichzeitig ein weite-

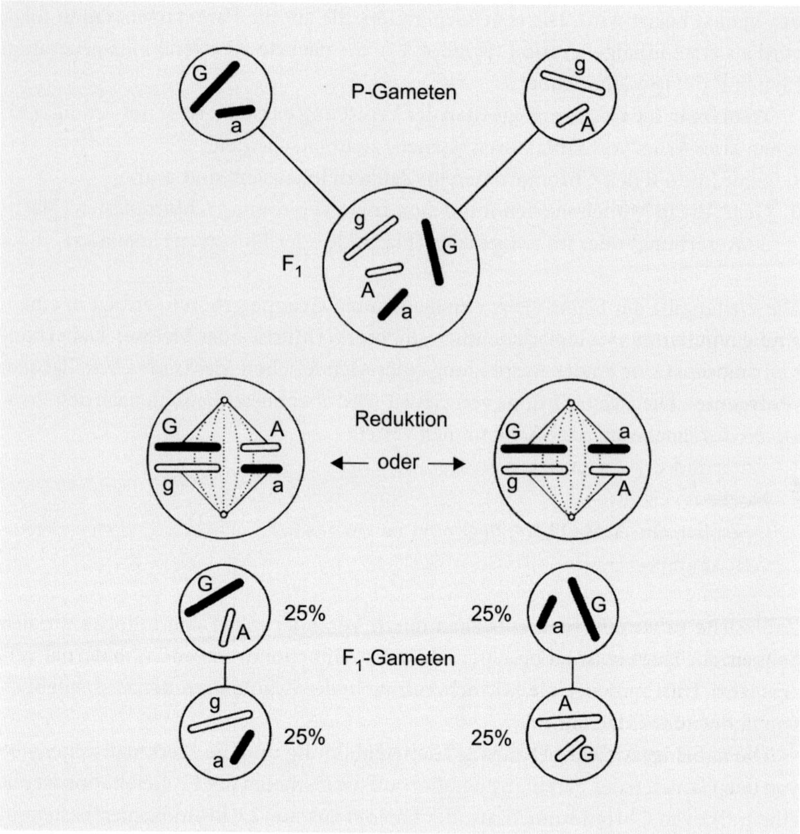

Abb. 4.2 Verteilung zweier fiktiver Merkmalspaare (A und a oder G und g) bei Zygoten- und Gametenbildung

res fiktives Gen in der Ausprägung (Allel) a und A betrachten: Während in den Gameten der Parentalgeneration nur die Merkmalskombinationen aG und Ag auftraten, tauchen bei den Gameten der F1-Generation neue Kombinationen, nämlich AG und ag bei wiederum zu je 25% aller Individuen auf. Diese Gesetzmäßigkeiten wurden von Gregor Mendel mit Hilfe von Kreuzungsversuchen an Höheren Pflanzen erkannt. Wie wir sehen, kann man diese Erkenntnisse auch aus zytologischen Abläufen bei der Gametenbildung und -verschmelzung ableiten. Wären die Allele A und a einerseits sowie G und g andererseits jedoch auf den gleichen Chromosomen lokalisiert, könnten sie nicht in neuen Kombinationen auftreten.

Crossing over, Segmentaustausch zwischen homologen Chromosomen

Daher bezeichnet man Chromosomen auch als **Kopplungsgruppen**. Unterschiedliche Gene sind also nur solange frei kombinierbar, wie sie nicht auf dem gleichen Chromosom liegen. Von dieser Einschränkung aber gibt es wiederum eine Ausnahme, die dann vorliegt, wenn zwischen den auf einem Chromosom lokalisierten Genen ein **Kopplungsbruch** auftritt, der auch als **Crossing over** bezeichnet wird. Crossing over tritt in der Prophase der 1. Reifungsteilung auf. In diesem Stadium können zwei Chromatiden an genau gegenüberliegenden Stellen zerbrechen und kreuzweise wieder miteinander verknüpft werden (Abb. 4.3). Es findet ein Segmentaustausch zwischen elterlichen Chromosomen durch Crossing over statt

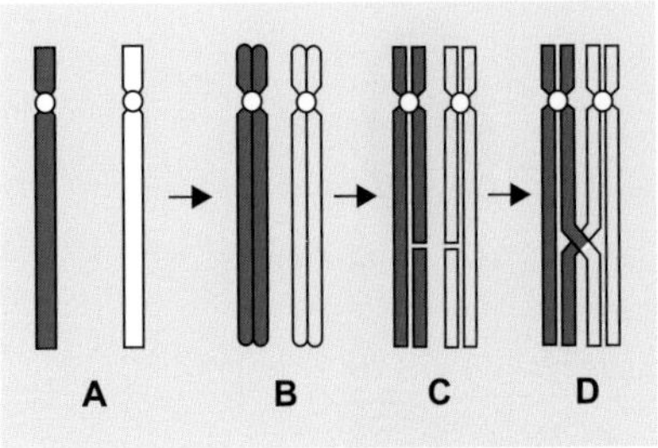

Abb. 4.3 Chiasma-Entstehung und crossing over (schematisch). **A** und **B** Paarung der homologen Chromosomen. **C** und **D** Zerbrechen und kreuzweise Neukombination zweier homologer Chromatidabschnitte

und damit eine neue Genkombination (**Rekombination**) zwischen zwei homologen Chromosomen. Die kreuzweise Überlappung der Chromatiden wird dabei als **Chiasma** bezeichnet. Der Prozentsatz der entkoppelten Gene einer Generation heißt auch **Austauschwert** oder **Austauschhäufigkeit**.

Aufgrund der Austauschwerte kann man die relative Lage der Gene auf einem Chromosom ermitteln.

Je größer der Abstand zweier Gene auf dem Chromosom, umso höher ist die Wahrscheinlichkeit, dass zwischen diesen beiden Orten ein Austausch stattfindet. Die Austauschhäufigkeit steigt mit dem Abstand der Gene voneinander an. Die aus den Austauschhäufigkeiten ermittelten Genabstände sind relative Abstände. Sie müssen nicht streng mit den tatsächlichen Streckenabständen auf den Chromosomen übereinstimmen, da es Orte bevorzugten Bruches geben kann. Die Bestimmung der relativen Lage von Genen zueinander wird auch als **Genkartierung** bezeichnet. Sie ist auch mit Hilfe der **Konjugation** und der **Transduktion** durchführbar (Kap. 4.4).

Crossover, Konjugation und Transduktion dienen der Genkartierung.

Genetische Rekombination bei Prokaryoten 4.4

Parasexuelle oder parameiotische Prozesse 4.4.1

Sexualität ist ein Phänomen, das die genetische Unterschiedlichkeit von Individuen einer Population erhöht, dieser damit eine gesteigerte Anpassungsfähigkeit verleiht und Vorteile im Überleben verschafft. Charakteristika der Sexualität sind im Wesentlichen zwei Vorgänge: 1. Eine Reduktionsteilung (Meiose) und 2. die Bildung einer Zygote aus zwei Gameten.

Bakterien können ihre genetische Vielfalt ebenfalls durch Übertragung genetischen Materials zwischen Individuen erhöhen. Jedoch werden dabei in der Regel keine kompletten Chromosomen übertragen. Eine Meiose ist bei Bakterien nicht möglich. Prozesse der Genübertragung bei Bakterien werden daher als **parasexuell** oder **parameiotisch** bezeichnet. Die auch im Labor (in vitro) durchführbaren Prozesse der Genübertragung haben in der Molekularbiologie aber auch wissenschaftshistorisch enorme Bedeutung. Mit ihrer Hilfe wurde der Beweis geführt, dass die DNA Träger der genetischen Information ist.

Sexualität manifestiert sich in Meiose und Gametenverschmelzung.

Konjugation: Für die Übertragung von DNA-Elementen im Zuge der Konjugation ist ein direkter Kontakt zwischen zwei Bakterien unterschiedlichen Typs notwendig. Der eine ist der Spender (Donor), der andere der Empfänger (Rezipient). Die Do-

Bakterienchromosomen sind oft zyklisch, Plasmide ebenfalls.

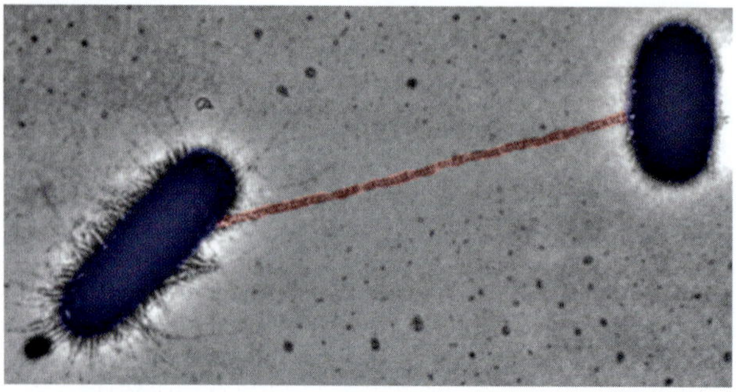

○ Abb. 4.4 Direkter Kontakt zwischen zwei Bakterien (blau) über einen Pilus (rot). Die Zellen werden anschließend zusammengezogen und bilden bei der Konjugation eine Plasmabrücke aus, über die Plasmide oder chromosomale DNA in die Nachbarzelle wandern können.

norzelle besitzt ein sogenanntes **Plasmid**. Das Plasmid wird hier als **F-Faktor** (F = fertility) bezeichnet. Das Plasmid kann in das Hauptchromosom integriert werden. Es entstehen dann sogenannte Hfr-Zellen (**Hfr** = high frequency of recombination).

Die Konjugation der F^-- und der F^+-Zellen bzw. Hfr-Zellen wird durch Gene des F-Faktors eingeleitet, die die Ausbildung von sogenannten **F-Pili** determinieren. F-Pili sind etwa 10 µm lange, dünne Proteinhohlrohre an der Oberfläche der F^+-Zellen (○ Abb. 4.4). Pili sorgen dafür, dass die Zellen zusammengezogen werden, sodass schließlich eine Plasmabrücke zwischen beiden Zellen ausgebildet werden kann. Es können sogar mehrere Zellen miteinander ein Aggregat bilden. Bei der Paarung von F^+- und F^--Zellen wird nach Bruch eines Stranges der DNA des F-Faktors nur dieser Einzelstrang des F-Faktors übertragen. In der Spender- und der Empfängerzelle werden die komplementären DNA-Sequenzen synthetisiert, sodass wieder eine doppelsträngige F-Faktor-DNA in beiden Zellen vorliegt. Dieser gekoppelte Vorgang wird **Transfer/Replikation** genannt. Die F^--Zellen werden damit zu F^+, also Donorzellen.

Die Konjugationsfrequenz wird durch den pH-Wert des Milieus, Temperatur und Nahrungskonzentration beeinflusst.

Ähnlich verläuft der Prozess bei den Hfr-Stämmen. Jedoch wird hier der Einzelstrang des Bakterienchromosoms selbst in die Nachbarzelle transferiert, nachdem das F-Plasmid in das Chromosom integriert worden war. Der Transfer des Einzelstrangs beginnt mit der DNA des integrierten Plasmids. Das integrierte Plasmid wird auch Hfr-Faktor genannt.

In einem Einzelstrang der DNA-Doppelspirale im Bereich des Hfr-Faktors wird ein Bruch bewirkt. Von diesem ausgehend wird die Doppelhelix entspiralisiert.

Der F-Faktor ist ein Plasmid.

Der gebrochene Einzelstrang wird dann in die Empfängerzelle transferiert (○ Abb. 4.5). Mit dem F-Faktor gelangt benachbartes Genmaterial vom Hauptchromosom in die F^--Zelle. Je nachdem, wo der F-Faktor in dem Hauptchromosom eingebaut war, werden verschiedene Abschnitte des Hauptchromosoms übertragen, wobei prinzipiell das gesamte Genom von der F^--Zelle aufgenommen werden kann. Das ist aber zumeist nicht der Fall, weil der Zellkontakt in der Regel vorher aufgehoben wird. Der Übergang des Gesamtchromosoms ist nur selten möglich. Es wird mit höchster Wahrscheinlichkeit immer der Teil des Genoms der Spenderzelle übertragen, der dem eingebauten F-Faktor am nächsten liegt.

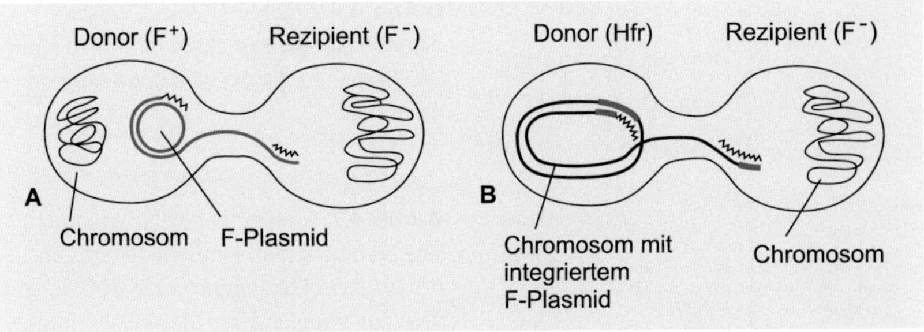

Abb. 4.5 **A** Konjugation bei Bakterien. Nach Ausbildung der Plasmabrücke schiebt der Donor (F^+), der das F-Plasmid trägt, einen DNA-Einzelstrang des Plasmids in den Rezipienten (F^-). Die dadurch im Donor und im Rezipienten vorhandenen DNA-Einzelstränge werden in beiden Zellen komplementär vervollständigt, sodass beide Zellen schließlich ein komplettes Plasmid enthalten, das die Zellen zur Ausbildung eines Pilus und zur Konjugation befähigt. (Der F^--Stamm wird F^+) **B** Ähnlich verläuft der Prozess bei Hfr-Stämmen. Jedoch wird hier der Einzelstrang des Bakterienchromosoms selbst in die Nachbarzelle transferiert, nachdem das F-Plasmid in das Chromosom integriert worden war. Der Transfer des Einzelstrangs beginnt mit der DNA des integrierten Plasmids. (Plasmid DNA grün gezeichnet. Neusynthetisierte DNA ist als Zick-Zack-Linie angegeben)

Dem Eindringen des DNA-Einzelstranges und seiner Verdoppelung zum DNA-Doppelstrang folgt die Rekombination. Dabei lagert sich die Donor-DNA an homologe Sequenzen der Rezeptor-DNA an und kann gegen das dortige homologe Stück ausgetauscht werden. So kommt es zu einer Neukombination von Genen. Alle nicht von der Empfängerzelle übernommenen Teile werden vermutlich abgebaut. Die durch Austausch von DNA entstandenen Zellen werden **Rekombinanten** genannt.

Merke
Da die Rekombinationsvorgänge ohne Meiose ablaufen, spricht man nicht mehr von Sexualität sondern von Parasexualität.

Antibiotikaresistenz kann durch Plasmide transportiert werden. Plasmide sind zwischen Bakterien übertragbar.

Der F-Faktor ist nur einer unter einer großen Zahl von autonomen, genetischen Elementen, die wie infektiöse Agenzien von Zelle zu Zelle übertragen werden können und in ihrer Gesamtheit als **Plasmide** oder **Episomen** bezeichnet werden.

Praxisbeispiel
Wichtig unter den Plasmiden sind die sogenannten **Resistenzfaktoren** (**R-Faktoren** oder **R-Plasmide**). Sie enthalten Gene, die das Wirtsbakterium beispielsweise gegen Sulfonamide, Streptomycin, Chloramphenicol und Tetracycline resistent machen. Infolge der hohen Übertragungswahrscheinlichkeit können sie sich z. B. in Populationen von Enterobacteriaceae verbreiten und Darmbakterien gegen klinisch angewandte Antibiotika und andere Therapeutika resistent machen (Kap. 20.2, Kap. 20.3.1). Einer dieser Resistenzmechanismen wurde bereits in Kap. 3.4 erläutert. β-Lactamase kann Penicillin in Penicillosäure umwandeln. Ein weiteres Beispiel ist die Acetylierung von Chloramphenicol (Abb. 4.6).

Plasmide sind i. d. R. auch Träger der für Enzyme des Nitrogenasekomplexes (siehe Kap. 10.4.1) kodierenden Gene.

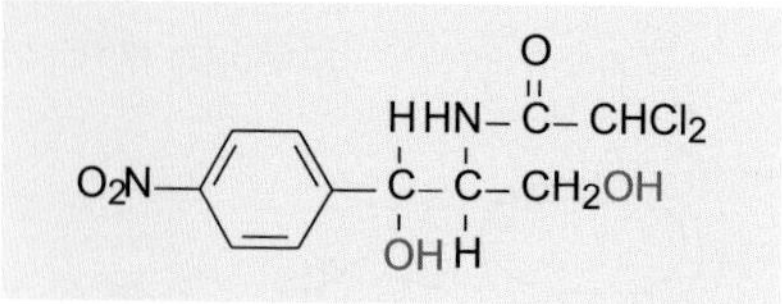

○ Abb. 4.6 Chloramphenicol, welches durch Acetylierung inaktiviert werden kann. Die Positionen der Acetylierung sind grün dargestellt.

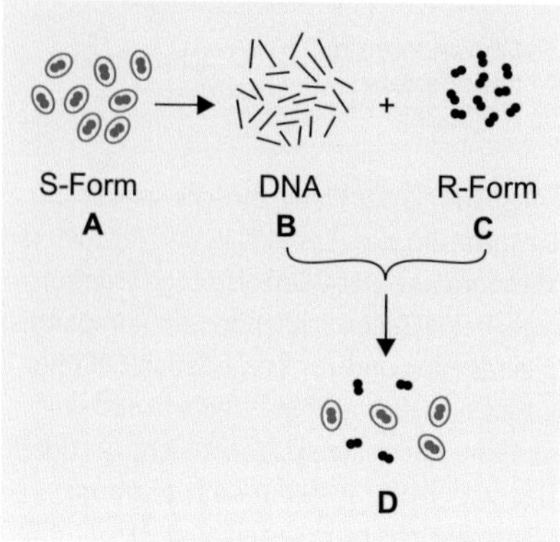

○ Abb. 4.7 Transformation (schematisch). Eine Erbeigenschaft eines Bakteriums der Art *Streptococcus pneumoniae* wird durch DNA auf einen anderen Stamm übertragen. **A** Kapselbildende S-Form (smooth = glatt, durch Kapsel mit glatter Oberfläche), krankheitserregend. **B** Zellextrakt (DNA) der S-Form. **C** Kapsellose R-Form (rough = rau; durch Fehlen der Kapseln), nicht krankheitserregend. **D** Einige Bakterien der R-Form haben durch Aufnahme von DNA der S-Form deren Eigenschaft erhalten.

Konjugation bei gramnegativen Bakterien beinhaltet die Ausbildung von Pili. Bei grampositiven Bakterien sind jedoch keine Pili beteiligt. Eine Konjugation erfolgt hier nach Aggregation von Zellen, die durch Aggregationsfaktoren ausgelöst wird.

Im Allgemeinen erfolgt eine Konjugation nur zwischen Individuen einer Art. Es gibt jedoch auch Plasmide, die DNA zwischen Bakterien, Pilzen und sogar Pflanzen übertragen.

Die ersten Untersuchungen hierüber wurden an *Streptococcus pneumoniae* (Pneumokokken), Erregern der Lungenentzündung, durchgeführt. Die nachstehend kurz geschilderten Versuche lieferten gleichzeitig den Beweis dafür, dass die DNA Träger der Erbinformation ist. Die *S. pneumoniae* Bakterien bilden zwei Stämme: Virulente S-Formen, die Schleimkapseln bilden, und avirulente R-Formen, die keine Schleimkapseln haben und nicht krankheitserregend sind (○ Abb. 4.7). Werden abgetötete virulente S-Formen zusammen mit lebenden nichtvirulenten R-Formen Mäusen injiziert, so lassen sich im Blut lebende Kapsel-Formen (S-Formen) nachweisen. Das genetische Material der abgetöteten Bakterien wurde demnach auf die harmlosen Formen übertragen.

●● Veranschaulichung: Transformation

Eine solche Übertragung genetischer Eigenschaften bezeichnet man als **Transformation.** Avery gelang es 1944 nachzuweisen, dass zu dieser Transformation DNA erforderlich ist. Überträgt man nämlich die DNA aus Kapsel bildenden virulenten Stämmen in Kulturen von avirulenten Stämmen, so werden einige von ihnen zu bekapselten, virulenten Formen transformiert (○ Abb. 4.7). Die DNA enthält also die genetische Information für die Kapselbildung und für das Merkmal krankheitserregend.

Die DNA ist Träger der genetischen Information.

Transformationen hat man auch mit vielen anderen Bakterien durchgeführt. Experimentiert man mit einem gegen die Antibiotika Penicillin und Streptomycin resistenten Stamm, sodass dieser seine Resistenzeigenschaften auf einen zu transformierenden Stamm überträgt, kann man folgendes beobachten: Eine Penicillinresistenz tritt in 3 % der Fälle, eine Streptomycinresistenz in 0,7 %, und beide Resistenzmerkmale treten in 0,01 % der Fälle bei dem zuvor sensitiven Stamm auf. Die einzelnen Resistenzmerkmale werden also getrennt übertragen.

Voraussetzung für die experimentell durchgeführte Transformation im Labormaßstab ist, dass Zellen »kompetent« sind, d. h. sie müssen z. B. mit Calciumionen und niedriger Temperatur für DNA aufnahmefähig gemacht werden.

Die Übertragung genetischen Materials kann mit Hilfe von **Plasmiden** erfolgen. Die eben angesprochene Antibiotikaresistenz (s. oben) kann in Form von Resistenzgenen auf Plasmiden lokalisiert sein.

Transformation, Methode der Gentechnologie

4

Definition

Plasmide sind extrachromosomale, selbstständige genetische Elemente, die meist aus zirkulärer doppelsträngiger DNA bestehen, sich im Zytoplasma befinden und unabhängig vom Genom des jeweiligen Organismus repliziert werden.

Der Erfolg der Transformation kann dann an der Antibiotikaresistenz erkannt werden: Nur solche Bakterien werden in Gegenwart eines Antibiotikums wachsen, die antibiotikaresistent sind. Denn sie enthalten das durch Transformation übertragene, Antibiotikaresistenz verleihende Plasmid mit den neuen, erwünschten Eigenschaften.

Freie, nicht plasmidgebundene DNA, die von Zellen aufgenommen wird, wird in der Regel abgebaut. Gene freier DNA bleiben selten intakt.

Transformationen sind mittlerweile auch bei Tieren, Pilzen und höheren Pflanzen möglich und dienen dazu, Organismen mit neuen Eigenschaften auszustatten. Hierzu gehören herbizidresistente Pflanzen.

Merke

Mit Hilfe gentechnologischer Methoden können DNA-Abschnitte, die erwünschte genetische Eigenschaften tragen, in Plasmide inseriert und mit ihnen durch Transformation auf Bakterien übertragen werden.

Transduktion: Die Transduktion ist ein Prozess, bei dem mit Hilfe eines Bakterienvirus (**Bakteriophage** oder **Phage**) genetisches Material von einem Bakterium auf ein anderes Bakterium übertragen wird. Voraussetzung hierfür ist, dass ein Phage sich an die Bakterienoberfläche anheftet und sein genetisches Material in die Bakterienzelle injiziert (○ Abb. 4.8). Das in die Bakterienzelle injizierte Phagengenom kann direkt zur Phagenvermehrung und zur Lyse des Bakteriums führen (Kap. 19.3). Entsprechende Phagen werden als **virulent** bezeichnet.

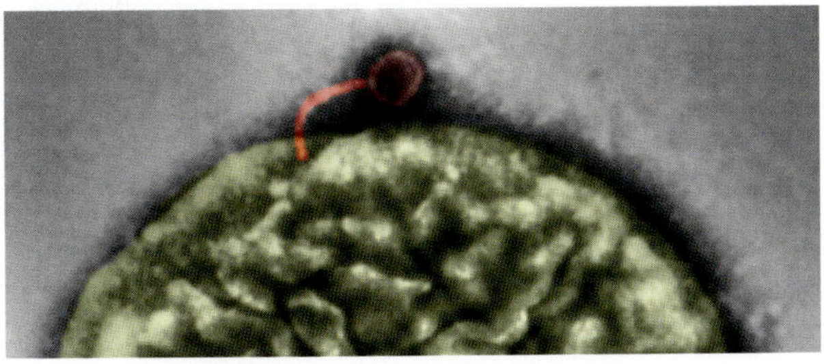

○ **Abb. 4.8** Elektronenmikroskopische Aufnahme des Bakteriophagen Lambda (rot), der an die Zellwand eines *E.-coli*-Bakteriums (olivgrün) adsorbiert ist.

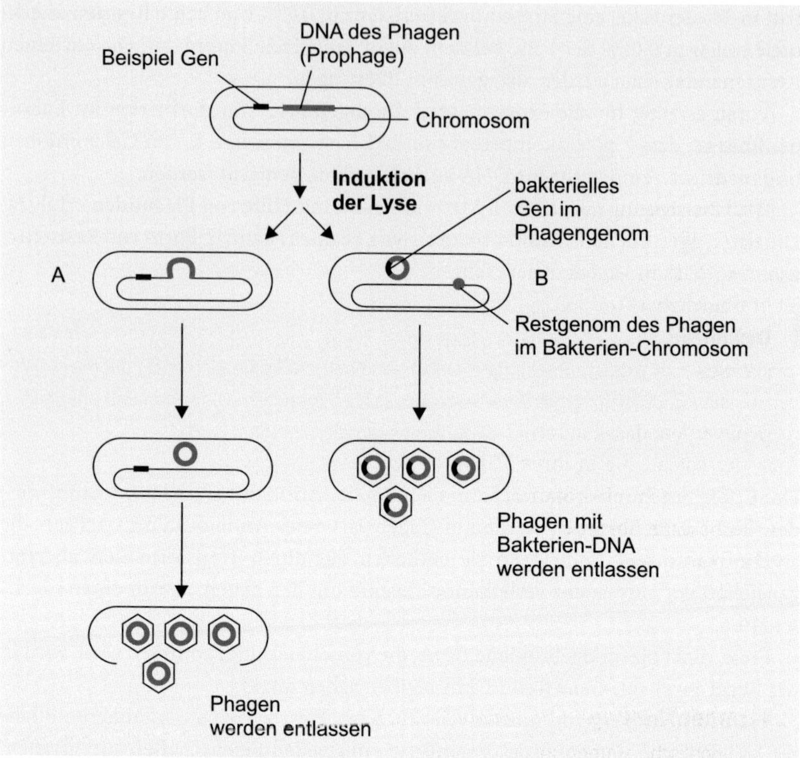

○ Abb. 4.9 Phagenvermehrung (**A**) und spezifische Transduktion (**B**). Der Normalfall der Phagenvermehrung und Lyse eines Phagen ist links (**A**) beschrieben; die spezifische Transduktion rechts (**B**). Diese kommt dadurch zustande, dass ein bakterielles Gen in der Nachbarschaft des Prophagen gegen ein DNA-Stück des Prophagen ausgetauscht wird. Es werden Phagen mit einem DNA-Stück entlassen, das aus dem Bakteriengenom stammt und auf ein weiteres Bakterium übertragen wird.

Phagen sind Viren, die Bakterien infizieren.

Es ist jedoch auch möglich, dass der Phage nicht virulent sondern **temperent** ist, d. h. sein Genom würde in das bakterielle Genom integriert und in Form des **Prophagen** mit dem bakteriellen Genom vermehrt werden (○ Abb. 4.9). Das Bakterium ist damit in den Zustand der **Lysogenie** übergegangen. Ausgelöst durch äußere Einflüsse (z. B. UV-Licht oder erhöhte Temperatur) kann der Prophage jedoch aus dem Chromosom herausgeschnitten werden, sich vermehren und zur Lyse des Bakteriums führen, wobei neue Phagen gebildet werden, die die absterbenden Bakterienzellen verlassen. Dieser Vorgang der Phagenvermehrung und -freisetzung kann eine seltene Variante erfahren:

Beliebige bakterielle DNA-Abschnitte werden zusätzlich zum Prophagen in einem Phagenkopf verpackt und der Phage aus der Zelle entlassen. Die neuen Phagen befallen wieder neue Bakterienzellen, wobei sie das genetische Material der ursprünglichen Bakterienzelle zum Teil mitbringen und so dem Empfänger neue Merkmale verleihen. Hierbei können Gene des Bakterienchromosoms mitgenommen werden. In diesem Fall spricht man von einer **unspezifischen Transduktion.**

Bei der **spezifischen Transduktion** (○ Abb. 4.9 B) wird der Prophage mobilisiert (d. h. aus dem Bakteriumchromosom herausgeschnitten) und nimmt im Austausch gegen ein eigenes Stück DNA bakterielles Genom mit. Phagengenom und bakterielle DNA werden in einem Phagen verpackt und bei der Lyse entlassen. Der genetisch veränderte (rekombinante) Phage infiziert nunmehr weitere Bakterien. Dabei überträgt er auch die bakterielle DNA auf ein neues Bakterium. Da die Integration des Phagen bei der Prophagenbildung immer an der gleichen Stelle im bakteriellen Genom erfolgt, werden immer nur die DNA-Abschnitte in unmittelbarer Nähe der Integrationsstelle transduziert.

Ablauf der Transduktion

Die Größe der transduzierten DNA-Stücke ist bei beiden Varianten limitiert, weil der Platz in einem Phagenkopf begrenzt ist. Ganze Chromosomen können nicht transduziert werden.

In natürlichen Biotopen kann die Anzahl Phagen 10^{11} pro Milliliter Wasser betragen. Wegen der großen Zahl der Phagen können die Transduktionen absolut gesehen in signifikanter Menge vorkommen; einschränkend muss aber darauf hingewiesen werden, dass Bakteriophagen meistens nur eine Bakterienart infizieren und auch nur solche, die in ihrem eigenen Biotop vorkommen. Zwischen Phagen und Bakterien besteht eine Spezifität, die durch die Rezeptorareale an der Bakterienoberfläche ausgeübt wird.

Die Transduktion wird im Zuge gentechnologischer Methoden verwendet, um definiertes genetisches Material in eine bestimmte Zelle hineinzutragen.

Zusammenfassung

Synopse

- Das genetische Material innerhalb einer Zelle kann nach seiner subzellulären Lokalisation unterschieden werden (Nukleom, Plastom, Chondriom).
- Der Zellzyklus besteht aus den Abschnitten: Mitose, Zytokinese und Interphase.
- Der Zellzyklus unterliegt einer strikten Regulation, an der Proteinkinasen beteiligt sind.
- Die Abschnitte der Mitose sind Prophase, Metaphase, Anaphase und Telophase.
- Die Chromosomensegregation stellt die Trennung verschieden elterlicher Chromosomen in der Meiose dar. Die Chromosomensegregation ist der eigentliche Reduktionsvorgang.
- Meiose und Gametenverschmelzung sind die entscheidenden Merkmale der Sexualität.
- Die zytologischen Abläufe bei der Meiose und Zygotenbildung erklären die Gesetzmäßigkeiten der Merkmalsweitergabe von Generation zu Generation.
- Genetisches Material kann auch im Zuge von Konjugation, Transformation und Transduktion zwischen Bakterien ausgetauscht werden. Hierbei handelt es sich um parasexuelle Prozesse.

Wiederholungsfragen

Fragen

1. Wann spricht man von »maternaler Vererbung«, und wo findet man sie in der Natur?
2. Was sind R-Plasmide, und in welcher Hinsicht spielen sie im klinischen Bereich eine wichtige Rolle?

Literatur

Alberts B, Johnson A, Lewis J, Raft M, Roberts K, Walter P. Alberts B, Johnson A, Lewis J, Raft M, Roberts K, Walter P. Molekularbiologie der Zelle. 5. Aufl., Wiley-VCH, Weinheim 2011

Brock TD, Madigan MT, Martinko JM, Parker J, Goebel W (Hrsg). Brock Mikrobiologie. Spektrum Akademischer Verlag, Heidelberg 2001

Czihak G. Das Centrosom. Biologie Unserer Zeit, 23: 29–35, 1993

Grobstein C. Die Debatte um DNA-Rekombinationstechniken. Themenheft: Erbsubstanz DNA. Spektrum der Wissenschaft. 132–145, 1986

Haberlandt G. Physiologische Pflanzenanatomie. 6. Aufl., Wilhelm Engelmann Verlag, Leipzig 1924

Hille-Rehfeld A. Naturwissenschaftliche Rundschau, 54: 649, 2001

Janning W, Knust E. Genetik. Thieme, Stuttgart 2004

Knippers R. Molekulare Genetik. 9. Aufl., Thieme, Stuttgart 2006

Kühn A. Grundriß der allgemeinen Zoologie. 14. Aufl., Thieme, Stuttgart 1961

McIntosh JR, McDonald KL. Die Mitosespindel. Spektrum der Wissenschaft. 88–97, 1990

Voet D, Voet JG, Pratt CW. Lehrbuch der Biochemie. 2. Aufl., Wiley-VCH, Weinheim 2010

Nukleinsäuren und Proteinsynthese

5

Inhaltsvorschau

Historisch betrachtet ist die Erkenntnis, dass Nukleinsäuren Träger der Erbinformation sind, keine Selbstverständlichkeit. Die Nukleinsäuren wurden im Jahre 1869 von Friedrich Miescher entdeckt. Um die vorletzte Jahrhundertwende hielt man sie für das bestverstandene Feld der physiologischen Chemie. Man wusste, dass sie Vorstufe der Harnsäure sind und schloss, dass sie die Gicht verursachen. Als Überlegungen zur materiellen Grundlage der genetischen Information angestellt wurden, war klar, dass der Träger der genetischen Information durch eine große strukturelle Vielfalt ausgezeichnet sein müsste. Diese Forderung erfüllen Nukleinsäure und Proteine gleichermaßen. Erst die oben beschriebenen parasexuellen Prozesse, besonders das durch Avery im Jahre 1944 ausgeführte Transformationsexperiment (○ Abb. 4.7) schafften Klarheit darüber, dass die DNA Erbinformationsträger ist.

5.1 Nukleinsäuren

5.1.1 Struktur

Die Hydrolyse der hochmolekularen Nukleinsäuren liefert stickstoffhaltige, heterozyklische Basen, Pentosen und Phosphorsäure. Diese drei Komponenten liegen in einem Mengenverhältnis von 1:1:1 vor. Die Pentosen sind entweder *β*-D-Ribose oder *β*-D-Desoxyribose (○ Abb. 5.1).

Bausteine der Nukleinsäuren sind Nukleotide.

Nach der Art des Zuckers werden die Nukleinsäuren in **Ribonukleinsäuren** (**RNA** = ribonucleic acids) und **Desoxyribonukleinsäure** (**DNA** = deoxyribonucleic acids) eingeteilt. Die stickstoffhaltigen Basen sind die Pyrimidinbasen Thymin (T), Cytosin (C), Uracil (U) und die Purinbasen Adenin (A) und Guanin (G) (○ Abb. 5.2). Weiterhin kommen bei der **transfer-RNA (tRNA)** noch einige davon strukturell

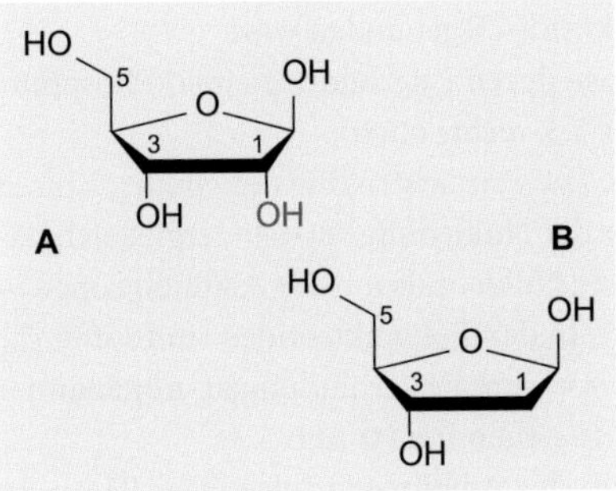

○ **Abb. 5.1** *β*-D-Ribose (**A**) und *β*-D-Desoxyribose (**B**), die Zuckerkomponenten der Nukleinsäuren

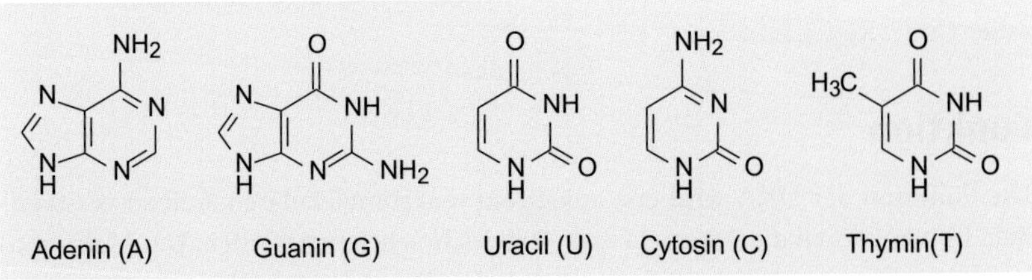

○ **Abb. 5.2** Die wichtigsten Basen der Nukleinsäuren, dargestellt in ihrer Ketoform

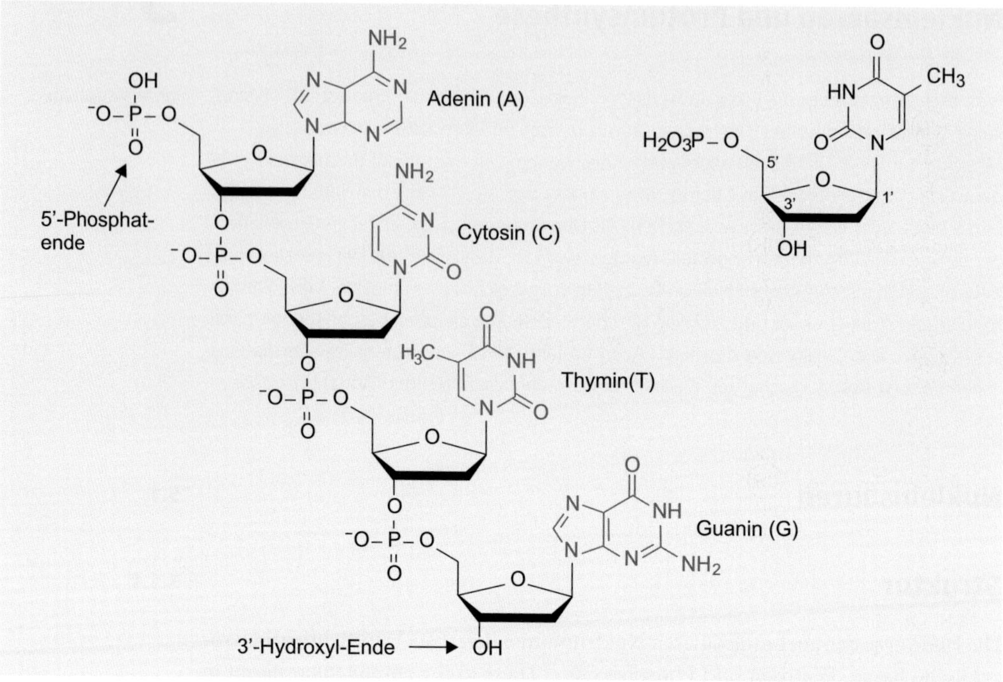

Abb. 5.3 Ausschnitt aus einem Desoxyribonukleinsäure-Molekül, in dem alle Basen der DNA vertreten sind. Rechts oben: Desoxy-thymidin-5'-monophosphat als Beispiel für ein Nukleotid.

abweichende Basen vor. Obwohl die Basen zu 99 % in ihrer Ketoform vorliegen, muss man beachten, dass sie enolisieren können. Enolisierungen können zu Mutationen führen (Kap. 5.5.4).

Zucker und Base bilden ein Nukleosid, in dem am Kohlenstoff-Atom 1' der Pentose eine Purin- oder Pyrimidinbase *N*-glykosidisch gebunden wird.

Bindet das Nukleosid am C-5' der Pentose durch Esterbildung einen Phosphorsäurerest, so liegt ein Nukleotid vor (Abb. 5.3, rechts oben).

Ein Nukleotid besteht aus je einer Base, Pentose und Phosphorsäure, ein Nukleosid aus Base und Pentose.

Die Nukleinsäuren sind Polynukleotide. Die Primärstruktur der Nukleinsäuren (Abb. 5.3), worunter man die Reihenfolge der Nukleotide versteht, ergibt sich daraus, dass die Phosphorsäuregruppe des einen Nukleotids mit der Alkoholgruppe in Position 3' des anderen Nukleotids verestert. In den Polynukleotiden sind somit die Zucker der Mononukleotide über Phosphorsäurediesterbindungen miteinander verknüpft. Die Basen der Nukleotidbausteine stehen frei (Abb. 5.3).

Die Polynukleotide unterscheiden sich in der Aufeinanderfolge ihrer Basen. In der Sequenz liegt die für die Proteinbiosynthese notwendige Information (Genetischer Code, Kap. 5.2.3).

5.1.2 Funktion

Die Funktion der DNA wird erst aus ihrem makromolekularen Aufbau verständlich. Er kann durch die Schemata in Abb. 5.4 beschrieben werden. Das Makromolekül besteht aus zwei Polynukleotidketten. Die Basen liegen sich paarweise gegenüber und sind durch Wasserstoffbrückenbindungen verknüpft.

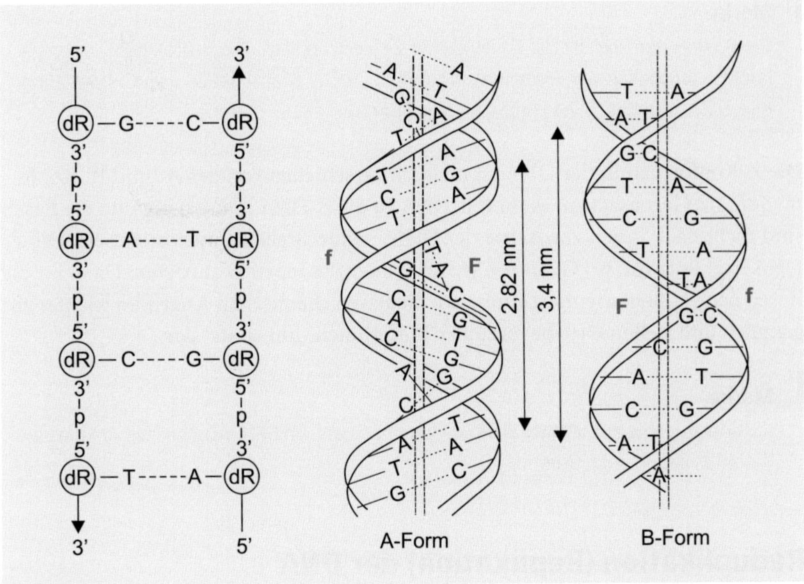

○ Abb. 5.4 Schematische Darstellung der Verknüpfung von Desoxyribose (dR), Phosphorsäure (P) und Basen (A, T, C, G) in der DNA-Doppelhelix (links) sowie Raumstruktur der DNA in ihrer A- und ihrer B-Konformation (rechts). F = große Furche, f = kleine Furche. Die gestrichelten Linien symbolisieren zwei (A-T) bzw. drei (G-C) Wasserstoffbrückenbindungen.

Merke

Es stehen sich immer je eine Purin- und eine Pyrimidinbase gegenüber, und zwar entweder A-T oder G-C (**Basenpaarung**). Damit ist die Basensequenz der einen Kette durch die der anderen Kette festgelegt. Zwischen einem A-T- (oder T-A) Basenpaar werden zwei Wasserstoffbrücken ausgebildet, zwischen einem G-C (oder C-G) Paar aber drei. Entsprechend ist die Bindung zwischen G und C (oder C und G) stärker als zwischen A und T (oder T und A). Die DNA bildet im Raum eine Doppelhelix, indem sich die beiden DNA-Stränge um eine gedachte gemeinsame Achse winden. Die Helix wird durch die Wasserstoffbindungen zwischen den Basenpaaren stabilisiert.

Das DNA-Molekül kann in verschiedenen Konformationen vorliegen, z. B. in der A-, B- oder Z-Form. Die A- und B-DNA (○ Abb. 5.4) sind rechtsgängige Helices.

Konformationen der DNA

Eine einzelne Windung der A-DNA ist 2,82 nm lang, die der B-DNA jedoch 3,4 nm. In beiden Konformationen ist der senkrechte Abstand zwischen den Strängen unterschiedlich groß, sodass man bei beiden Konformationen zwischen einer großen Furche (F) und einer kleinen Furche (f) unterscheiden kann. Der Unterschied zwischen den Furchengrößen ist bei der A-DNA stärker ausgeprägt als bei der B-DNA. Bei der A-DNA liegen die Basen gewinkelt zur Helixachse, während sie bei der B-DNA senkrecht zur Helixachse stehen. In die B-Form der DNA sind Wassermoleküle eingelagert.

Merke
Die B-Form der DNA ist die Form, die im Zellkern vorliegt. Die B-DNA geht, bevor ihr Informationsgehalt in Proteine umgesetzt wird (Transkription und Translation, Kap. 5.2.1 und Kap. 5.2.2) in die A-Form über.

Die DNA kann auch linksgängig sein.

Die Z-Konformation der DNA ist deutlich verschieden von der A- und B- Konformation. Im Gegensatz zur A- und B-DNA ist die Z-DNA linksgängig und die Basen sind nicht nach innen zur Achse der Helix, sondern nach außen orientiert. Die Z-DNA liegt dort vor, wo Guanin-Cytosin Sequenzen repetitiv auftreten. Da in ihr die Basen nach außen orientiert sind, sind die Basen chemischen Angriffen leichter zugänglich und stellen Orte bevorzugter **Mutationen** (**hot spots**) dar.

Merke
Karzinogene wie z. B. **Aflatoxine** greifen das Guanin in DNA-Abschnitten an, die eine Z-Konformation aufweisen.

5.1.3 Reduplikation (Replikation) der DNA

Die Funktion der DNA als Träger der genetischen Information bedingt, dass sie die Fähigkeit zur identischen Verdopplung (**Reduplikation** oder **Replikation**) haben muss, denn nur dadurch können bei der Kern- und Zellteilung die Tochterzellen die gleiche DNA und damit den gleichen Genbestand erhalten. Die Reduplikation der DNA ist eine der molekularen Grundlagen für die Vorgänge der Vererbung.

DNA Reduplikation verläuft bei Pro- und Eukaryoten sehr ähnlich.

Die Reduplikation der DNA verläuft am ringförmigen Bakterienchromosom derart, dass die Neusynthese der DNA von einem Punkt (dem origin of replication) aus beginnend gleichzeitig in beiden Richtungen, im Uhrzeigersinn und gegen den Uhrzeigersinn, abläuft. Es entstehen also auf dem Bakterienchromosom zwei Replikationsgabeln; das sind die Orte, an denen die DNA-Doppelhelix entspiralisiert ist und wo die DNA-Synthese abläuft. Bei den linearen Eukaryotenchromosomen findet die Reduplikation gleichzeitig an verschiedenen Stellen statt. An der Replikationsgabel läuft nach dem Prinzip der komplementären Basenpaarung an jedem der entspiralisierten DNA-Stränge eine Neusynthese ab. Das Ergebnis der Reduplikation sind dann DNA-Moleküle, die aus je einem neuen und je einem alten Strang bestehen. Die Reduplikation wird daher als semikonservativ bezeichnet.

Merke
Es sei hier darauf hingewiesen, dass die monomeren Bausteine, die in die DNA-Synthese eingehen, Desoxynukleotide sind (also Desoxy**adenosin**triphosphat (dATP), Desoxy**guanosin**triphosphat (dGTP), Desoxy**cytidin**triphosphat (dCTP) und Desoxy**thymidin**triphosphat (dTTP)), die unter Diphosphatabspaltung polymerisieren.

Voraussetzung für die DNA-Neusynthese ist, dass sich der alte, als Synthesevorlage dienende DNA-Strang entspiralisiert. Hierfür sind zwei verschiedene Enzyme notwendig, eine **Helikase** und eine **Topoisomerase**. Die Helikase bricht die Wasserstoffbrückenbindungen zwischen den komplementären Basen und verbraucht pro zu trennendem Basenpaar zwei Moleküle ATP. Einige Helikasen benutzen diese Energie auch dazu, um ihre Vorwärtsbewegung am DNA-Molekül zu ermöglichen.

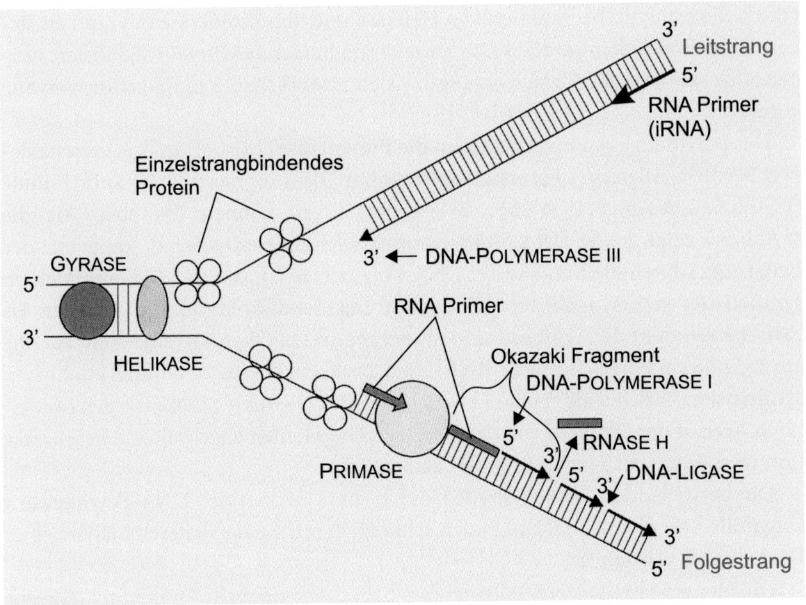

Abb. 5.5 Reduplikation der DNA. Kontinuierliche Synthese im Leitstrang und diskontinuierliche Synthese über Okazaki-Fragmente im Folgestrang. Die Okazaki-Fragmente bestehen aus Initiations-RNA und einem DNA-Teil. Sie werden zwischen RNA und DNA gespalten. Die zwischen den DNA-Resten entstehenden Lücken werden durch die DNA Polymerase I aufgefüllt und die DNA-Fragmente zum Folgestrang verbunden.

Helikasen sind nicht nur bei der Replikation sondern auch bei der Rekombination, Reparatur oder Transkription der DNA beteiligt, denn auch hierbei müssen DNA-Stränge getrennt werden. Die sich entspiralisierende Ausgangs-DNA rotiert an der Replikationsgabel mit einer Geschwindigkeit von ca. 100 Umdrehungen pro Sekunde.

Damit bestünde die Gefahr, dass sich die beiden DNA-Stränge vor der Replikationsgabel vollständig verknäueln würden, wenn es nicht Topoisomerasen gäbe, die eine Relaxation durch vorübergehende Unterbrechung und Neuverknüpfung der DNA-Stränge herbeiführten. Bei Bakterien wirkt hierbei die Sonderform einer Topoisomerase II, die als **Gyrase** bezeichnet wird (Abb. 5.5). Zum Spannungsabbau muss sich nun nicht das gesamte Chromosom, sondern nur ein kurzer DNA-Abschnitt vor der Replikationsgabel drehen. Hinter der Replikationsgabel muss die Spiralisierung wieder erzeugt werden. Das geschieht durch die Topoisomerase I.

Praxisbeispiel

Topoisomerasen sind wichtige Zielstrukturen für Arzneimittel. Bakterielle Topoisomerasen werden durch bestimmte Antibiotika gehemmt (Gyrasehemmer). Menschliche Topoisomerasen können durch bestimmte Zytostatika (Arzneimittel, die die Teilung von Zellen anhalten und bei Krebs eingesetzt werden) gehemmt werden. Andere Zytostatika (Interkalantien) lagern sich in die DNA-Stränge ein und beeinträchtigen so Replikation und Transkription.

Durch die katalytische Funktion von Helikase und Topoisomerase (Gyrase) entstehen DNA-Einzelstränge, die durch einzelstrangbindendes Protein stabilisiert werden. Erst dann ist die Voraussetzung für den eigentlichen Reduplikationsvorgang gegeben.

Die DNA-Synthese verläuft immer von 5' nach 3'.

Das polymerisierende Enzym (also die **Polymerase**) existiert in drei verschiedenen Formen. Allen drei Formen ist gemeinsam, dass sie nur vom 5'- zum 3'-Ende (○ Abb. 5.3, ○ Abb. 5.4, ○ Abb. 5.5) polymerisieren können. Da aber, wie die ○ Abb. 5.5 zeigt, beide DNA-Stränge antiparallel angeordnet sind, kann nur der **Leitstrang** (durch die Katalyse der DNA-Polymerase III, ○ Abb. 5.5) kontinuierlich synthetisiert werden, nicht aber der **Folgestrang**, der diskontinuierlich entsteht. Als Zwischenprodukt der Synthese am Folgestrang treten Okazaki-Fragmente auf, die am 5'-Ende ein kurzes **Initiator-RNA-Stück** besitzen. Dieses wird durch ein Enzym synthetisiert, welches als Primase bezeichnet wird. Die RNA-Stücke werden im weiteren Verlauf der Synthese von den Okazaki-Fragmenten abgespalten. Diese Reaktion wird durch das Enzym RNAseH katalysiert.

Beide Stränge der DNA werden unterschiedlich synthetisiert.

Die entstehenden Lücken werden durch die Tätigkeit der **DNA**-Polymerase I aufgefüllt, und die freien DNA-Enden schließlich mit einem weiteren Enzym, einer **DNA-Ligase** verknüpft.

Die hier erwähnten DNA-Polymerasen haben eine doppelte Funktion. Einerseits katalysieren sie die Polymerisierung von Desoxynukleotiden zu einem neuen DNA Strang, andererseits aber kontrollieren sie die Richtigkeit der komplementären Basenpaarung und ersetzen gegebenenfalls Nukleotide, die irrtümlich eingebaut wurden.

Merke

DNA-Polymerasen katalysieren nicht nur die Synthese, sie haben auch eine Kontroll- und Reparaturfunktion.

5.2 Proteinsynthese

5.2.1 Transkription und Synthese der verschiedenen RNA-Arten

Das zentrale Dogma der Molekularbiologie besagt, dass die DNA Träger der Erbinformation ist und dass die Erbinformation mit Hilfe von RNA und Protein umgesetzt wird. Dabei ist das Protein auch notwendig zur Synthese der DNA selbst. DNA kann sogar aus RNA mit Hilfe von Protein in einem als **Reverse Transkription** bezeichneten Prozess gebildet werden. Diese gegenseitigen Abhängigkeiten der Moleküle des Lebens sind in ○ Abb. 5.6 dargestellt. Sie sind Komponenten eines Zyklus. Der Sinn des Zyklus liegt darin, dass die Möglichkeit zur Synthese einzelner Komponenten mehr als einmal vorhanden ist: Geht in diesem Prozess z. B. RNA verloren oder wird durch Mutation unbrauchbar, dann kann die Synthese von RNA mit Hilfe von Protein und DNA wiederholt werden. So ein Kreisprozess sichert also wichtige Komponenten eines lebenden Systems gegenseitig ab. Diese Beobachtung führt uns auf die Erkenntnis hin, dass es nicht nur auf molekularer Ebene, sondern auf allen Ebenen des Lebens Zyklen gibt. Zyklen sind für das Leben typisch.

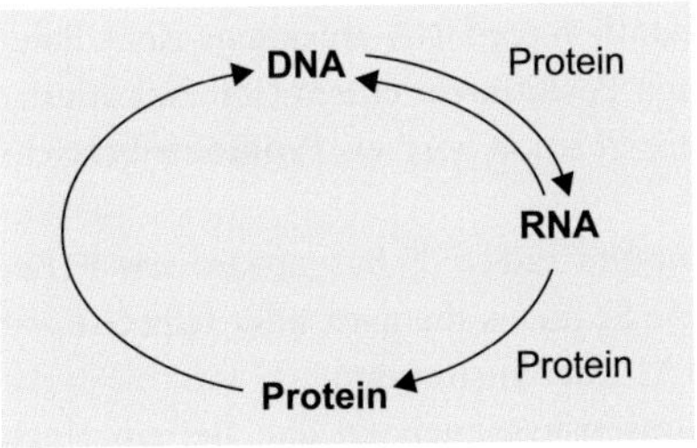

Abb. 5.6 Funktioneller Zusammenhang zwischen Nukleinsäuren (RNA, DNA) und Protein

Der Guanin-Cytosin-Gehalt des Genoms ist artspezifisch.

Die Funktion der DNA als Träger der genetischen Information besteht unter anderem darin, die Information für die Synthese spezifischer Proteine zu enthalten und von Zelle zu Zelle weiterzugeben. Proteine können aufgrund ihrer spezifischen Struktur spezifische Leistungen vollbringen, die sich in der Ausprägung eines Phäns manifestieren. Dabei enthält nur ein Teil der DNA (weniger als 2%) Sequenzen, deren Informationen in Proteine umgesetzt werden. Die anscheinend nicht codierenden Sequenzen zwischen den Genen könnten jedoch auch dazu dienen, neue genetisch fixierte Eigenschaften zu entwickeln (»Knetmasse« der Evolution).

Auffällig ist, dass es außerhalb der Protein kodierenden Gene hochkonservierte Sequenzen gibt. In der Tat werden hier RNA-Moleküle kodiert, die nicht in Proteine umgesetzt werden und die einerseits regulatorische, andererseits auch katalytische Funktionen haben (Kap. 7).

Die DNA einer Art zeichnet sich durch einen definierten Anteil an Guanin und Cytosin im Gesamtbasengehalt aus. Der Guanin- und Cytosingehalt eines Genoms kann in bestimmten Bereichen erhöht, in anderen aber erniedrigt sein. Die anscheinend nichtkodierenden Sequenzen sind also nicht strukturlos. Es kommt hinzu, dass ca. 35 % des menschlichen Genoms von Transposons durchsetzt ist (Kap. 5.5.3).

Wenn die in der Basensequenz der DNA fixierte genetische Information umgesetzt werden soll, bedarf es dazu weiterer Nukleinsäuren, die an der Synthese eines Proteins mitwirken. Diese Nukleinsäuren werden ebenfalls nach dem Prinzip der komplementären Basenpaarung an der DNA synthetisiert.

Merke

Die Nukleinsäuren, die zur Proteinsynthese notwendig sind, werden unterschieden in die messenger-RNA (mRNA), transfer-RNA (tRNA) und ribosomale RNA (rRNA). Für alle drei Arten von RNA-Molekülen gibt es eine DNA-Nukleotidsequenz, an denen sie synthetisiert werden.

Die kodierende Nukleotidsequenz der DNA kann dabei auf dem einen oder dem anderen komplementären Strang liegen. Beide DNA-Stränge enthalten also kodierende Sequenzen.

Die Synthese der RNA-Moleküle erfolgt unter Katalyse von Enzymen, welche als »DNA-abhängige RNA-Polymerasen« bezeichnet werden.

Merke

Die Bausteine, die in die RNA-Synthese eingehen, sind im Gegensatz zur DNA jedoch keine Desoxynukleotide, sondern Nukleotide, die Ribose statt Desoxyribose enthalten. Dabei wird messenger-RNA z. B. aus Adenosintriphosphat (ATP), Guanosintriphosphat (GTP), Uridintriphosphat (UTP) und Cytidintriphosphat (CTP) synthetisiert. Der Vorgang der Synthese der messenger-RNA wird als Transkription bezeichnet.

Der Transkriptionsapparat einer Zelle, namentlich die DNA-abhängige RNA-Polymerase, versammelt sich an einer bestimmten Position vor einem Gen, um mit der Transkription eines Gens zu beginnen. Diese Position wird als **Promotor** bezeichnet.

Bei Prokaryoten liegt innerhalb des Promotors und ca. 35 Basenpaare bzw. 10 Basenpaare vor dem Transkriptionsstart je eine Sequenz, die ganz oder teilweise mit der Basenreihenfolge TTGACA bzw. TATAAT übereinstimmen.

Protein/DNA Interaktionen

Diese Sequenzen stellen sogenannte **Consensussequenzen** dar. Bei einzelnen Promotoren ist eine Abweichung einzelner Basen von diesen Sequenzen möglich. Die angegebenen Nukleotidsequenzen stellen jedoch eine gemittelte Basenfolge dar, die in dieser Zusammensetzung mit höchster Wahrscheinlichkeit immer wieder bei allen Promotoren auftritt. Wenn die Transkription beginnt, bindet die DNA-abhängige-RNA-Polymerase an die TATAAT-Sequenz, die auch als **TATA**- oder **Pribnow-Box** bezeichnet wird. Genaugenommen erkennt eine Untereinheit der DNA-abhängigen RNA-Polymerase, der sogenannte **Sigma-Faktor**, die **TATA**-Box. Sie findet die Sequenz, sorgt für die Anlagerung der übrigen Untereinheiten der Polymerase und dissoziiert vor Beginn der Transkription ab.

Enhancer und Silencer, Regulatoren der Genaktivität

Die Promotorregion bei Eukaryoten hat ebenfalls typische Sequenzen, von denen eine als TATA-Box angesprochen wird. Sie liegt 25 Basen vor dem Transkriptionsstart und hat die Consensussequenz TATA. Circa 75 Basenpaare vor dem Transkriptionsstart liegt ebenfalls eine regulatorische Sequenz mit der Basenfolge GGNCAATCT, wobei N für eine beliebige Base steht. Diese zweite Sequenz heißt auch CAAT-Box. Neben der DNA-abhängigen RNA-Polymerase sind an der Bindung an die Promotorregion weitere Proteine (**Aktivatoren**, **Coaktivatoren** und **Basalfaktoren**) beteiligt. In einem funktionellen Zusammenhang mit der Promotorregion stehen Verstärker (**Enhancer**)-Sequenzen, die oberhalb oder abwärts vom Gen liegen und die Aktivität eines Promotors steigern können. Antagonistisch hierzu existieren hemmende Sequenzen, die die Transkription vermindern und im englischen Sprachgebrauch als **Silencer** bezeichnet werden.

Merke

Promotoren, Enhancer und Silencer binden Transkriptionsfaktoren (Proteine) und beeinflussen so die Transkriptionsrate aktivierend oder hemmend.

Die regulatorischen Systeme, die bei der Transkriptionskontrolle wichtig sind, bestehen also zum einen aus DNA-Sequenzen. Sie werden im englischen Sprachgebrauch als **cis-acting-elements** bezeichnet, während die DNA-bindenden Proteine andererseits als **trans-acting-elements** angesprochen werden. Bei der Transkriptionsinitiation in Eukaryoten wirken verschiedene Proteine und verschiedene DNA-Sequenzen zusammen. Sie bewirken, dass die DNA durch die Assoziation von Proteinen und DNA-Sequenzen eine ganz bestimmte Topologie an der Transkriptionsstelle bekommt. An der Ausbildung dieser Topologie können nun auch noch niedermolekulare Verbindungen wie zum Beispiel **Steroidhormone** beteiligt sein. Hieraus können wir für die Eigenschaft der beteiligten Proteine folgende Schlüsse ziehen:

Sie haben mehrere Domänen, die andere Proteine aber auch bestimmte DNA-Sequenzen oder niedermolekulare Verbindungen zu binden vermögen. Letztendlich wird dadurch die Tätigkeit der DNA-abhängigen RNA-Polymerase in Gang gesetzt.

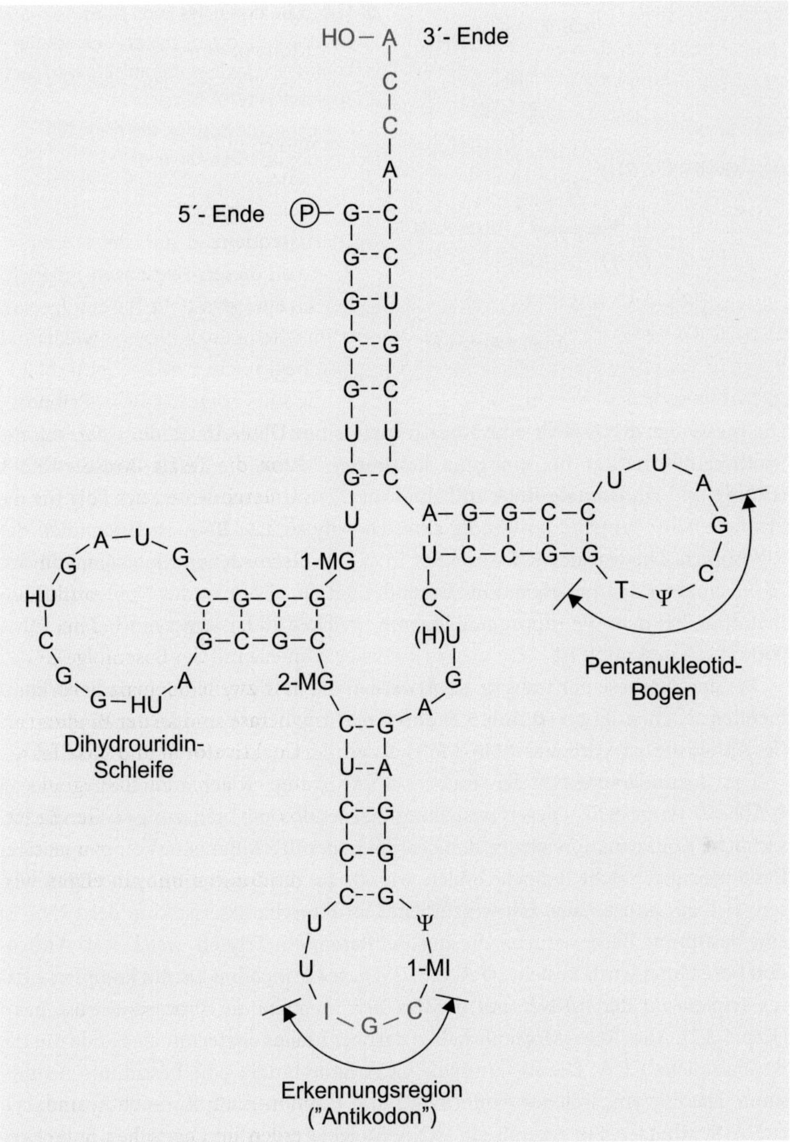

○ Abb. 5.7 Kleeblattstruktur der tRNA für die Aminosäure Alanin. Es ist nur die Nukleotidbasen-Sequenz wiedergegeben. Wasserstoffbrücken gestrichelt; seltenere Nukleotide: HU = Dihydrouridin, 1-MG = Monomethylguanin, 2-MG = Dimethylguanin, Ψ= Pseudouridin, 1-MI = Monomethylinosin. Für die Bögen links und rechts sind Dihydrouridin bzw. die Pentanukleotid-Sequenz charakteristisch (vermutlich in dieser Anordnung in allen tRNA-Molekülen).

Terminierung der Transkription

Für die Terminierung einer Transkription gibt es verschiedene Möglichkeiten. Sie kann z. B. durch eine sogenannte **Haarnadelschleife** terminiert werden. Solch eine Struktur kommt durch die Ausbildung von intramolekularen Basenpaarungen ähnlich wie bei einer tRNA (○ Abb. 5.7) zustande, weil die Basenabfolge über bestimmte Bereiche eines Einzelstranges gegenläufig und komplementär ist.

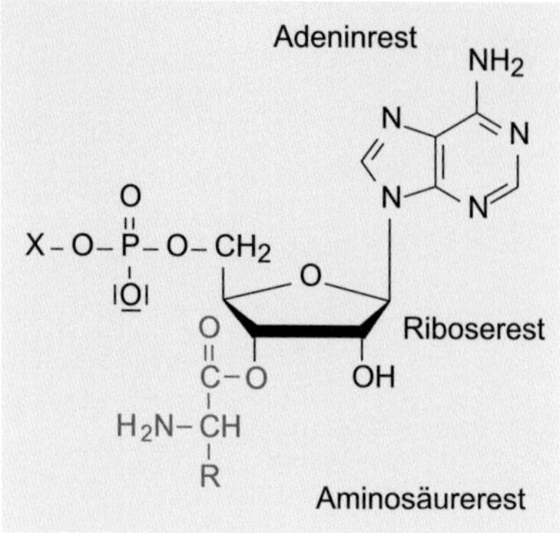

○ Abb. 5.8 Terminales Ende eines tRNA-Moleküls, das mit einer Aminosäure verknüpft ist. Das Gesamtmolekül wird auch als Aminoacyl-tRNA bezeichnet.
X bezeichnet die Position des nächsten Nukleotids im tRNA-Molekül.

Die messenger-RNA stellt eine Negativkopie eines DNA-Abschnittes dar, der die Syntheseinformation für ein ganz bestimmtes Protein enthält. **Transfer-RNA (tRNA)** und **ribosomale RNA** enthalten spezifische Strukturelemente, die für die Synthese **aller** Proteine notwendig sind. Die ribosomale RNA ist Bestandteil der Ribosomen. Die transfer-RNA existiert in ca. 50 verschiedenen Molekülen, die aus 74–95 Nukleotiden bestehen. Eine Besonderheit der tRNA ist das Nukleosid Ribothymidin, bei dem die Ribose mit Thymin, welches in der Regel nur bei der DNA vorkommt, verknüpft ist.

Bei der Synthese der transfer-RNA werden die in dieser Nukleinsäure vorkommenden seltenen Basen (○ Abb. 5.7) durch nachträgliche Veränderungen eines fertigsynthetisierten Vorläufer-RNA-Moleküls gebildet.

Struktur und Funktion der tRNA

Die Sekundärstruktur der transfer-RNA ist die **Kleeblattstruktur**, wie in ○ Abb. 5.7 dargestellt. Diese Darstellung gibt jedoch nur näherungsweise die tatsächliche Konformation wieder, denn es gibt in der tRNA Bereiche komplementärer Basenpaarung. Solche Bereiche bilden, wie wir aus der Beschreibung der DNA wissen, Helixstrukturen aus. Ein wesentliches Strukturcharakteristikum der tRNA ist eine bestimmte Basensequenz, die aus drei Basen (ein **Triplett**, welches als **Anticodon** bezeichnet wird) besteht (○ Abb. 5.7). Dieses Anticodon hat ein komplementäres Triplett auf der mRNA, mit dem es sich im Zuge der Proteinsynthese paart (Kap. 5.2.2). Alle tRNA-Moleküle haben darüber hinaus ein terminales Ende mit der Basensequenz CCA. Dieses terminale CCA-Ende bindet eine bestimmte Aminosäure. Das Enzym, welches Aminosäure und tRNA verknüpft, heißt **Aminoacyl-tRNA-Synthetase**. Sie erkennt ein tRNA-Molekül mit einem spezifischen Anticodon und verbindet das tRNA-Molekül unter ATP-Verbrauch mit einer zugehörigen Aminosäure. Das terminale Ende des tRNA-Moleküls hat dann die in ○ Abb. 5.8 angegebene Struktur.

5.2.2 Translation

Betrachtet man nun das Zusammenwirken der Nukleinsäuren bei der Proteinsynthese, so muss man die Proteinsynthese der Eubakterien von der der Eukaryoten unterscheiden. Gene der Eukaryoten bestehen häufig aus Sequenzen unterschiedlicher Funktion. Sie sind oft unterbrochen durch sogenannte **Introns**, das sind Sequenzen, deren Information im Allgemeinen nicht in Proteine umgesetzt wird. Die übrigen Sequenzen werden **Exons** genannt. Einige Autoren nennen Gene mit einer

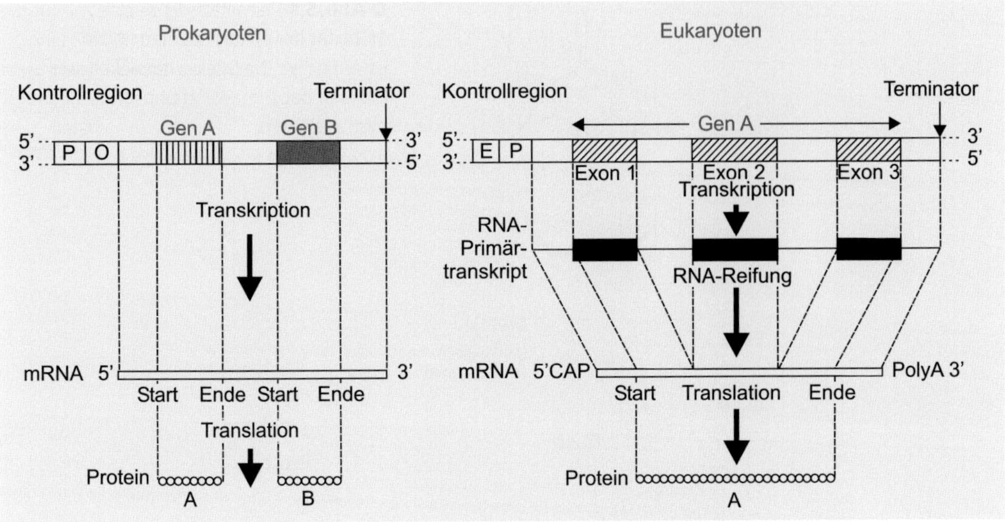

Abb. 5.9 Unterschiede in der Bildung reifer (prozessierter) messenger-RNA bei Eubakterien und Eukaryoten. Spleißen ist der Vorgang des Heraustrennens derjenigen Sequenzen der RNA, die den Introns der DNA komplementär sind. Der Spleißvorgang kommt seltener auch bei Prokaryoten vor. Die reife mRNA der Eukaryoten wird nach dem Spleißvorgang durch besondere Strukturen (5'CAP und PolyA-3') stabilisiert. P = Promotor, O = Operator, E = Enhancer

Exon-Intron-Struktur auch Mosaikgene. Dieser Ausdruck ist etwas unglücklich gewählt, weil ein Mosaik zwei Dimensionen hat, während ein Gen nur über eine eindimensionale Struktur verfügt. Gene mit einem Exon-Intron-Aufbau sollten daher als **diskontinuierliche Gene** bezeichnet werden.

Intron/Exon Struktur der Gene

Introns kommen bei **Prokaryoten** und **Eukaryoten** vor. Beispielsweise sind bei den Archaebakterien die für die tRNA und rRNA kodierenden Gene durch Introns unterbrochen. Die Transkription findet bei Eubakterien folgendermaßen statt (Abb. 5.9): Die transkribierte mRNA kann die genetische Information von einem oder mehreren funktionell zusammengehörenden Genen umfassen. Diese RNA geht direkt in die Proteinsynthese ein. Bei Genen mit Introns werden die den Introns der DNA entsprechenden Sequenzen der mRNA durch einen katalytischen Prozess herausgeschnitten und die den Exons entsprechenden Sequenzen an den Schnittstellen wieder neu verknüpft. Diesen Vorgang bezeichnet man als Spleißen. Er kommt häufig bei Eukaryoten vor, seltener bei Prokaryoten.

Definition

Die messenger-RNA-Moleküle, welche die den Introns entsprechenden Sequenzen noch enthalten, werden als **Primärtranskripte** (Prä-mRNA, auch heterogene nukleäre RNA; hnRNA) bezeichnet. Nach dem Spleißen werden die mRNA-Moleküle als **reife** oder **prozessierte mRNA** bezeichnet, die dann in die Proteinsynthese eingehen kann.

Reifung der RNA durch Spleißen

Im Allgemeinen werden Primärtranskripte nach diesem Schema prozessiert, jedoch findet bei ca. 30 % bis 35 % aller menschlichen Gene im Zuge der Proteinsynthese ein **alternatives Spleißen** statt. Dabei werden nur solche Sequenzen zu einer reifen mRNA zusammengestellt, die bestimmten Exons entsprechen, während andere

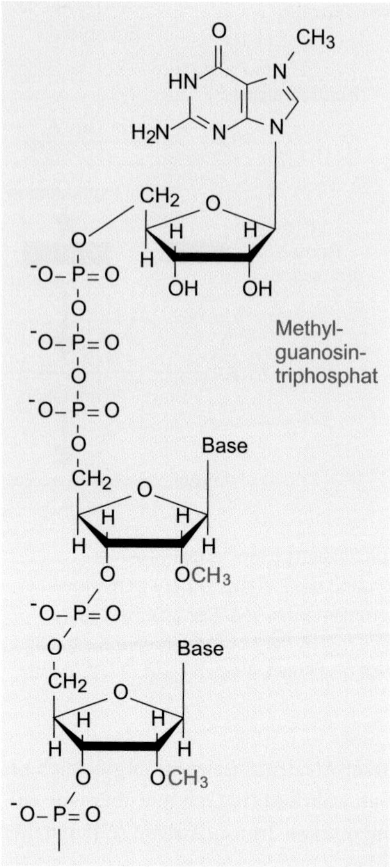

Abb. 5.10 Struktur der Kappe, die für die Stabilität der eukaryotischen mRNA essentiell ist. Die beiden benachbarten Ribosen des Guanosintriphosphates können methyliert sein.

Exons unbenutzt bleiben, jedoch bei einem anderen (alternativen) Spleißvorgang dann berücksichtigt werden. So entstehen schließlich Proteine, die aus verschiedenen Aminosäureblöcken zusammengesetzt sind. Ein Gen kann also zur Bildung von verschiedenen Protein-Isoformen Anlass geben. Solche alternativen Formen können organ- oder gewebespezifisch auftreten. Während die eine Form in einem Organ beobachtet wird, tritt die andere in einem anderen Organ auf. Diese Art der Umsetzung der genetischen Information beobachtet man bei der Bildung von Proteinen in Muskelzellen.

Ein Gen kann mehrere Proteine kodieren.

Es hat sich auch gezeigt, dass ein Gen von einem Startpunkt ausgehend in verschiedenen Längen abgelesen werden kann. Primärtranskripte unterschiedlicher Länge werden gebildet, die nach dem Herausspleißen der Introns reife mRNA-Moleküle unterschiedlicher Länge, aber mit zum Teil identischen Nukleotidsequenzen bilden. Diese mRNA-Moleküle werden dann in entsprechend unterschiedliche Proteine umgesetzt. Während mRNA-Synthese und Translation bei Prokaryoten mehr oder weniger zeitgleich ablaufen, sind beide Prozesse bei Eukaryoten zeitlich und räumlich getrennt. Aus diesem Grund und weil Nukleasen Nukleinsäuren abbauen können, muss die mRNA der Eukaryoten stabilisiert werden. Dies geschieht dadurch, dass das 5'-Ende der mRNA noch während der Transkription mit einer Kappe (engl. cap), einem methylierten Guanosintriphosphat versehen wird. Die Ribosen der beiden benachbarten Nukleotide können zusätzlich methyliert werden (Abb. 5.10). Nach

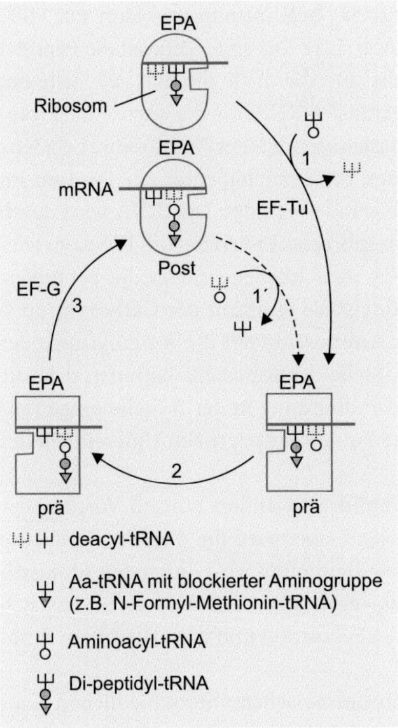

○ Abb. 5.11 Der Elongationszyklus bei der Proteinsynthese mit den drei Phasen. 1. A-Stellen-Besetzung, 2. Peptidyltransfer, 3. Translokation. Erläuterungen im Text.

dem Spleißvorgang wird die mRNA sodann am 3'-Ende mit einem Polyadeninrest versehen. Dieser Rest kann bis zu 200 Adenosinphosphatreste lang sein. Beide flankierenden Sequenzen sind für die Stabilität der mRNA wichtig. Die mRNA existiert aber trotzdem nicht unbegrenzt und muss aus regulatorischen Gründen auch wieder abgebaut werden. Der Abbau beginnt dann mit einem Abbau des Polyadeninendes.

Phasen der Translation

Bei Eukaryoten verlässt nunmehr die stabilisierte mRNA den Kern durch die **Kernpore** und geht in den Prozess der eigentlichen Proteinsynthese ein, den man auch als **Translation** bezeichnet. Die Translation lässt sich in drei Reaktionsabschnitte unterteilen, nämlich **Initiation, Elongation** und **Termination.**

Bei Prokaryoten wird ein Methioninrest in der **Initiationsphase** auf das entsprechende tRNA-Molekül übertragen (○ Abb. 5.11) und das freie Aminoende des Methionins formyliert. Die kleine Untereinheit des Ribosoms bindet das Formyl Methionin tRNA-Molekül und das **Startcodon AUG** der mRNA. Da AUG nicht nur für das **Formylmethionin** des Startvorgangs sondern auch für andere Methioninreste innerhalb des Gens kodiert, taucht die Frage auf, wie das Start-AUG-Triplett von den übrigen AUG-Tripletts, die sich innerhalb des Gens befinden, unterschieden werden kann. Diese Unterscheidung ist durch eine Sequenz gegeben, die sich 4 bis 10 Nukleotide vor dem Startcodon befindet und als **Ribosomenbindestelle** oder **Shine-Dalgarno-Sequenz** bezeichnet wird. Eine entsprechende Sequenz befindet sich vor dem Gen, welches in ○ Abb. 5.14 dargestellt ist. Sie hat für dieses Gen die Sequenz GGAGA. Diese Sequenz hat eine Komplementärsequenz auf der rRNA der Ribosomen. Die Initiationsphase wird nun abgeschlossen, wenn die große 50S-Untereinheit an den Initiationskomplex aus 30S-Untereinheit und mRNA bindet. Bei der Assoziation der Komponenten des Initiationskomplexes sind Initiationsfaktoren (Proteine) beteiligt.

Die **Elongation**, die eigentliche Proteinsynthese, beginnt nun und läuft mit Hilfe dreier Bindungsstellen am Ribosom ab (○ Abb. 5.11). Die erste Stelle ist die Peptidyl (P)-Stelle, die zweite die Akzeptor (A)-Stelle und die dritte die Exit (E)-Stelle des Ribosoms. An der P-Stelle befindet sich die transfer-RNA, die die wachsende Proteinkette trägt. An die Akzeptorstelle bindet dasjenige mit einer Aminosäure beladene tRNA-Molekül, welches ein Anticodon trägt, das komplementär zur Position im mRNA-Molekül ist, die sich an der A-Stelle gerade befindet. Die tRNA wird durch den **Elongationsfaktor EF-Tu** zum Ribosom gebracht. Er verlässt das Ribosom wieder nach der Bindung der beladenen tRNA. Anschließend findet die Peptidverknüpfung statt. Der Peptidrest in der Peptidylstelle wird mit der Carboxylgruppe der an der tRNA unmittelbar gebundenen Aminosäure auf die Aminogruppe der Aminosäure übertragen, die sich in der A-Stelle des Ribosoms befindet, d. h. die Esterbindung in der P-Stelle wird in eine Amidbindung in der A Stelle umgewandelt. Die Peptidyltransferaseaktivität ist eine Funktion der großen Untereinheit des Ribosoms.

Der um eine Aminosäure verlängerte Peptidrest wandert nun im Vorgang der Translokation von der A-Stelle in die P-Stelle. Dabei wird die mRNA relativ zum Ribosom um ein Triplett weiterbewegt. Diese Bewegung wird durch den **Elongationsfaktor G** vermittelt. Dabei wandert das »entladene« tRNA-Molekül, das sich vorher in der P-Stelle befand, nunmehr in die E-Position und dissoziiert vom Ribosom ab.

Von der RNA zum Protein

Bei der Gesamtreaktion pendelt das Ribosom zwischen unterschiedlichen Konformationen hin und her. Die Einstellung dieser Konformationen wird durch die Elongationsfaktoren EF-Tu und EF-G bewirkt, die dabei Energie in Form von GTP verbrauchen.

Bei Kettenstart hatte sich das Ribosom am Startbereich der mRNA angelagert und wandert während der Kettenverlängerung des Peptids nacheinander die Tripletts des mRNA-Stranges ab. Die Ablesung der Codons wird gestoppt, wenn die Stop-Codons UAG, UGA oder UAA, die keine Aminosäuren codieren, erreicht werden. Das Polypeptid wird dann freigesetzt. Das Ribosom zerfällt in seine Untereinheiten. Damit ist die **Termination** abgeschlossen.

Die Proteinsynthese läuft mit großer Geschwindigkeit ab. In einer Minute können an einem Ribosomen 5 000–6 000 Peptidbindungen geknüpft (○ Abb. 5.12) werden. Die Proteinsynthese verläuft in der Regel an **Polyribosomen** (**Polysomen**, Kap. 2.2.2). Hierbei passiert die mRNA mehrere der Ribosomen, an denen mit zeitlicher Versetzung jedes Ribosom ein Polypeptidmolekül synthetisiert. Ein mRNA-Molekül ist jedoch nur kurze Zeit aktiv; bei *Bacillus subtilis* sind es etwa zwei Minuten. Bei der angegebenen Geschwindigkeit können in dieser Zeit 10–20 Proteinmoleküle an einem mRNA-Molekül gebildet werden.

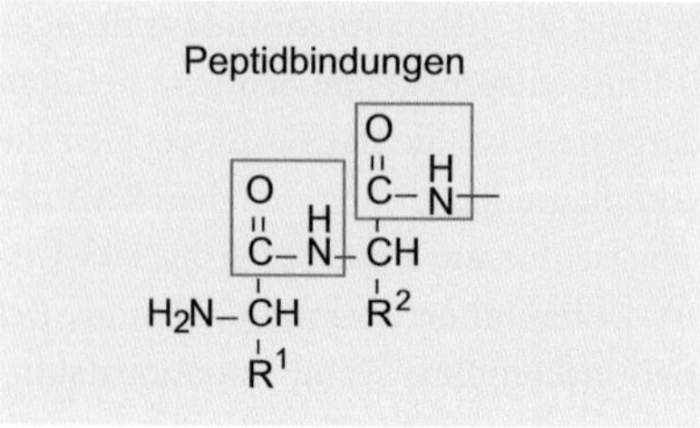

○ **Abb. 5.12** Das Ergebnis der Translation ist die Verknüpfung von Aminosäuren über Peptidbindungen.

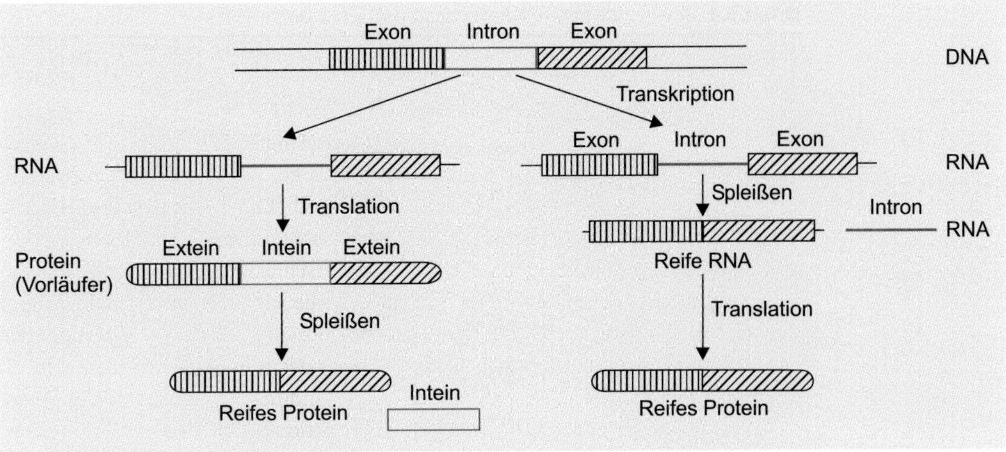

Abb. 5.13 Vergleich zwischen dem Proteinspleißen (links) und dem RNA-Spleißen (rechts). Der Spleißvorgang läuft entweder nach (links) oder vor (rechts) der Translation ab.

Wir haben oben darauf hingewiesen, dass der Vorgang des Spleißens der RNA ein wichtiger Vorgang in der Reifung der mRNA sein kann. Es ist seit einiger Zeit bekannt, dass das Spleißen nicht nur auf der Stufe der RNA sondern auch auf der Stufe der Proteine ablaufen kann. Die entsprechenden Gene haben nicht eine Exon/Intron- sondern eine Extein/Intein-Struktur. Inteine werden mit den Exteinen transkribiert und translatiert. Der Spleißvorgang ist ein autokatalytischer Prozess, der auf der Proteinebene abläuft (Abb. 5.13). Extein/Intein Strukturen sind in allen Organismenbereichen der Natur anzutreffen.

Merke

Die Begriffe Intein/Extein beziehen sich ursprünglich nur auf Abschnitte eines Proteins, werden allerdings auch manchmal auf DNA-Sequenzen bezogen, die diese Abschnitte des Proteins kodieren.

Tab. 5.1 Triplettcode der mRNA

1. Base	2. Base				3. Base
	U	**C**	**A**	**G**	
	Phe	Ser	Tyr	Cys	U
	Phe	Ser	Tyr	Cys	C
U	Leu	Ser	sc	sc	A
	Leu	Ser	sc	Trp	G
	Leu	Pro	His	Arg	U
	Leu	Pro	His	Arg	C
C	Leu	Pro	$GluNH_2$	Arg	A
	Leu	Pro	$GluNH_2$	Arg	G

Tab. 5.1 Triplettcode der mRNA (Fortsetzung)

1. Base	2. Base				3. Base
	U	**C**	**A**	**G**	
C	Ile	Thr	$AspNH_2$	Ser	U
	Ile	Thr	$AspNH_2$	Ser	C
A	Ile	Thr	Lys	Arg	A
	Met	Thr	Lys	Arg	G
	Val	Ala	Asp	Gly	U
	Val	Ala	Asp	Gly	C
G	Val	Ala	Glu	Gly	A
	Val	Ala	Glu	Gly	G

5.2.3 Genetischer Code

Proteinspleißen und die Intein/Extein-Struktur

Degeneration des genetischen Codes

Der genetische Code ist hochkonserviert.

Der Ablauf der Proteinsynthese hat deutlich werden lassen, dass man einem bestimmten mRNA-Triplett (**Codon**) ein bestimmtes komplementär paarendes **Anticodon** auf der tRNA zuordnen kann, wobei eine Zugehörigkeit zwischen Anticodon, tRNA-Molekül und zu übertragender Aminosäure existiert, d. h. man kann letztendlich einem bestimmten mRNA-Triplett eine bestimmte Aminosäure zuordnen (◘ Tab. 5.1). Diese Zuordnung wird als **genetischer Code** bezeichnet. Für die Aminosäure Tryptophan (Trp) z. B. kodiert das mRNA-Triplett UGG. Für die Aminosäure Phenylalanin jedoch kodieren die Sequenzen UUU oder UUC. Für die meisten Aminosäuren kodieren mehrere der Tripletts. Diesen Sachverhalt bezeichnet man als **Degeneration** des genetischen Codes. Für die Tripletts UAG, UGA und UAA kodiert keine Aminosäure. Diese Tripletts terminieren den Transkriptionsvorgang und werden daher **Stop-Codons** genannt. Für Stopcodons gibt es keine komplementär paarenden tRNA-Moleküle.

Der genetische Code wird als universell bezeichnet. Man meint damit, dass er für alle Organismen gültig ist. Man muss jedoch beachten, dass die Universalität eingeschränkt ist. Der **mitochondriale** Code weicht – wenn auch nur geringfügig – vom **zytosolischen** Code ab. Geringfügig abweichende Triplettcodes gibt es auch z. B. bei Mykoplasmen und Ciliaten sowie bei verschiedenen anderen Organismengruppen. Trotz dieser Abweichungen ist der genetische Code insgesamt in der Natur von großer Einheitlichkeit. Man kann sich auch vorstellen, warum das so ist: Eine Mutation in nur einer Aminosäurekodierung würde in einer Zelle zu einer Vielzahl von veränderten Proteinen führen. Mit großer Sicherheit wäre so eine Zelle nicht lebensfähig. Der genetische Code ist daher trotz einer mehrere Milliarden Jahre dauernden Evolution hoch konserviert. In einer Natur, in der Variation und Variabilität zum Lebensprinzip gehören, ist der genetische Code also mit geringfügigen Ausnahmen ein Element der Konstanz.

Triplettraster, Gen- und Genomstruktur 5.2.4

Aus obigen Kapiteln geht auch hervor, dass der genetische Code ein sogenannter Triplettcode ist, bei dem die Informationseinheit das Triplett darstellt. Nukleotidsequenzen der mRNA und DNA sind daher auch einteilbar in ein Triplettraster. Man spricht auch von einem Rastercode, bei dem ein Überspringen nur einer einzigen Base beim Transkriptionsvorgang zu einer Rasterverschiebung und damit zu einem grundlegend geänderten Informationsgehalt der mRNA führt.

Ein Triplett umfasst drei Basen (oder drei Nukleotidreste).

In ○ Abb. 5.14 ist das Triplettraster eines Gens dargestellt, das für ein wichtiges Enzym des Sekundärstoffwechsels kodiert, die **Aminohydroxybenzoatsynthase** (○ Abb. 5.15). Dieses Enzym ist an der Synthese der **Rifamycine** in bestimmten Bakterien (*Amycolatopsis mediterranei*) beteiligt. Rifamycine spielen in der antibakteriellen Therapie von Tuberkulose eine große Rolle. Die **Aminohydroxybenzoesäure** (AHBA) entsteht unter Katalyse der AHBA-Synthase aus der **Aminodesoxydehydroshikimisäure** (ADHS) und wird von dem Bakterium in einer Vielzahl von Schritten zum Rifamycin umgesetzt (○ Abb. 5.15). In der Regel sind für jeden einzelnen Schritt ein Gen (insgesamt ca. 48) und ein Enzym notwendig.

Funktionelle Gensequenzen

Wie man aus ○ Abb. 5.14 ersieht, ist von den beiden DNA-Strängen des Gens nur ein Strang dargestellt. Übereinkunftsgemäß handelt es sich hierbei nicht um die codogene Sequenz sondern um deren Komplementärsequenz. Der Grund, warum man diese und nicht die codogene Sequenz angibt, liegt darin, dass die angegebene Sequenz der mRNA entspricht, die bei der Transkription gebildet wird. Diese ist ja der codogenen Sequenz komplementär. Wie wir aus den Ausführungen in den vorhergehenden Kapiteln entnehmen, ist in der mRNA allerdings Thymin (der DNA) durch Uracil (in der mRNA) ersetzt. Das Startcodon des Gens ist ATG. In der mRNA würden wir daher AUG finden. Schauen wir nun in die ◘ Tab. 5.1 mit dem Triplettcode der mRNA, dann sehen wir, dass Methionin durch AUG kodiert ist und dass das Gen wie zu erwarten mit Methionin beginnt. (Der Formylrest des *N*-Formylmethionins oder das gesamte *N*-Formylmethionin, das ursprünglich in die Translationsinitiation eingeht, wird später abgespalten).

Das Molekulargewicht von Proteinen ist aus der Gensequenz ableitbar.

Das in ○ Abb. 5.14 dargestellte Gesamtgen der Aminohydroxybenzoatsynthase umfasst inklusive des Stopp- und Startcodons 1167 Basen (Nukleotide). Diese sind im Triplettraster dargestellt, und jedem Triplett kann eine Aminosäure zugeordnet werden. Diese ist in Kurzschrift (Dreibuchstabencode) unter den Tripletts vermerkt (◘ Tab. 5.1). D. h. aufgrund des genetischen Codes sind alle Aminosäuren des Enzyms bekannt. Daher kann die **Molekülmasse** des kodierten Enzyms (Aminohydroxybenzoatsynthase) berechnet werden. Es beträgt 42 281,32 Dalton. Damit kodiert das Gen für ein Enzym mittlerer Größe. Es umfasst insgesamt 388 Aminosäuren (1167 Basen minus drei Basen für ein Stopcodon, geteilt durch drei, ergibt 388 Aminosäuren).

Den Basensequenzen vor dem ATG Startcodon können natürlich keine Aminosäuren zugeordnet werden. Trotzdem enthalten sie eine funktionelle Sequenz, nämlich die **Shine-Dalgarno**-Sequenz, die für die Ribosomenbindung wichtig ist (Kap. 5.2.2). Diese Sequenz ist reich an Purinen und hat in diesem Falle die Basenreihenfolge GGAGA. Sie ist in der ○ Abb. 5.14 fett gedruckt und mit einem Kasten versehen.

In der Darstellung ist ein Lysinrest mit der Position 188 durch ein Rechteck (grün) hervorgehoben. Dieser Lysinrest ist mit seiner ε-Aminogruppe an der Kata-

```
                                         GA ACC CCA GCG GAG ATT CGG AGA ACC

    ATG AAC GCG CGA AAG GCA CCG GAA TTC CCT GCG TGG CCG CAG TAC GAC GAC GCC GAG CGG
  1 Met Asn Ala Arg Lys Ala Pro Glu Phe Pro Ala Trp Pro Gln Tyr Asp Asp Ala Glu Arg

    AAC GGC TTG GTC CGC GCG CTC GAA CAG GGT CAG TGG TGG CGC ATG GGC GGG GAC GAG GTG
 21 Asn Gly Leu Val Arg Ala Leu Glu Gln Gly Gln Trp Trp Arg Met Gly Gly Asp Glu Val

    AAC TCC TTC GAG CGC GAG TTC GCC GCC CAC CAC GGC GCC GCG CAC GCG CTG GCG GTC ACC
 41 Asn Ser Phe Glu Arg Glu Phe Ala Ala His His Gly Ala Ala His Ala Leu Ala Val Thr

    AAC GGC ACG CAC GCG CTG GAA CTC GCC CTG CAG GTC ATG GGC GTC GGC CCG GGC ACC GAG
 61 Asn Gly Thr His Ala Leu Glu Leu Ala Leu Gln Val Met Gly Val Gly Pro Gly Thr Glu

    GTC ATC GTG CCG GCC TTC ACC TTC ATC TCC TCG TCC CAG GCG GCC CAG CGG CTC GGC GCG
 81 Val Ile Val Pro Ala Phe Thr Phe Ile Ser Ser Ser Gln Ala Ala Gln Arg Leu Gly Ala

    GTC ACC GTC CCG GTC GAC GTC GAC GCG GCC ACC TAC AAC CTC GAC CCG GAG GCC GTC GCG
101 Val Thr Val Pro Val Asp Val Asp Ala Ala Thr Tyr Asn Leu Asp Pro Glu Ala Val Ala

    GCC GCC GTC ACC CCG CGC ACC AAG GTG ATC ATG CCG GTG CAC ATG GCC GGG CTG ATG GCC
121 Ala Ala Val Thr Pro Arg Thr Lys Val Ile Met Pro Val His Met Ala Gly Leu Met Ala

    GAC ATG GAC GCG CTG GCG AAG ATC TCC GCC GAC ACG GGC GTC CCG CTG CTG CAG GAC GCC
141 Asp Met Asp Ala Leu Ala Lys Ile Ser Ala Asp Thr Gly Val Pro Leu Leu Gln Asp Ala

    GCG CAC GCG CAC GGC GCC CGC TGG CAG GGC AAG CGC GTC GGC GAG CTG GAC AGC ATC GCC
161 Ala His Ala His Gly Ala Arg Trp Gln Gly Lys Arg Val Gly Glu Leu Asp Ser Ile Ala

    ACG TTC AGC TTC CAG AAC GGC AAG CTG ATG ACG GCG GGC GAG GGC GGC GCG GTC GTC TTC
181 Thr Phe Ser Phe Gln Asn Gly Lys Leu Met Thr Ala Gly Glu Gly Gly Ala Val Val Phe

    CCC GAC GGC GAG ACC GAA AAG TAC GAG ACC GCC TTC CTC CGG CAC AGC TGC GGC CGT CCC
201 Pro Asp Gly Glu Thr Glu Lys Tyr Glu Thr Ala Phe Leu Arg His Ser Cys Gly Arg Pro

    CGC GAC GAC CGC CGC TAC TTC CAC AAG ATC GCC GGC TCG AAC ATG CGG CTC AAC GAG TTC
221 Arg Asp Asp Arg Arg Tyr Phe His Lys Ile Ala Gly Ser Asn Met Arg Leu Asn Glu Phe

    TCC GCG TCC GTG CTG CGC GCG CAG CTG GCC CGC CTC GAC GAG CAG ATC GCC GTG CGC GAC
241 Ser Ala Ser Val Leu Arg Ala Gln Leu Ala Arg Leu Asp Glu Gln Ile Ala Val Arg Asp

    GAG CCG TGG ACC CTG CTG TCC CGG CTG CTC GGC GCG ATC GAC GGC GTC GTG CCC CAG GGC
261 Glu Pro Trp Thr Leu Leu Ser Arg Leu Leu Gly Ala Ile Asp Gly Val Val Pro Gln Gly

    GGC GAC GTG CGC GCC GAC CGC AAC TCC CAC TAC ATG GCC ATG TTC CGC ATC CCC GGG CTC
281 Gly Asp Val Arg Ala Asp Arg Asn Ser His Tyr Met Ala Met Phe Arg Ile Pro Gly Leu

    ACC GAG GAA CGG CGC AAC GCC CTG GTC GAC CGG CTC GTC GAG GCC GGC CTG CCC GCC TTC
301 Thr Glu Glu Arg Arg Asn Ala Leu Val Asp Arg Leu Val Glu Ala Gly Leu Pro Ala Phe

    GCC GCG TTC CGC GCG ATC TAC CGC ACC GAC GCC TTC TGG GAG CTC GGC GCC CCC GAC GAG
321 Ala Ala Phe Arg Ala Ile Tyr Arg Thr Asp Ala Phe Trp Glu Leu Gly Ala Pro Asp Glu

    AGC GTG GAC GCG ATC GCC CGG CGC TGC CCG AAC ACG GAC GCG ATC AGC AGC GAC TGC GTC
341 Ser Val Asp Ala Ile Ala Arg Arg Cys Pro Asn Thr Asp Ala Ile Ser Ser Asp Cys Val

    TGG CTG CAC CAC CGG GTC CTG CTG GCC GGC GAG CCG GAG CTG CAC GCG ACC GCC GAA ATC
361 Trp Leu His His Arg Val Leu Leu Ala Gly Glu Pro Glu Leu His Ala Thr Ala Glu Ile

    ATC GCC GAC GCC GTG GGC CGG GCA TGA
381 Ile Ala Asp Ala Val Gly Arg Ala ---
```

○ Abb. 5.14 Darstellung des Aminohydroxybenzoatsynthase-Gens aus *Amycolatopsis mediterranei*. Triplettraster und zugehörige Aminosäuredarstellung. Die Basen der Ribosomenbindestelle sind mit einem Kasten versehen. Start- und Stopcodon sind unterstrichen. Die Aminosäure Lysin (Lys; grün) liegt im aktiven Zentrum des kodierten Gens und ist ebenfalls mit einem Kasten versehen. Weitere Erläuterungen befinden sich im Text.

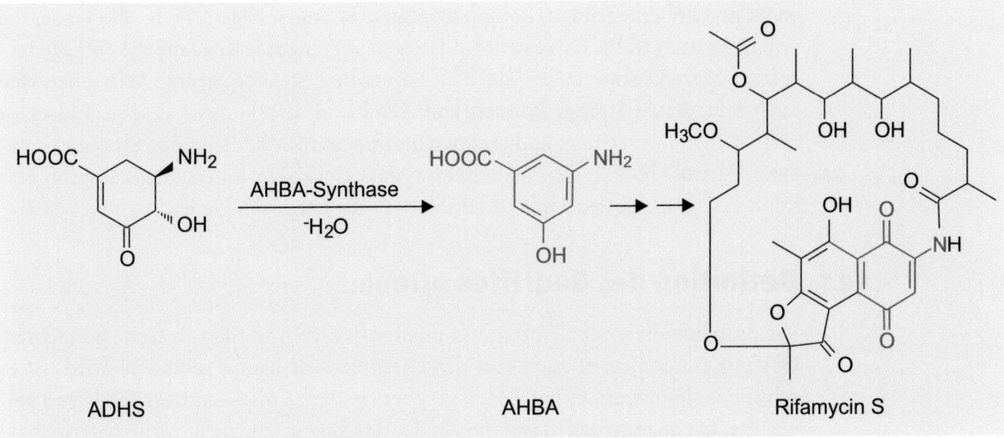

Abb. 5.15 Bildung des Antibiotikums Rifamycin aus Aminodehydroxydehydroshikimisäure (ADHS) und Aminohydroxybenzoesäure (AHBA) unter Beteiligung des Enzyms Aminohydroxybenzoesäuresynthase (AHBA-Synthase).

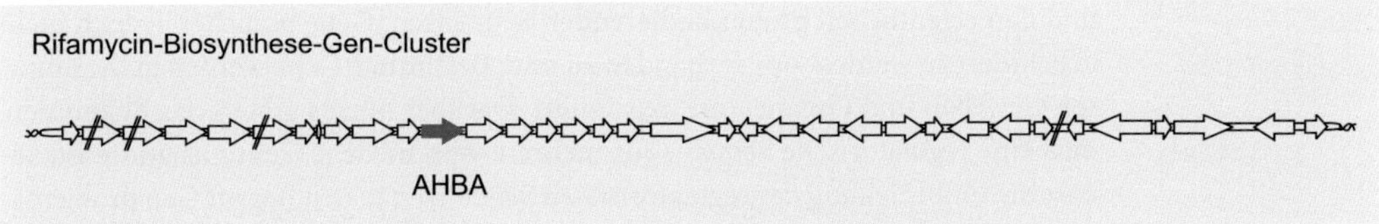

Abb. 5.16 Schematische Darstellung des Rifamycin-Biosynthese-Genclusters in *Amycolatopsis mediterranei*, das für die Rifamycinbildung verantwortlich ist. Die Pfeile stehen jeweils für ein Gen. Die Pfeilspitze deutet das 3'-Ende des Gens an. Das AHBA-Synthase-Gen ist grün dargestellt.

lyse der AHBA-Synthase-Reaktion unmittelbar beteiligt. Dieser Lysinrest liegt also im katalytischen Zentrum des Enzyms.

Wenn wir die Gene betrachten, die sich auf dem Chromosom links und rechts von dem Aminohydroxybenzoatsynthase-Gen (AHBA) befinden, kommen wir zu dem in Abb. 5.16 dargestellten Bild. Die Gene sind zusammengruppiert und bilden ein sogenanntes **Cluster**. Das ist eine Gruppierung von Genen, die auf dem Chromosom benachbart sind und eine funktionelle Einheit bilden. Sie sind sehr wahrscheinlich alle an der Bildung des Rifamycins beteiligt. Besonders bei Bakterien findet man solche Cluster. Nicht alle Gene, die in einem funktionellen Zusammenhang stehen, bilden jedoch Cluster. Die Gene der Vitamin-B_6-Biosynthese in dem Bakterium *Escherichia coli* z. B. sind über das gesamte Chromosom verstreut.

Auffällig an der Darstellung des Rifamycinclusters ist auch, dass die Gene pfeilförmig angedeutet sind. Gene haben eine Richtung, da sie immer von 5' nach 3' synthetisiert werden und daher ein 5'- und ein 3'-Ende haben. Diese Richtung wird durch die Pfeilspitze (= 3'-Ende des Gens) angegeben. Wir sehen auch, dass Gene in beiden Richtungen im Genom angeordnet sind (also von links nach rechts und umgekehrt).

Beide Stränge können kodierend sein.

Da aber jedes Gen eine 5' nach 3' Syntheserichtung hat, können Gene, die in unterschiedlicher Richtung auf der DNA-Doppelhelix platziert sind, auch nur auf jeweils gegenüberliegenden, komplementären Strängen liegen. D. h. alle Gene, die von links nach rechts dargestellt sind, liegen auf einem Strang, alle die entgegengesetzt dargestellt sind, liegen auf dem gegenüberliegenden Strang. Wir sehen also auch hier: Beide Stränge können kodierend und nichtkodierend sein, und es ist nicht sinnvoll, von einem kodierenden und einem nichtkodierenden Strang zu sprechen. Aus ○ Abb. 5.16 geht auch hervor, dass Gene sehr unterschiedlich groß sein können. Die Länge der Pfeile ist ein Maß für die Länge der Gene.

5.2.5 Definition des Begriffes »Gen«

Die proteinkodierenden Funktionseinheiten der DNA werden als **Gene** bezeichnet. Obwohl dieser Begriff auch von der Öffentlichkeit häufig gebraucht wird, ist er schwer zu definieren. Es hat Zeiten gegeben, in denen man den Begriff **Cistron** verwandte, um anzudeuten, dass eine Nukleotidsequenz eine nicht mehr unterteilbare für ein Merkmal verantwortliche Funktionseinheit bildet. Heute benutzt man beide Begriffe (Gen und Cistron) häufig synonym.

Es gibt Autoren, die die regulatorischen Sequenzen, die vor einem Gen liegen, in die Definition mit einbeziehen. Demnach bestünde ein Gen aus regulatorischen und den eigentlichen proteinkodierenden Sequenzen. Gene brauchen jedoch nicht exprimiert zu werden, um vorhanden zu sein. Bestimmte Gene werden in bestimmten Geweben und Organen nie exprimiert. Darüber hinaus gibt es das Phänomen, dass eine regulatorische Sequenz für mehrere verschiedene Gene zuständig ist, sodass die Einbeziehung der regulatorischen Sequenzen in den Begriff Gen problematisch ist.

Eine weitere Definitionsschwierigkeit ergibt sich daraus, dass Gene häufig aus Exons (kodierenden Abschnitten) und Introns (nicht kodierenden Abschnitten) bestehen. Sollen also die Introns in den Genbegriff einbezogen werden, obwohl sie nichtkodierend sind? Es mag daher vorteilhaft sein, ein Gen als die Nukleotidsequenz zu definieren, die die Reihenfolge von Nukleotiden einer bestimmten RNA oder die Reihenfolge von Aminosäuren eines bestimmten Proteins repräsentiert. Da unterschiedliche Ablesung und unterschiedliches Spleißen zu verschiedenen **Isoformen** eines Proteins führen können (Kap. 5.2.2), sollte man eine Gesamtnukleotidsequenz, die zu Isoformen führt, ebenfalls als ein Gen bezeichnen.

5.2.6 Wirkung von Antibiotika und Antimetaboliten auf die Proteinsynthese

DNA, Zielstruktur für Medikamente

Die Möglichkeit, die Proteinsynthese im Rahmen therapeutischer Bemühungen zu hemmen, wird bei der Anwendung verschiedener **Antimetabolite** und **Antibiotika** genutzt. Antimetabolite sind Verbindungen, die einem natürlichen Metaboliten strukturell so ähnlich sind, dass sie seinen Platz an einem metabolisierenden Enzym besetzen können. Sie können dann das Enzym hemmen oder werden in Verbindungen eingebaut, die daraufhin evtl. funktionsgestört sind. Antimetabolite sind z. B. l-**Azaserin** (ein Strukturanalogon des l-Glutamins), das die Pyrimidinbiosynthese hemmt.

Praxisbeispiel

5-Iod-2-desoxyuridin ist ein Strukturanalogon des Desoxythymidins. 5-Iod-2-desoxyuridin wird in die DNA eingebaut und führt zu fehlerhafter, funktionsgestörter DNA. Es wird als antivirales Therapeutikum bei Herpes cornea angewendet. 5-Iod-2-desoxyuridin ist ein nichtselektives Arzneimittel. Nicht nur die virale, sondern die DNA-Synthese allgemein wird beeinträchtigt.

Bleomycine und **Anthracycline** hemmen die DNA-Replikation, während **Rifamycin** die DNA-abhängige-RNA-Polymerase der Bakterien, nicht aber die der Säugetiere hemmt. Rifamycin ist also ein **Transkriptionshemmer**, während Chloramphenicol ein **Translationshemmer** ist. Chloramphenicol bindet an die 50S-Ribosomenuntereinheit (◘ Tab. 20.3).

5.3 Nichtribosomale Peptidsynthese

Bestimmte Bakterienstämme bilden **Peptidantibiotika.** Diese bestehen in der Regel aus bis zu 15 Aminosäureresten, die ein zyklisches Peptid bilden. Ein Beispiel ist das **Gramicidin S** (○ Abb. 5.17). Es wird von dem Bakterium *Bacillus brevis* synthetisiert. Das Gramicidin S besteht aus zwei fast identischen Aminosäuresequenzen, die unter anderem D-**Phenylalanin** und d-**Leucin** enthalten. Die Art, wie diese Peptide gebildet werden, weicht gänzlich vom ribosomalen Mechanismus der Proteinsynthese ab (Kap. 5.2.1 und Kap. 5.2.2).

Die Bildung des Gramicidin S beginnt gemäß der Gleichung in ○ Abb. 5.17 mit der Aktivierung einer Aminosäure in Gegenwart von ATP.

Alternative Peptidbildung

Das Ergebnis der Reaktion ist ein sogenanntes **Adenylat.** Es wird auch **Aminoacyl-AMP** genannt. In ihm ist der Aminosäurerest über die Carboxylgruppe mit der Phosphorsäuregruppe des Adenosinmonophosphates verbunden. Die Bindung

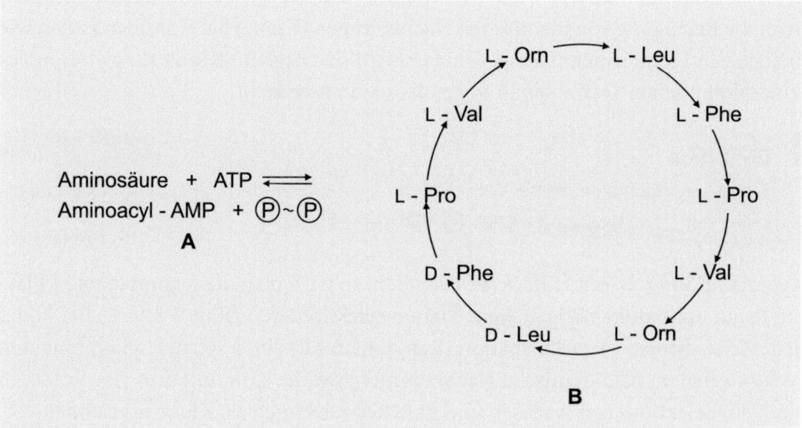

○ **Abb. 5.17 A** Aktivierung von Aminosäuren zu Aminoacyladenosinmonophosphat (Aminoacyl-AMP) bei der nichtribosomalen Peptidsynthese. Auf diesem Weg wird unter anderem Gramicidin S (**B**) gebildet. Die Pfeile geben die Richtung der Verknüpfung der Aminosäuren vom Carboxy- zum Aminorest wieder.

stellt ein **Säureanhydrid** dar, ist labil und energiereich. Aus dieser Verbindung wird der Aminosäurerest auf die Sulfhydrylgruppe eines Multienzymkomplexes übertragen, der die Peptidsynthese katalysiert. Dabei wird aus dem Säureanhydrid ein **Thioester** gebildet, der ebenfalls energiereich ist und von dem aus das C-Atom im Thioester auf die Aminogruppe einer am Multienzymkomplex ebenfalls gebundenen benachbarten Aminosäure übertragen wird, sodass eine neue Peptidbindung entsteht. Dieser Prozess wiederholt sich so oft, wie Aminosäure verknüpft werden müssen.

Die Bildung des Gramicidin S erfolgt an zwei Enzymsystemen, die aus jeweils mehreren Untereinheiten bestehen, wobei jede Untereinheit eine bestimmte Aminosäure bindet. Diese Art der Peptidsynthese ist verglichen mit der ribosomalen Peptid(Protein)synthese unökonomisch, weil pro Aminosäure eine ganze Proteinuntereinheit notwendig ist.

Merke

Die Aktivierung einer Carboxylgruppe kann in Form eines **Säurehydrids** oder in Form eines **Thioesters** erfolgen. Beide sind energiereich und ineinander umwandelbar. Hierin liegt ein allgemeines Prinzip im Primär- wie im Sekundärstoffwechsel, dass man z. B. auch bei der Glykolyse, dem Zitronensäurezyklus oder der Ligninbiosynthese findet.

5.4 Grundlagen der Molekularbiologie

5.4.1 Techniken

Überexpression heißt verstärkte Genablesung und verstärkte Proteinsynthese.

Das grundlegende Ziel molekularbiologischer (gentechnologischer) Arbeiten ist, Gene zu isolieren, ihre Sequenz zu bestimmen, ihnen eine Funktion zuzuordnen und Gene in anderen Organismen zu exprimieren. Solche Organismen werden als **rekombinant** bezeichnet. Ein Begriff, der im Zusammenhang mit molekularbiologischen Methoden immer wieder verwendet wird, ist »Klonen«. Darunter versteht man die Erzeugung von identischen Nachkommen (Klone) bei einzelnen Zellen wie bei ganzen Organismen. Demgegenüber wird der Begriff »**Klonierung**« bei molekularbiologischen Techniken in folgendem Sinn gebraucht:

Definition

Klonierung (Klonieren) ist die Vervielfältigung einer (Fremd)DNA-Sequenz in lebenden Zellen mittels rekombinanter DNA-Technik (Gentechnik).

Geschieht dies z. B. mit Hilfe von Plasmiden, so wird man die rekombinanten Plasmide auf antibiotikahaltigen Agar-Platten selektionieren (Kap. 5.4.2). Dabei bildet jede Zelle, die nach Transformation (Kap. 4.4.1, 5.4.2) einen solchen rekombinanten Vektor erhalten hat, identische Nachkommen, welche dann in Form von Kolonien auf dem Selektionsagar wachsen und üblicherweise auch als **Klone** bezeichnet werden. Im Gegensatz dazu stellt der reine in vitro-Prozess einer Vervielfältigung von DNA mittels Polymerase-Kettenreaktion (PCR) (◘ Abb. 5.22) keine Klonierung dar, wobei aber wiederum ein mittels PCR amplifiziertes DNA-Fragment durchaus mit Hilfe von Bakterien weiter vermehrt, also kloniert werden kann. Dabei besteht das

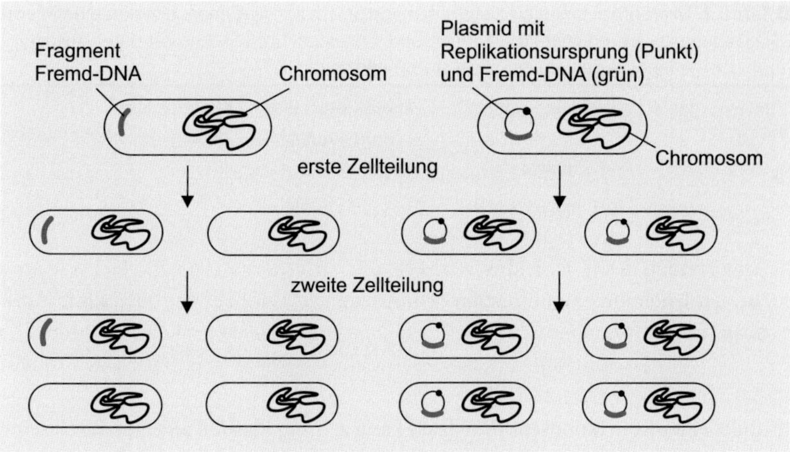

Abb. 5.18 Fremd-DNA kann bei der Herstellung einer rekombinanten Zelle als Bestandteil eines Plasmids vermehrt werden (rechts). Fremd-DNA, die in der Zelle frei vorliegt (links) wird, wenn sie nicht zufällig in das Chromosom integriert wird, entweder abgebaut oder bei Zellteilungen verdünnt und geht schließlich verloren.

Ziel häufig in einer Überexpression. Dazu stattet man das in eine Fremdzelle eingeführte Gen mit einem Promotor aus, der den Transkriptionsapparat besonders fest bindet und für eine hohe Aktivität des Transkriptionsapparates sorgt. Solche Promotoren sind häufig viralen Ursprungs. Zellen mit einem überexprimierten Gen können das entsprechende Protein in großer Konzentration enthalten. Die Menge eines Proteins kann 20 bis 30 % des Proteingesamtgehaltes einer Zelle betragen. Solche Systeme eignen sich hervorragend dazu, Proteine in großer Menge zu gewinnen. Durch Veränderung der Nukleotidsequenz des betreffenden Gens kann man auch gezielt Proteine willkürlich festgelegter Aminosäuresequenz herstellen. Dieser experimentelle Ansatz führt in ein besonderes Feld der Gentechnologie, das **Proteindesign**.

Plasmide sind Vehikel der Genvermehrung.

Für die Ausführung solcher Zielsetzungen bedarf es besonderer Werkzeuge. Wenn man Fremd-DNA in eine Wirtszelle einbringt, muss man damit rechnen, dass diese entweder von Nukleasen abgebaut wird oder aber bei den Teilungen einer Zelle »herausverdünnt« wird (Abb. 5.18). Während chromosomale und plastidäre DNA selbstständig repliziert, wird DNA, die nicht über einen Replikationsursprung verfügt, nicht vermehrt. Es ist daher allgemeine Praxis, dass Fremd-DNA, die in eine Wirtszelle eingeschleust werden soll, zuvor in ein Plasmid eingefügt (ligiert) wird. Plasmide haben einen **Replikationsursprung**, eine Sequenz, von der aus das Plasmid vermehrt wird. Mit dem Plasmid wird dann das Fremdgen ebenfalls repliziert und von Zelle zu Zelle weitergegeben. Wenn das Gen in ein Plasmid ligiert werden soll, bedarf es dazu besonderer Enzyme, der **DNA-Ligase** und der **Restriktionsendonukleasen**. Letztere werden auch als Restriktionsenzyme bezeichnet. Sie gehören zur Enzymklasse der Hydrolasen.

DNA als Substrat von Enzymen

Es gibt zwei Typen von Restriktionsenzymen, nämlich solche, die eine bestimmte Sequenz erkennen und an benachbarter Stelle eine Phosphodiesterbindung in der DNA spalten oder Restriktionsenzyme, die die Erkennungssequenz selbst spalten. Diese zweite Kategorie von Enzymen (Tab. 5.2) hat für die Molekularbiologie besonders große Bedeutung.

Tab. 5.2 Mikroorganismen als Lieferanten von Restriktionsenzymen, die genau definierte DNA-Sequenzen reproduzierbar erkennen und schneiden. Eco RI schneidet unter Ausbildung überhängender Sequenzen, HpaI stumpfendig

Mikroorganismus	Abkürzung des Restriktionsezyms	Erkennungs- und Schnittsequenz der DNA	Spaltprodukte	
Escherichia coli	Eco RI	G A A T T C	G	A A T T C
		C T T A A G	C T T A A	G
Haemophilus parainfluenzae	HpaI	G T T A A C	G T T	A A C
		C A A T T G	C A A	T T G

Verknüpfen von DNA Molekülen

Mithilfe einer Restriktionsendonuklease kann z. B. ein Plasmid an einer durch seine Sequenz genau definierten Stelle aufgeschnitten werden. Da das Plasmid nun nicht mehr zirkulär sondern linear ist, spricht man auch von Linearisierung. Wenn man eine DNA-Sequenz in das Plasmid einfügen will, müssen die Schnittenden des linearisierten Plasmids und des einzufügenden Gens kompatibel sein. Entweder sind die Enden der zusammenzufügenden Sequenzen **stumpf** (blunt) oder **überhängend** (sticky) (◘ Tab. 5.2). Bei letzterer Situation müssen die überhängenden Sequenzen der zusammenzuführenden DNA-Stränge komplementär sein. In jedem Fall werden die Enden mit einer **DNA-Ligase** zu einem neuen, nunmehr als »rekombinantes Plasmid« bezeichneten, DNA-Molekül verbunden. Damit man beim Ligieren von Genen möglichst flexibel ist, besitzen Plasmide häufig sogenannte **Polylinker**. Das sind Regionen, die nebeneinander besonders viele Restriktionsschnittstellen enthalten, die von unterschiedlichen Restriktionsenzymen geschnitten werden. Die dabei entstehenden DNA-Enden können unterschiedliche Sequenzen haben und können daher zur Aufnahme unterschiedlicher DNA-Sequenzen dienen.

Wenn man ein rekombinantes Plasmid in eine Zelle überführen will, gelingt das nur in sehr wenigen Fällen. Die Erfolgsquote ist im Vergleich zu den im Versuch eingesetzten Zellen und Plasmiden gering. Aus der Vielzahl von Zellen müssen also diejenigen selektiert werden, die ein Plasmid enthalten haben. Um das zu erreichen, tragen Plasmide in der Regel Gene, die der Wirtszelle der Plasmide eine Antibiotikaresistenz verleihen. In Gegenwart eines Antibiotikums können dann nur solche Zellen wachsen, die das Plasmid tragen. Alle anderen Zellen sterben ab.

In einer weiteren Verfeinerung der Methodik können Plasmide mit zwei **Antibiotikaresistenzgenen** verwendet werden. Man kann nun, wenn eines dieser Gene eine entsprechende Restriktionsschnittstelle hat, in diese die zu vermehrende Sequenz hineinligieren und dadurch das Gen inaktivieren. Die Träger eines rekombinanten Plasmids würden dann dadurch auffallen, dass sie die Resistenz gegen das eine der beiden Antibiotika verloren haben. Träger eines nichtrekombinanten Plasmids hingegen würden durch eine doppelte Antibiotikaresistenz ausgezeichnet sein. Die Differenzierungsmöglichkeit erhöht sich durch diese Technik also wesentlich. Diese Technik ist in Kap. 5.4.2 an Hand der gentechnologischen Herstellung von Insulin beschrieben.

Eine gängige Analysemethode zum Nachweis von DNA-Fragmenten spezifischer Größe, z. B. bei Genkartierungen, ist die **Agarosegelelektrophorese.** Zur Vorbereitung der Elektrophorese wird Agarose in einer je nach Auftrennung spezifi-

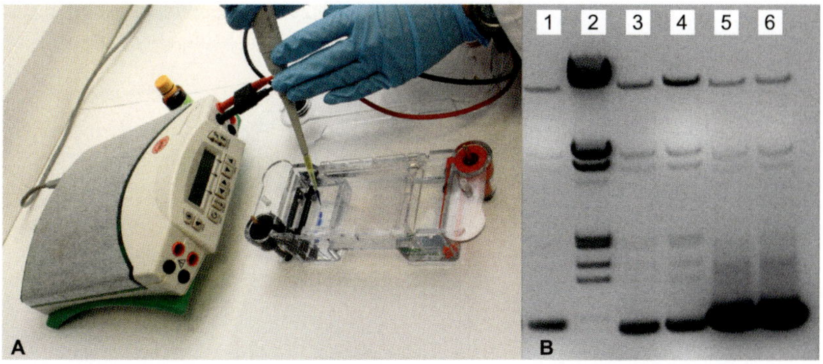

○ Abb. 5.19 Die Agarosegelelektrophorese ist eine Standard-Technik zur Analyse von (fragmentierter) Nukleinsäure. Hierzu werden Proben, welche die zu analysierende Nukleinsäure und einen Markerfarbstoff enthalten, in vorgeformte Aussparungen (Taschen) der Agarosegelmatrix pipettiert, bevor sie in einem speziellen Elektrophoresepuffer einem elektrischen Feld ausgesetzt werden (**A**). Abbildung von in einem Agarosegel aufgetrennten DNA-Fragmenten (Spuren 1,3–6) mit Größenstandard (Spur 2) (**B**). Foto (A): M. Vasmer-Ehses, Bonn.

schen Konzentration in einem geeigneten Puffer aufgekocht, und die Lösung wird in eine spezielle Vorrichtung (»Gelschlitten«) (○ Abb. 5.19 A), die mit einem Taschenformer (Kamm) versehen ist, gegossen. Zur späteren Detektion der Nukleinsäuren wird der noch flüssigen Agaroselösung **Ethidiumbromid** (○ Abb. 5.20) zugesetzt, welches sich in Nukleinsäure-Doppelstränge einlagert und diese nach Beendigung der Elektrophorese im UV-Licht sichtbar macht (○ Abb. 5.19 B). Ist die Agaroselösung erstarrt, entfernt man den Kamm und kann die zu analysierenden Proben in die entstandenen Aussparungen (Taschen, »slots«) einpipettieren (○ Abb. 5.19 A). Nach Anlegen einer Spannung läuft die im Vorfeld mit passenden Restriktionsenzymen gespaltene und aufgrund ihrer Phosphatgruppen negativ geladene genomische oder Plasmid-DNA im elektrischen Feld in einer Gelkammer zur Anode.

Praxisbeispiel

Cave! Ethidiumbromid (Homidiumbromid, EtBr) ist eine sehr giftige Substanz, der ein mutagenes und kanzerogenes Potential zugeschrieben wird, da sie auch mit Nukleinsäuren des menschlichen Organismus interagieren kann. Daher sind bei der Verwendung von Ethidiumbromid beispielsweise in der Nukleinsäure-Analytik spezielle Sicherheitsvorkehrungen, wie das Tragen von EtBr-undurchlässigen Nitril-Handschuhen vorgeschrieben. Heute geht man teilweise dazu über, anstelle von Ethidiumbromid nicht-kanzerogene Ersatzstoffe zu verwenden. Nachteil ist hierbei jedoch i. d. R. deren geringere Detektionsempfindlichkeit.

Rekombinante DNA und rekombinante Organismen

Will man den Nachweis führen, dass eine bestimmte DNA-Sequenz in einer DNA-Probe (einem Plasmid oder Chromosom) vorhanden ist, dann kann man das mithilfe eines von Ed Southern entwickelten Verfahrens tun. Das Verfahren wurde nach ihm als **Southern Blotting** bezeichnet. Es beruht darauf, dass identische oder weitgehend ähnliche Basensequenzen nach dem Prinzip der komplementären Basenpaarung hybridisieren.

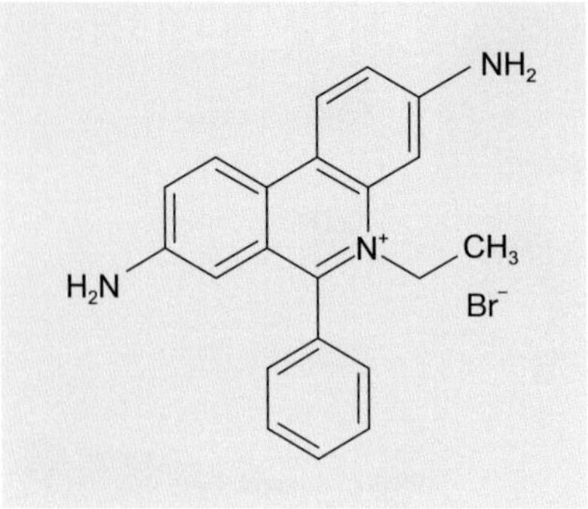

○ Abb. 5.20 Ethidiumbromid ist eine in der Molekularbiologie häufig verwendete Substanz

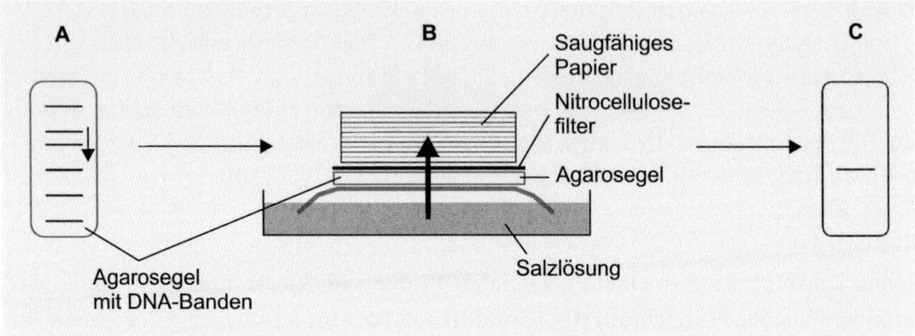

○ Abb. 5.21 Southern Blotting, ein Verfahren zur Detektierung von bestimmten DNA-Basensequenzen in einer DNA-Mischung, die zunächst elektrophoretisch aufgetrennt (**A**), sodann auf eine Nitrozellulosemembran übertragen (**B**) und schließlich mit einer Sonde nach Hybridisierung auf der Nitrozellulose- oder Nylonmembran erkannt wird (**C**). Der Pfeil in **A** gibt die Wanderung der DNA-Fragmente an. Der Pfeil in **B** gibt die Übertragung der DNA-Fragmente auf die Membran mit Hilfe der Salzlösung an.

Eine auf die Anwesenheit einer bestimmten Basensequenz zu untersuchenden DNA-Probe wird zunächst durch eine Elektrophorese (im Agarosegel) in ihre DNA-Fragmente analytisch nach Größe getrennt (○ Abb. 5.19, ○ Abb. 5.21 A). Die DNA-Fragmente können nun auf eine Nitrozellulose- oder Nylonmembran übertragen werden (○ Abb. 5.21 B), derart, dass das Auftrennungsmuster der DNA identisch auf der Membran auftaucht. Die Membran wird anschließend mit einer DNA-Sequenz behandelt, auf deren Anwesenheit in der DNA-Probe zu prüfen ist. Die DNA-Sequenz kann nun unterschiedlich markiert sein, sei es mit einem Fluoreszenzfarbstoff, sei es mit radioaktiven Isotopen. Die markierte **Sonde** wird dann mit der zu detektierenden DNA-Sequenz aufgrund komplementärer Basenpaarung hybridisieren und ihre Anwesenheit durch Farbentwicklung, Fotolumineszenz oder Radioaktivität erkennen lassen (○ Abb. 5.21 C).

Eine weitere wichtige Technik ist die der **Polymerase-Kettenreaktion**, die auch als **PCR** (**polymerase chain reaction**) bezeichnet wird (○ Abb. 5.22). Diese Methode dient der Vervielfältigung minimaler Mengen an DNA oder eines Gens. Voraussetzung ist dabei jedoch, dass kurze endständige Bereiche der zu vervielfältigenden DNA bekannt sind.

Rekombinante Proteine

Zwei kurze synthetische oligomere Nukleotidsequenzen, die zu diesen bekannten Sequenzen komplementär sind, werden für die PCR benötigt. Diese beiden **Oligonukleotide** grenzen einen zu vervielfältigenden DNA-Abschnitt nach außen ab.

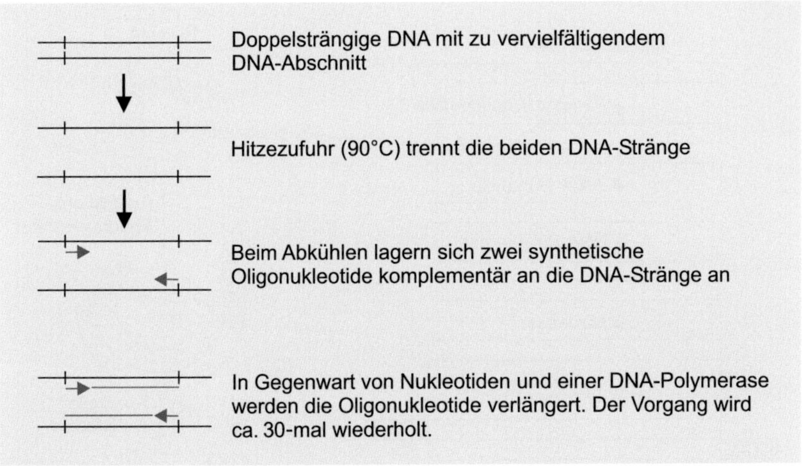

○ Abb. 5.22 Prinzip der Polymerase-Kettenreaktion. Die Methode dient der Vervielfältigung von DNA, deren Endsequenzen (links und rechts außen) bekannt sind.

Dabei ist einer der beiden Oligonukleotide komplementär zu dem einen DNA-Strang, der andere jedoch zum gegenüberliegenden. Die Oligonukleotide müssen zunächst an ihre Komplementärabschnitte binden. Dafür ist es notwendig, dass beide DNA-Stränge der Matrize durch Hitzezufuhr (ca. 90 °C) getrennt werden. Beim Abkühlen lagern sich die Oligonukleotide dann an die Komplementärsequenzen der beiden DNA-Stränge an. Nunmehr werden die Oligonukleotide in Gegenwart einer **Mischung aus Desoxynukleotiden** (dATP, dGTP, dTTP, dCTP) und einer hitzestabilen **DNA-Polymerase** verlängert, bis eine Temperaturerhöhung die neu gebildeten Doppelstränge trennt. Beim Abkühlen lagern sich wieder die Oligonukleotide an ihre Komplementärsequenzen der ursprünglich eingesetzten wie auch den neu gebildeten DNA-Strängen an, die nun wiederum verlängert werden. Der Vorgang wird dann ca. 30mal wiederholt. Die Menge an vervielfältigter DNA steigt dabei exponentiell an. Die DNA kann man aus der Reaktionsmischung mit Hilfe einer Elektrophorese isolieren. Das vervielfältigte DNA-Stück kann man mit Restriktionsenzymen schneiden und in ein Plasmid ligieren, dieses in einer Wirtszelle vervielfältigen und die Nukleotidsequenz bestimmen oder den DNA-Abschnitt überexprimieren, wenn es sich um ein Gen handeln sollte. Auf diese Weise kann ein spezifisches Protein gewonnen werden.

Gentechnologische Herstellung von Insulin 5.4.2

Die gentechnologische Herstellung von Insulin ist von großem Interesse, weil Insulin früher generell aus Schlachttieren gewonnen werden musste. Das gentechnologische Verfahren ist einfacher, billiger und führt zu einem reinen Produkt. Für die Herstellung des Insulins mit gentechnologischen Methoden sind verschiedene Verfahren ausgearbeitet worden. Eine Schwierigkeit besteht darin, dass Insulin aus zwei Peptidketten besteht, die über zwei Disulfidbrücken miteinander verbunden sind (○ Abb. 35.8). Es ist nicht einfach, beide Ketten herzustellen und in einem einzigen Verfahren zum Insulin zu verknüpfen. Man kann aber zunächst Proinsulin gentechnisch herstellen, das aus nur einer Polypeptidkette besteht und das Proinsulin enzy-

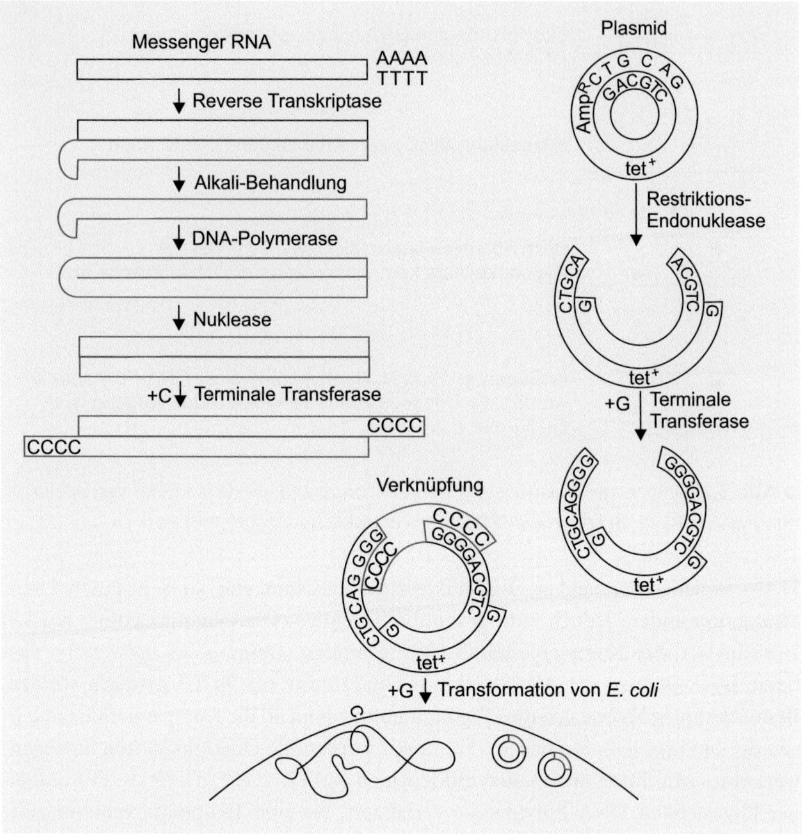

○ Abb. 5.23 Technik der Klonierung von eukaryontischen Gensequenzen in *E. coli*. Erläuterungen im Text.

matisch (also ohne eine gentechnische Methode) zu Insulin umsetzen. Ein mögliches Verfahren, mit dem man Proinsulin gentechnisch herstellen kann, ist im Folgenden vereinfacht dargestellt:

mRNA, Startmaterial für die Genklonierung

Insulin zu produzieren ist eine spezifische Leistung der β-Zellen der **Langerhans-Inseln** der Bauchspeicheldrüse (siehe Kap. 35.4.2). Diese Zellen produzieren daher mRNA, die die Information für die Proinsulinbildung enthält. Sie ist bereits prozessiert, enthält also keine den Introns komplementären Sequenzen. Mit Hilfe eines Enzyms der sogenannten **Reversen Transkriptase**, wird DNA mit Hilfe von isolierter mRNA als Matrize gebildet (○ Abb. 5.23).

Bei der **Reversen Transkriptase** handelt es sich um ein virales Enzym. Es katalysiert eine Reaktion, die der oben besprochenen Transkription genau entgegengesetzt verläuft: Hier wird nicht mRNA ausgehend von DNA, sondern DNA ausgehend von mRNA gebildet (Kap. 19.2.4).

Die DNA, die mit Hilfe der Reversen Transkriptase gebildet worden ist, wird auch als **cDNA (= complementary DNA)** bezeichnet. Die cDNA ist, da sie komplementär zu einem RNA-Strang gebildet wurde, zunächst einsträngig und wird daher nach der Trennung von der mRNA mit Hilfe einer DNA-Polymerase in die doppelsträngige DNA überführt. Diese DNA enthält die Information zur Proinsulinproduktion. Da diese Reaktionen jedoch mit einer Mischung von isolierten RNA-Molekülen durchgeführt wurde, muss nunmehr ein Verfahren zur Isolierung des Proinsulingens durchgeführt werden. Dies kann durch Überexpression der cDNA und Detektion des gebildeten Proinsulins mithilfe eines Antikörpers geschehen. Ein Organismus, der Proinsulin bildet, muss das kodierende Gen enthalten. Obwohl es sich um ein eukaryotisches Gen handelt, enthält es keine Introns (Kap. 5.2.2). Die DNA wird an den Enden zunächst mithilfe einer **Nuklease**, einem Enzym, das Nukleinsäuren abbaut, von überflüssigen Nukleotiden befreit und mit Cytosinresten versehen, die unter Katalyse eines Enzyms, einer **Transferase**, ankondensiert werden. Die Cytosinreste stellen komplementäre Sequenzen zu Guaninresten dar, die nach der gleichen Methode an ein durch ein Restriktionsenzym aufgeschnittenes Plasmid angefügt werden.

Selektion eines Gens

Das Plasmid soll das Vehikel sein, mit dessen Hilfe die Syntheseinformation zur **Proinsulinbildung** in Bakterien transferiert und dort repliziert wird. Das Plasmid zeichnet sich durch zwei Genabschnitte aus, die für eine Resistenz gegen Tetracyclin (Merkmalsabkürzung tet+) und Ampicillin (Merkmalsabkürzung amp+) codieren. Der Genabschnitt für die Ampicillinresistenz ist beim Aufschneiden des Plasmids mit Hilfe der Nuklease jedoch durchtrennt worden, sodass alle Plasmide, die die bisherige Behandlung erfahren haben, nur Tetracyclin- aber keine Ampicillinresistenz mehr besitzen und dadurch auf die Merkmalskombination »tet+, amp-« selektiert werden können. Das aufgeschnittene Plasmid wird nunmehr mit der Proinsulinsequenz verbunden, dadurch ringförmig geschlossen und durch **Transformation** (Kap. 4.4.1) in *Escherichia coli*-Bakterien gebracht. Die Population aus *E coli*-Bakterien besteht nunmehr aus solchen Individuen, die einerseits die Merkmale tet+ und amp+ sowie andererseits die Merkmale tet+ amp- und Insulinproduktion aufweisen. Die zweite Gruppe von Individuen wird abschließend mit Hilfe von Agarplatten selektiert. Damit ist der Proinsulinproduzent hergestellt. Das gentechnologisch so gewonnene Proinsulin wird abschließend in einem in vitro-Verfahren zu Insulin umgesetzt.

Eine Besonderheit in der gentechnologischen Herstellung von Insulin besteht darin, dass ein Bakterium, nämlich *E. coli*, als Wirtsorganismus benutzt werden kann. Häufig wird nämlich bei der gentechnologischen Herstellung von eukaryontischen Proteinen auf Säugerzelllinien oder Hefe zurückgegriffen, weil nur diese in der Lage sind, post-translationale Modifikationen durchzuführen. Solche Modifikationen wie z. B. Glykosylierungen, Acetylierungen oder Abspaltungen sind für die Funktionalität vieler Proteine höherer Eukaryonten essentiell und können in der Regel nur in solchen Wirtssystemen erfolgen, die über die erforderlichen Mechanismen verfügen.

Aus Genbibliotheken kann eine bestimmte Nukleinsäuresequenz isoliert werden.

Möchte man ein spezielles Gen aus einem eukaryonischen Organismus isolieren, konstruiert man sog. **cDNA-Bibliotheken (cDNA-Banken)**, die aus rekombinanten Klonierungsvektoren (z. B. Plasmide oder Phagen) bestehen, wobei die individuellen Vehikel jeweils unterschiedliche Sequenzen des gesamten Genoms tragen, so dass die vollständige Genomsequenz – verteilt auf einzelne Vektoren – mindestens einmal vorhanden ist. Mithilfe von **Hybridisierungssonden** (Kap. 5.4.1) oder mittels gegen das entsprechende Expressionsprodukt (Protein) gerichteten Antikörpern (bei sog. Expressionsbibliotheken) kann die zugehörige Gensequenz gefunden werden.

5.5 Mutationen

5.5.1 Mutationsraten

Nach den Regeln der Vererbung und den ihnen zugrunde liegenden Molekularprozessen, die am Beispiel der Reduplikation, Mitose und Meiose erläutert worden sind, wird das Erbgut in der Generationsfolge weitergegeben. Dabei besitzt das genetische Material eine Konstanz, die daran sichtbar wird, dass sich die Menge an DNA pro Zelle bei jedem einzelnen Individuum im Allgemeinen nicht verändert. Die Konstanz des Genoms wird auch daran erkennbar, dass **Genkartierungen** (Kap. 4.3, Kap. 4.4) und damit die reproduzierbare Lokalisierung von Genen auf dem Chromosom möglich sind. Diese Beobachtungen dürfen andererseits nicht darüber hinwegtäuschen, dass das Genom einer eigenen Dynamik unterliegt.

Mutationen und Reparatur von DNA

Veränderungen des genetischen Materials werden als **Mutationen** bezeichnet. Dabei sind wir uns darüber im Klaren, dass sexuelle und parasexuelle Prozesse zwar auch eine Veränderung des Genoms nach sich ziehen, aber nicht als Mutation bezeichnet werden.

Die Häufigkeit, mit der sich das Genom verändert, wird als Mutationsrate bezeichnet. Für den Bakteriophagen T4 beträgt die Mutationsrate $1{,}7 \times 10^{-8}$ pro Base und Reduplikation, bei *Escherichia coli* jedoch nur 4×10^{-10} und bei der *Drosophila*-Fliege sogar nur 7×10^{-11}, d. h. mit zunehmender Entwicklungshöhe erfolgt die Replikation sicherer und mit geringerer Fehlerrate.

Merke

Diese Beobachtung zeigt an, dass Organismen die Fehlermöglichkeiten in ihrem Reproduktionssystem mit zunehmender Entwicklungshöhe immer stärker eingegrenzt haben.

Eine Population von Organismen muss sich eben gegen ihre eigenen Fehlleistungen behaupten. Manche Gene mutieren häufig, anderen nur selten. Es gibt sogenannte **hot spots** (Kap. 5.1.2) auf den Chromosomen, bei denen Mutationen bevorzugt erfolgen. Die meisten Genmutationen sind rezessiv, es treten aber auch dominant und intermediär sich vererbende, veränderte Gene auf. Für ihren Träger sind Mutationen in vielen Fällen ohne Bedeutung (bei Bäumen, z. B. Schlitzblättrigkeit, Hängeformen), manchmal jedoch nachteilig (verkrüppelte Flügelformen bei *Drosophila*), bei Reinerbigkeit eventuell tödlich. Eine tödlich wirkende Mutation wird als **Letalfaktor** bezeichnet. Seltener treten Vorteil bringende Mutationen auf, die erhalten werden und die weniger begünstigte Formen verdrängen.

Faktoren, die Mutationen auslösen

Die Mutationsrate wird durch auslösende Faktoren aus der Umwelt beeinflusst. So nimmt bei vielen Organismen (z. B. *Drosophila*) die Mutationsrate mit steigender Temperatur zu. Zahlreiche Chemikalien können Mutationen auslösen. Gut untersucht ist die Auslösung von Mutationen durch Strahlung. Besonders wirksam sind z. B. UV- und Röntgenstrahlung. Die Mutationsrate steigt auch mit zunehmendem Alter des betreffenden Organismus.

Mutationen können nach verschiedenen Prinzipien klassifiziert werden. So unterscheidet man Mutationen der Keimbahn (**generative Mutationen**) und der Körperzellen (**somatische Mutationen**). Somatische Mutationen sind umso einschneidender, je früher sie in der Ontogenie eines Organismus eintreten. Generative Mutationen können nur über Sexualprozesse vererbt werden, somatische Mutationen nur über eine vegetative Vermehrung.

Ein weiteres Prinzip für die Einteilung von Mutationen ist die Unterscheidung in Genom-, Chromosomen- und Genmutation.

5.5.2 Genommutationen

Genommutationen liegen vor, wenn sich der Gesamtbestand der Chromosomen ändert. Ein Beispiel hierfür ist die **Polyploidie**, bei der eine Vervielfachung ganzer Chromosomensätze eintritt. Sie wird auch als **Euploidie** bezeichnet. Euploidie kann auftreten, wenn bei der Meiose die Reduktion der Chromosomenzahl unterbleibt. Es können so diploide Gameten entstehen, die bei der Verschmelzung eine tri- oder tetraploide Zygote bilden. Aufgrund solcher Vorgänge können Individuen mit 4 oder 8 und mehr Chromosomensätzen gebildet werden. Aber nicht nur geradzahlige, sondern auch ungeradzahlige Chromosomensätze können auftreten. Wird, wie in Kap. 4.2.2 ausgeführt, bei anormalen Reifeteilungen ein diploider Gamet gebildet, der mit einem haploiden Gameten verschmilzt, so entstehen triploide Zellkerne (3 n). Beim Verschmelzen von zwei diploiden Keimzellen entsteht ein tetraploider Satz (4 n). Hier können bis zu über 16-fache Chromosomensätze pro Zelle entstehen. Allerdings sind nur Organismen mit geradzahligen Polyploidiesätzen generativ fortpflanzungsfähig. Polyploide Pflanzen kommen in der Natur relativ häufig vor. Sie sind auch das Ziel von Züchtungen, weil polyploide Organismen in der Regel größer, widerstandsfähiger und ertragreicher sind. Von unseren Kulturpflanzen sind z. B. Weizen, Hafer und Kartoffel polyploid.

Durch Unregelmäßigkeiten bei den Kernteilungen kommt es vor, dass einzelne Chromosomen nicht repliziert oder einzelne Chromosomenpaare bei der Verteilung auf die Tochterzellen nicht getrennt werden. Dadurch wird die Zahl der einzelnen Chromosomen pro Zelle vermindert oder vermehrt (**Aneuploidie**); statt 2 n (d. h. 2 normalen Chromosomensätzen) können dann folgende Chromosomensätze vorkommen: 2 n + 1 (**Trisomie**, ein Chromosom ist dreimal vorhanden), 2 n + 2 (doppelte Trisomie) oder 2 n – 1 (Monosomie, ein Chromosom ist nur einmal vorhanden) usw. Derartige Veränderungen in der Anzahl einzelner Chromosomen wirken sich beim Menschen in Erkrankungen aus. Das Genom ist dann nicht mehr im Gleichgewicht. Das **Down Syndrom** wird durch das dreifache Vorhandensein des Chromosoms 21 verursacht (Trisomie 21). Solche Mutationen gehören zu den sog. **numerischen Chromosomenaberrationen.**

Das Down Syndrom ist das Ergebnis einer Aneuploidie.

5.5.3 Chromosomenmutationen

Chromosomenmutationen führen selbst zu einer Änderung in der Anordnung der Gene (○ Abb. 5.24). Es müssen für derartige Änderungen in der linearen Folge der Gene Chromosomenbrüche (Fragmentationen) auftreten. Solche Fragmentationen sind nicht gleichzusetzen mit dem in der Meiose häufig stattfindenden Segmentaustausch durch **Crossover** (○ Abb. 4.3).

Chromosomenaberrationen sind Chromosomenanomalien, bei denen die Struktur oder die Anzahl einzelner Chromosomen verändert ist.

Treten Chromosomenbrüche auf, so kann ein Bruchstück verloren gehen (**Deletion**) (○ Abb. 5.24). Ein Bruchstück kann auch an ein anderes Chromosom angeheftet werden. Eine derartige Verlagerung (**Translokation**) kann wechselseitig oder

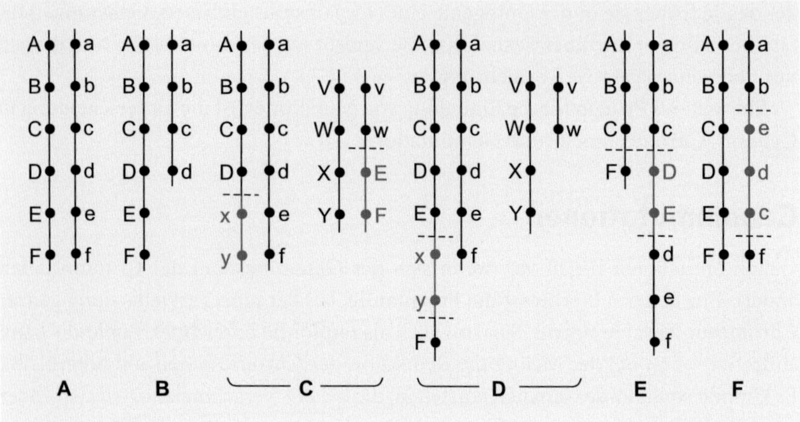

o Abb. 5.24 Schema von Chromosomenmutationen. Die Punkte mit der Reihenfolge der Groß- und Kleinbuchstaben geben die Gene in den homologen Chromosomen wieder. **A** normale Paarung der homologen Chromosomen; **B** Deletion: Verlust eines Chromosomenabschnittes (e-f); **C** und **D** Translokation: **C** wechselseitige (x-y und E-F), **D** einseitige (x-y) Verlagerung von Bruchstücken zwischen homologen Chromosomen; **E** Duplikation: Verdoppelung eines Chromosomenabschnittes (**D**, **E**+ d, e); **F** Inversion: Umkehr eines Chromosomenabschnittes (a, b, e, d, c, f) innerhalb eines der homologen Chromosomen

einseitig erfolgen (C, D). Ein Chromosomenabschnitt kann auch verdoppelt werden. Es liegt dann eine **Duplikation** (E) vor. Wird ein Bruchstück im gleichen Chromosom jedoch in umgekehrter Sequenz eingebaut, so wird das als **Inversion** (F) bezeichnet. Auch in diesen Fällen kann es zu Veränderungen der Merkmalsausbildung kommen, obwohl der Gesamtgenbestand der Zelle unverändert geblieben ist. Daraus müssen wir schließen, dass nicht nur das Vorhandensein der Gene, sondern auch ihre Lage auf den Chromosomen bei der Ausbildung der Merkmale Einfluss nimmt (**Positionseffekt**). Während **Ringchromosomen** bei Bakterien die Regel sind, können sie bei Eukaryoten als Folge einer Chromosomenmutation dann auftreten, wenn sich die Chromosomen nach zweimaligem Endstückverlust an den Bruchenden verbinden.

5.5.4 Genmutation

Genmutationen sind durch Veränderungen der Nukleotidsequenz innerhalb von Genen gekennzeichnet. Nach der molekularen Architektur der DNA (Kap. 5.1.1) hat schon die Änderung einer einzigen Base die Änderung des genetischen Informationsgehaltes zur Folge. Da ein Gen aus einer längeren Sequenz von Nukleotiden besteht, kann die Mutation eines Genes durch die Veränderung einer oder mehrerer Basen hervorgerufen werden. Derartige Mutationen, die nur sehr eng umschriebene Bereiche der DNA eines Gens betreffen, bezeichnet man als **Punktmutationen** und stellt sie den **Segmentmutationen** gegenüber, bei denen ganze DNA-Abschnitte verändert werden.

Punktmutationen können unter anderem durch Behandlung eines Organismus mit 5-**Bromuracil** induziert werden. Dieses Mutagen hat den Charakter eines **Antimetaboliten** (Kap. 5.2.6) und wird in der Ketoform statt Thymin in die DNA einge-

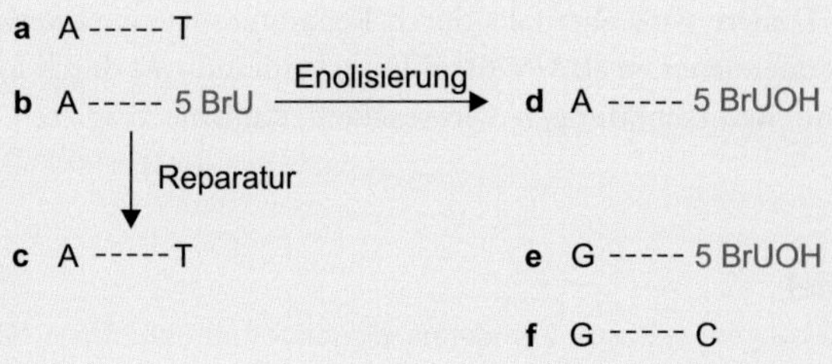

○ Abb. 5.25 Schematische Darstellung einer durch 5-Bromuracil und Enolisierung hervorgerufenen Mutation, bei der ein AT-Paar innerhalb der DNA in ein GC-Paar übergeht. Der Einbau von 5-Bromuracil wird als Prämutation bezeichnet. Sie kann durch Reparatur reversibel werden oder sich nach Enolisierung zu einer Punktmutation manifestieren (5BrU = 5-Bromuracil; 5BrUOH = enolisierte Form des 5BrU. A = Adenin, T = Thymin, C = Cytosin, G = Guanin)

baut. Dieses Ereignis wird als **Prämutation** bezeichnet. Es ist unter Umständen reversibel (○ Abb. 5.25). Bromuracil kann jedoch auch enolisieren. Das hat zur Folge, dass die Base wie Cytosin (also mit Guanin) paart. Bei der nächsten Reduplikation wird als komplementäre Base in den neuen Strang Guanin eingebaut. Das nunmehr statt Adenin im Molekül befindliche Guanin paart bei der nächsten DNA-Reduplikation mit Cytosin, sodass letztendlich ein AT-Basenpaar in ein GC-Basenpaar übergegangen ist. Die Mutation ist damit manifest.

Praxisbeispiel

Gene, die Krebs auslösen können, werden als Onkogene bezeichnet. Sie können aus sogenannten Protoonkogenen durch nur eine Punktmutation entstehen. Im menschlichen Genom kommen pro Zelle schätzungsweise 20 bis 100 Protoonkogene vor. Das sogenannte ras-Onkogen hat z. B. ein GTC-Triplett, während das entsprechende Protoonkogen an der gleichen Stelle ein GGC-Triplett aufweist. Auch hier liegt also eine Punktmutation vor.

Punktmutationen sind sehr häufig. Man schätzt, dass am Tag in jeder menschlichen Zelle ca. 10 000-mal der Verlust einer Purinbase aus der DNA stattfindet. Dieses Ereignis wird als **Depurination** bezeichnet.

Merke

Es ist daher eine Frage des Überlebens, ob ein Organismus in der Lage ist, Mutationen einzugrenzen und zu reparieren. In der Tat gibt es hierfür verschiedene Reparaturenzyme. Die DNA-Polymerase z. B. hat eine doppelte Aktivität: Nicht nur, dass sie Nukleotide zu neuen DNA-Molekülen polymerisiert, sie kontrolliert und repariert ihrer eigene Tätigkeit.

Falsch eingefügte Nukleotide werden entfernt und durch die richtigen Nukleotide ersetzt.

Reparatur von Mutationen ist essentiell für das Überleben.

Mutagene Strahlung und **mutagene Agenzien.** Reparaturenzyme sind nicht nur an der **Replikationsgabel** (○ Abb. 5.5), sondern im gesamten Genom tätig. UV-

Licht kann dazu führen, dass benachbarte Pyrimidinbasen dimerisieren. Die Trennung dieser Dimere wird ebenfalls durch Reparaturenzyme bewerkstelligt. Strahlung, die energiereicher ist als **UV-Strahlung**, kann indirekt durch Ionisierung wirken. Sie kann Radikalbildungen verursachen. Radikale reagieren dann mit der DNA.

Praxisbeispiel

Es gibt Erkrankungen, wie z. B. Xeroderma pigmentosum (Betroffene haben eine sogenannte Lichtschrumpfhaut) oder Cockayne Syndrom (Betroffene leiden unter Wachstums- und Entwicklungsstörungen), die darauf beruhen, dass Schädigungen der DNA durch UV-Licht nicht repariert werden, weil das natürlicherweise vorhandene Reparatursystem selbst defekt ist.

Zu chemischen Faktoren, die Mutationen auslösen, gehören **Basenanaloga** (○ Abb. 5.25) aber auch Nitrit. Es desaminiert **Adenin** zu **Hypoxanthin**, welches wie Guanin paart, sodass auch auf diese Art ein AT-Paar in ein GC-Paar übergehen kann. Es können auch interkalierende Verbindungen Mutationen auslösen. Hierzu gehören Acridine, wie **Proflavin** die zwischen den Basen der DNA eingelagert werden und zu **Rasterverschiebungen (frame-shift-Mutationen)** führen.

Chemikalien und Strahlung sind häufige Ursachen von Mutationen.

Strahlenbelastung und chemische Mutagene können jeden Menschen durch Erhöhung der Mutationsrate seiner Zellen gefährden. Die Untersuchungen zeigen, dass es eine unwirksame Dosis nicht gibt. Die Wirkung von Mutagenen ist keine **Schwellenwertreaktion**, sondern tritt bei Gegenwart des Mutagens stets auf. Sie wird im Normalfall repariert. Auch phänotypisch völlig gesunde und normale Individuen können eine große Zahl rezessiver Mutationen ansammeln, die phänotypisch nach einigen Generationen in Erscheinung treten können.

Die Mutagenität bestimmter Agenzien kann mit dem Ames-Test ermittelt werden.

Mutagenität (und demzufolge möglicherweise auch Kanzerogenität) von bestimmten Agenzien kann mit Hilfe gewisser bakterieller Teststämme in dem von Bruce Ames entwickelten Verfahren, dem sog. **Ames-Test** bestimmt werden. Ein häufiger Teststamm ist z. B. ein Tryptophan-auxotropher Mangelmutantenstamm des Darmbakteriums *Escherichia coli*. Zellen dieses Stammes können die Aminosäure Tryptophan (Trp) nicht synthetisieren und würden auf Trp-freiem Medium nicht wachsen. Im Ames-Test plattiert man Zellen dieses Stammes nach Einwirkung des Mutagens auf Trp-freiem Agar aus und bestimmt die Zahl der wachsenden Zellen. Bei diesen handelt es sich um Revertanten, die die Fähigkeit zur Tryptophan-Synthese wiedererlangt haben. Man geht dabei davon aus, dass die **Reversion** (Rückmutation) auf die Einwirkung des mutagenen Agens zurückzuführen ist. Eine parallele Bebrütung einer Agarplatte ohne Mutagen dient als Kontrolle der natürlichen Reversionsrate.

Praxisbeispiel

Strahlung sorgt dafür, dass das Reparatursystem aktiv ist. Eine geringe Strahlung reicht eventuell nicht aus, um das Reparatursystem auf einem ausreichend aktiven Niveau zu halten. Es gibt also einen optimalen Bereich der Strahlungsintensität, zu hohe Strahlenbelastung ist schädlich, zu niedrige auch.

Mutationen im menschlichen Genom können Erbkrankheiten bedingen. Nach dem heutigen Stand der Wissenschaft schreibt man folgenden Erbkrankheiten Mutationen in bestimmten auf unterschiedlichen Chromosomen lokalisierten Genen zu: Morbus Huntington (Chr. 4), Mukoviszidose (Chr. 7), Sichelzellanämie (Chr. 11), Retinoblastom (Chr. 13), spezielle Formen von Alzheimer Demenz (Chr. 14) und Brustkrebs (Chr. 17), Myotone Dystrophie (Chr. 19) und Bluterkrankheit (Chr. 24). Ebenso beruhen Albinismus und Phenylketonurie auf Genveränderungen.

SNPs tragen zur Diversität von Organismen bei.

Andererseits gibt es auch Punkte im Genom, durch deren Unterschiedlichkeit die relativ große Variationshäufigkeit innerhalb einer Spezies erst zustande kommt. Diese Variation beruht u. a. auf Einzelnukleotid-Polymorphismen (single molecule polymorphisms, SNPs). An solchen Stellen trägt ein großer Anteil einer Population ein ganz bestimmtes Nukleotid, während ein anderer Großteil dort ein anderes Nukleotid aufweist. Solche SNPs liegen im Genom verteilt vor. In der Humangenetik sind SNPs insofern wichtig, als dass bei bekannter Lokalisation eines SNP die Lokalisation eines mutierten Phänotyps, welcher mit dem SNP gekoppelt ist, ermittelt werden kann (Kopplungsanalyse). Erbliche phänotypische Aspekte der Individualität von Menschen lassen sich auf zumindest einen Teil dieser Sequenzen zurückführen.

Praxisbeispiel

SNPs sind wertvolle Marker bei der Identifizierung von bestimmten Personen, z. B. bei Vaterschaftsermittlungen und in der Forensik.

Transponierbare genetische Elemente (**Transposons**) können sich im Genom frei bewegen. Ein Transposon wird aus dem Chromosom herausgeschnitten und an anderer Stelle wieder eingefügt. Das Wiedereinfügen kann im gleichen Chromosom oder auf einem anderen Chromosom stattfinden. Ein Transposon ist relativ einfach gebaut, besteht im Allgemeinen nur aus wenigen Genen und hat an beiden Enden spezifische **Erkennungssequenzen**. »Sprünge« von Transposons verursachen u. a. Mutationen oder Chromosomenumlagerungen oder ändern den Aufbau des gesamten Genoms. Sie beeinflussen dadurch die Expression anderer Gene. Transposons spielen eine Rolle als Triebkräfte der Evolution. Sie kommen in allen Organismen vor und können deren Genom regelrecht durchsetzen. Multiple Antibiotikaresistenz wird durch Transposons vermittelt. Ein gut untersuchtes Transposon heißt Tn 3 (**O** Abb. 5.26). Es hat 5000 Nukleotide und drei Gene sowie an beiden Enden gegenläufige komplementäre Sequenzen. Zwei Gene sind für die Regulation der Transposition verantwortlich, während das dritte Gen für die **β-Lactamase** kodiert. Die β-Lactamase (**Penicillinase**) hydrolysiert β-Lactam-Antibiotika und inaktiviert sie damit. Die beiden anderen Gene codieren für zwei Enzyme und zwar die **Transposase** und die **Resolvase**. Das erste Enzym beginnt, das zweite beendet die Transposition. Transposase und Resolvase werden in gegenläufiger Richtung transkribiert. Die Resolvase hat eine Affinität zu dem Genabschnitt zwischen Transposase- und Resolvasegen. Wenn die Resolvase diesen Genabschnitt besetzt, werden Resolvase- und Transposasegen nicht abgelesen. Hieraus geht auch hervor, dass die Resolvase eine doppelte Funktion hat, sie ist Repressor für zwei Gene, nämlich das Transposase- und das Resolvasegen und reprimiert außerdem den Transpositionsvorgang selbst.

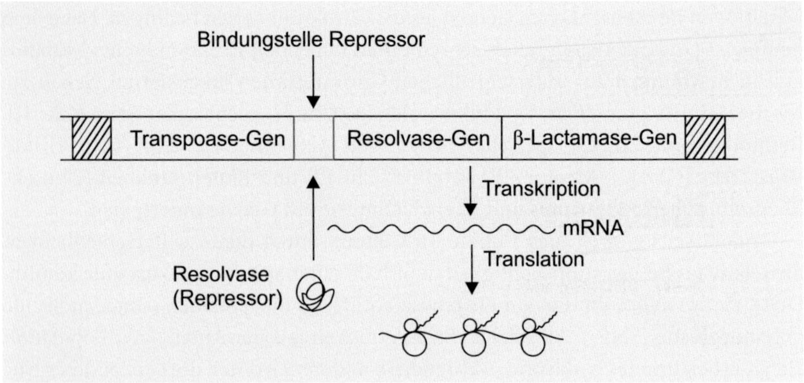

Abb. 5.26 Struktur des Transposons Tn 3. Die schraffierten Sequenzen an den Enden des Transposons sind gegenläufig und komplementär. Das Genprodukt des Resolvasegens ist ein Protein (Resolvase), welches eine Affinität zu einem DNA-Abschnitt zwischen dem Transposase- und dem Resolvasegen hat. Das Protein ist ein Repressor, d. h. es verhindert in der Regel die Ablesung des Transposase- und Resolvasegens. Das Transposasegen und das Resolvasegen werden in gegenläufiger Richtung transkribiert. Es reicht also ein Repressor (Resolvase) für die gleichzeitige Repression von Transposase und Resolvase aus. Das Gleichgewicht zwischen den Produkten (Proteinen) des Resolvase- und des Transposasegens entscheidet über den Transpositionsvorgang. Das β-Lactamasegen vermittelt Resistenz gegenüber β-Lactam-Antibiotika.

Transposons sind »springende« genetische Elemente

Transposons können zwischen Chromosomen und **Plasmiden** »springen«. Die Plasmide stellen dabei ein Vehikel dar, mit deren Hilfe ein Transposon und mit ihm die Antibiotikaresistenz von einem Bakterium auf das andere übertragen werden können. Transposons können auch in Strukturgene hineingelangen und diese damit inaktivieren. Auf diese Weise können sogenannte **Insertionsmutationen** entstehen. Das entsprechende Strukturgen wird dadurch inaktiviert. Ebenso können Transposons Mutationen durch Deletionen erzeugen, indem sie Nukleotidsequenzen aus der Umgebungs-DNA beim »Springen« mitnehmen. Dies bedeutet, ein Organismus muss in der Lage sein, solche Mutationen einzuschränken, damit sie nicht zu einem Letalfaktor werden. Diese Notwendigkeit ist besonderes beim Menschen gegeben, denn 35 % seiner DNA besteht aus Transposons.

Genumordnungen bestimmen die Antikörpervielfalt.

So wie Transposons Mutationen durch Veränderung ihrer Lokalisation im Genom auslösen können, gibt es in der Natur einen anderen Mechanismus der **Genumordnung**, ohne den es nicht möglich wäre, dass die Antikörpervielfalt die Zahl ihrer kodierenden Sequenzen weit übertrifft: Nach Stimulation mit einem Antigen findet beim Menschen und weiteren Säugern ein Wechsel der einzelnen Antikörperklassen (**class switching**) statt, und zwar durch sequenzspezifische Rekombination der für die unterschiedlichen Klassen kodierenden DNA-Segmente der schweren Kette (H-Kette) (vgl. Kap. 31.2.2) (Abb. 5.27 B). Diese Umgruppierung von genetischem Material führt zur Expression einer anderen Antikörper-Klasse. Dabei sind vielfältige Kombinationen der Umordnungen möglich. Auch in der Keimbahn-DNA, wo die Antikörpergene noch nicht exprimiert werden, finden bereits Umordnungen von Gensequenzen statt, die schon frühzeitig zur Diversität der Antikörper beitragen. Hierbei spielen sogenannte V (Variabilität)-, D (Diversität)- und J (von *joining* = Verbindung)- Segmente eine entscheidende Rolle (Abb. 5.27 A).

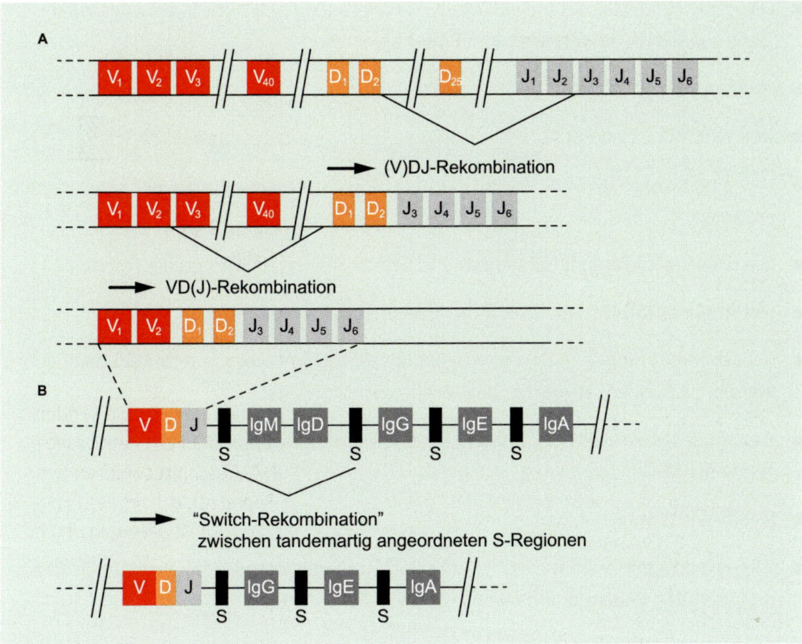

Abb. 5.27 Entstehung der Antikörpervielfalt auf molekularer Ebene. VDJ-Rekombination der Keimbahn-DNA in Segmenten, die Teile der hypervariablen Regionen der H-Kette bestimmen: Zuerst verbindet sich ein D- mit einem J-Segment, dann das entstehende DJ-Segment mit einem V-Segment, jeweils unter Eliminierung der dazwischen liegenden Bereiche (**A**). Antikörper-Klassenwechsel (class switching) von einer IgM-exprimierenden zu einer IgG-exprimierenden B-Zelle. An den sog. switch-Regionen (s) rekombinieren Gensegmente der für die schwere Antikörperkette (H-Kette) kodierenden DNA-Bereiche unter Deletion der für IgM und IgD kodierenden Sequenzen (**B**).

Zusammenfassung

Synopse

- Alle Nukleinsäuren haben das gleiche Bauprinzip: Pentosen sind über Phosphoresterbindungen miteinander verknüpft und tragen Purin- oder Pyrimidinbasen.
- Nukleinsäuren unterscheiden sich durch das Molekulargewicht, durch die Art der Pentose (Ribose oder Desoxyribose) und die Basen, die an ihrem Aufbau beteiligt sind. Allen ist eines gemeinsam: Ihre Funktionalität wird durch die Basensequenz bestimmt.
- Die Dynamik der DNA äußert sich in unterschiedlichen Konformationen.
- Die DNA-Synthese unterscheidet sich zwischen Leitstrang und Folgestrang.
- Alle RNA-Arten (mRNA, tRNA und rRNA) werden an entsprechenden DNA Abschnitten nach dem Prinzip der komplementären Basenpaarung synthetisiert.
- Protein/DNA Interaktionen sind Schlüsselereignisse bei der Regulation der Genaktivität.
- Viele Eukaryotengene und einige Prokaryotengene haben eine Exon/Intron Struktur.

- Die große Flexibilität des menschlichen Genoms äußert sich nicht in der Anzahl der Gene sondern in der Fähigkeit zum Proteinspleißen.
- Am Ribosom findet die Translation statt.
- Der genetische Code ist hochkonserviert.
- Das Triplettraster der Gene erlaubt die Ableitung der Aminosäuresequenz des kodierten Proteins.
- Die DNA hat kodierende Sequenzen und Sequenzen mit regulatorischer Funktion.
- Die Proteinsynthese ist ein Zielort für Arzneimittel.
- Peptidverknüpfungen sind nicht nur über die Proteinsynthese möglich. Peptidantibiotika werden nach einem abweichenden Mechanismus gebildet.
- Restriktionsendonukleasen, Ligasen, Reverse Transkriptase und Plasmide sind Werkzeuge der Molekularbiologie.
- Insulin wird gentechnologisch hergestellt.
- Chemikalien, reaktive Sauerstoffspezies und Strahlung lösen Mutationen aus. Mutationen und DNA-Reparatur müssen im Gleichgewicht stehen.
- Transposons, SNPs und Umordnungen von genetischem Material können beim Organismus zu Mutationen, aber auch zur Vielfalt von phänotypischen Merkmalen führen.

Fragen

Wiederholungsfragen

1. Bei welchen Organismengruppen kommen Introns in der DNA vor? Wie werden sie im Prozess einer Genklonierung eliminiert?
2. Was sind »numerische Chromosomenaberrationen«? Welche Krankheit beruht z. B. auf einer solchen Anomalie des Erbgutes?
3. Wie verläuft der Prozess der »gentechnischen Insulinherstellung«? Weshalb kann man dazu ein Bakterium als Wirtsorganismus verwenden?

Literatur

Alberts B, Johnson A, Lewis J, Raft M, Roberts K, Walter P. Molekularbiologie der Zelle. 5. Aufl., Wiley-VCH, Weinheim 2011

Berariu-Frische V, Brunner H, Bühler M, Gassen G, Kessler C, Kosakowski H, Weber H. Biotechnologie/Gentechnik, Folienserie. Fond der Chemischen Industrie, Frankfurt 1989

Dohmen K. Bio-Technologie. J. B. Metzlersche Verlagsbuchhandlung, Stuttgart 1983

Gassen HG, Minol K (Hrsg). Gentechnik. 4. Aufl., Gustav Fischer, Stuttgart 1996

Jüneman R, Nierhaus KH. Proteinbiosynthese. Übersetzung der genetischen Information. Naturwissenschaftliche Rundschau, 46: 391–400, 1993

Knippers R. Molekulare Genetik. 9. Aufl., Thieme, Stuttgart 2006

Lindner A. Gene, Genius und Gewissen. Ministerium für Wissenschaft und Forschung des Landes Nordrhein-Westfalen, Düsseldorf 1996

Primrose SB. Biotechnologie. Grundlagen, Anwendungen, Perspektiven. Spektrum der Wissenschaft. 1990

Richter G. Stoffwechselphysiologie der Pflanzen. Physiologie und Biochemie des Primär- und Sekundärstoffwechsels. 6. Aufl., Thieme, Stuttgart 1998

Stavnezer J. Immunoglobulin class switching. Current Opinion in Immunology, 8:199–205, 1996

Stryer L, Tymoczko JL, Berg JM. Biochemie. 7. Aufl., Spektrum Akademischer Verlag, Heidelberg 2012

Voet D, Voet JG, Pratt CW. Lehrbuch der Biochemie. 2. Aufl., Wiley-VCH, Weinheim 2010

6 Entwicklungsphysiologie

Inhaltsvorschau

Die Gesetzmäßigkeiten der Mitose führen zur Erbgleichheit aller vegetativen Zellen eines Organismus (wenn man plastidäres und mitochondriales Erbmaterial nicht mitberücksichtigt). Umso erstaunlicher ist es, dass sich Zellen mit nahezu gleichem Erbgut zu verschieden spezialisierten Zellen unterschiedlicher Funktion in individuellen Organen entwickeln. Entwicklungen laufen dabei unter dem Einfluss exogener Faktoren (z. B. Licht, Schwerkraft, Nährstoffangebot) sowie endogener Faktoren (z. B. Hormone) ab. Um unterschiedliche Merkmale ausprägen zu können, spielt die Regulation der Transkription eine ganz entscheidende Rolle. Beim Aufbau eines komplexen Organismus ist es aber auch wichtig, dass Zellen, die nicht mehr benötigt werden, kontrolliert entfernt werden können.

6.1 Totipotenz

Definition

Zelluläre Totipotenz ist die komplexe Fähigkeit einer Zelle, allein ein ganzes lebensfähiges Individuum zu bilden.

Totipotenz

Alle Zellen eines komplexen Organismus (Individuum) haben, wenn man einmal von Mitochondrien und Chloroplasten absieht, das gleiche genetische Material. Trotzdem können die Zellen ganz unterschiedlich aussehen. Es gibt aber bei allen Lebewesen bestimmte Zellen, die der Lage sind, sich zu vollständigen Lebewesen zu differenzieren und zu entwickeln. Bei den tierischen Organismen ist dieses zumeist die **Eizelle**. Auch **embryonale Stammzellen** können totipotent sein (vergleiche Kap. 36.3). Bei pflanzlichen Lebewesen ist die **Totipotenz** einer Zelle häufig nicht so eng begrenzt, wie im nachfolgenden Beispiel erläutert wird. Das Zusammenspiel von totipotenten Zellen, Hormonwirkung und Differenzierung ist in ○ Abb. 6.1 am Beispiel einer pflanzlichen Zellkultur schematisch dargestellt.

Merke

Durch die Totipotenz einer Zelle können nach Durchlaufen der Zelldifferenzierung genetisch annähernd identische Individuen erzeugt werden (Klone). Dieses ist insbesondere für die Vermehrung von wertvollen Arzneipflanzen von Bedeutung. Es können aus totipotenten Zellen aber auch annähernd identische tierische Organismen gebildet werden.

Regeneration von Pflanzen aus totipotenten Zellen

Der sterilisierte Teil einer Pflanze (hier ein Blatt) wird auf einen **Nährboden** gelegt. Da dieser **pflanzliche Hormone** enthält, bildet sich an der Schnittstelle ein **Kallus**, also ein undifferenzierter Zellhaufen. Zellen dieses Haufens werden in ein Flüssigmedium gebracht, sodass eine Suspension von Zellen und **Zellaggregaten** gebildet wird. Aus den Zellaggregaten kann man einzelne Zellen dadurch gewinnen, in dem man die Aggregate mit hydrolytisch wirkenden Enzymen behandelt, welche die zum Teil noch vorhandenen verbindenden Zellwände abbauen, wodurch einzelne **Protoplasten** entstehen. Diese regenerieren die Zellwand unter geeigneten Bedin-

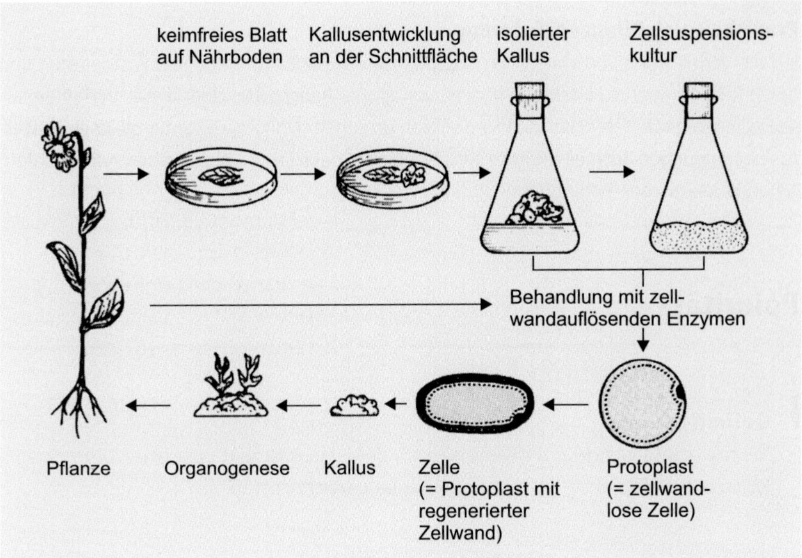

○ Abb. 6.1 Darstellung eines Experimentes zur Demonstration der Totipotenz von Zellen und zur Wirkung von Hormonen. Anlage einer pflanzlichen Zellkultur und Regeneration einer Pflanze aus einer Einzelzelle.

gungen und lassen sich durch eine sequentielle Behandlung mit unterschiedlichen Hormonen derart differenzieren, dass sie Sprosse und Wurzeln bilden und wieder komplette Pflanzen entstehen.

Die **Regeneration** von ganzen Pflanzen aus einer einzelnen Zelle zeigt deutlich, dass diese totipotent ist, also das komplette Erbgefüge zur Ausbildung der Merkmale der Stammpflanze enthält. An diesem Verfahrensablauf zeigt sich auch, dass Hormone **Differenzierungsprozesse** induzieren können. Dieses hier geschilderte Verfahren wurde deswegen zur Demonstration von Hormonwirkung und Totipotenz gewählt, weil es große wirtschaftliche und pharmazeutische Bedeutung erlangt hat. Man kann mit Hilfe dieser Techniken aus einer einzigen Pflanze zahllose Pflanzen auf vegetativem Wege gewinnen, die frei von Viren und anderen Krankheitserregern sind (das Gewinnungsverfahren läuft unter sterilen Bedingungen ab). Die so gewonnenen Pflanzen sind außerdem in ihren Eigenschaften einheitlich (weil sie aus einer einzelnen Zelle stammen und somit einem **Klon** angehören). So kann man aus einer einzigen Pflanze der Art *Digitalis lanata* (Wolliger Fingerhut) viele Pflanzen gewinnen, deren Gehalt an herzwirksamen Glykosiden im Rahmen einer natürlichen Schwankungsbreite so hoch ist wie der der Ausgangspflanze. **Zellsuspensionskulturen** werden außerdem dazu verwendet, pharmazeutisch wichtige von Pflanzen gebildete Naturstoffe in vitro zu gewinnen. Die in ○ Abb. 6.1 dargestellten Experimente veranschaulichen auch die Bedeutung von Genetik und Pflanzenphysiologie für die Pharmazeutische Biologie.

Praxisbeispiel: Pflanzenzüchtung

Für die Vermehrung von wertvollen Nutzpflanzen ist die Gewinnung von Protoplasten und deren Regeneration zu intakten Pflanzen von großer Bedeutung. Über dieses Verfahren lassen sich genetisch (fast) identische Individuen erzeugen (klonen), die unter gleichen Wachstumsbedingungen auch ein nahezu vergleichbares Spektrum an Inhaltstoffen haben, sofern sie unter identischen Bedingungen kultiviert werden.

6.2 Polarität

Definition

Räumlich entgegengesetzte Bereiche einer Zelle, eines Organs oder eines Organismus können ungleichwertig sein, was als Polarität bezeichnet wird.

Polarität und Differenzierungsvorgänge

Differenzierungsvorgänge, wie sie am Beispiel der pflanzlichen Zellkultur (○ Abb. 6.1) angesprochen wurden, beginnen mit der Ausbildung einer **Polarität** innerhalb einer Zelle. Polarität kann ganz allgemein definiert werden als eine Ungleichwertigkeit entgegengesetzter Bereiche einer Zelle, eines Organs oder eines Organismus. Die physiologische Polarität in einer sich teilenden Zelle kann zu einer inäqualen Teilung führen, wodurch eine Determinierung in Zellen unterschiedlicher Bestimmung (Wurzelzelle, Sprosszelle) eingeleitet wird. Eine sich entwickelnde Pflanze besteht aus **meristematischen Zellen** (○ Abb. 2.16); das sind Zellen teilungsaktiver Gewebe. Meristematische Zellen sind plasmareich. Sie wachsen nach einer Zellteilung zur Größe der Mutterzelle, aus der sie durch Teilung hervorgingen, heran, um sich wiederum zu teilen. Dieser Vorgang wiederholt sich, und man spricht von Plasmawachstum. Mit der weiteren Differenzierung zu Zellen spezifischer Funktion geht häufig eine **Zellstreckung** (mit Vakuolenbildung) einher. Dieses Wachstum wird als **Streckungswachstum** bezeichnet.

Apikale Dominanz

Auch der ausdifferenzierte Organismus – und nicht nur eine Zelle vor der Teilung – weist eine Polarität auf, die morphologisch oder physiologisch definierbar ist. Polarität äußert sich in der Ausbildung einer Sprossspitze (morphologische Polarität), von der aus Hormone basal transportiert werden, d. h. es manifestiert sich eine **Transportpolarität**, die zu einem **Hormongradienten** im Spross führt. Mit Hilfe des basalen Hormontransportes übt die Sprossspitze die sogenannte apikale Dominanz aus. **Apikale Dominanz** ist die Dominanz des Apex (= Sprossspitze) im Sprosssystem. Dabei unterdrückt der Apex das Austreiben oder Übergipfeln des Hauptsprosses durch die Seitensprosse. Apikale Dominanz ist besonders deutlich bei Tannen und Fichten ausgebildet. Die Führung der Sprossspitze und die Unterdrückung der Seitensprosse werden durch Hormone vermittelt und sind ein Teil der Ausbildung von Polaritäten im Differenzierungsprozess.

Merke

Durch die Polarität von Zellen wird das pflanzliche Längenwachstum ermöglicht.

Ökologische Regulationsfaktoren 6.3

Externe und interne Faktoren steuern das Wachstum eines Organismus. Interne Faktoren sind bei pflanzlichen Organismen hauptsächlich Phytohormone. Das direkte Umfeld, in dem eine Pflanze wächst, gibt die externen Faktoren vor.

Definition
Ökologische Regulationsfaktoren stellen externe Einflüsse auf einen Organismus dar, durch die definierte Zell- und Gewebsänderungen ausgelöst werden. Daneben gibt es interne Einflüsse wie die Erbanlagen und Hormone.

Externe und interne Regulationsfaktoren

Externe und interne Faktoren nehmen auf Wachstums-, Entwicklungs- und Differenzierungsprozesse eines Organismus Einfluss. Externe Faktoren, die auf eine Pflanze wirken, sind **Mineralien, Wasser, Temperatur, osmotische Verhältnisse, Licht**, **Virusinfektionen** u. a. m. Zu den internen Faktoren zählen die spezifischen Erbanlagen eines Organismus und seine **Hormone**. Hormone sind nach einer allgemeinen Definition, die auf tierische (Kap. 35.1) und häufig auch auf pflanzliche Hormone zutrifft, Verbindungen, die in niedrigen Konzentrationen ihre Wirkung in solchen Zellen entfalten, in denen sie nicht gebildet werden (d. h. Bildungsort und Wirkort sind im typischen Fall verschieden).

Phytohormone sind pflanzliche Hormone.

Pflanzliche Wirkstoffe mit hormonähnlichen Charakteristika werden auch als »**Phytohormone**« bezeichnet. Sie werden unterteilt in die Gruppen der **Auxine**, **Gibberelline**, **Brassinosteroide**, **Zytokinine**, **Ethylen** sowie pflanzliche Inhibitoren, z. B. die **Abscisin**- und die **Jasmonsäure**. Phytohormone können in verschiedenen Geweben einer Pflanze (z. B. Knospe und Blatt oder Wurzel und Knospe) gebildet werden. Sie können manchmal auch in den Zellen wirken, in denen sie gebildet werden, und vor allen Dingen haben Phytohormone nicht eine spezifische Wirkung, sondern entfalten eine multiple Wirkung, können also sehr unterschiedliche Entwicklungsprozesse in unterschiedlichen Geweben auslösen.

Phytochrome reagieren auf rotes Licht.

Phytohormone sind interne Faktoren, die von dem sich entwickelnden Organismus synthetisiert oder aus inaktiven Vorstufen gebildet werden. Dabei können die Hormone Bestandteil einer **Reaktionskaskade** sein, die ihren Ursprung in Faktoren hat, die außerhalb eines Organismus liegen. So können Entwicklungsprozesse durch ein variierendes Angebot limitierender Faktoren wie z. B. Nährstoffe, Wasser, Temperatur oder Licht ausgelöst werden.

Ein Faktor, der besondere regulatorische Bedeutung für die Entwicklung hat, ist das Licht. Wenn das Licht wirksam werden soll, dann muss es von dem entsprechenden Organismus auch absorbiert werden können. Dafür gibt es in der Pflanze verschiedene sensitive Strukturen (zumeist Proteine mit Chromophoren); ein besonders wichtiger ist das **Phytochrom.** Das Phytochrom ist ein grünes Chromoprotein mit einem linearen Tetrapyrrolchromophor, der mit einem Proteinanteil kovalent verbunden ist. Der Chromophor existiert in einer aktiven und in einer inaktiven Form, die durch **cis-trans-Isomerisierung** ineinander übergehen können. Die aktive Form des Phytochroms entsteht dann, wenn ein Phytochrom-Molekül hellrotes Licht (660 nm) absorbiert. Die aktive Form kann durch Absorption dunkelroten Lichtes (730 nm) in die inaktive Form zurück überführt werden. Da das natürliche Sonnenlicht beide Lichtqualitäten enthält, liegen beide Formen des Phytochroms in der Pflanze nebeneinander vor. Überwiegt jedoch die aktive Form, so können licht-

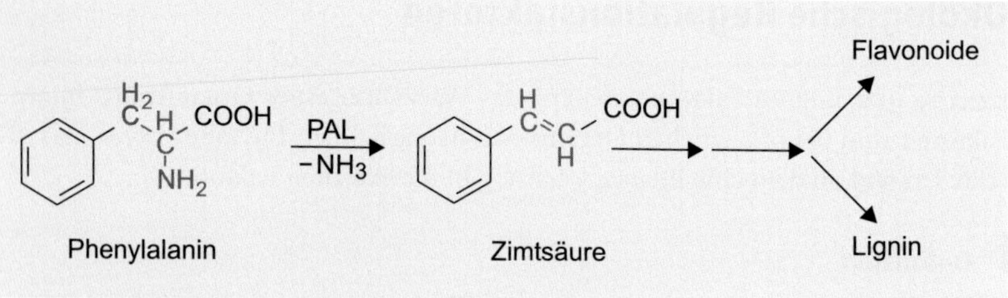

Abb. 6.2 Umsetzung des Phenylalanins zu Zimtsäure, katalysiert durch das lichtinduzierte Enzym Phenylalaninammoniumlyase (PAL). Zimtsäure ist Ausgangsverbindung für Farbstoffe (Flavonoide) und Lignin.

gesteuerte Entwicklungsprozesse, sog. **Photomorphosen**, in Pflanzen ausgelöst werden. Als Folge einer solchen Aktivierung setzen dann Transkription und Translation ein, die in der Synthese von Enzymen resultieren, welche an der Ausbildung einer Photomorphose beteiligt sein können.

Phenylalaninamonium-lyase und deren Bedeutung

Eine auf diesem Wege erfolgende Photomorphose ist die Neusynthese des Enzyms **Phenylalaninammoniumlyase** (PAL). Dieses Enzym katalysiert die in Abb. 6.2 dargestellte Reaktion. Dabei wird **Phenylalanin** in **Zimtsäure** umgewandelt, d. h. desaminiert. Die Phenylalaninammoniumlyase ist ein Schlüsselsystem des Zimtsäurestoffwechsels, denn es stellt Zimtsäure für die Synthese von ätherischen Ölen des Phenylpropantypus, **Lignin** und **Flavonoiden** (aus dem Lat. flavus = gelb; sind pflanzliche **Polyphenole**, die häufig farbig sind) bereit. Die Vermutung, dass das aktive Phytochromsystem über eine Genaktivierung wirkt, kann untermauert werden durch die Beobachtung, dass Transkriptionshemmer, wie z. B. das Antibiotikum Actinomycin C, die Synthese der Phenylalaninammoniumlyase unterbinden können.

Photoperiodismus bei Kurztag- und Langtagpflanzen

Licht als regulatorischer Faktor ist auch für eine Erscheinung verantwortlich, die man als **Photoperiodismus** bezeichnet. Photoperiodismus ist die Reaktion der Pflanze auf die Tageslichtlänge. Man kann zwei photoperiodisch unterschiedliche Typen von Pflanzen unterscheiden: Einerseits die sogenannten **Kurztagpflanzen** und andererseits die **Langtagpflanzen**. Bei Kurztagpflanzen wird das Blühen ausgelöst, wenn der Tag kürzer ist als eine bestimmte kritische Zeit. Bei Langtagpflanzen wird Blühen ausgelöst, wenn der Tag länger ist als eine bestimmte kritische Zeit. Kurztagpflanzen sind im Allgemeinen tropische Pflanzen, während Langtagpflanzen Pflanzen gemäßigter Breiten sind. Rezeptoren für die Tageslichtlänge sind hauptsächlich junge Blätter. Regulatorische Funktion bei der Induktion des Blühvorganges hat jedoch nicht nur Rotlicht, das über das Phytochromsystem wirkt, sondern auch Blaulicht. Ein Blaulicht absorbierendes bei Lichteinwirkung labiles Protein ist das **Cryptochrom**. Aus dem Zusammenwirken von Phytochrom und Cryptochrom ergibt sich ein Stimulus auf die Meristeme, sodass es dann zum Blühvorgang kommen kann.

Photoperiodische Phänomene sind auch die Bewegungen von Blättern und die Schwankungen des Gehaltes an Sekundärstoffen in den Organen einer Pflanze in Abhängigkeit von der Tageslichtlänge und der Tageszeit. Das wird veranschaulicht an den Chinolizidinalkaloiden (Abb. 6.3) aus *Lupinus albus*.

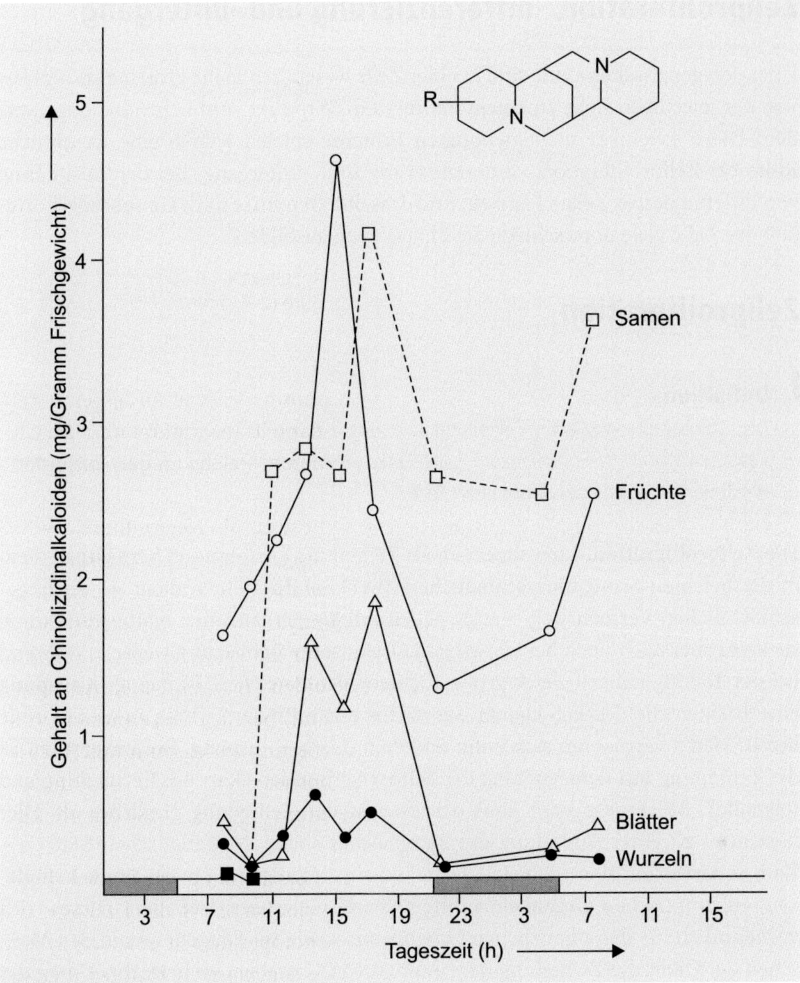

Abb. 6.3 Die Schwankung des Gehaltes an Chinolizidinalkaloiden (Formel oben rechts) verschiedener Organe der *Lupinus-albus*-Pflanzen in Abhängigkeit vom Tag-Nacht-Rhythmus. Die dunklen Abschnitte der Abszisse bezeichnen die Nacht, die hellen Abschnitte den Tag.

Zusammenfassend stellen wir fest, dass Licht Entwicklungsprozesse auslösen kann. Außerdem erkennen wir, dass die Ernte von Arzneipflanzen häufig zu einer ganz bestimmten Tageszeit erfolgen muss, weil die arzneilich wirksamen Komponenten in Abhängigkeit von der Tageszeit in unterschiedlicher Menge in der Pflanze vorliegen können.

Merke

Das Wachstum von Pflanzen wird einerseits durch Phytohormone, andererseits durch Umweltfaktoren wie Licht und Temperatur gesteuert.

6.4 Zellproliferation, -differenzierung und -untergang

Über den genetischen Code sind in einer Zelle wesentlich mehr Proteine kodiert, als von der jeweiligen Zelle zu einem definierten Zeitpunkt zum Leben benötigt werden. Diese scheinbar nicht benötigten Proteine spielen jedoch eine wesentliche Rolle bei Zellproliferation, -differenzierung und -untergang. Bei der Ausbildung von differenzierten Zellen kann ein und dasselbe Genom je nach Gewebszugehörigkeit der Zelle viele unterschiedliche Phänotypen ausbilden.

6.4.1 Zellproliferation

Definition

Die Zellproliferation, auch Zellteilung genannt, ist der biologische Prozess, der das Wachstum und die Fortpflanzung aller Lebewesen gewährleistet. Bei der Zellteilung entstehen zwei neue aus einer alten Zelle.

Zellproliferation

Die **Zellproliferation**, auch allgemein als Zellteilung (Zytokinese) bezeichnet, dient in der belebten Natur unterschiedlichen Zwecken: Zum einen dient sie der ungeschlechtlichen Vermehrung, wie sie bei einzelligen Organismen häufig vorkommt; sie kann aber auch noch bei vielzelligen Organismen beobachtet werden. Während bei der Teilung nahezu gleich große Tochterzellen entstehen, ist bei der **Knospung** eine Tochterzelle deutlich kleiner. Sie wächst erst nach der Teilung zu voller Größe heran. Hefen vermehren sich unter anderem durch Knospung. Bei Eukaryoten ist die Zellteilung mit dem Vorgang der **Mitose** verbunden (Kap. 4.1, Kernteilung und folgende). Bei Prokaryoten läuft der Prozess der Zellteilung einfacher ab. Hier kommt es zu einer Aufteilung des Zytoplasmas sowie des genetischen Materials. Zum anderen sind aber auch viele Zellteilungen erforderlich, um bei einem komplexen, eukaryotischen Organismus differenzierte Gewebe aufzubauen. Dieses trifft vornehmlich für den pflanzlichen Organismus sowie für Säugetiere und den Menschen zu. Dient die Zellteilung dem Aufbau von Geweben, so bezeichnet man das typischerweise als Zellproliferation. Diese muss auf genetischer Ebene exakt gesteuert werden (Kap. 5.2, Proteinsynthese). Unterlaufen bei dieser Genregulation Fehler, so kann es zur Ausbildung von Krebsgeschwüren (**Tumoren**) kommen, die letztendlich den Gesamtorganismus beeinträchtigen und zu dessen Untergang führen können.

Praxisbeispiel: Zytostatika

Durch Entgleisung der Zellproliferation entstehen typischerweise Krebserkrankungen, die mit Zytostatika therapiert werden können. Viele Zytostatika stammen aus natürlichen Quellen (z. B. Vincristin und Paclitaxel, siehe auch Kap. 2.2), können aber auch partialsynthetisch oder vollsynthetisch produziert werden. Durch Zytostatika soll die unkontrollierte Zellproliferation möglichst selektiv eingedämmt werden, ohne gesundes Gewebe zu schädigen.

Merke
Kommt es in einem Zellverband (Gewebe) zu einer unkontrollierten Zellproliferation, so entsteht ein Tumor.

Zelldifferenzierung

6.4.2

Definition
Exogene und endogene Faktoren führen dazu, dass während bestimmter Entwicklungsabläufe nur bestimmte Gene aktiv sind und andere Gene ruhen. Dieser Umstand wird als differentielle Genaktivität bezeichnet.

Zelldifferenzierung

Zum Aufbau des Gewebes bei Pflanzen, Säugetieren und dem Menschen ist es unerlässlich, dass es zu einer **differenzierten Merkmalsausbildung** der Zellen kommt, denn sonst könnten keine unterschiedlichen Zelltypen in einem Organismus entstehen. Eine differenzierte Merkmalsausbildung ist aber auch bei einzelligen Organismen anzutreffen, die dadurch auf veränderte **ökologische Verhältnisse** reagieren können. Insbesondere bei Bakterien sind diese Vorgänge recht gut erforscht worden. Die dabei gewonnenen Erkenntnisse lassen sich aber auch vielfach auf komplexere Organismen übertragen.

Bei der differenzierten Merkmalsausbildung der Zellen können immer nur bestimmte **Gene** aktiv sein, nämlich diejenigen, welche die Information für die jeweiligen Differenzierungsschritte tragen. Da die Merkmalsbildung durch **Enzyme** katalysiert wird (aber auch durch weitere Proteine), müssen für die verschiedenen Entwicklungsstadien und Stoffwechselleistungen jeweils bestimmte Enzymgarnituren synthetisiert werden. Diese Enzymbildung wird unter Beteiligung von Ribonukleinsäuren bewirkt, wobei die Synthese der **mRNA** (Kap. 5.2) der regulatorische Schritt für die Bildung der Enzyme im Zuge der **Proteinsynthese** sein kann. Es kommt also u. a. darauf an, welcher Teil der genetischen Information einer Zelle jeweils realisiert wird, d. h. welche mRNA-Moleküle zu einem bestimmten Zeitpunkt gebildet werden.

Eine Erklärung der differentiellen Genaktivität wird dann möglich, wenn man annimmt, dass es DNA-Abschnitte unterschiedlicher Funktion gibt. Demnach wird die Aktivität von Strukturgenen, welche die Information für die bildenden Enzyme kodieren, durch einen **Operator** kontrolliert.

Strukturgene werden durch einen Operator kontrolliert.

Betrachten wir dieses Steuerungssystem am Beispiel von Bakterien, die Lactose als Energiequelle nutzen (○ Abb. 6.4). Diese Bakterien produzieren hierzu zwei Enzyme: β-Galactosidase, die Lactose in Glucose und Galactose spaltet und Galactosidpermease, die in der Zellmembran die Aufnahme von Galactosiden aus dem Medium bewirkt. Das Lactose-Operon enthält die Gene, die über ihre DNA die Synthese dieser Enzyme ermöglichen. Im Falle der ○ Abb. 6.4 sind es die Strukturgene Z und Y sowie ein Strukturgen, das für eine Transacetylase codiert, welche aber für unsere weitere Betrachtung außer Acht gelassen werden kann. Es ergibt sich für das Operon die Reihenfolge: Operator O – Strukturgen Z – Strukturgen Y. Zum Operon gehört auch der **Promotor** (Kap. 5.2). Am Promotor beginnt die **Transkription**. Der Promotor ist in ○ Abb. 6.4 nicht eingezeichnet.

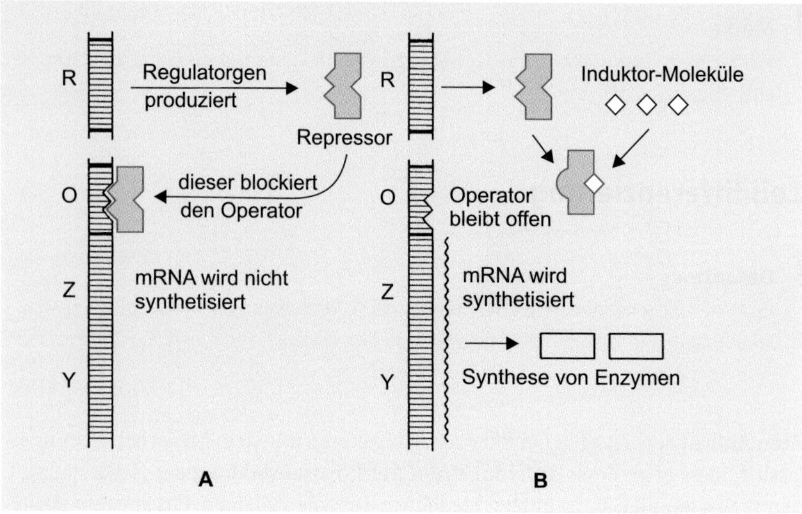

○ Abb. 6.4 Darstellung eines induzierbaren Systems. Einwirkung des Regulatorgens auf ein Operon mit Hilfe eines Repressors. **A** Wachstum ohne Lactose, **B** Wachstum mit Lactose im Nährmedium

Induzierbares System

Es werden aber nicht nur die **Strukturgene** durch den Operator kontrolliert, sondern dieser selbst wird wiederum durch ein Regulatorgen gesteuert. Am Regulatorgen wird mRNA gebildet, durch deren Beteiligung an der **Translation** ein Protein entsteht, das als **Repressor** bezeichnet wird. Der Repressor hat eine Affinität zum Operator, an den er bindet. Dadurch wird die Ablesung der Strukturgene verhindert. Bezogen auf unser Beispiel der β-Galactosidase heißt das, dass diese nicht synthetisiert wird, weil der Operator vor dem für β-Galactosidase kodierenden Strukturgen mit dem Repressor besetzt ist. In einem Lactose enthaltenden Nährmedium (○ Abb. 6.4 B) wird das Disaccharid zu einem sogenannten **Induktor**(molekül) (in diesem Fall ist das 1,6-Allolactose) umgelagert. Der Induktor bindet an den Repressor und ändert dessen Konformation. Mit der geänderten Konformation des Repressors verliert dieser seine Affinität zum Operator. Der Operator wird dadurch frei, und die Transkription der benachbarten Strukturgene kann beginnen. β-Galactosidase und Galactosidpermease werden nun im Bakterium nachweisbar. Dieser Vorgang wird als **Induktion** bezeichnet. Das gesamte System aus Regulator, Operon, Repressor und Induktor wird induzierbar genannt.

Reprimierbares System

Diesem induzierbaren System steht das reprimierbare System gegenüber. Das reprimierbare System ist ständig aktiv, kann aber bei Überproduktion des Endproduktes einer Synthesekette abgeschaltet werden. Nehmen wir an, es handelt sich um die Synthesekette, $A \xrightarrow{a} B \xrightarrow{b} C \xrightarrow{c} D \xrightarrow{d} E$, bei der eine Verbindung A über die Zwischenprodukte B, C und D durch die Katalyse der Enzyme a, b, c, d in das Endprodukt E umgewandelt wird. Akkumuliert E in ausreichend großer Menge, dann wirkt es als Effektor (○ Abb. 6.5) und aktiviert den normalerweise inaktiven Repressor. Der aktivierte Repressor aber hat eine Affinität zum Operator, den er besetzt und so für die Beendigung der Transkription sorgt (Kap. 35.1.4).

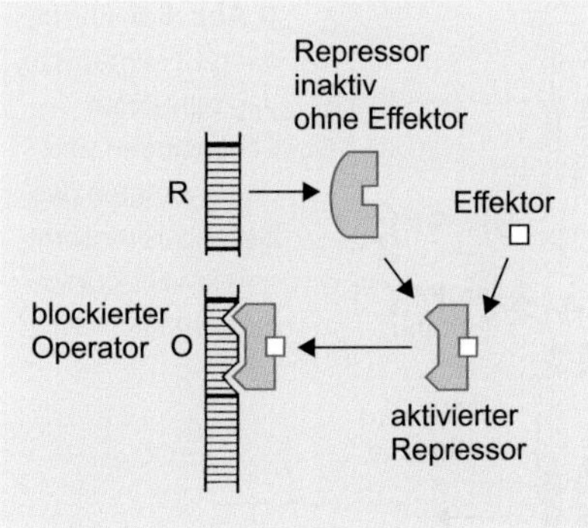

Abb. 6.5 Darstellung eines reprimierbaren Systems. Reprimierung eines Operons durch einen Repressor, der durch einen Effektor aktiviert wurde.

Der Unterschied zu dem vorher geschilderten induzierbaren System liegt darin, dass jetzt bei steigender Konzentration des Endproduktes eine zunehmende Hemmung des Operons stattfindet. Am Beispiel der Arginin-Synthese sei dies kurz erläutert: An ihr sind acht Gene beteiligt, die in fünf Operons zusammengefasst sind. Es ist aber nur ein Regulatorgen vorhanden. Der von ihm gebildete Repressor reagiert mit dem **Effektor** (Corepressor) Arginin (dem Endprodukt der Synthese) und reprimiert dann alle fünf Operons. Eine hinreichend hohe Konzentration des Endproduktes (in diesem Falle Arginin) schaltet somit die Synthese der Enzyme, die Arginin bilden, ab. Eine unnötige Arginin-Synthese unterbleibt somit in der Zelle.

Die Repressor-Wirkungen können folgendermaßen zusammengefasst werden: Inaktivierung eines Repressors durch einen Induktor; das Operon wird aktiv (induzierbares System, Abb. 6.4). Aktivierung eines Repressors durch das Endprodukt einer Synthesekette; das Operon wird inaktiviert (reprimierbares System, Abb. 6.5).

Hormone als Genregulatoren

Die **Regulator-Operator-Hypothese** wurde aufgrund von Experimenten an Bakterien aufgestellt. Dieses Modell ist in begrenztem Maße auch auf die Wirkung von **Steroidhormonen**, z. B. weibliche und männliche Geschlechtshormone (z. B. Estrogen), anwendbar. Diese werden mit Hilfe eines Transportproteins an ihre Zielzellen herantransportiert. Da diese Hormone lipophil sind, können sie leicht die Zytoplasmamembran durchdringen. Innerhalb der Zellen, in denen die Hormone wirksam werden, befinden sich Rezeptoren für die Hormone. Die Spezifität zwischen Zielzellen und Hormonen beruht also darauf, dass nur die Zielzellen über die Rezeptoren verfügen. Die Rezeptoren sind Proteinmolekle, die mit den Hormonen einen Komplex bilden. Der Komplex seinerseits wirkt im Zellkern dereprimierend auf Gene, sodass es zu Transkription und Translation kommt.

Eine derartige Hormonwirkung kann aber auch in Verbindung mit membranständigen Rezeptoren über einen sogenannten **Second Messenger** vermittelt werden. Von Bedeutung ist in diesem Zusammenhang zyklisches **Adenosin-3',5'-monophosphat (cycloAMP, cAMP)**, welches typischerweise an der Zellmembran von tierischen Zellen über das Adenylatcyclase-System gebildet wird (Kap. 35.1.3).

Dieses Modell könnte auch auf pflanzliche Hormone zutreffen. Bei Gerstenkeimlingen findet man z. B. eine Neusynthese hydrolytischer Enzyme, die am Abbau von Proteinen und Stärke beteiligt sind. Gut untersucht ist das Beispiel der α-Amylase (Kap. 8.4). Dieses Enzym ist am Abbau von Stärke im Endosperm des Keimlings beteiligt. Die Synthese der α-Amylase beginnt mit der Bildung des **Gib-**

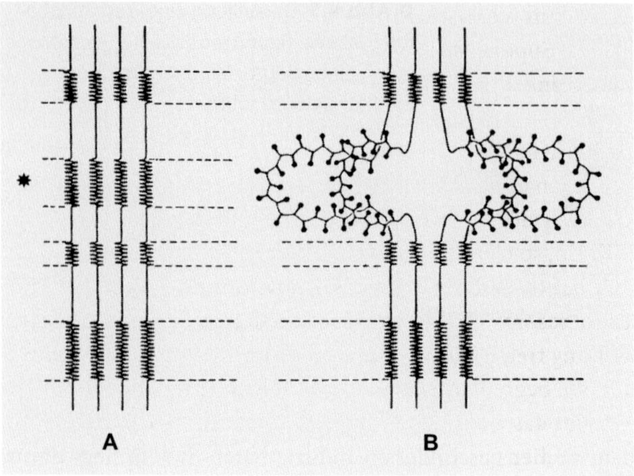

○ Abb. 6.6 Puffbildung (schematisch). Von den vielen Chromatiden und Chromomeren des Riesenchromosoms sind jeweils nur vier dargestellt.

berellins GA_4 in der Aleuronschicht. Das GA_4 seinerseits induziert die Synthese der α-Amylase. Diese wird sodann in das Endosperm sezerniert, wo es interne α-Bindungen der Stärkemoleküle hydrolytisch spaltet; ein weiterer Abbau der entstehenden Zucker wirkt dann energieliefernd für den Wachstumsprozess.

Die durch GA_4 in der Aleuronschicht ausgelöste Neusynthese der α-Amylase kann durch Hemmstoffe der Proteinsynthese unterbunden werden. Dabei ist jedoch unklar, ob die Transkription oder die Translation von der Hemmung betroffen ist.

Genregulation durch DNA-Interaktion

Die Beispiele mit dem Operator und Repressor sowie mit den Steroidhormonen zeigen deutlich, dass es eine hochspezifische Interaktion zwischen besonderen Nukleotidsequenzen der DNA und Proteinen geben muss. Sie zeigen auch, dass alle Prozesse der Steuerung und Koordinierung von Entwicklungsabläufen und biochemischen Reaktionsketten von diesem Phänomen und seiner Verlässlichkeit abhängen. Man kann also die Frage stellen, wie ein Protein die spezifische Sequenz auf der DNA findet und welcher Art die Interaktionen zwischen DNA und Protein sind. Ein wichtiger Faktor ist hierbei das Vorkommen eines **Methylierungsmusters** der DNA. Cytosinreste in der Nachbarschaft von inaktiven Genen sind häufig methyliert. Es mag sein, dass die Bindungen von Proteinen an DNA durch Methylierungsmuster unterbunden werden können.

Ein weiterer Faktor, der für die DNA-Proteinbindung entscheidend ist, ist das Muster an Wasserstoffdonatoren und Wasserstoffakzeptoren, die sich auf der Oberfläche eines DNA-Moleküls befinden. Dieses Muster ist besonders variantenreich in der großen Furche des DNA-Moleküls (jedoch weniger variantenreich in der kleineren Furche der DNA). Es ist wahrscheinlich, dass ein Protein dann besonders fest an die DNA bindet, wenn seine eigene Fähigkeit zur Ausbildung von Wasserstoffbrückenbindungen auf ein entsprechendes Muster an Wasserstoffakzeptoren und -donatoren auf der DNA trifft. Sicher ist auch, dass die Raumkonformation des DNA-Moleküls eine entscheidende Rolle bei der Genablesung spielt.

Superspiralisation der DNA

DNA-Moleküle, die Chromosomen bilden, haben eine beträchtliche Länge. So ist das DNA-Molekül des Chromosoms von *Escherichia coli* 1 000-mal länger als eine *E.-coli*-Zelle. Es stellt sich daher die Frage, wie ein DNA-Molekül so in eine Zelle oder bei Eukaryoten in einen Zellkern eingebettet werden kann, dass der zur Verfügung stehende Raum ausreicht. Die Lösung dieser Frage liegt darin, dass das DNA-

Molekül zu einer Überstruktur superspiralisiert wird, sodass eine raumsparende Konformation entsteht. Die Superspiralisierung kann dabei einen positiven oder einen negativen Drehsinn einnehmen, wie bereits in Kap. 5.1 ausführlich erklärt worden ist.

Puffs sind Orte hoher Genaktivität.

Eine differentielle Genaktivität lässt sich elektronenmikroskopisch an sogenannten »**Riesenchromosomen**« nachweisen. Riesenchromosomen haben ein Querscheibenmuster, welche auch als **Chromomeren** bezeichnet werden. Treten die Gene in ihre aktive Phase ein, so bläht (puffing) sich die DNA der Querscheiben zu einem sogenannten **Puff** auf (○ Abb. 6.6). An diesem wird mRNA gebildet. Puffs sind innerhalb eines Chromosoms Orte hoher Genaktivität. In den verschiedenen Abschnitten der Entwicklung treten Puffs an verschiedenen Stellen der Chromosomen auf. Puffs sind nur eine begrenzte Zeit aktiv und bilden sich dann wieder zurück. Anzahl, Zeitpunkt und das Puffmuster sind spezifisch für bestimmte Zellen, Organe und Entwicklungsstadien. Bestimmte Entwicklungsabläufe und bestimmte Puffmuster können durch Hormone induziert werden.

Während die Genexpression in den oben beschriebenen Fällen auf der Ebene der Transkription reguliert wird, ist eine Regulation auch auf der Stufe der mRNA möglich. mRNA kann z. B. an komplementäre RNA-Abschnitte gebunden werden. Dadurch wird die Polysomenbildung (○ Abb. 2.5) verhindert, sodass eine Proteinsynthese unterbleiben muss.

Die komplementären RNA-Abschnitte können durch Gene kodiert sein, die in transgene Zellen eingeführt werden. Diese Technik dient dazu, die Umsetzung der Information unerwünschter Gene zu unterbinden.

Die Wirkung der Gene wird natürlicherweise auch über die Halbwertzeit der mRNA reguliert. mRNA ist sehr instabil und kann innerhalb von Minuten oder Stunden durch Nukleasen abgebaut werden. Eine typische Halbwertzeit für mRNA liegt bei zwei Minuten für *E. coli*, 10–20 Minuten bei Hefen und mehrere Stunden bei Säugetieren.

Merke ●●

Die Zelldifferenzierung wird in wesentlichen Teilen auf der genetischen Ebene gesteuert. Dabei findet die Regulation der Struktur Gene durch einen Operator statt, der wiederum über Repressoren, Induktoren und Effektoren kontrolliert wird.

Zelluntergang 6.4.3

Im Zuge der Ontogenese eines Gewebes ist es nicht nur erforderlich, dass Zellproliferation und -differenzierung geregelt ablaufen, sondern auch, dass auf der anderen Seite Zellen, die vom Gesamtorganismus nicht mehr benötigt werden, kontrolliert absterben. Dieser Vorgang wird als **Apoptose** bezeichnet.

Definition ●●

Unter Apoptose versteht man die Form des physiologischen Zelltods, der von einer Zelle im Gegensatz zur Nekrose selbst durchgeführt und kontrolliert wird.

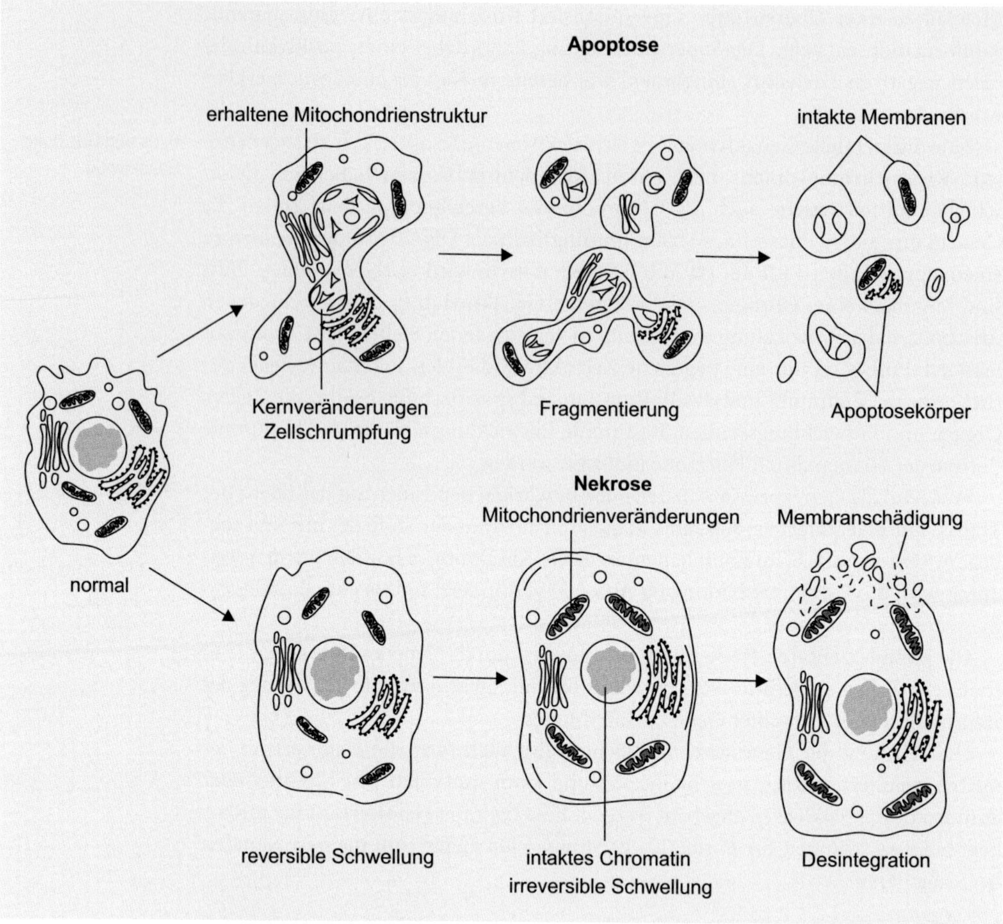

○ Abb. 6.7 Morphologische Veränderungen einer Zelle, die durch Apoptose (oben) und einer Nekrose (unten) hervorgerufen werden.

Apoptose

Apoptose (aus dem Griechischen απόπτωση: Herabfallen) ist ein physiologischer Prozess, bei dem Zellen sich selbst eliminieren. Im Gegensatz zur **Nekrose** ist die Apoptose ein aktiver Prozess, der zahlreiche Schritte auf genetischer und enzymatischer Ebene mit einschließt. Dieses »Selbstmordprogramm« wird gezielt eingesetzt, um Zellen zu eliminieren, die nicht mehr benötigt werden oder weil sie für den Gesamtorganismus eine Gefahr darstellen (Krebszellen). Obwohl die Apoptose den Tod einzelner Zellen bedeutet, ist im umliegenden Gewebe kein Entzündungsprozess festzustellen, wie dieses für die Nekrose charakteristisch ist (○ Abb. 6.7). Die Apoptose hat hauptsächlich folgende Funktionen:

- In der **Embryogenese** werden entsprechend des jeweiligen Entwicklungsstadiums Millionen Zellen abgebaut. Beispielsweise sollen vor der Geburt unnötige Gewebe eliminiert werden. So werden die Schwimmhäute (Interdigitalfalten) des menschlichen Feten, welche entwicklungsbedingt zwischen den Fingern vorhanden sind, durch Apoptose beseitigt. Auch wird das »Schwänzchen« am Steiß oder die abschließende Haut am Analausgang durch Apoptose eliminiert.

- Die **Abwehrreaktion von Immunzellen** zu stoppen, wenn kein Bedarf mehr vorhanden ist, beispielsweise, weil infektiöse Mikroorganismen erfolgreich beseitigt werden konnten.
- Das Absterben von Zellen nach einer **viralen Infektion**, um die Ausbreitung der Viren zu stoppen.
- Entartete Zellen werden in die Apoptose geschickt, damit sie nicht proliferieren und eine **Tumorerkrankung** auslösen.

Das Apoptoseprogramm kann durch **externe Faktoren** oder durch die **zelleigene Genaktivität** (interne Faktoren) eingeschaltet werden. Zelleigene Aktivatoren des Apoptoseprogramms sind unter anderem fehlende Telomere (Endstücke der Chromosomenarme bei linearen Chromosomen) oder die Aktivität von Tumorsuppressorgenen.

Praxisbeispiel: Apoptoseinduktoren

Derzeit wird intensiv nach Stoffen gesucht, welche die Apoptose auslösen und damit potentielle Tumortherapeutika sind. Derartige Stoffe lassen sich häufig in der Natur finden. Apoptoseauslösend sind z. B. das Ajoen aus *Allium sativum*-Extrakten oder das Plitidepsin (Handelsname: Aplidin), welches aus der marinen Seescheide *Aplidium albicans* gewonnen wurde und zur Behandlung des multiplen Myeloms dient.

Erscheinungsbild der Apoptose

Die Apoptose wurde bereits vor mehr als 150 Jahren beobachtet. Bereits 1842 wurde das Phänomen des programmierten Zelltods erstmals beschrieben. Im Jahre 1890 gelang es dann Councilman, apoptotischen Zelltod sichtbar zu machen: In Lebergewebe von Patienten mit Gelbfieber charakterisierte er die **vakuolisierten azidophilen Strukturen**, die heute als **Councilman-Körper** bezeichnet werden. Es dauerte jedoch weitere 70 Jahre, um mit Hilfe des Elektronenmikroskops nachweisen zu können, dass es sich bei den azidophilen Strukturen (Councilman-Körper) tatsächlich um tote oder sterbende Zellen handelt. In den nachfolgenden Jahren wurden die apoptotischen Prozesse immer detaillierter charakterisiert: Das **Schrumpfen** der Zelle unter Erhalt der **Membranintegrität**, das **Kondensieren** des **nukleären Chromatins** und schließlich das Ausformen und Abschnüren von **Membranblasen**, bevor die Zellreste durch spezialisierte Fresszellen entsorgt werden.

Apoptose in *Caenorrhabditis elegans*

Zentrale Bestandteile des apoptotischen Geschehens wurden beim Fadenwurm *Caenorrhabditis elegans* entdeckt, der als Modellorganismus dient und bei dem genau 131 der insgesamt 1090 Zellen während seiner Entwicklung durch Apoptose absterben.

Regulation der Apoptose

Eine Apoptose kann durch zahlreiche Stimuli ausgelöst werden, die jedoch in zeitlich richtiger Reihenfolge an oder in einer auch für diesen Stimulus empfänglichen Zelle auftreten müssen. So lösen **DNA-Schäden** (z. B. durch Bestrahlung oder Chemotherapeutika) in vielen Zellen einen vom **Tumorsuppressor p53** abhängigen Zelltod aus. Ebenfalls führt die Aktivierung des **membranständigen Rezeptors CD 95** zur Apoptose. Ein umgekehrtes Prinzip – Auslösen von Apoptose durch einen Mangel an Stimuli – wurde für Neuronen beschrieben, die ständig durch Signale von extrazellulären Wachstumsfaktoren daran gehindert werden müssen, sich selbst zu zerstören.

Caspasen spalten Peptidbindungen am Aspartat.

Sehr gut charakterisiert ist der durch membranständige Rezeptoren ausgelöste Zelltod. Am besten sind bisher Apoptose-Rezeptoren der **Tumor-Nekrose-Faktor**-(TNF-)-Rezeptorenfamilie untersucht. Unter Vermittlung von Adaptermolekülen kommt es zur Aktivierung der **Caspasen**, die damit das Apoptose-Programm einleiten.

Nekrose

Von der Apoptose kann die **Nekrose** klar abgegrenzt werden. Eine Nekrose wird durch **exogene** (von außen) und **endogene** (von innen) **Zellschädigungen** hervorgerufen, wobei die Schäden so groß sind, dass sie von den zelleigenen Reparatursystemen nicht mehr behoben werden können. Dieses führt ähnlich wie bei der Apoptose zum Zelltod, der jedoch nicht durch ein genau kontrolliertes »Todesprogramm« eintritt, sondern z. B. durch **Auflösen der Zellmembran** und **Proteindenaturierung**. Sterben auf diese Weise Zellverbände oder ganze Gewebsteile ab, kommt es relativ rasch zur Einströmung von Flüssigkeit in das betreffende Gebiet, was wiederum zu charakteristischen Veränderungen der geschädigten Gewebsstruktur führt (**○** Abb. 6.7). Anschließend setzten Regenerationsprozesse ein. Kann das Gewebe in seiner ursprünglichen Form nicht mehr ersetzt werden, kommt es zur Ausbildung von Granulationsgewebe und es entsteht eine Narbe. **Ursachen** für eine Nekrose sind mechanische Gewebsschädigungen (Druck, Zug), Sauerstoffmangel, Infektionen durch Mikroorganismen, ionisierende Strahlen und unphysiologische Temperaturen (Hitze, Kälte).

Brandblasen sind eine Nekrose.

Ein gut erkennbares Beispiel für eine Nekrose sind Gewebsveränderungen, die auf der Haut beim tierischen Organismus durch regional begrenzte Hitze hervorgerufen werden (z. B. Verbrennen an einem heißen Gegenstand). Das betroffene Hautareal verfärbt sich sofort rot und verursacht einen starken Schmerz. Anschließend kommt es zu einer Schwellung des Gewebes durch Flüssigkeitseinstrom und zur Ausbildung von Brandblasen. Diese heilen in den darauf folgenden Tagen und Wochen langsam ab. Je nach Art der Hitzeeinwirkung kann es aber zur Ausbildung von Narben kommen.

Synopse

Zusammenfassung

- Totipotente Zellen sind in der Lage, durch Teilung und Differenzierung intakte Organismen auszubilden.
- Dadurch, dass entgegengesetzte Bereiche einer Zelle ungleichwertig sind, kommt es zur Polarisierung, was z. B. für das Längenwachstum von Pflanzen ausgesprochen wichtig ist.
- Wachstumsvorgänge in Pflanzen werden durch Phytohormone und Umwelteinflüsse, insbesondere Licht und Temperatur, gesteuert.
- Unterschiedliche Gewebe entstehen durch Zelldifferenzierung und Zellteilung (Zellproliferation, Zytokinese).
- Die aus der Zelldifferenzierung hervorgegangenen Zellen haben mit der gleichen genetischen Ausstattung unterschiedliche Funktionen.
- Nicht mehr von einem komplexen Organismus benötigte Zellen werden durch Apoptose kontrolliert abgebaut.
- Zellschädigungen führen häufig zu einer Nekrose, bei der die Zellen ebenfalls absterben, was jedoch mit Entzündungsreaktionen verbunden ist.

Wiederholungsfragen

Fragen

1. Wie so ist es sinnvoll, Arzneipflanzen aus totipotenten, einzelnen Zellen zu gewinnen?
2. Nennen sie die unterschiedlichen Gruppen der Phytohormone!
3. Was unterscheidet die Apoptose von der Nekrose?

Literatur

Alberts B, Bray D, Hopkin K, Johnson A, Lewis J, Raff M, Roberts K, Walter P. Lehrbuch der Molekularen Zellbiologie. 4. Aufl., Wiley-VCH, Weinheim 2012

Beermann W. Chromosoma, 12: 1, 1961

Bresch C, Hausmann R. Klassische und molekulare Genetik. 3. Aufl., Springer, Berlin 1972

Hock B. Progress in Botany, Vol 46. Springer, Berlin 1984

Janning W, Knust E. Genetik: Allgemeine Genetik – Molekulare Genetik – Entwicklungsgenetik. 2. Aufl., Thieme, Stuttgart 2008

Schuchmann M, Galle PR, Kanzler S. Apoptose in der Klinik. Medizinische Klinik, 97: 738–746, 2002

Thews G, Mutschler E, Vaupel P. Anatomie, Physiologie, Pathophysiologie des Menschen. 6. Aufl., Wissenschaftliche Verlagsgesellschaft, Stuttgart 2007

Voet D, Voet JG, Pratt CW. Lehrbuch der Biochemie. 2. Aufl., Wiley-VCH, Weinheim 2010

Wink M, Witte L. Planta, 161: 519, 1984

Zenk MH. Nachr Chem Tech Laborat, 30: 926, 1982

7 Prinzipien biochemischer Reaktionen

Inhaltsvorschau

Im Kap. 5 wurde bereits dargelegt, dass es auch funktionelle DNA-Abschnitte gibt, die nicht in Proteine umgeschrieben werden. Hierzu gehören RNA-Gene, die man auch als Transkriptionseinheiten bezeichnen kann. Zu diesen Transkriptionseinheiten zählen natürlich diejenigen DNA-Abschnitte, die tRNA und rRNA kodieren, aber auch noch eine rapide wachsende Familie von RNA-Molekülen mit den erstaunlichsten Eigenschaften. RNA-Moleküle offenbaren eine Vielseitigkeit, die kein anderes Makromolekül lebender Zellen hat. Unter anderem sind sie katalytisch tätig, können reguliert werden, können selber regulieren und enthalten wie die DNA genetische Information in Form ihrer Basensequenz. Die zweite Gruppe katalytisch wirkender Makromoleküle stellen die Enzyme dar, klassische Katalysatoren biochemischer Reaktionen.

7.1 Biochemische Katalyse

7.1.1 Ribozyme und andere RNA-Moleküle

Historisch betrachtet rückten RNA-Katalysatoren in das allgemeine Interesse als man erkannte, dass es RNA-Moleküle gibt, die Introns enthalten und in der Lage sind, diese Introns aus sich selbst herauszuschneiden (spleißen).

Ribozyme, Katalysatoren aus RNA

Nach der Entfernung des Introns werden die freien Enden der durch die Eliminierung getrennten **Exons** verknüpft. Diese autokatalytische Aktivität wird allein durch die RNA bewirkt. Ein katalytisch wirkendes RNA-Molekül wird als **Ribozym** bezeichnet. Unter Vorbehalt nur darf man ein Molekül, welches Introns aus sich selbst herausschneidet, als Katalysator bezeichnen, denn definitionsgemäß gehen Katalysatoren aus einer Reaktion unverändert wieder hervor, was bei einem selbstspleißenden Ribozym aber nicht der Fall ist.

Neben dieser Art des **Spleißens** gibt es jedoch eine zweite Art (Kap. 5.2.2). Hierbei wird das Intron durch die Katalyse eines **Spleißosoms** aus dem RNA-Primärtranskript herausgeschnitten (○ Abb. 5.9). Das Spleißosom ist ein Aggregat aus 5 RNA-Molekülen und mehr als 50 Proteinen, das Mg^{2+}-abhängig arbeitet. Ursprünglich glaubte man, dass die RNA den Strukturrahmen des Spleißosoms bildete und das Protein den Spleißvorgang katalysieren würde. Heute weiß man, dass das katalysierende Molekül ein RNA-Molekül ist.

Arbeitsweise von Spleißosomen und Ribosomen

Ähnliche Verhältnisse herrschen am **Ribosom**, das – wie wir wissen (Kap. 5.2.2) – bei Bakterien aus einer 50S- und einer 30S-Einheit besteht. Die kleine Einheit setzt sich aus einem größeren RNA-Molekül (16SrRNA) und 26 Proteinen zusammen, während die große Einheit aus einem großen (23 SrDNA) und einem kleinen (5SrRNA)RNA-Molekül sowie 35 Proteinmolekülen besteht. Die Verknüpfung der Aminosäurereste im Zuge der **Translation** erfolgt unter Katalyse der rRNA der großen ribosomalen Untereinheit, nachdem das mit einer Aminosäure beladene tRNA-Molekül an die kleine Untereinheit gebunden hat (Kap. 5.2.2). Ein mRNA-Molekül kann allerdings auch in seiner Aktivität selbst reguliert werden. Sogenannte **Riboswitches** sind Sequenzen innerhalb eines mRNA-Moleküls, die durch Bindung eines niedermolekularen Liganden die Konformation eines mRNA-Moleküls ändern und dadurch regulierend Einfluss auf die Translation nehmen.

Die **Genexpression** kann auch auf andere Weise, nämlich mit Hilfe von Mikro-RNAs reguliert werden. Mikro-RNAs sind **Negativregulatoren** der Genexpression. Sie bestehen aus 21 bis 25 Nukleotiden. Ihr Reaktionsmechanismus ist ähnlich bei Mensch und Tier. Beim Menschen sind bisher etwa 150 Mikro-RNAs bekannt. 50 % dieser Mikro-RNAs findet man auch bei Fischen, ein Hinweis darauf, dass sie hoch konserviert sind und eine essentielle Rolle in der Genregulation spielen.

Mikro-RNAs werden in eigenen DNA-Sequenzen kodiert und nach der Transkription zunächst innerhalb, dann aber auch außerhalb des Zellkernes prozessiert. Sie binden an mRNA-Moleküle, auf deren Translation sie dadurch Einfluss nehmen, dass sie entweder ihren Abbau einleiten oder ihre Translation hemmen.

Mikro-RNA-Moleküle hemmen die Genexpression.

Veranschaulichung

Früher nahm man an, dass Spermien nur das männliche Erbgut in die Eizelle einbringen. Heute zeichnet sich ab, dass Spermien Mikro-RNA-Moleküle enthalten, die für die Entwicklung des Embryos eine entscheidende Rolle spielen.

Merke

Die RNA ist eine Nukleinsäure, die wesentlich einfacher gebaut ist als die DNA. Wie die DNA ist sie aber in der Lage, genetische Information zu speichern. Diese genetische Information kann mit Hilfe einer **Reversen Transkriptase** in DNA umgeschrieben werden. RNA besitzt darüber hinaus eine katalytische und regulatorische Aktivität, die sie zum flexibelsten biologischen Molekül überhaupt macht. Letztlich konnte auch gezeigt werden, dass RNA in der Lage ist, sich selbst zu replizieren. Diese Beobachtungen zusammen genommen geben zu der Vermutung Anlass, dass RNA **das Urmolekül** des Lebens ist. Einige Autoren bezeichnen die Phase des beginnenden Lebens auf dieser Welt daher auch als RNA-Welt.

Aminosäuren und Enzyme 7.1.2

Hydrolysate von Proteinen enthalten ca. 20 verschiedene Aminosäuren. Aminosäuren, die in Proteine eingebaut werden, werden als **proteinogen** bezeichnet. Bestimmte Proteine können seltene Aminosäuren enthalten. Die Gesamtzahl der in der Natur vorhandenen Aminosäuren liegt bei über 200.

Aminosäuren sind Aminocarbonsäuren, die sich im typischen Falle durch ein asymmetrisches α-C-Atom auszeichnen, das eine primäre Aminogruppe, ein Proton, eine Carboxy-Gruppe und einen variablen Rest R trägt (○ Abb. 7.1). Wenn der Rest R ein Proton ist, so liegt die einzige optisch inaktive proteinogene Aminosäure, nämlich Glycin, vor. Eine strukturelle Besonderheit hat auch die Aminosäure Prolin. In ihr liegt der Stickstoff als sekundäres Amin (= Imin) vor. Prolin kann daher auch als **Iminosäure** bezeichnet werden. Proteinogene Aminosäuren sind am α-C-Atom immer *L*- oder 2 *S*- konfiguriert, mit Ausnahme des Cysteins, welches *L*- und 2 *R*-Konfiguration besitzt.

Es gibt verschiedene Kriterien, nach denen Aminosäuren eingeteilt werden können. Eines der Prinzipien richtet sich nach der Natur des Restes R. Der Rest R kann aromatisch oder aliphatisch, lipophil oder hydrophil sein. Serin und Methionin beispielsweise sind lipophil (hydrophob). Manchmal erfolgt auch eine Einteilung in

Aminosäuren sind monomere Bausteine der Proteine und Enzyme.

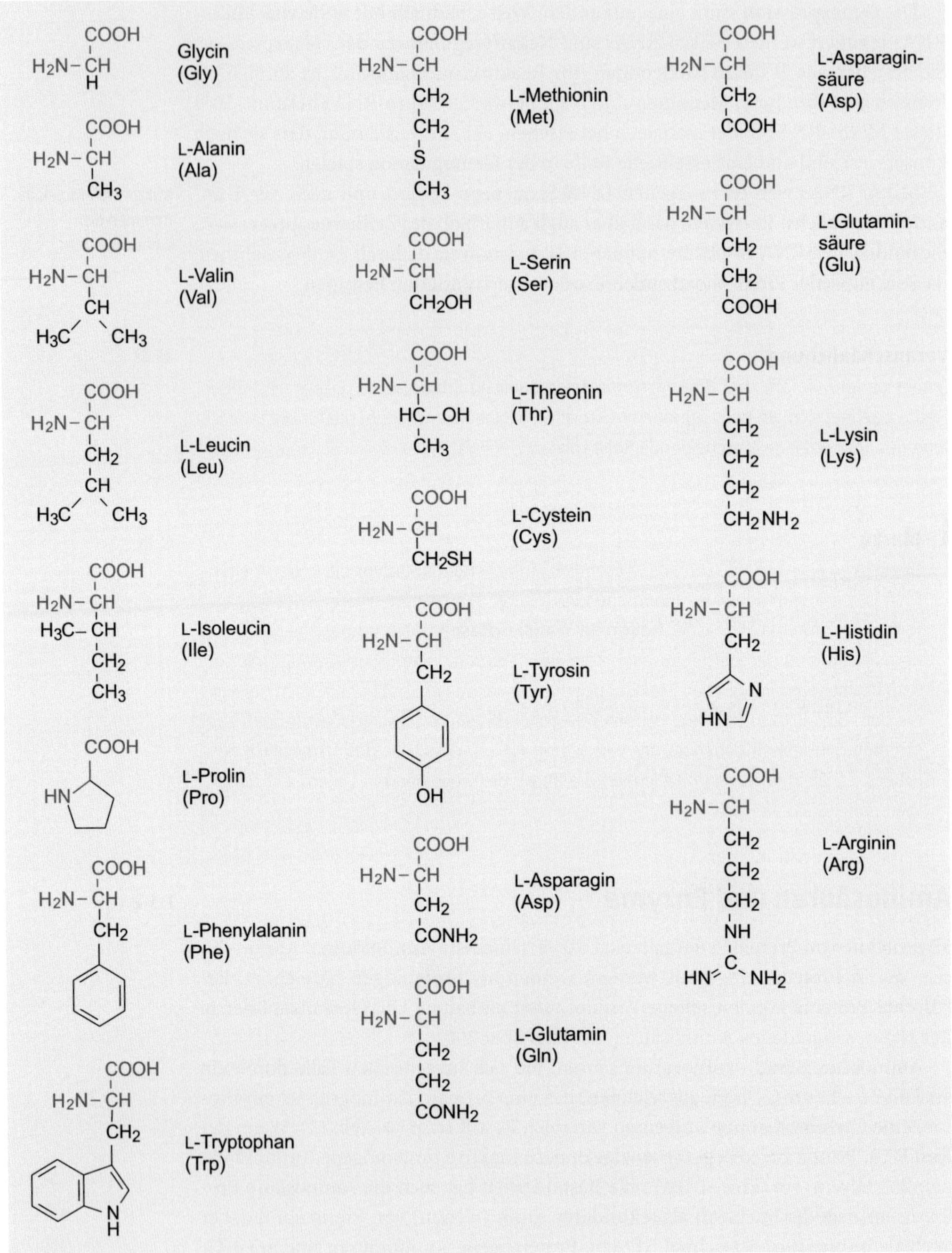

Abb. 7.1 Proteinogene Aminosäuren

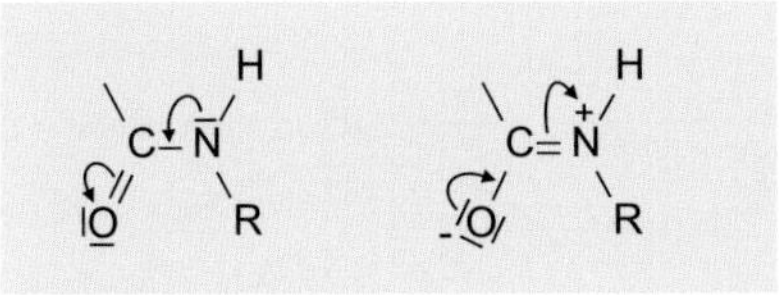

Abb. 7.2 Mesomere Grenzformen der Peptidbindung

neutrale (z. B. Serin, Asparagin, Threonin), basische (z. B. Cystein, Histidin) und saure (z. B. Glutaminsäure, Asparaginsäure) Aminosäuren. Die Natur des Restes R beeinflusst entscheidend Konformation und Funktion des betreffenden Proteins.

Aminosäuren können auch nach ernährungsphysiologischen Gesichtspunkten eingeteilt werden.

Praxisbeispiel: Aminosäuren

Einige Aminosäuren (Valin, Leucin, Isoleucin, Phenylalanin, Tryptophan, Methionin, Threonin) sind essentiell, andere (Lysin, Arginin) sind semiessentiell. Histidin ist nur für den Säugling essentiell. Der Mensch muss essentielle Aminosäuren mit der Nahrung aufnehmen. Semiessentielle Aminosäuren müssen bei bestimmten Stoffwechsellagen zugeführt werden.

7

Aminosäuren sind kovalent miteinander zu Proteinen verbunden. Die Bindung (Peptidbindung) ist eine **Säureamidgruppierung**, die aufgrund ihres partiellen Doppelbindungscharakters planar ist (Abb. 7.2).

Struktur der Proteine

Sind bis zu 10 Aminosäurereste über Peptidbindungen verknüpft, dann spricht man allgemein von **Oligopeptiden** und speziell von Di-, Tri-, Tetrapeptiden usw. – je nach Anzahl der beteiligten Aminosäuren. Sind mehr als zehn Aminosäuren verknüpft, dann spricht man von **Polypeptiden**. Die Aminosäuresequenz wird als **Primärstruktur** bezeichnet. Die **Sekundärstruktur**, welche hauptsächlich durch intramolekulare Wasserstoffbrückenbindungen zustande kommt, gibt Auskunft über die räumliche Anordnung der Aminosäurekette. Die beiden wichtigsten Konformationen, die die **Sekundärstruktur** aufbauen, sind die α-Helix und das β-Blatt. Bei der rechtsgängigen α-Helix bilden durchschnittlich 3,6-Aminosäuren eine Windung, bei einem Windungsabstand von 0,54 nm. Die Seitenketten zeigen nach außen.

Die α-Helixstruktur wird häufig, aber nicht immer unterbrochen, wenn Prolin als Baustein auftritt. Das Polypeptid kann an solchen Stellen einen Knick bekommen.

Das plattenförmige β-Blatt, auch als β-Faltblatt bezeichnet, ist aus zwei oder mehr benachbarten β-Strängen aufgebaut, wobei die Seitenketten der Aminosäuren abwechselnd oberhalb und unterhalb der Faltblattebene liegen. Diese Struktur finden wir beim *β*-Keratin, einem Strukturprotein, aus dem Haare aufgebaut sind.

Die **Tertiärstruktur** beschreibt die Konformation des Gesamtmoleküls, welche durch Interaktionen der Aminosäurereste gefalteter und benachbarter Regionen der Peptidkette eines Proteins zustande kommt. Die dabei auftretenden kovalenten und nichtkovalenten Bindungen, welche die Tertiärstruktur stabilisieren, sind in Abb. 7.3 dargestellt.

In wässrigen Lösungen nehmen Proteine eine derartige Konformation ein, dass eine maximale Anzahl polarer Gruppierungen (Abb. 7.1 am α-C-Atom gebundene Reste der Aminosäuren) nach außen exponiert sind, während eine maximale Anzahl lipophiler Reste nach innen orientiert liegt. Häufig kommt es vor, dass mehrere

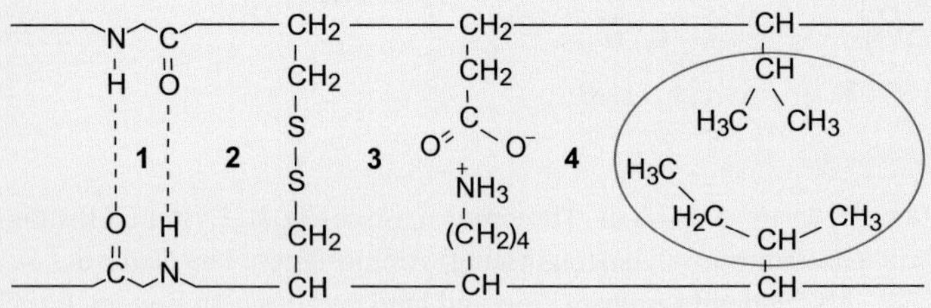

○ Abb. 7.3 Bindungen zwischen verschiedenen Abschnitten einer Peptidkette. 1 = Wasserstoffbrückenbindung zwischen Peptidgruppen; 2 = Disulfidbindungen zwischen Cystein-Resten; 3 = Ionenbeziehung z. B. zwischen Asparaginsäure und Lysin-Seitenketten; 4 = Hydrophobe Wechselwirkung, hier zwischen einem Valin- und einem Isoleucin-Rest. (Die Sphäre, aus der das Wasser verdrängt ist, ist durch eine grüne Linie markiert).

Polypeptidketten zu einer funktionellen Einheit aggregiert sind. Bei einer Assoziation dieser Art wird von der **Quartärstruktur** eines Proteins gesprochen. Erst durch die Raumstruktur kommt die biologische Aktivität eines Proteins zustande; die gestreckte Aminosäurekette hat in der Regel keine Aktivität.

Prozessierung von Proteinen durch unterschiedliche Substitution.

Proteine können eingeteilt werden in **Sphäroproteine** und **Skleroproteine**. Sphäroproteine sind wasserlösliche reaktionsfähige Proteine, die sehr leicht denaturieren. Zu dieser Gruppe gehören die katalytisch wirkenden Proteine, also die Enzyme. Eine weitere Gruppe von Proteinen bilden die Skleroproteine, welche im Gegensatz zu den Sphäroproteinen wasserunlöslich und reaktionsarm sind. Diese zweite Gruppe von Proteinen ist Bestandteil von Gerüst- und Stützsubstanzen, wie z. B. von Hufen, Nägeln, Haaren oder Schafswolle. Prinzipiell können Proteine auch verbunden sein mit Resten, die nicht Aminosäuren darstellen, also z. B. mit **Lipiden**. In diesem Fall spricht man von **Lipoproteinen**. Wenn Proteine mit **Kohlenhydratresten** verbunden sind, spricht man von **Glykoproteinen**. Proteine können auch Phosphoratome enthalten oder Metalle. In diesem Falle spricht man von **Phosphoproteinen** bzw. **Metalloproteinen**.

Definition

Enzyme sind katalytisch wirkende, komplex aufgebaute Proteine. Fast alle in der belebten Natur ablaufenden chemischen Reaktionen bedürfen der Katalyse durch Enzyme.

Das hat im Wesentlichen zwei Gründe:

- Die Gleichgewichtseinstellung wird dadurch in endlicher Zeit bei einer Temperatur von nur 20–40 °C erreicht und
- Reaktionen werden regulierbar, wobei es eine Vielzahl von Möglichkeiten gibt, wie Enzymaktivitäten beeinflusst werden können.

Spezifität der Enzyme

Enzyme haben eine chemisch uneinheitliche Oberfläche, aus der an verschiedenen Stellen unterschiedliche funktionelle Gruppen herausragen. Nur an einer bestimmten Stelle des Enzyms, dem **aktiven Zentrum**, laufen katalysierte Reaktionen ab. Dabei reagiert ein Enzym in aller Regel (Ausnahmen sind bekannt) nur mit einem ganz bestimmten Substrat oder einer kleinen Gruppe strukturell verwandter Subst-

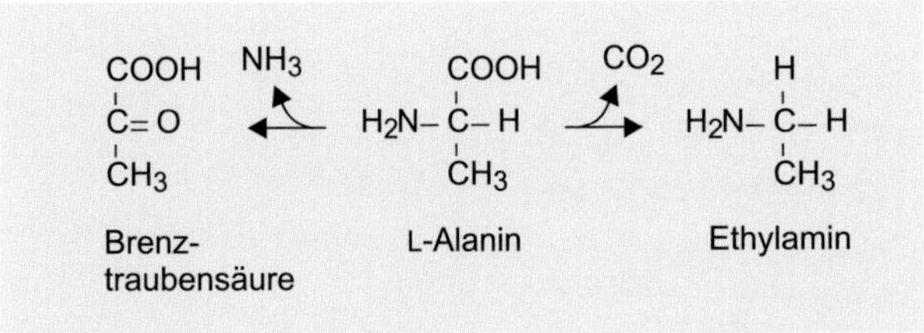

○ Abb. 7.4 Ein und dasselbe Substrat (hier L-Alanin) wird in einem Fall zu Brenztraubensäure desaminiert und im anderen Fall zu Ethylamin decarboxyliert. Für jede der Reaktionen ist ein anderes Enzym zuständig d. h. es ist jeweils wirkungsspezifisch.

rate. Bietet man einem Enzym auch nur den eventuell vorhandenen optischen Antipoden (z. B. D-Aminosäure) eines natürlichen Substrates (L-Aminosäure) an, so wird dieser in aller Regel nicht umgesetzt. Enzyme haben also eine **Substratspezifität**. Da ein vorgegebenes Substrat aber unterschiedlichen Reaktionen unterliegen kann, muss ein Enzym, welches mit einem Substrat reagiert, auch die Art der Reaktionen bestimmen. Man spricht dann von **Wirkungsspezifität** (○ Abb. 7.4). Unterschiedliche Reaktionen eines vorgegebenen Substrates werden also von unterschiedlichen Enzymen katalysiert. So wird ein bestimmtes Enzym die Aminosäure L-Alanin decarboxylieren, während ein anderes Enzym mit der gleichen Substratspezifität Alanin dennoch nicht decarboxyliert, sondern desaminiert. In einem Fall entsteht also Ethylamin, im anderen aber Brenztraubensäure (○ Abb. 7.4). Bei bestimmten Enzymen, die als **allosterisch regulierbar** bezeichnet werden (Kap. 7.1.3), ist die Aktivität von der Wirkung von bestimmten Effektoren abhängig. Bei solchen Enzymen spricht man von einer **Regulationsspezifität**.

Merke

Die Ausführungen zeigen, dass biologische Reaktionen von einer extrem hohen Spezifität sind, die von chemischen Reaktionen, derer sich der Mensch tagtäglich bedient, in aller Regel nicht erreicht wird.

Einteilung der Enzyme: Nach einem Vorschlag der International Union of Biochemistry and Molecular Biology werden Enzyme nach ihrer Wirkspezifität in sechs Gruppen eingeteilt (○ Abb. 7.5). Die erste Gruppe ist die der **Oxidoreduktasen**; das sind Enzyme, die Redoxreaktionen katalysieren. Die zweite Gruppe der Enzyme bilden die **Transferasen**. Hierbei handelt es sich um Enzyme, die Gruppen (also z. B. Aminogruppen) von einem Substrat auf ein zweites Substrat übertragen. Die dritte Gruppe von Enzymen ist die der **Hydrolasen**, die hydrolytische Reaktionen katalysieren. Ihnen verwandt sind die Enzyme der vierten Gruppe, die als **Lyasen** bezeichnet werden. Sie eliminieren ebenfalls Gruppen. Jedoch findet die Eliminierung unter Ausbildung einer Doppelbindung statt. Die fünfte Gruppe bilden die **Isomerasen**, welche Umlagerungen innerhalb eines Moleküls katalysieren. Schließlich bilden solche Enzyme, die Bindungen unter Verbrauch von Nukleosidtriphosphaten (z. B. ATP) knüpfen, die sechste Gruppe. Sie werden als **Ligasen** bezeichnet.

Enzyme werden in sechs Klassen eingeteilt.

Beispiele von Reaktionen, die durch Enzyme der sechs Klassen katalysiert werden, sind in ○ Abb. 7.5 dargestellt. Wenn wir enzymkatalysierte Reaktionen einer dieser 6 Gruppen zuordnen wollen, sollten wir nicht nur die Hin- (Substrat → Produkt), sondern auch die Rückreaktion (Produkt → Substrat) betrachten. Häufig er-

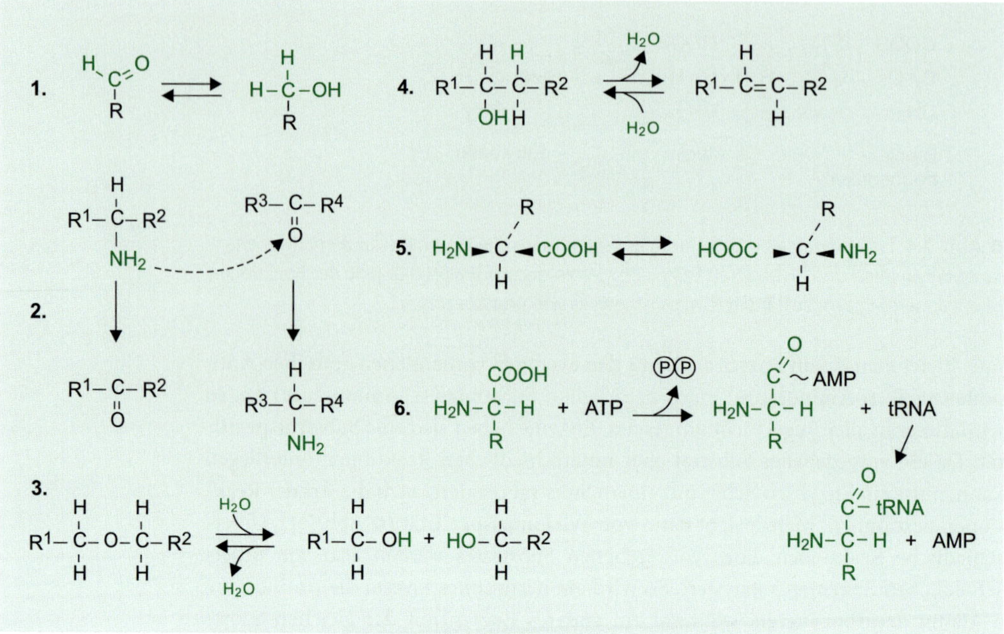

○ Abb. 7.5 Beispiele für Reaktionen, die von Enzymen der sechs Hauptgruppen katalysiert werden. 1. Oxidoreduktasen; 2. Transferasen; 3. Hydrolasen; 4. Lyasen; 5. Isomerasen; 6. Ligasen

kennt man dann die Zugehörigkeit eines Enzyms zu einer der Enzymgruppen leichter.

Enzyme, die unterschiedlich sind in Bezug auf ihre Primär- und Raumstruktur, trotzdem aber die gleiche Reaktion mit dem gleichen Substrat und Produkt katalysieren, werden als **Isoenzyme** bezeichnet. Isoenzyme werden unterschiedlich reguliert. Diese Enzyme spielen eine besondere Rolle in der Regulation und Koordinierung von Stoffwechselprozessen (Kap. 7.1.3).

Arbeitsweise der Enzyme

Auch wenn eine hohe Energiedifferenz zwischen den Ausgangs- und Endprodukten einer Reaktion besteht, erfolgt selten ein spontaner Ausgleich des Ungleichgewichtes durch Freisetzung der Energie. Die meisten organischen Verbindungen sind nämlich unter den physiologischen Bedingungen der Zelle (niedrige Temperatur, begrenzter pH-Bereich) überaus reaktionsträge. Einem Reaktionssystem muss daher in aller Regel eine **Aktivierungsenergie** zugeführt werden, um die Energiedifferenz zwischen Ausgangs- und Endprodukten für den Ablauf der Reaktion zu nutzen. Im chemischen Laboratorium wird ein Ausgleich des Energiegefälles häufig durch Erhitzen des Reaktionsgemisches initiiert. Zellen können einer chemischen Reaktion keine Wärme zuführen und gehen daher einen anderen Weg. Sie bedienen sich der Enzyme und Ribozyme (Kap. 7.1.1) als **Katalysatoren**.

Merke

Katalysatoren setzen die Aktivierungsenergie einer Reaktion herab (○ Abb. 7.6) und beschleunigen daher die Geschwindigkeit einer Gleichgewichtseinstellung, nicht aber die Gleichgewichtslage. Enzyme sind Biokatalysatoren. Sie können u. U. aus Zellen ausgeschieden werden.

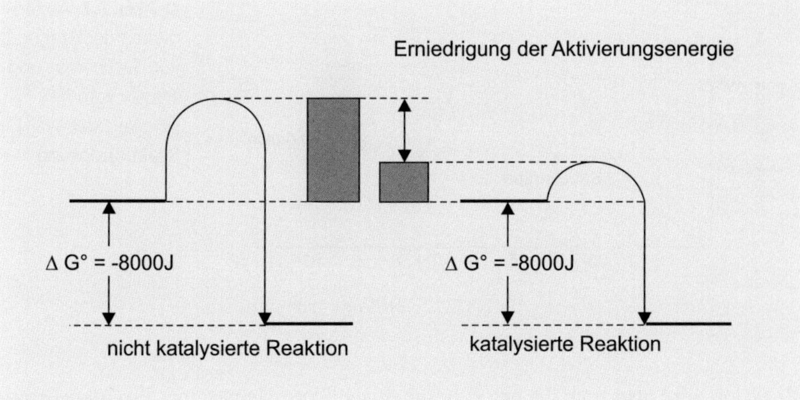

Abb. 7.6 Erniedrigung der Aktivierungsenergie einer Reaktion in Gegenwart eines Katalysators. Nach Richter 1996

Diese Herabsetzung der Aktivierungsenergie erklärt sich daraus, dass das Enzym die Ausbildung eines Übergangszustandes begünstigt.

Beeinflussung der Enzymaktivität 7.1.3

Wie bereits unter dem Stichwort **differentielle Genaktivität** (Kap. 6.4.2) besprochen worden ist, kann eine enzymatische Reaktion dadurch initiiert werden, dass ein bestimmtes Enzym synthetisiert oder seine Synthese unterbunden wird. Da die Moleküle einer Zelle nicht nur ständig auf-, sondern auch abgebaut werden (sie unterliegen einem **turnover**), wird das häufig dazu führen, dass Enzyme aus der Zelle verschwinden. Enzyme haben also eine **biologische Halbwertszeit**. Das ist diejenige Zeit, in der die Hälfte aller Moleküle abgebaut wird bzw. noch vorhanden ist. Die Regulation der Enzymsynthese kann dabei auf der Stufe der **Transkription** oder **Translation** erfolgen (Kap. 5.2.1 und Kap. 5.2.2).

pH-Wert, Temperatur und Substratangebot bestimmen den enzymatischen Umsatz.

Entscheidend für die Enzymaktivität ist aber auch der pH-Wert. Er beeinflusst die Ionisation funktioneller Gruppen der Aminosäuren. Die Ausbildung von Anionen und Kationen nimmt Einfluss auf das aktive Zentrum und die Konformation von Enzymen. Voraussetzung für eine enzymatische Reaktion ist häufig auch, dass das Substrat als Ion vorliegt, sodass eine Interaktion mit dem aktiven Zentrum überhaupt erst möglich wird. Extreme pH-Werte können dazu beitragen, dass Enzyme denaturieren.

Merke
Aus diesen Beobachtungen folgt, dass Enzyme ein **pH-Optimum** haben. D. h., sie arbeiten optimal in einem bestimmten pH-Bereich (Abb. 7.7).

Das pH-Optimum liegt im Allgemeinen in der Nähe von 7. Enzyme des Magens haben jedoch ein pH-Optimum, das um 2 liegt.

Die Geschwindigkeit chemischer und enzymatischer Reaktionen steigt mit zunehmender Temperatur. Die Erhöhung der Temperatur einer enzymkatalysierten

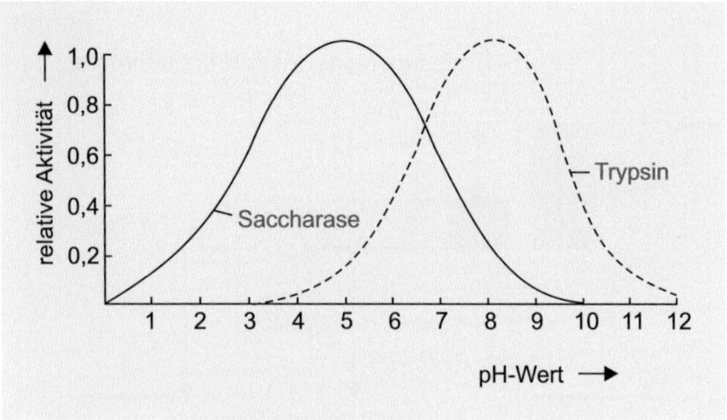

Abb. 7.7 Abhängigkeit der Wirkung von Saccharase und Trypsin vom pH-Wert der Reaktionslösung

Reaktion wird also auch die pro Zeiteinheit gebildete Menge eines Produktes erhöhen. Diese Erhöhung wird im Gegensatz zur chemischen Reaktion im Allgemeinen nur bis zu einer Temperatur von ungefähr 45 °C möglich sein. Ein weiterer Anstieg der Temperatur wird dann aber bewirken, dass das Enzym zunehmend denaturiert, d. h. seine Sekundär- und Tertiärstruktur wird irreversibel geändert. Damit verliert das Enzym seine katalytischen Fähigkeiten.

Merke

Erhöhung der Reaktionsgeschwindigkeit durch Temperaturanstieg und Denaturierung durch Zunahme der Temperatur sind also entgegengesetzt wirkende Effekte, die den Bereich des **Temperaturoptimums** bestimmen.

Eine enzymatische Reaktion kann in die folgenden Teilreaktionen zerlegt werden:

$$E + S \xrightarrow{a} ES \xrightarrow{b} EP \xrightarrow{c} E + P$$

Ableitung der Michaelis-Konstante K_M

Hierbei ist E das katalysierende Enzym, S das Substrat, welches umgesetzt wird und P das gebildete Produkt. Enzym und Substrat bilden zunächst den Enzym-Substrat-Komplex (ES-Komplex, Reaktion a), der zum Enzym-Produkt Komplex umgesetzt wird (Reaktion b), welcher in Enzym und Produkt dissoziiert (Reaktion c). Bei enzymkinetischen Betrachtungen wird nach Michaelis und Menten angenommen, dass die Teilreaktion b für die Gesamtreaktion geschwindigkeitsbestimmend ist (in der Teilreaktion b muss die **Aktivierungsenergie** bereitgestellt und der **Übergangszustand** durchlaufen werden). Wenn aber b geschwindigkeitsbestimmend ist, dann bedeutet das, dass man das Enzym mit dem Substrat S sättigen kann, bis jedes Enzymmolekül mit Hilfe des Substrates in ES umgewandelt ist. Die Geschwindigkeit der Gesamtreaktion, die in Mol Produkt pro Zeiteinheit ausgedrückt wird, wird also durch die Konzentration an ES bestimmt. Diese ist ihrerseits von der Menge an E und S abhängig. Nehmen wir an, wir wollen die maximale Geschwindigkeit (V_{max}) einer Reaktion bestimmen, dann würden wir einem Reaktionsansatz bei einer konstant gehaltenen Menge Enzym steigende Mengen an Substrat hinzugeben, bis eine Sättigungskurve (**Abb. 7.8**) erkennbar würde. Diese Kurve strebt asymptotisch dem Endwert V_{max} zu. Wird dieser Endwert mit bereits geringer Substratkonzentration annähernd erreicht, dann erfolgt die Gesamtreaktion schnell, und die Kurve wird relativ steil verlaufen. Man wird dann voraussetzen müssen, dass zwischen Enzym und Substrat eine hohe **Affinität** besteht. ES wird in diesem Fall also sehr schnell gebildet. Wird der Endwert V_{max} aber langsam erreicht, dann heißt das, dass

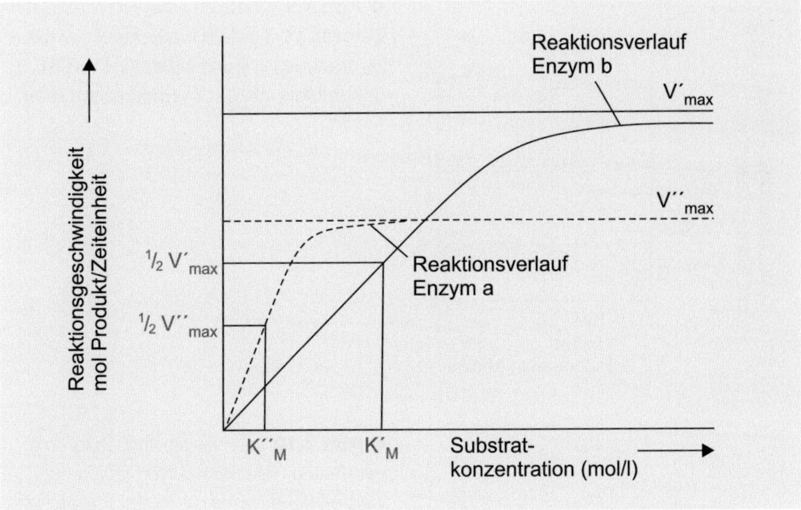

○ Abb. 7.8 Kinetik eines Enzyms a mit hoher Affinität zu seinem Substrat (niedriger K_M-Wert: K''_M) und eines Enzyms b mit niedriger Affinität zu seinem Substrat (hoher K_M-Wert: K'_M)

es bei fixierter Enzymmenge einer hohen Substratkonzentration bedarf, um eine vollständige Besetzung des Enzyms durch das Substrat zu erreichen. Die Affinität zwischen Substrat und Enzym wäre in diesem Falle als relativ gering einzuschätzen.

Die Geschwindigkeit, mit der bei fixierter Enzymmenge und steigender Substratkonzentration V_{max} nahezu erreicht wird, hängt also ab von der Affinität zwischen Substrat und Enzym.

Substrate haben eine unterschiedliche Affinität zum Enzym.

Man kann eine quantitative Aussage über die Affinität zwischen Enzym- und Substrat machen, wenn man die sogenannte **Michaelis-Konstante**, auch **K_M-Wert** genannt, einführt.

Definition

Die **Michaelis-Konstante** ist diejenige Substratkonzentration (gemessen in Mol pro Liter), bei der die halbmaximale Reaktionsgeschwindigkeit erreicht wird. Sie liegt meistens zwischen 10^{-2} bis 10^{-6} Mol pro Liter.

Vergleichen wir die Kinetiken der Enzyme a und b in ○ Abb. 7.8, so liegt mit a ein Enzym vor, das eine hohe Affinität zu einem Substrat hat. Die Kurve verläuft steil, solange man nicht im Sättigungsbereich des Enzyms arbeitet. Der K_M-Wert ist klein. Bei Enzym b haben wir jedoch eine geringe Affinität zwischen E und S. Die Kurve verläuft flacher, der K_M-Wert ist größer. Die dargestellten Enzymkinetiken unterscheiden sich außerdem noch in einem anderen Punkt: Der Wert für V_{max} bei Enzym b ist größer als bei Enzym a. Da nun V_{max} von der Enzymmenge abhängt, sollte man schließen, dass auch der K_M-Wert von der Enzymmenge beeinflusst wird. Das ist aber nicht der Fall: Steigern wir die Enzymmenge in drei Parallelansätzen, wie in ○ Abb. 7.9 dargestellt, dann verlaufen auch die Kurven steiler, sodass der K_M-Wert gleich bleibt. Dieses Charakteristikum des K_M-Wertes ist besonders wertvoll für den Experimentierenden: Er kann den K_M-Wert bestimmen, also eine Aussage über die

Die Affinität Enzym-Substrat ist dem K_M-Wert umgekehrt proportional.

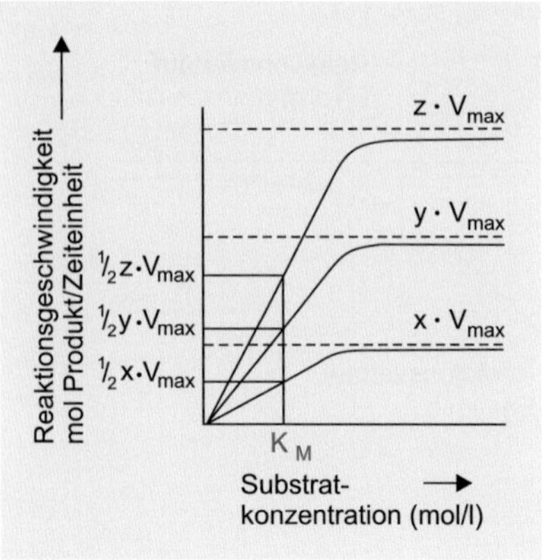

○ Abb. 7.9 Kinetiken eines Enzym-Substratpaares bei unterschiedlichen Enzymkonzentrationen x, y und z. Der K_M-Wert ist unabhängig von der Enzymkonzentration.

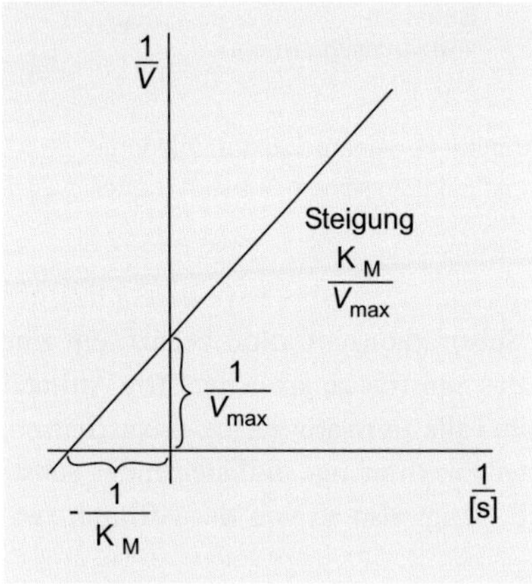

○ Abb. 7.10 Lineweaver-Burk-Diagramm, mit dessen Hilfe der K_M-Wert bestimmt werden kann, wenn die Reaktionsgeschwindigkeiten V bei vorgegebenen Substratkonzentrationen [S] bekannt sind.

Affinität von Substrat und Enzym machen, ohne wissen zu müssen, wie viel Enzymmoleküle im Reaktionsansatz tatsächlich vorhanden sind.

Um den K_M-Wert experimentell zu bestimmen, bedient man sich einer doppelt reziproken Auftragungsart im **Lineweaver-Burk-Diagramm** (○ Abb. 7.10). Aus diesem Diagramm kann man den reziproken K_M-Wert direkt ablesen.

Die Werte, die im Diagramm eingetragen werden, sind der reziproke Wert der Substratkonzentration und der reziproke Wert der dabei beobachteten Geschwindigkeit. Die mathematische Ableitung der Beziehung zwischen Reaktionsgeschwindigkeit, Substratkonzentration und K_M-Wert im Lineweaver-Burk-Diagramm kann den Lehrbüchern der Biochemie entnommen werden (siehe Literaturverzeichnis).

Die enzymatische Katalyse kann auch durch **Effektoren** beeinflusst werden. Der Begriff Effektor umfasst zwei Typen von Verbindungen, die entweder als **Aktivatoren** (wenn die Katalyse beschleunigt wird), oder als **Inhibitoren** (wenn die Katalyse verlangsamt wird) bezeichnet werden.

Effektoren der Enzymaktivität können aktivierend oder inhibierend sein.

Inhibitoren wiederum werden eingeteilt in solche, die ein Enzym irreversibel oder reversibel inhibieren. Die irreversible Hemmung eines Enzyms liegt dann vor, wenn der Inhibitor kovalent an das Enzym bindet und dadurch seine Funktionsfähigkeit beeinträchtigt wird. Eine besondere Art irreversibler Hemmung ist die durch **Suizidinhibitoren**: Das Enzym wandelt einen potentiellen Inhibitor enzyma-

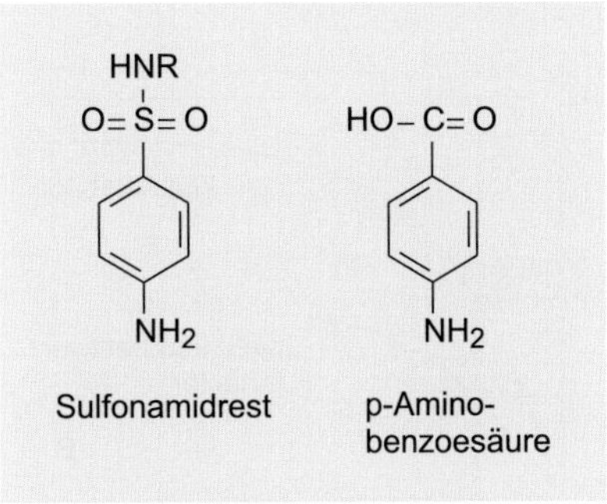

Abb. 7.11 Strukturelle Ähnlichkeit von kompetitivem Inhibitor (Sulfonamid-Rest) und Substrat (p-Aminobenzoesäure)

tisch in den eigentlichen Inhibitor um, der dann chemisch mit dem Enzym reagiert. Das Enzym begeht also »Suizid«. Es wird durch die Reaktion inaktiviert.

Wenn natürliches Substrat und Inhibitor strukturell ähnlich sind (Abb. 7.11), können beide eine Affinität zum aktiven Zentrum desselben Enzyms haben. Beide konkurrieren dann um die reversible Bindung an das aktive Zentrum des Enzyms. Ein Überschuss an Substrat wird den Inhibitor, ein Überschuss von Inhibitor das Substrat verdrängen. Inhibitoren dieser Art werden als **kompetitive** Inhibitoren bezeichnet. Ihre Hemmung ist reversibel.

Inkubiert man ein Enzym zunächst mit einem kompetitiven Inhibitor, so wird bei nachfolgender ausreichender Substratzugabe die gleiche V_{max} erreicht werden können wie ohne den Inhibitor. Die Michaelis-Konstante des Enzym-Substrat-Paares vergrößert sich (Abb. 7.12), während sich V_{max} nicht ändert. Ein Beispiel für eine kompetitive Hemmung stellen Sulfonamide dar, die das bakterielle Enzym hemmen, welches *p*-Aminobenzoesäure (Abb. 7.11) in Tetrahydrofolsäure einbaut. Tetrahydrofolsäure ist für den Menschen ein Vitamin. Es ist beteiligt an der Übertragung von Formyl-Gruppen.

Bei der **nichtkompetitiven** Hemmung bindet der Inhibitor entweder an das Enzym oder an den Enzymsubstratkomplex ES. In beiden Fällen entsteht letztlich ein Komplex aus Enzym, Substrat und Inhibitor. Da die Bindung des Inhibitors nicht am aktiven Zentrum erfolgt, kann er durch erhöhte Substratzugabe auch nicht vom Enzym verdrängt werden. Der K_M-Wert ändert sich nicht bei Zugabe des Inhibitors, die Maximalgeschwindigkeit V_{max} wird jedoch nicht erreicht (Abb. 7.12), weil ständig ein bestimmter Prozentsatz an Enzymmolekülen als Enzym-Substrat-Inhibitor-Komplex der Reaktion entzogen wird. Nicht kompetitive Inhibitoren sind z. B. **Schwermetallionen**, die Sulfhydryl-Gruppen eines Enzyms binden, welche für die Katalyse essentiell sind. In der nicht kompetitiven Hemmung von Enzymen durch Schwermetallionen liegt einer der Gründe für die Giftigkeit dieser Ionen.

Inhibitoren, die ausschließlich an den Enzymsubstratkomplex ES binden, werden als **unkompetitive Inhibitoren** bezeichnet. Dieser Hemmstofftyp fällt bei enzymkinetischen Darstellungen dadurch auf, dass sich die Maximalgeschwindigkeit V_{max} im gleichen Maße vermindert wie sich der K_M-Wert verringert (Abb. 7.12).

Enzymkinetiken geben Hinweise auf die Art der Enzymregulation.

Die **allosterische Hemmung** hat unter anderem in der Koordinierung verzweigter Stoffwechselwege große regulatorische Bedeutung.

Ein allosterisch regulierbares Enzym ist im einfachsten Fall ein Enzym mit zwei Typen von Bindungsstellen für niedermolekulare Verbindungen. Die eine Stelle ist das aktive Zentrum, welches das Substrat aufnimmt, während die andere Stelle den Inhibitor bindet.

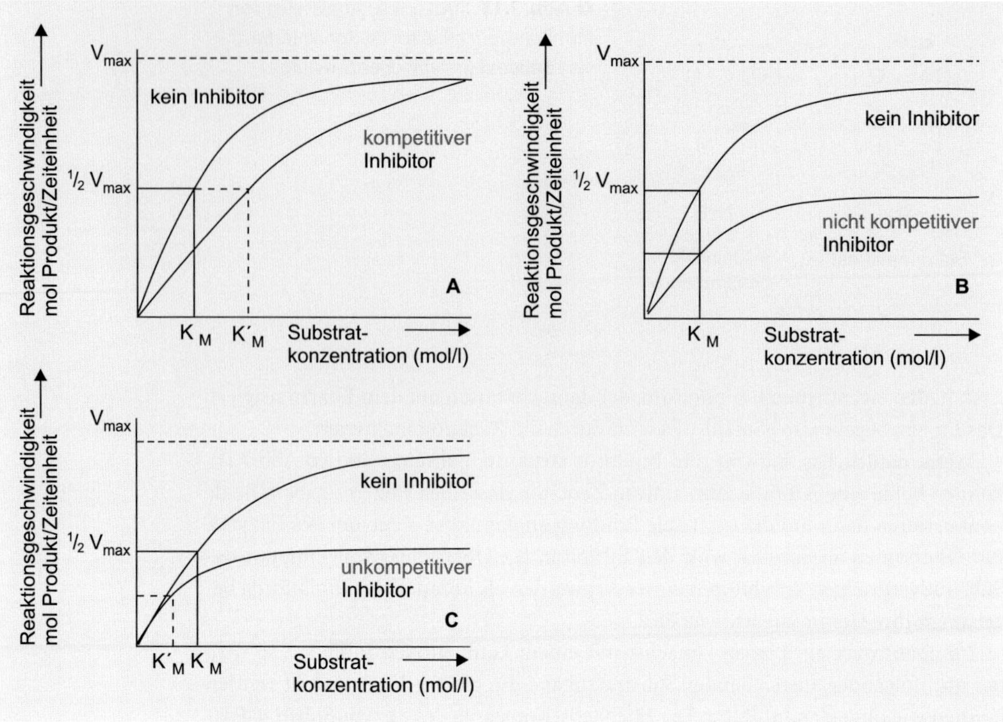

○ Abb. 7.12 Darstellung unterschiedlicher reversibler Enzymhemmungen: **A** kompetitive Hemmung, **B** nicht kompetitive Hemmung, **C** unkompetitive Hemmung

Die Bindung des Inhibitors verändert die Konformation des Enzyms derart, dass die Katalyse verlangsamt oder unterbunden wird. Häufig ist der Inhibitor identisch mit dem Endprodukt einer Synthesekette, an dessen Anfang das allosterisch hemmbare Enzym arbeitet (○ Abb. 7.13). Diese Konstruktion erlaubt es, einen Stoffwechselweg abzuschalten, wenn das Endprodukt in ausreichender Menge gebildet worden ist. Allosterisch regulierbare Enzyme bestehen häufig aus verschiedenen assoziierten Untereinheiten (also verschiedenen Polypeptidketten), nämlich der **regulatorischen Untereinheit**, die den Inhibitor bindet und der **katalytischen** Untereinheit, die das Substrat umsetzt. Der Einfluss der regulatorischen Untereinheit auf die katalytische Untereinheit wird dann von An- oder Abwesenheit des Inhibitors an der regulatorischen Untereinheit bestimmt.

Die Rolle einer allosterischen Hemmung bei der Regulation eines verzweigten Stoffwechselweges ist in ○ Abb. 7.14 dargestellt. Endprodukte einer verzweigten Synthesekette sind die Produkte X und Y. Sie sind gleichzeitig Inhibitoren der allosterisch regulierten Enzyme a und a' sowie d und d'.

Isoenzyme, Mediatoren differentieller Entwicklung

Ist eine ausreichende Menge an X akkumuliert, so bindet es an die Enzyme d und a. Analog würde Y an a' und d' binden. Im ersten Falle ist das Endprodukt X der Synthesekette allosterischer Inhibitor, im zweiten Fall aber Y. Enzyme mit einem besonderen Charakter sind die Enzyme a und a': Sie katalysieren beide die Reaktion von A → B, sind aber unterschiedlich regulierbar, Y bindet nur an a', X aber nur an a. Enzyme, die die gleiche Reaktion katalysieren (hier: a und a'), aber unterschiedlich regulierbar sind, werden auch als **Isoenzyme** bezeichnet. Die in Mikroorganis-

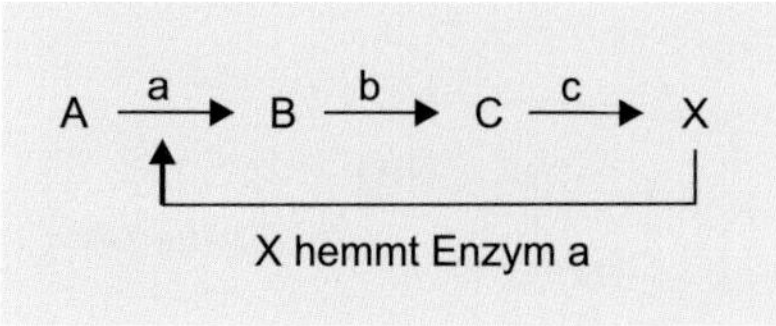

Abb. 7.13 Inaktivierung eines allosterisch regulierten Enzyms a durch ein Produkt, das als allosterischer Inhibitor (X) fungiert. Diese Art der Hemmung wird auch als **Feedback-Hemmung** bezeichnet. A, B und C sind Substrate, deren Umwandlung durch die Enzyme a, b und c katalysiert wird.

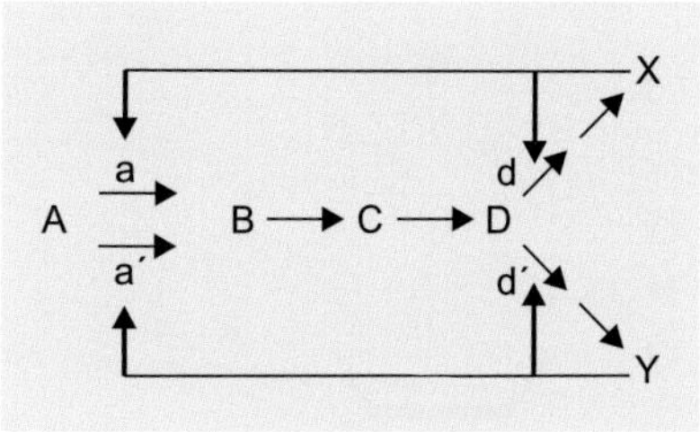

Abb. 7.14 Die Rolle allosterisch regulierter Enzyme a und a' sowie d und d' bei der Koordinierung des Substratflusses in einem verzweigten Stoffwechselweg.

men und höheren Pflanzen ablaufende Synthese der aromatischen Aminosäuren Phenylalanin, Tryptophan und Tyrosin wird nach diesem Prinzip reguliert. Allerdings beginnt der Stoffwechselweg, wie zu erwarten, mit drei Isoenzymen, weil er mit drei aromatischen Aminosäuren endet.

Definition

Isoenzyme können die gleiche Reaktion katalysieren, sich aber in ihrer Struktur unterscheiden oder unterschiedlich regulierbar sein.

Kofaktoren, Cosubstrate und Vitamine 7.1.4

Viele Enzyme sind keine reinen Proteine. Sie enthalten häufig Metallionen. Metallionen können zur Stabilität des Proteins beitragen, an der Bindung des Substrats beteiligt sein oder als Elektronenüberträger fungieren. Solche Metallionen werden als Kofaktoren bezeichnet. Ein Enzym kann auch Kofaktoren in Form von niedermolekularen organischen Verbindungen enthalten. Kofaktoren werden in zwei Untergruppen eingeteilt, nämlich die der **prosthetischen Gruppen** und der **Cosubstrate** (Cosubstrate werden auch als **Coenzyme** bezeichnet).

Cosubstrate und die Rolle der Vitamine

Prosthetische Gruppen sind fest an das Enzym gebunden. Sie verändern sich in der Regel im Laufe einer Katalyse. Erst durch den Umsatz mit einem zweiten Substrat wird die prosthetische Gruppe wieder in die Ausgangsform zurück überführt. Cosubstrate verändern sich ebenfalls bei der Katalyse. Sie werden durch die Tätigkeit eines zweiten Enzyms regeneriert. Ein Enzym, dessen Cosubstrat abdissoziiert ist, wird auch als **Apoenzym** bezeichnet. Apoenzym und Cosubstrat bilden in der assoziierten Form das **Holoenzym**.

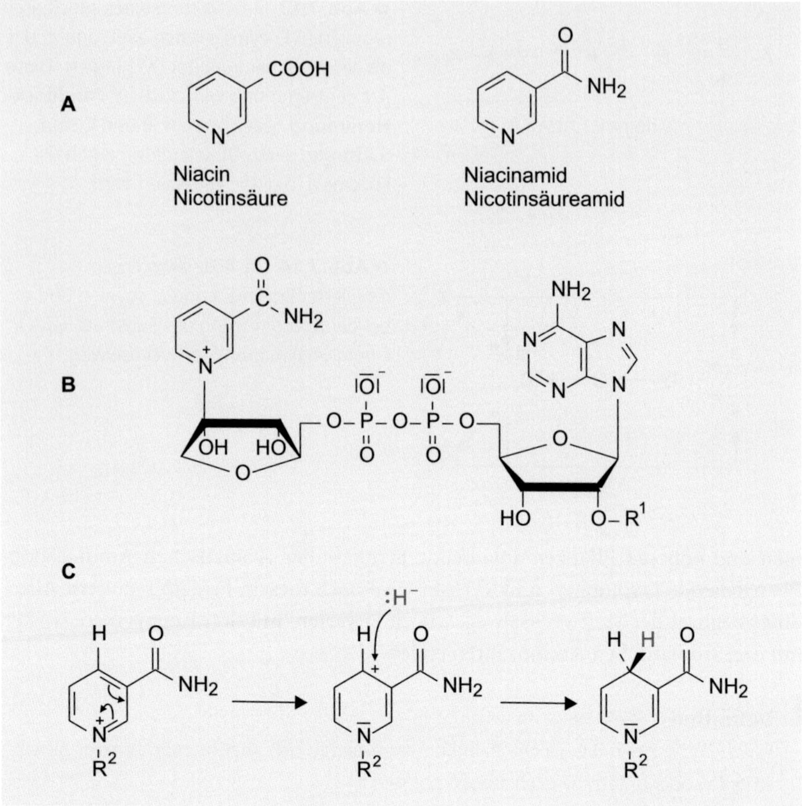

○ Abb. 7.15 Vitamine des B-Komplexes (**A**), die entsprechenden Cosubstrate Nicotinamid-adenindinukleotid (NAD⁺, R1 = H) bzw. Nicotinamidadenindinukleotidphosphat (NADP⁺, R1 = Phosphatrest) (**B**) sowie Darstellung der Redoxreaktion, durch die NAD⁺ bzw. NADP⁺ reduziert wird (**C**)

Praxisbeispiel: Vitamine

Da Cosubstrate regeneriert werden, werden sie in nur sehr geringer Menge gebraucht. Mensch und höhere Tiere können Cosubstrate häufig nur teilweise synthetisieren. Sie müssen bestimmte Vorstufen der Cosubstrate mit der Nahrung aufnehmen. Diese Vorstufen werden als **Vitamine** bezeichnet.

Vitamine werden in zwei große Gruppen eingeteilt, nämlich die der **fettlöslichen Vitamine** (Vitamine A, D, E und K) sowie der **wasserlöslichen Vitamine** (Vitamine C, H sowie die Vitamine des B-Komplexes).

Zum B-Komplex gehörende Vitamine sind z. B. **Nicotinsäure** (Niacin) und **Nicotinsäureamid** (Niacinamid) ○ Abb. 7.15 A.

Stoffwechselphysiologisch von Bedeutung ist, dass diese Vitamine in **Nicotinamidadenindinukleotid**, ein Cosubstrat von Oxidoreduktasen, eingebaut werden. Die Nukleotide kommen in zwei unterschiedlichen Formen vor, nämlich dem NAD⁺ und dem NADP⁺. (○ Abb. 7.15, Strukturformeln). Bei Redoxprozessen wird ein **Hydridion** auf NAD⁺ oder (NADP⁺) übertragen, sodass der Pyridinring eine

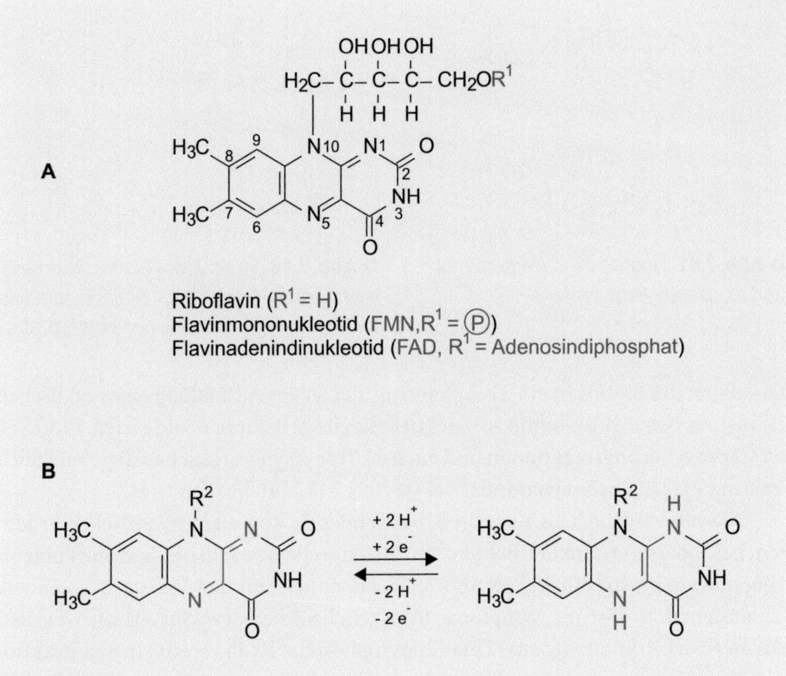

○ Abb. 7.16 Riboflavin, ein Vitamin des B_2-Komplexes (**A**) und die beiden entsprechenden Cosubstrate FMN und FAD sowie die Redoxreaktion, an der FMN und FAD beteiligt sind (**B**). R2 = Rest des FMN oder FAD

chinoide Struktur annimmt (○ Abb. 7.15 C). Das durch die Redoxreaktion gebildete reduzierte NAD^+ lagert am freien Elektronenpaar des Stickstoffs im Niacinring ein Proton an, sodass die reduzierte Form des NAD^+ ($NADP^+$) auch als **$NADH+H^+$** (**$NADPH+H^+$**) oder **$NADH_2$** (**$NADPH_2$**) oder nur **NADH** (**NADPH**) geschrieben wird.

Riboflavin (○ Abb. 7.16 A) ist ein B_2-Vitamin. Es handelt sich um 7,8-Dimethyl-10-ribityl-isoalloxazin, das Bestandteil von **Flavinmononukleotid** (**FMN**) und **Flavinadenindinukleotid** (**FAD**) ist. Beide sind ebenfalls prosthetische Gruppen von Oxidoreduktasen. FMN ist phosphoryliertes Riboflavin, während im FAD Adenosinmonophosphat (AMP) über eine Phosphorsäureanhydridbindung mit FMN verbunden ist (○ Abb. 7.16 A). Die reduzierte Form des FAD bzw. FMN sowie das FAD und FMN selbst sind in ○ Abb. 7.16 B dargestellt. Die reduzierten Formen werden auch mit **$FADH_2$** oder **$FMNH_2$** abgekürzt.

Liponsäure ist ein zyklisches Disulfid, das eine an Redoxprozessen (oxidative Decarboxylierung) beteiligte prosthetische Gruppe darstellt (○ Abb. 7.17). Liponsäure ist über eine Amidgruppe mit jeweils einem Teilenzym der **Oxoglutaratdehydrogenase** und der **Pyruvatdehydrogenase** verbunden. Liponsäure ist an der **oxidativen Decarboxylierung** von 2-Oxosäuren beteiligt. Liponsäure hat für bestimmte Bakterien und Protozoen Vitamincharakter. Der Mensch kann Liponsäure in ausreichendem Maße selbst synthetisieren.

Biotin (Vitamin H) (○ Abb. 7.18) hat mit Liponsäure die Gemeinsamkeit, dass es ebenfalls über eine Aminogruppe mit einem Enzym verbunden ist. Strukturcharak-

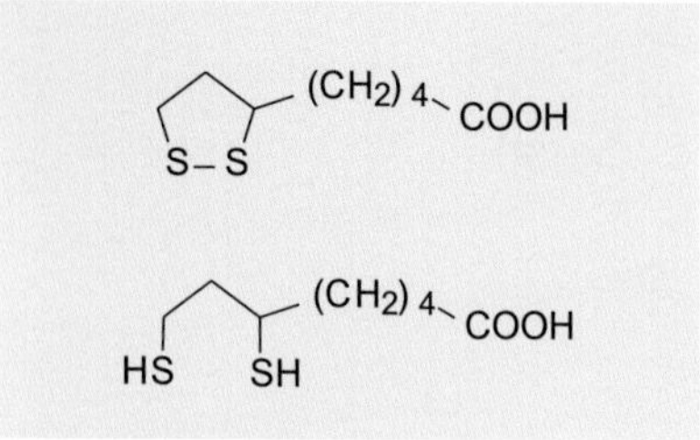

Abb. 7.17 Liponsäure in oxidierter (oben) und reduzierter Form (unten)

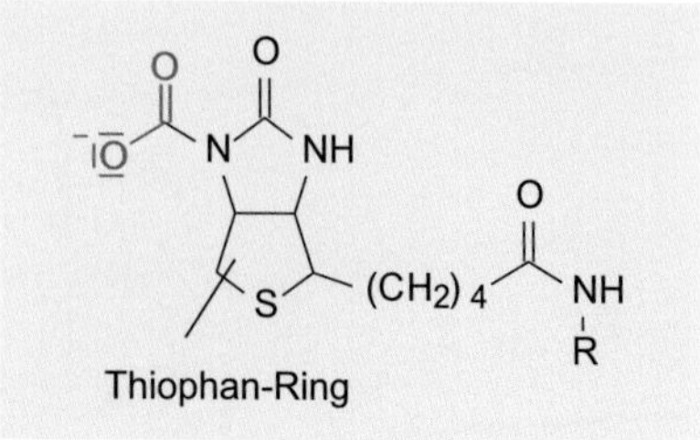

Abb. 7.18 Struktur des Biotins, welches eine Carboxylgruppe intermediär bindet und an Carboxylierungsreaktionen beteiligt ist.

teristikum des Biotins ist ein **Thiophanring**, der an der Ausbildung eines zyklischen Harnstoffs beteiligt ist. Biotin ist essentiell für einige Bakterien und Hefen. Biotin ist an **Carboxylierungsreaktionen** und auch an Transacylierungen beteiligt, bei denen intermediär ein Carboxybiotinderivat (Abb. 7.18) durchlaufen wird.

Vitamin B_1 ist an der oxidativen Pyruvatdecarboxylierung beteiligt.

Thiamin wird auch als Vitamin B_1 bezeichnet. Es kommt in pflanzlichen Früchten, besonders in Getreidefrüchten, vor. Strukturelle Bestandteile sind ein **Thiazolring** und ein **Pyrimidinring** (Abb. 7.19). Thiamin ist für den Menschen essentiell. Thiaminmangel löst die Symptome (Muskelschwäche, Gewichtsverlust, Neuritis) der **Beriberi**-Erkrankung aus. Thiaminpyrophosphat ist an verschiedenen Reaktionen beteiligt, z. B. an der oxidativen Decarboxylierung von 2-Oxosäuren, nämlich Pyruvat und 2-Oxoglutarat. Die entsprechenden Enzyme sind Teilenzyme von Multienzymkomplexen, die die oxidative Decarboxylierung dieser 2-Oxosäuren katalysieren.

Die drei Vitamine **Pyridoxal**, **Pyridoxin** und **Pyridoxamin** bilden zusammen mit ihren 5'-Phosphaten die Vitamin-B_6-Gruppe, deren Komponenten sich strukturell durch substituierte Pyridinringe auszeichnen (Abb. 7.20). Vitamin B_6 ist in Tieren und Pflanzen weit verbreitet. Vitamin-B_6-Mangel ruft bei Säugetieren Dermatitis und in schweren Fällen Krämpfe und Störungen des zentralen Nervensystems hervor. Pyridoxalphosphat ist das **Cosubstrat** des **Aminosäurestoffwechsels**. Aminosäuren werden über die Aldehyd-Gruppe des Pyridoxalphosphates gebunden. Je nach der Wirkspezifität der beteiligten Enzyme wird eine der Bindungen zum α-C-Atom der Aminosäure gelöst, sodass Decarboxylierungen, Desaminierungen oder Eliminierung des Restes R beobachtet werden. Auch ist Vitamin B_6 an Transaminierungen beteiligt.

Pantothensäure (Abb. 7.21 A) besteht aus zwei Komponenten, nämlich *β*-Alanin und Pantoinsäure, die über eine Peptidbindung verknüpft sind. Der Mensch kann die Verknüpfung von *β*-Alanin mit Pantoinsäure nicht durchführen. Mangelerscheinungen an Pantothensäure sind beim Menschen jedoch nicht bekannt, da Pantothensäure im Tier- und Pflanzenreich weit verbreitet ist. Pantothensäure ist Bestandteil des **Coenzyms A**. Das Coenzym A wurde zuerst entdeckt als Überträger von Acetylresten (daher Coenzym A) auf aromatische Amine. Die Funktion des Coenzym A ist aber wesentlich vielseitiger. Die Rolle bei der Aktivierung von Carboxylresten wird in Kap. 7.1.5 besprochen. Funktionelle Gruppe des Coenzym A ist die **Sulfhydrylgruppe**.

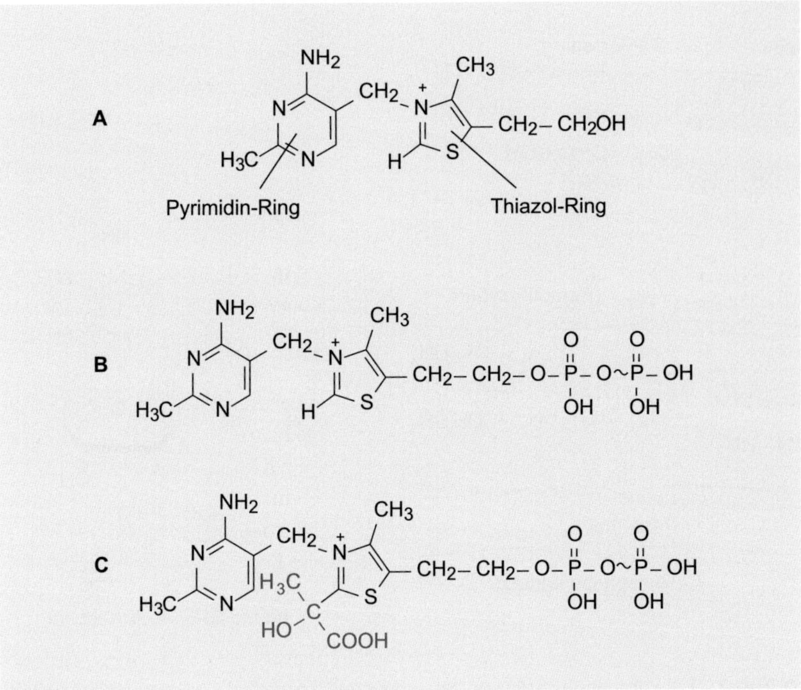

Abb. 7.19 Vitamin B_1 (Thiamin) (**A**) und das zugehörige Cosubstrat Thiamindiphosphat (**B**), welches mit Pyruvat (oder 2-Oxoglutarat) ein Addukt (**C**) bildet, das unter Decarboxylierung zum aktiven Aldehyd umgesetzt wird

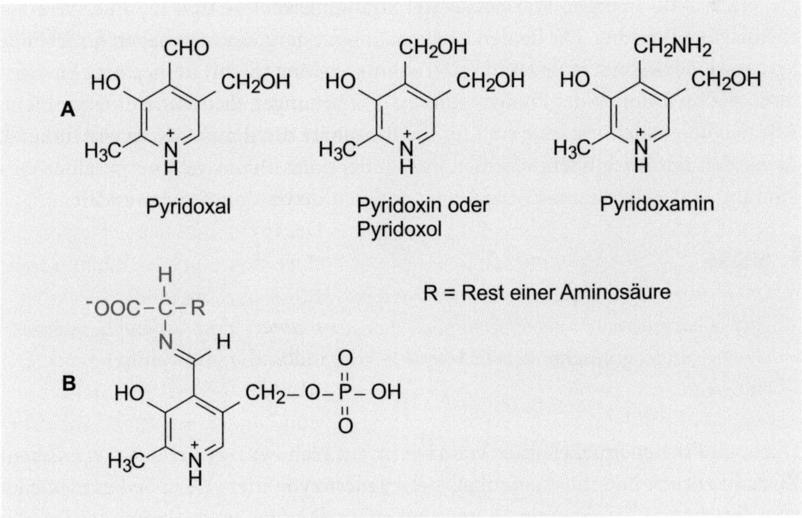

Abb. 7.20 Komponenten des Vitamin-B_6-Komplexes (**A**) sowie das mit einer Aminosäure verbundene zugehörige Cosubstrat Pyridoxalphosphat (**B**)

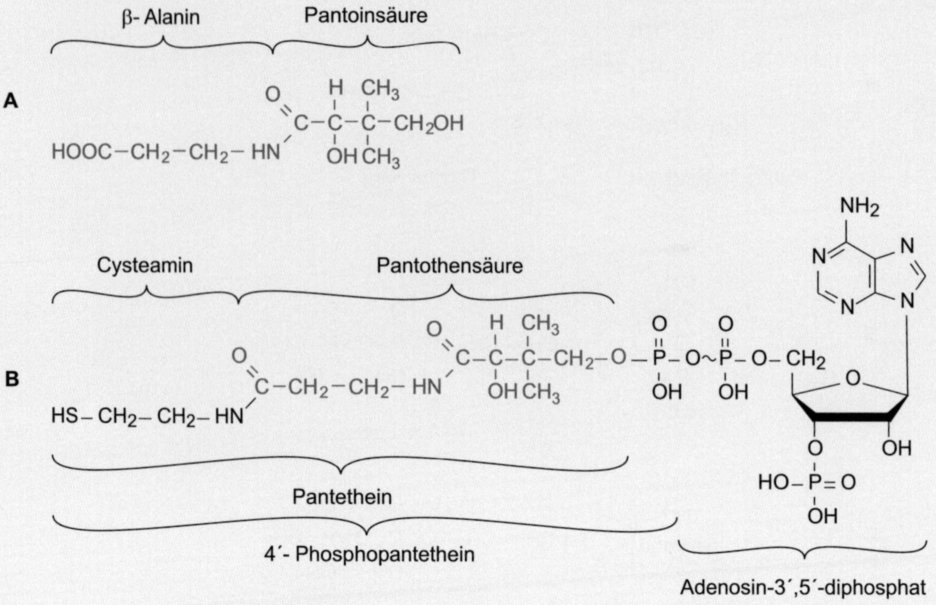

Abb. 7.21 Pantothensäure (**A**) und das zugehörige Cosubstrat Coenzym A (CoA-SH) (**B**)

7.1.5 Energetische Kopplung

Energie kann verschiedene Erscheinungsformen haben. Es gibt mechanische Energie, elektrische Energie, Wärmeenergie, Strahlungsenergie und die Energie einer chemischen Bindung. Die beiden letztgenannten Energieformen haben für lebende Systeme eine besondere Bedeutung. Strahlungsenergie (Licht) ist diejenige Energieform, die im Rahmen der Photosynthese der Gewinnung chemischer Energie dient. Alle nachfolgenden Prozesse sind für die **Biosphäre** nicht mehr energiegewinnend. Es werden nur noch Energieformen ineinander oder chemische Energie einer Verbindung in die chemische Energie einer anderen Verbindung umgewandelt.

Merke

Um energiearme Substrate im Rahmen eines Stoffwechselprozesses umzuwandeln, bedarf es eines zweiten energieliefernden Prozesses, derart, dass die energieverbrauchende (**endergonische**) Reaktion an eine energieliefernde (**exergonische**) gekoppelt wird.

Dabei fällt die energieliefernde Verbindung auf einen energieärmeren (stabileren) Zustand zurück und muss anschließend regeneriert werden. Dazu bedarf es wiederum der chemischen Energie. Es muss auf einen weiteren energieliefernden Prozess zurückgegriffen werden. Derjenige Prozess, auf den der letztendliche Rückgriff meistens erfolgt (Ausnahme: **Chemosynthese**), ist die **Photosynthese**, denn in ihr wird die für lebende Systeme verwendbare chemische Energie gebildet. (Auch fossile Energien gehen letztendlich auf den Photosyntheseprozess zurück).

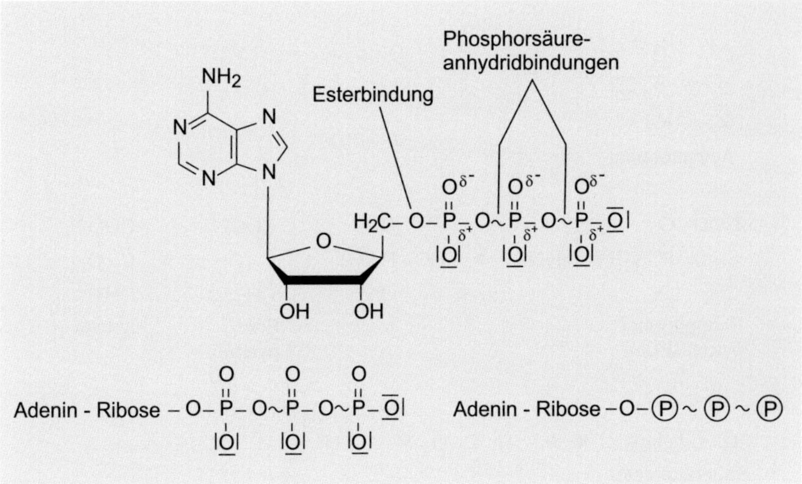

Abb. 7.22 Verschiedene Schreibweisen für das Adenosintriphosphat (ATP). Die Schlangenlinien werden häufig nach einem Vorschlag von Fritz Lipmann gebraucht, um energiereiche Bindungen anzudeuten.

Energieformen, die ineinander greifen

Das Konzept der energetischen Kopplung der Stoffwechselprozesse an die Energie chemischer Bindungen setzt voraus, dass energiereiche (labile) Verbindungen existieren. Ein zentraler energiereicher Metabolit ist das **Adenosintriphosphat** (**ATP**) (Abb. 7.22), also eines der Nukleotide, welche auch an der Synthese der Ribonukleinsäuren beteiligt sind (Kap. 5). Da ATP energiereich ist, ist es labil, d. h. instabil, besonders in alkalischem oder saurem Milieu und gegenüber Hitze. Die Energie seiner Bindungen dient dazu, energiearme Substrate zu aktivieren. Dabei spielen die beiden **Phosphorsäureanhydrid-Bindungen** die entscheidende Rolle. Sie haben einen hohen Energiegehalt, der dann erklärbar wird, wenn man die Ladungen der Phosphorsäurereste betrachtet. Die Elektronen der P=O-Doppelbindung werden in Richtung auf die elektronegativen Sauerstoffatome gezogen, sodass die Sauerstoffatome partial negativ, die Phosphoratome aber partial positiv geladen sind. Dadurch entstehen benachbarte gleichsinnige Ladungen (zwischen P und P einerseits und O und O andererseits), die sich gegenseitig abstoßen. Die Anhydridbindungen sind daher leicht hydrolisierbar bzw. können nur gegen Widerstand dieser gleichsinnigen Ladungen geknüpft werden.

Für die Aktivierung energiearmer Substrate können der endständige Phosphatrest, der Adenosindiphosphatrest bzw. der Diphosphatrest oder der Adenosinmonophosphatrest übertragen werden.

Es kommt auch vor, dass die Energie von Phosphorsäureanhydrid-Bindungen anderer Nukleotide verwendet wird. Beispiele hierfür sind **Guanosintriphosphat** (**GTP**) oder **Uridintriphosphat** (**UTP**). Diese Nukleotide haben jedoch nicht die universelle Bedeutung des ATP.

Eine weitere energiereiche Verbindung mit ähnlichem Charakter ist die der **Acylphosphate**, bei denen eine Carboxygruppe und ein Phosphorsäurerest über eine Anhydridbindung verbunden sind. Die Ladungsverhältnisse im Triphosphatrest des ATP sind auf **Acylphosphate** (Abb. 7.23) übertragbar und erklären ebenfalls den hohen Energiegehalt der Bindung. Einen noch höheren Energiegehalt als

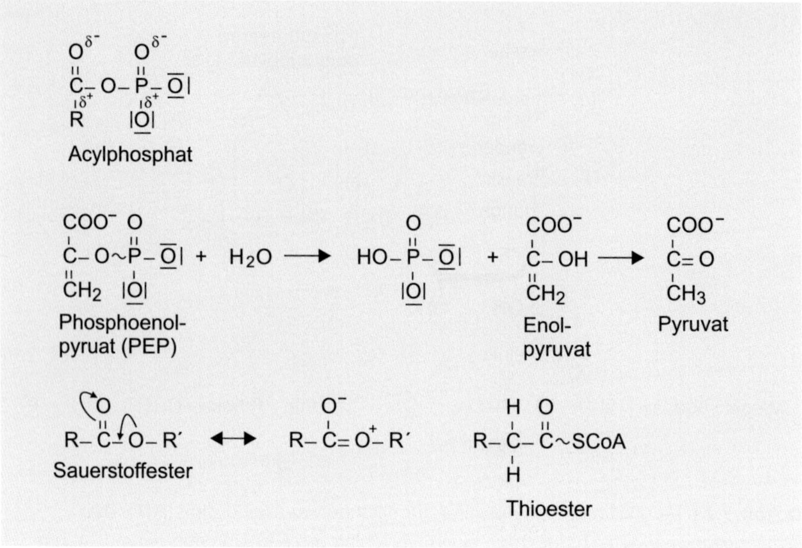

Abb. 7.23 Energiereiche Bindungen im Acylphosphat, Phosphoenolpyruvat und im Thioester

die besprochene Anhydridbindung hat die der **Enolphosphate**, z. B. des Phosphoenolpyruvates (PEP) Abb. 7.23. Eine 2-Oxosäure, wie Brenztraubensäure (das Salz dieser Säure heißt Pyruvat) unterliegt einer Oxo-Enol-Tautomerie (Keto-Enol-Tautomerie). Das Gleichgewicht der Reaktion liegt jedoch ganz auf der Seite der Oxoform (Pyruvat). Die Enolform wird im PEP durch einen Phosphorsäureester stabilisiert. Bei Hydrolyse bildet sich spontan Pyruvat unter Freisetzung der Energie aus der Phosphorsäureesterbindung, vermehrt um die Energie, die bei der Tautomerie frei wird.

Eine besondere Rolle im Energiestoffwechsel stellen auch **Thiocarbonsäureester** oder **Thioester** dar (Abb. 7.23). Ihr Energiegehalt erklärt sich dann, wenn man sie mit Sauerstoffestern vergleicht. Sauerstoffester haben eine Tendenz zur **Resonanzstabilisierung**. Diese Resonanzstabilisierung ist in einem Thioester nicht ohne weiteres möglich, weil der Schwefel nicht dazu tendiert, seine Elektronen für die Ausbildung einer Doppelbindung abzugeben. Da die Resonanzstabilisierung entfällt, ist der Thioester weniger stabil, also labil, d. h. energiereich. Als Thiokomponente im Thioester fungiert häufig **Coenzym A** (CoASH) (Abb. 7.21).

Zusammenfassung

Synopse

- Es gibt zwei Arten biochemischer Katalysatoren: Ribozyme und Enzyme.
- Ribozyme sind aus Nukleotiden aufgebaut und stellen RNA-Moleküle dar.
- Ribozyme sind die katalysierenden Moleküle in Spleißosomen und Ribosomen. Sie trennen Introns aus Primärtranskripten heraus und verknüpfen Exons oder katalysieren die Synthese von Peptidbindungen am Ribosom.
- mRNA-Moleküle können durch Riboswitches reguliert werden.
- Mikro-RNAs modulieren die Genexpression.
- RNA-Moleküle sind wahrscheinlich die Urmoleküle des Lebens.
- Enzyme sind katalytisch wirkende Proteine.
- Aminosäuren sind monomere Bausteine der Proteine und Enzyme. Aminosäuren sind über Peptidbindungen miteinander verknüpft.
- Die Aminosäuresequenz eines Proteins bestimmt seine Raumstruktur.
- Die Individualität eines Enzyms manifestiert sich in Substrat- und Wirkungsspezifität und in seiner Prozessierung.
- Enzyme werden eingeteilt in Oxidoreduktasen, Transferasen, Hydrolasen, Lyasen, Isomerasen und Ligasen.
- Die enzymatische Katalyse wird beeinflusst von verschiedenen Faktoren: pH, Temperatur, Affinität zum Substrat, Effektoren und Hemmstoffen.
- Während Enzyme aus der Reaktion unverändert hervorgehen, werden Coenzyme (Cosubstrate) chemisch verändert und müssen in einer nachgeschalteten Reaktion regeneriert werden.
- Vitamine sind Vorstufen von Cofaktoren.
- Das Prinzip der energetischen Kopplung kann am ATP-Verbrauch und der ATP-Synthese veranschaulicht werden.

Wiederholungsfragen

Fragen

1. Welche beiden strukturell grundsätzlich unterschiedlichen Arten von Biokatalysatoren gibt es? An welchen Prozessen bzw. Reaktionen sind sie jeweils beteiligt?
2. Welche Vitamine spielen in der Natur als Vorstufen von Kofaktoren eine Rolle?
3. Was sind Suizidinhibitoren?

Literatur

Alberts B, Johnson A, Lewis J, Raft M, Roberts K, Walter P. Alberts B, Johnson A, Lewis J, Raft M, Roberts K, Walter P. Molekularbiologie der Zelle. 5. Aufl., Wiley-VCH, Weinheim 2011

Belitz HD, Grosch W., Schieberle P. Lehrbuch der Lebensmittelchemie. 6. Aufl., Springer, Berlin 2008

Bresinsky A, Körner C, Kadereit JW, Neuhaus G, Sonnewald U. Strasburger – Lehrbuch der Botanik. 36. Aufl., Spektrum Akademischer Verlag, Heidelberg 2008

Conn EE, Stumpf PK, Bruening G, Doi RH. Outlines of Biochemistry. 5. ed., John Wiley & Sons, New York 1987

Gibbs WW. The unseen genome. Scientific American, 28–33, 2003

Karlson P, Doenecke D, Koolman J, Fuchs G. Karlsons Biochemie und Pathobiochemie. Thieme, Stuttgart 2005

Richter G. Biochemie der Pflanzen. Thieme, Stuttgart 1996

Voet D, Voet JG, Pratt CW. Lehrbuch der Biochemie. 2. Aufl., Wiley-VCH, Weinheim 2010

Grundzüge des Kohlenhydratstoffwechsels

8

Inhaltsvorschau

Neben DNA, RNA, Aminosäuren und Fetten sind die Kohlenhydrate (Zucker, Saccharide) eine bedeutende Substanzklasse, die von der lebenden Zelle zum Aufbau lebenswichtiger Strukturen verwendet wird. Kohlenhydrate spielen auch eine wichtige Rolle in der Energieversorgung der Zelle. Wichtige Reservekohlenhydrate sind Stärke (Pflanzen) und Glykogen (Mensch). Bei den Kohlenhydraten handelt es sich, formal betrachtet, um die Oxidationsprodukte von Polyalkoholen. Zucker können als Mono-, Di-, Tri-, Oligo- oder Polymere vorliegen und über acetalische Bindungen verknüpft sein. Monomere werden vor dem benötigten Kondensationsschritt (acetalische Bindung) an den Verknüpfungspositionen phosphoryliert.

8.1 Struktur von Kohlenhydraten

Definition

Kohlenhydrate sind formal Oxidationsprodukte von Polyalkoholen. Die Monomere haben üblicherweise drei bis sieben Kohlenstoffatome, die mit Wasserstoff, Hydroxyl- und Sauerstoff-Funktionen derivatisiert sind. Kohlenhydrate liegen häufig in der acetalischen Form vor.

Aufbau von Kohlenhydraten

Im **Energiestoffwechsel** nehmen Kohlenhydrate eine primäre Rolle ein. Sie sind die ersten Verbindungen, in denen Lichtenergie, die im Rahmen der Photosynthese anfällt, chemisch auf Dauer konserviert werden kann. Die Bezeichnung Kohlenhydrate leitet sich von der früher empirisch ermittelten Summenformel $(CH_2O)_n$ ab, die die Annahme nahe legte, dass diese Stoffklasse Hydrate des Kohlenstoffs sind. Diese Formel trifft jedoch nicht auf Desoxyzucker zu, also z. B. nicht auf Desoxyribose.

Acetalische Bindung

Formal gehen Kohlenhydrate durch **Oxidation** aus **Polyalkoholen** hervor. So würde Glycerol z. B. zur Triose Glycerinaldehyd oder zur Triose Dihydroxyaceton umgesetzt werden (Abb. 8.1). Beide genannten Kohlenhydrate sind **monomere Zucker**. Sind 2 bis 6 Monomere über Glykosidbindungen verknüpft, spricht man von **Oligosacchariden** oder von Polysacchariden, wenn die Zahl der Monomeren

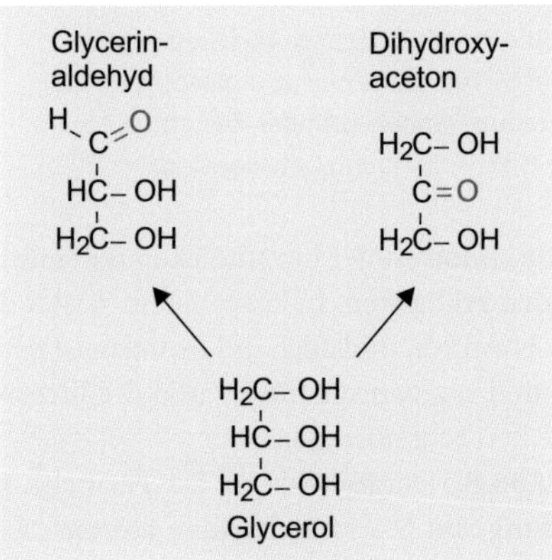

Abb. 8.1 Formale Ableitung von Kohlenhydraten aus einem Polyalkohol (Glycerol). Glycerinaldehyd ist eine Aldose, Dihydroxyaceton eine Ketose. Beide Zucker sind Triosen.

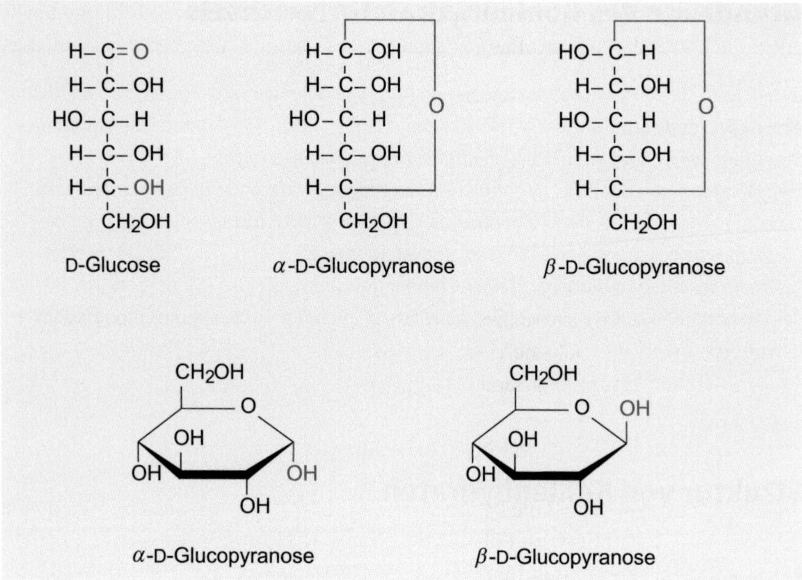

Abb. 8.2 Unterschiedlich konfigurierte D-Glucose in Fischer- (oben) bzw. Haworth-Projektion (unten)

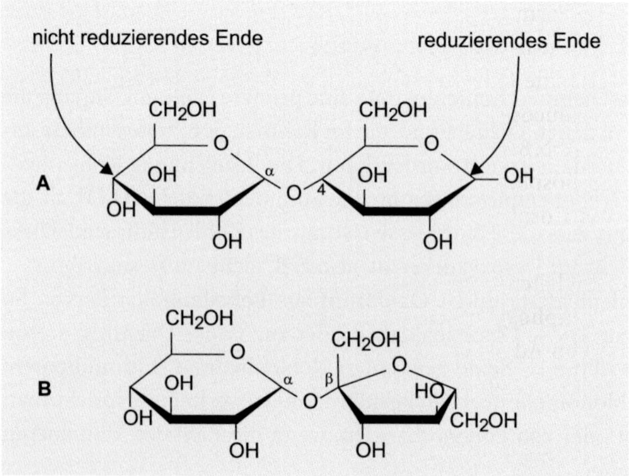

Abb. 8.3 Struktur zweier wichtiger Disaccharide, nämlich Maltose (4-*O*-α-D-Glucopyranosyl-D-Glucose) (**A**) und Saccharose (β-D-Fructofuranosyl-α-D-glucopyranosid) (**B**). Saccharose ist nichtreduzierend, weil beide reduzierenden Gruppen der entsprechenden Monosaccharide (Glucose, Fructose) an der Glykosidbindung beteiligt sind.

pro Molekül größer als 6 ist. Monosaccharide können unter intramolekularer **Halbacetalbildung** zu 5- und 6-gliedrigen **Lactolen** zyklisieren. In kristallinem Zustand liegen sie im Allgemeinen in der zyklischen Form vor, und auch in Lösungen ist der Anteil der offenkettigen Form gering. Dadurch ergeben sich für α- und **β-Glucose** die in Abb. 8.2 dargestellten unterschiedlichen Schreibweisen.

Zwei wichtige **Disaccharide** sind in Abb. 8.3 dargestellt. An der Formel für Maltose ist die Nomenklatur der Verknüpfung von Monosacchariden erörtert: Es werden die verknüpften C-Atome und die Konfiguration des an der Bindung beteiligten **Halbacetal**-Kohlenstoffatoms genannt. Es handelt sich hier also um eine α-1,4-Verknüpfung.

Reaktionen von Monosacchariden 8.2

Definition
Monosaccharide sind Kohlenhydratmonomere, die durch Phosphatgruppen aktiviert werden können und auf eine Vielzahl anderer Moleküle übertragen werden. Sie sind die Grundbausteine von Polysacchariden.

Monosaccharide reagieren bei Stoffwechselprozessen sehr häufig nach Überführung in eine aktivierte Form. Aktivierte Monosaccharide sind die Ausgangsverbindungen für den Abbau und die Polymerisation der Monosaccharide. Polymerisation der Monosaccharide führt zu **Polysacchariden**, die als Speicher (Stärke, typisch für Pflanzen; Glykogen, typisch für Tiere) oder Gerüstsubstanzen (Cellulose) dienen. Mit der Polymerisation zu Speichersubstanzen legen Zellen die osmotisch wirksamen (weil wasserlöslichen) Monosaccharide in osmotisch kaum wirksame (weil polymer und auskristallisierte) Polysaccharide fest (Kap. 34.2.2).

Aktivierung von Monosacchariden

Eine wichtige aktivierte Form der Glucose ist auch **Glucose-1-phosphat**. Sie entsteht unter Beteiligung von α-D-Glucose-1,6-bisphosphat als Cosubstrat. Das Enzym Phosphoglucomutase (eine Transferase) überträgt den Phosphorsäure-Rest aus der 6-Position des α-D-Glucose-1,6-bisphosphates in die 1-Position des α-D-Glucose-6-phosphates (○ Abb. 8.4). Dadurch wird zweierlei erreicht: Aus dem Cosubstrat (Glucose-1,6-bisphosphat) bildet sich das Produkt (Glucose-1-phosphat) und gleichzeitig wird das Cosubstrat aus dem Substrat α-D-Glucose-6-phosphat regeneriert.

Aus Glucose-1-phosphat leiten sich zentrale Metabolite des Energiestoffwechsels ab, nämlich die **Nukleosiddiphosphat-Zucker**. Sie entstehen, wie in ○ Abb. 8.5 dargestellt, unter Verbrauch von Adenosintriphosphat (ATP) oder **Uridintriphosphat**

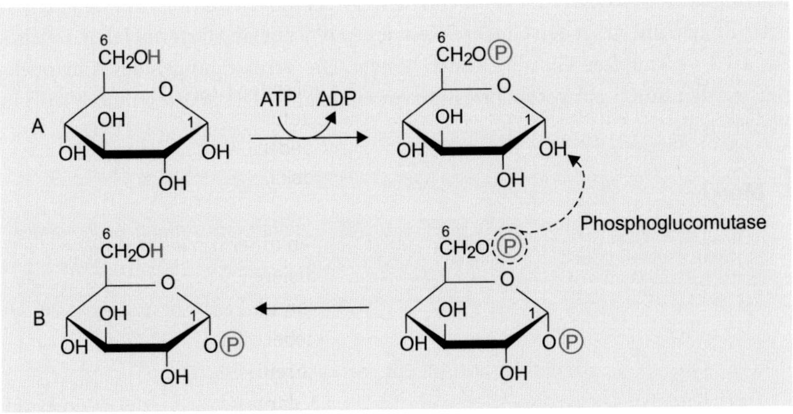

○ **Abb. 8.4** Bildung (**A**) und Ineinanderumwandlung (**B**) von Glucosephosphatestern

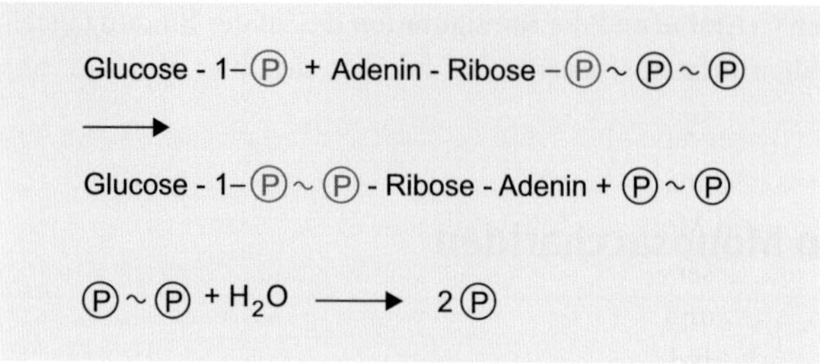

○ Abb. 8.5
Die Bildung von Adenosindiphosphoglucose (ADPG) aus Glucose-1-Phosphat und ATP

(UTP), sodass entweder **Adenosindiphosphoglucose** (ADPG) oder **Uridinphosphoglucose** (UDPG) gebildet werden. Das Gleichgewicht der Reaktion liegt ganz auf der Seite der Ausgangsmetabolite, also des Glucose-1-phosphates und des ATP (oder UTP). Die Reaktion verläuft aber trotzdem in endlicher Zeit, weil in einer nachgeschalteten Reaktion das aus dem Nukleotid (ATP, UTP) gebildete Diphosphat (PPi) hydrolysiert wird. (○ Abb. 8.5).

Merke
Eine wichtige Form der aktivierten Monosaccharide ist die der Phosphatester (○ Abb. 8.4). Solche Verbindungen werden durch die Katalyse einer Transferase gebildet, welche die terminale Phosphatgruppe des ATP auf Glucose überträgt, sodass Glucose-6-phosphat gebildet wird. Phosphatgruppen übertragende Transferasen heißen Kinasen.

8.3 Bildung von Stärke und Saccharose

Für pflanzliche Organismen ist die Bildung von Saccharose und Stärke charakteristisch. Wird der Glucose-Rest des **UDPG** auf Fructose oder Fructose-6-phosphat übertragen, so entsteht Saccharose (○ Abb. 8.3) oder Saccharosephosphat. Das letztere wird hydrolytisch zu Saccharose und Phosphat gespalten. Saccharose ist die Transportform des Kohlenhydratstoffwechsels.

Ausgangsverbindung für die Synthese der Stärkekomponenten **Amylose** und **Amylopektin** ist jedoch **ADPG**. Ein mit dem Trivialnamen **Stärkesynthase** bezeichnetes Enzym überträgt den Glucose-Rest des ADPG auf ein Startermolekül, welches aus α-1,4-verknüpften Glucose-Resten besteht. Die Verzweigungen des Amylopektins werden durch ein gesondertes Enzym eingeführt. Die Stärkesynthese läuft in Plastiden ab.

Merke
Die Nukleosiddiphosphat-Zucker UDPG und ADPG stehen am Anfang bedeutender Stoffwechselreaktionen, die einerseits zur Saccharose und andererseits zur Stärke führen.

Abbau von Reservekohlenhydraten 8.4

Reservekohlenhydrate (Reservepolysaccharide – **Stärke, Glykogen**) müssen, damit ihr Energiegehalt nutzbar gemacht werden kann, abgebaut werden. Vorläufiges Endprodukt des Abbaus sind Monosaccharide, also Glucose oder deren Phosphatester. Für den Abbau der Reservesaccharide gibt es zwei Möglichkeiten, nämlich den Abbau durch **Amylasen** und **R-Enzym** einerseits und den Abbau durch **Phosphorylase** und zwei weitere **Hydrolasen** andererseits. Phosphorylasen und Amylasen kommen weit verbreitet in Pflanzen, Säugetieren und im Menschen vor. Beim Menschen sind Amylasen Bestandteile von Speichel und Sekreten der Bauchspeicheldrüse (Kap. 34.1.2). Die menschliche Phosphorylase ist in der Leber und in Muskeln (z. B. Herzmuskel) lokalisiert. *α*-**Amylasen** sind **Endoamylasen.** Sie spalten α-glykosidische 1,4-Bindungen inmitten der Amylose bzw. der Amylopektin-Kette.

Reservekohlenhydrate

α-Amylasen sind Endoamylasen.

Als Produkt dieser Reaktion treten Glucose sowie Disaccharide auf. Ein Disaccharid ist Maltose; *α*-Amylasen können nur 1,4-, aber nicht 1,6-Bindungen hydrolysieren. Es entstehen daher aus Amylopektin **Isomaltose** und sogenannte **Grenzdextrine.** Isomaltose ist ein aus zwei Glucose-Einheiten bestehendes 1,6-verknüpftes Disaccharid. Grenzdextrine, die aus dem nicht durch Amylasen abbaubaren Kohlenhydratrest bestehen, werden durch das sogenannte R-Enzym abgebaut.

β-Amylasen sind Exoamylasen.

Im Gegensatz zur α-Amylase ist die *β*-**Amylase** ein rein pflanzliches Enzym. Die *β*-Amylase ist eine **Exoamylase,** d. h. sie greift das Stärkemolekül unter Spaltung der 1,4-Bindungen vom nicht reduzierenden Ende her an (○ Abb. 8.6).

Dabei wird die α-Bindung invertiert, sodass *β*-**Maltose** entsteht. Die 1,6-Verzweigungsstellen des Amylopektins können von der *β*-Amylase auch nicht übersprungen werden, sodass ein relativ hochmolekulares Grenzdextrin (siehe oben) übrig bleibt (Kap. 34.1.4).

Die bei der Einwirkung der *α*- und *β*-Amylase anfallenden Abbauprodukte sind unter anderem Isomaltose und Maltose (○ Abb. 8.3). Die Maltose ist das Hauptprodukt des Stärkeabbaus. *α*-**Glucosidasen** spalten die 1,4-Bindung der Maltose, wodurch Glucose gebildet wird.

Das Enzym **Phosphorylase** löst vom nicht reduzierenden Ende der Stärkekomponenten (Amylose, Amylopektin) oder des Glykogen unter Verkürzung der Kette eine Glucose-Einheit ab und überträgt sie auf anorganisches Phosphat (○ Abb. 8.7).

Phosphorylase setzt Glucose frei.

Das Spaltprodukt ist dann Glucose-1-phosphat, welches im Stoffwechsel in Umkehr der in ○ Abb. 8.4 dargestellten Reaktion zu Glucose-6-phosphat umgesetzt

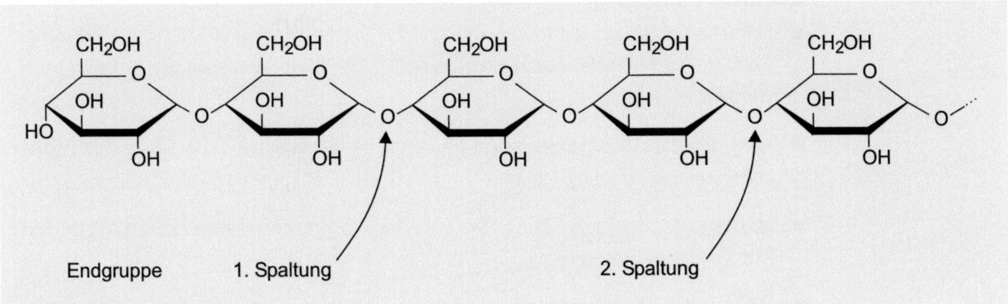

○ **Abb. 8.6** Spaltung der Stärke (Amylose, Amylopektin) durch *β*-Amylase. Ein Produkt der Reaktion ist das Disaccharid β-Maltose.

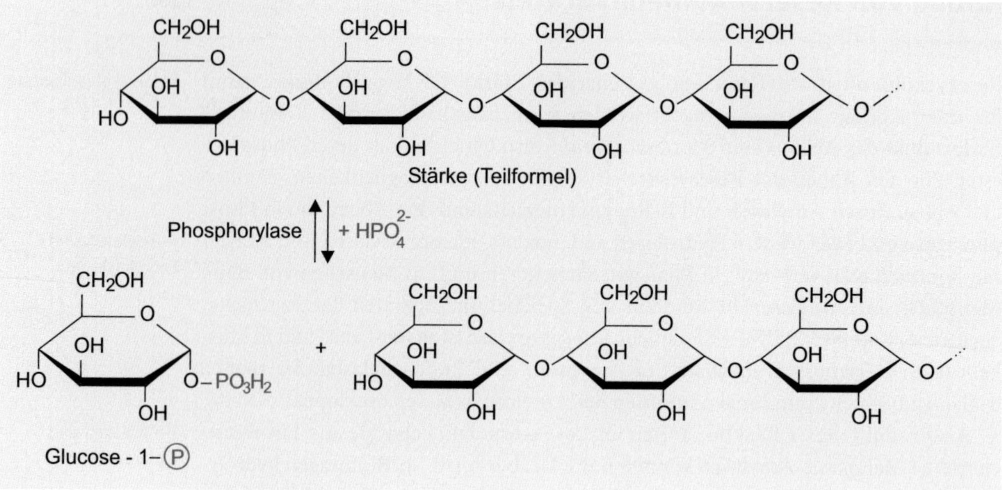

○ Abb. 8.7 Spaltung von Stärke (Amylose, Amylopektin) durch Phosphorylase. Ein Produkt der Reaktion ist Glucose-1-Phosphat.

werden kann. Damit ist ein Metabolit gebildet, der direkt in die weiteren Oxidationsvorgänge eingeschleust werden kann. 1,6-Bindungen werden von der Phosphorylase ebenfalls nicht gespalten. Der Abbau durch Phosphorylasen bleibt an den 1,6-Verzweigungsstellen des Amylopektins und Glykogens stehen. Hier greifen dann hydrolytisch wirkende Enzyme ein, die auf 1,6-Bindungen spezialisiert sind. Der Abbau und der Aufbau des Glykogens werden unter Beteiligung von zyklischem AMP (cAMP) reguliert (Kap. 6.4).

Merke

Reservekohlenhydrate werden hauptsächlich durch α-Amylasen, β-Amylase und Phosphorylase abgebaut. α-Amylase ist eine Endoamylase, die auch beim Menschen vorkommt. β-Amylase ist eine rein pflanzliche Exopeptidase. Die Phosphorylase kann vom nicht reduzierenden Ende eine Glucose-Einheit ablösen.

Synopse

Zusammenfassung

- Einfache Kohlenhydrat-Monomere haben die Summenformel $(CH_2O)_n$ und sind somit oxidierte Polyalkohole. Aus ihnen können Di-, Tri-, Oligo- und Polymere aufgebaut werden.
- Kohlenhydrate (Saccharide) liegen zumeist in der acetalischen Form vor und zyklisieren zu 5- und 6-gliedrigen Lactolen.
- Monosaccharide werden durch Phosphorylierung aktiviert. Hierbei spielen ATP und UTP eine entscheidende Rolle.
- Stärke und Glykogen sind wichtige Reservekohlenhydrate. Sie werden durch Amylasen, dem R-Enzym und Phosphorylasen abgebaut.

Wiederholungsfragen

Fragen

1. Warum ist Saccharose ein nicht reduzierender Zucker?
2. Wie können Monosaccharide biochemisch aktiviert werden?
3. Wie kommt es beim Abbau von Reservekohlenhydraten zur Entstehung von Grenzdextrinen?

Literatur

Alberts B, Bray D, Hopkin K, Johnson A, Lewis J, Raff M, Roberts K, Walter P. Lehrbuch der Molekularen Zellbiologie. 4. Aufl., Wiley-VCH, Weinheim 2012

Bresinsky A, Körner C, Kadereit JW, Neuhaus G, Sonnewald U. Strasburger – Lehrbuch der Botanik. 36. Aufl., Spektrum Akademischer Verlag, Heidelberg 2008

Devlin TM., Thomas M. Textbook of Biochemistry with Clinical Correlations. 7. Aufl., Wiley-VCH, Weinheim 2010

Voet D, Voet JG, Pratt CW. Lehrbuch der Biochemie. 2. Aufl., Wiley-VCH, Weinheim 2010

9 Grundzüge des Energiestoffwechsels

Inhaltsvorschau

Glucose oder deren Phosphatester, die durch Abbau von Kohlenhydraten gebildet oder mit der Nahrung aufgenommen werden, unterliegen einem stufenweisen Oxidationsprozess, der der Energielieferung in Form von ATP dient. Dieser Oxidationsprozess kommt in pflanzlichen, mikrobiellen und tierischen Zellen vor. Er kann in vier unterschiedlich kompartimentierte Teilreaktionen gegliedert werden.

Die erste Teilreaktion des Energiestoffwechsels der Kohlenhydrate ist die **Glykolyse.** Sie läuft im Grundplasma (Bakterien, Hefen) oder Chloroplasten (Höhere Pflanzen) ab. Die daran anschließenden Teilreaktionen, nämlich **Pyruvatdecarboxylierung, Zitronensäurezyklus** und **Atmungskette** laufen in den Mitochondrien ab. Die Endprodukte des gesamten Oxidationsprozesses sind CO_2, H_2O und ATP (○ Abb. 9.1). Wie aus ○ Abb. 9.1 zu sehen ist und wie den einzelnen Reaktionsschritten entnommen werden kann, liefert **ein Mol Glucose 38 Mol ATP.** ATP ist die »Grundwährung« des Energiehaushalts einer Zelle. Einer der Stoffwechselprozesse, in dem ATP verbraucht wird, ist z. B. die Proteinsynthese (Kap. 5.2). Darüber hinaus sind Nukleotide ineinander umwandelbar. Aus **Adenosintriphosphat** (ATP) kann **Guanosintriphosphat** (GTP) gebildet werden und umgekehrt (○ Abb. 9.2).

Praxisbeispiel: Energieverbrauch beim Menschen

ATP unterliegt einem schnellen Stoffwechsel, was an folgendem Beispiel deutlich wird: Ein Erwachsener (70 kg) hat einen täglichen Energiebedarf von ca. 2 200 kcal (9 240 kJ), was der Aufnahme von 535 g Glucose entspricht (ca. 3 Mol). Entsprechend ○ Abb. 9.1 entstehen daraus 114 Mol ATP, die bei einem Molekulargewicht von 507 amu (atomic mass units) einem Gewicht von 58 kg entsprechen. Daraus folgt, dass ATP über ADP und AMP in einen Kreislauf eingebunden sein muss, in dem immer wieder ATP regeneriert und verbraucht wird.

$$C_6H_{12}O_6 + 6\,O_2 + 38\,ADP + 38\,Ⓟ \longrightarrow 6\,CO_2 + 6\,H_2O + 38\,ATP$$

○ **Abb. 9.1** Stöchiometrie des Glucoseabbaus im Rahmen der Glykolyse, der Pyruvatdecarboxylierung, des Zitronensäurezyklus und der Atmungskette

$$ATP + GDP \rightleftharpoons ADP + GTP$$

○ **Abb. 9.2** Verschiedene Nukleosiddiphosphate und -triphosphate sind ineinander umwandelbar (GDP = Guanosindiphosphat).

Glykolyse

9.1

Die Glykolyse besteht aus einer Reihe enzymatischer Schritte, in denen Glucose zu Brenztraubensäure (Pyruvat) abgebaut wird, die dann über die Pyruvatdecarboxylierung in den Zitronensäurezyklus eingeschleust wird.

Definition

Unter dem Begriff Glykolyse werden die enzymatischen Schritte zusammengefasst, bei denen Glucose zu Brenztraubensäure abgebaut wird. Bei diesem Vorgang entsteht nach vorausgegangener Aktivierung $NADH_2$ und ATP.

Die **Glykolyse** beginnt mit einer Aktivierungsreaktion, in der der terminale Phosphatrest des ATP auf die 6-Position der Glucose übertragen wird (○ Abb. 9.3). Es gibt zwei Enzyme, die für diese Reaktion verantwortlich sind. Beide Enzyme gehören zur Gruppe der **Transferasen**, katalysieren die gleiche Reaktion, haben aber unterschiedliche kinetische Charakteristika. Die **Hexokinase** unterliegt einer Produkthemmung, während die **Glucokinase** durch **Insulin** induziert wird. Ihre Induktion ist bei Diabetikern wegen des Insulinmangels beeinträchtigt.

Isomerisierung der Glucose

Nach einer Isomerisierung zu **Fructose-6-phosphat** durch eine **Isomerase** wird in einem weiteren Schritt das gebildete Fructose-6-phosphat nochmals durch Übertragung eines Phosphatrestes durch die Phosphofructokinase (Fructose-6-phosphat-kinase, PFK1) aktiviert, sodass **Fructose-1,6-bisphosphat** entsteht. Hierbei wird zunächst ATP verbraucht (**Aktivierung**!), bevor ATP durch den Abbau von Glucose gewonnen werden kann. Transferasen, die Phasphatgruppen übertragen, heißen **Kinasen** (○ Abb. 9.3).

Die Phosphatester-Gruppen bewirken, dass die Hexosen in den Zellen, die glykolytisch aktiv sind, in ausreichender Menge akkumulieren, weil phosphorylierte Verbindungen Membranen im Allgemeinen nicht mehr über Hexosetransporter passieren können. Von besonderer regulatorischer Bedeutung ist die bereits oben erwähnte PFK1, die Fructose-6-phosphat in Fructose-1,6-bisphosphat umsetzt. Sie

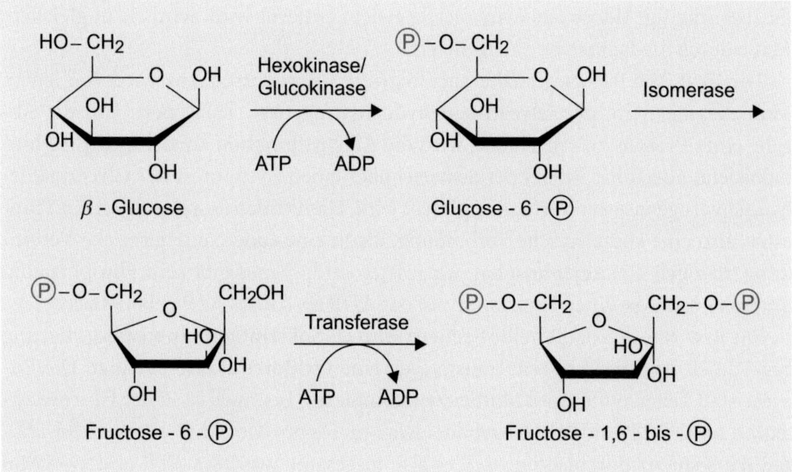

○ **Abb. 9.3** Vorbereitende Schritte der Glykolyse

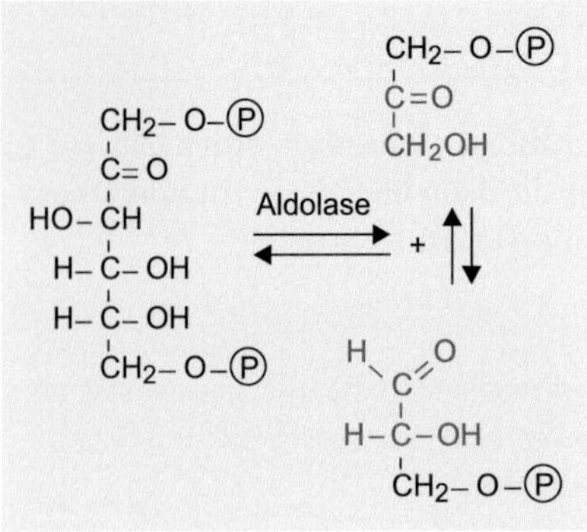

○ Abb. 9.4 Spaltung von Fructose-1,6-bisphosphat durch Aldolase und Gleichgewichtseinstellung zwischen den gebildeten Triosen durch Triosephosphatisomerase

wird allosterisch durch ATP gehemmt, sodass bei hohem ATP-Spiegel ein glykolytischer Abbau und damit ATP-Gewinn unterbleibt. Liegt der ATP-Spiegel auf niedrigem Niveau, dann heißt das, dass der Anteil an ADP und AMP in der Zelle relativ hoch ist; ADP und AMP wirken aktivierend auf die Phosphofructokinase.

Merke
Die Regulation der Glykolyse erfolgt über die Phosphofructokinase.

Aldolspaltung

Fructose-1,6-bisphosphat reagiert aus der offenkettigen Form weiter (○ Abb. 9.4). Es wird unter der Katalyse einer **Lyase** in zwei **Triosen**, nämlich **Dihydroxyacetonphosphat** und **3-Phosphoglycerinaldehyd**, zerlegt. Man versteht die Reaktion am besten, wenn man sie von rechts nach links liest. Deutlich zu erkennen ist, dass es sich um eine **Aldolkondensation** (entgegengesetzte Reaktion von links nach rechts: **Aldolspaltung**) handelt. Das katalysierende Enzym heißt daher **Aldolase**. Von den beiden gebildeten Triosen wird der Aldehyd direkt weiter metabolisiert. Ihre Aldehydgruppe ist oxidierbar und liefert dabei Energie. Damit aber auch die **Ketotriose** (Dihydroxyacetonphosphat) weiter metabolisiert werden kann, muss sie durch eine Isomerase in die **Aldotriose** (3-Phosphoglycerinaldehyd) umgesetzt werden, wobei die Alkoholgruppe oxidiert und die Ketofunktion der Ketotriose reduziert wird. Das Gleichgewicht der Isomerisierungsreaktion liegt ganz auf der Seite der Ketose; da aber ständig Aldose aus dem Gleichgewicht entfernt wird, wird sie in gleichem Maße durch die Isomerase nachgeliefert.

Substratkettenphosphorylierung

Die in ○ Abb. 9.5 dargestellte nachfolgende Reaktionssequenz wird von einem Multienzymsystem, der **Glycerinaldehyddehydrogenase,** katalysiert. Um die Abgabe eines Protons zu erleichtern, wird die Aldehydfunktion zunächst in ein **Thiohalbacetal** überführt, wobei der Schwefel über einen Cysteinrest der Glycerinaldehyddehydrogenase zur Verfügung gestellt wird. Das Oxidationsprodukt ist ein **Thioester**, also eine energiereiche Verbindung, die in eine andere energiereiche Verbindung, nämlich ein **Acylphosphat**, umgesetzt wird. Dieses gibt sein Phosphatatom unter der Katalyse einer Transferase auf das ADP ab, sodass ATP gebildet wird.

Die in ○ Abb. 9.5 dargestellte Sequenz wird als **Substratkettenphosphorylierung** bezeichnet. An ihr ist neben Transferasen eine **Oxidoreduktase** beteiligt. Die Enzyme sind Teilenzyme eines Multienzymkomplexes. Erstmals ist in der Glucoseoxidation somit ATP und NADH gebildet worden. Da pro Mol Glucose zwei Mol Triosen die Sequenz durchlaufen, sind es also insgesamt zwei Mol ATP und zwei Mol NADH, die im Rahmen der Substratkettenphosphorylierung entstanden sind.

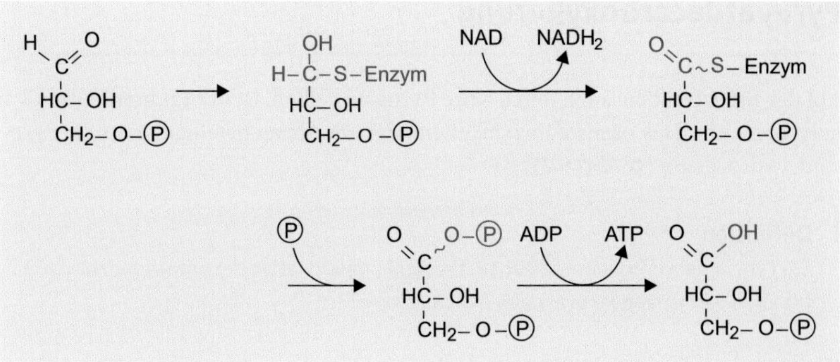

Abb. 9.5 Substratkettenphosphorylierung durch die Glycerinaldehyd-3-phosphat-dehydrogenase

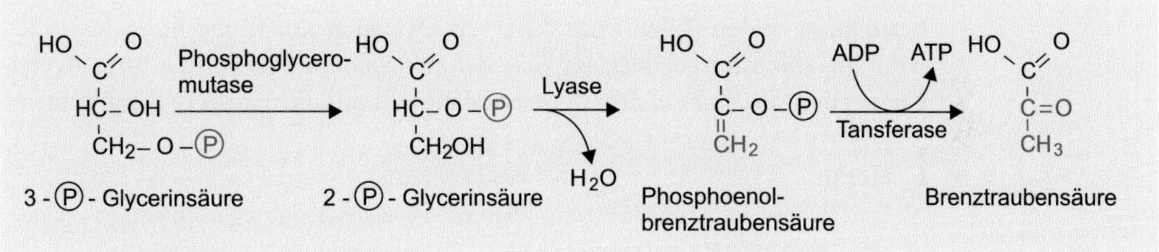

Abb. 9.6 Endphase der Glykolyse

Die sich anschließenden Reaktionen sind in Abb. 9.6 dargestellt. Sie beginnen mit einer Isomerisierung, d. h. der Übertragung eines Phosphatrestes von der 3- auf die 2-Position der Glycerinsäure durch die Katalyse einer **Isomerase** (**Phosphoglyceromutase**). Unter dem Einfluss einer **Lyase** wird Wasser aus der 2-Phosphoglycerinsäure abgespalten, sodass ein energiereiches Enolphosphat (**Phosphoenolbrenztraubensäure**) gebildet wird (Abb. 9.6). Die Phosphoenolbrenztraubensäure gibt ihr Phosphoratom unter dem Einfluss einer **Transferase** an ADP ab, sodass wiederum ATP entsteht.

Endphase der Glykolyse

Praxisbeispiel: Diabetes beim Menschen

Beim Menschen wird die Glucokinase durch Insulin induziert. Ihre Induktion ist bei Diabetikern wegen des Insulinmangels beeinträchtigt. Dadurch kann die Glucose nur noch sehr langsam mit der produktgehemmten Hexokinase metabolisiert werden. Die Glucose kann nur noch unvollkommen aktiviert werden und kaum noch in die Glykolyse sowie die nachgeschalteten Stoffwechselwege eingeschleust werden. Somit verbleibt die Glucose zum größten Teil in den Zellen und letztendlich auch im Blutstrom.

Merke

Aus einem Molekül Glucose entstehen bei der Glykolyse 2 Moleküle einer Triose. Zur Aktivierung werden zwei Moleküle ATP benötigt, jedoch entstehen beim Abbau der Triosen bis zur Brenztraubensäure insgesamt 4 Moleküle ATP und 2 Moleküle $NADH_2$. Die Regulation der Glykolyse erfolgt über die Phosphofructokinase PFK1.

9.2 Pyruvatdecarboxylierung

Mit der Brenztraubensäure, deren Salze Pyruvate heißen, ist der Endpunkt der Glykolyse erreicht. Das nächste Enzymsystem, das am Abbau beteiligt ist, ist die Pyruvatdehydrogenase (○ Abb. 9.7).

Definition

Die Pyruvatdehydrogenase ist ein Multienzymkomplex, der in der mitochondrialen Matrix lokalisiert ist und Pyruvat zu Acetat decarboxyliert.

Pyruvatdehydrogenase

Die Decarboxylierung des Pyruvats läuft unter Beteiligung von Thiaminpyrophosphat ab, wobei ein aktiver Aldehyd gebildet wird. Dessen Metabolisierung erfolgt unter Katalyse von **Oxidoreduktasen**. Die Reaktionssequenz hat mit der Substratkettenphosphorylierung folgende Gemeinsamkeit: In beiden Fällen ist ein Aldehyd beteiligt, in beiden Fällen wirkt NAD^+ als Oxidationsmittel und in beiden Fällen wird ein **Thioester** gebildet; im Falle der Pyruvatdecarboxylierung ist es **Acetyl-Coenzym A**. Erstmals in der Glucoseoxidation ist nunmehr auch CO_2 entstanden.

Merke

Der Multienzymkomplex der Pyruvatdehydrogenase benötigt sechs Cofaktoren, nämlich Coenzym A, NAD^+, Liponsäure, Mg^{2+}, Thiaminpyrophosphat (TPP) und FAD.

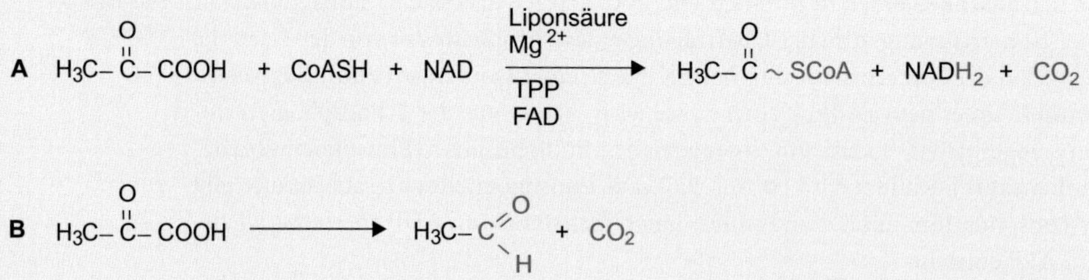

○ **Abb. 9.7** Die oxidative Decarboxylierung durch den Pyruvatdehydrogenase-Multienzymkomplex (**A**), sowie – zum Vergleich – die nicht oxidative Decarboxylierung von Brenztraubensäure, die in Hefen unter anaeroben Bedingungen abläuft (**B**). TPP = Thiaminpyrophosphat, FAD = Flavinadenindinukleotid

9.3 Zitronensäurezyklus

Der Zitronensäurezyklus (○ Abb. 9.8) wird auch **Tricarbonsäurezyklus** oder nach seinen Entdeckern **Krebs-Martius-Zyklus** (Nobelpreis 1953) genannt. Er ist für den oxidativen Abbau von ca. zwei Drittel aller Kohlenstoffverbindungen einer Zelle verantwortlich. Die Enzyme des Zitronensäurezyklus sind kernkodiert und gelangen mit Hilfe von Signalsequenzen in die Mitochondrien.

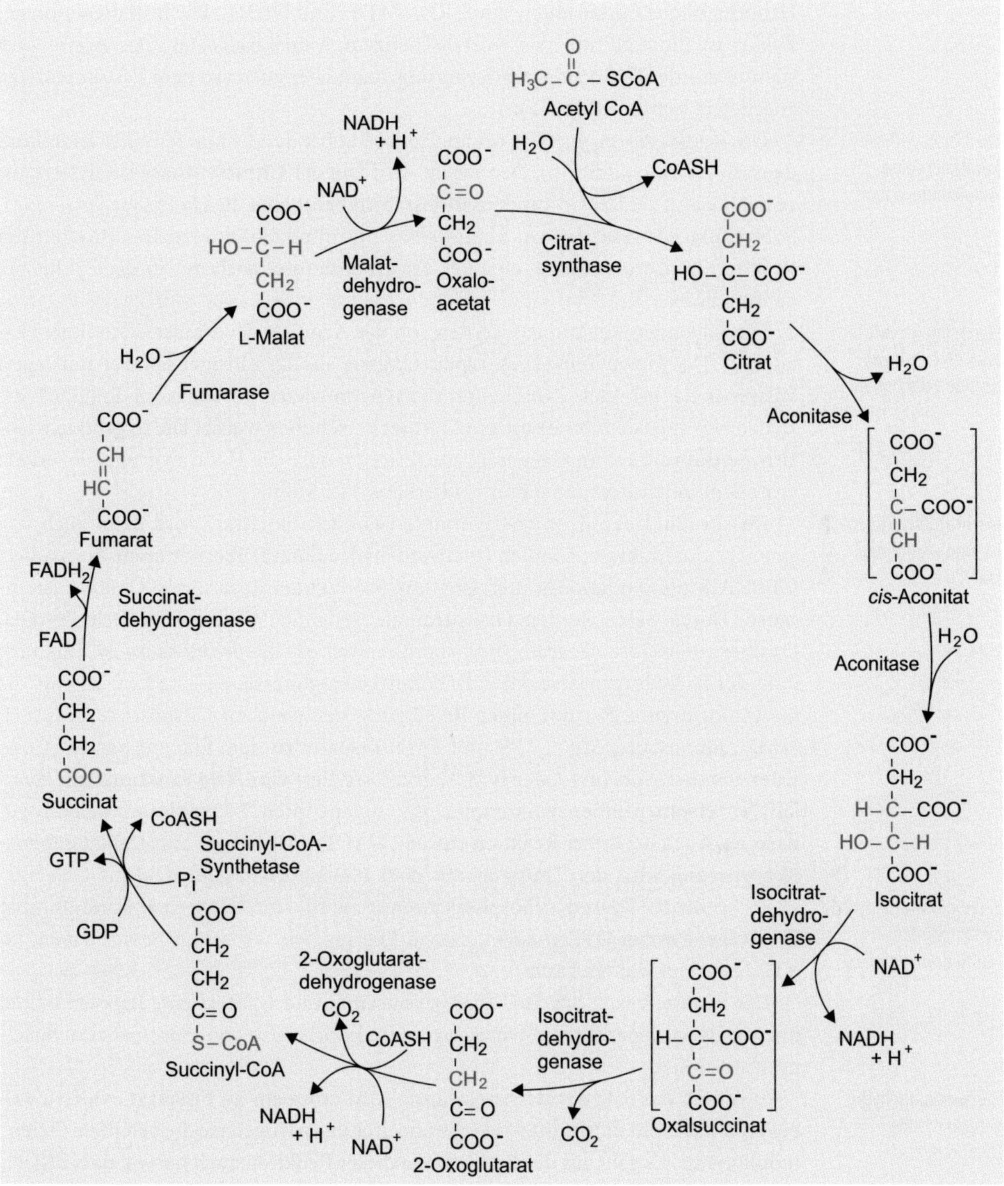

Abb. 9.8 Der Zitronensäurezyklus, Tricarbonsäurezyklus oder Krebs-Martius-Zyklus. Instabile Zwischenstufen sind in eckigen Klammern dargestellt.

Definition

Unter dem Begriff Zitronensäurezyklus (auch Citratzyklus, Tricarbonsäurezyklus oder Krebs-Zyklus genannt) fasst man eine Folge biochemischer Reaktionen zusammen, die in lebenden Zellen ablaufen und bei denen Citrat als Intermediat auftritt. Durch eine Sequenz von Dehydrierungen und Decarboxylierungen werden Redoxäquivalente gewonnen.

Hauptsächliche Endprodukte sind CO_2, NADH und $FADH_2$. Die Initialreaktion des Zyklus ist die Addition von Acetyl-Coenzym A an Oxalacetat. Das Acetyl-CoA stammt aus der Pyruvatdecarboxylierung, kann aber auch aus dem **Fettsäureabbau** angeliefert werden (Kap. 9.5).

Die Citratsynthase katalysiert eine Aldolkondensation.

Die Addition von Acetyl-CoA an Oxalacetat hat den Charakter einer **Aldolkondensation** (Aldoladdition). Der Schritt wird von der **Citratsynthase** katalysiert, die zu den Lyasen zählt. Der Kondensationsschritt beinhaltet die Hydrolyse der Thioesterbindung des Acetyl-CoA. Unmittelbar und direkt nachweisbares Produkt der Reaktion ist Zitronensäure, eine der Tricarbonsäuren, nach denen der Zyklus benannt wurde.

Durch die Aconitase wird eine Hydroxygruppe verschoben.

Die folgenden Reaktionen werden von der **Aconitat-Hydratase** (**Aconitase**) katalysiert. Das Enzym (eine Lyase) spaltet Wasser aus der Zitronensäure ab und lagert Wasser an das gebildete Zwischenprodukt (Aconitsäure) an, sodass im Endeffekt die Hydroxygruppe des Citrats um ein C-Atom verschoben wurde. Die so gebildete **Isozitronensäure** trägt im Gegensatz zur Zitronensäure die Hydroxygruppe an einem protonenbindenden (und damit oxidierbaren) C-Atom.

Isocitratdehydrogenase ist eine Oxidoreduktase.

Das Produkt der Aconitat-Hydratase (nämlich **Isocitrat**) wird dann auch von einer Oxidoreduktase, nämlich **Isocitratdehydrogenase**, übernommen. Sie oxidiert (mit NAD^+ als Oxidationsmittel) Isocitrat. Produkt der Reaktion ist **Oxalbernsteinsäure**. Deren Salze werden **Oxalsuccinate** genannt. Weiterhin entsteht NADH; Oxalbernsteinsäure decarboxyliert spontan, weil es eine β-Ketosäure ist. Das Produkt der Dehydrogenasereaktion ist somit 2-Oxoglutarsäure, eine Verbindung, die in Analogie zum Pyruvat unter Beteiligung der gleichen Cosubstrate (CoASH, NAD^+, Liponsäure, Mg^{2+}, TPP und FAD) oxidativ zu dem entsprechenden CoA-Ester, nämlich **Succinyl-Coenzym A**, decarboxyliert wird. Die Reaktion läuft ebenfalls an einem Multienzymkomplex, der sogenannten **2-Oxoglutaratdehydrogenase**, ab. Auch bei dieser Reaktion entsteht NADH. Wie bei der Substratkettenphosphorylierung wird der Thioester mit dem Phosphorsäureanhydrid ins Gleichgewicht gesetzt. Dessen Phosphorsäurerest wird auf ein Guanosindiphoshat übertragen, wobei GTP entsteht, dessen Energie, wie wir schon betont haben, im ATP festgelegt werden kann.

2-Oxoglutaratdehydrogenase ist ein Multienzymkomplex.

Die Reaktion vom Succinyl-CoA zu Succinat und GTP ist eine Ligasereaktion, die wir als solche erkennen, wenn wir sie rückwärts, also vom Succinat zum Succinyl-CoA, lesen.

Die Succinatdehydrogenase ist eine Oxidoreduktase.

Succinat, das Salz der **Bernsteinsäure**, wird nunmehr zu **Fumarat** oxidiert, wobei FAD das Oxidationsmittel und die **Succinatdehydrogenase** die beteiligte Oxidoreduktase ist. Es geht aus der Betrachtung dieser Reaktion auch hervor, dass $FADH_2$ gebildet wurde.

Die Fumarase katalysiert eine Wasseraddition.

Nunmehr beginnt die Endphase des Zitronensäurezyklus, die der Anfangsphase insofern ähnelt, da die Wasseranlagerung an eine Doppelbindung durch eine Lyase, nämlich **Fumarase**, zu **Malat**, dem Salz der **Äpfelsäure**, führt. Diese wird unter Regeneration durch eine Oxidoreduktase (**Malatdehydrogenase**) oxidiert. Oxidationsmittel ist NAD^+, welches hierbei zu NADH reduziert wird.

Der Glyoxylsäurezyklus läuft in Glyoxysomen ab.

Neben dem Zitronensäurezyklus gibt es den **Glyoxylsäurezyklus**, über den Acetyl-CoA oxidativ abbaut werden kann (**o** Abb. 9.9). Während der **Zitronensäurezyklus in den Mitochondrien** lokalisiert ist, läuft der **Glyoxylsäurezyklus** in den **Glyoxysomen** ab. Der Glyoxylsäurezyklus ermöglicht es Höheren Pflanzen, aber nicht Tieren, fette Öle, die als Reservestoffe in Samen vorkommen können, in Koh-

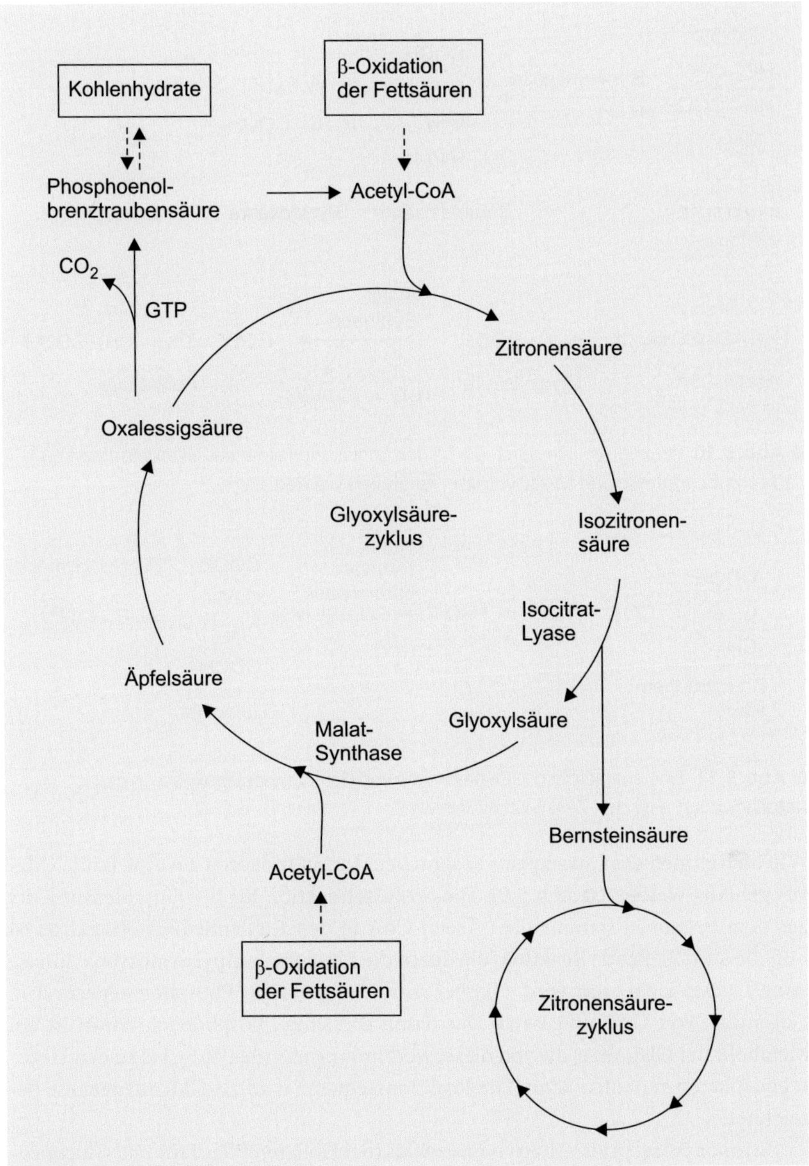

○ Abb. 9.9 Der Glyoxylsäurezyklus. Das Acetyl-CoA, das in den Zyklus eingeschleust wird, kann aus dem Fettsäure- oder Zuckerabbau stammen. Schlüsselenzyme sind Isocitratlyase und Malatsynthase.

lenhydrate umzusetzen. Der Glyoxylsäurezyklus verläuft vom Oxalacetat und Acetyl-CoA bis zur Isozitronensäure wie der Zitronensäurezyklus. Isozitronensäure wird jetzt jedoch durch die **Isocitratlyase** im Sinne einer Aldolspaltung in Bernsteinsäure und Glyoxylsäure zerlegt (○ Abb. 9.10). In Analogie zu der Reaktion, die durch die Citratsynthase katalysiert wird, entsteht aus Acetyl-CoA und Glyoxylsäure Äpfelsäure. Das katalysierende Enzym ist die **Malatsynthase**, die zu den Lyasen zu rechnen ist.

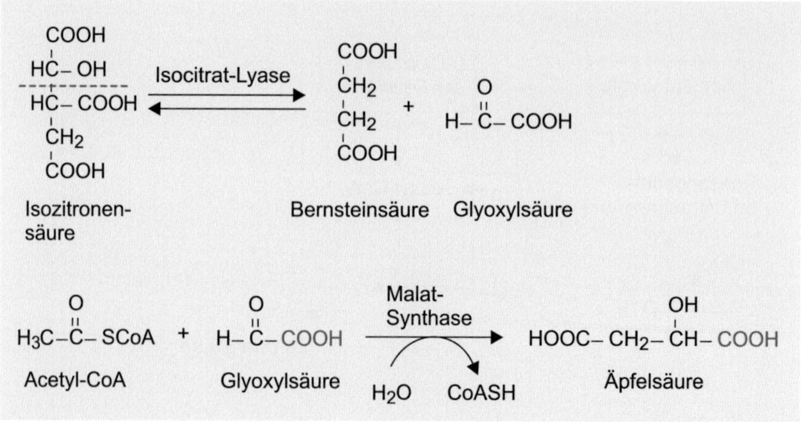

Abb. 9.10 Reaktionen, die durch die beiden Schlüsselenzyme des Glyoxylsäurezyklus, nämlich Isocitratlyase und Malatsynthase, katalysiert werden.

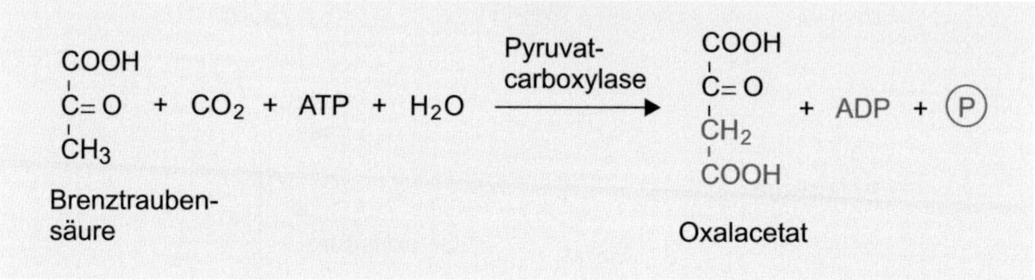

Abb. 9.11 Eine anaplerotische Reaktion, die von der Pyruvatcarboxylase in den Mitochondrien tierischer Zellen katalysiert wird.

Wie im Rahmen des Citratzyklus besprochen, kann Oxalacetat aus Äpfelsäure (Malat) gebildet werden (Abb. 9.9). Die Schlüsselreaktion für die Einschleusung des aus dem Fettabbau stammenden Acetyl-CoA in den Kohlenhydratstoffwechsel ist nun die anschließende Reaktion, die durch die **Phosphoenolpyruvatcarboxykinase** (eine Ligase) katalysiert wird. Hierbei wird Oxalacetat zu Phosphoenolpyruvat in Gegenwart von GTP umgesetzt. Das damit erreichte Phosphoenolpyruvat ist ein Metabolit der Glykolyse, die von dieser Verbindung aus rückläufig bis zu den Hexosephosphaten verlaufen kann. Die Reaktionssequenz wird als **Gluconeogenese** bezeichnet.

Zitronensäurezyklus, Glyoxylsäurezyklus (bei Höheren Pflanzen) und Gluconeogenese sind unterschiedlich **kompartimentiert**, stehen aber trotzdem in einem metabolischen Zusammenhang: Bernsteinsäure, deren Salze als Succinate bezeichnet werden, kann aus den Glyoxysomen ausgeschleust und in die Mitochondrien transportiert werden, um dann im Zitronensäurezyklus teilzunehmen. Oxalacetat, das in beiden Organellen entsteht, kann am Zytosol an der Bildung von Phosphoenolbrenztraubensäure und damit auch an der Gluconeogenese beteiligt werden.

Anaplerotische Reaktionen

Die Reaktionen des Glyoxylsäurezyklus haben **anaplerotischen Charakter**, weil in ihm Metabolite gebildet werden (z. B. Bernsteinsäure), die in den Citratzyklus eingehen können und diesen auffüllen. Eine weitere wichtige anaplerotische Reaktion ist auch die Bildung von Oxalacetat aus Pyruvat und CO_2, wie in Abb. 9.11 dargestellt, oder von 2-Oxoglutarat (α-Ketoglutarat) aus Glutamat.

Merke

In der Bilanz wird im Zitronensäurezyklus zweimal decarboxyliert, sodass der Acetylrest des Acetyl-CoA in einem Umlauf vollständig oxidiert wird. Die entstandenen Reduktionsäquivalente NADH und $FADH_2$ übergeben ihre energiereichen Elektronen an die Atmungskette, wobei wiederum ATP entsteht (Kap. 9.6). Über den Glyoxylsäurezyklus können Intermediate des Zitronensäurezyklus aufgefüllt (anaplerotische Reaktionen) sowie die Gluconeogenese vorbereitet werden. Fernerhin ermöglicht es der Glyoxylsäurezyklus den Höheren Pflanzen, fette Öle, die als Reservestoffe in Samen vorkommen können, in Kohlenhydrate umzusetzen. Die Enzyme des Citratzyklus sind kernkodiert und gelangen mit Hilfe von Signalsequenzen in die Mitochondrien.

Fettsäuren und Fette 9.4

Neben Stärke und Glykogen sind Fette sowie fette Öle die wichtigsten Reservestoffe von lebenden Organismen. Sie unterliegen einem regen Stoffwechsel.

Definition

Fette sind Ester aus dem dreiwertigen Alkohol Glycerol und langkettigen Carbonsäuren (Fettsäuren). Fette, bei denen alle drei Hydroxygruppen des Glycerol mit Fettsäuren verestert sind, heißen Triacylglycerole und werden auch Neutralfette genannt. Fette, die bei Raumtemperatur flüssig sind, werden auch als fette Öle bezeichnet.

Chemischer Aufbau von Fetten

Fette sind **Ester** aus **Glycerol** und **Fettsäuren**. Fette, bei denen alle drei Hydroxygruppen des Glycerols mit Fettsäuren verestert sind, heißen **Triacylglycerole** und werden auch **Neutralfette** genannt. Mono- und Diester heißen entsprechend **Monacyl-** und **Diacylglycerole**. Natürlich vorkommende Fette sind Gemische verschiedener Triacylglycerole. Die bei Mono- und Diacylglycerolen freibleibenden Hydroxygruppen können andere Komponenten tragen, wie z. B. Zucker. Diese fettähnlichen Stoffe werden auch Lipoide genannt. Triacylglycerole, Diacylglycerole und Monoacylglycerole werden mit den Lipoiden zur Gruppe der **Lipide** zusammengefasst.

In der Zelle gibt es zwei verschiedene Fettsäuresynthesereaktionen:

- Die **De-novo-Synthese**, bei der eine Fettsäure aus Acetyl-CoA-Einheiten vollständig neu aufgebaut wird.
- Die **Kettenverlängerung**, bei der eine durch CoA aktivierte, bereits vorhandene Fettsäure verlängert wird.

Die Fettsäuresynthetase ist ein Multienzymkomplex.

Bei Bakterien und Höheren Pflanzen liegen die für die Synthese benötigten Enzyme in freier Form vor, wenn sie aus den Organismen isoliert werden. Hingegen sind bei Pilzen, in Säugetieren und beim Menschen die Enzyme zu einem **Multienzymkomplex**, der sogenannten **Fettsäuresynthetase**, zusammengefasst.

Während die Fettsäuresynthetase der Pilze aus zwei Polypeptidketten besteht, setzt sich die Fettsäuresynthetase der Höheren Tiere und des Menschen aus einer einzigen Polypeptidkette mit unterschiedlichen Domänen zusammen. Der Multienzymkomplex trägt im Zentrum ein sogenanntes **Acyl-Träger-Protein** (ACP = Acyl-Carrier-Protein) mit einer zentralen und einer peripheren Sulfhydrylgruppe. An

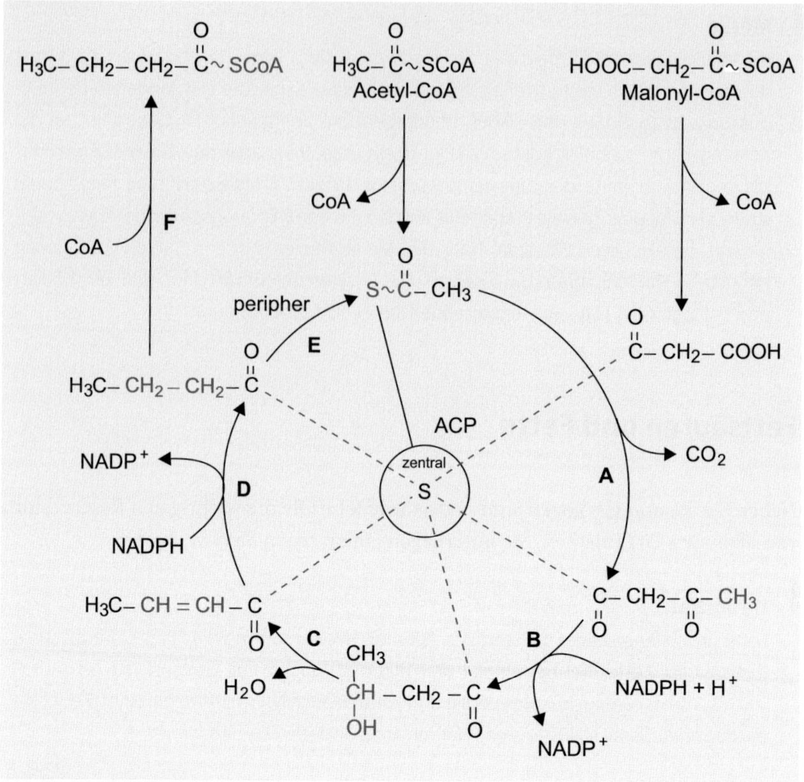

○ Abb. 9.12 Fettsäuresynthese am Multienzymkomplex. Im Zentrum ist ein Trägerprotein (ACP = Acyl-Carrier-Protein), an dem die Substrate mit einer zentralen oder peripheren Sulfhydrylgruppe gebunden sind. Die Reaktionsabläufe A bis F sowie die Namen der Reaktionsprodukte sind im Text erklärt.

den Sulfhydrylgruppen werden die Reaktionspartner bei der Fettsäuresynthese gebunden. Um das ACP herum sind die katalysierenden Domänen des Multienzymkomplexes gruppiert. Sie sind wahrscheinlich in der Reihenfolge von A nach F angeordnet (○ Abb. 9.12).

Die Synthese der Fettsäurekette beginnt mit Acetyl-CoA und der Carboxylierung eines zweiten Acetyl-CoA-Moleküls zu **Malonyl-CoA** (○ Abb. 9.13). Die Carboxylierung zu Malonyl-CoA ist abhängig von **Biotin** und verläuft über das Carboxybiotin.

Das Acetyl-CoA wird unter Umesterung und Freisetzung von Coenzym A auf die periphere Sulfhydrylgruppe (eine Cysteinseitenkette des Enzyms) und der Malonyl-Rest ebenfalls unter Abspaltung von Coenzym A auf die zentrale Sulfhydryl-Gruppe (sie gehört zu einer Phosphopanthein-Gruppe) des Enzymkomplexes übertragen (○ Abb. 9.12). Bei den nun folgenden Reaktionen bleiben alle Zwischenstufen am ACP gebunden. In einer Kondensationsreaktion wird der Acetylrest auf die besonders reaktionsfähige CH_2-Gruppe des **Malonylthioesters** übertragen. Dabei ist die Decarboxylierung des Malonylrestes die treibende Kraft für den **Kondensationsschritt**, wobei unter Decarboxylierung ein **Acetoacetyl**rest entsteht (○ Abb. 9.12, Reaktionsschritt A).

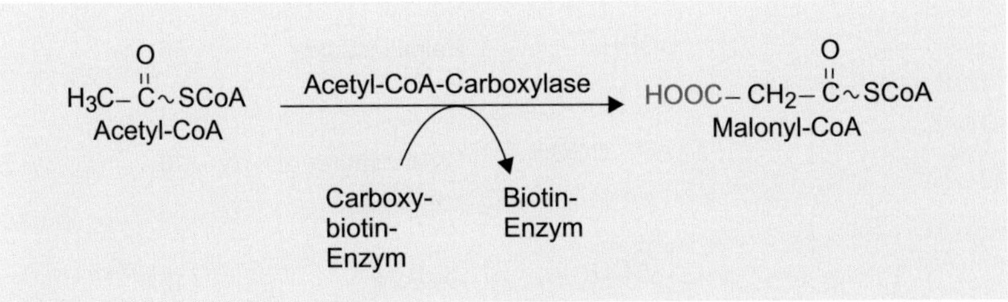

Abb. 9.13 Carboxylierung von Acetyl-CoA zu Malonyl-CoA, die Startreaktion für die Fettsäuresynthese

Die nachfolgenden Schritte sind die Hydrierung des Acetoacetylrestes (H-Donator ist NADPH) zur **β-Hydroxybuttersäure** B, Wasserabspaltung zur **Crotonsäure** C und die Hydrierung D, die zum **Butyryl**rest führt. Bei D wird der Wasserstoff des NADPH übertragen. Der Butyrylrest, der in der Bilanz aus zwei Acetyl-CoA-Molekülen letztendlich gebildet worden ist, wird nunmehr von der zentralen Sulfhydrylgruppe abgelöst und auf die periphere Sulfhydrylgrupppe übertragen (E). An die freie zentrale SH-Gruppe kann nun wiederum durch Umesterung ein Malonyl-CoA-Rest gebunden werden. Ein erneuter Umlauf führt zu einer Verlängerung der Kette um eine weitere C 2-Einheit. Ist die endgültige Kettenlänge (zumeist C 16 oder C 18) erreicht, wird der Acyl-Rest auf Coenzym A übertragen und als **aktivierte Fettsäure** freigesetzt (F). Übertragung des Acylrestes auf Glycerol-3-Phosphat würde in einem Monoacylglycerol resultieren. Die außerhalb der Mitochondrien gebildeten Fettsäuren besitzen eine gerade Anzahl von Kohlenstoffatomen.

Chemische Struktur der Fettsäuren

In den Pflanzenfetten herrschen unter den gesättigten Fettsäuren die **Palmitin-** und **Stearinsäure** vor (Abb. 9.14). Die häufigsten ungesättigten pflanzlichen Fettsäuren sind die **Ölsäure, Linolsäure, Linolensäure** und **Arachidonsäure**. Linolsäure und Linolensäure finden sich besonders reichlich in manchen pflanzlichen Ölen z. B. in Leinöl. Noch höher ungesättigte Fettsäuren kommen in Fischleberölen vor. Bei den mehrfach ungesättigten Fettsäuren sind die Doppelbindungen isoliert, d. h. durch eine CH_2-Gruppe getrennt, also nicht konjugiert.

Biosynthese der ungesättigten Fettsäuren

Die ungesättigten Fettsäuren entstehen auf zwei verschiedenen Wegen: Bei Bakterien ist nachgewiesen worden, dass bei der Verlängerung der Kette um eine C 2-Einheit der letzte Reduktionsschritt (Abb. 9.12) unterbleiben kann. Der Acylrest kann weiterhin verlängert werden, ohne dass die Doppelbindung reduziert wird. Der andere Weg wird z. B. von Höheren Pflanzen und Pilzen beschritten. Er besteht in einer nachträglichen Einführung von Doppelbindungen in das Molekül. Neben NADPH wird hierzu Sauerstoff benötigt. Einige ungesättigte Fettsäuren können vom Menschen nicht oder nur in ungenügender Menge synthetisiert werden; sie sind jedoch lebenswichtig. Diese werden als **essentielle Fettsäuren** bezeichnet, wie z. B. Linolsäure oder Linolensäure.

Die **Ricinolsäure** (im Samen von *Ricinus communis*) entsteht aus Ölsäure (Abb. 9.14) und ist eine **12-Hydroxyölsäure**.

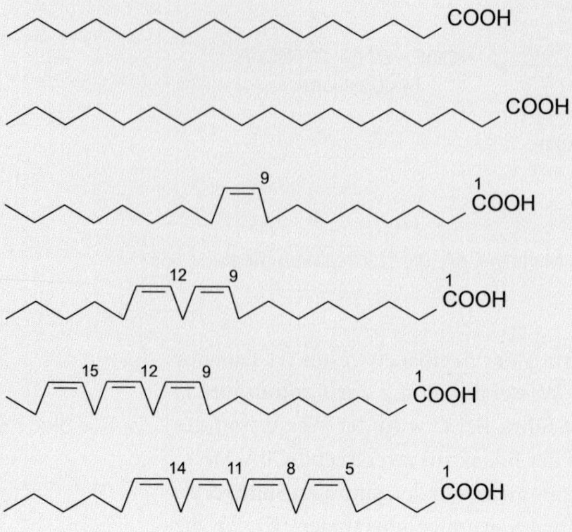

Palmitinsäure $C_{16}H_{32}O_2$	16
Stearinsäure $C_{18}H_{36}O_2$	18
Ölsäure $C_{18}H_{34}O_2$	$18{:}1^{\Delta^9}$
Linolsäure $C_{18}H_{32}O_2$	$18{:}2^{\Delta^{9,12}}$
Linolensäure $C_{18}H_{30}O_2$	$18{:}3^{\Delta^{9,12,15}}$
Arachidonsäure $C_{20}H_{32}O_2$	$20{:}4^{\Delta^{5,8,11,14}}$

○ Abb. 9.14 Fettsäuren, die häufig in Pflanzen vorkommen. Rechts ist die zugehörige Kurzschreibweise dargestellt. Sie ist selbstinterpretierend.

Praxisbeispiel: Rizinusöl als Abführmittel

Rizinusöl findet in Kosmetika Anwendung. Wird Rizinusöl eingenommen, so wird es im Dünndarm durch Lipasen gespalten und die Ricinolsäure freigesetzt, wodurch letztendlich die Prostaglandinsynthese beeinflusst und die Darmmotilität erhöht wird. Dadurch kommt es zu einer starken abführenden Wirkung, die jedoch nicht ganz ohne Gefahren ist, da Prostaglandine als Botenstoffe eine zentrale Rolle im menschlichen Organismus spielen.

Merke

Fettsäuren werden über einen Multienzymkomplex, der sogenannten Fettsäuresynthetase, aufgebaut. Neben gesättigten Fettsäuren gibt es auch ungesättigte Fettsäuren, die eine zentrale Rolle im Aufbau von Biomembranen, aber auch in der Synthese von körpereigenen Botenstoffen spielen. Essentiell für den menschlichen Organismus sind Linolsäure und Linolensäure.

9.5 Abbau der Fette und Fettsäuren

Lipide (Fette) spielen bei Säugetieren und bei Menschen eine Rolle als »Isoliermaterial« innerer Organe. Sie stellen aber auch ein wichtiges Reservematerial dar. Während Glykogen, das ja auch ein Reservestoff ist, beim Menschen nur in limitierter Menge gespeichert wird, kann Fett fast unbegrenzt gespeichert werden. Die Energiedichte von Fettgewebe, bezogen auf die Masse, ist deutlich höher als die des Glykogenspeichers. Im Gegensatz zum Glykogen binden Fette kein Wasser.

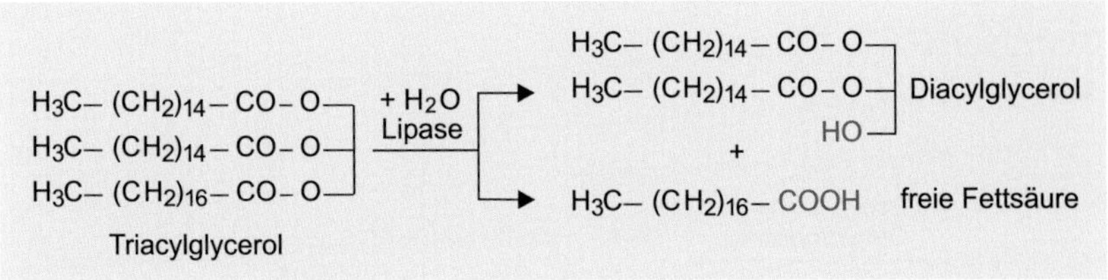

○ Abb. 9.15 Hydrolyse von Triacylglycerol durch Lipasen

Definition

Fette werden durch Lipasen zu Fettsäuren und Glycerol hydrolysiert. Fettsäuren werden enzymatisch bis hin zum Acetyl-CoA abgebaut.

Hydrolyse von Fetten durch Lipasen

Der Abbau der Fette spielt eine besondere Rolle als energieliefernder Prozess. Macht der Organismus von seinen Reservefetten Gebrauch, so werden zuerst die Fette durch die katalytische Wirkung der **Lipasen** in Glycerol und Fettsäuren gespalten (Kap. 34.1.5; ○ Abb. 9.15).

β-Oxidation von Fettsäuren

Das Glycerol kann in den Kohlenhydratstoffwechsel, u. a. in den Aufbau von Hexosen, einbezogen werden, während die Fettsäuren nach dem Prinzip der ***β*-Oxidation** in C 2-Einheiten zerlegt werden, die zum Aufbau notwendiger Metabolite verwendet oder in den **Zitronensäure**- oder **Glyoxylsäurezyklus** eingeschleust werden. Der Abbau der Fettsäuren zu C 2-Einheiten könnte formal als die Umkehrung der Fettsäuresynthese angesehen werden (○ Abb. 9.16). Das ist aber nicht der Fall.

Während beim Aufbau NADPH benötigt wird, sind am Abbau FAD und NAD^+ beteiligt. Malonyl-Coenzym-A spielt beim Abbau im Gegensatz zur Biosynthese auch keine Rolle. Darüber hinaus ist der Abbau in den Mitochondrien (Tier), bzw. Microbodies (Pflanzen) lokalisiert, während, wie oben ausgeführt wurde, die Biosynthese ein zytosolischer Prozess ist.

Die Fettsäuren werden zunächst durch Überführung in ihre **CoA-Ester** aktiviert. Der erste Oxidationsschritt wird durch die **Acyl-CoA-Dehydrogenase** (eine Oxidoreduktase) unter Beteiligung von Flavoproteinen als Wasserstoffakzeptor katalysiert. Nach Wasseranlagerung an der entstandenen Doppelbindung (Enzym: **Enoylhydratase**, eine Lyase) wird nochmals dehydriert; Wasserstoffakzeptor ist NAD^+. In der folgenden **thioklastischen Spaltung** (katalysiert durch die ***β*-Ketothiolase**, eine Transferase) wird ein C 2-Rest als Acetyl-CoA freigesetzt. Der verbleibende Acylrest wird dabei in einen aktivierten **CoA-Thioester** überführt. Die um zwei C-Atome verkürzte Fettsäure kann den Zyklus der β-Oxidation erneut durchlaufen.

α-Oxidation von Fettsäuren

In geringem Umfang können Fettsäuren auch durch **α-Oxidation** abgebaut werden. Der α-Abbau wird durch eine **Fettsäureperoxidase** und eine **Fettsäuredehydrogenase** katalysiert. Im ersten Schritt wird die Fettsäure unter Decarboxylierung in einen um ein C-Atom verkürzten Aldehyd überführt. Der Aldehyd wird zur Fettsäure oxidiert, kann aber unter Umständen auch zum Alkohol reduziert werden.

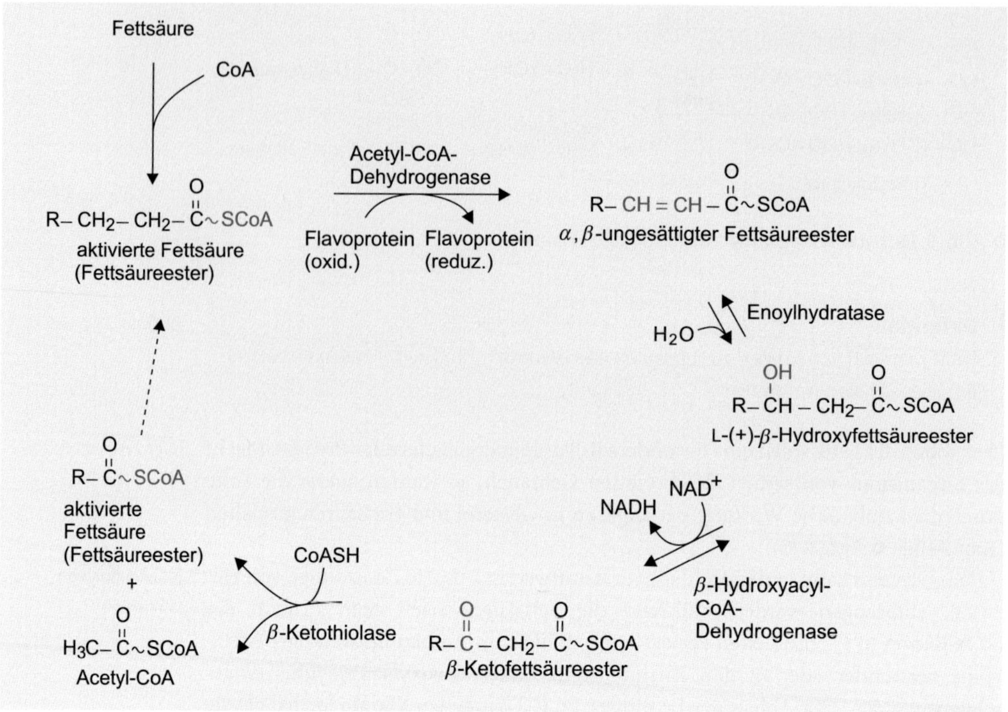

Abb. 9.16 β-Oxidation der Fettsäuren. Die um eine C 2-Einheit verkürzte Fettsäure kann erneut in den Abbau eingeschleust werden (gestrichelter Pfeil), sodass sich ein Kreislauf ergibt, bis die Fettsäure abgebaut ist

Merke

Fett ist als Reservestoff wesentlich energiereicher als Proteine oder Kohlenhydrate. Letztere haben einen Energiegehalt von nur 4,1 kcal/g, während Fettsäuren einen Energiegehalt von 9,3 kcal/g haben. Kohlenhydrate enthalten wesentlich mehr Sauerstofffunktionen als Fette. Die Oxidierbarkeit von Kohlenhydraten ist daher schneller erschöpft als die der Fette. Zusätzlich haben Kohlenhydrate im Organismus eine ausgeprägte Hydrathülle, die im Vergleich zu Fetten zu mehr Platzbedarf und Gewicht führt.

9.6 Atmung und Gärung

Der Zitronensäurezyklus (Abb. 9.8) nimmt im Energiestoffwechsel aller Organismen eine zentrale Rolle ein, weil Abbauprodukte des Kohlenhydratstoffwechsels, der Fette und der Proteine in diesen zyklischen Prozess einmünden (Abb. 9.17). Neben ATP entstehen bei den einzelnen Stoffwechselprozessen Reduktionsäquivalente in Form reduzierter Nukleotide, nämlich $FADH_2$ und NADH, die als Cosubstrate fungieren. Sie werden aus FAD und NAD^+ gebildet.

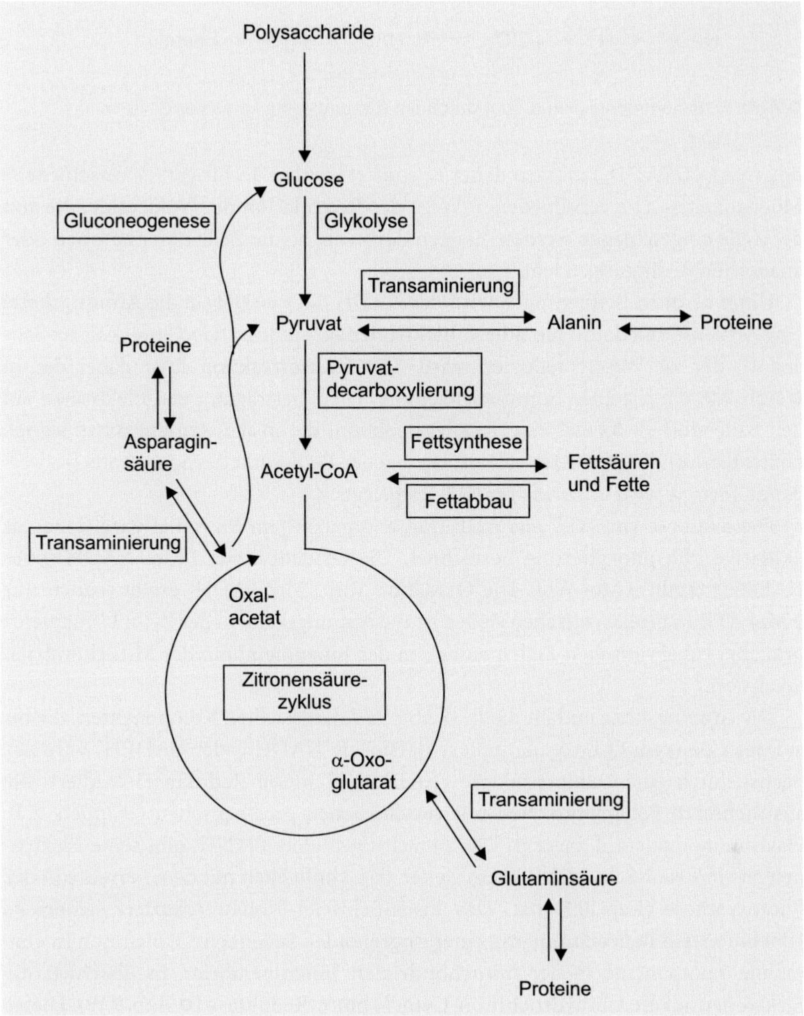

○ Abb. 9.17 Der Zitronensäurezyklus als zentraler Stoffwechselprozess, in den Metabolite des Kohlenhydrat-, Fett- und Aminosäurestoffwechsels einmünden

Definition

Bei der Zellatmung werden Elektronen in mehreren Stufen auf Sauerstoff übertragen, wobei Wasser entsteht (aerober Prozess). Hingegen laufen Gärungen nur unter Sauerstoffmangel ab (anaerober Prozess). Anstelle von Sauerstoff werden hierbei andere Wasserstoffakzeptoren reduziert. Beispielsweise entsteht aus Brenztraubensäure durch Reduktion bzw. C-Kettenverkürzung Milchsäure (beim Menschen) oder Ethanol (in der Hefe).

Die gesamte Menge an Nukleotiden als Cofaktoren der Oxidoreduktasen ist in der Zelle begrenzt, sodass alle Stoffwechselprozesse zum Erliegen kommen, wenn Nukleotide aufgrund abbauender Reaktionen nur noch in reduzierter Form vorliegen, es also an oxidierten Nukleotiden (NAD^+, FAD) mangelt. Die reduzierten Nukleo-

$$NADH + H^+ + 1/2\, O_2 \longrightarrow NAD^+ + H_2O + \text{Energie}$$

○ **Abb. 9.18** Summengleichung der durch die Atmungskette katalysierten Reaktion

tide (NADH, $FADH_2$) müssen daher reoxidiert werden. Dafür gibt es verschiedene Möglichkeiten. Die verschiedenen Wege der **Reoxidation** der Nukleotide, die von der Zelle eingeschlagen werden, hängen davon ab, ob die Zelle unter **aeroben** oder **anaeroben** Bedingungen lebt.

Atmungskette

Unter aeroben Bedingungen wird das NADH oder $FADH_2$ in die **Atmungskette** eingeschleust und damit reoxidiert. **Elektronenakzeptor** ist dabei molekularer Sauerstoff, der zu Wasser reduziert wird. Die Gesamtreaktion folgt dabei der in ○ Abb. 9.18 dargestellten Summengleichung. Die Übertragung von Elektronen auf den Sauerstoff ist formal eine Knallgasreaktion, die in der Atmungskette jedoch kontrolliert und stufenweise erfolgt. Die bei der Reduktion des Sauerstoffs freiwerdende Energie wird in Form von ATP festgelegt.

Die Synthese von ATP aus ADP und anorganischem Phosphat wird dabei als **oxidative Phosphorylierung** bezeichnet. Die Oxidation von 1 Mol NADH (oder NADPH) ergibt 3 Mol ATP. Die Oxidation von 1 Mol $FADH_2$ ergibt jedoch nur 2 Mol ATP. In prokaryotischen Zellen ist die Atmungskette in der Zytoplasmamembran, bei eukaryotischen Zellen jedoch in der Innenmembran der **Mitochondrien** lokalisiert.

Ubichinonreduktase und Cytochrom

Die Atmungskette enthält die in ○ Abb. 9.19 dargestellten Komponenten, die bis auf das **Coenzym Q** Enzymkomplexe darstellen. NADH (oder NADPH) wird zunächst durch eine Oxidoreduktase (**NADH-Ubichinon-Reduktase**) oxidiert, die aus mehreren Polypeptidketten mit verschiedenen prosthetischen Gruppen, z. B. Flavinmononukleotid, besteht. Das zunächst gebildete $FMNH_2$ gibt seine Elektronen an ein **Eisen-Schwefel-Protein** weiter, das Ähnlichkeit mit dem Ferredoxin der Photosynthese (Kap. 10.1) hat. Das Eisen-Schwefel-Protein reduziert seinerseits Ubichinon, ein Benzochinon mit einer isoprenoiden Seitenkette. Ubichinon ist eine mobile Komponente in der **mitochondrialen Innenmembran**. Es überträgt die Elektronen auf die **Ubihydrochinon-Cytochrom-c-Reduktase** (○ Abb. 9.19). Dieses zweite Redoxsystem enthält ebenfalls eine Eisen-Schwefel-Komponente, darüber hinaus aber **Cytochrome**. Cytochrome sind Elektronen transportierende Proteine, die ein Häm (Porphyrin-Ring mit Eisen-II bzw. Eisen-III als Zentralatom) als prostetische Gruppe enthalten. Das Eisen unterliegt bei den Redoxvorgängen einem Valenzwechsel. Dieses Redoxsystem gibt seine Elektronen weiter an die **Cytochrom-c-Oxidase**, die ebenfalls aus verschiedenen Cytochromen besteht. Die verschiedenen Cytochrome der Atmungskette unterscheiden sich in ihren Redoxpotentialen. Die Elektronen fließen von den Redox-Komponenten mit negativerem zu den Redox-Komponenten mit positiverem Redoxpotential. Der **Terminalakzeptor** für die Elektronen ist der **Sauerstoff,** der durch die Cytochrom-c-Oxidase reduziert wird, sodass letztendlich Wasser gebildet wird.

Während des Elektronentransportes wird die freigewordene Energie dazu verwendet, Protonen aus der Matrix der Mitochondrien durch die Innenmembran in den Zwischenraum zwischen die äußere und innere Membran der Mitochondrien zu transportieren (○ Abb. 9.19), sodass sich der Zwischenraum ansäuert. Sein pH-Wert liegt um 1,4 Einheiten niedriger als der der Matrix. Wenn die im Zwischen-

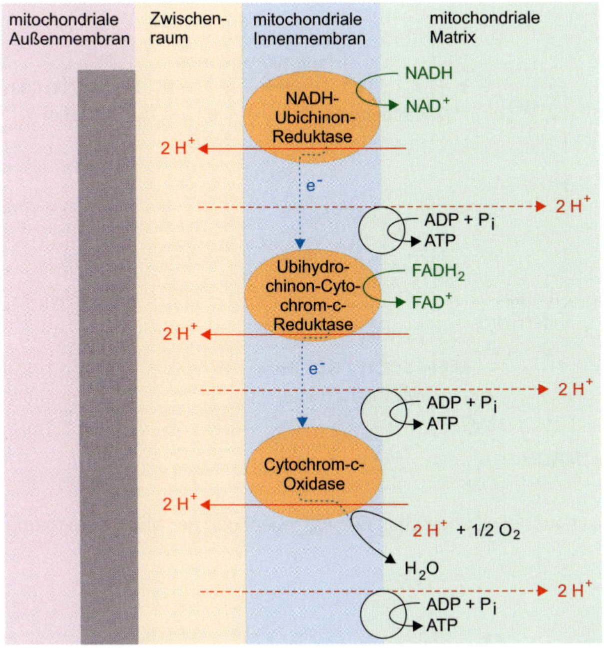

Abb. 9.19 Elektronenfluss (……, blau) durch die Enzym-Komplexe der Atmungskette in der mitochondrialen Innenmembran, der damit verbundene Protonentransport (——, rot) in den intermembranösen Zwischenraum und die an den Rückfluss der Protonen (– – – –, rot) gebundene ATP-Bildung. In die Atmungskette können entweder NADH oder $FADH_2$ (grün) eingeschleust werden. Die Komponenten der Atmungskette sind entsprechend ihrem Redoxpotential angeordnet.

raum akkumulierten Protonen durch die Membran in die Matrix zurückfließen, wird ATP gebildet. Oxidation und Phosphorylierung sind also gekoppelt an einen **Protonengradienten**, der sich an der Mitochondrieninnenmembran aufbaut und der für die ATP-Bildung notwendig ist.

Gärung findet unter anaeroben Bedingungen statt.

Unter **anaeroben** Bedingungen können die reduzierten Cosubstrate ($FADH_2$, NADH) nicht in die Atmungskette eingeschleust werden, weil dieser der terminale Elektronenakzeptor (O_2) fehlt. Es werden daher statt Sauerstoff andere Wasserstoffakzeptoren reduziert. Stoffwechselprozesse dieser Art werden als **Gärungen** bezeichnet. Gärungen sind energetisch ungünstig, weil die Metabolite des Energiestoffwechsels nur teilweise abgebaut werden. Je nach den entstehenden Endprodukten der Gärungen spricht man z. B. von **alkoholischer Gärung** oder **Milchsäuregärung** u. s. w. (Kap. 20.1.3, Tab. 20.2).

Alkoholische Gärung und Milchsäuregärung

Gärungen sind bei heterotrophen Organismen, vor allem bei Bakterien und Pilzen, verbreitet (siehe auch Kap. 20.21). Generell können Gärungen auch dann auftreten, wenn nur eine eingeschränkte Sauerstoffzufuhr herrscht. Das kann in pflanzlichen meristematischen Geweben, aber auch z. B. im angestrengten Muskel der Fall sein. Der wichtigste Akzeptor für den Wasserstoff ist die aus der Glykolyse angelieferte Brenztraubensäure. Sie kann direkt zur Milchsäure reduziert werden. (Abb. 9.20 Milchsäuregärung, Kap. 20.1.3).

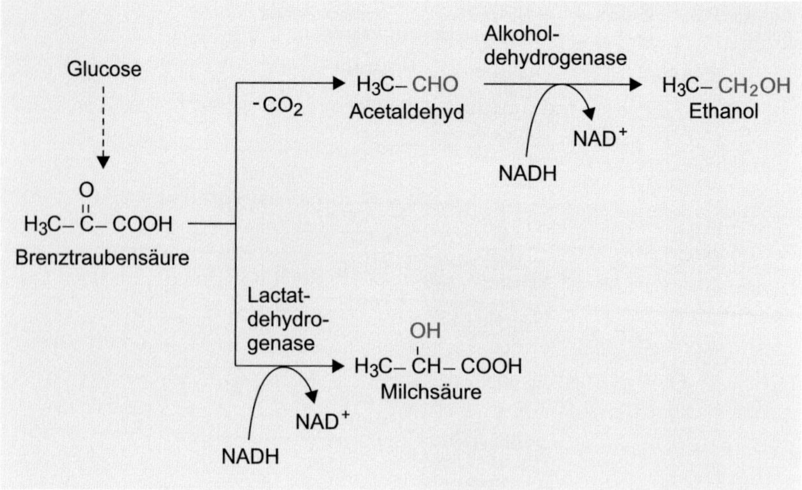

○ Abb. 9.20 Reaktionsverlauf der alkoholischen Gärung (oben) und der Milchsäuregärung (unten)

$$\textbf{A} \quad \underset{\text{Glucose}}{C_6H_{12}O_6} \longrightarrow 2\,CO_2 + \underset{\text{Ethanol}}{C_2H_5OH} + 87{,}9\text{ kJ}$$

$$\textbf{B} \quad \underset{\text{Ethanol}}{C_2H_5OH} + O_2 \longrightarrow \underset{\text{Essigsäure}}{CH_3COOH} + H_2O$$

○ Abb. 9.21 Bruttogleichungen der alkoholischen Vergärung der Glucose (**A**) sowie der nachfolgenden Oxidation zu Essigsäure (**B**)

Die alkoholische Gärung (z. B. bei der Hefe) ist der wohl bekannteste Gärungstyp. Vereinfacht dargestellt lässt sie sich folgendermaßen beschreiben (○ Abb. 9.20): Die Brenztraubensäure wird decarboxyliert, der entstehende Acetaldehyd reagiert dann als Wasserstoffakzeptor mit NADH zu Ethanol. Das katalysierende Enzym ist eine **Oxidoreduktase**, nämlich die **Alkoholdehydrogenase**.

Oxidation von Ethanol zu Essigsäure

Verschiedene Rassen der Hefe *Saccharomyces cerevisae* führen die alkoholische Gärung bei der Bier- und Weinherstellung durch. Der zu vergärende Zucker wird nach der in ○ Abb. 9.21 dargestellten Bruttogleichung abgebaut.

Bei der alkoholischen Gärung werden pro Mol Glucose 2 Mol ATP gewonnen. Der Energiegewinn für den Stoffwechsel der Hefen ist also gering (hingegen 38 Mol ATP pro Mol Glucose bei aeroben Abbau!). Sie setzen deshalb bei der Gärung große Zuckermengen um. Die Hefe ist ein fakultativer Anaerobier. Sie kann den Zucker auch oxidativ abbauen.

Insgesamt können aus dem aeroben, vollständigen Abbau der Glucose maximal 2 872 kJ/mol erzielt werden. In der Realität sind aber nur ca. 1140 kJ/mol verwertbar, woraus sich ein Wirkungsgrad von etwa 40 % ergibt. Der Rest geht hauptsächlich als **Wärme** verloren (Schwitzen bei hohem Stoffumsatz!). Dabei steht überschlägig gerechnet **1 mol ATP für 30 kJ**.

Ein weiterer Stoffwechselprozess ist die sogenannte Essigsäuregärung (○ Abb. 9.21), die jedoch keine eigentliche Gärung ist, weil sie nur unter aeroben Bedingungen abläuft. Die Essigsäuregärung wird von *Acetobacter*-Arten ausgeführt, die Ethanol zu Essigsäure oxidieren und dabei NADH aus NAD gewinnen (Kap. 20.1.3, ◻ Tab. 20.2).

Praxisbeispiel: Alkoholische Gärung

Zuckerhaltige Extrakte können durch *Saccharomyces*-Stämme vergoren werden (z. B. Bier, Wein). Es ist jedoch darauf zu achten, dass kein Sauerstoff die Gärung stört. Unter Sauerstoffeinfluss können Bakterien wie *Acetobacter* den Alkohol zu Essigsäure oxidieren, wodurch Wein und Bier sauer werden. Ethanolbildende Bakterien sind u. a. auch *Zymomonas mobilis*, ein im Pulque, dem vergorenen Saft der Agave (Pulque) gefundenes Stäbchen, sowie *Leuconostoc mesenteroides*, ein heterofermentatives Milchsäurebakterium. Diese Bakterien bilden Ethanol allerdings über andere Stoffwechselwege als Hefe.

Merke

Bei der Zellatmung werden Redoxäquivalente wie NADH und $FADH_2$ oxidiert, wobei ATP entsteht. Dabei führt die Oxidation von 1 Mol NADH (oder NADPH) zu 3 Mol ATP. Die Oxidation von 1 Mol $FADH_2$ ergibt jedoch nur 2 Mol ATP. Dadurch entstehen aus einem Mol Glucose insgesamt 38 Mol ATP. Hingegen werden bei der energetisch viel ungünstigeren alkoholischen Gärung aus einem Mol Glucose nur 2 Mol ATP gewonnen.

9

Zusammenfassung

Synopse

- Glucose wird über die Glykolyse, Pyruvatdecarboxylierung und den Zitronensäurezyklus unter Energiegewinn abgebaut. Die wichtigsten Schritte sind Decarboxylierungen und Dehydrierungen.
- In der nachgeschalteten Atmungskette werden NADH und $FADH_2$ oxidiert, wobei Wasser und ATP entstehen.
- Unter anaeroben Bedingungen findet die energetisch wesentlich ungünstigere Gärung statt. Hierbei entstehen hauptsächlich Milchsäure oder Ethanol.
- Fette sind Fettsäuretriglyceride. Diese haben als Reservestoffe einen deutlich höheren Energiegehalt als Zucker.
- Fettsäuren werden durch einen Multienzymkomplex aus Acetat- und Mevalonat-Einheiten aufgebaut.
- Fettsäuren werden über eine β-Oxidation zu Acetyl-Coenzym A abgebaut. Diese könne in den Glyoxylsäurezyklus eingeschleust werden, der wiederum mit dem Zitronensäurezyklus und der Gluconeogenese verbunden ist.

Fragen

Wiederholungsfragen

1. Wie so ist es sinnvoll, dass die Phosphofructokinase allosterisch durch ATP gehemmt wird?
2. Warum ist der Energiegehalt von Fetten höher als der von Kohlenhydraten?
3. Warum ist die Essigsäuregärung in *Acetobacter* keine echte Gärung?

Literatur

Alberts B, Bray D, Hopkin K, Johnson A, Lewis J, Raff M, Roberts K, Walter P. Lehrbuch der Molekularen Zellbiologie. 4. Aufl., Wiley-VCH, Weinheim 2012

Bresinsky A, Körner C, Kadereit JW, Neuhaus G, Sonnewald U. Strasburger – Lehrbuch der Botanik. 36. Aufl., Spektrum Akademischer Verlag, Heidelberg 2008

Devlin TM., Thomas M. Textbook of Biochemistry with Clinical Correlations. 7. Aufl., Wiley-VCH, Weinheim 2010

Schlegel HG (Fuchs G Hrsg.). Allgemeine Mikrobiologie. 8. Aufl., Thieme, Stuttgart 2007

Voet D, Voet JG, Pratt CW. Lehrbuch der Biochemie. 2. Aufl., Wiley-VCH, Weinheim 2010

10 Die Autotrophie der Pflanze

Inhaltsvorschau

Organismen, die in der Lage sind aus anorganischer Materie und Energie organische Materie aufzubauen, bezeichnet man als autotroph. Pflanzen sind in der Lage, Licht als Energiequelle zu verwenden. Sie werden daher als photoautotroph oder phototroph bezeichnet. Auch Bakterien können phototroph sein; einige haben auch die Möglichkeit Energie durch Oxidation anorganischer Verbindungen zu gewinnen. Solche Bakterien werden als chemoautotroph bezeichnet.

10.1 Photosynthese

10.1.1 Der Photosyntheseapparat

Licht kann die Entwicklung der Pflanzen auf verschiedene Art und Weise beeinflussen. Es kann regulatorische Prozesse auslösen (Kap. 6.3, Phytochromsystem) oder im Rahmen der **Photosynthese** Energie liefern. Im Zuge der Photosynthese wird Sonnenenergie durch Land- und Wasserpflanzen in einem reduktiven Prozess, der auch als **CO_2-Assimilation** bezeichnet wird, chemisch gespeichert. Die Summenformeln der Photosynthese sind in ○ Abb. 10.1 dargestellt.

Teilreaktionen der Photosynthese

Die Photosynthese ist der einzige biologische Prozess, bei dem Lichtenergie chemisch festgelegt wird, und es ist zugleich der größte chemische Prozess der **Biosphäre.** 80 % aller industriellen Energien kommen aus Kohle oder Erdöl. Deren Energiegehalt geht letztendlich auf den Photosyntheseprozess zurück. Daten zur quantitativen Beschreibung der Photosynthese sind in ◘ Tab. 10.1 angegeben.

Die in ◘ Tab. 10.1 genannten Zahlen sagen etwas über die Stöchiometrie der Photosynthesereaktion aus: Der Assimilationsquotient (das ist das molare Verhältnis von aufgenommenem CO_2 zu abgegebenem Sauerstoff) beträgt 1.

Der Photosyntheseprozess ist an Membranen gebunden. Photosynthetisch aktive Membranen heißen **Thylakoide** (○ Abb. 2.15). Thylakoide kommen bei photosynhetisierenden Bakterien und bei autotrophen Pflanzen vor. Bei Eukaryoten sind

A $$2\,H_2O \longrightarrow O_2 + 4\,H^+ + 4\,e^-$$

B $$2\,NADP + 4\,e^- + 2\,H^+ \longrightarrow 2\,NADPH$$

C $$ADP + Ⓟ \longrightarrow ATP$$

D $$6\,CO_2 + 6\,H_2O + \text{Energie} \longrightarrow C_6H_{12}O_6 + 6\,O_2$$

○ **Abb. 10.1** Teilreaktionen der Photosynthese: **A** Photolyse des Wassers, **B** und **C** Lichtreaktion, **D** Dunkelreaktion

Tab. 10.1 Daten zur quantitativen Beschreibung der Photosynthese. Nach Boardman 1977 und Böger 1975

Energielieferung und Energiefestlegung
Auf die Erdoberfläche treffen jährlich 2×10^{24} Joule Sonnenenergie auf (der Jahresweltenenergiekonsum aller Menschen liegt bei 1/7 000 dieses Wertes).
Auf der Landoberfläche der Erde werden jährlich 10×10^{10} bis 14×10^{10} Tonnen organischer Pflanzentrockenmasse mit einem Energiegehalt von $1{,}6–2{,}2 \times 10^{21}$ Joule gebildet.
Im Wasser dieser Erde werden jährlich $7–8 \times 10^{10}$ Tonnen organischer Pflanzentrockenmasse mit einem Energiegehalt von $1{,}1–1{,}2 \times 10^{21}$ Joule gebildet.
0,31 % der auf die Erdoberfläche auftreffenden Sonnenenergie, aber nur 0,08 % der auf die Wasseroberfläche auftreffenden Sonnenenergie werden im Photosyntheseprozess chemisch fixiert.
Gaswechsel eines Baumes
Die Blätter enthalten 10^{14} Chloroplasten und 180 g Chlorophyll. An einem Sonnentag benötigt die Buche 36 000 m^3 Luft, um daraus 9 400 Liter CO_2 zu entnehmen, wobei 9 400 Liter Sauerstoff gebildet werden.

Thylakoide die Struktureinheiten der **Grana**, die ihrerseits in das **Stroma** der Chloroplasten eingebettet sind. In den Thylakoiden findet die Lichtreaktion statt (diese wird auch als die eigentliche Photosynthese bezeichnet, da es sich nur hierbei um eine lichtabhängige Reaktion handelt). In der Lichtreaktion wird NADPH (Abb. 10.1 B) und ATP (Abb. 10.1 C) gebildet.

Lokalisation der Photosynthese im Chloroplasten

An die Lichtreaktion schließt sich die **Dunkelreaktion** an. Sie läuft nicht an Thylakoiden, sondern im Stroma der Chloroplasten ab, wo mit Hilfe des in der Lichtreaktion bereitgestellten ATP und NADPH Kohlendioxid (CO_2) zur Synthese von Zuckermolekülen verwendet wird.

Merke

Die Lichtreaktion ist ein membrangebundener Prozess, während die Dunkelreaktion von löslichen Enzymen im Stroma katalysiert wird.

Photosynthetisch wirksame Pigmente

Licht, welches in der Pflanze wirksam werden soll, muss von dieser absorbiert werden. Es gibt drei große Gruppen von photosynthetisch wirksamen Pigmenten, die Licht absorbieren, nämlich **Chlorophylle**, **Carotinoide** und **Phycobiline** (Abb. 10.2). Chlorophylle werden in die Chlorophylle a, b, c, d, e eingeteilt. Während Chlorophyll a essentiell an allen Photosynthesereaktionen bei Eukaryoten beteiligt ist, werden die Chlorophylle b-e sowie die Carotinoide und Phycobiline als **akzessorische Pigmente** bezeichnet. Lichtenergie kann direkt vom Chlorophyll a oder von den akzessorischen Pigmenten absorbiert werden, und die Energie kann auf das Chlorophyll a übertragen werden. Durch die Beteiligung von akzessorischen Pigmenten wird die Effizienz der photosynthetischen Lichtabsorption erhöht, was besonders bei Wasserpflanzen wichtig ist, auf die nur gedämpftes Licht auftritt. Entsprechend sind Phycobiline charakteristische akzessorische Pigmente von **Algen** und **Cyanobakterien** (das sind **Blaualgen**) (siehe Kap. 22.1 und Tab. 22.1). Photosynthetisch wirksame Pigmente wie die Carotinoide kommen in allen photosynthe-

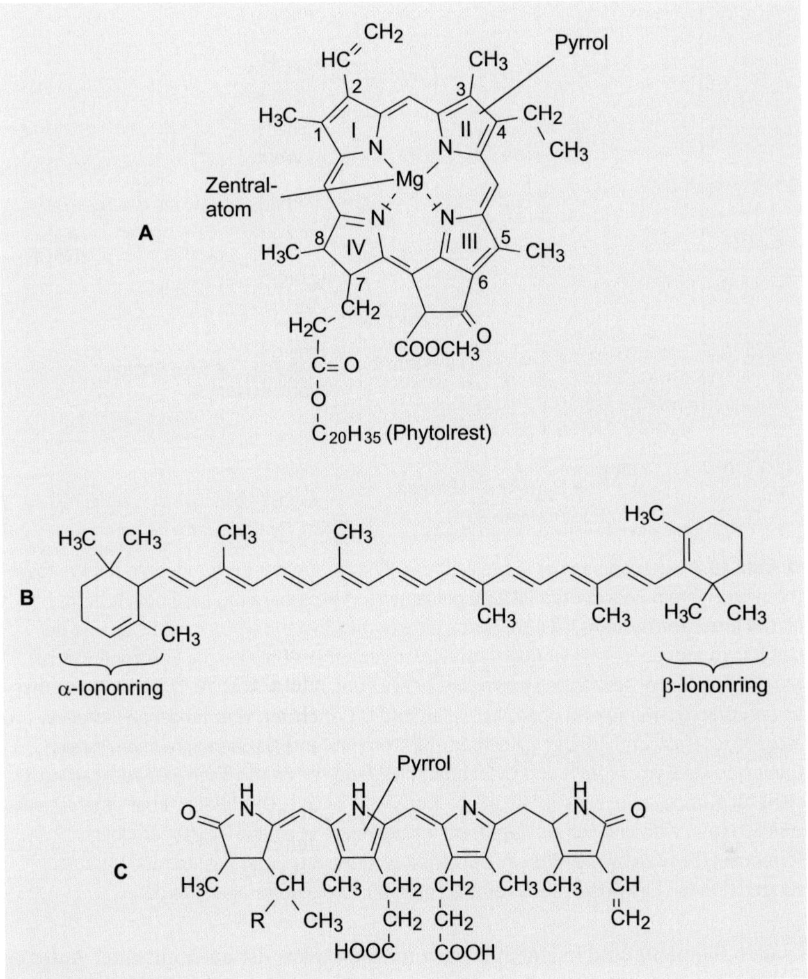

Abb. 10.2 Wichtige Vertreter photosynthetisch wirksamer Pigmente: Chlorophyll a, ein Porphyrin (**A**), α-Carotin, ein Carotinoid (**B**); Phycoerythrobilin, ein Phycobilin (**C**). Phycobiline haben ein lineares, Chlorophylle ein zyklisches Tetrapyrrol-Ringsystem. Chlorophyll ist mit Proteinen nicht kovalent assoziiert, während das Tetrapyrrolsystem der Phycobiline kovalent an Protein (R) gebunden ist.

tisch wirksamen Zellen vor. Chlorophylle haben eine lipophile Seitenkette, die an unterschiedliche Tetrapyrrolmoleküle gebunden ist. Die Tetrapyrrole der Chlorophylle sind Porphyrine, die Magnesium komplexieren.

Photosynthetisch wirksame Lichtfrequenzen

Die Absorptionsmaxima von Chlorophyll a und b sind ähnlich, aber nicht identisch. Chlorophyll a ist blaugrün. Es hat Absorptionsmaxima bei 420 und 600 nm, d. h. Blaulicht und Rotlicht werden absorbiert und sind photosynthetisch aktiv. Die Lichtfrequenzen, die dazwischen liegen, sind durch Chlorophyll nicht absorbierbar. Der Frequenzbereich des grünen Lichtes wird daher als **Grünlücke** bezeichnet. Die oben genannten akzessorischen Pigmente wirken dadurch, dass sie die Grünlücke einengen oder ausfüllen, das heißt Energie der grünen Lichtfrequenzen aufnehmen und einer photosynthetischen Wirksamkeit zuführen. Die photosynthetisch wir-

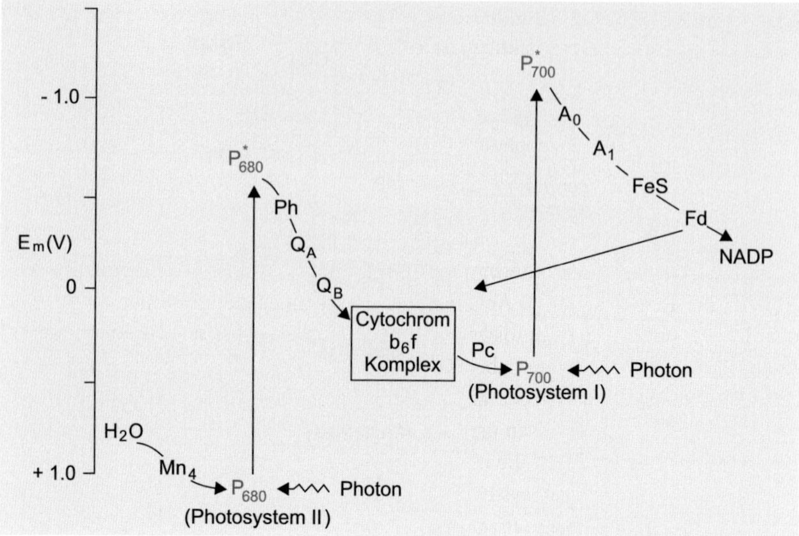

Abb. 10.3 »Z-Schema« der Photosynthese. Anordnung der Komponenten der Photosynthese nach ihrem Redoxpotential (Em) gemessen in Volt. Übergang des Photosystems I (P700) und Photosystems II (P680) in den angeregten Zustand (P^*_{700} bzw. P^*_{680}) und der damit verbundene Elektronenübertragungsvorgang über verschiedene Elektronencarrier: Mn_4 ist das Wasser spaltende System (siehe Gleichung A in Abb. 10.1), Ph ist Phaeophytin (ein Chlorophyllmolekül ohne Mg^{2+}), QA und QB ist ein mit verschiedenen Proteinen assoziiertes Plastochinon. Der Cytochrom-b_6f-Komplex enthält Eisen-Schwefel-Proteine, Chinon sowie Cytochrom b und Cytochrom f (Hämoproteine mit Eisen als Redoxcarrier). Pc steht für Plastocyanin, ein kupferhaltiges Protein. A_1 und A_0 sind Redoxcarrier unterschiedlicher Struktur, während FeS als Ferredoxin reduzierende Substanz Elektronen über Ferredoxin (Eisen-Schwefel-Protein) auf NADP weiterleitet. Unter bestimmten Voraussetzungen können Elektronen auch vom Fd auf P700 zurückübertragen werden.

kenden Pigmente sind in einem Lichtsammelkomplex, der auch mit einer Antenne verglichen wird, angeordnet. Der Lichtsammelkomplex enthält Chlorophylle und akzessorische Pigmente, die die Energie auf ein Reaktionszentrum leiten, das aus zwei Molekülen Chlorophyll a besteht.

Definition

Ein Quant Strahlungsenergie, das auf ein photosynthetisch wirksames Pigment auftritt, wird als Photon bezeichnet, während ein Quant Anregungsenergie, das von Molekül zu Molekül weitergegeben wird, Exciton heißt.

10.1.2 Der Elektronentransport

Der Photosyntheseprozess in der Thylakoidmembran

Dieser Energieübertragungsvorgang findet bei der Photosynthese in zwei trennbaren Photosystemen, nämlich dem Photosystem II und dem Photosystem I statt (Abb. 10.3). Beide Systeme haben ein geringfügig unterschiedliches Lichtabsorptionsmaximum (Photosystem II = P_{680} bei 680 nm, Photosystem I = P_{700} bei 700 nm). Photosystem I enthält Chlorophyll a, während die Chlorophylle b und a Bestandteile des Photosystems II sind. In beiden Fällen wird die Energieübertragung durch die mit den Chlorophyllmolekülen assoziierten Proteine optimiert.

Merke
Trifft Energie auf ein Chlorophyllmolekül des Reaktionszentrums auf, so findet ein intramolekularer Elektronentransfer statt, der dem Chlorophyll ein geändertes (negativeres) Redoxpotential verleiht.

Dieses resultiert in einem intermolekularen Elektronentransport, bei dem die Elektronen über Redoxcarrier (**o** Abb. 10.3) auf Elektronenakzeptoren übertragen werden. Die Elektronen des Photosystems II (P_{680}) werden dabei auf das Photosystem I (P_{700}) übertragen und füllen dabei das dort durch Abgabe von Elektronen entstandene Elektronendefizit wieder auf. Das aktivierte Photosystem I seinerseits gibt seine Elektronen auf ein Eisen und Schwefel enthaltendes Protein (**Ferredoxin**) ab. Das Ferredoxin wird durch die mittelbare Übertragung von Elektronen auf NADP reoxidiert. Wenn das Photosystem I seine Elektronen aus dem Photosystem II entnimmt, dann stellt sich die Frage, wie das Photosystem II sein Elektronendefizit wieder auffüllt. Dies geschieht durch die Photolyse des Wassers (**o** Abb. 10.1 A) bei der Sauerstoff in einer Mn^{2+}-abhängigen Reaktion entsteht.

NADP-Reduktion

Merke
Der bei der Photosynthese gebildete Sauerstoff entstammt, wie die Gleichung der Photolyse zeigt, aus dem Wasser, nicht aber aus dem CO_2. Die mit dem Sauerstoff gleichzeitig freigesetzten Elektronen werden auf dem oben beschriebenen Weg über die Photosysteme II und I auf NADP übertragen (**o** Abb. 10.1 B). Dieser Prozess wird als **nichtzyklischer Elektronentransport** bezeichnet.

Wenn das NADPH/NADP-Verhältnis hoch ist, dann besteht weder die Notwendigkeit noch die Möglichkeit NADP zu reduzieren. In diesem Fall gibt Ferredoxin Elektronen im Rahmen eines zyklischen Prozesses direkt an das Photosystem I (P_{700}) zurück (**o** Abb. 10.3). Da die Elektronen hierbei von einer Komponente (Ferredoxin) mit negativerem Redoxpotential auf Komponenten mit positiverem Redoxpotential und schließlich auf das Photosystem I zurückfließen, kann hierbei ATP gebildet werden (Kap. 9.6, Funktionsweise der Atmungskette).

Dieser Prozess wird daher als **zyklischer Elektronentransport (zyklische Photophosphorylierung)** bezeichnet. Die zyklische Photophosphorylierung verläuft ohne Beteiligung des Photosystems II. Es wird deshalb bei der zyklischen Photophosphorylierung kein Sauerstoff entwickelt. Im Rahmen der Photosynthese wird aber nicht nur NADP reduziert, es wird auch ATP an den Thylakoiden gebildet.

ATP-Bildung

Die ATP-Bildung erfolgt hier wie bei der Atmungskette nach dem gleichen Prinzip: Proteine, die aufgrund besonders strukturierter prosthetischer Gruppen zum Elektronentransport befähigt sind (**o** Abb. 10.3, **o** Abb. 10.4), bilden Komplexe mit unterschiedlichem Redoxpotential. Die durch den Elektronenfluss freiwerdende Redoxenergie wird zu einem transmembranen Protonentransport verwendet. Dadurch entsteht an der Membran ein Protonengradient, der bei der Rückführung der Protonen für eine ATP-Synthese Energie liefert.

Die Komplexe der Photosynthese und deren funktioneller Zusammenhang sind in **o** Abb. 10.4 dargestellt. Der erste Komplex besteht aus Photosystem II (P_{680}), das

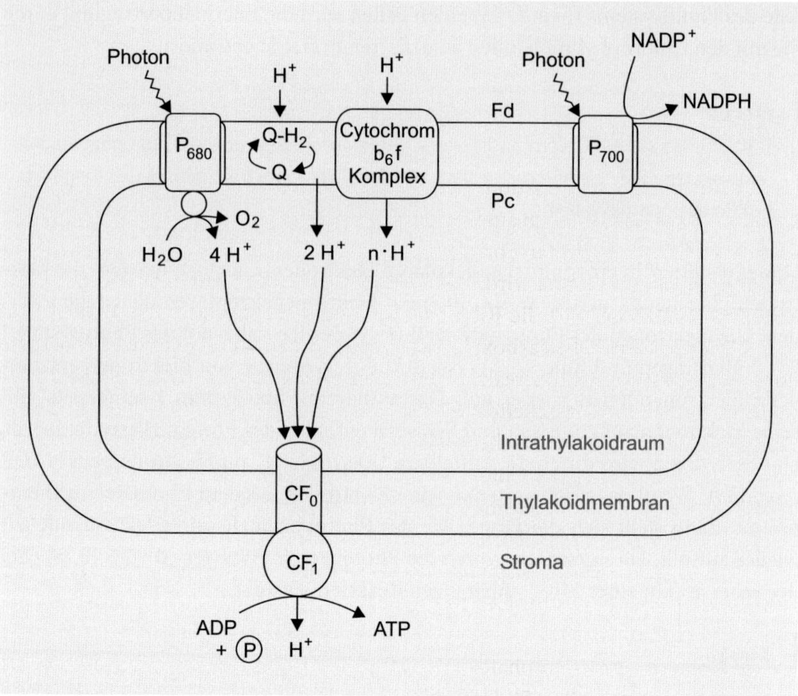

○ Abb. 10.4 Anreicherung von Protonen im Intrathylakoidraum beim photosynthetischen Elektronentransport durch die drei photosynthetisch wirksamen Komplexe in der Thylakoidmembran. Die ATP-Bildung erfolgt im CF_1/CF_0-Komplex in Abhängigkeit vom Protonentransport.

mit dem Wasser spaltenden System (Mn_4) und Phaeophytin (○ Abb. 10.3) assoziiert ist. Der zweite Komplex ist der Cytochrom-b_6f-Komplex, der seine Elektronen auf den dritten Komplex, nämlich das Photosystem I (P_{700}) abgibt. P_{700} ist mit den Komponenten A_0, A_1, FeS und Fd assoziiert.

Zwischen den drei in der Thylakoidmembran befindlichen Komplexen wirken Plastochinon (Q) bzw. Plastocyanin (P_c) als Elektronenvermittler. Die durch dieses System fließenden Elektronen bauen an der Thylakoidmembran einen Protonengradienten auf, der im CF_0/CF_1-Komplex (○ Abb. 10.4) zur ATP-Bildung führt.

Merke

Das Ergebnis der Photosynthese ist demnach die Bildung von NADPH und ATP (○ Abb. 10.1).

Reduktive Kohlenstofffixierung – Calvin-Zyklus oder Dunkelreaktion 10.2

Carboxylierung 10.2.1

Um CO_2 in der Dunkelreaktion zu Zucker umsetzen zu können, bedarf es einer Mindest-CO_2-Konzentration am Ort der CO_2-Fixierung. Es ist wahrscheinlich, dass CO_2 in den Pflanzen selbst in Form von Bicarbonat transportiert und im Stroma der Chloroplasten konzentriert wird. Das Enzym, welches den ersten Schritt der Dunkelreaktion katalysiert, ist die **Ribulosebisphosphatcarboxylase.** Das Enzym wird auch Ribulosebisphosphatcarboxylase/oxygenase genannt und befindet sich wie die übrigen Enzyme der Dunkelreaktion im Stroma der Chloroplasten.Das Enzym besteht aus 8 großen Untereinheiten, die die Substrate binden und acht kleinen Untereinheiten, die eine regulatorische Rolle spielen. Die großen Untereinheiten werden an den **70S-Ribosomen** der Chloroplasten synthetisiert, die regulatorischen Untereinheiten aber an den zytoplasmatischen **80S-Ribosomen**. Obwohl das in die Blätter aufgenommene CO_2 in Form des Bicarbonats transportiert und konzentriert wird, reagiert die Ribulosebisphosphatcarboxylase mit CO_2 nach dessen Bildung aus HCO_3^-. Der K_M-Wert für CO_2 ist extrem niedrig, die Affinität des Enzyms zum CO_2 also sehr hoch.

Die Ribulose-1,5-bisphosphatcarboxylase setzt CO_2 und Ribulose-1,5-bisphosphat als Substrate um (○ Abb. 10.5). Das primäre Produkt des Enzyms ist wahrscheinlich 2-Carboxy-3-Keto-arabinitol-1,5-bisphosphat (○ Abb. 10.5), eine extrem labile, hypothetische Verbindung, die noch nicht isoliert werden konnte, wahrscheinlich weil sie bereits spontan zu 2 Mol **3-Phosphoglycerinsäure** zerfällt. Mit der 3-Phosphoglycerinsäure ist ein Produkt entstanden, das auch in der Glykolyse auftaucht und das dort durch Oxidation aus 3-Phosphoglycerinaldehyd gebildet wird.

10

Reduktion 10.2.2

3-Phosphoglycerinsäure ist ein zentraler Metabolit auch in der Glykolyse (Kap. 9.1).

Im Zuge des Calvin-Zyklus wird nun der umgekehrte Weg beschritten: 3-Phosphoglycerinsäure wird zu 3-Phosphoglycerinaldehyd reduziert (○ Abb. 10.6). Hierzu werden das in der Lichtreaktion gebildete NADPH und ATP verwendet. Mit Hilfe des ATP wird die 3-Phosphoglycerinsäure zu 3-Phospho-D-glyceroyl-1-phosphat aktiviert. Das katalysierende Enzym ist eine Kinase. Die katalysierte Reaktion führt

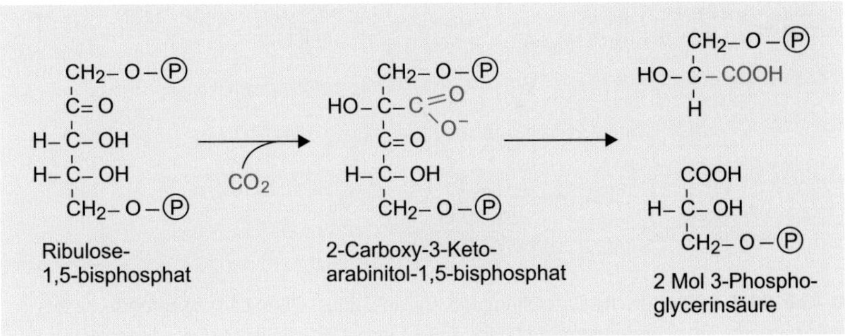

○ **Abb. 10.5** Reaktion, die durch Ribulose-1,5-bisphosphatcarboxylase katalysiert wird

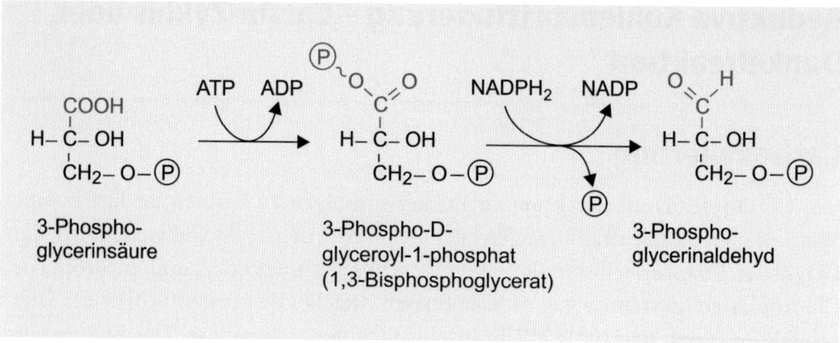

○ Abb. 10.6 Reduktion von 3-Phosphoglycerinsäure zu 3-Phosphoglycerinaldehyd über ein Säureanhydrid (3-Phospho-D-glyceroyl-1-phosphat)

zu einem Säureanhydrid, das durch NADPH in Gegenwart einer Oxidoreduktase zum Aldehyd, nämlich 3-Phosphoglycerinaldehyd umgesetzt wird (die entsprechende Oxidoreduktase der Glykolyse hat NAD/NADH als Cosubstrat). Dieser Aldehyd steht – wie wir im Rahmen der Glykolyse diskutiert haben – auch hier im Gleichgewicht mit Dihydroxyacetonphosphat. Zwischen beiden Triosen aber stellt sich durch die Katalyse der Triosephosphatisomerase ein Gleichgewicht ein, sodass im Zuge einer Aldolasereaktion aus beiden Triosen ein Molekül Fructose-1,6-bisphosphat gebildet wird (○ Abb. 9.4), das in andere Hexosen umgewandelt werden kann.

10.2.3 Regeneration

Der Phosphoglycerinaldehyd hat nicht nur die Funktion, Substrat für die Synthese von Hexosen zu sein, er ist auch Ausgangspunkt für die Regeneration des Ribulose-1,5-bisphosphates (○ Abb. 10.7) sodass ein zyklischer Prozess entsteht (nämlich der Calvin-Zyklus), in dem der Akzeptor des CO_2 regeneriert wird.

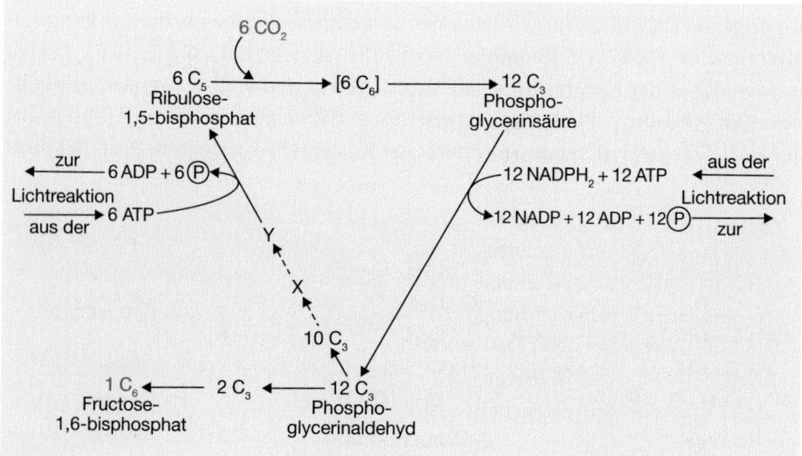

○ Abb. 10.7 Schematische Darstellung des Calvin-Zyklus. Oben carboxylierende, rechts reduzierende, links regenerierende Phase. C 3 =Triose, C 5 = Pentose, C 6 = Hexose

A $5\,CO_2 + 5\,RuBP \longrightarrow 10\,Triosen \longrightarrow 5\,RuBP + 1\,RuBP$

B $6\,CO_2 + 6\,RuBP \longrightarrow 12\,Triosen \longrightarrow 6\,RuBP + 1\,Hexose$

○ Abb. 10.8 Im Calvin-Zyklus kann bevorzugt RuBP (**A**) oder eine Mischung aus RuBP und Hexosen (**B**) gebildet werden. RuBP = Ribulose-1,5-bisphosphat

Veranschaulichung: Calvin-Zyklus ●●

Eines der wichtigen Charakteristika des Calvin-Zyklus ist sein autokatalytisches Potential, d. h. seine Fähigkeit, bevorzugt große Mengen von Ribulose-1,5-bisphosphat anstelle von Hexosen zu bilden (○ Abb. 10.8). Das heißt, die Menge an Ausgangsakzeptor (Ribulosebisphosphat) für CO_2 kann rapide gesteigert werden, sodass sekundär auch die Menge an Hexosen ansteigt. Die Konsequenz daraus ist, dass der Calvin-Zyklus, solange er inaktiv ist, seine Aktivität aufgrund seiner Autokatalyse bei Lichteinfall momentan und schnell steigern kann.

Eines der unmittelbaren Produkte des Calvin-Zyklus ist, wie wir gesehen haben, Fructose-1,6-bisphosphat. Dieses kann zu Fructose-6-phosphat hydrolysiert werden und dadurch mit Glucose-6-phosphat im Gleichgewicht stehen. Glucose-6-phosphat kann zu Glucose-1-phosphat umgesetzt werden (○ Abb. 8.4).

Stärke entsteht aus Glucose-1-phosphat.

Damit liegen wesentliche Ausgangsformen für die Weiterverwendung der Monosaccharide vor. Sie werden einerseits in die Transportform der Zucker, nämlich Saccharose (○ Abb. 8.3) und die Speicherform, nämlich Stärke (○ Abb. 8.6), umgesetzt. In beiden Fällen werden die Monosaccharide in aktivierte Formen überführt, die im gesamten Stoffwechsel eine große Rolle spielen. Hierbei reagiert entweder ATP oder UTP mit Glucose-1-phoshat nach dem in ○ Abb. 8.5 dargestellten Schema.

10.2.4 Transport und Speicherung

Stoffwechselschritte, die sich an den Calvin-Zyklus anschließen, sind in ○ Abb. 10.9 in einer Übersicht dargestellt. Dabei ist zu beachten, dass der Stoffaustausch mit dem Grundplasma über Triosephosphate oder Hexosephosphate erfolgt. Der Translokator tauscht beim Transport ein externes, anorganisches Phosphation gegen ein Zuckerphosphation aus. Die Synthese der Saccharose erfolgt also außerhalb des Chloroplasten. Dabei wird der Glucoserest der UDP-Glucose auf Fructose-6-phosphat übertragen. Das dabei entstandene Saccharosephosphat wird hydrolytisch zu Saccharose umgesetzt und in ein Reserveorgan, z. B. in eine Spross- oder Wurzelknolle oder auch nur in den Stängel, transportiert. Dort findet dann im Amyloplasten eine Synthese der Reservestärke statt, wobei die aktivierte Form, aus der die Stärke aufgebaut wird, ADP-Glucose ist. ADP-Glucose ist auch Ausgangsverbindung für die Assimilationsstärke in den Chloroplasten.

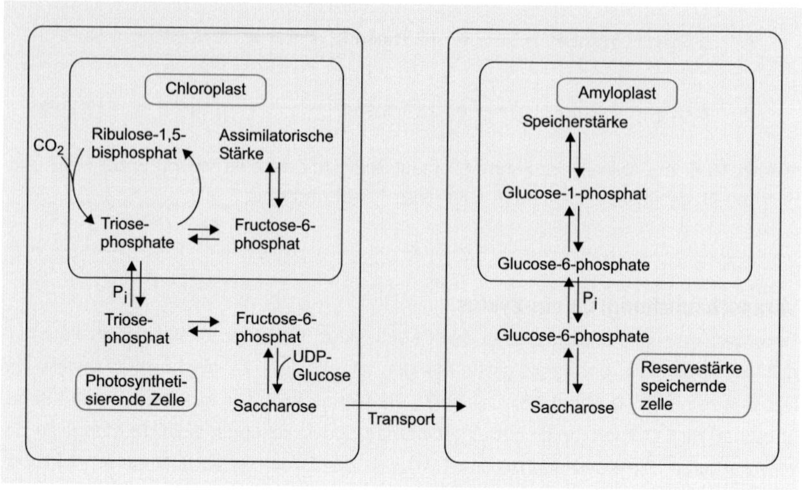

○ Abb. 10.9 Kompartimentierung von Stärkesynthese und Stärkeabbau sowie Saccharosetransport zwischen photosynthetisierender und Reservestärke speichernder Zelle

10.3 Chemosynthese

Die **Chemosynthese** ist ein der Photosynthese verwandter Prozess. Die Chemosynthese kommt bei Mikroorganismen vor. Mikroorganismen, die chemosynthetisch aktiv sind, werden als chemoautotroph (Kap. 20.1.2) bezeichnet.

Definition

Bei der Chemosynthese wird Energie in Form von ATP und NADH durch Oxidation anorganischer Substrate gewonnen. Wie bei der Photosynthese werden ATP und NADH anschließend dazu verwendet, im Rahmen des Calvin-Zyklus CO_2 zu fixieren, also Kohlenhydrate zu bilden.

Verschiedene Bakterien verwenden unterschiedliche anorganische Substrate zur Energiegewinnung. Es gibt Bakterien, die darauf spezialisiert sind, zweiwertiges Eisen zu dreiwertigem Eisen (Eisenbakterien) oder Wasserstoff zu Wasser zu oxidieren. Letztere werden als Knallgasbakterien (Kap. 20.1.2, ◘ Tab. 20.2) bezeichnet.

Der Calvin-Zyklus schließt sich an Photo- und Chemosynthese an.

Schwefel oxidierende Bakterien *(Beggiatoa, Thiotrix, Thiobacillus)* gewinnen Energie durch Oxidation von Schwefelwasserstoff, der zu Schwefel und schließlich zu Sulfat umgesetzt werden kann, wie in ○ Abb. 10.10 A dargestellt (Kap. 20.1.2, ◘ Tab. 20.2).

Bei den **nitrifizierenden Bakterien** arbeiten zwei Gruppen von Bakterien, nämlich *Nitrosomonas*-Bakterien und *Nitrobacter*-Bakterien in enger Vergesellschaftung zusammen. *Nitrosomonas* oxidiert nach der in ○ Abb. 10.10 B dargestellten Formel Ammoniak zu Nitrit, während *Nitrobacter* das Nitrit aufnimmt und zu Nitrat oxidiert (Kap. 20.1.2, ◘ Tab. 20.2).

A

$$2\,H_2S + O_2 \longrightarrow 2\,H_2O + 2\,S \quad (\Delta G° = -494\ kJ)$$

$$2\,S + 2\,H_2O + 3\,O_2 \longrightarrow 2\,H_2SO_4 \quad (\Delta G° = -1172\ kJ)$$

B

$$2\,NH_3 + 3\,O_2 \longrightarrow 2\,HNO_2 + 2\,H_2O \quad (\Delta G° = -660\ kJ)$$

$$2\,HNO_2 + O_2 \longrightarrow 2\,HNO_3 \quad (\Delta G° = -150\ kJ)$$

Abb. 10.10 Energiegewinnung im Rahmen der Chemosynthese durch schwefeloxidierende (**A**) und nitrifizierende (**B**) Bakterien

Tab. 10.2 Daten zur quantitativen Beschreibung des Stickstoffwechsels

Mengen an Stickstoff in der Atmosphäre und im Boden
Die gesamte Atmosphäre wiegt $51{,}3 \times 10^{14}$ Tonnen.
Davon sind $38{,}6 \times 10^{14}$ Tonnen (= 75 %) Stickstoff (N_2).
Über einem Hektar Erdoberfläche befinden sich $75{,}5 \times 10^{3}$ Tonnen N_2.
In einem Hektar Boden befinden sich durchschnittlich 3 Tonnen gebundener Stickstoff.
Eine Ernte entzieht dem Boden ca. 100 kg gebundenen Stickstoff pro Hektar.

Nach Schmalfuss 1958

10.4 Stickstoffstoffwechsel

10.4.1 Nitrogenase

Die Nitrogenase setzt atmosphärischen Stickstoff ein.

Viele Bestandteile der lebenden Zelle enthalten Stickstoff. Zu diesen Bestandteilen gehören Proteine und Aminosäuren, Nukleinsäuren, Purine, Pyrimidine, Porphyrine, Alkaloide und Vitamine. Die Art, wie Pflanzen und Mikroorganismen sich in den Besitz des Stickstoffs versetzen, ist daher eine zentrale stoffwechselphysiologische Frage. Neben organisch gebundenem Stickstoff kommt er in der Natur als N_2, NH_4^+, NO_2^- oder NO_3^- vor. Im Allgemeinen liegt der Stickstoff in organischen Verbindungen in reduzierter Form vor. Entsprechend spielt das Ammoniumion (NH_4^+) im Stickstoffstoffwechsel eine besondere Rolle. Daten zur quantitativen Beschreibung des Stickstoffstoffwechsels sind in Tab. 10.2 angegeben.

Hauptquelle für den pflanzlichen Stickstoff ist allerdings molekularer Stickstoff (N_2) einerseits und NO_3^- andererseits (Abb. 10.11). Diese müssen reduziert werden, bevor sie in den Stoffwechsel eingeschleust werden können. Molekularer Stickstoff (N_2) kann auch über elektrische Entladungen der Atmosphäre (Gewitter) zu NO_2^- und NO_3^- oxidiert werden, und diese können dann durch Regen in den Boden eingewaschen werden.

Die Enzyme des Nitrogenasekomplexes sind plasmidkodiert.

Molekularer Stickstoff (N_2) kann durch die Katalyse der **Nitrogenase** in den Stoffwechsel einbezogen werden. Eine Nitrogenase kommt in Bodenorganismen (***Azotobacter***, ***Clostridium***, **Cyanobakterien**) vor, oder in bestimmten Symbionten,

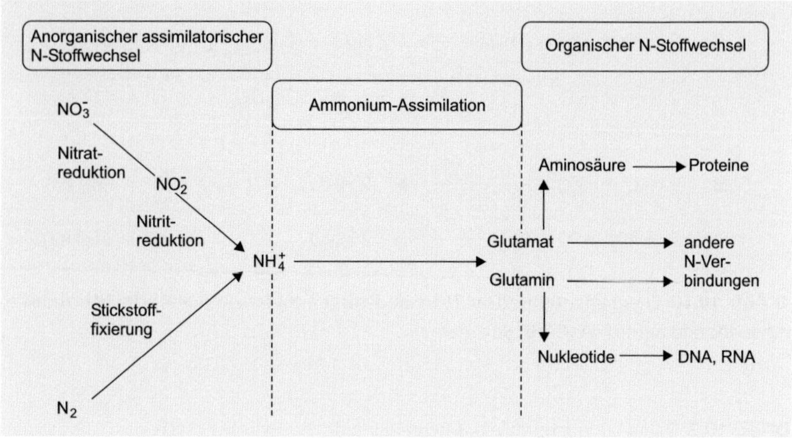

○ Abb. 10.11 Übersicht über die Reaktionen und Folgereaktionen der Stickstoffassimilation

A $6\,ATP + 6\,e^- + 6\,H^+ + N_2 \longrightarrow 2\,NH_3 + 6\,ADP + 6\,Ⓟ$

B $NO_3^- + NADPH(NADH) \longrightarrow NO_2^- + NADP^+(NAD^+) + H_2O$

C $NO_2^- + 6\,e^- \xrightarrow[\text{Ferredoxin oder NAD(P)H}]{} NH_4^+$

○ Abb. 10.12 Reaktionen der Nitrogenase (**A**), Nitratreduktase (**B**) und Nitritreduktase (**C**). Cofaktor der Nitratreduktase ist entweder NADPH oder NADH.

nämlich in Bakterien, die als **Rhizobien** bezeichnet werden. Letztere leben in Wurzeln von Fabaceen (z. B. Klee, Luzerne) und bilden dort Wurzelknöllchen (○ Abb. 11.4). Da der molekulare Stickstoff relativ inert ist (der Chemiker z. B. benutzt es als Schutzgas), bedarf es der Zufuhr von Energie in Form von ATP, um N_2 zu NH_3 umzusetzen (○ Abb. 10.12 A). Eine Fabacee, die N_2 fixiert, verbraucht 20 % ihres ATP-Bedarfes für die N_2-Reduktion. Pro Molekül N_2 werden 6 Elektronen für den Reduktionsvorgang benötigt (○ Abb. 10.12 A). Die Nitrogenase ist ein Enzymkomplex, der aus zwei eisen- und schwefelhaltigen Proteinkomponenten besteht. Eine der Komponenten enthält zusätzlich Molybdän. Es gibt auch eine Nitrogenase, bei der das Molybdän durch Vanadium ersetzt ist. Der Nitrogenasekomplex wird durch Gene kodiert, die i. d. R. auf Plasmiden lokalisiert sind.

10.4.2 Nitratreduktion

●● **Merke**

Nitrat (NO_3^-) ist die am häufigsten vorkommende Form von Stickstoff im Boden. Es ist die bevorzugte Stickstoffquelle der Pflanzen. Seine Reduktion kann in Wurzeln oder grünen Blättern erfolgen.

Obwohl grundsätzlich auch das in geringer Menge im Boden vorkommende NH_4^+-Ion durch Pflanzen aufgenommen werden kann, spielt NH_4^+ als Stickstoffquelle quantitativ kaum eine Rolle. Eine Ausnahme bilden Pflanzen (z. B. Ericaceen) saurer Böden, die auch NH_4^+ in signifikanter Menge aufnehmen können. Die **Nitratreduktion** (**o** Abb. 10.12 B, C) kann grundsätzlich in Wurzeln oder grünen Blättern erfolgen. Welches Organ bevorzugt wird, ist artspezifisch verschieden.

Die Nitratreduktion grüner Blätter findet im Zytosol der Mesophyllzellen statt. Auf das durch Reduktion von NO_3^- gebildete NO_2^- werden in den Chloroplasten Elektronen mittels Ferredoxin als Donor übertragen, sodass NH_4^+ entsteht (**o** Abb. 10.12 C). Elektronendonor für die in den Wurzeln ablaufende Nitrat- und Nitritreduktion ist NADPH bzw. NADH allein. Die Nitratreduktase ist ein FAD-, Eisen- und molybdänhaltiges Enzym. Sie enthält Eisen und Schwefel.

Ammoniak (NH_3) entsteht aus N_2 wie auch aus NO_3^-.

Das durch die **Nitrogenase** und die **Nitratreduktion** gebildete **NH_4^+** ist ein Zellgift. Es darf daher nicht akkumulieren. **NH_4^+** wirkt wie ein Entkoppler, das heißt, es unterbindet die Bildung von ATP in der Atmungskette, obwohl es den daran normalerweise gekoppelten Elektronenfluss nicht beeinträchtigt.

10.4.3 Reaktionen des reduzierten Stickstoffs

●●

Merke

NH_4^+ muss sehr schnell in organisch gebundenen Stickstoff überführt werden. Hierfür gibt es grundsätzlich unterschiedliche Reaktionen. Die physiologisch wichtigste und am weitesten verbreitete Reaktion ist die der Glutaminsynthetase, welche NH_4^+ auf die γ-Carboxygruppe der Glutaminsäure unter ATP-Verbrauch überträgt (**o** Abb. 10.13).

Das katalysierende Enzym wird in die Gruppe der Ligasen eingeordnet.

Der Amidstickstoff kann nun wie in **o** Abb. 10.11 angedeutet, in die Synthese weiterer wichtiger Verbindungen (Nukleinsäuren, Aminozucker) eingeschleust werden. Um aber Aminosäuren zu bilden, ist es notwendig, dass der Amidstickstoff folgendermaßen metabolisiert wird: Mit Hilfe der **Glutamin-2-Oxoglutarataminotransferase (GOGAT)** wird der Amidstickstoff auf die α-Ketofunktion des 2-Oxoglutarates übertragen, sodass aus einem Mol Glutamin und einem Mol 2-Oxoglutarsäure zwei Moleküle Glutaminsäure gebildet werden (**o** Abb. 10.14).

Mit der Glutaminsäure ist ein zentraler Metabolit des Stickstoffstoffwechsels erreicht. Von hier aus wird der *α*-**Stickstoff** der Glutaminsäure auf α-Ketofunktionen von aliphatischen, aromatischen und heterozyklischen Carbonsäuren übertragen, die dadurch zu Aminosäuren umgesetzt werden. Das beteiligte Coenzym ist **Pyrid-**

Primärprodukte der Stickstoffassimilation sind Aminosäuren.

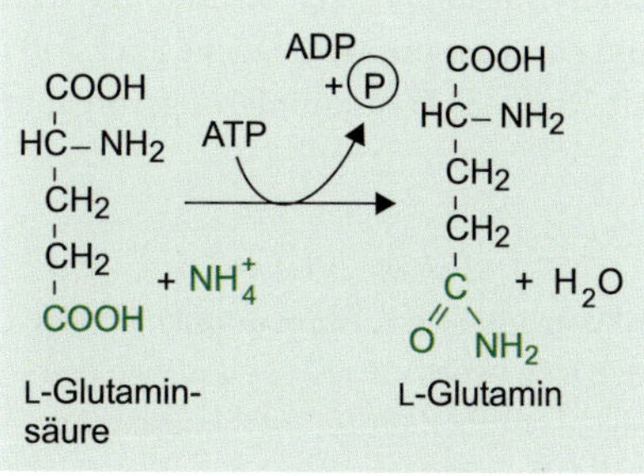

o Abb. 10.13 Die erste Schlüsselreaktion der Ammoniumassimilation, katalysiert durch die Glutaminsynthetase

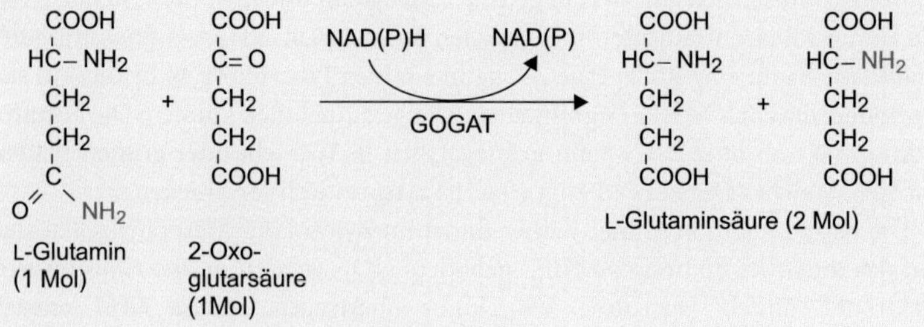

○ Abb. 10.14 Die zweite Schlüsselreaktion der Ammoniumassimilation, katalysiert durch die Glutamin-2-Oxoglutarataminotransferase (GOGAT)

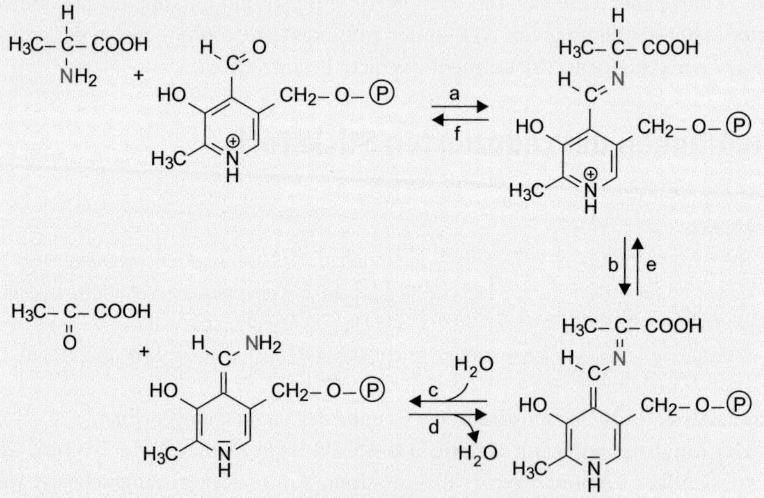

○ Abb. 10.15 Reaktionsmechanismus einer Transaminierung. Darstellung unter Beteiligung von Pyridoxalphosphat. Umsetzung von Alanin zu Pyruvat (a → b → c). Die Reaktion ist reversibel (d → e → f). Eine Transaminierung ist dann vollzogen, wenn an der rückläufigen Sequenz nicht Pyruvat sondern eine andere α-Oxosäure, z. B. Oxoglutarsäure (HOOC–CO–CH_2–CH_2–COOH) teilnimmt. Aus α-Oxoglutarsäure würde in der Rückreaktion Glutaminsäure (HOOC–$CHNH_2CH_2$–CH_2COOH) entstehen.

oxalphosphat, welches unter anderem an Transaminierungen beteiligt ist (○ Abb. 10.15). Man erkennt, dass die Reaktionsfolge mit der Bildung einer Schiff-Base (Azomethin) zwischen Aminosäure und Pyridoxalphosphat beginnt und dass der Pyridinring des Pyridoxalphosphates (und darin der positiv geladene Stickstoff) elektronenziehend wirkt und damit treibende Kraft des Transaminierungsvorgangs ist.

Merke

Unter Transaminierung versteht man die Übertragung einer α-Aminogruppe auf eine α-Ketosäure (2-Oxo-Säure). Hierbei wird jeweils eine neue Aminosäure und eine neue α-Ketosäure gebildet, wobei die Gesamtbilanz aber gleich bleibt. Transaminierungen werden von Aminotransferasen mit dem Kofaktor Pyridoxalphosphat katalysiert.

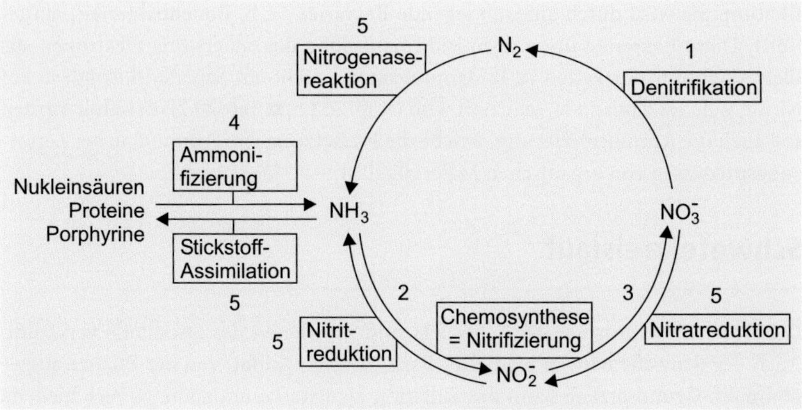

○ Abb. 10.16 Reaktionen des Stickstoffkreislaufes. Die Reaktionen werden durch folgende Organismen katalysiert: 1 = Anaerobier, 2 = *Nitrosomonas*, 3 = *Nitrobakter*, 4 = Mikroorganismen, 5 = Mikroorganismen und Höhere Pflanzen

Die im Rahmen der Transaminierung entstandenen Aminosäuren gehen in die Proteinsynthese ein (Kap. 5.2). Sie können unter anderem dazu dienen, Speicherproteine (z. B. in den Samen von Fabaceen, also Erbsen, Bohnen etc.) zu bilden. Bei der Samenkeimung werden die Speicherproteine durch proteolytische Enzyme (Proteasen) abgebaut. **Proteolytische Enzyme** sind auch an Verdauungsvorgängen im menschlichen Verdauungstrakt beteiligt (siehe Kap. 34.1.4 und 34.1.5).

Aminosäuren werden für die Synthese von Proteinen aber auch von Nukleinsäuren benötigt.

Man teilt die eine Peptidbindung spaltenden Enzyme nach ihrem Angriffspunkt in der Proteinkette in **Endopeptidasen** und **Exopeptidasen** ein. Exopeptidasen lösen am Ende einer Kette die Aminosäuren Schritt für Schritt ab, die **Carboxypeptidasen** vom Carboxyende, die **Aminopeptidasen** vom Aminoende der Kette her. Die Endopeptidasen greifen Peptidbindungen an bestimmten Stellen mitten in der Kette an. Die Endopeptidasen sind spezifisch für bestimmte Proteine oder für bestimmte Aminosäuresequenzen. Die aus dem Proteinabbau stammenden Aminosäuren können entweder wieder synthetischen Prozessen zugeführt werden oder unterliegen einem weiteren Abbau. Letztendlich können die aus ihnen hervorgehenden α-Oxosäuren (α-Oxoglutarsäure, Brenztraubensäure) auch in den Zitronensäurezyklus eingeschleust werden (○ Abb. 9.8).

Praxisbeispiel: Vitamin B_6

Pyridoxalphosphat entsteht durch Phosphorylierung aus Pyridoxal. Beide bilden zusammen mit Pyridoxamin und Pyridoxin und ihren Phosphaten die Gruppe der B_6-Vitamine.

Stickstoffkreislauf

10.4.4

Versuchen wir abschließend nun alle Reaktionen des Stickstoffs in einer Übersicht zusammenzufassen, dann erkennen wir, dass der Stickstoff einem Kreislauf unterliegt (○ Abb. 10.16). Die einzelnen Reaktionen wurden in den vorhergehenden Kapiteln erläutert. Zu erwähnen sind noch zwei Teilreaktionen. Die erste ist die **Denitri-**

fikation. Sie wird durch anaerob lebende Bakterien (z. B. Bodenbakterien) ausgeführt. Diese Bakterien übertragen in Ermangelung des Sauerstoffs Elektronen aus Elektronentransportketten (z. B. **Atmungskette**) nicht auf Sauerstoff, sondern auf Nitrat, welches dann zu N_2 reduziert wird (Kap. 20.1.3, ◘ Tab. 20.2). Erwähnt werden soll auch die **Ammonifizierung**, welche die Freisetzung von Ammoniak bei Zersetzungsprozessen von organischen Materialien ist.

10.5 Schwefelkreislauf

Die Stoffwechselprozesse des Schwefels sind mit denen des Stickstoffs verwandt. Auch der Schwefel wird in oxidierter Form, also als **Sulfat**, von der Pflanze aufgenommen. Grundsätzlich kann das Sulfation als Esterkomponente in verschiedene Verbindungen eingebaut werden, z. B. in die Polysaccharide des Agars.

Praxisbeispiel: Phenolschwefelester

Die Bildung von Phenolschwefelsäureester ist eine Reaktion, die in der Leber von Säugetieren vorkommt. Die Reaktion ist wichtig zur Phenolentgiftung im tierischen und menschlichen Organismus.

Merke

Die quantitativ im Gesamtstoffwechsel von Mikroorganismen und Pflanzen wichtigste Reaktion des Schwefelstoffwechsels ist die Reduktion des Sulfates zu Sulfid. Diese Reaktion erfolgt bei Pflanzen in den Plastiden.

Unabhängig davon, ob das Sulfation bei der Ausbildung eines Esters beteiligt ist oder reduziert wird, muss Sulfat zunächst aktiviert werden. Das geschieht dadurch, dass Sulfat in Anhydridform an einem AMP-Rest gebunden wird (○ Abb. 10.17). Das katalysierende Enzym heißt Sulfurylase, und die aktivierte Form des Sulfates ist **Adenosin-5'-phosphosulfat (APS)**, das durch eine weitere Phosphorylierungsreaktion in **3-Phosphoadenosin-5-phosphosulfat** (**PAPS**) überführt wird (○ Abb. 10.18). Das entsprechende Enzym ist eine Kinase. Sie verbraucht ATP.

Während PAPS die Rolle eines aktivierten Sulfatspeichers zukommt, ist es APS, welches direkt zum Sulfit reduziert wird. In Analogie zur Nitratreduktion wird nun das gebildete SO_3^{2-} mit Hilfe von Ferredoxin zu S^{2-} reduziert. Die Cysteinsynthase setzt den Schlusspunkt unter die Sulfatreduktion: Sie überträgt das Sulfid auf Acetylserin, wobei der Acetylrest als Abgangsgruppe fungiert (○ Abb. 10.19).

Diese Art der Sulfatreduktion findet man bei Mikroorganismen und Pflanzen. Bei Mikroorganismen gibt es noch eine weitere Art der Sulfatreduktion, die der Denitrifikation analog ist: Anaerob lebende Mikroorganismen können in Ermangelung von Sauerstoff Sulfat als Terminalakzeptor für Elektronentransportketten be-

$$SO_4^{2-} + (P){\sim}(P){\sim}(P)\text{-Ribose-Adenin} \longrightarrow O_3^{-}S{\sim}(P)\text{-Ribose-Adenin} + (P){\sim}(P)$$

○ **Abb. 10.17** Die Bildung des Adenosin-5'-phosphosulfates ist das Ergebnis der Aktivierung des Sulfations durch ATP.

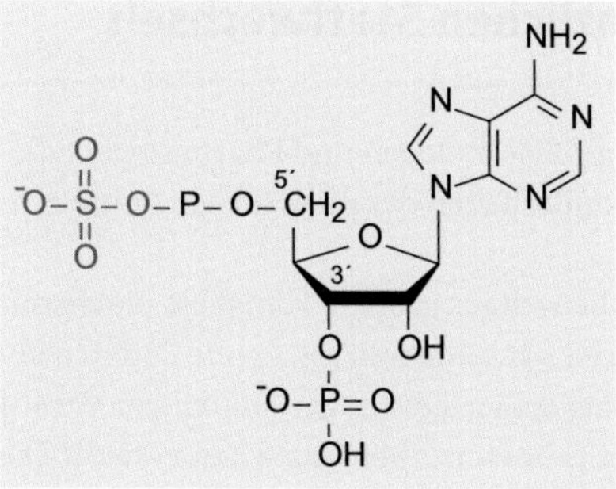

Abb. 10.18 3'-Phosphoadenosin-5'-phosphosulfat (PAPS)

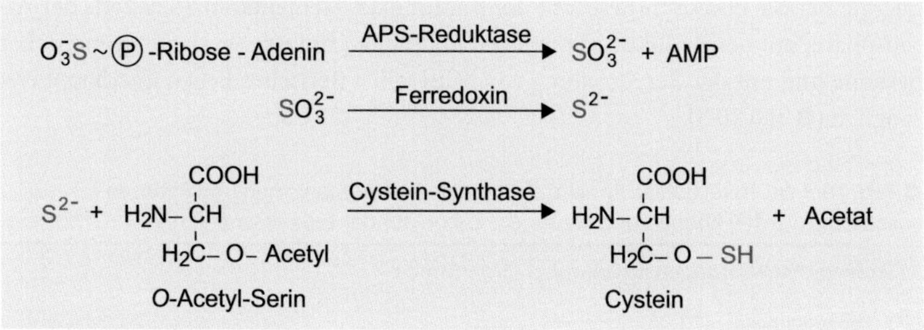

Abb. 10.19 Assimilatorische Sulfatreduktion (Schwefelassimilation)

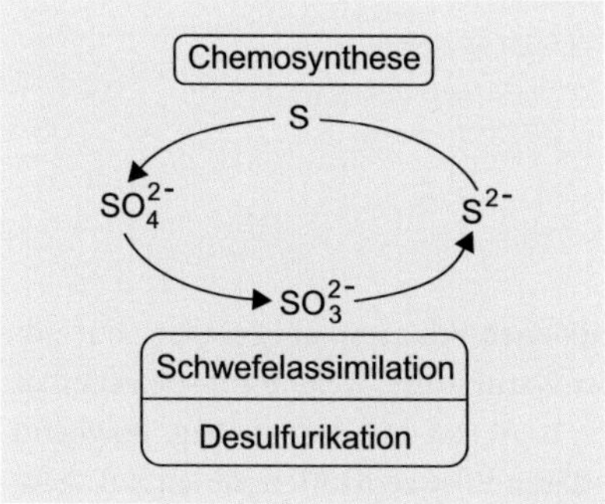

Abb. 10.20 Reaktionen des Schwefelkreislaufs

nutzen. Dabei wird das Sulfat ebenfalls zu Sulfid reduziert. Dieser Prozess heißt **Desulfurikation (Sulfatatmung)**, siehe auch Kap. 20.1.3. Fassen wir alle bisher besprochenen Reaktionen des Schwefels inklusive der Chemosynthese (Abb. 10.10) zusammen, dann kommen wir zu der Einsicht, dass der Schwefel ebenso wie der Stickstoff einem Kreislauf unterliegt (Abb. 10.20). Aus diesem Kreislauf können Intermediate zur Synthese essentieller Verbindungen abgezogen werden, so z. B. Schwefel zum Aufbau schwefelhaltiger Aminosäuren.

10.6 Die Besonderheiten des pflanzlichen Stoffwechsels

In zahlreichen Publikationen hat einer der großen Biologen und Pharmazeuten dieses Jahrhunderts, Kurt Mothes, auf die Besonderheiten des pflanzlichen Stoffwechsels hingewiesen. Er schreibt sinngemäß:

Im Gegensatz zum Tier hat die Pflanze die weitaus größere Fähigkeit, biochemische Syntheseleistung zu vollbringen. Das Tier hat seine weit reichende Differenzierung in den Organen und die Spezialisierung seiner Leistungen mit einem Verlust an allgemeiner chemischer Potenz und mit größeren Abhängigkeiten erkauft. Die dagegen simpel anmutende Pflanze macht mit der Festlegung strahlender Sonnenenergie bei der Photosynthese, mit der Bindung des elementaren Stickstoffs der Atmosphäre, mit der Reduktion von Nitrat und Sulfat, mit der Synthese aromatischer Systeme und mit der Bereitstellung von Mineralien tierisches Leben überhaupt erst möglich (◘ Tab. 10.3).

◘ Tab. 10.3 Stoffwechselleistungen, die nur von Mikroorganismen und Pflanzen ausgeführt werden können und die für das Leben auf der Erde essentiell sind

Stoffwechselleistungen autotropher Organismen
1. Photosynthese
2. Stickstofffixierung
3. Nitratreduktion
4. Sulfatreduktion
5. Synthese aromatischer Aminosäuren
6. Bereitstellung von Mineralien

Die Bedeutung des pflanzlichen Sekundärstoffwechsels

Ausdruck der enormen Syntheseleistung, zu denen Pflanzen fähig sind, ist auch die Produktion **Sekundärer Pflanzenstoffe oder Naturstoffe**, welche auf speziellen organismenspezifischen Stoffwechselwegen (z. B. Acetat-Mevalonat-Weg, Polyketid-Weg u. a.) gebildet werden. Zu diesen Sekundären Pflanzenstoffen zählen z. B. Alkaloide, Cumarine, Anthrachinone, Betalaine, Tannine, Flavonoide, Stilbene, Xanthone, Chinone, etc. Einige Vertreter dieser Naturstoffgruppen sind in den vorhergehenden Kapiteln genannt und abgebildet worden, z. B. in ○ Abb. 2.9, ○ Abb. 4.6, ○ Abb. 5.15, ○ Abb. 6.2. Allerdings sind Sekundärstoffe in ihren Strukturvariationen sehr vielfältig. Z. B. sind auch bestimmte Anthraderivate wie die Sennoside (siehe Kap. 25.5.5) typische Vertreter pflanzlicher Sekundärstoffe.

○ Abb. 10.21 zeigt in einer Auswahl vier der wichtigsten Strukturtypen, wobei in der Natur besonders die Struktur der Alkaloide – das sind stickstoffhaltige basische Naturstoffe, die den Stickstoff zyklisch gebunden enthalten – variiert. Aus der Pflanze *Catharanthus roseus* wurden über 80 verschiedene Alkaloide isoliert. Die Alkaloide in *Catharanthus roseus* entstehen im Wesentlichen aus nur zwei Bausteinen, nämlich dem Indolringsystem und Isopentenylpyrophosphat.

Der pflanzliche Sekundärstoffwechsel ist von ökologischen Faktoren abhängig.

Viele dieser Sekundären Pflanzenstoffe haben keine spezifische physiologisch definierbare Funktion im Stoffwechsel der Pflanzen. Sie können einer Pflanze jedoch einen ökologisch bedingten Selektionsvorteil verschaffen. Lupinen z. B. ent-

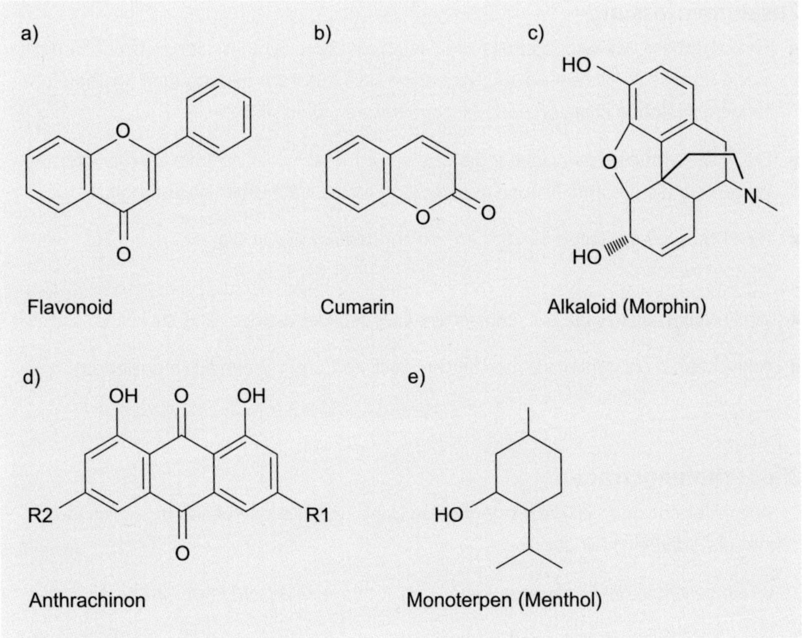

○ Abb. 10.21 Auswahl von Strukturtypen sekundärer Pflanzenstoffe

halten verschiedene **Chinolizidinalkaloide** (○ Abb. 6.3), die bitter schmecken und daher von Tieren gemieden werden. Süßlupinen hingegen, eine alkaloidarme Varietät, sind im natürlichen Biotop sehr selten, weil sie von Tieren gefressen werden.

Charakteristikum Sekundärer Pflanzenstoffe ist weiterhin, dass sie durch Synthese und Abbau mit dem Primärstoffwechsel in engem Zusammenhang stehen. Sie werden aus essentiellen Metaboliten, wie z. B. Aminosäuren, aufgebaut und werden häufig durch Abbau wieder in den **Primärstoffwechsel** einbezogen. Synthese und Abbau unterliegen hierbei Schwankungen, die durch Tages- oder Jahreszeit (Lichteinfluss) oder durch den physiologischen Allgemeinzustand der Pflanze bedingt sind (○ Abb. 6.3).

Praxisbeispiel: Sekundärstoffe

Viele Sekundäre Pflanzenstoffe haben große pharmakologische Bedeutung, weil sie im tierischen und menschlichen Organismus physiologische Wirkungen entfalten, die sie arzneilich verwendbar machen. Sekundärmetaboliten werden von Tieren, wenn überhaupt, nur in sehr begrenztem Maße gebildet. Die Pharmazeutische Biologie beschäftigt sich daher schwerpunktmäßig mit Pflanzen und Mikroorganismen und den daraus gewonnenen Drogen.

Synopse

Zusammenfassung

- Photosynthese, Stickstoffassimilation, Sulfatreduktion, Synthese Sekundärer Pflanzenstoffe und die Bereitstellung von Mineralien sind Ausdruck der enormen Syntheseleistungen, zu denen Pflanzen und Mikroorganismen fähig sind.
- Die Photosynthese (vergleichbar die Chemosynthese) ist der zentrale energieliefernde Prozess für die gesamte Natur. Ohne diesen Prozess wäre Leben nicht möglich.
- Die Photosynthese liefert Elektronen, die zur Reduktion von CO_2, NO_3^- und SO_4^{2-} verwendet werden.
- Die Primärprodukte, die aus reduziertem CO_2 gebildet werden, sind Zucker.
- Aminosäuren entstehen aus reduziertem Stickstoff und Cystein aus reduziertem Stickstoff und Schwefel.

Fragen

Wiederholungsfragen

1. Wie unterscheiden sich die Vorgänge von Licht- und Dunkelreaktion bezüglich ihrer intraplastidären Lokalisation?
2. Worin bestehen die Gemeinsamkeiten von Atmungskette und Photosynthese?
3. Wodurch ist der Sekundärstoffwechsel charakterisiert, für welche Organismen ist er typisch, und welche Naturstoffe werden auf speziellen Wegen des Sekundärstoffwechsels gebildet?

Literatur

Boardman NK. Proceedings of the Fourth International Congress on Photosynthesis. 635, 1977

Böger P. Naturwissenschaftliche Rundschau, 28: 429, 1975

Bresinsky A, Körner C, Kadereit JW, Neuhaus G, Sonnewald U. Strasburger – Lehrbuch der Botanik. 36. Aufl., Spektrum Akademischer Verlag, Heidelberg 2008

Hartmann T. Biologie in unserer Zeit, 12: 9, 1982

Heldt HW, Piechulla B. Pflanzenbiochemie. 4. Aufl., Spektrum Akademischer Verlag, Heidelberg 2008

Prince RC. Photosynthesis: The Z-scheme revised. TIBS, 21: 121–122, 1996

Richter G. Biochemie der Pflanzen. Thieme, Stuttgart 1996

Schlegel HG (Fuchs G Hrsg.). Allgemeine Mikrobiologie. 8. Aufl., Thieme, Stuttgart 2007

11 Heterotrophe Ernährungsweisen

Inhaltsvorschau

Die Stoffwechselprozesse autotropher Organismen starten jeweils mit anorganischen Stoffen. Heterotrophe Organismen benötigen organisches Material in unterschiedlichem Ausmaß (C-heterotrophe oder N-heterotrophe Organismen). Die Saprophyten bauen totes organisches Material ab, die Parasiten decken ihren Stoffwechsel auf Kosten eines (lebenden) Wirtsorganismus ab und die symbiontischen Organismen bilden eine Lebensgemeinschaft in gegenseitiger Abhängigkeit.

11.1 Saprophyten

Die **Autotrophie** ist ein wesentliches Charakteristikum des pflanzlichen Stoffwechsels (Kap. 10, Kap. 20.1). Eine Abhängigkeit von der Zufuhr organischer Nährstoffe wird als **Heterotrophie** bezeichnet. Im Zuge der Evolution haben sich bei einigen Mikroorganismen und Pflanzen unterschiedliche Abhängigkeiten von anderen Organismen herausgebildet, die nach der Art der Ernährungsweisen klassifiziert werden können.

Die Saprophyten sind weit verbreitet unter den Bakterien (Ausnahme: die photo- und chemosynthetischen Formen) und Pilzen. Auf ihrer Ernährungstätigkeit beruht die stetige Zersetzung und Verwesung des organischen Materials in der Natur (Mineralisierung).

Merke

Saprophyten nehmen die benötigten organischen Substanzen aus toten pflanzlichen und tierischen Materialien auf, indem sie mit ausgeschiedenen Enzymen die kohlenstoff- und stickstoffhaltigen Substanzen abbauen und resorbieren.

Saprophyten benötigen eine organische Kohlenstoff- und/oder Stickstoffquelle.

Beispielsweise sind die Ernährungsansprüche der Fäulniserreger sehr unterschiedlich. Häufig benötigen sie zum Wachstum bestimmte Vitamine aus dem organischen Nährsubstrat. Andere Mikroorganismen sind Spezialisten, die Cellulose, ja sogar Erdöl oder Paraffin abzubauen und als organische **Kohlenstoffquelle** zu nutzen vermögen, sodass es wohl kaum eine organische Substanz in der Natur gibt, die nicht durch Einwirkung von spezialisierten Mikroorganismen zerstört wird (Kap. 20). Hinsichtlich der **Stickstoffernährung** sind die Ansprüche der Saprophyten recht vielfältig. Einige Bakterien und Pilze benötigen Aminosäuren, andere gar Peptide oder Proteine zu ihrem Wachstum, weil ihnen die Fähigkeit zur Synthese bestimmter stickstoffhaltiger Stoffe fehlt. Viele Bakterien und Pilze sind wiederum nur hinsichtlich der Kohlenstoffquelle heterotroph, bezüglich der Stickstoffquelle jedoch autotroph (Kap. 10.4.4, Kap. 20).

Praxisbeispiel: Biotechnologische Nutzung saprophytischer Mikroorganismen
Die Spezialisierung von Mikroorganismen hinsichtlich ihrer Ernährungsbedürfnisse kann für bestimmte chemische Analysen und Halbsynthesen nutzbar gemacht werden. Einige Schimmelpilze (u. a. *Penicillium glaucum*) setzen in einer Lösung z. B. nur die rechtsdrehende Weinsäure, gewisse Bakterien nur die linksdrehende Form um. Das gibt die Möglichkeit, stereoisomere Verbindungen zu isolieren.

11.2 Parasiten

Merke
Parasiten sind dadurch charakterisiert, dass sie ihren Nährstoffbedarf vollständig oder zu einem Teil aus dem Stoffwechsel eines lebenden Wirtes decken.

Es gibt unterschiedliche Formen von Parasiten.

Man unterscheidet zwischen obligaten (Überleben nur mit Wirtsorganismus) und fakultativen Parasiten (Überleben auch ohne Wirtsorganismus möglich).

Parasitisch lebende Bakterien und Pilze sind die Ursache vieler Erkrankungen. Der Erreger der Diphtherie (Kap. 20.2) ist als Parasit auf den Stoffwechsel des befallenen Wirtes angewiesen. Die Erreger der Cholera und des Typhus (Kap. 20.2) hingegen können als **fakultative Parasiten** saprophytisch im Erdboden oder im Wasser leben. Bei günstiger Gelegenheit infizieren sie ihren Wirt und gehen zur rein parasitären Lebensweise über. Als **Krankheitserreger** wirken diese Parasiten, weil viele von ihnen toxische Stoffe in den Wirtsorganismus ausscheiden.

Die Mistel ist ein Halbschmarotzer.

Die parasitäre Ernährungsweise findet sich auch bei einigen Höheren Pflanzen. Viele, so die **Mistel** (*Viscum album*, ○ Abb. 11.1), Gattungen der Orobanchaceen, z. B. *Rhinanthus, Melampyrum, Euphrasia, Pedicularis,* sind auf den ersten Blick von normalen autotrophen Pflanzen nicht zu unterscheiden. Sie besitzen grüne Blätter und sind photosynthetisch aktiv. Mit **Haustorien** (Senkern) zapfen sie die Wasserleitungsbahnen des Wirtes an. Die erwähnten Orobanchaceen schmarotzen auf den Wurzeln ihrer Wirtspflanzen. Beides sind Beispiele für **Halbschmarotzer**, weil sie ihren Wirtspflanzen vornehmlich nur Wasser und Nährsalze entziehen.

Vollschmarotzer sind für die Wirtspflanze oft sehr schädlich.

Beispiele für Vollparasiten sind bei Höheren Pflanzen z. B. die Sommerwurz (*Orobanche*) und die Kleeseide (*Cuscuta*-Arten). Die **Vollparasiten** sind nicht mehr photosynthetisch aktiv. Ihre Blätter sind reduziert und enthalten kaum noch Chlorophyll. Zur Erlangung der Nährstoffe treiben die Vollparasiten Haustorien sowohl in die Wasserleitungsbahnen als auch in die Siebröhren der Wirte. Der Parasit deckt also seinen Nahrungsbedarf praktisch vollständig durch den Anschluss an den Stoffwechsel der befallenen Pflanze, die dadurch stark geschädigt werden und sogar absterben kann.

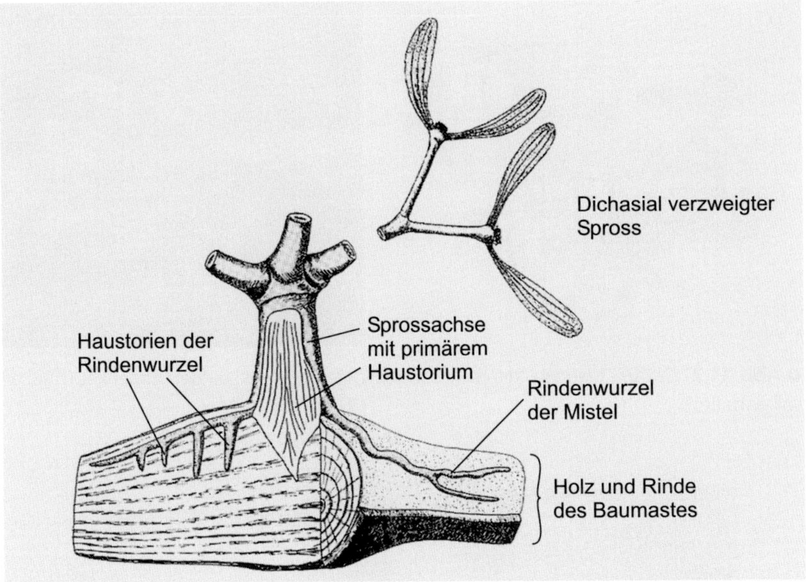

○ Abb. 11.1 Mistel (*Viscum album*) auf einem Baumast parasitierend. Der Ast ist links gespalten und rechts teilweise von der Rinde befreit. Sprossachse der Mistel mit gespaltenem primären Haustorium (Senker). Links Haustorien der Rindenwurzel der Mistel, die durch das Kambium in das Holz des Wirtes eindringen.

Symbiosen 11.3

11

Die Symbiose unterscheidet sich von den besprochenen Beispielen des Saprophytismus und Parasitismus dadurch, dass zwei artverschiedene Organismen zusammenleben, ohne dass sie in der Regel durch die heterotrophen Ernährungsweisen Schaden leiden. Zumindest zeitweise ziehen sie aus dem Stoffwechsel des Partners gegenseitigen Nutzen.

Definition

Als Symbiose bezeichnet man eine Lebensgemeinschaft, die zwar aus einem wechselseitigen Parasitismus entstanden ist, bei der sich aber zwischen Angriff und Abwehr ein Gleichgewicht der Partner ausgebildet hat.

Zwischen beiden Partnern findet ein Stoffaustausch statt, wobei häufig eine Symbiose zwischen einem autotrophen und einem heterotrophen Organismus vorliegt, was eine Förderung beider Symbionten zur Folge hat.

Die **Flechten** stellen eine Entwicklung der Symbiose dar, die in mancherlei Sicht als ideal zu bezeichnen ist. Die zusammenlebenden autotrophen Grünalgen (Kap. 22.1) oder Blaualgen (Kap. 20.3.2, Cyanobakterien) und die heterotrophen Pilze haben eine eigene Organisationsform ausgebildet, die keiner der beiden Partner für sich allein besitzt (z. B. *Cetraria islandica*, ○ Abb. 11.2). Bei den **Algen** handelt es sich zumeist um einzellige oder fadenförmige Chlorophyceen oder Cyanobakterien, bei dem **Pilzpartner** um Ascomyceten, seltener um Basidiomyceten. Die beiden zusammenlebenden Partner sind für die jeweilige Flechtenart spezifisch.

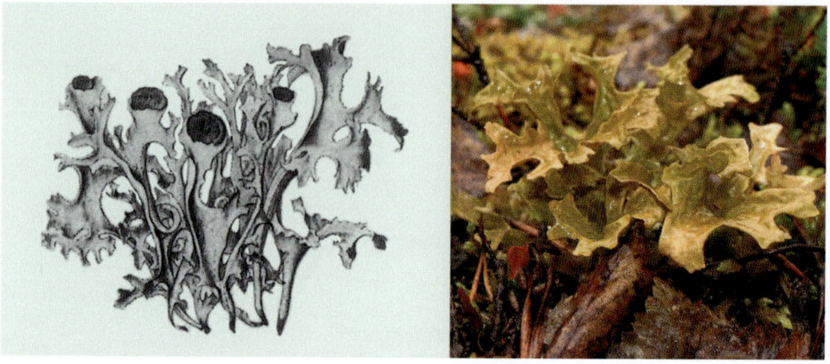

Abb. 11.2 *Cetraria islandica* (die rechts abgebildete Flechte ist wegen hoher Feuchtigkeit voll entfaltet)

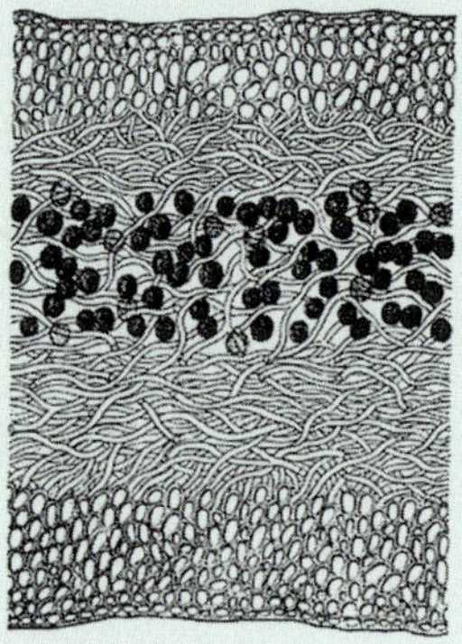

Abb. 11.3 Querschnitt durch den Thallus von *Cetraria islandica*

Flechten sind Doppelorganismen aus Algen und Pilzen.

Der Querschnitt durch einen Flechtenthallus (Abb. 11.3) zeigt, dass die Pilzhyphen die Algenzellen umgeben und mit Haustorien in sie eindringen. Offensichtlich entzieht der Pilz den Algenzellen die photosynthetisch gebildeten Assimilate, und die Alge wird vom Pilz mit dem notwendigen Wasser und den Nährsalzen versorgt.

Praxisbeispiel: Pharmazeutische Verwendung von Flechten

Isländisch Moos, *Cetraria islandica*, wird als »Pflanzliches Arzneimittel« gegen Erkältungskrankheiten verwendet. Als Inhaltsstoffe kommen Schleime und ganz unterschiedliche phenolische Substanzen vor, die teilweise stark gefärbt sind. Flechten sind somit Lieferanten für interessante Sekundärstoffe.

Wurzelknöllchen vermögen Luftstickstoff zu binden.

Die parasitären Züge in einer Symbiose zwischen Bakterien auf der einen und Höheren Pflanzen auf der anderen Seite sind bei den **Wurzelknöllchen** der Fabales zu erkennen (Abb. 11.4 A). Zunächst erfolgt eine Infektion der Wurzel der Fabales durch saprophytisch im Erdboden lebende *Rhizobium*-Arten. Die Bakterien dringen mit einem Infektionsschlauch in das Rindengewebe ein (Abb. 11.4 B). Die Pflanze reagiert auf die Infektion mit der Ausbildung von Meristemen, die die Infektionsschläuche der Bakterien durch Cellulosebildung abkapseln. Diese Gegenreak-

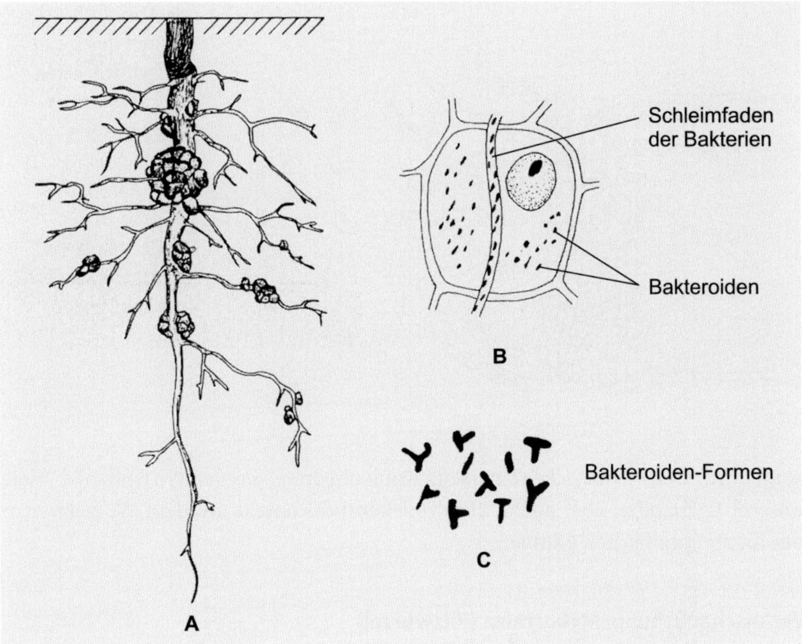

○ Abb. 11.4 A Bakterienknöllchen an der Wurzel von *Lupinus luteus* (nach Pfeffer).
B Knöllchenzelle vom Infektionsschlauch (Schleimfaden) der Bakterien durchzogen; in das Plasma übergetretene Bakterien sind in Umwandlung zu Bakteroiden begriffen,
C Bakteroiden-Formen von *Bacterium radicicola*

tion führt zur Ausbildung der Wurzelknöllchen. Die vergrößerten Zellen der Wurzelknöllchen sind dicht von Bakterien, die den **Infektionsschlauch** verlassen haben, erfüllt (○ Abb. 11.4 B). In diesem Stadium setzen weitere Abwehrreaktionen der Pflanze ein: Die Bakterieninfektion breitet sich nicht über den Bereich der Wurzelknöllchen aus; die Bakterien ändern ihre Gestalt (sog. **Bakteroiden**, ○ Abb. 11.4 C) und werden teilweise vom Wirt verdaut. Auf diese Weise kommt die Höhere Pflanze in den Besitz von zusätzlichem Stickstoff, den die N_2-bindenden Bakterien (Nitrifikanten) fixiert haben (Kap. 10.4, Kap. 20.1.2). Es hat sich ein »Kampfgleichgewicht« zwischen den Bakterien und der Höheren Pflanze eingestellt, das nicht zur Vernichtung eines der beiden Partner führt. Die erste Phase der Infektion ist zwar parasitisch, aber in der zweiten Phase der Infektion liegt der Vorteil eher auf Seiten des Wirtes. Immerhin gelangen beim Zerfall der Wurzelknöllchen mehr Bakterien in den Boden zurück als ursprünglich die Pflanze befallen haben. Insofern sind längerfristig die Vorteile der Symbiose für beide Partner ausgeglichen.

Viele Landpflanzen leben mit Pilzen, vornehmlich Basidiomyceten, vergesellschaftet. Bei vielen unserer Waldbäume sind die Saugwurzeln von einem dichten Pilzmyzel umwuchert, was man als **Pilzwurzel** oder **Mykorrhiza** bezeichnet. Die Pilze dringen in die Rinde ein. Sie können bis zur Endodermis gelangen (○ Abb. 11.5), wachsen aber in der Regel interzellulär. Diese Form wird als Ektomykorrhiza bezeichnet. Demgegenüber steht die Endomykorrhiza, bei der die Pilzhyphen in das Innere der Rindenzellen eindringen, wie es z. B. für Orchideenwurzeln charakteristisch ist. Der Nutzen der Symbiose nach Art der Mykorrhiza liegt für die Höhere Pflanze darin, dass sie zusätzlich mit Stickstoff- und Phosphorverbindungen ver-

11

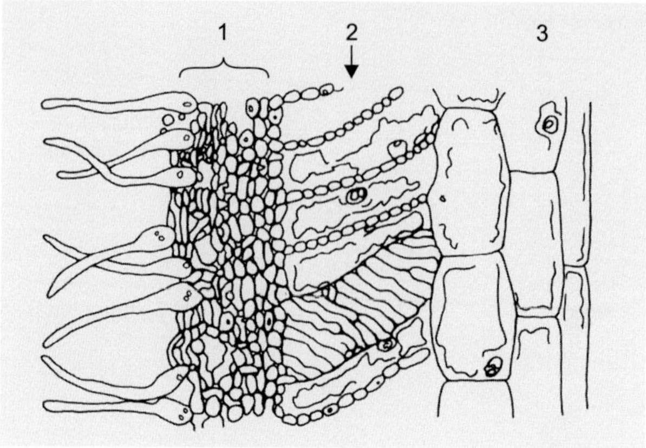

Abb. 11.5 Längsschnitt durch eine Eichenwurzel mit Ektomykorrhiza. 1 = äußerer Hyphenmantel, 2 = interzelluläre Hyphen in der äußersten Rindenschicht, 3 = innere, pilzfreie Rindenschicht

sorgt wird. Der Pilz bezieht seinerseits Kohlenhydrate von der Wirtspflanze. Viele unserer Speisepilze, aber auch Giftpilze leben im Kontakt mit dem Wurzelsystem der für sie spezifischen Bäume.

Veranschaulichung: Mykorrhiza (Pilzwurzel)

Der giftige Fliegenpilz (Kap. 21.4) ist meist mit Fichten vergesellschaftet, sein Myzel umspannt die Feinwurzeln der Fichten, das Myzel des Birkenreizkers bildet die Mykorrhiza an Birkenwurzeln.

Synopse

Zusammenfassung

- Viele Organismen sind heterotroph, das heißt, sie benötigen eine Kohlenstoff und/oder Stickstoffquelle zum Leben.
- Parasiten leben auf anderen, lebenden Organismen.
- Bei einer Symbiose hat zwischen Angriff und Abwehr zweier Partner ein Gleichgewicht ausgebildet.
- Viele Landpflanzen sind mit Pilzen vergesellschaftet; es bildet sich eine Mykorrhiza aus.

Fragen

Wiederholungsfragen

1. Wieso sind viele Organismen auf eine saprophytische Lebensweise angewiesen?
2. Wieso entsteht bei einer symbiontischen Lebensweise zumeist ein Vorteil für beide beteiligten Organismen?

Literatur

Bresinsky A, Körner C, Kadereit JW, Neuhaus G, Sonnewald U. Strasburger – Lehrbuch der Botanik. 36. Aufl., Spektrum Akademischer Verlag, Heidelberg 2008

Haberlandt G. Physiologische Pflanzenanatomie. 6. Aufl., Wilhelm Engelmann Verlag, Leipzig 1924

Organisationsstufen pflanzlicher Organismen

12

Inhaltsvorschau

Die pflanzlichen Organismen treten uns in vielfältigen Erscheinungsformen entgegen. Nach der morphologischen Organisationshöhe, die vom einfach gebauten Einzeller zum vielzelligen Vegetationskörper der Höheren Pflanzen führt, unterscheidet man drei Organisationsstufen: Protophyten, Thallophyten, Kormophyten. Diese stellen keine Kategorien der Systematik dar.

Protophyten, Thallophyten und Kormophyten

Unter **Protophyten** werden alle einzelligen Organismen sowie lockere Zellverbände verstanden, bei denen die Zellen noch keine arbeitsteilige Differenzierung erfahren haben. Aus dieser Stufe haben sich dann mehrfach parallel im Laufe der Entwicklung Organismen herausgebildet, deren Zellen im Gesamtverband verschiedene Aufgaben zu erfüllen haben. Zu den noch recht einfach organisierten vielzelligen Formen zählen die Algen und Pilze, die als **Thallophyten** bezeichnet werden. Wie die Protophyten sind sie in ihrem Leben (sieht man von einigen Ausnahmen ab) noch ganz an das Wasser oder an sehr feuchte Atmosphäre angepasst. Der Übergang zum Landleben macht weitere Differenzierungsprozesse erforderlich, an deren Ende der Kormus, der in Spross- und Wurzelsystem gegliederte Vegetationskörper der Höheren Pflanzen, steht. Zu den **Kormophyten** gehören die farnartigen Gewächse (Pteridophyta) und die Samenpflanzen (Spermatophyta).

12.1 Protophyten

Protophyten leben als Einzeller oder in Zellverbänden.

Einzeller: Bereits auf dieser Stufe sind erhebliche Unterschiede in der Organisation der einzelnen Vertreter festzustellen. Insbesondere sind es zwei Merkmale, nach denen sich zwei Hauptgruppen unterscheiden lassen.

Unterteilung: Die erste Gruppe, zu der die Bakterien und die Cyanobakterien gehören (Kap. 20), ist unter anderem durch das Fehlen eines echten Zellkernes sowie durch das Fehlen von Plastiden gekennzeichnet (Kap. 1, Kap. 20, Prokaryoten), während Vertreter der anderen Gruppe stets einen Zellkern und, sofern sie autotroph sind, auch Plastiden besitzen (Kap. 2, Kap. 21 ff., Eukaryoten).

Coenobien: Als solche bezeichnet man Einzeller, die sich zu **lockeren Zellverbänden** zusammengelagert haben. Typische Vertreter für diese Organisationsstufe sind die prokaryotischen Cyanobakterien, z. B. *Gloeocapsa* und *Chroococcus*. Die Einzelzellen sind von einer Gallerthülle umgeben. Neue Zellwände werden von innen her gebildet; die ältere, außen gelegene Zellwand bildet sich zur Gallerthülle um. Bei der Zellteilung werden die Tochterzellen durch die Ausbildung neuer Zellwände vollständig getrennt, hängen aber noch durch die Gallertschichten zusammen. Bei

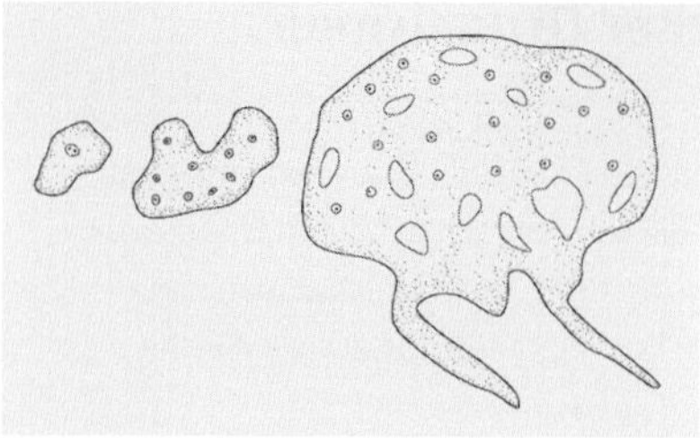

○ **Abb. 12.1** Entwicklung eines vielkernigen Schleimpilzes zu einem Fusionsplasmodium (Gattung *Physarum*)

Chroococcus hat jede Zelle eine eigene Gallerthülle. Die Gallertschichten können aufplatzen und die Einzelzellen freisetzen.

Merke

Eine Arbeitsteilung zwischen den Zellen des Coenobiums liegt nicht vor; zu keinem Zeitpunkt sind die Protoplasten des lockeren Zellverbandes durch Plasmodesmen miteinander verbunden.

Wenn die Teilungsebenen parallel zueinander liegen, werden fadenförmige Zellverbände mit einer Gallerthülle ausgebildet. Charakteristisch ist auch für diesen Zellverband, dass die Selbstständigkeit der Einzelzellen voll erhalten bleibt. Die vegetative Vermehrung erfolgt durch Zerbrechen der Fäden.

Plasmodien. Sie treten u. a. bei den Schleimpilzen auf und können als eine Spezialausbildung der Organisationsstufe der Protophyten angesehen werden. Die amöboid beweglichen vegetativen Zellen haben ihre individuelle Existenz bereits aufgegeben und sind zu einer vielkernigen nackten Plasmamasse, dem **Plasmodium** zusammengetreten (○ Abb. 12.1). Die Plasmodien führen langsame Fließ- und Kriechbewegungen aus.

12.2 Thallophyten

Der echte **Thallus** ist ein vielzelliger Verband. Der Thallus kann im Extremfall aber auch aus einer Zelle mit vielen Kernen (polyenergide Zelle) bestehen.

Merke

Die Organisation des Thallus ist vielfach abgestuft und reicht von einfachen Zellverbänden mit geringer Arbeitsteilung zu recht hoch differenzierten Formen.

Thallophyten sind echte Vielzeller.

Die erste Stufe, von der protophytischen Organisationsform ausgehend, sind die **Aggregationsverbände**, die durch Zusammenlagerung von zuvor freien Einzelzellen entstehen. Diesen stehen die vielfältigen Ausbildungen **echter Vielzeller** gegenüber, deren Entstehung aus Einzelzellen darauf zurückzuführen ist, dass sich die Tochterzellen nach der Zellteilung nicht mehr trennen. Die Thallophyten sind von den Kormophyten durch eine geringere Gewebedifferenzierung unterschieden und wie die Protophyten meist noch an das Wasserleben angepasst.

Aus Einzellern werden durch Aggregationsverbände Vielzeller.

Aggregationsverbände: Alle Aggregationsverbände sind dadurch charakterisiert, dass der Verband durch Zusammenlagern von zuvor frei beweglichen Einzelzellen

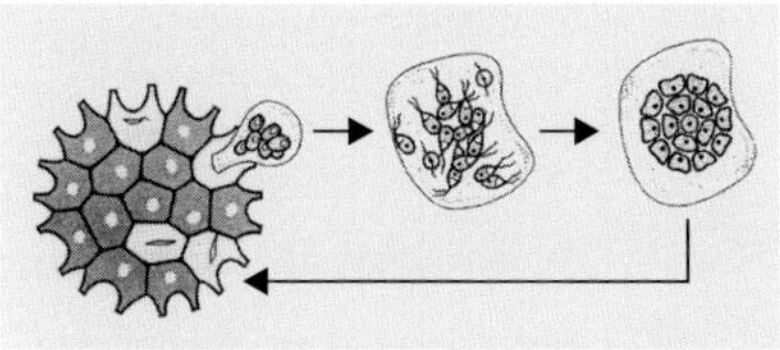

Abb. 12.2 Bildung einer Zellaggregation durch Zusammenlagerung frei beweglicher Zellen (*Pediastrum boryanum*)

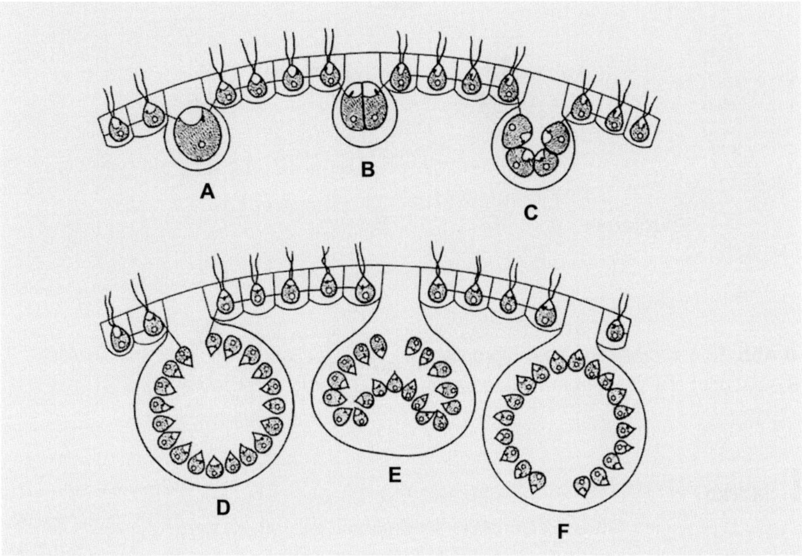

Abb. 12.3 *Volvox*-Kolonie, Bildung einer Tochterkolonie. **A–D** Stadien der Zellenvermehrung, **E** Umstülpung der Tochterkolonie, **F** junge Tochterkolonie innerhalb der *Volvox*-Kugel

gebildet wird. Als Beispiel sei der asexuelle Fortpflanzungszyklus bei der Grünalge *Pediastrum boryanum* (Abb. 12.2) angeführt.

Im Unterschied zu Coenobien und Aggregationsverbänden bleiben bei den echten Vielzellern die Zellen bei der Zellteilung von vornherein miteinander verbunden; die Zellen bilden Plasmodesmen (Kap. 3.1.2) aus, welche die Protoplasten benachbarter Zellen verbinden und somit einen plasmatischen Zusammenhang im Zellverband herstellen.

Zellkolonien nehmen in dieser Betrachtung eine Mittelstellung ein. Ein Beispiel für die neuen Strukturen, die in fortschrittlicheren Organisationsformen auftreten, ist die Zellkolonie der Gattung *Volvox*, ebenfalls eine Grünalge. Bei *Volvox* sind 10 000–20 000 Zellen zu einem kugelrunden, innen hohlen Verband zusammengefasst (Abb. 12.3 gibt einen Teilausschnitt wieder). Die Oberfläche wird von einer gekammerten Gallertschicht gebildet. Jede dieser Kammern enthält eine einzellige Grünalge vom *Chlamydomonas*-Typ; alle Einzelzellen sind miteinander durch Plasmabrücken verbunden. Auch das Kriterium der Arbeitsteilung für einen Vielzeller liegt bei *Volvox* bereits vor. Bei der ungeschlechtlichen Fortpflanzung stülpen sich Zellen von der Oberfläche der Kugel nach innen ein und bilden innerhalb der *Volvox*-Kugel kugelige Tochterkolonien (Abb. 12.3 A–D), die sich schließlich umstülpen (Abb. 12.3 E, F). Beim Absterben der Mutterkolonie werden die Tochterkolonien frei.

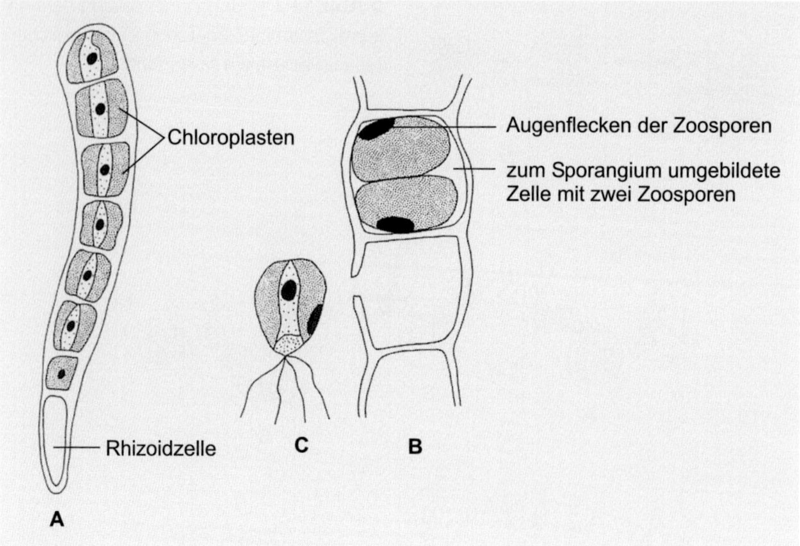

○ Abb. 12.4 *Ulothrix zonata* (Chlorophyceae). **A** junger Fadenthallus mit Rhizoidzelle, **B** Ausschnitt eines Fadens mit Sporangium, **C** freigewordene Zoospore

Merke

Bei Zellkolonien tritt also erstmals in der Evolution der Tod, als Konsequenz aus einem Entwicklungsprozess, auf. Die Arbeitsteilung ist im Falle der *Volvox*-Kolonien bereits so weit fortgeschritten, dass nicht mehr alle Zellen der Mutterkolonie zur vegetativen oder zur sexuellen Fortpflanzung herangezogen werden, sondern einige von ihnen als sogenannte Somazellen absterben.

Die Grünalge Ulothrix zonata bildet eine Fadenthallus aus.

Fadenthallus: Der einfachste Fall eines Fadenthallus ist am Beispiel der Grünalge *Ulothrix zonata* (○ Abb. 12.4 A) zu erkennen. Die Alge besteht aus unverzweigten Zellfäden. Der Algenfaden haftet mit einer **Rhizoidzelle** auf der steinigen Unterlage.

Die asexuelle Vermehrung erfolgt durch mit vier Geißeln (○ Abb. 2.10) versehene Zoosporen (Schwärmsporen, C). Diese Zoosporen entstehen zu je zwei in Sporangien, zu denen sich einzelne Zellen des Fadenthallus umbilden (B). Die reifen Zoosporen schlüpfen durch ein seitlich in der Zellwand entstehendes Loch aus und setzen sich mit dem Geißelpol unter Gallertausscheidung auf der Unterlage fest. Jetzt verschwinden die Geißeln und der Augenfleck, und es bildet sich eine Cellulosewand aus. Der Fadenthallus entsteht durch wiederholte Teilung der Zellen quer zur Längsachse des Fadens. Weil jede der Zellen (mit Ausnahme der Basis- bzw. Rhizoidzelle) ihre Teilungsfähigkeit beibehält, verlängert sich der Faden durch **interkalares Wachstum** (○ Abb. 12.5 A).

Bereits bei **Ulothrix** ist die Polarität (Kap. 6.2) durch die Ausbildung einer Rhizoidzelle und durch die Teilung der Zellen quer zur Längsrichtung, die die Verlängerung des Fadenthallus in eine Richtung lenkt, deutlich geprägt. Noch schärfer tritt die Polarität hervor, wenn die Teilungsaktivität auf die Spitze des wachsenden Fa-

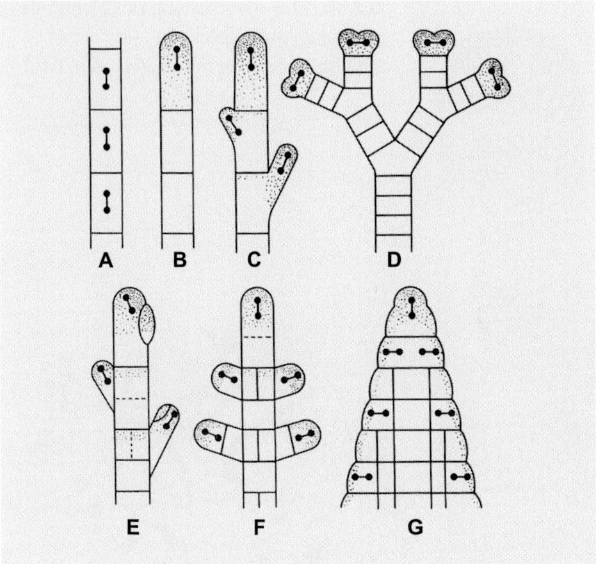

○ Abb. 12.5 Wachstums- und Verzweigungstypen fädiger Algenthalli (·–·) = Längsachse der Teilungsspindel). **A** Fäden mit interkalarem Wachstum, **B** Scheitelzellenwachstum, **C** Scheitelzellenwachstum mit Verzweigung, **D** Gabelteilung (äqual) der Scheitelzelle durch periodisch eingeschobene Längsteilung, **E** seitliche Verzweigung der Scheitelzelle durch uhrglasförmige Abzweigung von Segmenten, **F** und **G** Verzweigung der vom Scheitel abgeschnürten Segmente und Verwachsung zu einem einschichtig flächigen Thallus

denthallus beschränkt ist **(Spitzenwachstum)**. Vom **Scheitelzellenwachstum** spricht man, wenn sich allein die oberste Zelle des Fadens, die jetzt zur **Scheitelzelle** geworden ist, teilt. Je nachdem, in welcher Richtung sich die Scheitelzelle teilt (○ Abb. 12.5 B), können sich auch verzweigte Fadenthalli ausbilden. Die Möglichkeit des Wachstums bei Fadenthalli ist in ○ Abb. 12.5 schematisch zusammengestellt. Verzweigungen können aus Fadenthalli abgeleitet werden, indem ältere Zellen Segmente abscheiden, die durch weitere Teilungen zu Seitenfäden auswachsen (○ Abb. 12.5 C). Ein gleichartiger Typus eines verzweigten Fadenthallus kann auch entstehen, wenn allein von der Scheitelzelle Segmente schräg abgeteilt werden (○ Abb. 12.5 E). Ein anderer Verzweigungstyp entwickelt sich z. B. aus äqualen Gabelteilungen der Scheitelzelle, die in regelmäßigen Abständen mit Längsteilungen wechseln (○ Abb. 12.5 D). ○ Abb. 12.5 F und G zeigen die Entwicklung zu einem einschichtig flächigen Thallus.

Flechtthallus: Der verzweigte Fadenthallus liefert auch das Verständnis für den Aufbau der Flechtthalli, z. B. der **Rotalgen** (Rhodophyta). Es werden bei den Rotalgen zwei Typen von Fadenthalli unterschieden:

Rotalgen haben einen Flechtthallus.

- Der **Zentralfadentyp** (Abb. 12.6) mit uniaxialem Thallus: Bei ihm durchzieht ein Zellfaden die Längsachse des ganzen Thallus. Aus Seitenverzweigungen des Zentralfadens, die sich ihrerseits weiter verzweigen, wird der Algenthallus aufgebaut.
- Der **Springbrunnentyp** mit multiaxialem Thallus (Abb. 12.6): Nicht nur ein Zentralfaden durchzieht bei diesem Typ den Thallus, sondern mehrere parallel

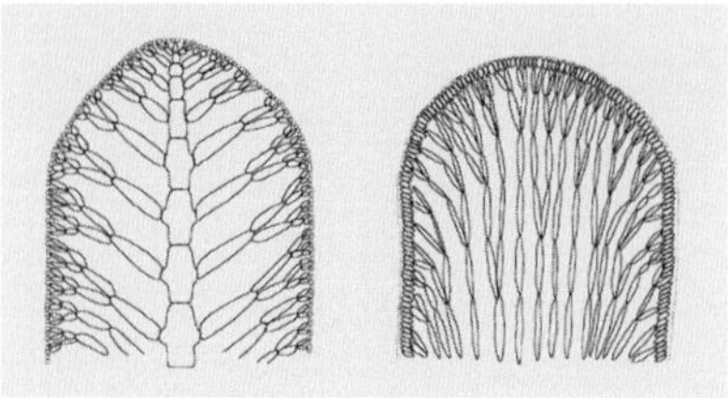

○ Abb. 12.6 Rhodophyta. Links Zentralfaden-Typ mit uniaxialem Bau und rechts Springbrunnen-Typ mit multiaxialem Bau

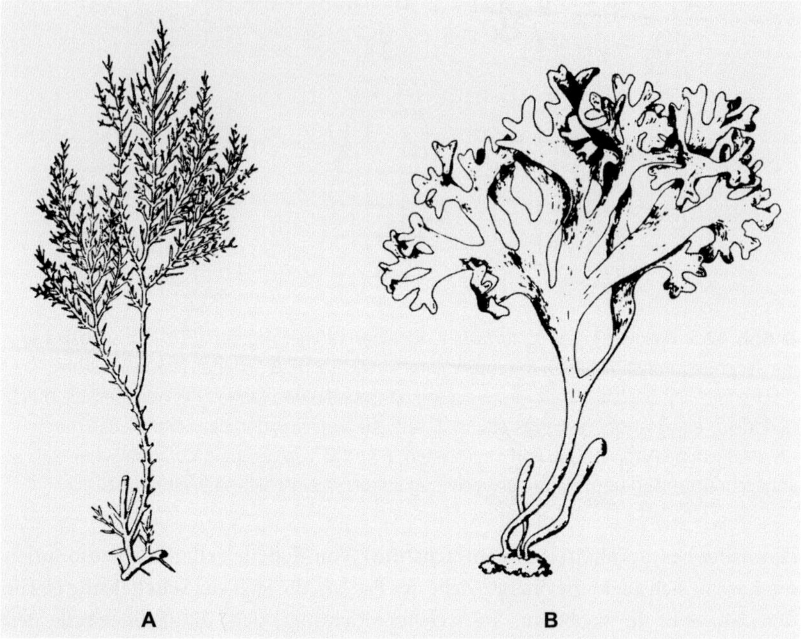

○ Abb. 12.7 Rhodophyta. (Flechtthallus bei Rotalgen). **A** *Gelidium amansii* (nach Holmes), **B** *Chondrus crispus*

verlaufende Zellfäden, die zur Thallusspitze und dem Thallusrand springbrunnenartig auseinanderweichen. Die eng aneinander liegenden, stark verzweigten Spitzen bilden eine feste Thallusrinde aus.

Beispiele für Flechtthalli bei den Rotalgen sind die Gattungen *Gelidium, Chondrus* (○ Abb. 12.7) und *Gigartina* (Kap. 22.4).

Das Hyphengeflecht der Höheren Pilze stellt einen verzweigten Thallus dar.

Aus einem verzweigten Thallus ist auch das **Hyphengeflecht** der Höheren Pilze abzuleiten (Kap. 21, Hyphen). Die verzweigten, eng aneinander gelagerten und zum Teil verwachsenen Hyphen ergeben ein dichtes Geflecht. Das Beispiel des Mutterkornpilzes *Claviceps purpurea* (○ Abb. 12.8) mit dem Dauerorgan, dem **Sklerotium**, zeigt im Schnitt ein dichtes Hyphengeflecht, das dem parenchymatischen Gewebe der Höheren Pflanzen ähnlich sieht. Eine solche enge Fadenverflechtung ist ein Beispiel für ein **Pseudoparenchym** bzw. **Plectenchym**.

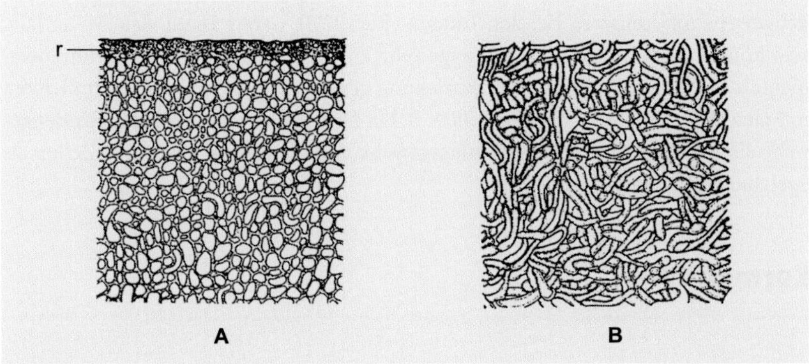

○ Abb. 12.8 Flechtgewebe eines Sklerotiums von *Claviceps purpurea*. **A** pseudoparenchymatischer Bau in den peripheren Schichten (Plectenchym), **B** prosenchymatischer Bau im Inneren des Sklerotiums; die einzelnen Hyphen sind noch zu erkennen. r = braun-violette Randschicht

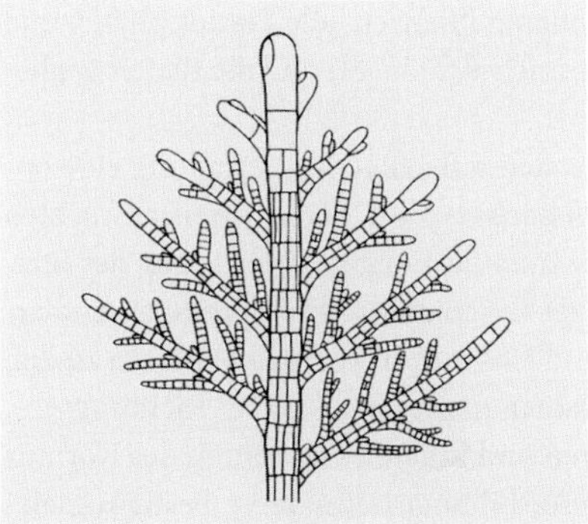

○ Abb. 12.9 Phaeophyta. *Halopteris filicina* (Braunalge), an der Thallusspitze eine große Scheitelzelle, die uhrglasförmig Zellen abgliedert, die ihrerseits zu Seitenzweigen mit kleineren Scheitelzellen werden.

Merke

Wie es der Name ausdrückt, kommen bei den höchstentwickelten Algen, den Braunalgen (Phaeophyta), bereits **echte Gewebe** vor. Sie gehen in Analogie zu der Entstehung der Gewebe der Höheren Pflanzen (Kap. 13) auf die Tätigkeit eines einzelnen Vegetationsscheitels zurück.

Braunalgen haben einen Gewebethallus.

Gewebethallus: Im einfachsten Fall ist eine einzige **Scheitelzelle** vorhanden, deren abgeteilte Zellen untereinander in Verbindung bleiben. Beim Gewebethallus der Braunalge *Halopteris filicina* (○ Abb. 12.9) sondert eine große Scheitelzelle quer zur Fadenachse Zellen ab. Unterhalb der Scheitelzelle gliedern diese sich durch Längs- und Schrägwände weiter auf; von der Scheitelzelle uhrglasförmige gegliederte Segmente führen zur Bildung von Seitensprossen. Sie bilden ihrerseits wieder Scheitelzellen aus. Es entstehen mehrschichtige Thalli, die rund, bandförmig oder abgeflacht sein können.

Neben diesem gewebeartigen Aufbau sind Braunalgen (Kap. 22.3) auch durch die äußere Gliederung in **blattähnliche Assimilationsorgane (Phylloid)**, **stängelartige Tragorgane (Cauloid)**, sowie **wurzelähnliche Haftorgane (Rhizoid)** gekennzeichnet. Funktionell sind die Gewebethalli in ein zentrales Mark und ein äußeres Rindengewebe differenziert. Bei den **Tangen** (Kap. 22.3), deren Thalli viele Meter lang sein können, ist ein zentrales Stranggewebe entwickelt, das zu den Siebröhrenelementen der Höheren Pflanzen in Beziehung gesetzt werden kann. Die Ähnlichkeit mit Geweben Höherer Pflanzen geht z. B. bei *Dictyota* so weit, dass das Rindengewebe als Assimilations- und Abschlussgewebe und die zentral gelegenen Zellen als Speichergewebe tätig sind.

12.3 Kormophyten

Definition

Der Kormus ist der in Wurzeln und beblätterte Sprosse gegliederte Pflanzenkörper. Er ist die Organisationsform der Kormophyten.

Zu ihnen gehören im weiteren Sinne alle Höheren Pflanzen, alle Pteridophyten und Spermatophyten. Der Kormus ist in die Sprossachse (Stängel) und die Blätter gegliedert und mit der Wurzel im Boden verankert.

Höhere Pflanzen (als Terminus) sind evolutiv höher entwickelte Pflanzen.

Die **Blätter** sind die Assimilationsorgane, deren flächige Ausgestaltung eine optimale Lichtausbeute ermöglicht. Die **Sprossachse** sorgt durch ihren aufrechten Wuchs und eine entsprechende Blattstellung für eine günstige Anordnung der Blätter (Blattmosaik) bei minimaler gegenseitiger Beschattung. Die Sprossachse übernimmt sowohl den Transport von Wasser und Nährsalzen von den **Wurzeln** zu den Blättern als auch den Transport der Assimilate in meist umgekehrter Richtung.

Diese **Arbeitsteilung** findet in der äußeren und inneren Gestaltung des Kormus ihren strukturellen Ausdruck, z. B. in der Ausbildung besonderer Festigungselemente (aufrechter Wuchs). Das Ergebnis dieser ausgeprägten Aufgabenverteilung ist die Entwicklung funktionell differenzierter Gewebe und Gewebesysteme (Kap. 13) und ihre zweckentsprechende Anordnung im Kormus.

Aufgabenverteilung durch Arbeitsteilung

Ein kormusähnlicher Bau tritt zum ersten Mal in der Gruppe der **Moose** (Bryophyta) auf, doch gibt es bei diesen auch noch viele thallusähnliche Formen. Charakteristisch für alle Kormophyten ist die Ausbildung besonderer **Scheitelmeristeme** (Kap. 13.1). Bei den Thallophyten sind sie nur von den Braunalgen bekannt (Kap. 22, ○ Abb. 22.2). Bei den Moosen und den **Farnen** sind es meist morphologisch differenzierte Scheitelzellen; bei anderen Kormophyten findet man in der Regel ganze Gruppen von teilungsfähigen Initialzellen (Vegetationskegel, ○ Abb. 13.1 und 13.2).

Die funktionellen Grundorgane der Höheren Pflanzen, der beblätterte Spross und das Wurzelsystem, werden in den folgenden Kapiteln in ihrer anatomisch-morphologischen Ausprägung näher behandelt.

Merke

Die Höhere Pflanze besteht aus den drei Grundorganen: **Sprossachse, Blatt** und **Wurzel** (○ Abb. 15.2).

Zusammenfassung

Synopse

- Bei pflanzlichen Organismen unterscheidet man drei Organisationsstufen: Protophyten, Thallophyten, Kormophyten.
- Protophyten sind Einzeller, die aber auch lockere Zellverbände ausbilden können.
- Thallophyten bilden feste Zellverbände aus, die im Falle von Braunalgen schon hohe Ähnlichkeiten zu Kormophyten zeigen.
- In Analogie zu den Kormophyten geht bei den höher entwickelten Tallophyten das Gewebewachstum auf die Tätigkeit eines einzelnen Vegetationsscheitels zurück.
- Kormophyten bestehen aus den drei Grundorganen Sprossachse, Blatt und Wurzel.

Wiederholungsfragen

Fragen

1. Wodurch ist ein Protophyt charakterisiert?
2. Was unterscheidet einen Thallophyten von einem Kormophyten?
3. Beschreiben Sie den allgemeinen Aufbau eines Kormophyten!

Literatur

Am Ende von Kap. 17.

13 Die Gewebe der Höheren Pflanzen

Inhaltsvorschau

Zellverbände mit morphologisch und funktionell ähnlichen Zellen (Gewebe) bilden bei den hoch entwickelten Organismen in ihrer typischen Anordnung und Ausgestaltung die Organe. Die verschiedenen Gewebe durchlaufen einen recht unterschiedlichen Differenzierungsprozess. Je nach Bau und Funktion lassen sich die Gewebe charakterisieren: Bildungsgewebe und Dauergewebe. Bei den Dauergeweben spielt für die Kennzeichnung deren Funktion die Hauptrolle: Abschluss, Speicherung, Photosynthese, Absorption, Elimination, Festigung, Transportsysteme.

Der Zellverband

Durch wiederholte Zellteilung kommt es zur Bildung eines **Zellverbandes** oder eines **Gewebes.** Die Zellen wachsen nicht nur heran, sondern sie differenzieren sich auch auf verschiedene Weise aus (Kap. 6.4). Dieser Vorgang ist eng mit der in jedem vielzelligen Organismus vorhandenen **Arbeitsteilung der Zellen** verbunden.

Definition

Die physiologische Spezialisierung kommt im jeweiligen anatomisch-morphologischen Bau der Zellen zum Ausdruck. Man bezeichnet eine Gruppe von morphologisch gleich gebauten und eine gleiche Funktion ausübenden Zellen als ein Gewebe (◘ Tab. 13.1).

Bildungsgewebe oder Meristeme sind Zellverbände, die aus kleinen, plasmareichen, dicht zusammenschließenden Zellen bestehen, welche sich durch bleibende Teilungsaktivität auszeichnen. Dabei werden ständig neue Zellen gebildet. Der größte Teil davon differenziert sich aus; dabei erlischt deren Teilungsaktivität. Es entstehen **Dauergewebe**.

Idioblasten unterscheiden sich in Größe, Form und Funktion von den umgebenden Zellen.

Treten in Geweben isoliert liegende Zellen oder Zellnester auf, die in Größe, Gestalt oder Funktion von den umgebenden Zellen abweichen, so nennt man diese **Idioblasten**. Sonderzellen, z. B. Gerbstoff-, Ölzellen ◘ Abb. 13.1, einzellige Haare ◘ Abb. 13.2, Sklereiden ◘ Abb. 13.12–13.14, Kristallzellen ◘ Abb. 13.12 A.

Mit steigender Entwicklungshöhe nehmen die Arbeitsteilung und damit eine immer weiter reichende Spezialisierung der Gewebearten zu. Die in ihrer Leistung auf ein größeres Ganzes, nämlich auf den Gesamtorganismus abgestimmten Gewebearten, vereinigen sich häufig zu funktional sehr zweckmäßig angeordneten Gewebekomplexen (Beispiel Leitbündel), siehe Kap. 13.7.

Meristeme und Dauergewebe

Tab. 13.1 Die pflanzlichen Gewebe

Gewebeart	Beispiel
Bildungsgewebe oder Meristeme (embryonale Gewebe)	
1 Primäre Meristeme (Urmeristeme)	a. Apikal- oder Scheitelmeristeme
	b. Restmeristeme (faszikuläre Kambien)
2 Sekundäre Meristeme (Folgemeristeme)	a. Kambium (interfaszikulär)
	b. Phellogen
Dauergewebe	
1 Grund- und Speichergewebe	a. Assimilationsparenchyme
	b. Speicherparenchyme (z. B. Rindenparenchym, Holzparenchym, Markparenchym; Wasserspeichergewebe)
	c. Durchlüftungsgewebe oder Aerenchyme (z. B. Sternparenchym)
	d. Markstrahlparenchym
2 Abschlussgewebe	a. primäre Gewebe (Epidermis, Endodermis, Exodermis)
	b. sekundäre Gewebe (Periderm, Kork, Borke)
3 Absorptionsgewebe	a. Rhizodermis
	b. Velamen
4 Eliminationsgewebe	Sekretions- und Exkretionsgewebe (Drüsengewebe)
5 Festigungsgewebe	a. Kollenchyme (Platten-, Kanten-, Lücken-)
	b. Sklerenchyme
6 Leitgewebe	a. Gefäßteil oder Xylem (Gewebekomplex)
	b. Siebteil oder Phloem (Gewebekomplex)
	c. Markstrahlen

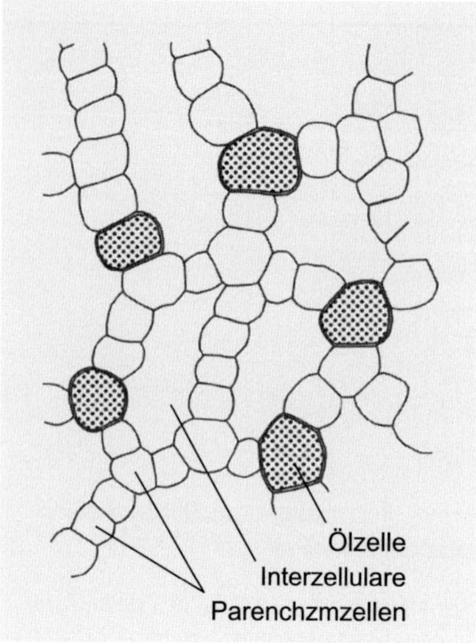

○ Abb. 13.1 Ausschnitt aus dem Aerenchym im Kalmusrhizom (*Acorus calamus*, Calami rhizoma

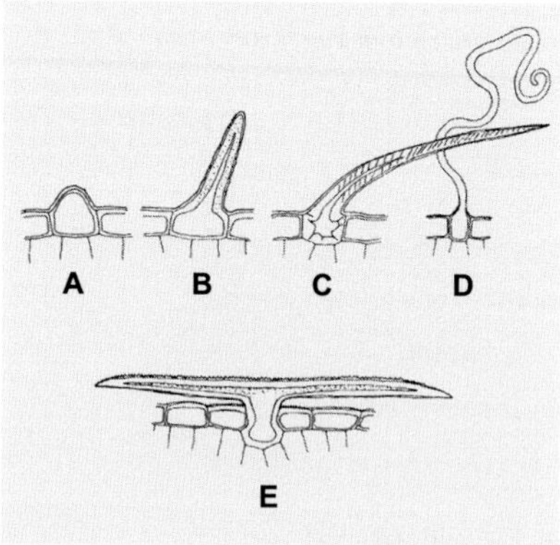

○ Abb. 13.2 Einzellige Haare. **A** Papillenhaar (auf Blütenblättern häufig), **B** Borstenhaar (Eckzahnhaar auf Thymianblättern, *Thymus*), **C** Borstenhaar (auf Brombeerblättern, *Rubus fruticosus*), **D** Wollhaar (auf Malvenblättern, *Malva sylvestris*), **E** Spindelhaar (auf Brassicaceen-Blättern, z. B. *Cheiranthus cheiri*)

13.1 Bildungsgewebe

●● **Definition**

Bildungsgewebe besteht aus embryonalen, nicht differenzierten Zellen, die teilungsfähig sind und deren Hauptfunktion in der Bildung neuer Zellen besteht.

Bildungsgewebe (Meristeme) sind aus teilungsfähigen Zellen aufgebaut.

Bildungsgewebe sind entweder von Anfang an embryonal, wie z. B. das **Apikal**- oder **Scheitelmeristem** an den wachsenden Spross- und Wurzelenden (○ Abb. 13.1, ○ Abb. 13.2), oder sie können aus Zellen entstehen, die ihre Teilungsaktivität für einige Zeit aufgegeben haben, sie nachträglich jedoch wieder erlangen. Derartige Bildungsgewebe, die vor einer erneuten Teilungsaktivität mehr oder weniger lange Ruheperioden durchmachen, werden als **sekundäre Meristeme** bezeichnet. Die aus ihnen hervorgehenden Gewebe gelten als sekundäre Gewebe. Solche sekundären Meristeme sind als **Kambium** z. B. beim sekundären Dickenwachstum der Wurzel (Kap. 14.3) und als **Phellogen** bei der Korkbildung (○ Abb. 13.8) tätig.

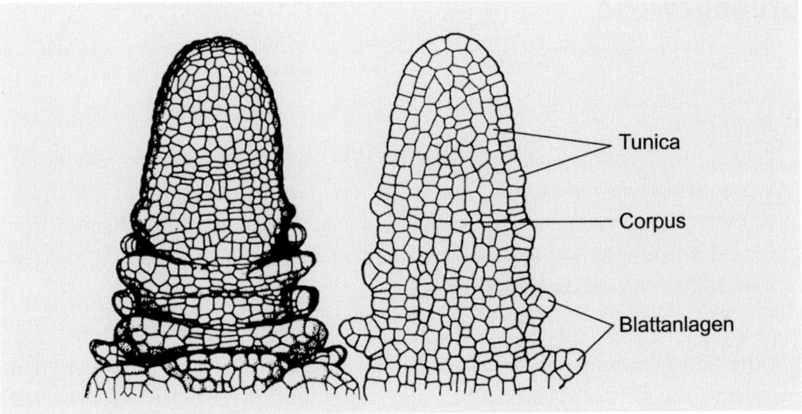

Abb. 13.3 Vegetationskegel eines Sprosses der Wasserpest (*Elodea canadensis*), rechts im Schnitt (Erläuterungen siehe Kap. 16.1)

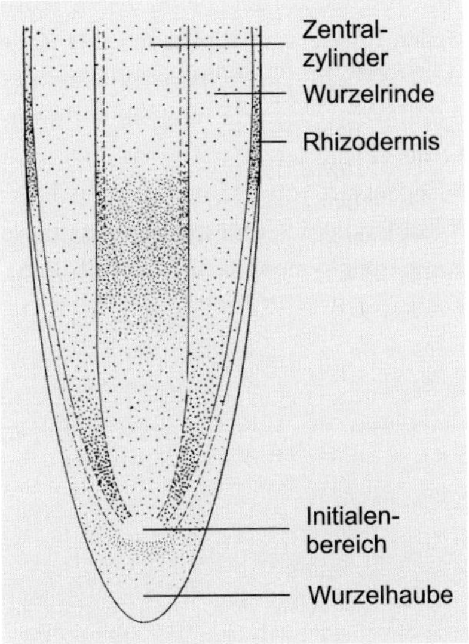

Abb. 13.4 Schematische Darstellung des Vegetationskegels der Wurzelspitze von *Allium cepa*. Die Dichte der Punktierung der verschiedenen Zonen ist als Maß für die mitotische Aktivität eingezeichnet.

Die **Meristeme** bestehen aus sehr zarten, empfindlichen Zellen, die meist eine gegen äußere Einflüsse geschützte besondere Lage einnehmen. Zellen primärer Meristeme sind isodiametrisch und vakuolenfrei. Zellen sekundärer Meristeme sind häufig prosenchymatisch und können auch vakuolisiert sein.

Merke
Bildungsgewebe (Meristeme) findet man überall dort, wo dauerndes Wachstum vor sich geht.

13.2 Grundgewebe

Definition

Grundgewebe sind diejenigen Gewebe, die sich aus Zellen zusammensetzen, deren Wände wenig oder nicht verdickt sind und in allen Raumesrichtungen eine mehr oder weniger gleiche Ausdehnung aufweisen (isodiametrische Zellen, **Parenchyme**). Sind die Zellen bipolar gewachsen, also faserartig (fusiform) lang gestreckt, so bezeichnet man diese Gewebe als **prosenchymatisch**.

Grundgewebe (Parenchyme) bestehen aus wenig spezialisierten Zellen.

Wie der Name Grundgewebe andeutet, besteht aus ihnen die Hauptmasse der Pflanzenorgane; die stärker spezialisierten und weiter ausdifferenzierten Gewebearten sind häufig in solche Grundgewebe eingebettet.

Die Funktion der Grundgewebe ist vielseitig. Sehr häufig dienen sie der Speicherung bestimmter Stoffe (**Speicherparenchyme**). Nicht selten ist hierbei eine strenge Lokalisierung feststellbar (z. B. Stärke- und Aleuronkörner beim Weizenkorn ○ Abb. 17.20). In anderen Pflanzenteilen werden Eiweiß und Lipide in einer Zelle nebeneinander gespeichert (Rizinus, Erbse). Andere Parenchyme dienen der Durchlüftung der Organe, dann sind große und weit reichende Interzellularraumsysteme zwischen den Zellen vorhanden (○ Abb. 13.1, Aerenchym).

Schließlich kann in diesen Geweben bei Gegenwart von Chloroplasten (Chlorenchym) in den Zellen die Assimilation des Kohlendioxids und die Photosynthese erfolgen, etwa in den Palisaden- und Schwammparenchymen im Blatt (○ Abb. 16.6).

13.3 Abschlussgewebe

Definition

Als Abschlussgewebe werden Begrenzungsschichten bezeichnet, die pflanzliche Gewebe nach außen oder im Pflanzeninnern untereinander abgrenzen. Die Abschlussgewebe gehen aus dem Meristem hervor. Man unterscheidet **primäre** und **sekundäre Abschlussgewebe**.

Abschlussgewebe grenzen einzelne Teile der Pflanze gegeneinander und gegen die Außenwelt ab.

Primäre Abschlussgewebe: Hierzu zählt die **Epidermis**, die meist nur ein einschichtiges Gewebe ist. Sie besteht gewöhnlich aus plattenförmigen, lückenlos aneinander schließenden Zellen, deren Zusammenhalt durch eine Wellung der Radialwände im Sinne einer Verzahnung noch verstärkt sein kann (○ Abb. 16.6, ○ Abb. 16.7 E) = Verbundpflaster-Effekt.

Die Epidermis schützt Blatt und Stängel vor mechanischen Einwirkungen und vor allem vor dem Austrocknen. An deren Oberfläche befindet sich die **Cuticula**, ein geschlossenes Häutchen aus **Cutin** (Kap. 3.2). Meist sind auch noch die äußeren Zellwandschichten cutinisiert. Nicht selten kommt es darüber hinaus zur Ausscheidung (und/oder Einlagerung) dünner Wachsschichten. Treten Körnchen oder Streifen von **Wachs** auf, so führt dies meist zu einem matten, bereiften Aussehen (Pflaumen, Grashalme etc.). Erst die Ausbildung eines cuticulären Transpirationsschutzes

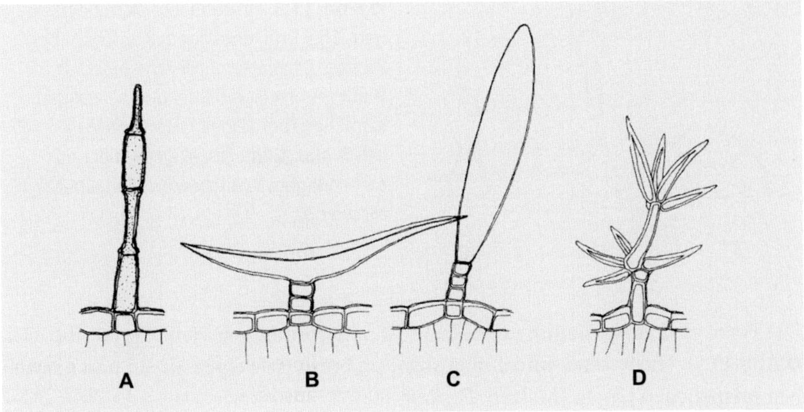

○ Abb. 13.5 Mehrzellige Haare. **A** Gliederhaar (auf *Digitalis*-Blättern, mit rechtwinklig zueinander kollabierten Zellen), **B** T-Haar, **C** Spreuhaar (je mit Querschnitt durch die kollabierte Endzelle, bei Wermut, *Artemisia absinthium),* **D** Etagensternhaar (bei Wollblumen, *Verbascum*)

und die starke Vakuolisierung der Zellen des Pflanzenkörpers machte im Zuge der Evolution den Höheren Pflanzen den Übergang vom Wasser- zum Landleben möglich.

Epidermiszellen schließen lückenlos aneinander; trotzdem ist aber der lebensnotwendige Gasaustausch zwischen den Blattgeweben und der Atmosphäre gewährleistet. Er erfolgt durch **die Spaltöffnungen (Stomata)**, siehe Kap. 16.2.

Die **Rhizodermis** der Wurzel (Kap. 14.2) wird auf Grund ihrer wichtigen Funktion der Absorption zu den Absorptionsgeweben gerechnet. Anatomisch ist sie auch ein Abschlussgewebe, das sich ihrer Funktion gemäß durch nahezu vollständiges Fehlen der Cuticula auszeichnet.

Haarbildungen: Oft wachsen einzelne Zellen der Epidermis zu längeren Gebilden aus (monopolares Wachstum), wobei auch einige Zellteilungen vor sich gehen können. Man spricht dann ganz allgemein von Haaren **(Trichomen)**. Sind subepidermale Gewebeschichten dabei beteiligt, so bezeichnet man die entstehenden Gebilde als **Emergenzen.**

13

Merke

Die Stacheln der Rose sind keine Dornen, sondern Emergenzen. Dornen sind verholzte, spitzige Kurztriebe, z. B. bei Schlehen (*Prunus spinosa*).

Eine Gliederung der mannigfaltigen Haartypen ist durch die Zellzahl gegeben. **Einzellige Haare** (○ Abb. 13.4) und **mehrzellige Haare** (○ Abb. 13.5) können auch **Drüsenfunktion** besitzen (○ Abb. 13.6, ○ Abb. 13.7). Haare können einfach oder verzweigt sein. Vielfach sterben die Haarzellen ab und bilden dann eine Schicht lufterfüllter Zellen als Transpirations- und Strahlungsschutz.

Haare können in Form von Drüsenhaaren und Drüsenschuppen ätherisches Öl speichern.

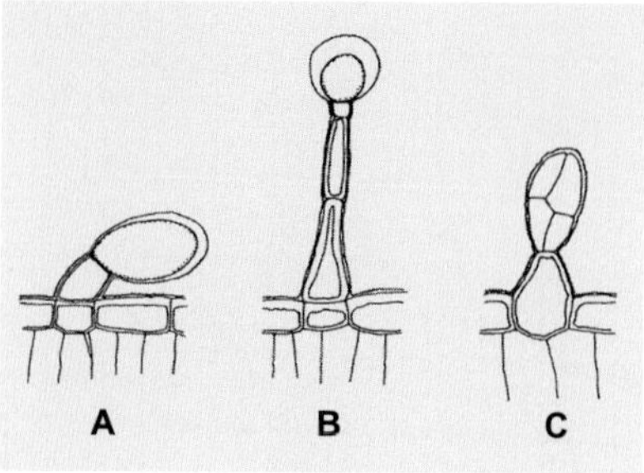

○ Abb. 13.6 Drüsenhaare. **A** mit einzelligem Stiel und einzelligem Köpfchen (bei Pfefferminzblättern, *Mentha piperita*), **B** mit mehrzelligem Stiel und einzelligem Köpfchen (bei Salbeiblättern, *Salvia officinalis*), **C** mit einzelligem Stiel und mehrzelligem Köpfchen (bei Tabakblättern, *Nicotiana*)

Die Form und Ausgestaltung der Haare ist außerordentlich vielfältig (○ Abb. 13.4, ○ Abb. 13.5). Nicht selten findet man sogar mehrere Haartypen an ein und demselben pflanzlichen Organ (Malven, *Digitalis* etc.).

Merke

Bestimmte Haartypen geben Hinweise auf eine bestimmte Pflanzengruppe (Stern-, Spindel- und Hirschgeweihhaare der Brassicaceae; Schildhaare der Elaeagnaceae, Drüsenhaare bei Compositen und Lamiaceae, s. u.).

Die **Drüsenhaare** sind Zellen oder Zellgruppen, die bestimmte Stoffe absondern. Auf einem ein- oder mehrzelligen Stiel weisen sie ein- oder mehrzellige Drüsenköpfchen auf (○ Abb. 13.6). Die Endzellen produzieren z. B. ätherisches Öl, das durch die Außenwände abgeschieden wird. Es gelangt aber zunächst nicht ins Freie, sondern sammelt sich in dem subcuticulären Raum zwischen Zellwand und der sie überziehenden Cuticula, die sich dadurch immer mehr ballonartig abhebt (○ Abb. 13.6). In anderen Fällen wird ätherisches Öl auch durch die Cuticula nach außen ausgeschieden.

Die **Drüsenschuppen** sind flacher gebaut. Auch hier sammelt sich das Sekret unter der Cuticula, die dadurch kuppel- oder ballonförmig emporgehoben wird (○ Abb. 13.7). In manchen Fällen scheint das Häutchen über Drüsenschuppen oder -haaren auch nur eine Trocknungshaut des Sekrets zu sein, ohne Cutin. Der Bau der Drüsenschuppen ist, wie der vieler Haare, typisch für bestimmte Pflanzen z. B. Lamiaceen, (○ Abb. 13.7 A, B), Asteraceen (○ Abb. 13.7 C, D).

Abschlussgewebe aus verkorkten Zellen: Auch die **Endodermis** stellt im weitesten Sinne ein Abschlussgewebe dar. Sie ist eine wichtige physiologische Scheide oder Barriere (Kap. 14.2). Der Mittelstreckentransport bzw. der Radialtransport in den interfibrillären und intermizellaren Räumen der Zellwände (apoplastischer Transport) wird durch eine in den Radialwänden abgelagerte Endoderminlamelle (suberin- bzw. cutinähnlich) blockiert.

Die **Exodermis** der Wurzel (Kap. 14.2) ist häufig mehrschichtig. Sie geht hervor aus den äußersten Rindenschichten durch nachträgliche Cutinisierung der Zellwände **(Cutisgewebe)** nach Absterben der Rhizodermis und der Wurzelhaare. Sie übernimmt in der Folge die Funktion eines äußeren Abschlussgewebes.

Merke

Die Exodermis ist ihrer Funktion nach sekundäres Abschlussgewebe, ihrer Bildung nach aber primäres Gewebe. Sie entsteht aus Zellen, die sich von einem primären Meristem ableiten.

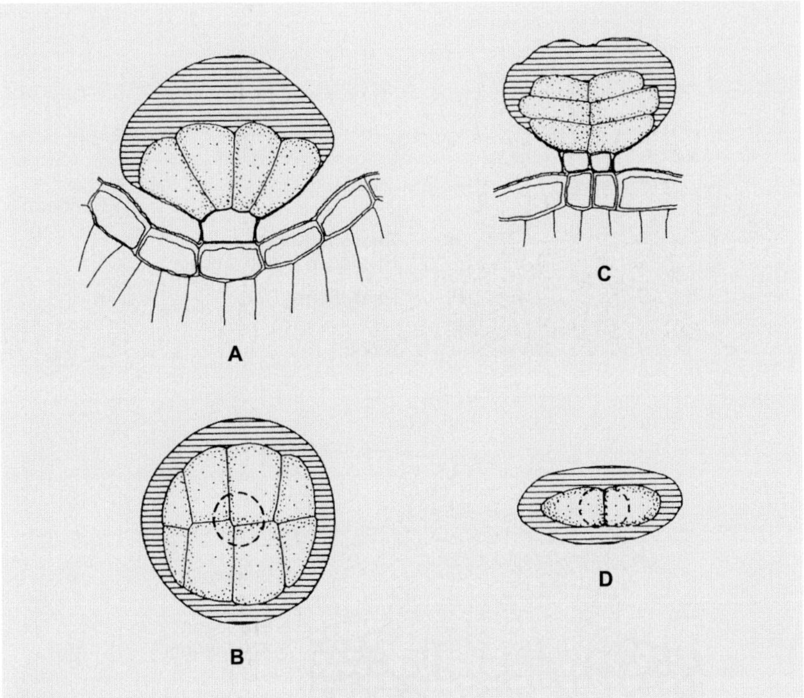

Abb. 13.7 Drüsenschuppen. **A** im Schnitt, **B** in Aufsicht bei Lamiaceen, **C** im Schnitt, **D** in Aufsicht bei Asteraceen. Drüsenzellen punktiert, bei **B** und **D** sind die durchscheinenden Stiel- bzw. Basiszellen gestrichelt; der Exkretraum ist schraffiert.

Korzellen sind typischerweise ein sekundäres Abschlussgewebe.

Sekundäre Abschlussgewebe: Sie entstehen aus einem sekundären Meristem, z. B. dem Korkkambium oder **Phellogen**, das durch bipolare Aktivität das **Periderm** bildet (Abb. 13.8). Es ist mehrschichtig; die typische Anordnung der meist quaderförmigen **Korkzellen** kennzeichnet seinen sekundären Entstehungscharakter. Die Zellwände der vom Phellogen nach außen gelangenden Zellen werden suberinisiert; sie sterben früh ab. Oft werden Gerbstoffe zur **Imprägnierung** in die Zellen eingelagert. Sind die Zellwände zusätzlich verdickt und verholzt, so spricht man von **Steinkork**. Die nach innen gelangenden Zellen werden zu **Phelloderm**, sie differenzieren sich meist zu **Kollenchym** (Abb. 13.11) oder **Speicherparenchym** aus. Sie gleichen sich in Bau und Funktion dem darunter liegenden Rindengewebe an. Oft lässt nur noch ihre Anordnung in radialen Reihen ihre sekundäre Natur erkennen (Abb. 13.8 A).

Das **Korkgewebe** ist von häufig linsenförmigen **Korkwarzen** oder **Lentizellen** (lentis, lat. = Linse) durchsetzt (Abb. 13.8 B). Sie bestehen aus lockeren, interzellularenreichen, abgestorbenen, verkorkten Zellmassen, die meist unter Spaltöffnungen gebildet werden, schließlich die Epidermis sprengen und an die Oberfläche treten (Kap. 15.5). Kork bildet sich auch bei Verletzungen der Pflanze. Es entsteht zunächst eine Gewebewucherung der an die Wunde grenzenden lebenden Zellen, die **Wundkallus** genannt wird. In diesem bildet sich dann peripher nicht selten ein Korkkambium; der gebildete Wundkork schließt die Wunde schließlich ab.

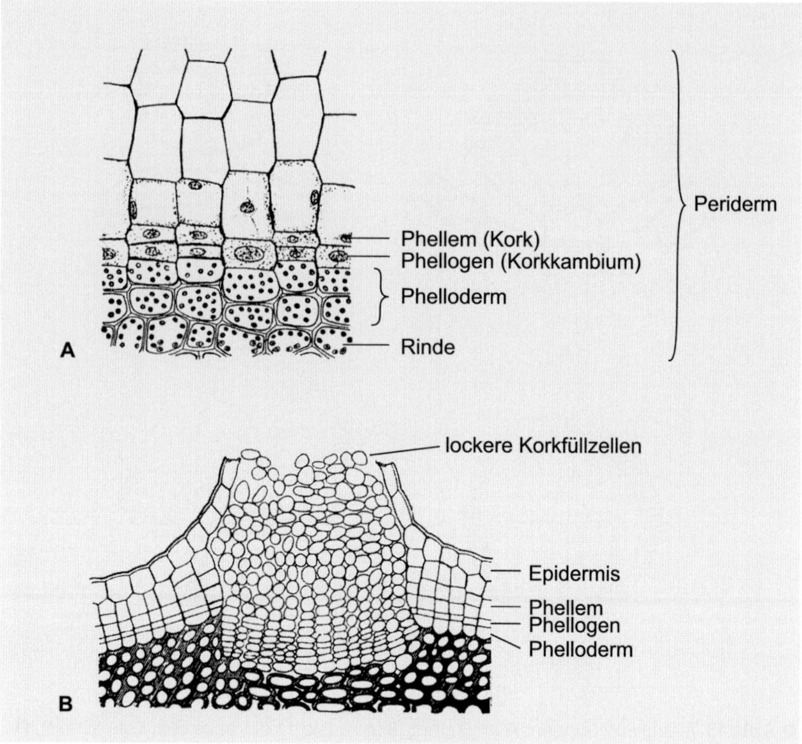

Abb. 13.8 A Peridermbildung bei *Ulmus campestris*, **B** Lentizelle bei *Sambucus nigra* im Querschnitt durch die äußeren Teile eines Zweiges im Sommer

Praxisbeispiel

Abschlussgewebe sind auch von pharmazeutischer Relevanz. Viele arzneilich genutzte Pflanzen weisen ätherisches Öl auf, was in Drüsenhaaren oder Drüsenschuppen produziert und gespeichert wird und sich durch Wasserdampfdestillation gewinnen lässt (hauptsächlich aus Lamiaceen wie Pfefferminze, Lavendel und Melisse). Das Korkgewebe der Steineiche ist landläufig als »Kork« bekannt.

13.4 Absorptionsgewebe

Die Rhizodermis ist ein Absorptionsgewebe.

Die **Rhizodermis**, das Hautgewebe der Wurzel, hat die Funktion der Aufnahme des Bodenwassers mit den darin gelösten Mineralstoffen. Ihre Zellen sind dünnwandig, nicht verzahnt, schließen aber lückenlos. Nach Erreichen der endgültigen Größe stülpt sich die mittlere Partie der Zellaußenwand einzelner Rhizodermiszellen unter Vorauswandern des Zellkerns hervor. Die so entstehenden Wurzelhaare sind sehr kurzlebig und sterben mit den übrigen Rhizodermiszellen früh, meist nach wenigen Tagen, ab (Abb. 14.3). Die Exodermis übernimmt dann den Schutz der Wurzel (Kap. 14.2).

Eliminationsgewebe

13.5

Die Ausscheidung von Stoffen bezeichnet man auch als **Elimination**. Ausgeschiedene Stoffe, die im Laufe des Stoffwechsels weitgehend abgebaut werden und für die Pflanze keine weitere erkennbare Bedeutung mehr haben, bezeichnet man als **Exkrete**. Sind diese Stoffe keine Endprodukte, sondern noch brauchbare Assimilate, werden sie als **Sekrete** bezeichnet. Eine scharfe Grenze zwischen beiden ist allerdings nicht zu ziehen. Durchlaufen Stoffe den Pflanzenkörper unverändert (H_2O, Cl^-, Na^+, Ca^{2+}), so bezeichnet man sie als **Rekrete**.

Pflanzen können Stoffe als Exkrete und Sekrete ausscheiden.

Praxisbeispiel

Der Ausscheidungs- oder Eliminationsvorgang erfolgt häufig durch oder in besonderen Strukturen. Die Ablagerung kann innerhalb der Zellen erfolgen (**intrazelluläre Elimination**) oder die Stoffe werden aus der Zelle entfernt (**extrazelluläre Elimination**). Die Eliminationsprodukte umfassen eine große Zahl an Substanzen, die für die pharmazeutische Verwendung wichtig sind, wie ätherische Öle, Harze, Balsame, Milchsäfte etc. Die ätherischen Öle werden oft in epidermalen Drüsenhaaren (**o** Abb. 13.6) oder Drüsenschuppen erzeugt (**o** Abb. 13.7). Auch einzeln vorkommende Ölzellen (Kalmus: *Acorus*, **o** Abb. 13.1) sind nicht selten.

Drüsenhaare, die ja auch ein Eliminationsgewebe darstellen, wurden bereits oben beschrieben. In anderen Fällen werden solche Exkrete in einem Epithel gebildet, das die sog. **Öl-** oder **Harzkanäle** (oder Öl- oder Harzbehälter) auskleidet (**o** Abb. 13.9). Dies entspricht einer Elimination in Interzellularen. Die Kanäle können das Grundgewebe bestimmter Pflanzenteile oder ganzer Pflanzen durchziehen und sind gelegentlich zusätzlich mit einer sklerenchymatischen Scheide umgeben. Sie entstehen entweder durch stärkeres Auseinanderweichen der sich bildenden Drüsenzellen oder Epithelien, so dass kammerartige oder gangförmige Interzellularräume entstehen, die exkreterfüllt sind (**schizogene** Behälter, bei vielen Rutaceen, Umbelliferenfrüchten), **o** Abb. 13.9, oder durch Auflösung aneinandergrenzender Wände der sezernierenden Drüsenzellen (**lysigene** Räume, bei Myrtaceen, *Eucalyptus* etc.).

Schizogene und lysigene Exkretbehälter

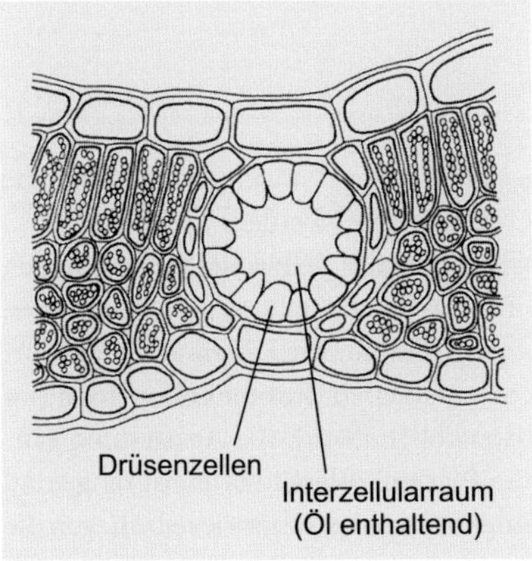

o Abb. 13.9 Schizogener Ölbehälter im Blattquerschnitt beim Johanniskraut (*Hypericum perforatum*)

13

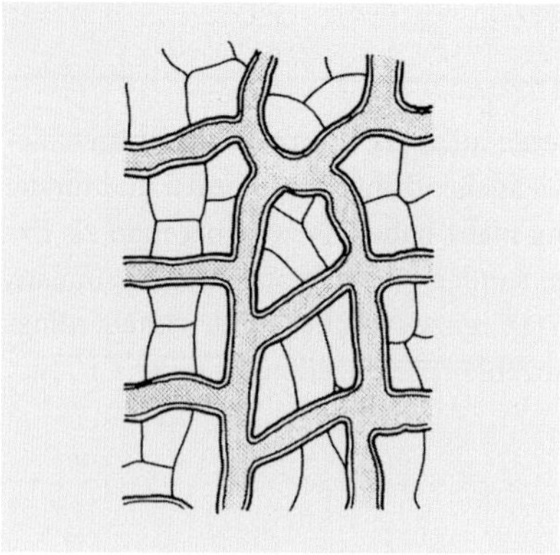

○ Abb. 13.10 Netzförmig verbundene gegliederte Milchröhren, erkennbar im tangentialen Längsschnitt der Wurzel von *Taraxacum*

Milchröhren enthalten einen Latex.

Die **Milchröhren** treten in verschiedenen Pflanzengruppen auf. Die **ungegliederten Milchröhren** stellen schlauchförmige, verzweigte Zellen mit Spitzenwachstum dar, die, von den Meristemen ausgehend, die gesamte Pflanze durchziehen (z. B. bei vielen Euphorbiaceen und Moraceen). Dagegen sind die **gegliederten Milchröhren** anastomosierende Zellreihen, die durch Zellfusion entstehen, sodass ein ganzes Milchröhrennetz daraus hervorgeht. Der **Milchsaft (Latex)** entspricht damit der Vakuolenflüssigkeit der Zellen. *Hevea brasiliensis* (Kautschukbaum) gehört unter den Euphorbiaceen (Wolfsmilchgewächse) zu dieser Gruppe, aber auch die milchsaftführenden Cichoriaceen (○ Abb. 13.10) und Papaveraceen.

Verdauungsdrüsen und Nektarien

Auch die **Verdauungsdrüsen** der Insektivoren, die enzymhaltige Sekrete absondern, und die **Nektarien** (Drüsen, die zuckerhaltige Säfte ausscheiden) sind Bildungen, die typische Eliminationen bestimmter Stoffe durchführen. Nektarien sind bekannt aus Blüten, wo sie Nektar zur Belohnung für die Bestäuber anbieten, aber auch viele Beispiele extrafloraler (d. h. außerhalb der Blüte) Nektarien gibt es, z. B. an Nebenblättern mancher Leguminosen.

Merke

Viele Eliminationsprodukte der Pflanzen wie ätherisches Öl, Latex und Harz, stellen wertvolle pharmazeutische Grundstoffe dar.

13.6 Festigungsgewebe

Mit zunehmender Vergrößerung und Ausgestaltung der Pflanzen erhöhen sich die Anforderungen, die an die Festigkeit ihrer Organe gestellt werden.

Kollenchym: lebende Zellen mit Zellulose-Wandversteifungen

Beim **Kollenchym** werden häufig nur gewisse Teile der Zellwand lebender Zellen verdickt und zwar meist durch kräftige Pektin- und Cellulose-Auflagerungen (Kap. 3.1.1). Die Zellwände sind stets geschichtet. Sind nur die Längskanten prosenchymatischer Zellen (○ Abb. 13.11) verdickt, so entsteht ein **Kantenkollenchym** (im Querschnitt sieht man verdickte Ecken = Eckenkollenchym). Bei Aussteifung ganzer Längswände (○ Abb. 13.11) entstehen beim **Plattenkollenchym** meist tangential liegende Platten. Beim **Lückenkollenchym** interzellularenreicher Gewebe liegen die Verdickungsleisten stets um den Interzellularraum herum. Kollenchyme finden sich

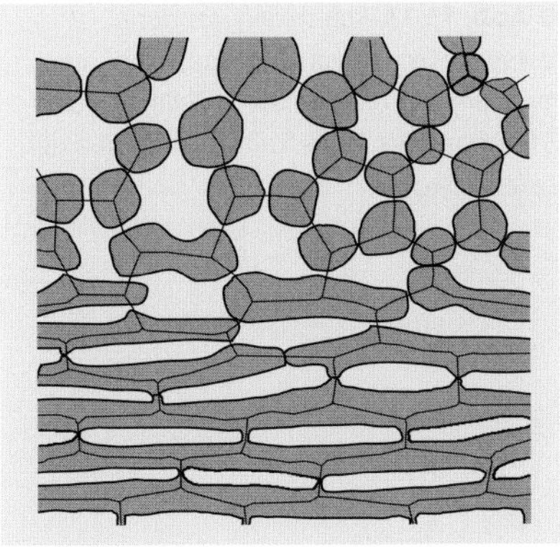

Abb. 13.11 Kanten-(Ecken-)Kollenchym (obere Hälfte) und Plattenkollenchym (untere Hälfte) im Querschnitt durch den Blattstiel des Huflattich (*Tussilago farfara*)

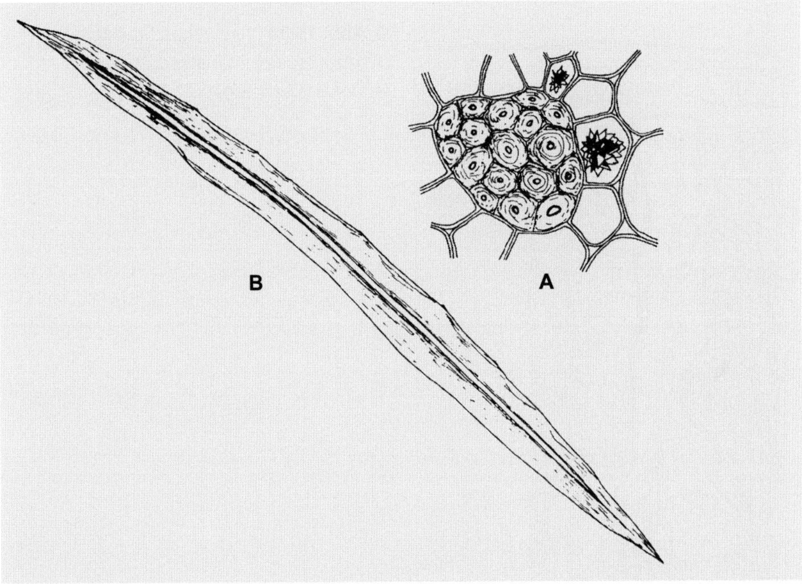

Abb. 13.12 Sklerenchymfasern. **A** kleines Faserbündel aus Condurangorinde (*Marsdenia condurango*) im Querschnitt, daneben Kristallzellen mit Oxalatdrusen. **B** einzelne Faser aus Zimtpulver (*Cinnamomum zeylanicum*) in Längsansicht

bevorzugt in noch wachsenden Pflanzenteilen, da diese sich ändernden Spannungsverhältnissen anpassen müssen.

Sklerenchym: tote Zellen

Beim **Sklerenchym** sind die Zellen abgestorben. Ihre Zellwände sind sehr stark durch Auflagerungen von Cellulose verdickt, in der Regel mit Lignineinlagerungen (Kap. 3.2). Prosenchymatische Zellen werden dann zu **Fasern**. Ihr Lumen kann sehr eng sein (Abb. 13.12). Zusammenliegende Fasern stellen als Faserbündel mechanisch sehr feste Gewebe dar.

Steinzellen haben oft ausgeprägte Tüpfelkanäle.

Steinzellen (Brachysklereiden) sind rundliche Zellen. Ihre verdickte Wand ist oft sehr dicht von Tüpfelkanälen durchzogen (Abb. 13.13, Abb. 13.14).

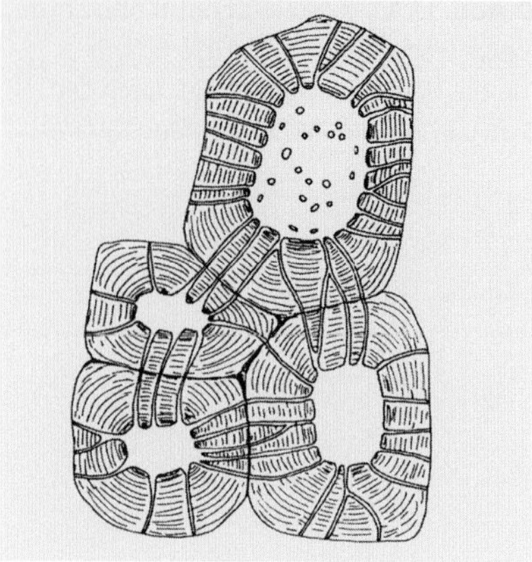

Abb. 13.13 Steinzellen aus dem Sklerenchymring von Zimtrinde (*Cinnamomum zeylanicum*); bei einer Zelle sind die Öffnungen der Tüpfelkanäle im Lumen der Zelle gezeigt.

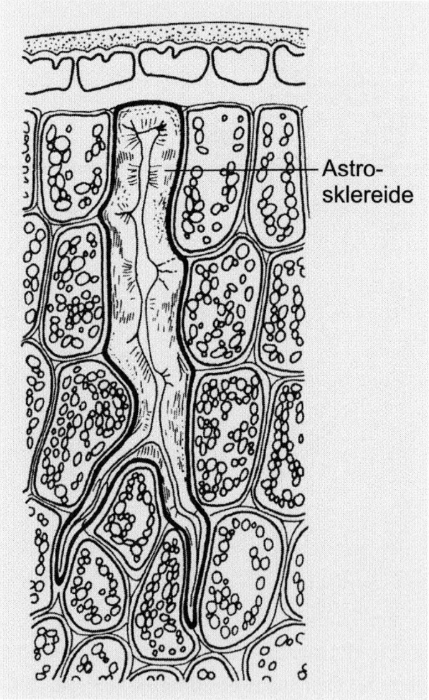

Abb. 13.14 Verzweigte Steinzelle (Astrosklereide) im Blatt von *Camellia japonica* (Theaceae)

Die Festigungsgewebe sind in den pflanzlichen Organen nach bestimmten Prinzipien angeordnet. Bei Beanspruchung auf Biegungsfestigkeit liegen die Festigungselemente zweckmäßigerweise peripher, wie dies normalerweise in Sprossorganen der Fall ist. Bei Beanspruchung pflanzlicher Organe auf Zug, etwa bei Stängeln flutender Wasserpflanzen und bei Wurzeln, sind die Festigungselemente in der Regel zentral zu einem kabelartigen Strang vereinigt.

Merke

Diese Festigkeit des Pflanzenkörpers gegen mechanische Beanspruchungen wie Eigengewicht und Wind wird durch elastische Spannung der Zellwände (Turgor und Gewebespannung) aufgrund osmotischer Wirkungen, mehr noch durch dauerhafte Verstärkung und Versteifung von Zellwänden, also durch Bildung mechanischer Elemente, gewährleistet.

Leitgewebe 13.7

Wie die Ausbildung der mechanischen Gewebe, so hängt auch die der Leitgewebe aufs engste mit der phylogenetischen Entwicklung der Landpflanzen zusammen. Kleine Moospflänzchen bilden meist noch kein Leitgewebe aus; sie kommen mit dem kapillaren Transport des Wassers an der Oberfläche der Pflänzchen aus. Einige Gruppen bilden durch Streckung einzelner Zellen einen zentral gelegenen Zellstrang als Wassertransportgewebe. Bei Farnen, Gymnospermen und Angiospermen werden hochspezialisierte Leitgewebe ausgebildet.

Wasser sowie Assimilate und Nährstoffe werden durch Leitgewebe transportiert.

Merke

Während der Wasser- und Nährsalzstrom die Pflanze von der Wurzel zum Spross durchzieht, führt unabhängig davon ein Strom organischer Nährstoffe von den Blättern an die Stellen des Verbrauchs bzw. der Speicherung.

Die häufige Gegensinnigkeit der Strömungsrichtung, wie auch physiologische Eigengesetzlichkeit beider Vorgänge, bedingt die Ausbildung zweier Leitsysteme, die in der Regel zu einem **Leitbündel** zusammengefasst sind.

Ein vollständiges Leitbündel ist dementsprechend aus zwei Hauptteilen mit jeweils mehreren Gewebetypen zusammengesetzt (◘ Tab. 13.2).

Xylem (Wassertransport) und Phloem (Nährstofftransport, Assimilate) sind zu Leitbündeln zusammengefasst.

Merke

Die Gefäße und Tracheiden des Xylems dienen dem Wassertransport, die Siebröhren im Phloem dem Assimilattransport.

Die Mechanismen des jeweiligen Transports sind bislang noch nicht eindeutig geklärt. Die Kohäsionstheorie des **Wassertransports** postuliert einen passiven **Langstreckentransport im Xylem**, auch bis in die höchsten Spitzen hoher Bäume, der Assimilattransport hingegen erfordert aktive Prozesse, wobei unter Energieverbrauch das **Phloem mit Assimilaten beladen** und an den Stellen des Verbrauchs entladen wird.

Die Leitbündel dienen in der Pflanze dem **Ferntransport** über längere Strecken (Langstreckentransport). Der **Mittelstreckentransport** von Zelle zu Zelle verläuft vor allem in den Zellwänden. Der **Radialtransport**, etwa im Markstrahlparenchym, ist dafür ein Beispiel. Als **Kurzstreckentransport** bezeichnet man den intrazellulären Transport und den Transport durch Membranen. Alle Transportwege stehen in enger Beziehung zueinander.

◘ **Tab. 13.2** Aufbau des Leitbündels

Organ	Gewebe	Zellen
Vollständiges Leitbündel	Sklerenchym	Tracheiden, Gefäße, Xylemparenchym
	Xylem (Hadrom)	
	(faszikuläres Kambium)	
	Phloem (Leptom)	Siebröhren, Geleitzellen, Phloemparenchym
	Sklerenchym	

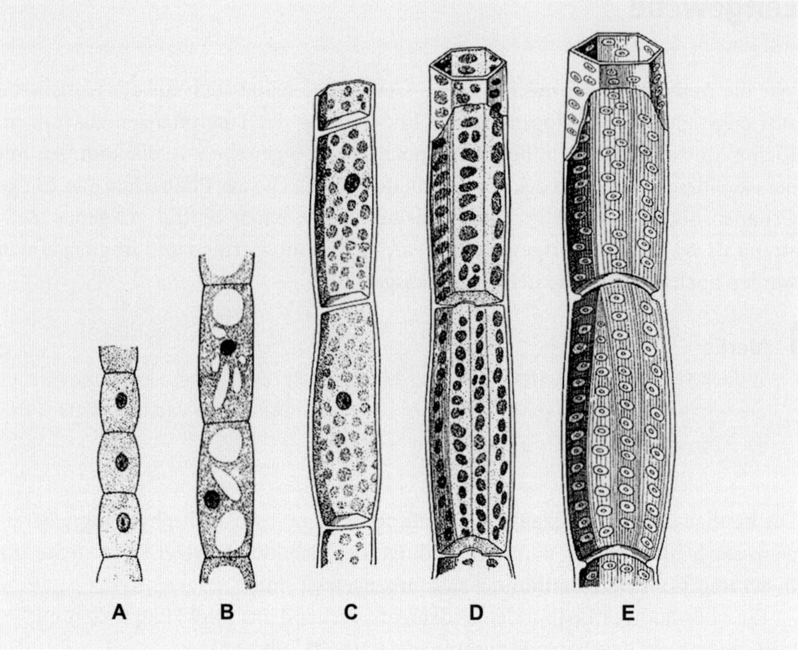

○ Abb. 13.15 Entstehung eines Hoftüpfelgefäßes. **A–C** Zellstreckung, **C–E** Zellwandverstärkung, **D–E** Auflösung der Protoplasten und der Querwände

Xylem: Tracheen und Tracheiden

Die Leitelemente des **Xylems** sind die **Tracheiden** und die Gefäßelemente (**Tracheenglieder**). Die Querwände der Tracheenglieder sind perforiert, d. h. bis auf einen wandständigen Wulst aufgelöst, sodass **Tracheen (Gefäße)** von erheblicher Länge entstehen. Diese durchgängigen Röhren (Kapillaren) bestehen aus Tausenden von Tracheengliedern. Tracheiden (bei Gymnospermen) weisen hingegen noch (meist schräg gestellte) Querwände auf.

Merke
Funktionell sind die Gefäße (Tracheen) leistungsfähiger; sie sind phylogenetisch jünger als Tracheiden.

Tracheen und Tracheiden nehmen ihre Funktion erst nach Absterben ihres Protoplasten auf (○ Abb. 13.15). Länge und Weite der Gefäße stehen in enger Beziehung zum Wasserverbrauch der Pflanze. Wegen des Unterdrucks als Folge der Zugspannung, die auf die in den Kapillarröhren nach oben gezogenen Wasserfäden bei starker Transpiration wirkt, ist eine Aussteifung der Gefäßwände erforderlich. In wachsendem Gewebe findet man fast nur **Ring**- und **Schraubengefäße** (○ Abb. 13.16). Sie können sich bis zu einem gewissen Grade Form- und Längenänderungen im Gewebe noch anpassen. Die **Wandversteifungen** der Netz- und Tüpfelgefäße und der besonders weitlumigen dickwandigen Hoftüpfelgefäße sind dagegen kaum mehr dehnbar (○ Abb. 13.16 D, E).

Die Gefäße sind jeweils lückenlos umgeben von Xylemparenchym und begleitenden Gefäßen bzw. Tracheiden, um der Gefahr einer Embolie (Luftbläschen im

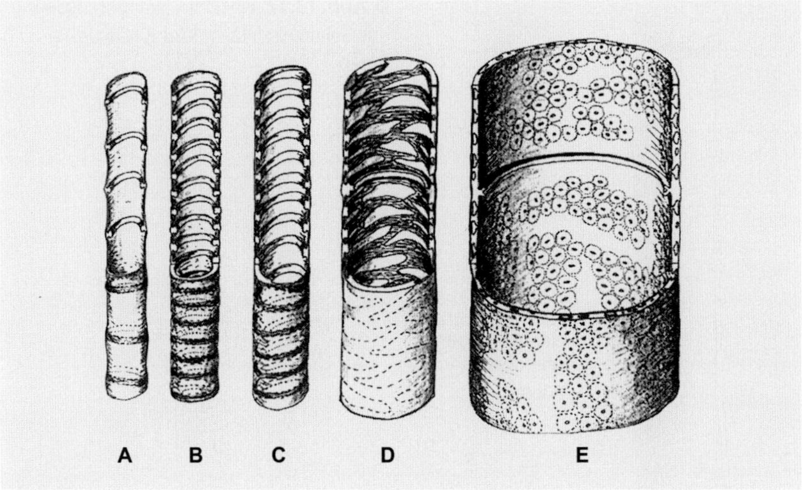

Abb. 13.16 Verschiedene Gefäßtypen mit unterschiedlichem Durchmesser. **A, B** Ringtracheen, **A** stärker gedehnt; **C** Schraubentrachee, **D** Netztrachee, **E** Hoftüpfeltrachee. Alle Gefäße sind im oberen Teil der Länge nach aufgeschnitten.

Kapillarfaden) durch eindringende Luft aus Interzellularen der benachbarten Gewebe vorzubeugen.

Phloem: Siebröhren. Sie sind kernlose, lebende Zellen.

Die Leitungselemente im **Phloem** sind die **Siebröhren** (Abb. 13.17). Zwar stellen sie wie die Gefäße längsorientierte Zellen dar, aber sie sind während der Dauer ihrer Funktionstüchtigkeit lebend, besitzen Plasma und Vakuole (ohne Tonoplast), im ausgewachsenen Zustand bei Angiospermen aber keinen Kern mehr. Bei Gymnospermen treten noch kernhaltige Siebröhren auf, die man daher besser **Siebzellen** nennt, meist ohne Geleitzellen. Die Querwände, nicht selten auch Teile der Längswände, sind siebartig durchlöchert (**Siebplatten**), sodass eine ausgiebige plasmatische Verbindung zwischen benachbarten Zellen besteht. Die Zellwände sind dünn und unverholzt. Die meisten Siebröhren fungieren nur ein Jahr, dann bedecken sich ihre Siebplatten zunehmend mit Kallose (unverzweigtes β-1,3-Glucan), die bei manchen Arten im Frühjahr wieder aufgelöst wird.

Bei der Bildung der **Siebröhren** wird durch inäquale Längsteilung eine **Geleitzelle** abgespalten, die sich noch ein- oder zweimal quer teilen kann. Sie besitzt einen großen Kern und ist plasmareich (Abb. 13.17). Durch zahlreiche Plasmodesmen mit der zugehörigen Siebröhre verbunden, bilden beide eine physiologische Einheit. Auch die Siebröhren sind in einem Parenchym, in das Phloemparenchym, eingebettet. Der Bau der Siebröhren lässt auf einen Transportmechanismus schließen, der von dem in den Gefäßen des Xylems völlig verschieden ist.

Im Xylem wird Wasser **passiv** transportiert, im Phloem werden Assimilate **aktiv** transportiert.

Auch die Tatsache, dass manche Stoffe nach oben transportiert werden, während gleichzeitig andere in den Siebröhren nach unten wandern (**bidirektioneller Transport**), gibt Hinweise auf die aktiven Transportvorgänge in diesen Zellen. Daher ist auch eine Hemmung durch Atmungsgifte möglich.

Die **Leitbündel** setzen sich aus Xylem- und Phloemsträngen zusammen. Sie sind stets von einer interzellularenfreien Scheide umgeben. Diese ist entweder nur parenchymatisch oder aber sklerenchymatisch (**Sklerenchymscheide**). Die Zellen in einer parenchymatischen Leitbündelscheide enthalten kleine Stärkekörner (Stärke-

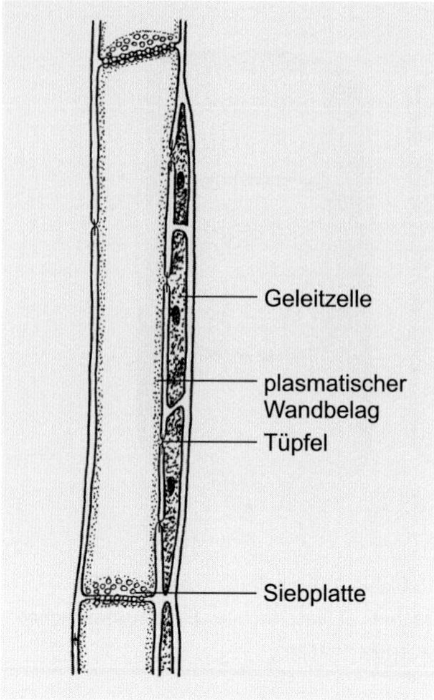

Abb. 13.17 Einzelnes Siebröhrenglied mit Geleitzellen beim Kürbis (*Cucurbita pepo*)

scheide), die als **Statolithenstärke** (in Amyloplasten) über Wuchsstoffsteuerung das negativ gravitrope Wachstum (vom Erdmittelpunkt weg) ermöglicht.

Die Leitbündel durchziehen die Pflanze ununterbrochen von der Wurzel bis in die Spitzen der Sprosse und Blätter. Der Bau der Leitbündel wird bei der Verästelung im Blatt in Form der Blattnerven immer einfacher; schließlich enden einzelne tracheidale Elemente im Parenchym des Blattmesophylls.

Je nach den Lagebeziehungen der Phloem- und Xylemstränge zueinander werden verschiedene **Leitbündeltypen** unterschieden, die teilweise organ- bzw. gruppenspezifisch sind (Tab. 13.3).

Tab. 13.3 Leitbündeltypen, schematische Übersicht über je ein einzelnes Bündel. Zur Anordnung der Bündel im Spross siehe Abb. 15.7

Typ		Vorkommen	Schemat. Aufbau im Querschnitt
Konzentrische Bündel	Hadrozentrisch (mit Innenxylem)	Farnrhizome	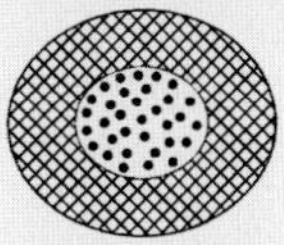
	Leptozentrisch (mit Innenphloëm)	Monokotylenrhizome	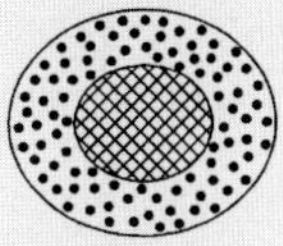
Kollaterale Bündel	Geschlossen kollateral	Monokotylensprosse und -rhizome	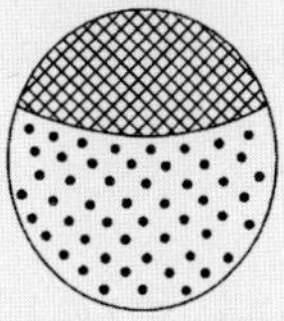
	Offen kollateral	Dikotylensprosse und -rhizome	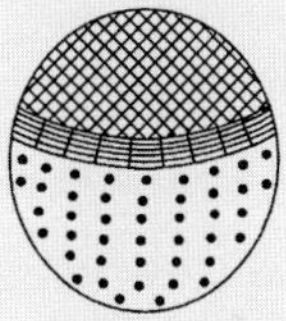
	Bikollateral (mit intraxylärem Phloëm)	bei einigen Dikotylen-Familien, wie Solanaceae, Cucurbitaceae, Gentianaceae	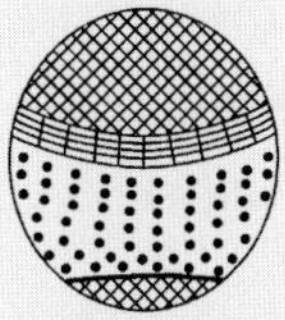
Radiäre Bündel	Radial oligarch (di-, tri-, tetr-, pent-, hexarch)	Wurzeln von Nichtmonokotylen, Gymnospermen	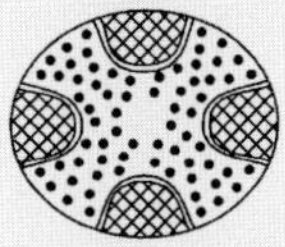
	Radial polyarch	Wurzeln von Monokotylen (oft mit Parenchym oder Sklerenchym im Zentrum)	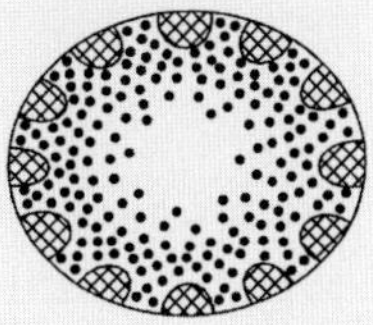

Synopse

Zusammenfassung

- Meristeme sind Bildungsgewebe, die sich in primäre und sekundäre Meristeme unterscheiden lassen.
- Das Grundgewebe wird von Parenchymzellen aufgebaut.
- Es gibt primäre und sekundäre Abschlussgewebe. Die Epidermis ist ein primäres Abschlussgewebe; Korkzellen stellen typischerweise sekundäres Abschlussgewebe dar.
- Die Rhizodermis ist ein Absorptionsgewebe.
- Viele pharmazeutisch relevante Stoffe wie ätherisches Öl, Harz und Latex werden durch Eliminationsgewebe gebildet.
- Kollenchymatisches Festigungsgewebe ist lebendig, sklerenchymatisches ist tot.
- Ein Leitbündel ist ein typisches Leitgewebe, was aus Xylem und Phloem besteht. Die Strömungsrichtungen von Xylem und Phloem sind entgegengesetzt; das Xylem transportiert Wasser von unten nach oben, das Phloem Assimilate von oben nach unten.

Fragen

Wiederholungsfragen

1. Nennen Sie unterschiedliche Gewebstypen, die pharmazeutische relevante Stoffe bilden und speichern!
2. Was ist die Aufgabe von Festigungsgewebe?
3. Über welche Wege kann in einer Pflanze Wasser in eine einzelne Zelle gelangen?

Literatur

Am Ende von Kap. 17.

Die Wurzel der Kormophyten

14

Inhaltsvorschau

Die Wurzel hat die Aufgabe, die notwendigen mineralischen Nährstoffe und Wasser dem Boden zu entnehmen und die Pflanze fest im Boden zu verankern, sodass das oberirdische Sprosssystem genügend Halt hat. Morphologie und Anatomie kennzeichnen die Wurzel und unterscheiden sie eindeutig von der Sprossachse. Beide können sekundäres Dickenwachstum aufweisen und verholzen, dann wird ihre Struktur sehr ähnlich. Die Wurzel ist nicht selten Syntheseort für Substanzen (Hormone, sek. Inhaltsstoffe), die dann in den Spross geleitet werden.

14.1 Morphologie der Wurzel

Die Wurzel ist typischerweise reich verzweigt.

Dem reich gegliederten, oberirdischen Blätterwerk steht ein reich verzweigtes, unterirdisches Wurzelsystem gegenüber; es ist die verborgene andere Hälfte einer Pflanze. Vom Spross unterscheidet sich die Wurzel dadurch, dass sie niemals Blätter trägt. Die Wurzel ist ferner durch ihren anatomischen Aufbau, z. B. durch ein **radiär gebautes, zentral liegendes Leitbündel**, gekennzeichnet. Gleich dem Spross wächst die Wurzel mit einem **Vegetationskegel**, der jedoch von einer **Wurzelhaube** (Kalyptra) umhüllt ist (○ Abb. 14.1, ○ Abb. 15.2). Die meristematische Zone des Vegetationskegels geht bei Höheren Pflanzen ohne scharfe Grenze in die Zellstreckungszone über. Im Gegensatz zur Sprossachse ist das Streckungswachstum der Wurzel ausschließlich auf diesen Bereich beschränkt. Die in der Regel wenige Millimeter lange Streckungszone geht dann ebenfalls ohne scharfe Grenze in die Wurzelhaar- und Differenzierungszone über (○ Abb. 14.1).

Genau wie beim Spross kann man auch bei der Wurzel zwischen gabeliger und seitlicher Verzweigung unterscheiden. Die **dichotome** Verzweigung kommt selten vor (Pteridophyten, Orchideen). Die **seitliche** Verzweigung ist die vorherrschende Verzweigungsform bei den Wurzeln der Samenpflanzen. Die Zahl der Seitenwurzeln hängt stark von den Bodenverhältnissen ab. In sterilen Sandböden werden weit weniger Wurzeln gebildet als in fruchtbarem Lehm. Das führt zu einer zonenweisen Wurzelbildung in Böden, in denen wasser- oder nährstoffarme und -reiche Schichten abwechseln.

Allorrhize Bewurzelung

Die Bewurzelungssysteme lassen sich im Wesentlichen zwei verschiedenen Typen zuordnen (○ Abb. 14.2). Unter **allorrhizer** Bewurzelung versteht man solche, die durch Verzweigung der Hauptwurzel zustande kommen (○ Abb. 14.2 A). Das gesamte Wurzelsystem solcher Pflanzen lässt sich also aus der ursprünglich am Keimling vorhandenen Wurzelanlage herleiten. Dies ist verwirklicht beim Pfahlwurzelsystem vieler Kräuter und Bäume. Bei den Flachwurzlern sind zudem einige Seitenwurzeln sehr stark ausgebildet, sodass es zu einem oberflächennahen und weit reichenden Wurzelsystem kommt.

Homorrhize Bewurzelung

Eine Pflanze, deren Bewurzelung sich in erster Linie aus sprossbürtigen Wurzeln zusammensetzt, nennt man **homorrhiz** bewurzelt (○ Abb. 14.2 B). Typisch homorrhize Bewurzelung zeigen die Pteridophyten, bei deren Keimlingen sich der dem

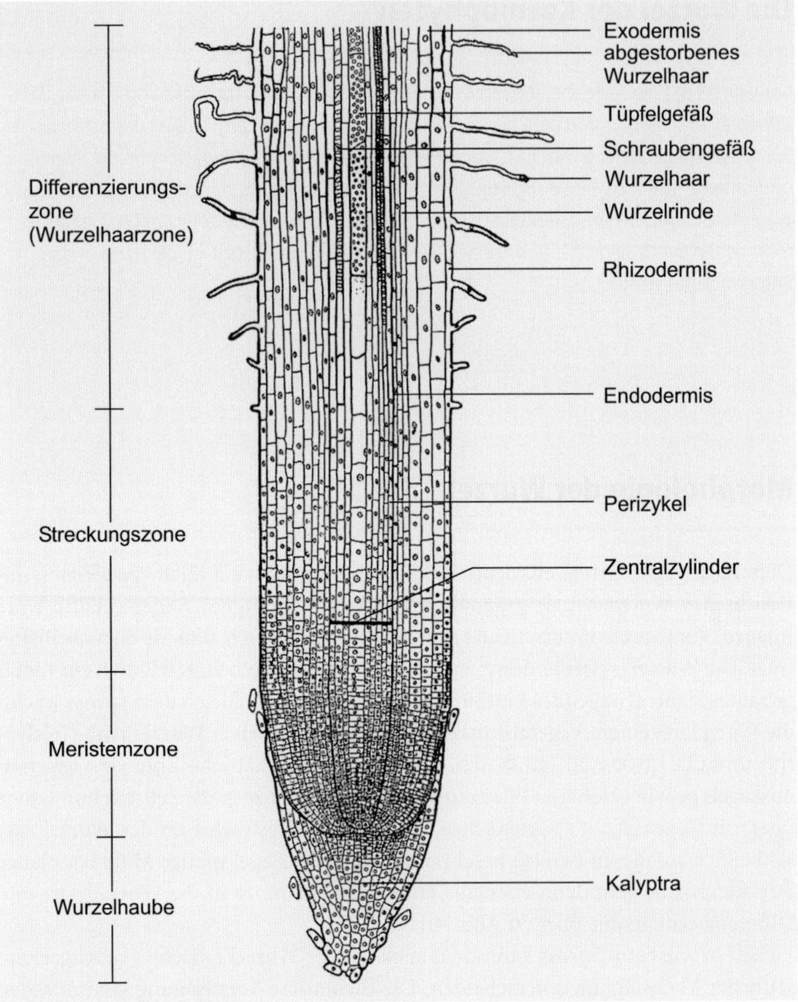

Abb. 14.1 Bau der Wurzelspitze, im Längsschnitt

Spross gegenüberliegende Wurzelpol nicht weiter entwickelt (Abb. 15.2 A). Bei diesen Pflanzen entsteht daher die gesamte Bewurzelung von vornherein sprossbürtig (primäre Homorrhizie). Bei den **Monokotylen** spricht man von **sekundärer Homorrhizie**, da bei ihrem Wurzelsystem primär eine Hauptwurzel ausgebildet wird, diese aber frühzeitig mehr oder weniger verloren geht und durch sprossbürtige Bewurzelung ersetzt wird (Abb. 15.2 C, Abb. 14.2 B).

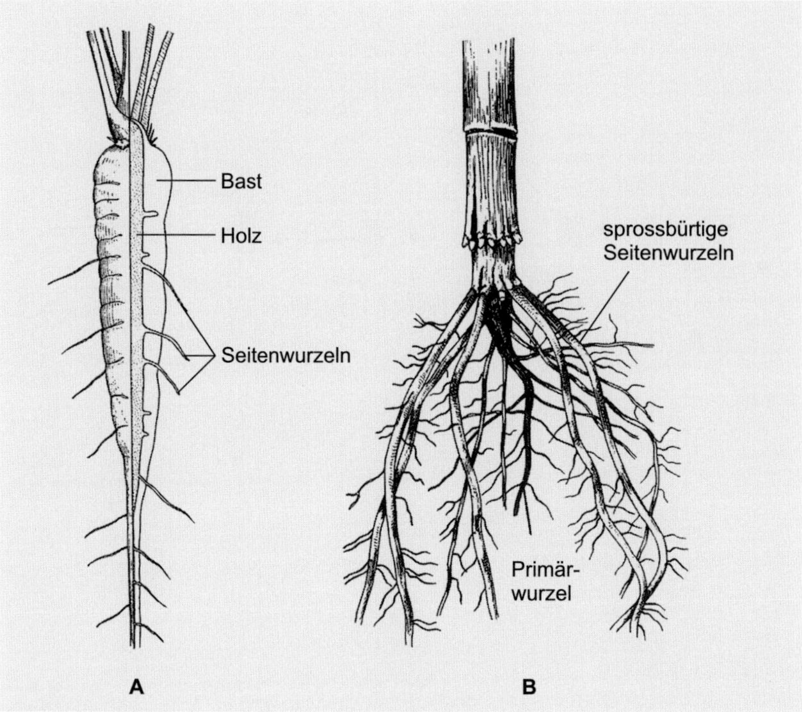

○ Abb. 14.2 Bewurzelungstypen. **A** allorrhize Bewurzelung bei einer Möhre (*Daucus carota*), links in Aufsicht, rechts im Längsschnitt, **B** sekundär homorrhize Bewurzelung beim Mais (*Zea mays*)

Anatomie der Wurzel 14.2

Der Vegetationspunkt der Wurzel enthält eine oder mehrere Scheitelzellen.

Ebenso wie beim Vegetationskegel des Sprosses der Spermatophyten gibt es auch bei dem der Wurzel (○ Abb. 14.1) mehrere Initialzellen, aus denen die verschiedenen Zellschichten hervorgehen. Bei den meisten Pteridophyten wird der **Wurzelvegetationspunkt** – wie bei den Sprossen – von einer **Scheitelzelle** eingenommen, die sich nach vier Seiten hin teilen kann.

Bei den Monokotylen wächst die Wurzelhaube aus einer eigenen Schicht von **Initialzellen** aus, die scharf vom übrigen Gewebe getrennt liegen. Bei den meisten Dikotylen haben die Wurzelhaube und die Rhizodermis jedoch eine gemeinsame **Initialschicht**. Durch antikline Teilungen entstehen die späteren Rhizodermiszellen. Dadurch, dass sich die ganze Gruppe dieser Initialen periklin teilt, bildet sich von Zeit zu Zeit eine Schicht neuer Wurzelhaubenzellen.

Die **Wurzelhaube (Kalyptra)** besteht aus wenig differenzierten Zellen von kurzer Lebensdauer. Die Mittellamellen der peripheren Zellen verschleimen frühzeitig. In dieser eigenen Schleimmasse wird der Wurzel das Durchdringen der kapillaren Räume zwischen den Bodenteilchen erleichtert. Dabei werden die verschleimten Zellen der Kalyptra ständig abgeschilfert und müssen fortwährend durch neue Zellen ersetzt werden. Die Kalyptra dient also dem Wurzelvegetationskegel als Schutzorgan, wenn dieser beim Wachstum der Wurzel zwischen den Bodenteilchen vorge-

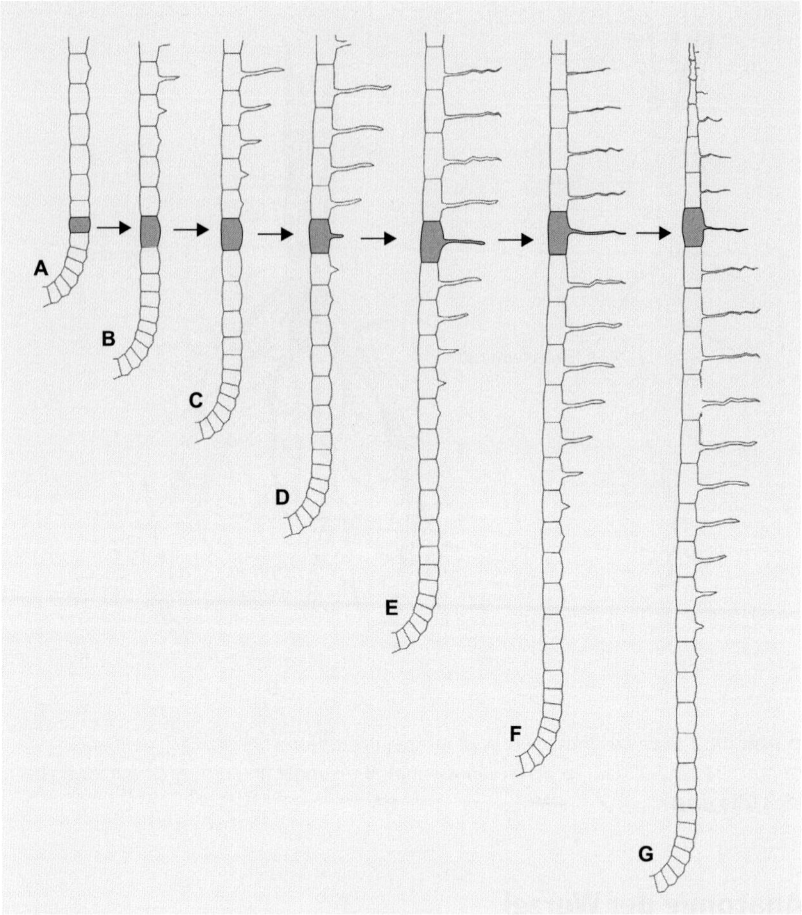

○ Abb. 14.3 Stadien der Bildung von Wurzelhaaren. Der örtlichen Abfolge (bei **G**) entspricht die zeitliche Abfolge (**A–G**, punktierte Zelle)

schoben wird. Bei Trockenheit oder Kälte, wenn das Wachstum der Wurzel eingestellt wird, können die äußeren Zelllagen der Kalyptra verkorken. Die inneren Zellen besitzen in sehr vielen Fällen leicht bewegliche Stärkekörner, die bei der Aufnahme des Schwerereizes und der Orientierung der Wurzel im Schwerefeld der Erde eine Rolle spielen (**Geotropismus = Gravitropismus**).

Wurzelhaare leben nur wenige Tage.

Die **Rhizodermis** umgibt als einzellige Schicht die Wurzel. Die meisten Rhizodermiszellen (bei Gräsern jede zweite) wachsen, sobald sie nicht mehr von der Wurzelhaube bedeckt werden, zu **Wurzelhaaren** aus (○ Abb. 14.3) Im Boden erreichen diese eine Länge von etwa 0,1 bis 0,8 mm.

Sie sind sehr kurzlebige Gebilde. Einige Millimeter von der Wurzelspitze entfernt sterben sie gemeinsam mit den Rhizodermiszellen ab (○ Abb. 14.3). Die Oberfläche der Wurzel wird durch die Wurzelhaare (beim Mais etwa 400 pro mm^2) um den Faktor 5–20 vergrößert. Rhizodermis und Wurzelhaare sind sehr zartwandig und gekennzeichnet durch einen hohen Pektinanteil in der äußeren Zellwand. Ihre Hauptaufgabe, die Wasserabsorption, wird einerseits ermöglicht durch innigen Kontakt mit der Oberfläche der Bodenteilchen und deren kapillar festgehaltenen

Wasserfilmen, andererseits durch das ständige Wachstum, die dauernde Neubildung von Wurzelhaaren in immer neuen Bodenbereichen und der damit erfolgenden steten Aufnahme neu erschlossenen Bodenwassers.

Merke
Die Nährstoffaufnahme erfolgt hauptsächlich über die Wurzelhaare, die sich jedoch nur in der Nähe der Wurzelspitze befinden. Die Wurzelhaare sind kurzlebig und sterben gemeinsam mit den Rhizodermiszellen ab. Das nachfolgend gebildete Abschlussgewebe (Exodermis) zeigt nur beschränkte Resorptionseigenschaften.

Beim Absterben der Wurzelhaare übt ihr saurer Zellsaft eine gewisse lösende Wirkung auf die Bodenteilchen aus, ebenso wie auch das Atmungs-CO_2. Auf diese Weise gehen auch schwerer lösliche Nährsalze in Lösung, werden damit pflanzenverfügbar und können über die Wurzel aufgenommen werden.

Veranschaulichung: Mineralsalzaufnahme der Wurzeln
Die Mineralsalzaufnahme der Pflanzen der Erde pro Jahr liegt in der Größenordnung von 5×10^9 t. Sie übertrifft damit die Bergbauaktivitäten des Menschen.

Nach dem Absterben der Rhizodermis tritt eine Verkorkung der äußersten oder mehrerer äußerer Zellschichten der Wurzelrinde ein; es bildet sich die **Exodermis**, also dass Abschlussgewebe der Wurzel gegen den Boden. Diese Exodermis kann ein- oder mehrschichtig sein. Auch die **Suberinisierung** ihrer Zellwände kann sehr unterschiedlich sein. Nicht selten bleiben einzelne Zellen unverdickt und fungieren als sogenannte Durchlasszellen. Aber auch in den suberinisierten Zellen ist noch Wasserdurchtritt möglich, da in den Zellwänden für symplasmatischen Transport oft noch Tüpfelkanäle erhalten bleiben.

Die **Wurzelrinde** zeigt meist keine besonderen anatomischen Eigentümlichkeiten. Sie besteht aus gleichförmigen, parenchymatischen Zellen mit kleineren oder größeren Interzellularen. Die Zellen sind oft sehr stärkereich und dienen während Ruheperioden der Pflanze ähnlich wie die Rinde der Sprossachse als Speichergewebe.

Die Endodermis beinhaltet den Caspary-Streifen, der eine Diffusionsbarriere darstellt.

Die **Endodermis**, die innerste Rindenschicht, erfährt eine besondere Differenzierung (○ Abb. 14.4). Im Primärzustand sind die Endodermiszellen dünnwandig und tragen in ihren Radialwänden den **Caspary-Streifen**, der durch Einlagerung von suberinartigen Substanzen und Lignin als Endodermin-Lamelle in der Cellulosewand der Endodermiszellen entsteht. Dieser Streifen umgibt bandartig die Endodermiszellen und ist auf dem Wurzelquerschnitt als lichtbrechender Punkt oder Strich erkennbar (○ Abb. 14.4, ○ Abb. 14.5).

Merke
Der Caspary-Streifen stellt eine Sperre für den apoplasmatischen Transport dar und zwingt den Wasser- und Nährsalzstrom zum Übergang in das symplasmatische System. Dadurch ist für die Pflanze an dieser Stelle eine Regelung und Kontrolle der Stoffleistung nach Art und Menge möglich.

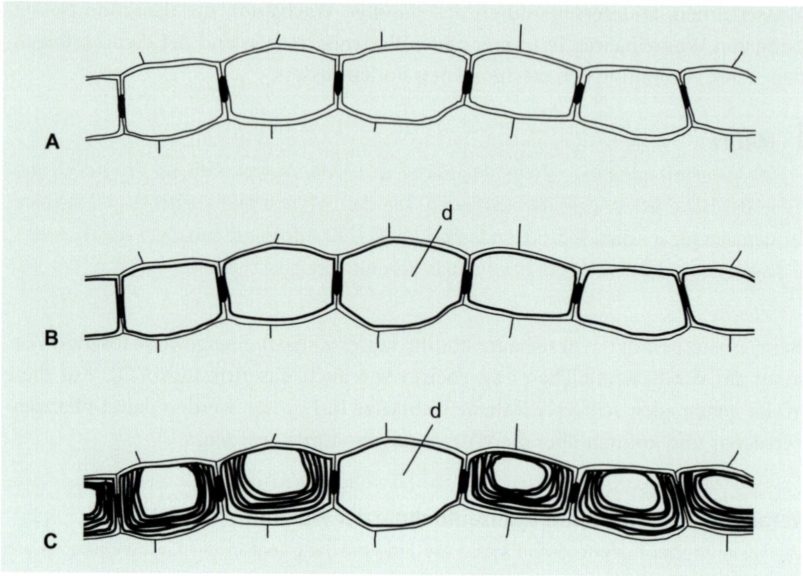

Abb. 14.4 Stadien der Zellwandausprägung der Endodermis. **A** primäre Endodermis mit Caspary-Streifen in den Radialwänden (Endzustand bei Angiospermen mit sekundärem Dickenwachstum), **B** sekundäre Endodermis, allseitige Auflagerung einer Suberinlamelle, einzelne Durchlasszellen (d) bleiben frei (Endzustand bei Gymnospermen), **C** tertiäre Endodermis, Wandverdickungen aus Cellulose und Lignin, einzelne Durchlasszellen (d) unverdickt (Endzustand bei Monokotylen)

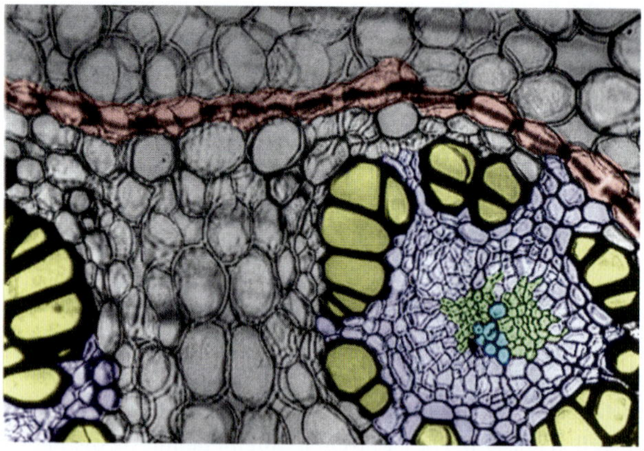

Abb. 14.5 Ausschnitt aus dem Rhizomquerschnitt von *Acorus calamus* mit leptozentrischem Leitbündel; der Caspary-Streifen ist in der Endodermis (rot) als dunkler Streifen zu erkennen. Im Querschnitt sind das Xylem (gelb), das Phloem (grün) und innerhalb des Leitbündels Parenchymzellen (blau) zu erkennen. In Zentrum des Leitbündels befinden sich einige sklerenchymatische Zellen (türkis). Aufnahme nachkoloriert

Da der Wasserstrom durch die Plasmamembran gehen muss, ist ein selektiver Durchtritt auch nur bestimmter Ionen (z. B. Kalium in Kaliumkanälen) in den entsprechenden Kanälen (Wasserporen mit Aquaporinen sog. Kanal- oder Porenproteinen) unter ATP-Beteiligung ermöglicht.

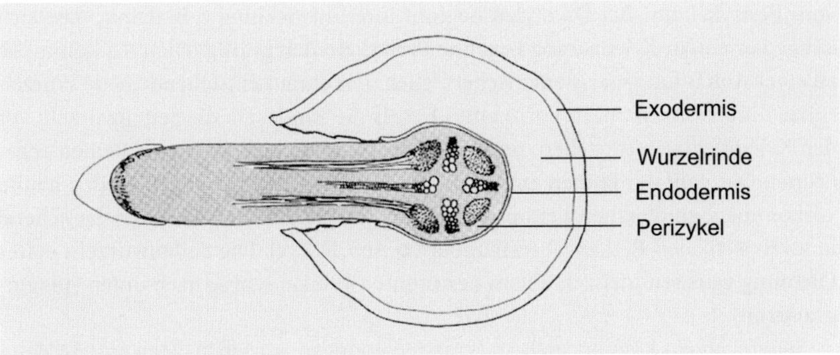

○ Abb. 14.6 Querschnitt durch eine Wurzel mit Seitenwurzelbildung. Ausgehend vom Perizykel sind Endodermis, Rinde und Exodermis aufgerissen (endogene Seitenwurzelbildung).

Durchlasszellen kommen bei der Endodermis und bei der Exodermis vor.

Im Sekundärzustand (○ Abb. 14.4 B) werden die Endodermiszellen noch von einer Korklamelle ausgekleidet, während einzelne, sogenannte **Durchlasszellen** der Endodermis unverdickt bleiben. Schließlich können in einer Tertiärphase (die jedoch meist nur bei Monokotylen erreicht wird) von innen her, besonders an den Radial- und Innenwänden (U-Endodermis, ○ Abb. 14.4 C) oder allseitig (O-Endodermis) verholzte Zelluloseschichten aufgelagert werden. Die tertiäre Endodermis ist damit auch zu einer mechanischen Scheide geworden. Die Durchlasszellen, die bei der sekundären und tertiären Endodermis unverdickt bleiben, liegen jeweils vor den Xylemsträngen des im Inneren liegenden Leitbündels.

Die Rinde umschließt den Zentralzylinder, der meist aus besonderen Initialen hervorgeht. Als äußerste Schicht des Zentralzylinders, die unmittelbar unter der Endodermis verläuft, entsteht der gewöhnlich einschichtige **Perizykel** (○ Abb. 14.1). Seine Zellen bleiben lange undifferenziert und teilungsfähig. Von ihnen geht die Seitenwurzelbildung (○ Abb. 14.6) aus.

Den Hauptteil des **Zentralzylinders** nimmt das radiär gebaute **Leitbündel** ein. Die Elemente des **Xylems** sind **strahlenförmig angeordnet**. Ihre Differenzierung beginnt meist in Perizykelnähe mit der Ausbildung von Tracheiden und schreitet **zentripetal** fort, wobei nun in zunehmender Zahl auch leistungsfähigere Tracheen entstehen. Die ersten Teile (**Protoxylem**) bestimmen die Zahl der später angelegten **Metaxylemstränge**. Bei den Dikotylen herrscht die 2- und 4-Zahl vor (**diarche** und **tetrarche** Bündel) □ Tab. 13.3. Besonders vielstrahlig (**polyarch**) sind die Leitbündel **der sprossbürtigen Monokotylenwurzeln**. Die Zahl der Strahlen ist jedoch nicht absolut fest. Sie hängt von Stellung und Stärke der Wurzeln ab. Selbst an ein und derselben Wurzel kann die Zahl der Strahlen in ihren basalen Teilen größer sein als in der Spitzenregion.

Wurzeln sind eher zugbelastet, Sprossachsen sind eher druck- und biegungsbelastet.

Die Verlagerung der Festigungselemente ins Zentrum entspricht einer Anpassung an mechanische Beanspruchung der Wurzeln durch Zugkräfte. Zwischen den radialen Xylemsträngen liegen die sich ebenfalls **zentripetal** ausdifferenzierenden Phloemstränge.

Bildung der Seitenwurzeln: Sie erfolgt nicht exogen als äußere Ausstülpung, wie die Blätter und Sprossachsen, sondern endogen, von innen heraus. Sie durchbrechen beim Wachstum die gesamten Rindenschichten (○ Abb. 14.6). Ihre Bildung geht

Die Bildung der Seitenwurzeln erfolgt endogen.

vom Perizykel aus. Bei Dikotylen beginnt ihre Entwicklung z. B. damit, dass sich einige vor einem Xylemstrang liegende Perizykelzellen kräftig teilen. Es kommt so zu einer Anhäufung meristematischer Zellen. Die daraus entstehende neue Wurzelspitze durchbohrt dann in Form eines Kegels die Rinde. Da die Seitenwurzeln vor den Xylemsträngen entstehen, sind sie an der Hauptwurzel in geraden Reihen angeordnet. Die Zahl der Reihen entspricht der Zahl der Xylemstränge. Bei den häufig vorkommenden diarchen Leitbündeln stehen die Seitenwurzeln dementsprechend in zwei vertikalen Reihen übereinander (○ Abb. 14.2 A). Die **Seitenwurzeln erster Ordnung** wachsen meist in einem bestimmten Winkel schräg nach unten (**plagiogravitrop**).

Seitenwurzeln können auch an Sprossen endogen entstehen. Man spricht dann von **sprossbürtigen** oder **adventiven Wurzeln** (bei Stecklingen, Ausläufern, an Rhizomen etc.). In anderen Fällen entstehen Adventivwurzeln auch unter Mitbeteiligung der Sprossrinde (mesogene Entstehung) oder der Epidermis (exogene Entstehung). Sie gewinnen sehr bald Kontakt zu den jeweiligen Leitbündeln.

14.3 Sekundäres Dickenwachstum der Wurzel

Das Kambium der Wurzel bildet nach außen Bast-, nach innen Holzelemente.

Wie der Spross ist auch die Wurzel der Gymnospermen und Dikotylen zu sekundärem Dickenwachstum befähigt. Das **Kambium** ist hier in den Parenchymzellen an der Innenseite der Phloemstränge vorgebildet. Es breitet sich von da seitlich aus in den parenchymatischen Gewebestreifen, die Xylem und Phloem trennen. Über den Xylemsträngen stößt es auf die Perizykelzellen, die ebenfalls wieder meristematisch werden. Es entsteht so eine **sternförmige Kambiumzone**, die Phloem von innen, Xylem von außen umfasst, in seiner Form dem Bau des radialen Leitbündels entsprechend (○ Abb. 14.7 A).

Merke

Gleich dem Spross erzeugt auch das Wurzelkambium nach innen Holz-, nach außen Bastelemente, allerdings nur an den ursprünglichen Berührungsstellen mit dem Phloem, während über den Xylemsträngen Parenchym gebildet wird.

Durch verstärkte Teilungstätigkeit in den zwischen den Xylemradien liegenden Bereichen werden die Lücken mit Holzelementen aufgefüllt, sodass schließlich ein zentraler Holzzylinder entsteht, der von einem im Querschnitt nun ringförmigen Kambium umgeben ist. Der Holzkörper sieht dann dem der Sprossachse sehr ähnlich, unterscheidet sich von diesem jedoch vor allem dadurch, dass die primären Markstrahlen über den Xylemsträngen des radialen Leitbündels angelegt wurden (○ Abb. 14.7 B), das im Zentrum erkennbar ist.

Der Perizykel wird bei Einsetzen des sekundären Dickenwachstums durch weitere Teilungen mehr- bis vielschichtig. Er füllt, ähnlich wie die Rinde, beim Spross zunächst die durch die tangentialen Spannungen sich stark verbreiternden Lücken im Bast aus (○ Abb. 14.7 B). Aus seinen äußersten Schichten geht bei gleichzeitigem Aufreißen und Absterben der außerhalb der ursprünglichen Endodermis liegenden Schichten ein **Periderm** hervor (Tiefenperiderm). Dieses Periderm ersetzt die zu eng gewordenen und zerrissenen primären Rindenteile (○ Abb. 14.7 B). Später

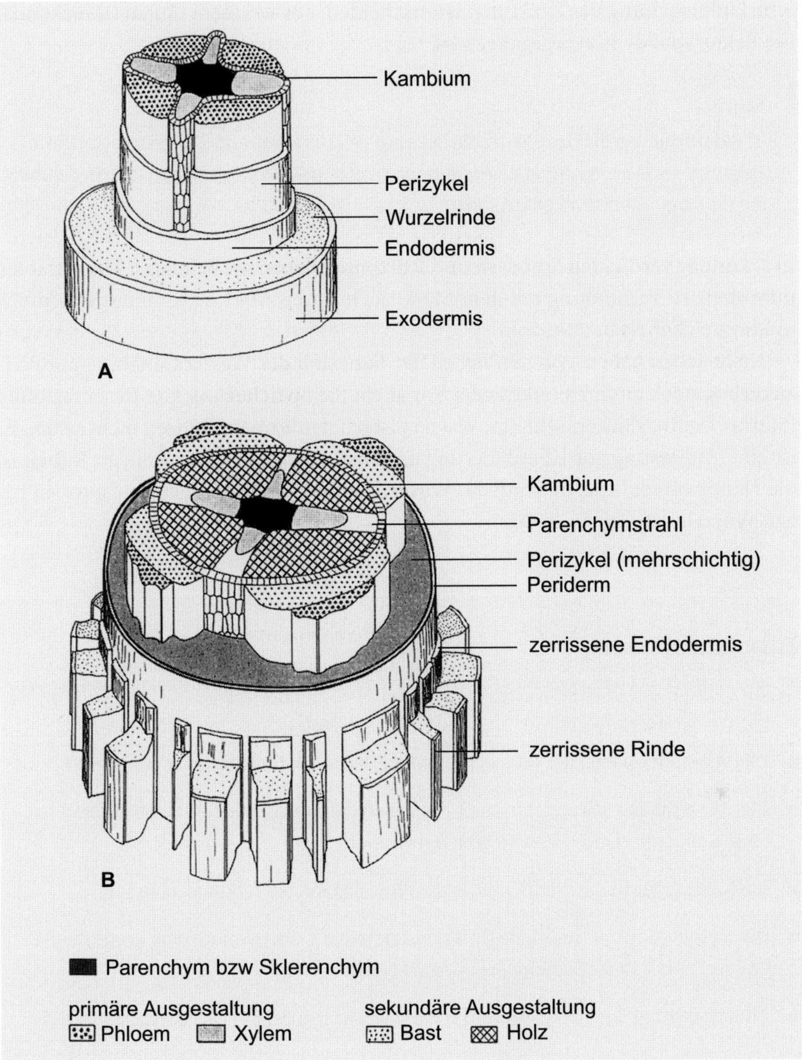

○ Abb. 14.7 Sekundäres Dickenwachstum der Wurzel, schematisch. **A** Bildung des Kambiums, **B** Zustand einige Zeit nach Einsetzen des sekundären Dickenwachstums mit Zerreißen aller Gewebe außerhalb des mehrschichtig gewordenen Perizykelgewebes

kommt es dann zur Ausbildung weiterer Periderme in tieferen Schichten und entsprechend wie beim Spross zur Borkenbildung (Kap. 15.5).

Das Holz sekundär verdickter Wurzeln besteht bei Bäumen und Sträuchern meist aus einer großen Zahl verholzter Elemente, sodass dieses **Wurzelholz** sehr hart und fest wird. In anderen Fällen hingegen kann die Zahl verholzter Zellelemente sehr klein sein, sodass sehr weiche, verdickte Wurzeln entstehen (Althaeae radix, Levistici radix). Ähnliches gilt für die Ausprägung der Bastelemente.

Wurzelholz kann sehr hart sein.

Die Unterscheidung von sekundär verdickten Wurzeln von Sprossen oder Rhizomen ist in jüngeren Stadien noch einfach, bei mehrjährigem Dickenwachstum aber ähneln sich beide zunehmend. Dann lässt sich nur noch durch eine genaue anatomi-

Ältere, sekundär verdickte Wurzeln und Sprosse unterscheiden sich nur im Zentrum.

14

sche Untersuchung des Zentrums unterscheiden, aus welchem Organ das sekundär verdickte Gebilde hervorgegangen ist.

Merke
In **sekundär verdickten Wurzeln** erkennt man im Zentrum die ersten Gefäße des Xylems und deren zentripetale Anordnung (Proto- und Metaxylem), an den Stellen, wo die primären Markstrahlen beginnen.

In **sekundär verdickten Sprossen und Rhizomen** haben die primären Markstrahlen unmittelbare Verbindung mit dem Mark; auch ist das Mark selbst meist wesentlich umfangreicher als bei Wurzeln.

In der Wurzel können Reservestoffe gespeichert werden.

Nicht selten haben Wurzeln neben der Funktion der Wasseraufnahme und Verankerung noch andere Funktionen. Vor allem die **Speicherung von Reservestoffen** (Stärke, Inulin, Zucker, Schleim, Wasser) ist bei den Samenpflanzen nicht selten. Es ist eine Anpassung zur Überdauerung ungünstiger Jahreszeiten. Bei den **Rüben** ist die Hauptwurzel fleischig verdickt. **Wurzelknollen** entstehen meist an sprossbürtigen Wurzeln (○ Abb. 16.14 D).

Synopse

Zusammenfassung

- Man kann zwischen einer allorrhizen und einer homorrhizen Bewurzelung unterscheiden.
- Der Vegetationskegel der Wurzel besteht aus einer oder mehreren Scheitelzellen.
- Die Wurzelhaube (Kalyptra) besteht aus wenig differenzierten Zellen von kurzer Lebensdauer und muss ständig erneuert werden.
- Die Nährstoffaufnahme erfolgt über die Wurzelhaare, die sehr kurzlebig sind.
- Der Caspary-Streifen stellt eine Diffusionsbarriere da, über welche eine Kontrolle der Wasser- und Nährstoffströme in die Wurzel hinein erfolgt.
- Ähnlich wie bei den Sprossen weisen Wurzeln ein sekundäres Dickenwachstum auf.

Fragen

Wiederholungsfragen

1. Was ist die Aufgabe der Wurzel und welche Wurzeltypen gibt es?
2. Was ist die Funktion und Aufgabe der Kalyptra?
3. Welche Unterschiede gibt es zwischen einem sekundär verdickten Spross und einer sekundär verdickten Wurzel?

Literatur

Am Ende von Kap. 17.

Die Sprossachse der Kormophyten

15

Inhaltsvorschau

Die Sprossachse gibt der Pflanze Halt. Sie ermöglicht das Wachstum zum Licht. Von der Keimung bis zur ausgewachsenen Pflanze kann es nur wenige Wochen, aber bei Bäumen auch viele Jahre dauern. Ihre Ausgestaltung ist sehr vielgestaltig. Holz, Rinde und Borkenbildung bei Bäumen sind besonders auffällig. Die Sprossachse verknüpft das Blattwerk und die Wurzeln. Sie dient der Festigung und als Transportsystem, ist aber auch Speicherort.

Keimung und Keimpflanze

15.1

Schon im Samen ist die neue Pflanze meist soweit vorgebildet, dass man an ihr die typischen Grundorgane erkennen kann (Kap. 17.5).

Im Samen befindet sich die embryonale Pflanze; eine pflanzentypische Grundordnung kann man bereits erkennen.

Neben den **Keimblättern** (**Kotyledonen**, eines bei Monokotylen, zwei bei Dikotylen und mehrere bei Gymnospermen) erkennt man am Embryo die **Sprossanlage** (**Plumula**) mit dem Vegetationskegel des Sprosses. Unterhalb der Keimblätter sitzt ein Teil des Achsenkörpers, der **Hypokotyl** genannt wird. Die **Radicula** als Anlage der Wurzel, an der Spitze mit dem Vegetationskegel der Wurzel, ist gegenüber der Plumula angelegt (**o** Abb. 17.18 G).

Bei **hypogäischer Keimung** bleiben die Keimblätter in der Erde verborgen und bleich, das Hypokotyl bleibt kurz. Das **Epikotyl**, der Sprossabschnitt oberhalb der Keimblätter bis zu den Primärblättern, streckt sich stark. Die ersten ergrünenden Blätter des Keimlings sind in diesem Falle die **Primärblätter**.

Man unterscheidet zwischen hypogäischer und epigäischer Keimung.

Bei **epigäischer Keimung** wird die Sprossachse des Keimlings vom Hypokotyl gebildet. Das Epikotyl bleibt kurz. Die ersten ergrünenden Blätter sind die Keimblätter (**o** Abb. 15.1).

Die weitere Ausgestaltung des Sprosses erfolgt durch Gliederung in Sprossachse und Blätter. Dieser Vorgang läuft in den Hauptgruppen der Höheren Pflanzen nach unterschiedlichem Muster ab (**o** Abb. 15.2).

Der **Sprossvegetationskegel** liegt an der Spitze der Sprossachsen. Nach ständigen Teilungen seiner Zellen kommt durch anschließendes Wachstum eine stetige Verlängerung der Sprossachse zustande. Die Zellteilungen gehen von wenigen Initialzellen an der Spitze des Vegetationskegels aus, man spricht auch vom Vegetationspunkt. Neue Zellen entstehen vor allem durch senkrecht zur Oberfläche verlaufende (**antikline**) Teilungen der Initialen; dies führt zur Anordnung der Zellen in einzelnen Schichten übereinander. Teilungen parallel **(periklin)** zur Oberfläche sind zunächst seltener, später häufiger. Nur die innerste der in Stockwerken übereinander angeordneten Initialen teilt sich außer antiklin auch häufig periklin. Sie bildet das Corpusgewebe (Urmark). Die Mantelschichten (Tunica) umschließen dieses Corpusgewebe (**o** Abb. 13.3). Die Zahl der Initialzellen ist klein, bei Moosen und Farnen ist sogar nur eine einzige Initiale vorhanden, die sogenannte **Scheitelzelle**.

Spross = Blätter und Sprossachse

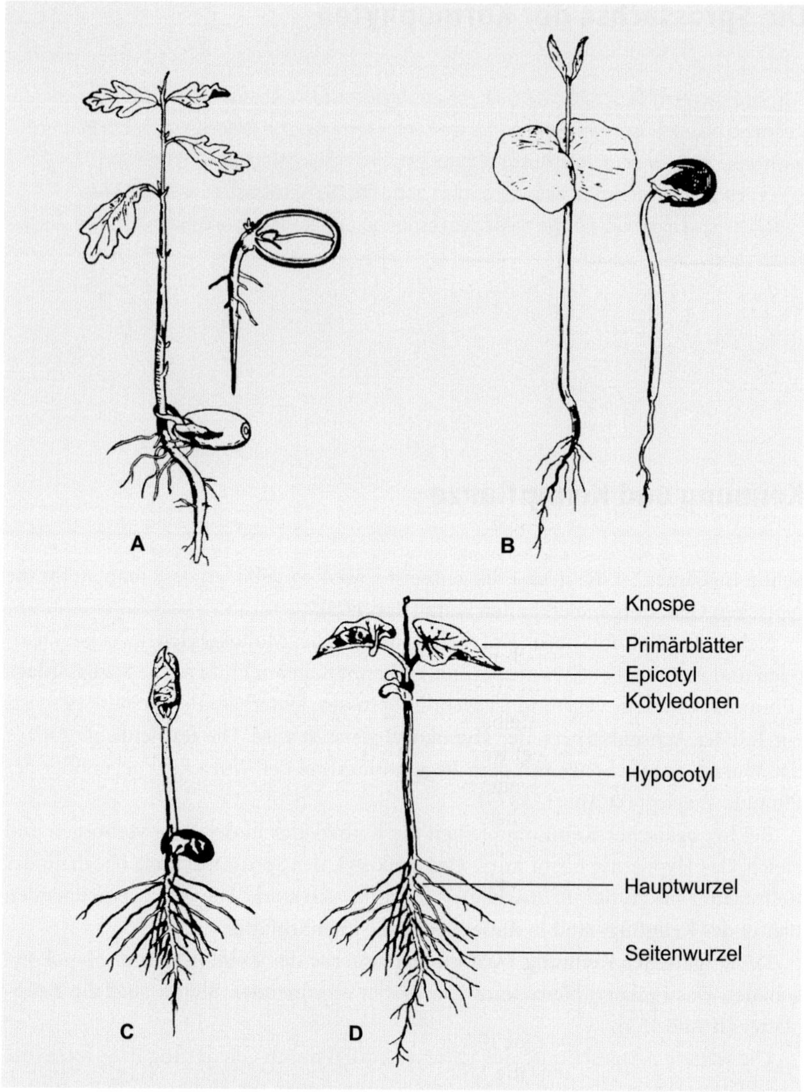

○ Abb. 15.1 Hypogäische Keimung: **A** bei der Eiche (*Quercus robur*), **C** bei der Feuerbohne (*Phaseolus multiflorus*). Epigäische Keimung: **B** bei der Buche (*Fagus sylvatica*), **D** bei der Gartenbohne (*Phaseolus vulgaris*)

Die äußere Tunicaschicht wird später zur Epidermis, die innere oder mehrere innere bilden die Rinde. Die Zahl der Tunicaschichten beträgt meist zwei (○ Abb. 13.3). Kurz unterhalb des Vegetationspunktes beginnt bereits die Bildung der ersten Blattanlagen, zunächst in Form von Höckern, die sich vergrößern und dann rasch in die Länge wachsen und schließlich den Vegetationskegel umhüllen und schützen, d. h. sie wachsen kuppelartig über die zarte, schutzbedürftige Vegetationsspitze. In diesem Zustand nennt man dieses Gebilde eine **Knospe**. Sie ist gewöhnlich klein, bei Kulturpflanzen jedoch oft auffallend groß (z. B. Kopfsalat, Kohl, Rosenkohl).

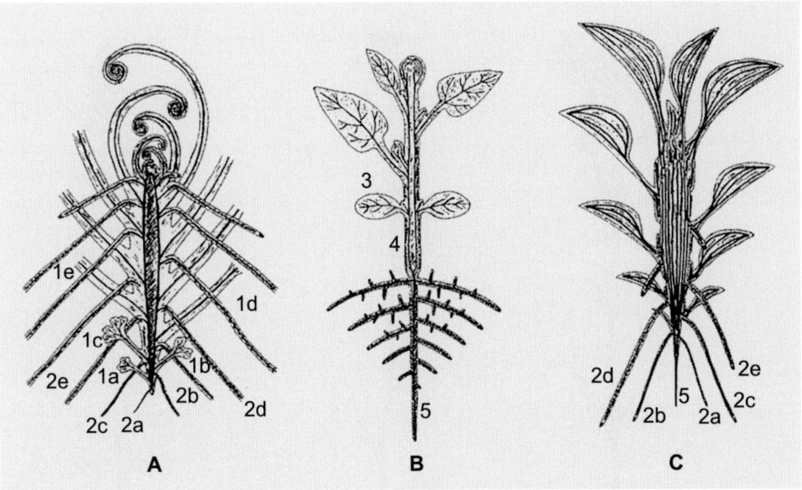

o Abb. 15.2 Schematische Darstellung einer jungen Pflanze. **A** eines Farnes, **B** einer Dikotylen, **C** einer Monokotylen. 1 a – e Blätter, 2 a – e sprossbürtige Wurzeln, 3 Kotyledonen, 4 Hypokotyl, 5 Primärwurzel. Nach Troll 1973

In den Blattachseln bilden sich neue Vegetationskegel, die als exogene Vorwölbungen der Sprossachse zunächst zu Seitenknospen werden und die späteren Verzweigungen ermöglichen. Unmittelbar hinter dem Vegetationskegel, etwa in der Zone, in der die Blatthöcker angelegt werden, erfolgt bereits ein ausgeprägtes Erstarkungswachstum, einerseits durch weitere Zellteilungen, andererseits aber vor allem durch zunehmendes Streckungswachstum der Zellen. Dieses **primäre Dickenwachstum** ist bei Monokotylen besonders ausgeprägt, sodass die Kegelform des Vegetationskegels immer flacher oder gar zu einer Grube wird (z. B. bei Palmen, Kap. 26.3.2).

Morphologie der Sprossachse – Verzweigungen 15.2

Die Sprossachse kann unterschiedlich verzweigt sein; dabei können auch die Blätter unterschiedlich angeordnet sein.

Die Stängelzonen, an denen die Blatthöcker entstanden, bezeichnet man als **Nodien** (Knoten). Die **Internodien**, die Stängelabschnitte zwischen den Nodien, strecken sich durch weiteres Wachstum stark. Dies ist nicht nur eine Folge des Längenwachstums vorhandener, sondern auch neu gebildeter Zellen aus interkalaren (auf bestimmte Zonen des Sprosses beschränkt) Wachstumszonen der Internodien. Die Knoten können ein oder mehrere Blätter tragen. Die Verteilung der Blattanlagen ist bereits am Vegetationskegel zu erkennen. Bei **wechselständiger** Blattstellung ist an einem Knoten nur ein Blatt inseriert. Bei **gegenständiger** Blattstellung sind zwei und bei **wirteliger** drei oder mehr Blätter pro Knoten vorhanden (o Abb. 15.3). Bei wechselständiger Blattstellung stehen die Blätter schraubig. Ihre Ansatzstellen liegen sozusagen auf einer um die Achse laufenden Schraubenlinie. Die Blätter gehen in bestimmten Winkeln zwischen 120 ° und 180 ° zueinander ab (1/2-, 1/3-, 2/5-, 3/8-, 5/13-Stellung: Fibonacci-Reihe-3/8) o Abb. 16.4.

Die Verzweigung der Sprosse kann entweder durch Gabelung der Hauptachse (**dichotome Verzweigung**), bei thallösen Pflanzen häufig, (sonst fast nur bei Bärlapp und Verwandten) oder durch seitliche Achsenneubildungen (**seitliche Ver-**

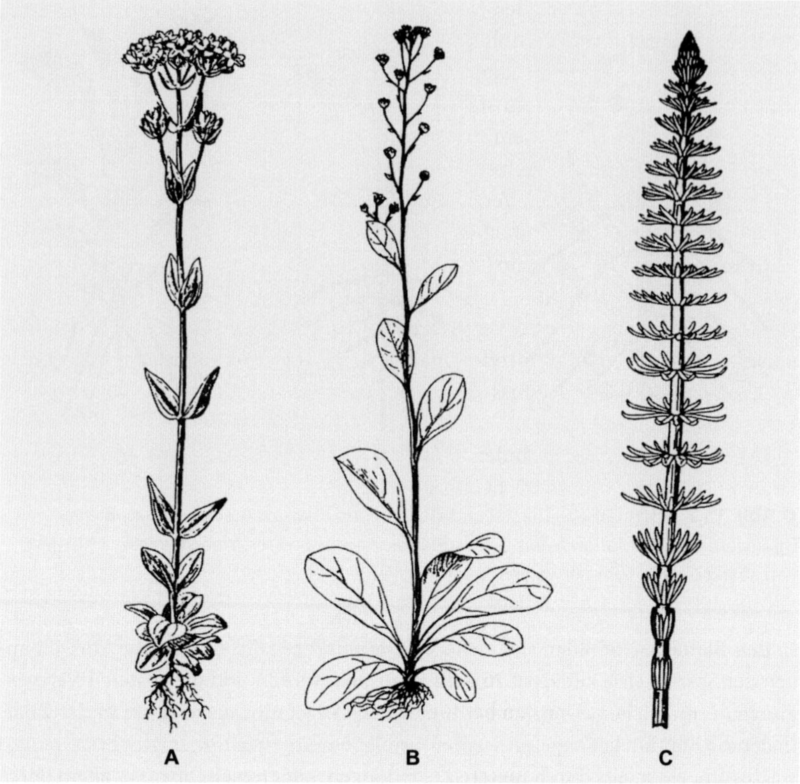

o Abb. 15.3 Beispiele verschiedener Blattstellungen. **A** gegenständig (dekussiert) bei *Centaurium umbellatum*, **B** wechselständig (alternierend) bei *Samolus valerandi* (Primulaceae), **C** quirlständig (verticillat) bei *Hippuris vulgaris*. Nach Karsten, Weber, Stahl 1962, Täckholm 1974 und Troll 1973

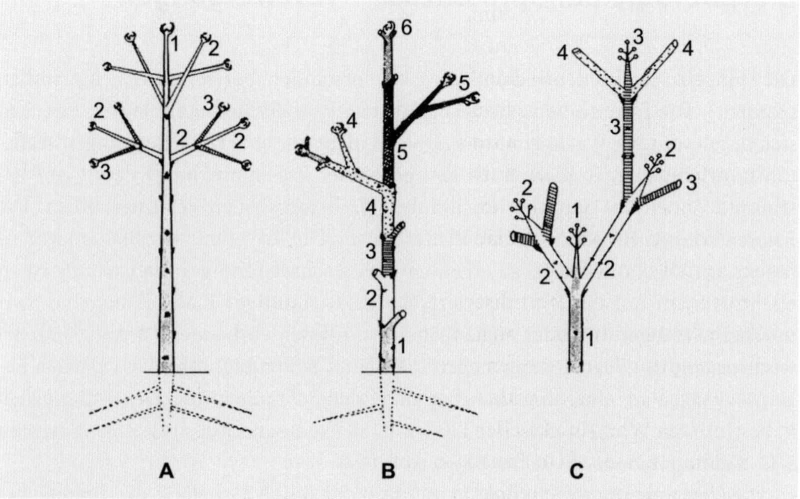

o Abb. 15.4 Verzweigungstypen der Sprossachse, schematisch. **A** Monopodium, **B** Sympodium-Monochasium, **C** Sympodium-Dichasium. Die Zahlen geben die Ordnung der Achsen an.

zweigung) erfolgen. Die beiden Haupttypen der seitlichen Verzweigung wiederum sind das **Monopodium** (○ Abb. 15.4 A) und das **Sympodium** (○ Abb. 15.4 B, C). Beim Monopodium ist die Hauptachse im Wachstum gegenüber den Seitenachsen begünstigt. Beim Sympodium stellt die Mutterachse das Wachstum vor dem der zugehörigen Tochterachsen ein, sodass eine durchgehende Hauptachse fehlt. Eine bis mehrere Tochterachsen setzen das Verzweigungssystem fort.

Nach dem monopodialen Verzweigungssystem (○ Abb. 15.4 A) bauen zahlreiche Kräuter ihr Sprosssystem auf, aber auch Bäume können durch eine monopodiale Hauptachse charakterisiert sein (Tanne: *Abies*; Fichte: *Picea*; Esche: *Fraxinus*; Ahorn: *Acer*).

Die nach der sympodialen Verzweigungsform gestalteten vegetativen Sprosssysteme zeigen meist mono- oder dichasialen Bau. **Monochasiale Sympodien** (○ Abb. 15.4 B, ein Seitenspross setzt das Verzweigungssystem fort) zeigen Linde: *Tilia*; Ulme: *Ulmus* etc.

Dichasiale Sympodien finden sich bei Flieder: *Syringa*; Kreuzdorn: *Rhamnus*; Mistel: *Viscum* etc. (○ Abb. 15.4 C, ○ Abb. 25.32). Hier setzen zwei Seitensprosse das Verzweigungssystem fort.

15.3 Sprossmetamorphosen

Sprossachse und Blätter (Kap. 16) können ausgeprägte Metamorphosen aufweisen. Sie kommen als Anpassung an besondere Lebensbedingungen im Laufe der Evolution zustande.

Es gibt vielfältige Sprossmetamorphosen.

Eine morphologische Umgestaltung der Sprossachse kann auf mannigfaltige Weise zustande kommen. Hervorzuheben ist der enge Zusammenhang zwischen einer bestimmten Funktion und dem dafür angepassten Bau einzelner Organe oder ganzer Pflanzen; Beispiele solcher homologer Organe (Kap. 16.5, Homologie) werden im Folgenden behandelt.

Ausläufer (Stolonen) sind meist waagerecht wachsende Sprosse mit stark gefördertem internodialem Wachstum. Sie stehen im Dienste der vegetativen Vermehrung. Tritt Stoffspeicherung auf, dann sind die Erdsprosse dicker und gestauchter, man bezeichnet sie als **Rhizome**. Zum Unterschied von den unterirdischen Sprossknollen, die nur ein Jahr ausdauern, sind die Rhizome mehrjährig. Sie sind das Überwinterungsorgan vieler ausdauernder Gewächse.

Speichersprosse sind auch die **Zwiebeln**. Sie unterscheiden sich vom Rhizom dadurch, dass die Sprossachse extrem stark verkürzt ist und die Speicherung überwiegend von den verdickten Blättern übernommen wird, die den gestauchten Achsenkörper völlig verdecken.

Sprossknollen sind oberirdisch (Kohlrabi) oder unterirdisch (Kartoffel, *Crocus*, *Gladiolus*) wachsende, stark angeschwollene Teile der Sprossachse. Sie dienen der Speicherung von Reservestoffen oder Wasser.

Flachsprosse (oder **Platykladien**) übernehmen bei manchen Trockenpflanzen die assimilatorische Tätigkeit der Blätter, die selbst meist nur noch rudimentär entwickelt sind (umgestaltete Langtriebe z. B. bei *Genistella*, *Opuntia*); umgestaltete Kurztriebe, z. B. die sog. **Phyllokladien**, findet man z. B. bei *Asparagus*, *Ruscus*.

Die grünen **Rutensprosse** vieler Ginster (*Cytisus*, *Sarothamnus*), sowie bei *Ephedra* etc. haben bei diesen Pflanzen die Funktion des Photosyntheseorgans übernommen. Auch bei den Rutensträuchern sind die Blätter stark reduziert oder nur noch im Jugendstadium vorhanden.

Bei **Sprossdornen** wird das Wachstum früh eingestellt, und die Zellen verholzen (Schlehe: *Prunus spinosa*; Weißdorn: *Crataegus*; Ginster: *Genista*).

Merke

Dornen sind spitz endende, verholzte Sprosse (Schlehe) oder Blätter (Ginster); Stacheln hingegen sind Auswüchse der Epidermis (Kap. 13.3, Emergenzen) und darunter liegender Gewebe (Rose: *Rosa*; Brombeere: *Rubus*).

Sukkulentensprosse besitzen ausgedehnte Gewebe zur Wasserspeicherung. Auch Blätter und Wurzeln können sukkulent sein. Bei Stammsukkulenten sind die Blätter häufig stark reduziert (Kakteen, Euphorbien, usw.).

Bei den **Windepflanzen (Lianen)** ist ein erhebliches Internodienwachstum des Hauptsprosses erkennbar. Die Windesprosse (Feuerbohne: *Phaseolus*; Hopfen: *Humulus*; Winde: *Convolvulus*) umwachsen schraubig und zwar artkonstant links- oder rechtswindend ihre Stützen. Unter Einsparung von Biomasse erreichen die Windepflanzen trotzdem genügend Höhe und damit Lichtzufuhr.

15.4 Anatomie der Sprossachse im primären Zustand

Die vom Scheitelmeristem des Vegetationskegels abgegliederten Zellen teilen sich noch eine Zeitlang weiter (primäres Dickenwachstum).

Die Teilungszone geht ohne Grenze in die **Determinationszone** über, in der entsprechend der Zugehörigkeit der Zellen zu Tunica oder Corpus die Sonderung in einen peripheren Mantel (Abschluss und Rindengewebe) und einen zentralen Strang erfolgt. Zwischen diesen beiden bleibt bei den Dikotylen ein schmaler Zylinder als Restmeristem erhalten (○ Abb. 15.5).

An die Determinationszone schließt Bruchteile von Millimetern tiefer die **Differenzierungszone** an. Aus der äußeren Tunicaschicht entsteht die Epidermis (○ Abb. 15.5). Einige Zellen des Meristemzylinders werden prosenchymatisch und bilden als Vorläufer des Leitbündels die Prokambiumstränge. Ihre Differenzierung schreitet so fort, dass zuerst auf der Außenseite die ersten Siebröhren entstehen (zur Assimilatversorgung der wachsenden Gewebe), dann auf der Innenseite Ring- und Schraubengefäße. Damit sind **Protophloem** und **Protoxylem** entstanden (○ Abb. 15.5).

Aus einigen Zellen des Meristemzylinders entstehen nach und nach die Leitbündel.

Ihre Elemente, die Phloem- bzw. Xylemprimanen, sind nur kurze Zeit in Funktion und werden im Verlauf des weiteren Streckungswachstums zerrissen und zusammengedrückt. Die Funktion der Primanen wird dann von leistungsfähigeren Siebröhren und Gefäßen übernommen. Diese als **Metaphloem** bzw. als **Metaxylem** (○ Abb. 15.5) zusammengefassten Zellelemente bauen im Wesentlichen das primär ausdifferenzierte Leitbündel auf (□ Tab. 13.2).

Die Anlage der **Prokambiumstränge** führt bei krautigen Pflanzen oft zu ringförmig angeordneten Leitbündeln, die durch breite **Parenchymstreifen**, den **Markstrahlen**, voneinander getrennt sind (○ Abb. 15.6 A). Nachträglich kann dann noch ein **geschlossener Kambiumzylinder** gebildet werden durch Beteiligung **interfaszikulärer Bereiche** (○ Abb. 15.6 B). Bei den meisten Holzgewächsen schließen die

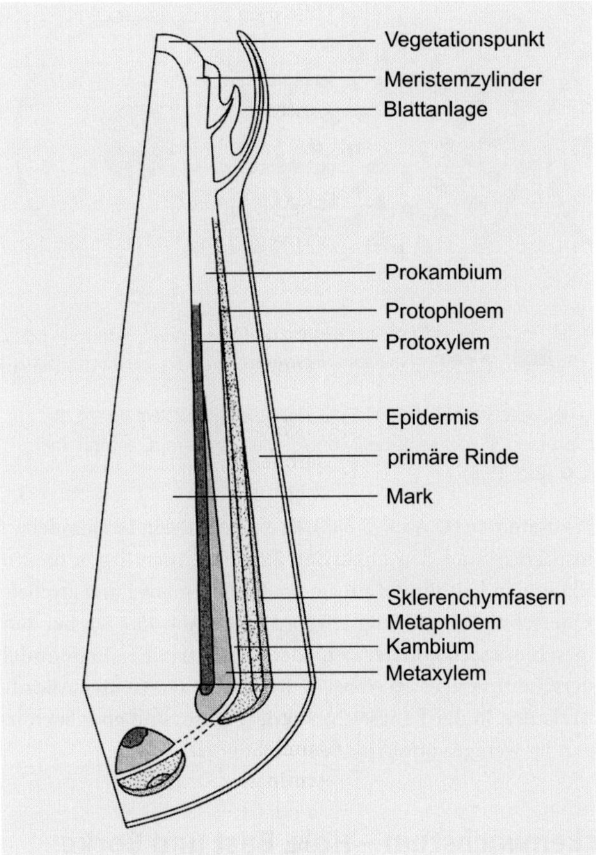

○ Abb. 15.5 Schematische Darstellung eines Dikotylen-Vegetationskegels

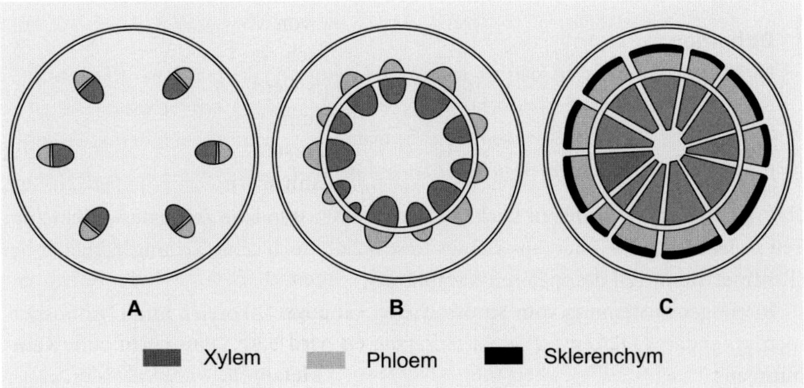

○ Abb. 15.6 Schematische Darstellung des primären Baues der Sprossachse (bei Dikotylen und Gymnospermen) im Querschnitt. **A** *Aristolochia*-Typ: einige offen kollaterale Leitbündel in ringförmiger Anordnung sind durch breite Markstrahlen getrennt, **B** *Helianthus*-Typ: wie bei **A**, jedoch ist der Kambiumring durch die Anlage eines interfaszikulären Kambiums (zwischen den Leitbündeln) und durch weitere Leitbündel geschlossen, **C** *Linum*-Typ: mit geschlossenem Leitbündel-Zylinder, bei dem der Kambiummantel direkt aus dem Prokambiumzylinder hervorgegangen ist; die Markstrahlen sind hier nur schmal.

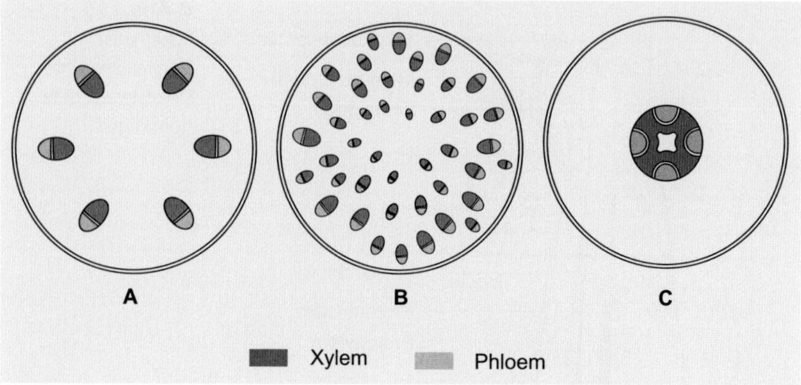

○ Abb. 15.7 Anordnung der Leitbündel auf dem Achsenquerschnitt (schematisch). **A** ringförmig, bei Dikotylensprossen, **B** zerstreut, bei Monokotylensprossen, **C** zentral, bei Wurzeln (Signaturen, vgl. ○ Abb. 15.6)

Leitbündel jedoch dicht zusammen (○ Abb. 15.6 C). Es entsteht so ein Leitbündelzylinder. Bei den Gymnospermen und den Dikotylen Angiospermen liegen die im typischen Fall **offen kollateralen Leitbündel** auf einem Zylindermantel und erscheinen deshalb auf dem Querschnitt **ringförmig** angeordnet (○ Abb. 15.7 A). Bei den Monokotylen sind die **geschlossenen kollateralen** oder **konzentrischen Leitbündel** über den gesamten Querschnitt verteilt (○ Abb. 15.7 B), also in **zerstreuter** Anordnung. Die Leitbündel verlaufen in der Längsrichtung der Achse, sind aber auch in der Querrichtung mehr oder weniger untereinander verbunden.

15.5 Sekundäres Dickenwachstum – Holz, Bast und Borke

Definition

Bei Dikotylen und Gymnospermen setzt nach Beendigung des primären Dickenwachstums ein sekundäres Dickenwachstum in einiger Entfernung zum Sprossscheitel ein, wobei das bipolar aktive Kambium Gewebe bildet, dass nach innen hin zu Holzelementen und nach außen hin zu Bastelementen differenziert.

Das im Verlauf des primären Dickenwachstums entstandene Zellmaterial geht zum Teil in Dauergewebe über; ein kleiner Rest behält noch seine Teilungsfähigkeit bei (**Restmeristem**, Teil des späteren Kambiums).

Das sekundäre Dickenwachstum startet vom Kambium.

In einiger Entfernung vom Sprossscheitel kann bei Dikotylen und Gymnospermen sekundäres Dickenwachstum einsetzen (○ Abb. 15.8). Dieses geht vom **Kambium** aus.

Jeweils eine der durch Teilung einer Kambiumzelle entstehenden Tochterzellen differenziert sich zur Dauerzelle aus, während die andere den meristematischen Charakter der Mutterzelle beibehält (○ Abb. 15.8 B).

Markstrahlen reichen vom Kambium bis zum Mark.

An den Stellen, wo **Markstrahlen** angrenzen, erfolgen ebenfalls Teilungen. Die daraus entstehenden Zellen werden aber stets zu Markstrahlzellen ausdifferenziert (○ Abb. 15.8).

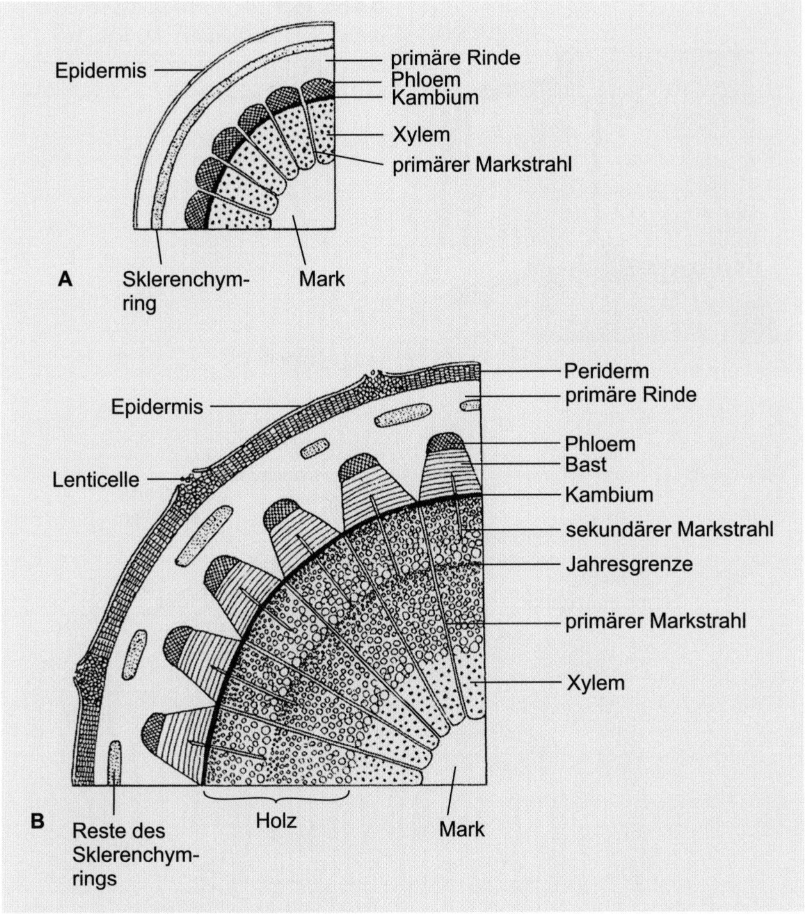

○ Abb. 15.8 Veränderungen beim sekundären Dickenwachstum, schematisch. **A** junger Zweig, Kambiumring, Phloem und Xylem noch nicht geschlossen, **B** älterer Zweig, Epidermis gerissen und Periderm gebildet, Sklerenchymring gesprengt, Phloemstränge auseinandergerückt, neue Baststränge gebildet, geschlossener Kambiumring zwischen Bast und Holz, primäre Markstrahlen erweitern sich im Bast keilförmig zum Ausgleich der Umfangsvergrößerung

Der durch die aufgelagerten Holzschichten immer weiter nach außen auf einen immer größeren Umfang gelangende Kambiummantel muss sich selbst vergrößern. Das geschieht zunächst durch tangentiale Streckung der Kambiumzelle, später durch zusätzliche radiale Längsteilungen. Bei stärkerer Verbreiterung der Holz- und Baststränge treten in diesen auch sekundäre Markstrahlen auf, die natürlich dann keine direkte Verbindung mehr zum Mark aufweisen. Sie werden daher auch als **Parenchymstrahlen** bezeichnet (○ Abb. 15.9).

Sekundäres Dickenwachstum bei Gymnospermen: Einfach ist der Aufbau des Holzes der Nadelhölzer (**Gymnosperme**, Kap. 24). Es besteht im Wesentlichen nur aus **Tracheiden**, deren Radialwände große, rundliche **Hoftüpfel** tragen (○ Abb. 15.10, ○ Abb. 3.6 B). Die radial verlaufenden Markstrahlen sind meist einreihig. Manche

Das Holz der Gymnospermen besteht im Wesentlichen aus Tracheiden.

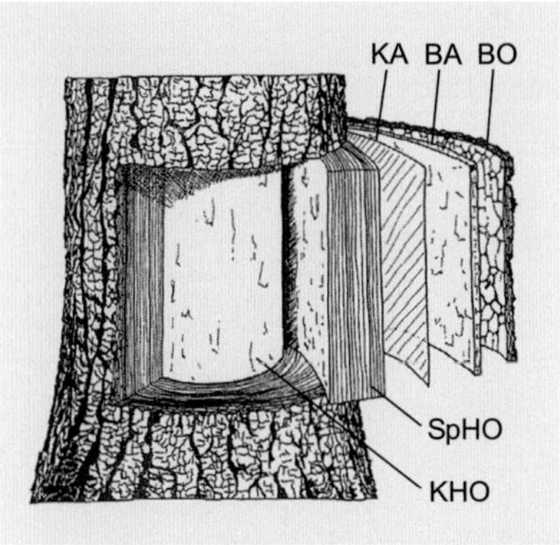

○ Abb. 15.9 Der Aufbau eines sekundär verdickten Holzstammes. BO = Borke, BA = Bast, K = Kambium, SpHO = Splintholz, KHO = Kernholz

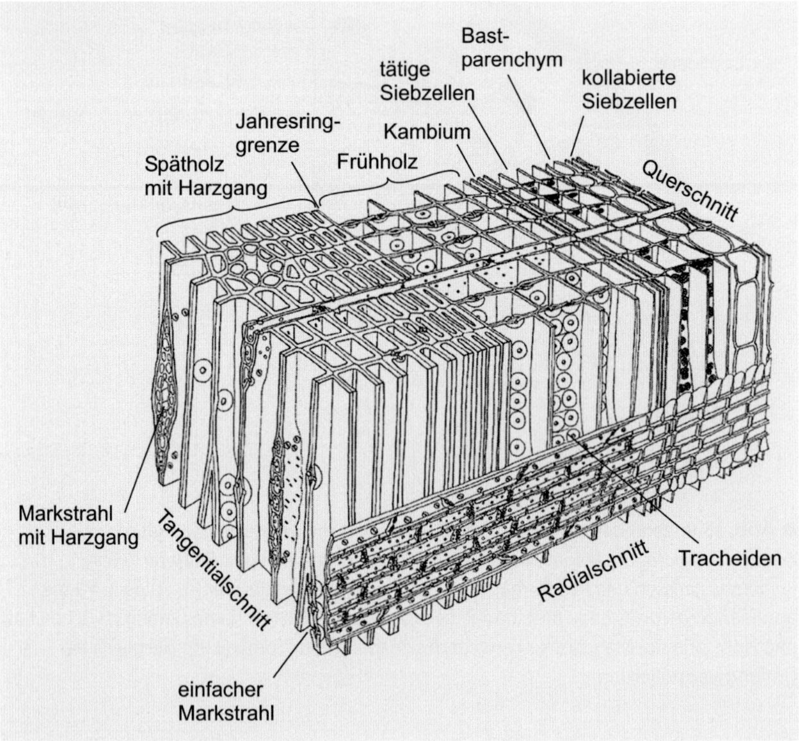

○ Abb. 15.10 Bau des Kiefernholzes im Blockbild

Arten besitzen **Harzkanäle**, die schizogen entstanden sind und deren Lumina von den Harz sezernierenden Epithelzellen ausgekleidet sind. Den Anschluss an das lebende **Markstrahlgewebe** gewinnen die Epithelzellen durch rund um den Harzkanal vorhandene **Holzparenchymzellen**, die sonst im Holz weitgehend fehlen. Diese können wie die Markstrahlzellen mit Stärke oder anderen Reservestoffen angefüllt sein.

Trotz der Einförmigkeit der Bauelemente zeigt sich auf dem Querschnitt (○ Abb. 15.10) eine gewisse Rhythmik der Holzbildung. Vom Herbst bis zum Frühjahr ruht die Kambiumtätigkeit, dann setzt sie plötzlich ein und bildet relativ weit-

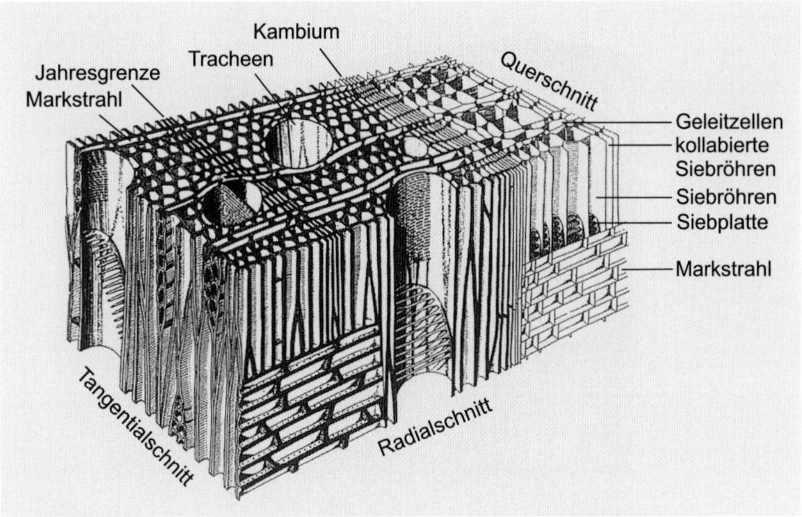

○ Abb. 15.11 Bau eines Laubholzes im Blockbild. Holz und Bast der Birke *(Betula)* im Blockdiagramm

lumige und dünnwandige Tracheiden aus. Allmählich werden dann im Laufe des Sommers die Wände der dann neu gebildeten Tracheiden bei gleichzeitiger Verringerung der radialen Tracheidenbreite dicker, das **Frühjahrsholz** (Frühholz) geht in **Sommer**- bzw. **Herbstholz** (Spätholz) über. Während ersteres hauptsächlich der Wasserleitung dient, erhöht letzteres vor allem die mechanische Festigkeit der Pflanze. Die dickwandigeren Tracheiden im Herbstholz sind faserähnlich (Fasertracheiden).

Bildung von Jahresringen

Die gesamte Holzproduktion eines Jahres wird als **Jahresring** (Jahrring), der schroffe Übergang von Herbst- zu Frühjahrsholz als **Jahresgrenze** bezeichnet (○ Abb. 15.10, ○ Abb. 15.11, ○ Abb. 15.12).

Im tangentialen Längsschnitt (○ Abb. 15.10) erkennt man, dass die **Markstrahlen** bei Gymnospermen nur aus wenigen Zellreihen aufgebaut sind. Man sieht die spindelartige Folge der übereinander liegenden Markstrahlzellen; die Hoftüpfel in den Tracheiden trifft man alle im Schnitt an (○ Abb. 15.10).

Im radialen Längsschnitt (○ Abb. 15.10) erweisen sich die in den Kanten der Markstrahlen verlaufenden Markstrahlzellen als tote tracheidale Elemente mit verholzten Wänden und kleinen, rundlichen Hoftüpfeln. Sie dienen der Wasserleitung in radialer Richtung (**Quertracheiden**). Die mittleren Markstrahlzellen sind lebend, oft reichlich mit Stärke gefüllt und durch große, einseitig behöfte Tüpfel (**Fenstertüpfel**) mit den Tracheiden verbunden. Typisch sind auch die **Harzgänge** in den Markstrahlen, die ein Drüsenepithel aufweisen.

Das Dikotylenholz: In seinen Zellkomponenten ist es reichhaltiger als das Gymnospermenholz. (○ Abb. 15.11, ○ Abb. 15.12). Man unterscheidet:

- **tote Leitungselemente:** Gefäße (Tracheen), Tracheiden,
- **tote Festigungselemente:** Holzfasern, Fasertracheiden,
- **lebende Speicherzellen:** Holz- und Markstrahlparenchym (○ Abb. 15.11).

Die Anordnung der einzelnen Elemente variiert sehr stark.

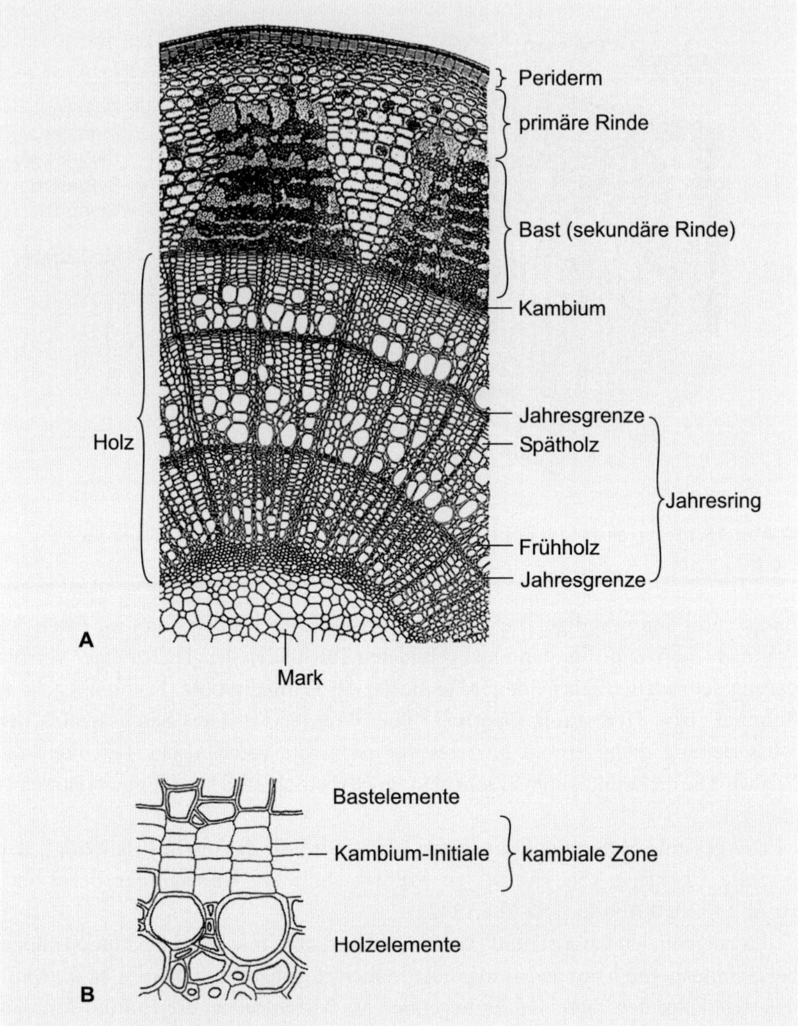

○ Abb. 15.12 Ausschnitt durch einen dreijährigen Zweig der Winterlinde *(Tilia cordata)*. **A** Querschnitt. Bast mit stark verbreiterten, dilatierten Baststrahlen, Periderm noch von der Epidermis bedeckt. **B** Ausschnitt aus dem Bereich des Kambiums während der winterlichen Ruhephase

Veranschaulichung: Holztypen

Hölzer mit relativ geringem Anteil an Holzfasern rechnet man zu den **Weichhölzern** (Linde: *Tilia*; Pappel: *Populus*; Birke: *Betula*). **Harthölzer** sind fester, den Hauptanteil übernehmen die Holzfasern, deren Wände außerdem dann oft so verstärkt sind, dass das Lumen auf dem Querschnitt nur mehr punktförmig erscheint (Buche: *Fagus*; Eiche: *Quercus*).

Nicht alle Baumarten bilden Splint- und Kernholz.

Im Verlauf der weiteren Entwicklung werden die Tracheen durch Gummi- oder **Thyllenbildung** (blasenartiges Hereinwachsen der an die Gefäße angrenzenden Holzparenchymzellen durch die Tüpfel) verstopft. Oft erfolgt parallel dazu eine Im-

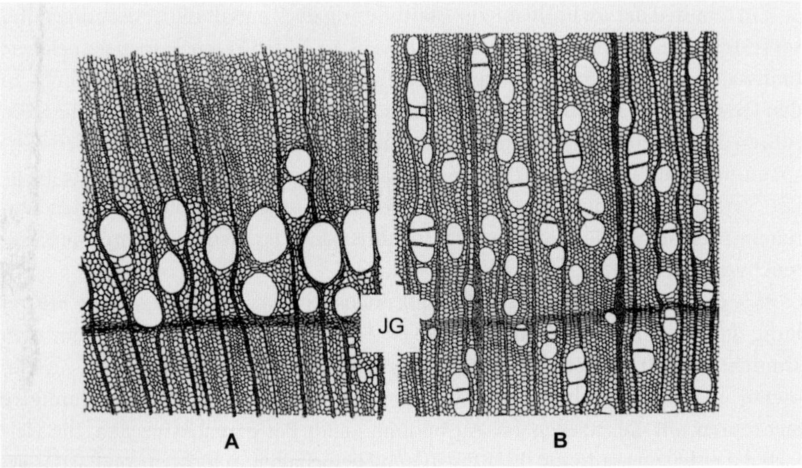

○ Abb. 15.13 Aufbau von Laubhölzern im Querschnitt. **A** ringporiges Holz von *Quercus robur*, **B** zerstreutporiges Holz von *Tilia platyphyllos*, **JG** Jahresgrenze

prägnierung durch Gerbstoffeinlagerungen, die an einer dunkleren Färbung erkennbar ist. Von diesem dunkleren **Kernholz**, bei dem bei manchen Baumarten auch noch zusätzlich Farbstoffe eingelagert sind (Farbhölzer), unterscheidet sich das ein bis mehrere oder auch viele Jahrringe umfassende, funktionstüchtige **Splintholz** durch seine hellere Farbe. Den älteren Teilen des Holzkörpers der Weiden (*Salix*) und Pappeln (*Populus*) fehlen konservierende Einlagerungen (Reifholz); das ist die Ursache häufiger Fäulnis (Bakterien- und Pilzbefall) in ausgehöhlten Stämmen.

Die Anordnung der Holzelemente ist auch in der jahreszeitlichen Abfolge der Holzproduktion verschieden. Zwar ist die Bildung von Gefäßen am Anfang der Vegetationsperiode stets stärker als gegen den Herbst zu, aber ihre Verteilung zeigt für einzelne Holzarten eine charakteristische Anordnung. Man kann zwischen **ring-** und **zerstreutporigen** Hölzern unterscheiden (○ Abb. 15.13). Bei ersteren ist die Bildung der Hauptmasse der Gefäße auf die Zeit der stärksten Triebentwicklung beschränkt, d. h. auf das Frühjahr, wenn die erste Belaubung stattfindet. Infolgedessen sind die Gefäße in jedem Jahrring in Form einer deutlich abgesetzten Zone angeordnet (Eiche: *Quercus*; Ulme: *Ulmus*). Im zerstreutporigen Holz nimmt die Produktion von Gefäßen im Laufe der Vegetationsperiode allmählich ab z. B. Linde: *Tilia*, (○ Abb. 15.12), Buche: *Fagus*; Walnuss: *Juglans*; Birke: *Betula*. Tropische Hölzer weisen meist ebenfalls Zuwachsringe auf, die aber nur selten Jahrringen entsprechen.

Bast (Sekundäre Rinde): Im Bast lassen sich in der Regel drei Funktionen und die dazugehörigen Zellgruppen unterscheiden. Die assimilatleitenden Siebröhren mit den Geleitzellen (den Gymnospermen fehlen Geleitzellen, sie besitzen nur Siebzellen, (Kap. 24) dienen dem Fernstreckentransport. Die Festigkeit bedingende Bastfasern oder Bastfasergruppen liegen häufig als breite Bastfaserbanden vor. Sie werden auch als **Hartbast** bezeichnet, dementsprechend die übrigen Elemente als **Weichbast**. Die Bast- und Markstrahlparenchyme schließlich haben neben der Funktion der Speicherung die Aufgabe des Radialtransports.

Im Bastgewebe befinden sich die Siebröhren.

Ein Großteil der im Frühjahr zur **Blattbildung** und -entfaltung notwendigen **Reservestoffe**, neben Stärke und Fett auch Eiweiß, ist in den Parenchymen gespeichert und wandert (nach Umwandlung in die Transportform) durch die Siebröhren zu den Orten des Wachstums und des Verbrauchs. Dabei sind meist nur noch die Siebröhren der letzten Vegetationsperiode in Funktion. Aufgrund der tangentialen Zugspannung sind die älteren Siebröhren kollabiert und zerquetscht, selbst ihre zelluläre Struktur ist dann meist nicht mehr erkennbar. Im Querschnitt durch den älteren Bast erscheinen sie häufig als stark lichtbrechende Streifen. Man nennt sie **Keratenchym** (Horngewebe).

Wie das Holz verrät auch der Bast nur noch stellenweise seine kambiale Entstehung durch die radiale Anordnung seiner Zellen. In den Baststrängen kann man ähnlich wie im Holz eine gewisse Rhythmik in der Bildung der einzelnen Zellelemente erkennen (○ Abb. 15.12). Zeitweise kommen hauptsächlich weitlumigere Siebröhren mit Geleitzellen zur Ausbildung, dann Bastparenchymzellen, die vielfach die radiale Anordnung ihrer Entstehung beibehalten. Schichten von Bastfasern bilden einzelne meist scharf umgrenzte Faserbündel, die dem Bast hohe Reißfestigkeit verleihen, bei anderen Pflanzen aber auch fehlen können. Die Bastfaserbündel sind in der Längsrichtung häufig von Kristallzellen begleitet, die in **Kristallzellreihen** (○ Abb. 13.12) angeordnet sind.

Die zonenweise Bildung der Zellelemente im Bast zeigt aber im Gegensatz zu der im Holz keine Beziehungen zur klimatischen Jahresrhythmik. Die periodisch angeordneten Zellstrukturen lassen sich daher meist nicht bestimmten Jahren zuordnen. Die Bildung von Bastelementen setzt das Kambium häufig bis weit in den Spätherbst oder gar frühen Winter hinein fort, wenn längst jeder Holzzuwachs aufgehört hat.

Beim sekundären Dickenwachstum vergrößert sich der Kambiumzylinder ständig.

Dilatation: Alle innerhalb des Kambiums liegenden Stammteile erfahren beim sekundären Dickenwachstum keine mechanische Beanspruchung. Das neu gebildete Holz wird stets an das bereits bestehende angelagert. Der Kambiumzylinder rückt dabei allmählich weiter nach außen. Bei den außerhalb des Kambiums liegenden Stammteilen sind die Verhältnisse ganz anders. Die ältesten Teile des primären Phloems und des Bastes sind am weitesten nach außen geschoben, nicht nur durch den Holzzuwachs, sondern auch durch die vom Kambium gebildeten Bastelemente. Sie unterliegen der Umfangserweiterung, der Dilatation, schon am längsten. Da sie auf einen immer größeren Umkreis gelangen, würden zwischen ihnen Lücken entstehen, wenn sich nicht die lebenden Markstrahlzellen teilten und in tangentialer Richtung wüchsen. Das ist die Ursache dafür, dass die primären Markstrahlen im Holz ihrer ganzen Erstreckung nach schmal bleiben, sich dagegen im Bast keilförmig nach außen erweitern (○ Abb. 15.8 B, ○ Abb. 15.12 A).

Tangentiale Zellvermehrungen durch antikline Teilungen führen zur Umfangserweiterung der Sprossachse.

Außer den Markstrahlzellen teilen sich auch die lebenden Parenchymzellen der primären Rinde, der primären Siebteile und des Bastes, in manchen Fällen sogar Zellen der Epidermis antiklin. Im Bereich des manchmal vorhandenen primären Sklerenchymfasermantels pflegen in die durch Zerreißung entstehenden Lücken vielfach Parenchymzellen hineinzuwachsen, die sich durch starke Verholzung in dickwandige Steinzellen verwandeln können. Auf diese Weise bilden sich gemischte Festigungszylinder (**gemischt-sklerotischer Ring**).

Beim sekundären Dickenwachstum werden nach außen hin Kork und Borke gebildet.

Kork und Borke: Nach einer gewissen Zeit des sekundären Dickenwachstums sind die primären Teile, wie Epidermis und primäre Rinde oder ein eventueller Skleren-

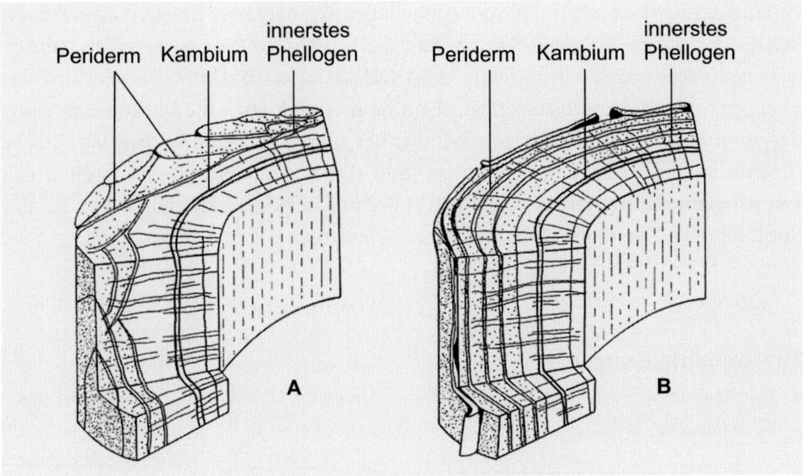

○ Abb. 15.14 Aufbau der Borke. **A** Schuppenborke, **B** Ringelborke

chymmantel so gedehnt, dass sie zerreißen und durch sekundäre Gewebe ersetzt werden. Die Funktion der Epidermis wird dann durch das **Periderm** übernommen, das sich aus einem **Phellogen** (Korkkambium) bildet (Kap. 13.3). Bei manchen Pflanzen (Apfel: *Pyrus*; Bittersüß: *Solanum dulcamara*) wird die Epidermis selbst wieder meristematisch (epidermales Periderm) und wird zum Phellogen, das dann das Periderm als sekundäres Abschlussgewebe bildet. Meist erfolgt die Peridermbildung jedoch unterhalb der Epidermis (hypodermales Periderm) aus subepidermalen Schichten, also in den äußersten Rindenschichten oder gar im Falle der Wurzeln in inneren Rindenschichten, bzw. im Perizykel.

Die **Lentizellen** (lat. Lentis = Linse, Lenticel = Linschen; Korkwarzen, ○ Abb. 13.8) halten einen gewissen Gasaustausch des Sprossgewebes mit der Umgebung aufrecht. Dies wird durch den Interzellularenreichtum ermöglicht. Durch eine hohe Teilungsaktivität werden zahlreiche, lockere, suberinisierte Füllzellen erzeugt (○ Abb. 13.8 B).

Mit wenigen Ausnahmen (Buche: *Fagus sylvatica*; Korkeiche: *Quercus suber*) stirbt das Phellogen nach kurzer oder längerer Tätigkeit ab und wird in tiefer gelegenen Gewebeschichten durch ein neues ersetzt (○ Abb. 15.14). Dieser Vorgang kann sich nun ständig wiederholen, sodass immer neue, tieferliegende Phellogene entstehen.

Merke
Alle Gewebeschichten außerhalb des jeweils innersten Phellogens sterben ab, da sie von jeder Nahrungs- und Wasserzufuhr abgeschnitten sind. Sie werden als Borke bezeichnet.

●●

Die Definition »Borke ist die Summe aller Korke« stimmt insofern nicht, als dass alle zwischen den Peridermen liegende Gewebe in die Borkenbildung miteinbezogen sind. Durch eingelagerte Gerbstoffe ist die Borke oft braun gefärbt.

Weiteres sekundäres Dickenwachstum dehnt die Borke tangential, sie zerreißt. Sie löst sich dann in einzelnen Stücken außen am Stamm ab. Das Reißen erfolgt

Es gibt Schuppen-, Ringel- und Streifenborke.

entlang der Korkschichten. Wird das Phellogen segmentartig tiefer verlagert, dann lösen sich Schuppen ab, wie bei der Platane (*Platanus*), Birne (*Pyrus*), Eiche (*Quercus*) oder den meisten Koniferen, den Nadelhölzern (◘ Abb. 15.14 A). Wird das Phellogen ringförmig tiefer verlegt, dann bildet später auch die Borke einen Ring, der aufreißt und sich abrollt, wie z. B. bei der Birke (*Betula*) oder bei der Kirsche (*Prunus avium*). Im ersten Fall spricht man von **Schuppenborke**, im zweiten Fall von **Ringelborke** (◘ Abb. 15.14 B). Sich ablösende lange Streifen finden sich bei der **Streifenborke** (Weinrebe: *Vitis*; Waldrebe: *Clematis*).

Synopse

Zusammenfassung

- Aus dem bipolaren Kambium entstehen nach innen hin Holzelemente, nach außen hin Bastelemente.
- Bei den Gymnospermen besteht das Holz aus Tracheiden.
- Die Markstrahlen der Gymnospermen bestehen aus wenigen Zellreihen. Sie enthalten in den Kantensegmenten Quertracheiden, in den mittleren Bereichen stärkehaltige Zellen sowie Harzkanäle.
- Beim Dikotylenholz kann man zwischen Kern- und Splintholz unterscheiden. Im Kernholz sind Gerbstoffe sowie weitere farbgebende Substanzen eingelagert.
- Der Bast ist die Sekundäre Rinde und besteht aus Hart- und Weichbast.
- Längeres Sekundäres Dickenwachstum resultiert in der Bildung von Borke und Kork.

Fragen

Wiederholungsfragen

1. Wie entstehen sekundäre Markstrahen? Welches Synonym gibt es für diese?
2. Wie unterscheidet sich das Holz der Dicotylen von dem der Gymnospermen?
3. Was ist die Aufgabe des Phellogens? Gibt es mehrere Phellogene?

Literatur

Am Ende von Kap. 17.

Das Blatt der Kormophyten

16

Inhaltsvorschau

Großflächige Blätter treten erst bei den Farnen und den Samenpflanzen auf. Die flächige Ausbildung größerer Assimilationsorgane war ein wichtiger Evolutionsprozess, der einherging mit der Ausgestaltung notwendiger Festigungs- und Leitgewebe. Das Blatt als Teil des Sprosses weist eine riesige Fülle verschiedener morphologischer Formen, aber auch anatomischer Strukturen auf, die mit den jeweiligen Standortsbedingungen der Pflanze in engem Zusammenhang stehen. Das Blatt als Ort der Photosynthese ist auf gute Lichteinstrahlung ausgerichtet.

Definition

Als Blätter bezeichnet man die zumeist flächigen, grünen Organe der Kormophyten. Sie sind Teil des Sprosses und dienen üblicherweise der Photosynthese und der damit verbundenen Transpiration.

Veranschaulichung

Die in einem Jahr durch die Pflanzendecke der Erde festgelegte Menge an Biomasse beträgt etwa 1–2 × 10^{11} t, davon 60 % auf dem Festland. Grundlage hierfür ist der Vorgang der Photosynthese (Kap. 10.1); es ist der wichtigste biochemisch-physiologische Prozess auf der Erde.

16.1 Morphologie des Blattes, Blattfolge am Spross

Gliederung in Ober- und Unterblatt

Bildung des Blattes: Die Anlage der Blätter erfolgt aus dem **Urmeristem terminaler Vegetationskegel** (○ Abb. 13.3) in Form höckerartiger Hervorwölbungen. An der ursprünglich ungegliederten Blattanlage tritt bald eine erste Gliederung in **Ober-** und **Unterblatt** ein. Im weiteren Verlauf geht aus dem Oberblatt die **Blattspreite** und der **Blattstiel** hervor, aus dem Unterblatt der oft unscheinbar bleibende **Blattgrund** u. U. mit **Nebenblättern**. Die Art der Weiterentwicklung der jungen Blattanlage ist von der Verteilung der Wachstumszonen im Blatt abhängig. Allgemein wird zwischen einem Längen-, Breiten- und einem Dickenwachstum unterschieden. Das Längenwachstum übertrifft meist das Wachstum in den anderen Richtungen beträchtlich. Das Dickenwachstum beschränkt sich in den meisten Fällen auf die Blattrippen und den Blattstiel. Die Gestaltung der Blattspreite ist das Ergebnis des Längen- und Breitenwachstums.

Blattnervatur

Die Ausbildung der **Nervatur**, der jeweiligen **Blattaderung**, hängt eng mit den Wachstumsvorgängen zusammen. In der **Mittelrippe** differenziert sich frühzeitig das mediane (das mittlere) Bündel als Fortsetzung der **Blattspur** (der Gesamtheit der Leitbündel, die innerhalb der Sprossachse zu einem bestimmten Blatt führen).

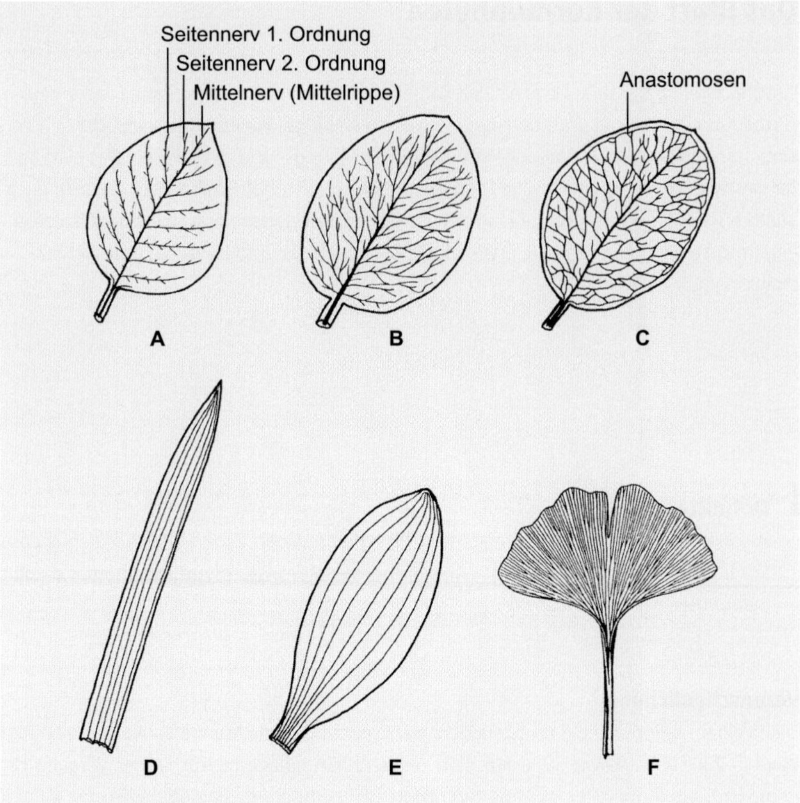

○ Abb. 16.1 Typen der Blattnervatur. **A** fiedernervig, **B** offen netznervig, **C** geschlossen netznervig, **D** parallelnervig, **E** parallel-bogennervig, **F** dichotome Blattnervatur bei *Ginkgo*

In die Blattspreite treten in der Regel zwei Lateralbündel und evtl. weitere, durch nachträgliche Verzweigung entstandene Leitbündel, ein. Sie beteiligen sich an der Ausbildung der Nervatur. Dadurch entsteht bei den Angiospermen streng genommen immer ein **netznerviges Blatt**. Man unterscheidet hierbei vor allem nach der Anordnung der Sekundärnerven (also der vom Mittelnerv abzweigenden Nerven) verschiedene **Nervaturtypen**.

Blätter mit geschlossener Nervatur haben einen Randnerv.

Wird die Blattnervatur allein durch seitliche Verzweigung des Mittelnervs gebildet, so entsteht ein **fiedernerviges Blatt** (○ Abb. 16.1 A). In ähnlicher Weise werden offen und geschlossen netznervige Blätter (○ Abb. 16.1 B, C) aufgebaut. Häufig sind zwischen den Leitsträngen Querverbindungen vorhanden. Fast immer kann sogar ein durchgehender Randnerv sämtliche Sekundärnerven sammeln. Solche auffällig **anastomisierende Blattaderungen** (also mit zusätzlichen Zwischenverbindungen der Nerven) nennt man **geschlossene Nervatur** (○ Abb. 16.1 C). Beteiligen sich die Lateralnerven ebenfalls an der Ausgestaltung, dann bilden sich gefingerte Blattnervensysteme.

Parallelnervatur

Manche Dikotylenblätter sind **parallelnervig**. Hierbei ist die Bildung der Spreitenflügel mehr oder weniger ganz unterdrückt (Wegerich: *Plantago*), nur der Mittelrippenteil hat sich durch starkes Flächenwachstum zwischen den Leitungsbahnen verbreitert (○ Abb. 16.1 E). Die bandartigen Blätter vieler Monokotylen sind **paral-**

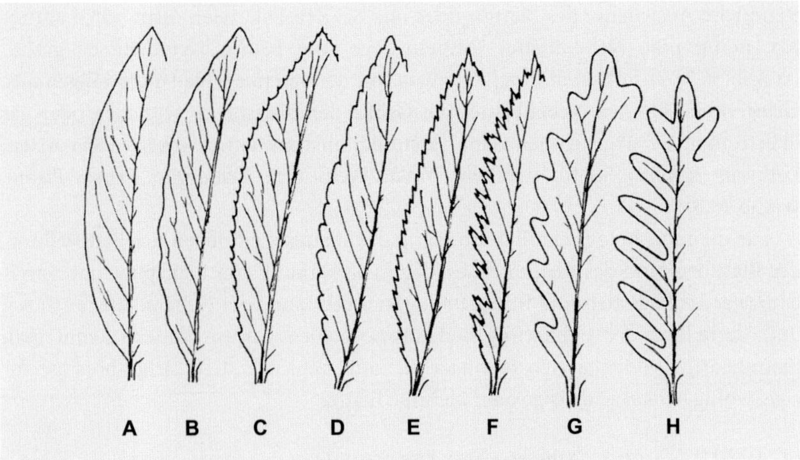

○ Abb. 16.2 Ausgestaltung des Blattrandes. **A** ganzrandig, **B** wellig, **C** gezähnt, **D** gekerbt, **E** gesägt, **F** doppelt gesägt, **G** gelappt, **H** fiederteilig

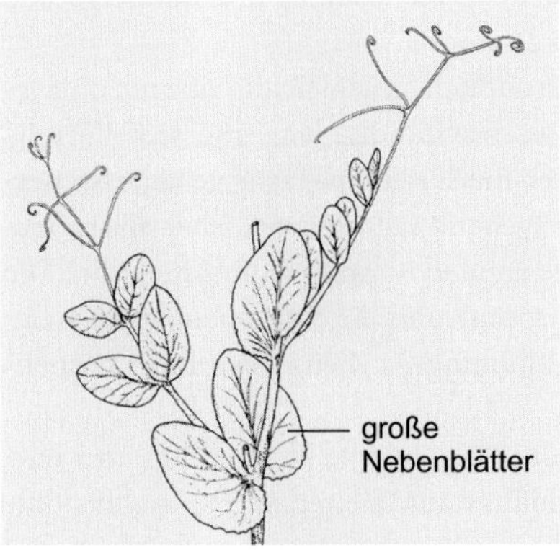

○ Abb. 16.3 Paarig gefiedertes Blatt der Erbse *(Pisum sativum)* mit Blattranken, zwei Fiederpaaren und großen Nebenblättern

lelnervig (bzw. bogig, ○ Abb. 16.1 D, E). Die Gliederung in Stiel und Spreite ist meist völlig unterdrückt, ebenso die Randentwicklung. Daher findet man bei Monokotylen kaum Blattformen mit gezähnten, gebuchteten oder gar gefiederten Rändern.

Ausgestaltung des Blattrandes

Ist das **Randwachstum** in der Zone des Spreitengrundes stark gefördert, so entstehen Blätter mit **herzförmigem** oder **nierenförmigem Grund**. Das Breitenwachstum kann auch in der Mitte oder an der Spitze am stärksten sein. Es bilden sich dann **elliptische** oder **spatelige** Blattformen aus. Nur wenn Flächenwachstum und Randwachstum harmonisch aufeinander abgestimmt sind, entstehen **ganzrandige** Blätter (○ Abb. 16.2 A). Kleinere, aber oft regelmäßige Ungleichheiten im Randwachstum sind die Ursache für die Ausgestaltung des Blattrandes in mannigfaltiger Weise (○ Abb. 16.2 B–H). Bleibt das Randwachstum auf bestimmte Stellen beschränkt, und zwar schon bei jungen Blattanlagen, so entstehen **gefiederte** (○ Abb. 16.3) oder auch **gefingerte** Blattspreiten, insgesamt eine kaum überschaubare Fülle verschiedener Ausprägungsformen.

Der als Tragorgan für die Blattspreiten und der Stoffleitung dienende **Blattstiel** geht aus der Basis des Oberblattes hervor, wo ein Flächenwachstum meist völlig unterbleibt. Dafür tritt eine starke Dickenentwicklung auf.

Randliche Auswüchse des Blattgrundes, die bei den Dikotylen nicht selten auftreten, nennt man **Nebenblätter (Stipeln)**. Sie sind häufig asymmetrisch gebaut (○ Abb. 16.3). Ihre Nervatur geht seitlich von den lateralen Blattspursträngen aus. Gelegentlich können Nebenblätter die Größe der Blattspreite erreichen oder gar übertreffen; sie übernehmen dann Assimilationsfunktion (Wicken: *Vicia*-Arten; *Lathyrus aphaca*; Stiefmütterchen: *Viola*; Weißdorn: *Crataegus*; Erbse: *Pisum*, ○ Abb. 16.3).

Blätter sind häufig behaart.

Für die morphologische Beschreibung des Blattes sind neben der Blattstellung, der Blattform und des Blattumrisses, der Ausgestaltung von Blattspitze und Spreitenbasis, des Blattstiels und Blattgrunds, der Ausbildung der Nebenblätter auch Art und Verteilung der **Behaarung** bedeutsam. Neben kahlen Blättern kennt man flaumhaarige, seidenhaarige, rauhhaarige, zottig behaarte, steifhaarige, borstige, filzige, wollig behaarte, drüsige oder klebrige Blätter.

Die Blattfolge am Spross (Phyllotaxis): Die Blattbildung am Spross beginnt mit reduzierten Formen und endet mit abgewandelten Formen. Die ersten Blätter, die **Keimblätter**, sind klein und einfacher gebaut. Dies gilt auch meist noch für die dann folgenden **Primär**- oder **Jugendblätter** (○ Abb. 16.5). Blattstellung und Blattfolge sind ein wichtiges Merkmal (○ Abb. 16.4, Kap. 15.2).

Die Blätter an einer Pflanze sehen nicht alle gleich aus.

Bei *Eucalyptus* sind die Jugendblätter oft rundlich, gegenständig sitzend; die Folgeblätter bei den meisten Arten dagegen wechselständig, lang und sichelförmig. Statt der Primärblätter bilden andere Pflanzen meist schuppenartig gebaute **Niederblätter** aus, bei denen das Oberblatt oft weitgehend reduziert ist. Über alle möglichen Übergangsformen am Stängel gehen sie dann in normale Laubblätter über. Die **Speicherblätter** der Zwiebeln (z. B. bei Liliaceen) und die **Schuppenblätter** vieler Rhizome entsprechen ebenfalls Niederblattbildungen, ebenso wie die Knospenschuppen vieler Holzgewächse.

Brakteen können als Schauapparate fungieren.

Beim Übergang von der vegetativen in die reproduktive Phase treten über eine Reihe von Zwischenformen vielfach **Hochblätter** auf, die reduzierte Laubblattbildungen darstellen. Sie kommen im Allgemeinen nur bei Angiospermen vor und sind normalerweise Hüllorgane, die dem Schutz der Blütenstände dienen. Gelegentlich zeigen die chlorophyllarmen **Hochblätter (Brakteen)** lebhafte Färbungen und fungieren als Schauapparate (Weihnachtsstern: *Euphorbia pulcherrima*; Spatha der Araceen, z. B.: *Anthurium, Arum*; Tragblätter bei *Cornus*; Hochblätter bei manchen *Salvia*-Arten). Auch die Kelchblätter der Blüten lassen sich von Hochblattbildungen ableiten. Ihnen sieht man den Blattcharakter meist noch deutlicher an, als den stärker abgewandelten Blattbildungen, wie Blütenblatt, Staubblatt oder Fruchtblatt (Kap. 17.2).

Abwandlungen von der normalen Blattgestalt gibt es gelegentlich im Laubblattbereich an ein und derselben Pflanze. Bei der als **Heterophyllie** bezeichneten Erscheinung findet man an einem Spross verschieden gestaltete Laubblätter. Dies ist etwa der Fall bei Wasserpflanzen (○ Abb. 16.13), wo sich Schwimm- und Wasserblätter erheblich unterscheiden, kommt aber auch bei Landpflanzen nicht selten vor (Efeu: *Hedera; Eucalyptus*; Zitterpappel: *Populus tremula*). Ist nur die Größe der Blätter eines Sprosses (oft an einem Knoten), unterschiedlich, so bezeichnet man dies als **Anisophyllie** (z. B. *Selaginella, Galium*).

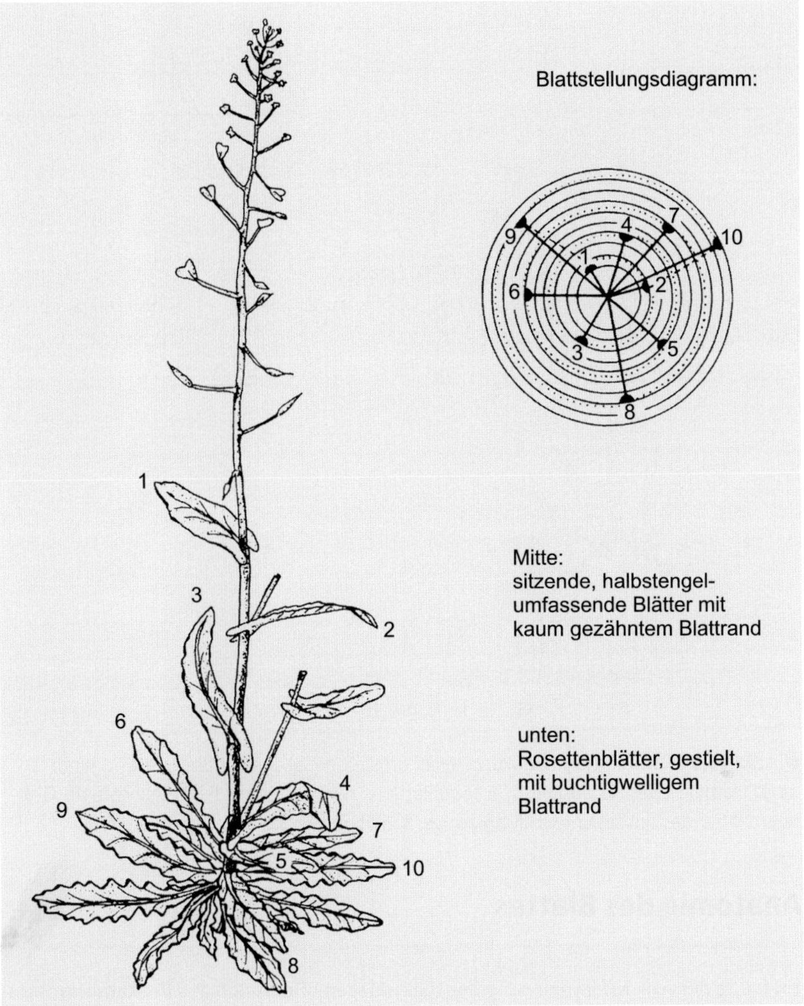

Abb. 16.4 Hirtentäschelkraut (*Capsella bursa-pastoris*) als Beispiel einer Halbrosettenpflanze mit halbstängelumfassenden Blättern in 3/8-Stellung (d. h. auf 3 Umläufe kommen 8 Blätter und das 9. Blatt steht wieder über dem ersten), daneben das zugehörige Blattstellungsdiagramm.

Merke

Die Nervatur der Dikotylen ist typischerweise netznervig, die der Monokotylen parallelnervig. Dikotyle, wie beispielswiese *Plantago* oder *Gentiana*, können eine Parallelnervatur aufweisen, wenn die Bildung der Spreitenflügel mehr oder weniger ganz unterdrückt wird und, damit verbunden, nur der Mittelrippenteil sich durch starkes Flächenwachstum zwischen den Leitungsbahnen verbreitert.

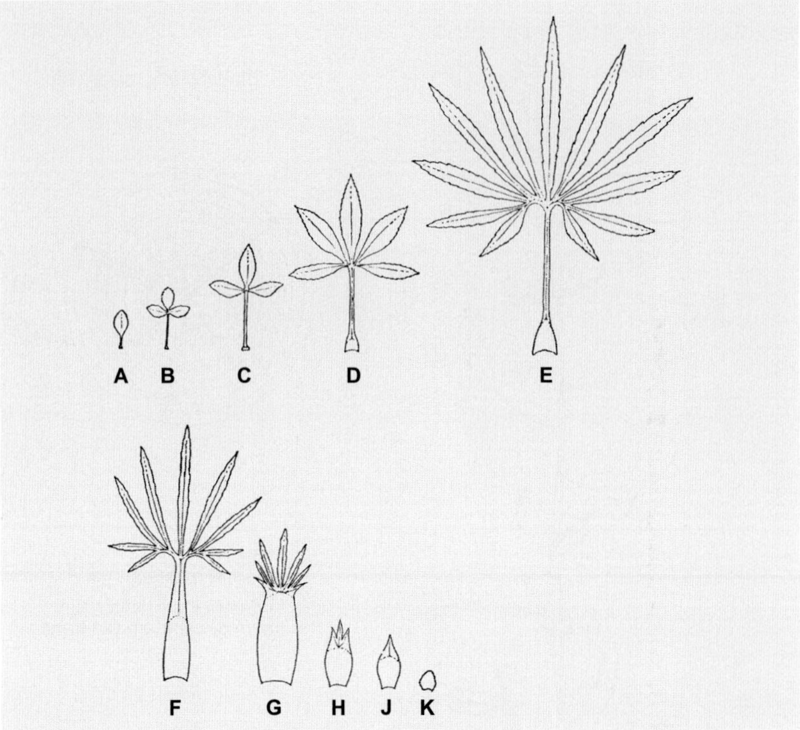

○ Abb. 16.5 Blattfolge bei Nieswurz (*Helleborus foetidus*). **A** Keimblatt, **B–C** Jugendblätter, **D** Laubblatt des ersten Jahres, **E** Laubblatt des zweiten Jahres, **F** Übergangsblatt, **G–J** Hochblätter des dritten Entwicklungsjahres, **K** Blütenhüllblatt. Aus Sitte et al. 2002

16.2 Anatomie des Blattes

Im Laufe der Ausdifferenzierung der Blattanlagen bilden sich aus Prokambiumbündeln Leitbündel, die so orientiert sind, dass das Phloem zur Blattunterseite und das Xylem zur Blattoberseite zeigen. Die Blattspurstränge sind also in der Regel nicht verdreht. Vielfach sind die Leitbündel von kräftigen Sklerenchym- oder Kollenchymscheiden umgeben, wodurch die Biegefestigkeit der Blätter erheblich erhöht wird. Die Leitbündel zweigen sich filigranartig auf (○ Abb. 16.1 A–C). Dadurch wird eine hinreichende Wasser- und Nährstoffversorgung aller Blattabschnitte gesichert. Mit abnehmender Bündelstärke vereinfacht sich auch der Bau der Bündel im Blatt. Es bleiben dann nur noch die leitenden Elemente, im Xylem Tracheen und Tracheiden, im Phloem die Siebröhren. Die letzten Leitbündelendigungen bestehen schließlich nur noch aus kurzen, einzelnen Schraubentracheiden. Parenchymscheiden umkleiden die Leitstränge bis in die feinsten Endigungen. Zwischen den Nerven, in den sog. **Intercostalfeldern**, besitzt die Blattspreite eine ausgeprägte anatomische Gliederung. Die Intercostalabschnitte weisen meist eine ausgesprochene **Dorsiventralität** auf. Dabei wird das assimilierende Gewebe bevorzugt an die morphologische Oberseite, die Leitbündel in tiefere Schichten des Blattes abgedrängt.

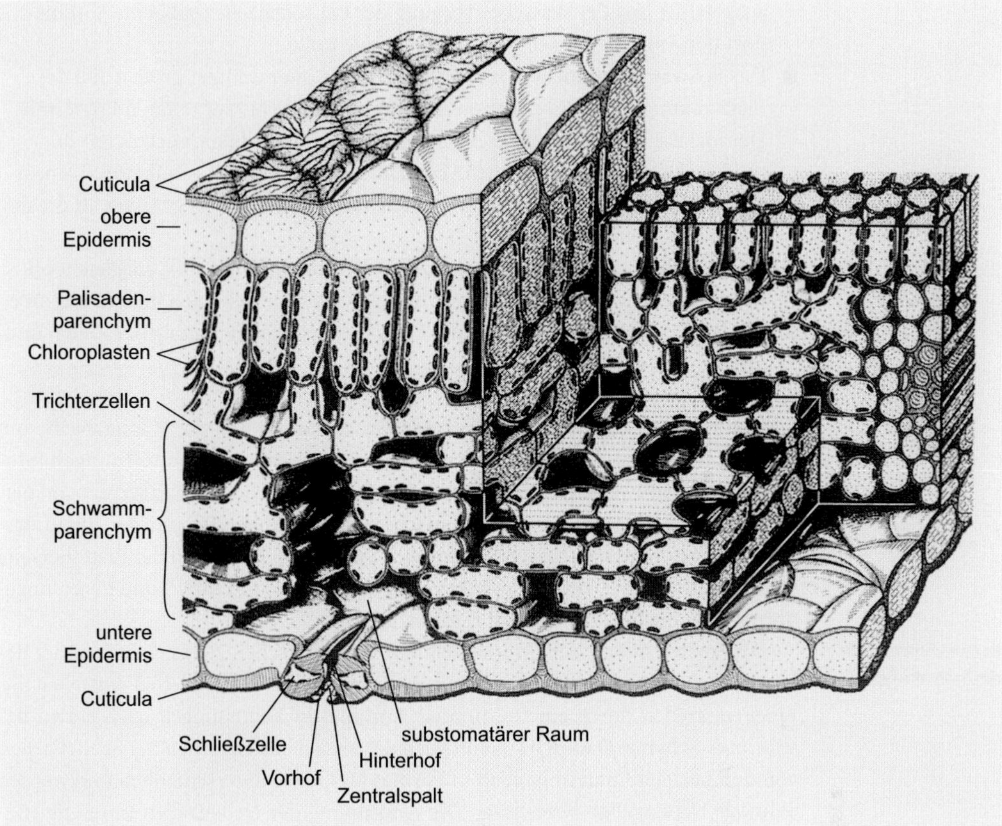

○ Abb. 16.6 Bau des Blattes der Christrose (*Helleborus niger*) im Blockdiagramm. Obere Cuticula zur Hälfte entfernt, Interzellularräume dunkel dargestellt

Struktur und Funktion der Gewebe im Blatt sind in idealer Weise aufeinander abgestimmt.

Im **bifazialen** Blatt (○ Abb. 16.6, ○ Abb. 16.10 A) erkennt man im Querschnitt von oben nach unten folgende Schichten:

- Die obere **Epidermis** besteht aus Zellen mit meist kräftiger Außenwand (deren äußere Zellwandschichten können mehr oder weniger cutinisiert sein) und mit aufgelagerter Cuticula, die als glattes Häutchen oder vielfach gefältet die Außenwände überzieht.
- Das **Palisadenparenchym** schließt unmittelbar an die oberste Epidermis an. Die schmalen, pfahlförmigen Zellen sind durch Längsstreckung entstanden. Ihre nach dem Blattinnern schlank trichterförmig zulaufenden Wände ermöglichen eine günstige Verteilung der Chloroplasten für optimale Ausnutzung des einfallenden Lichts. Der Chloroplastenreichtum (60–80 % des Gesamtblattes) und die Lage an der Oberseite, also der Seite des Lichteinfalls, kennzeichnen das Palisadenparenchym als wichtigstes Assimilationsgewebe (**Chlorenchym**). Zwischen den Palisadenzellen ist ein System feiner Interzellularen ausgebildet; sie ermöglichen einen raschen Gasaustausch.
- Die **Trichterzellen** vermitteln zwischen dem Palisadengewebe und dem Schwammparenchym. Ihre Form ist etwa intermediär zwischen beiden Gewebetypen. Nicht in allen Blättern ist die Trichterzellschicht deutlich

ausgebildet. Bei der Wasserversorgung der Palisadenzelle und beim Abtransport der Assimilate spielen sie eine wichtige Rolle.
- Das **Schwammparenchym** nimmt einen mehr oder weniger großen Teil des Blattvolumens ein. Es reicht von den Trichterzellen bis zur unteren Epidermis. Der lockere Bau und die Durchgängigkeit des Interzellularennetzes ist von großer Bedeutung für jeglichen Gasaustausch (Atmung, Assimilation, Transpiration). Die Assimilationsleistung des Schwammgewebes ist geringer als die des Palisadenparenchyms.
- Den Abschluss der Blattunterseite bildet die **untere Epidermis**. Sie gleicht oft weitgehend der oberen Außenhaut mit kleinen Unterschieden in der Zellgröße, der Dicke der Außenwand und der Cuticula, in der Verzahnung der Zellen und hinsichtlich der Stomata.

Die beidseitige **Cuticula** vermindert den Gasaustausch und die Wasserabgabe um etwa den Faktor 20. Durch die in der Epidermis vorhandenen **Spaltöffnungen (Stomata)** ist der notwendige Gasaustausch kontrollierbar. Die Stomata werden auf beiden Seiten des Blattes (**amphistomatisch**) oder ausschließlich auf der Blattunterseite (**hypostomatisch**) ausgebildet, bei Schwimmblättern nur auf der Blattoberseite (**epistomatisch**). Sie treten in großer Zahl auf (50–1 000 pro mm^2) und liegen ungeordnet oder auch in Reihen und Feldern.

Es gibt unterschiedliche Stomata-Typen.

Die Spalten bilden sich als Interzellularlücken zwischen zwei nebeneinander liegenden, meist bohnenähnlich geformten Zellen. Diese **Schließzellen** entstehen aus Epidermiszellen durch eine bestimmte Anzahl von Zellteilungen nach einem bestimmten Schema. Dadurch sind oft auch die benachbarten Zellen der Schließzellen von den übrigen Epidermiszellen in Form oder Größe unterschiedlich und werden dann als **Nebenzellen** bezeichnet. Die Anordnung der Nebenzellen ist häufig charakteristisch für bestimmte Pflanzengruppen und stellt ein diagnostisches Merkmal dar. Man unterscheidet eine ganze Reihe von Spaltöffnungsapparaten aufgrund der **Anordnung der Nebenzellen**, von denen die häufigsten in ○ Abb. 16.7 wiedergegeben sind.

Merke

Der Bau der Schließzellen selbst steht in enger Beziehung zu ihrer Funktion, nämlich der Regulierung der Öffnungsweite der Spalten im Zusammenspiel mit den Nebenzellen (**Spaltöffnungsapparat**).

Nach Bau und Form der Schließzellen und mechanischer Funktion unterscheidet man verschiedene Schließzellentypen. Der **Mnium-Typ** (○ Abb. 16.8 A), der bei Moosen und Farnen auftritt, besitzt weitgehend unverdickte Schließzellen. Turgorerhöhung wirkt sich hier in einer Weitung der Schließzellen senkrecht zur Blattoberfläche aus.

Beim **Amaryllideen-Typ** (○ Abb. 16.8 C) mit unverdickter Rücken- und kräftig verstärkter Bauchwand führt ansteigender Turgor auch zu einer bohnenförmigen Durchbiegung der Schließzellen parallel zur Oberfläche und dadurch zur Öffnung.

Beim **Helleborus-Typ** (○ Abb. 16.8 B), einem bei Dikotylen in vielen Abwandlungen häufigen Zwischentyp, sind die Zellwände der Schließzellen ungleichmäßig verstärkt. Die Öffnungsbewegung verläuft hier bei steigendem Turgor als Drehbe-

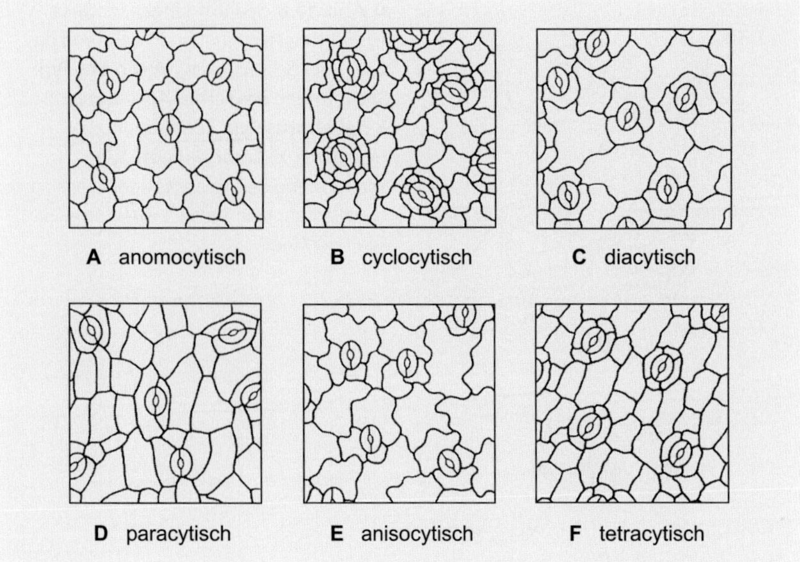

○ Abb. 16.7 Spaltöffnungsapparate bei Angiospermen (verschiedene Typen aufgrund der Anordnung der Nebenzellen). **A anomocytisch**: keine deutlich erkennbaren Nebenzellen oder eine unbestimmte Zahl an Nebenzellen (**Ranunculaceen-Typ**, auch bei *Tussilago,* ferner bei Aceraceae, Berberidaceae, Cucurbitaceae, Malvaceae, Papaveraceae, Primulaceae, Rosaceae, Scrophulariaceae), **B cyclozytisch**: viele Nebenzellen liegen ringförmig angeordnet um die Schließzellen (**Celastraceen-Typ**, auch oft bei *Piper*-Arten, *Buxus, Citrus*), **C diazytisch**: stets mit zwei Nebenzellen, deren Querwände senkrecht zum Spalt liegen (**Caryophyllaceen-Typ**, auch bei Acanthaceae, oft bei Lamiaceae, Solanaceae, Verbenaceae), **D parazytisch**: stets mit zwei Nebenzellen, die den Schließzellen seitlich anliegen (**Rubiaceen-Typ**, auch bei *Cassia*, bei Convolvulaceae, Hypericaceae, Magnoliaceae), **E anisocytisch:** meist drei Nebenzellen, von denen eine auffällig kleiner ist als die anderen beiden (**Brassicaceen-Typ**, auch bei *Atropa*, bei Loganiaceae, Urticaceae), **F tetrazytisch**: vier Nebenzellen, zwei der Nebenzellen oft deutlich kleiner, oft als regelmäßiges Zellmuster bei Monokotylen

wegung um ein Gelenk, das meist als weniger verdickte Stelle der Außenwand der Nebenzellen erkennbar ist (○ Abb. 16.8 B), also schräg zur Oberfläche nach innen.

Beim **Gramineen-Typ** mit hantelförmigen Schließzellen bewegen sich die stark verdickten Mittelstücke der Schließzellen durch Turgorerhöhung in den unverdickten verbreiterten Enden der Schließzellen parallel auseinander (○ Abb. 16.9).

Die **Atemhöhle**, die sich hinter der Spaltöffnung anschließt, ist ein besonders großer Interzellularraum.

Nicht selten werden die Spaltöffnungen über die Oberfläche der Epidermis hinausgehoben, wie bei Schattenpflanzen und Pflanzen feuchter Standorte; dies erhöht den Gasaustausch. Bei Trockenpflanzen sind die Spaltöffnungen umgekehrt in vielfältiger Abwandlung eingesenkt, um den mit dem Gasaustausch immer einhergehenden Wasserverbrauch (Transpiration) so niedrig wie möglich zu halten. In diesen Fällen werden dann oft starke Cuticularschichten gebildet, oder es treten zusätzliche Vorhofräume auf (**Xeromorphosen** als Transpirationsschutz).

Im **äquifazialen** Blatt findet sich auf beiden Seiten Palisadenparenchym. Die Unterscheidung von Blattober- und -unterseite ist nicht mehr so eindeutig. Allerdings

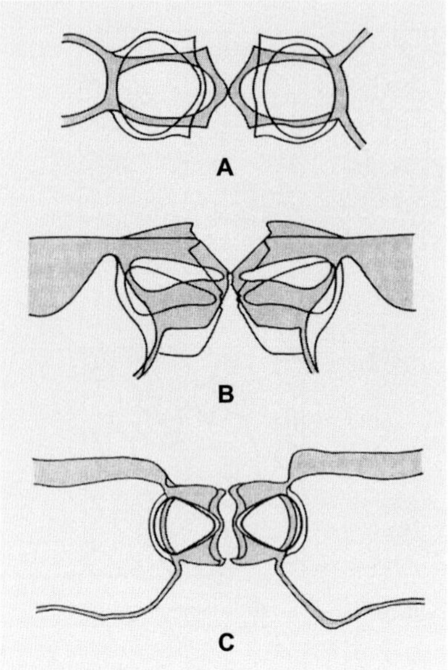

Abb. 16.8 Spaltöffnungen im Querschnitt (verschiedene Typen aufgrund des Baues der Schließzellen). **A Mnium-Typ**: Spaltöffnung des Farnes *Adiantum*, **B Helleborus-Typ**: Spaltöffnung bei *Helleborus*, **C Amaryllideen-Typ**: Spaltöffnung bei *Amaryllis*, (gerastert: Spalt geschlossen, hell: Schließzellen turgeszent, Spalt geöffnet)

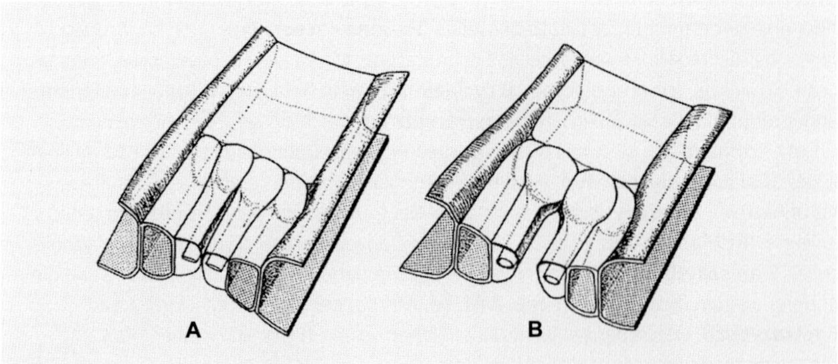

Abb. 16.9 Spaltöffnungsapparat im Blockdiagramm, schematisch. **Gramineen-Typ**. **A** Spalt geschlossen, **B** Spalt geöffnet

entspricht die Anordnung der Leitbündel noch der von bifazialen Blättern. Äquifaziale Blätter (Abb. 16.10 E) kommen bei Kompasspflanzen (Pflanzen mit senkrecht gestellten und oft Nord-Süd ausgerichteten Blättern) oder bei Pflanzen mit gefiederten Blättern vor. Auch vielen **Sukkulenten** sind äquifaziale Blätter mit zentralem Wasserspeichergewebe eigen.

Das **unifaziale** Blatt ist bei vielen Monokotylen verbreitet und weist radiären Bau auf (Lauch: *Allium*; Binse: *Juncus*). Es sind Blätter, bei denen eigentlich nur die morphologische Unterseite entwickelt ist. In der Regel ist ihr Querschnitt kreisförmig (Abb. 16.10 C), sie können aber sekundär wieder abgeflacht sein (Abb. 16.10 D).

C_4- und CAM-Pflanzen gehen sparsamer mit Wasser um (im Vergleich zu C_3-Pflanzen).

Die Blattnerven sind stets von einer geschlossenen Leitbündelscheide umgeben. Im Allgemeinen sind dies parenchymatische Zellen des Schwammgewebes, die Teil des Chlorenchyms sind. Bei den **C_4-Pflanzen** (siehe unten) drückt sich der physiologische Unterschied auch in der Blattanatomie aus. Bei diesen Pflanzen sind die Leitbündelscheiden in der Regel besonders groß und auffällig (**Kranz-Syndrom**).

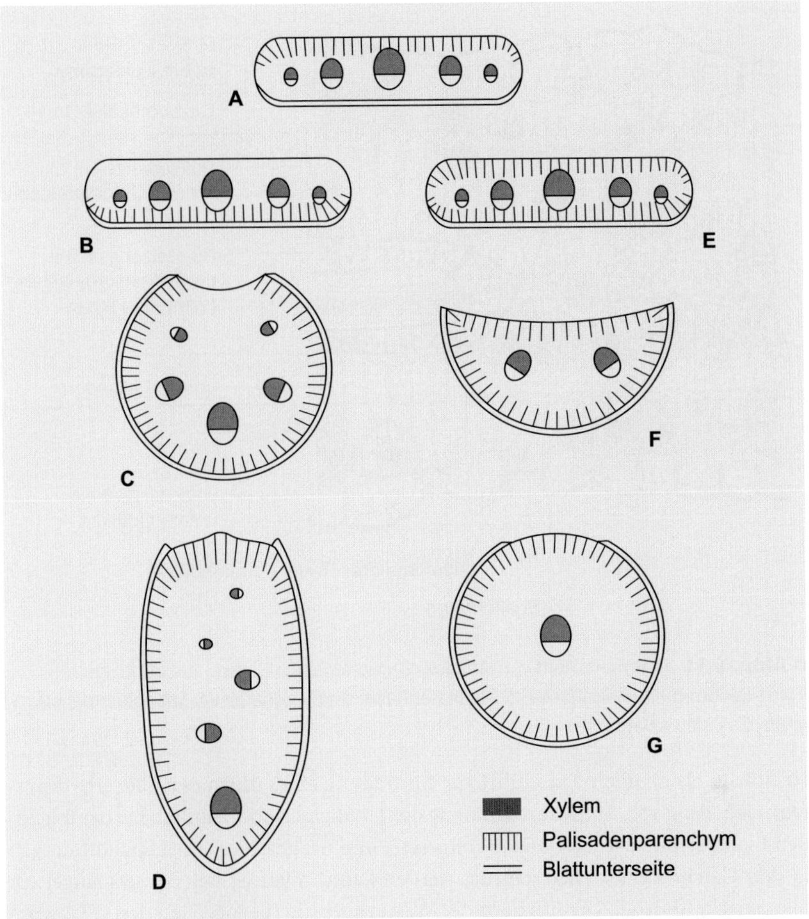

Abb. 16.10 Schematische Darstellung von Querschnitten durch verschiedene Blattbau-Typen. **A** normales, bifaziales Blatt, **B** invers bifaziales Blatt (*Allium ursinum*), **C** aus **B** ableitbares Rundblatt (*Allium, Juncus*), **D** aus **C** ableitbares unifaziales Flachblatt (*Iris*), **E** äquifaziales Flachblatt, **F** äquifaziales Nadelblatt (*Pinus*), **G** äquifaziales Rundblatt (*Sedum*). (Blattunterseite mit Doppellinie, Palisadenparenchym mit Schraffur, Xylem dunkel gekennzeichnet

Ihre Zellen besitzen zudem meist größere Chloroplasten als die des übrigen Mesophylls (Chloroplasten-Dimorphismus) Abb. 16.11. Durch zahlreiche Tüpfel sind die Bündelscheidenzellen mit dem übrigen Mesophyll verbunden. Während bei den **C_3-Pflanzen (Calvin-Pflanzen)** Assimilation des Kohlendioxids und Strahlungsabsorption in ein und demselben Chloroplasten synchron ablaufen, sind bei **C_4-Pflanzen (Hatch-Slack-Pflanzen)** diese beiden Vorgänge räumlich getrennt (Abb. 16.12). Im normalen Mesophyll erfolgt die Assimilation des Kohlendioxids (vorgeschaltete CO_2-Fixierung), das dann in Form von Malat zu den Bündelscheidenzellen transportiert wird. Aus dem Malat wird CO_2 freigesetzt, das dann in den Calvin-Zyklus (Kap. 10.2) eingeht. Bei manchen Arten dient Aspartat anstelle von Malat als Transport- und Speichermolekül für CO_2. Bei manchen Sukkulenten (**CAM-Pflanzen: Crassulacean Acid Metabolism**) ist eine zeitliche Trennung der beiden Vorgänge

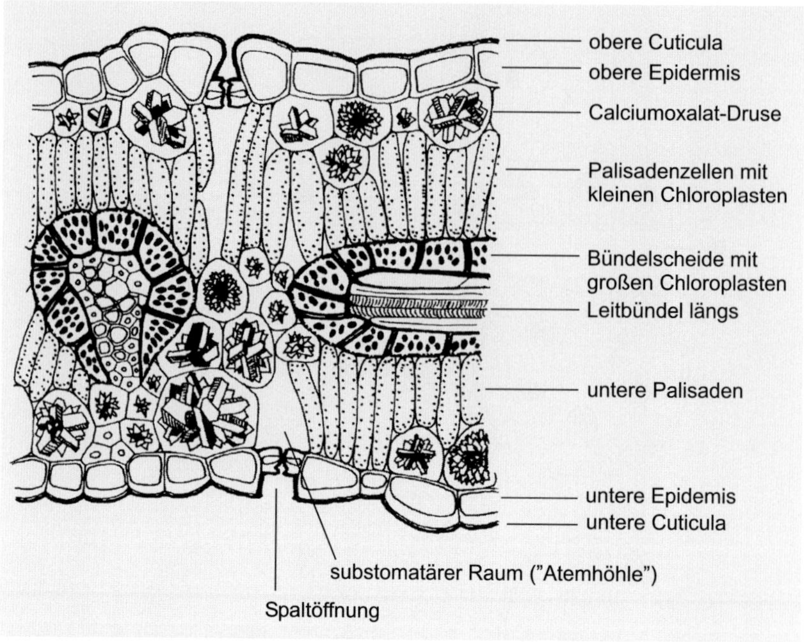

Abb. 16.11 Blattquerschnitt von *Atriplex confertifolia* (C_4-Pflanze) mit auffälligem Kranz-Syndrom, äquifazial gebaut. Die Blasenhaare sind weggelassen. Subepidermal oft große Calciumoxalatdrusen

(Abb. 16.12) deutlich. Dies führt zur Ausbildung eines **diurnalen Säurerhythmus** (Anreicherung von Äpfelsäure am Ende der Dunkelperiode, aus dem bei der folgenden Lichtperiode das CO_2 wieder freigesetzt und bei geschlossenen Spaltöffnungen in den Calvin-Zyklus eingeschleust werden kann). Dies ist bei Wassermangel ein ökologischer Vorteil. Die Effizienz der Wassernutzung (bezogen auf den C-Gewinn durch Photosynthese) ist deutlich besser (Tab. 16.1). Andererseits sind aber auch größere Lichtintensitäten erforderlich und der Lichtkompensationspunkt (an dem sich CO_2-Assimilation und Atmung die Waage halten) ist höher, was in **Trockenklimaten** kein Problem ist.

Tab. 16.1 Einige Merkmale von Pflanzen mit unterschiedlicher CO_2-Fixierung

Merkmal	C_3-Pflanzen	C_4-Pflanzen	CAM-Pflanzen
Erstes Photosynthese-Produkt	PGS (C_3-Säure)	Malat (C_4) oder Aspartat	Dunkel; wie C_4, hell: wie C_3
Frostresistenz	Gering bis sehr hoch	Gering	Gering
Lichtkompensationspunkt	Niedrig bis hoch	Mittel bis sehr hoch	Hoch bis sehr hoch
Lichtsättigung der Photosynthese	Mittlere Lichtwerte	Hohe bis sehr hohe Lichtwerte	Mittlere bis hohe Lichtwerte

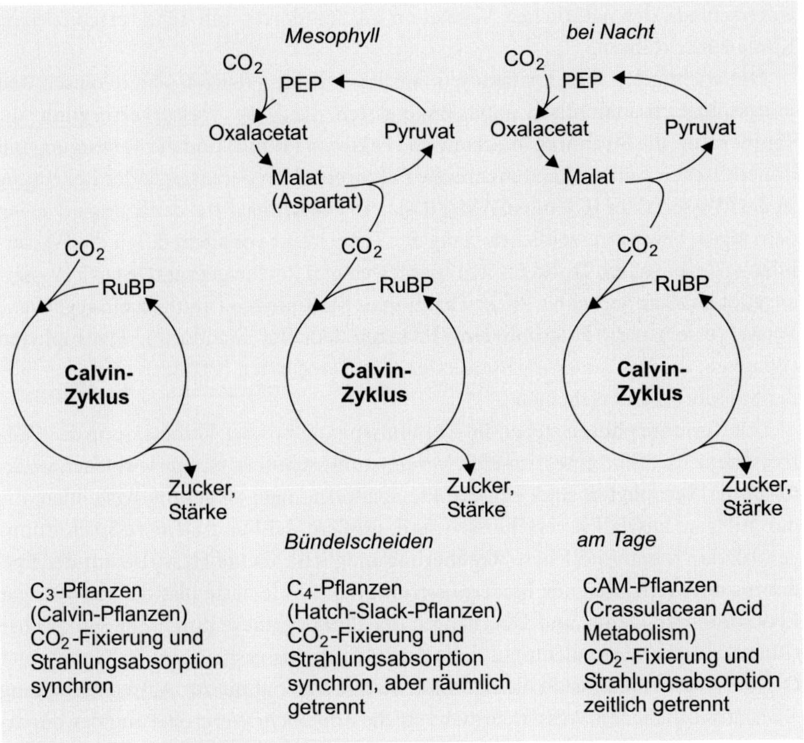

Abb. 16.12 Schema der verschiedenen CO_2-Fixierungswege (vgl. Kap. 10)

Aufbau von Nadeln

Das Nadelblatt der Gymnospermen: Die Koniferen zeigen in ihrem Blattbau einen stark **xeromorphen** Charakter. Die Spaltöffnungen sind in das Blatt eingesenkt, die Epidermiswände so stark verdickt, dass nur noch ein kleines Lumen übrig bleibt. Zusammen mit einem darunter liegenden **hypodermalen Sklerenchym** verleiht die Epidermis der Nadel ihre große Festigkeit. Dann erst folgt nach innen zuerst das Assimilationsparenchym, dessen Zellwände z. B. bei der Kiefer (*Pinus*) nach innen leistenartig vorspringen (**Armpalisaden**). Gleich dem Spross enthält auch das Nadelblatt bei den meisten Koniferen **Harzkanäle**. Sie sind häufig von einer **sklerenchymatischen Scheide** umgeben. Der Länge nach wird das Nadelblatt von einem meist doppelsträngigen Leitbündel durchzogen (**o** Abb. 16.10 F), das aus zwei kollateralen Bündeln besteht, die von einem **Transfusionsgewebe** umgeben sind. Dieses besteht teils aus tracheidalen, teils aus plasmareichen Zellen und vermittelt den Wasser- bzw. Stoffaustausch mit dem umliegenden Blattgewebe.

16.3 Ökologische Anpassungen

Der morphologische und anatomische Bau von Blatt und Sprossachse ist in vielfältiger Weise an **Lebensweise und Umwelt** (**Standort**) der Pflanze angepasst. Darauf beruhen die durch konvergente Selektion entstandenen gemeinsamen Züge bei Pflanzen verschiedener Gebiete mit ähnlichem Klima oder mit ähnlichen Standortfaktoren. Umgekehrt lassen sich darauf auch die auffälligsten physiognomischen

Unterschiede der natürlichen Vegetation an Standorten mit sehr verschiedenem Klima zurückführen.

Der Aufbau des Blattes hängt stark vom jeweiligen Standort ab.

Die wichtigsten Standortfaktoren, an die sich die Pflanzen physiologisch und morphologisch-anatomisch anpassen mussten, sind die **Wasserversorgung**, die **Temperatur**, die **Strahlung**, mechanische Faktoren (**Wind**) und die Versorgung mit mineralischen Nährstoffen (**chemische Faktoren**). Von herausragender Bedeutung ist der Wasserfaktor (C_4- und CAM-Pflanzen). Die Klimagürtel der Erde sind neben dem tages- bzw. jahreszeitlichen Gang der Temperatur vor allem durch die **Wasserbilanz** (Regenzeiten, Trockenzeiten) der jeweiligen Region geprägt. Je nach Wasserangebot am Standort einer Pflanze kann man **Mesophyten** (mittlere, ausgeglichene Wasserversorgung), **Hygrophyten** (Pflanzen feuchter Standorte), **Hydrophyten** (Pflanzen, die im Wasser wachsen) oder aber **Xerophyten** (Pflanzen trockener, arider Standorte) unterscheiden.

Xerophyten weisen eine trockenheitsangepasste Ausgestaltung ihres Sprosses auf.

Die **Xeromorphosen** stehen im Zusammenhang mit der Verbesserung der Dürreresistenz im Sinne eines besseren Verdunstungsschutzes. Beispiele solcher Strukturen bei **Xerophyten** sind: eingesenkte Spaltöffnungen, Spaltöffnungshöhlen, die durch Haare zusätzlich verschlossen sind, größere Zahl und kleinere Spaltöffnungen (dadurch empfindlichere Regulierung möglich), dichte Haarfilze auf der Epidermis oder reflektierende Epidermisstrukturen, verkleinerte Blattflächen oder gar Reduktion der Blätter und Übernahme der Photosynthese durch die Sprossachse (Rutensträucher, Sukkulente) und die Ausbildung wasserspeichernder Gewebe der Organe (Blatt-, Stammsukkulente). Eine weitere Maßnahme zur Aufrechterhaltung eines ausgeglichenen Wasserhaushalts ist die erhebliche Vergrößerung des durchwurzelten Bodenvolumens; das Massenverhältnis von Spross und Wurzel ist dann sehr zugunsten der Wurzel verschoben.

Nicht selten tritt eine Kombination von Merkmalen auf, da ja Anpassungen auch an andere Standortfaktoren erforderlich sind, z. B. an Stickstoffmangel oder hohe Temperaturen etc. In jedem Falle tritt bei der Ausgestaltung des Pflanzenkörpers eine Optimierung in der Weise ein, dass zwischen Überleben – etwa bei Wassermangel – und der notwendigen Photosynthese ein Kompromiss gefunden wird.

Veranschaulichung

Kakteen sind typische Xerophyten, die einen ständigen Kompromiss eingehen müssen: es ist ein ständiges Lavieren zwischen Durst (Transpirationsregelung durch Spaltenschluss) und Hunger (Erhöhung des Gaswechsels durch Spaltenöffnung).

16.4 Blattmetamorphosen

Schon die Ausbildung von Jugendblättern, Hoch- und Niederblättern, die Erscheinung der **Heterophyllie** (○ Abb. 16.13) und Anisophyllie lassen die große Plastizität der Blattform und ihre Abhängigkeit von inneren und äußeren Entwicklungsbedingungen der Pflanze erkennen.

Blätter weisen zahlreiche Metamorphosen auf.

Es kann daher nicht verwundern, dass das Blatt mit der Übernahme besonderer Funktionen unter bestimmten ökologischen Bedingungen einer weitgehenden morphologischen Umgestaltung unterliegt (**ökologische Anpassungen**).

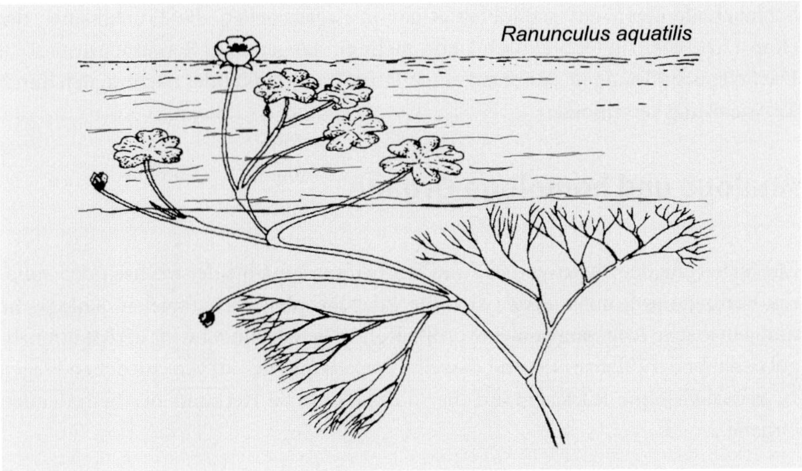

Abb. 16.13 Heterophyllie am Beispiel des Wasserhahnenfußes (*Ranunculus aquatilis*). Flächige Schwimmblätter und fadenförmig zerschlitzte Unterwasserblätter

Noch relativ unbedeutende Umbildungen zeigen Blätter, die Speicherfunktion übernehmen. In vielen Fällen ist der Blattgrund als **Speicherblatt** ausgebildet, wie bei Zwiebeln. Es hat in der Regel eine erheblich längere Lebensdauer als das Oberblatt. Dagegen ist bei Blattsukkulenten das Oberblatt zum Speicherorgan geworden (Fetthenne: *Sedum*; Hauswurz: *Sempervivum*). Meist hat es dann seine starke Gliederung weitgehend eingebüßt. Das Randwachstum und die Stielbildung sind mehr oder weniger gehemmt, und die Blätter sind äquifazial gebaut (Abb. 16.10 E, G).

Als **Phyllodien** bezeichnet man Blätter, bei denen die Spreite weitgehend unterdrückt ist, der Stiel sich jedoch entwickelt, entweder stabförmig oder flächig. Der Stiel ist meist unifazial gebaut. Die Phyllodien, die nur bei Dikotylen vorkommen, übernehmen die Funktion der Spreite. Häufiger findet man sogar alle Übergänge zwischen normal bespreiteten Laubblättern (bei Akazien) und den spreitenlosen Phyllodien. Möglicherweise leiten sich die Blätter der Monokotylen von phyllodienähnlichen Bildungen ab.

Verdornungen an den Blattspreiten erfassen entweder nur Blattzähne des Randes oder Blattsegmente (distelartiger Typus, z. B. *Carduus, Cirsium, Eryngium*), nur die Blattrhachis von Fiederblättchen (*Astragalus*) oder aber das ganze Blatt (Blattdornen z. B. bei Berberitze = Sauerdorn). Die Blattdornen sind oft kaum von ähnlich aussehenden Sprossdornen zu unterscheiden (Kap. 16.5). In allen Fällen tritt bei der Dornenbildung eine kräftige Entwicklung sklerenchymatischer Gewebe auf.

Ähnlich wie die Sprossachse vermag auch das Blatt **Ranken** zu bilden. Diese Blattranken, die nur an Folgeblättern auftreten, gehen entweder aus dem ganzen Oberblatt (Ranken-Platterbse: *Lathyrus aphaca*) oder wie meist, nur aus Teilen desselben hervor (Abb. 16.3).

Aus **Schildblättern** (Kapuzinerkresse: *Tropaeolum*, Lupine: *Lupinus*), bei denen alle Randzonen gleichmäßig wachsen, lassen sich die **Schlauchblattbildungen** ableiten, bei denen das Flächenwachstum das Randwachstum sehr stark übertrifft. Die kleinen Blasenfallen des Wasserschlauches (*Utricularia*) und die großen Kannenblätter von *Nepenthes* sind Beispiele solcher umgewandelter Blätter. Typische

Schlauchbildungen aus schildblattartigen Anlagen stellen die Fruchtblätter dar (Kap. 17.2). Hier findet praktisch kaum mehr ein tangentiales Randwachstum statt. Die Schlauchöffnung ist daher auf einen Porus beschränkt oder nachträglich durch Verwachsung verschlossen.

16.5 Analoge und homologe Organe

Zur Sicherung der Photosynthese und Stoffaufnahme, trotz der wechselnden äußeren Bedingungen, unter denen sich die Pflanzen entwickeln, spielen ökologische und genetische Anpassungen eine große Rolle. Die erstaunliche Plastizität des Erbguts erlaubt der Pflanze ein- und dasselbe Anpassungsziel auf verschiedenen Wegen zu erreichen ohne Rücksicht auf die morphologische Herkunft der betreffenden Organe.

Definition

Organe gleicher Funktion werden als **analoge Organe** bezeichnet. **Homologe Organe** leiten sich phylogenetisch von demselben Grundorgan ab.

Beispiele analoger Organe

Assimilationsorgane: chlorophyllhaltige Thalli (Algen), Moosblättchen, Laubblatt der Höheren Pflanzen, Phyllokladien, Platykladien, Phyllodien, Assimilationswurzeln.

Absorptionsorgane: Rhizoiden (z. B. bei Moosen), Wurzelhaare, Wasserblätter (z. B. Wasserfarne), Saughaare, Haustorien.

Befestigungsorgane: Haftorgane bei Thallophyten, Rhizoiden der Moose, Wurzeln der Höheren Pflanzen, Haftwurzeln, Sprossranken, Blattranken, Windesprosse.

Speicherorgane: Rübe, Rhizom, Sprossknollen, Wurzelknollen, Zwiebeln, Speicherblätter, Sukkulenten (○ Abb. 16.14).

Analoge Organe haben eine gleichartige Funktion.

Homologe Organe stammen von den gleichen Organen ab.

Analoge Organe weisen infolge ihrer Anpassung an dieselbe Funktion oft große Formähnlichkeit auf, obwohl sie verschiedenen Grundorganen entsprechen. Sie entstanden durch **Konvergenz.**

Homologe Organe besitzen dieselbe Lage zum Gesamtorganismus und bei verwandten Arten auch einen übereinstimmenden oder wenigstens ähnlichen inneren Bauplan trotz äußerer Formverschiedenheiten.

Beispiele homologer Organe

Blattorgane: Keimblätter, Niederblätter, Laubblätter, Hochblätter, Kannenblätter, Blattranken, Blattdornen, Phyllodien, Wasserblätter (Blattsukkulenten).

Wurzelorgane: Luftwurzeln, Assimilationswurzeln, Atemwurzeln, Haustorien, Wurzelknollen, Rüben.

Sprossachsenorgane: Rhizom, Ausläufer, Sprossknolle, Windesprosse, Sprossranken, Sprossdornen, Brutknospen, Phyllokladien, Stammsukkulenten.

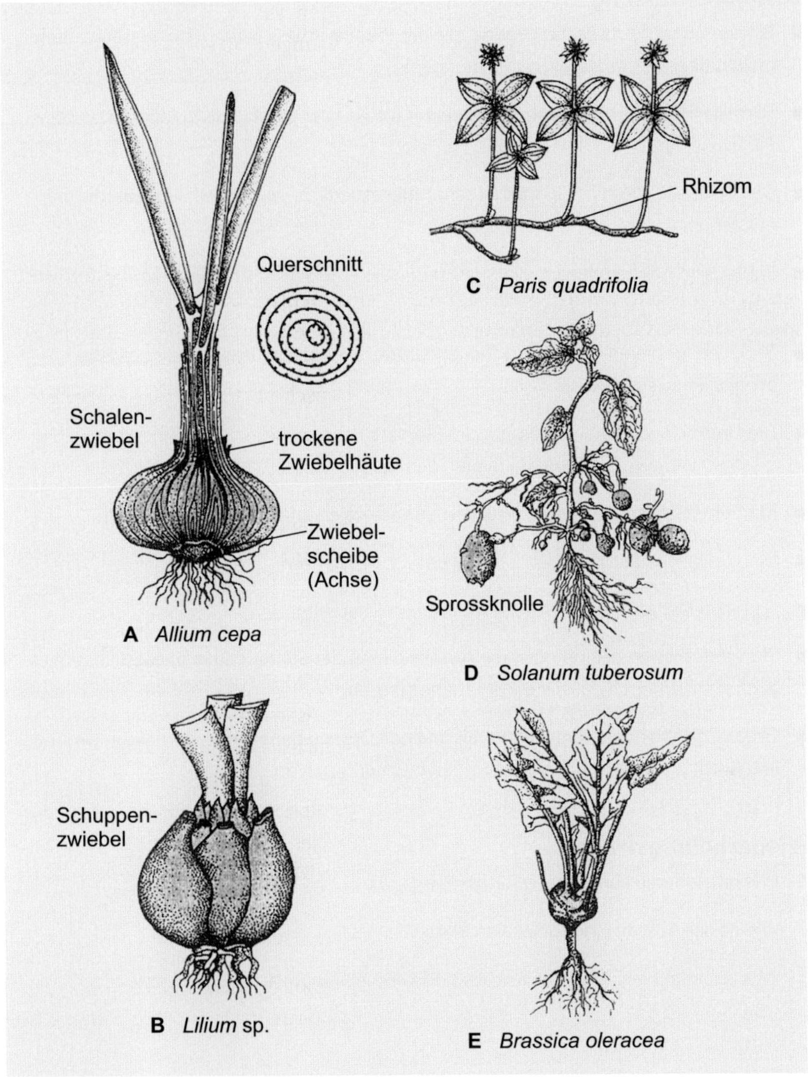

○ Abb. 16.14 Beispiele für analog gebildete Speicherorgane. **A** Schalenzwiebel (längs und quer) mit verdickten geschlossenen Niederblättern bei *Allium cepa*, **B** Schuppenzwiebel mit verdickten Schuppenblättern bei *Lilium*, **C** Rhizom als unterirdischer Spross bei *Paris quadrifolia*, **D** unterirdische Sprossknollen bei der Kartoffel (*Solanum tuberosum*), **E** oberirdische Hypokotyl- bzw. Sprossknolle beim Kohlrabi (*Brassica oleracea*)

Analoge und homologe Organe sind sowohl innerhalb der vegetativen Phase als auch innerhalb der **reproduktiven Phase** der Pflanze zu beobachten. Die Homologie greift sogar auf beide Phasen über. So lässt sich die Reihe der homologen Blattorgane z. B. noch um **Kelch-**, **Kron-**, **Staub-** und **Fruchtblätter** erweitern (Kap. 17.2), die die wesentlichen Teile der Blüten bilden.

Synopse

Zusammenfassung

- Blätter sind zumeist flache Organe, die der Photosynthese dienen. Der Gasaustausch erfolgt über die Stomata (Spaltöffnungen).
- Dikotyle haben zumeist eine Netznervatur (offen oder geschlossen), Monokotyle eine Parallelnervatur.
- Das Randwachstum der Blätter ist sehr unterschiedlich, wobei vielfältige Blattformen entstehen.
- Blätter sind häufig behaart, wobei es sehr viele unterschiedliche Ausprägungsformen gibt.
- Brakteen fungieren häufig als Schauapparate, um kleine Blüten, die sie umgeben, attraktiver zu machen.
- Die Unterschiedliche Ausprägung der Stomata kann als Bestimmungsmerkmal heran gezogen werden. Die Stomata dienen dem Gasaustausch.
- Man unterscheidet zwischen bifazialen, äquifazialen und unifazialen Blättern.
- Man unterscheidet zwischen C_3-, C_4- und CAM-Pflanzen.
- Das Nadelblatt hat einen stark xeromorphen Charakter.
- Standortfaktoren beeinflussen die Ausgestaltung der Blätter deutlich; dadurch gibt es auch ganz unterschiedliche Blattmetamorphosen.
- Organe gleicher Funktion werden als analoge Organe bezeichnet. Homologe Organe leiten sich phylogenetisch von demselben Grundorgan ab.

Fragen

Wiederholungsfragen

1. Wie entsteht die Parallelnervatur bei *Plantago*?
2. Wie ist der Aufbau eines bifazialen Blattes?
3. Was zeichnet die CAM-Pflanzen aus und welche Standorte bevorzugen sie?

Literatur

Am Ende von Kap. 17.

Bau und Differenzierung der Fortpflanzungsorgane bei Angiospermen

17

Inhaltsvorschau

Die Fortpflanzungsorgane bei Höheren Pflanzen sind oft durch auffällige Blüten und Früchte gekennzeichnet. Die Blüten stehen in bestimmter Anordnung im Spross: Blütenstände. Die Morphologie und die Anatomie der Blüte und ihrer Teile ermöglichen besonders tiefgreifende Unterscheidungsmöglichkeiten zur Identifizierung der zahlreichen Arten. Blüten sind im Regelfall aus mehreren Wirteln aufgebaut. Der äußere Wirtel ist der **Kelch**. Es folgt die **Blumenkrone**, dann Wirtel mit Staubblättern, also Organen des **Androeceums** (männliche Fortpflanzungsorgane); der innerste Wirtel schließlich besteht aus Fruchtblättern, die den Fruchtknoten bilden (weibliche Fortpflanzungsorgane, **Gynoeceum**). Aus dem Fruchtknoten bildet sich später die Frucht, die die Samen enthält. In den Blüten finden die Bestäubung und die Befruchtung statt. Der Bau der Früchte und der Samen steht in enger Beziehung zur Funktion als Verbreitungseinheit, weist aber auch taxonspezifische Merkmale auf.

Blüten sind Kurzsprosse, an denen die Elemente des Kelches, der Blumenkrone, des Androeceums und des Gynoeceums angeordnet sind.

Der Lebenszyklus einer Pflanze ist unterschiedlich lang. Bei einjährigen Pflanzen kann zwischen Samenkeimung und Blüten- bzw. Samenbildung unter Umständen eine Zeit von nur wenigen Wochen liegen, bei Bäumen hingegen kann dieser gesamte Lebenszyklus (die **Ontogenese**) von der Samenkeimung bis zur Bildung neuer Samen in den Früchten der ausgewachsenen Pflanzen viele Jahre dauern.

Ontogenese

Die Individualentwicklung (**Ontogenese, Ontogenie**) einer Pflanze verläuft in folgenden Phasen:

I. Embryonalphase: Entwicklung des Embryos vom Augenblick der Befruchtung bis zur Samenreife.

II. Phase des selbstständigen Organismus: Die Entwicklung der neuen Pflanze nach der Keimung aus dem Embryo ist unabhängig von der Mutterpflanze.

1. Keimungsabschnitt: Ernährung der Jungpflanze erfolgt noch auf Kosten von Reservestoffen im Samen.
2. Reifungsabschnitt: Ernährung autotroph, selbstständige Pflanze.
   a) vegetatives Stadium: Pflanze besitzt nur Organe zur autotrophen Ernährung.
   b) generatives Stadium: Pflanze besitzt außerdem noch Organe zur geschlechtlichen Fortpflanzung (Blüten).

Die Blüten sind für das Leben des einzelnen pflanzlichen Individuums unwichtig, für sie ist z. B. die Größe der Blattfläche, die Intensität oder Ausbeute der Photosynthese oder das durchwurzelte Bodenvolumen bedeutsam.

Definition

Als **Blüten** bezeichnet man Kurzsprosse mit begrenztem Wachstum, deren Blattorgane zu Sporophyllen mit Sporangien umgebildet sein können, wobei geschlechtlich differenzierte Sporen erzeugt werden (Kap. 24.1). Vorstufen der Blütenbildung findet man bereits bei manchen Pteridophyten (*Equisetum, Lycopodium*, siehe Kap. 23).

Der Bau der vegetativen Organe der Blütenpflanzen ist bereits besprochen worden (Kap. 14–16). Zur exakten Beschreibung und Kennzeichnung der **Spermatophyten**, wie auch der anderen Pflanzengruppen, müssen die reproduktiven Organe herangezogen werden (Kap. 18). Nur bei den **Angiospermen** ist die **Blüte** mit ihrem regelmäßigen Bau und den die Fortpflanzungsorgane umgebenden Hüllen typisch ausgebildet. Sie entspricht zwar einem Spross; dieser ist jedoch stark abgewandelt. Die Metamorphisierung ist dabei so weit gegangen, dass eigene Organe entstanden sind.

Die **Internodien** eines Sprosses sind im Blütenbereich sehr stark gestaucht, sodass mehrere Wirtel dicht zusammenstehen. Bei ursprünglichen Angiospermen tragen gestreckt-konische Blütenachsen die zahlreichen Blütenglieder in noch weitgehend schraubiger Anordnung. Bei abgeleiteten Gruppen nimmt die Zahl der Blütenglieder ab, die Anordnung wird wirtelig und die Achse stark gestaucht. Die einzelnen Wirtel lassen sich dann sehr gut voneinander unterscheiden: **Kelch** (= **Calix**), **Blumenkrone** (= **Corolle**), **Staubblätter** (= **Androeceum**), **Fruchtblätter** (= **Gynoeceum**).

Die Fruchtwand bedeckt oder umhüllt die **Samen** (Decksamer = Angiospermae), die sich nach der Blüte aus den Samenanlagen entwickeln.

Die Blüten (Früchte) selbst stehen einzeln oder zu mehreren; die Verzweigungstypen der vegetativen Organe finden sich auch im generativen Bereich wieder und führen zur Ausbildung bestimmter Blütenstände (Fruchtstände).

Merke
Die Blüten sind nur für die Erhaltung der Population, der Art insgesamt und in Folge auch für deren Ausbreitung (Samenverbreitung) ausschlaggebend.

17.1 Blütenstände

Die Blütenstände können nach dem **monopodialen** (○ Abb. 17.1) oder auch dem **sympodialen** Typus (○ Abb. 17.2) gebaut sein (Kap. 17.2). Jeweils können die Seitensprosse entweder Einzelblüten oder wiederum Blütenstände tragen, sodass eine sehr große Vielfalt möglich ist. Die Blütenstände der Angiospermen sind oft Sprosssysteme, in denen alle Seitensprosse ausgebildet sind. Die einzelne Blüte steht in der Achsel eines **Trag-** oder **Deckblattes**, das allerdings nicht selten fehlt.

Blütenstände sind umgebildete Sprosssysteme.

Die **monopodialverzweigten Blütenstände** weisen eine **durchgehende Hauptachse** auf (**racemöse Infloreszenzen**, ○ Abb. 17.1). Bei der **Traube** (*Hyacinthus, Prunus*) (○ Abb. 17.1 A) stehen die Einzelblüten gestielt von der Hauptachse ab, bei der **Ähre** (*Orchis, Gladiolus*, Gräser) (○ Abb. 17.1 B) sitzen sie. Beim **Kolben** (*Arum*, Mais ♀) (○ Abb. 17.1 C), ist die Hauptachse verdickt, beim **Kätzchen** (*Salix, Populus, Quercus* ♂) schlaff, die Infloreszenz fällt als Ganzes ab. Wie bei der Ähre sitzen die Einzelblüten bei diesen Blütenständen ungestielt an der Hauptachse. Ist die Hauptachse gestaucht und verkürzt, so gehen die Einzelblüten von einem Punkt aus. Alle Tragblätter, falls vorhanden, stehen dann als Hülle (**Involucrum**) zusammen. Dies ist der Fall bei der **Dolde** (○ Abb. 17.1 E, *Primula, Astrantia*). Ist die Hauptachse kugelig verdickt und stehen darauf die Einzelblüten ungestielt, so bezeichnet man dies als **Köpfchen** (○ Abb. 17.1 D, *Trifolium*, Compositen), bei gestauchter scheiben- oder schüsselförmiger Achse als **Körbchen** (○ Abb. 17.1 F, Compositen), das dann auf der

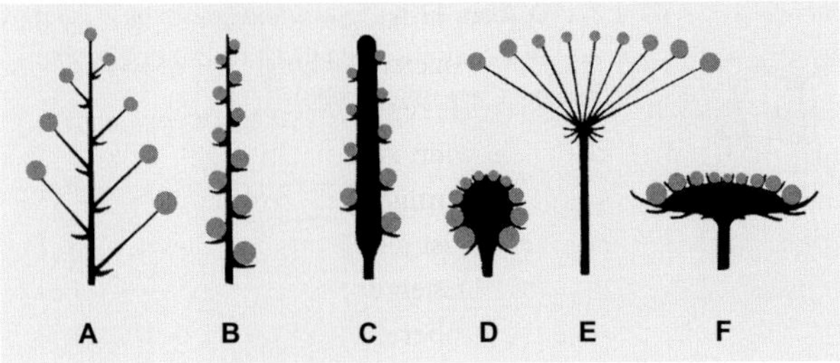

Abb. 17.1 Einfache, monopodial gebaute Blütenstände, schematisch. **A** Traube, **B** Ähre, **C** Kolben, **D** Köpfchen, **E** Dolde, **F** Körbchen

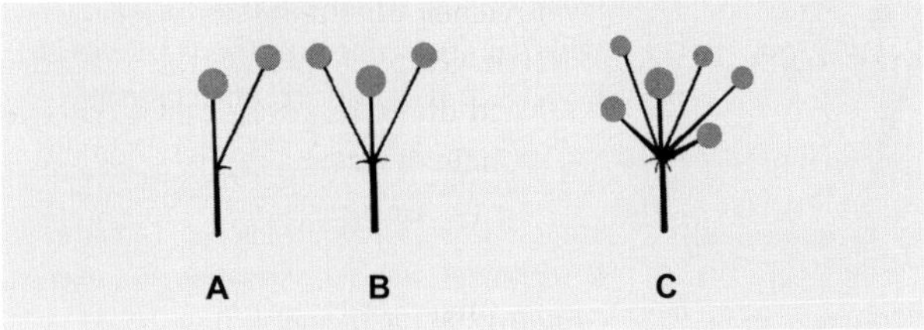

Abb. 17.2 Einfache, sympodial gebaute Blütenstände, schematisch. **A** Monochasium, **B** Dichasium, **C** Pleiochasium

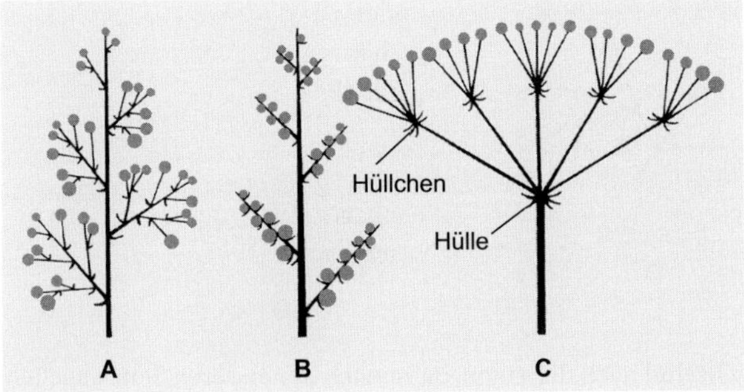

Abb. 17.3 Beispiele für zusammengesetzte Blütenstände, schematisch. **A** doppel- oder zusammengesetzte Traube (Rispe), **B** zusammengesetzte Ähre, **C** doppel- oder zusammengesetzte Dolde

Unterseite Involucralblätter trägt, während die Einzelblüten in den Achseln von **Spreuschuppen** stehen können.

Die zusammengesetzten Blütenstände bauen sich aus mehreren Teilinfloreszenzen auf. Die **Doppeltraube** oder **zusammengesetzte Traube** (Abb. 17.3 A, *Spiraea*) wird auch als **Rispe** bezeichnet, allerdings umfasst der Begriff Rispe auch andere stärker aufgegliederte Blütenstände, bei denen die Teilblütenstände auch **cymös** sein können (*Vitis*: Wein»traube«). Die **zusammengesetzte Ähre** (Abb. 17.3 B, Gräser) und die **Doppeldolde** oder zusammengesetzte Dolde (Abb. 17.3 C, *Apiaceae*) sind beides häufig vorkommende Infloreszenzen.

Die vom **sympodialen Verzweigungstypus** ableitbaren Blütenstände (**cymöse Infloreszenzen**) können, je nach Zahl der Seitensprosse, **Monochasien** (Abb. 17.2 A, Abb. 17.5), **Dichasien** (Abb. 17.2 B) oder **Pleiochasien** (Abb. 17.2 C, einige Rutaceen und Euphorbien) sein.

Ein häufiger Blütenstand ist das **zusammengesetzte Dichasium** (Abb. 17.4, *Tilia*, Caryophyllaceae, *Viscum*).

Monochasial gebaute Blütenstände können entweder zweidimensional gebaut sein, wenn alle Seitenachsen jeweils in einer Ebene mit der Hauptachse liegen (Abb. 17.5 A, B) oder dreidimensional (Abb. 17.5 C, D). In beiden Fällen können

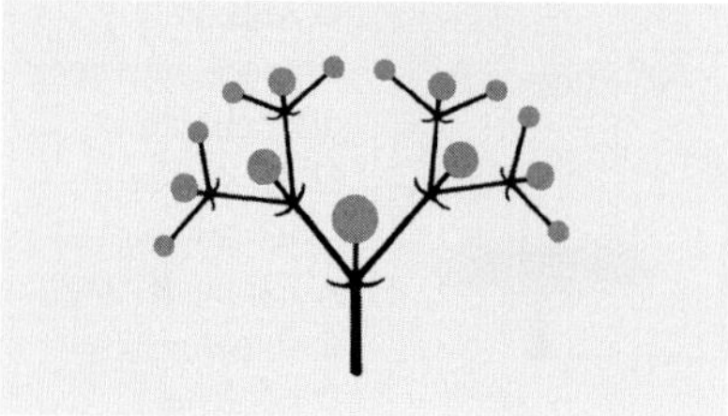

Abb. 17.4 Zusammengesetztes Dichasium, schematisch (z. B. bei *Viscum*, bei Caryophyllaceae)

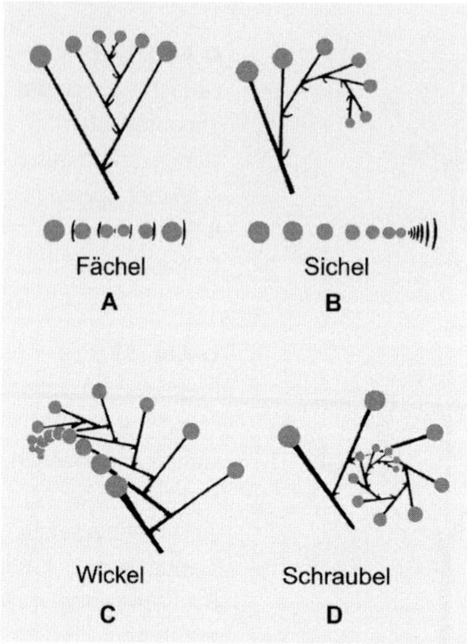

Abb. 17.5 Cymös-monochasiale Blütenstände, schematisch. **A** Fächel, seitlich und von oben gesehen (z. B. bei *Iris*), **B** Sichel, seitlich und von oben gesehen (z. B. bei Juncaceae), **C** Wickel, schräg von oben gesehen, räumliches Gebilde (z. B. bei Boraginaceae, Hydrophyllaceae, Lamiaceae), **D** Schraubel, von oben gesehen, räumliches Gebilde (z. B. bei *Hypericum*)

die Seitenachsen abwechselnd nach der einen, dann nach der anderen Seite abgehen (Abb. 17.5 A, C), oder sie gehen stets gleichsinnig ab (Abb. 17.5 B, D).

Blütenstände, die man nach ihrem Aussehen für eine einzige Blüte halten könnte (etwa die Körbchen der Compositen), die also eine bestäubungsphysiologische Einheit (**Blume**) bilden, nennt man **Pseudanthien** (Scheinblüten). Pseudanthien gibt es auch bei den Apiaceen (*Astrantia*), Dipsacaceen, Euphorbiaceen u. a. (Kap. 25.5.17).

17.2 Morphologie der Blüte und ihrer Teile

Eine Blüte enthält in der Regel:
Kelch,
Krone,
Staubblätter,
Fruchtblätter.

Bei typischer Ausprägung der Blüte (Abb. 17.6) wird in der Regel als äußere Hülle ein grün gefärbter **Kelch (Calyx)** gebildet, bestehend aus einzelnen **Kelchblättern (Sepalen)**. Nach innen folgt eine zweite Hülle (bei **heterochlamydeischen** Blüten), die zumeist auffällig gefärbte **Blumenkrone (Corolle)**, bestehend aus **Kronblättern (Petalen)**. Gelegentlich können beide **Hüllkreise (Perianth)** auch gleich gestaltet sein (**homochlamydeisch**); ein solches **Perigon** (bestehend aus **Tepalen**) ist bei Monokotylen häufig. Bisweilen besteht das Perianth aus mehr als zwei Kreisen oder fehlt völlig (**achlamydeische** Blüten, z. B. männliche Blüten der Haselnuss, *Corylus*). Innerhalb der Krone stehen die **Staubblätter (Stamina)** und als Abschluss schließlich ganz innen die **Fruchtblätter (Karpelle)**.

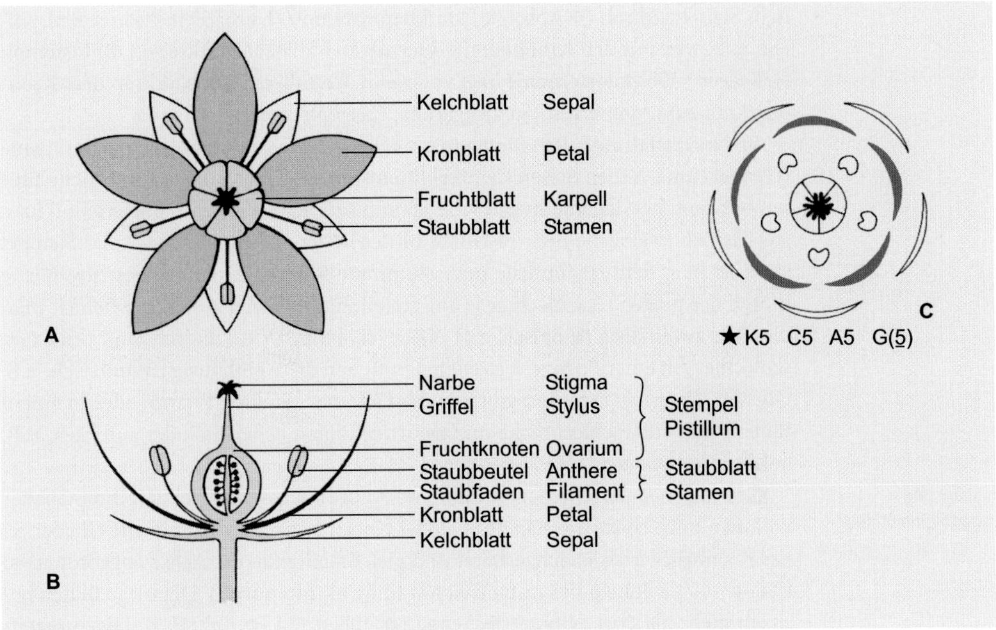

Abb. 17.6 Schematischer Aufbau einer pentameren, tetrazyklischen, radiärsymmetrischen Blüte mit oberständigem Fruchtknoten. **A** in Aufsicht, **B** im Längsschnitt, **C** Blütendiagramm und Blütenformel

Merke

Typisch für die Angiospermen ist die **zwittrige Blüte**. Ihre Organe stehen an einer stark verkürzten und oft sogar zum Blütenboden verbreiterten Achse.

Die Anordnung dieser Blütenteile ist in der Regel wirtelig (Abb. 17.6), die **Zahl der Wirtel** kann zwar sehr variieren, doch sind die 4- bzw. 5-wirteligen (tetra- bzw. pentazyklischen) Blüten weitaus am häufigsten.

Die **Gliederzahl** in den einzelnen Wirteln ist ebenfalls sehr verschieden, doch für einzelne Pflanzenfamilien meist konstant. **Pentamere Blüten** (mit 5 Gliedern pro Wirtel, Abb. 17.6) sind im Allgemeinen für die Dikotylen charakteristisch, doch gibt es zahlreiche Ausnahmen, die Rubiaceen besitzen tetramere Blüten, die Fumariaceen dimere Blüten. **Trimer** sind sehr viele Blüten der **Monokotylen**. Nicht selten ist aber auch die Zahl der Glieder in den einzelnen Wirteln ungleich; so können die Staubblätter oft sekundär wieder stark vermehrt sein.

Dikotyle haben meist 5-zählige, Monokotyle meist 3-zählige Blüten.

Merke

Dikotyle haben zumeist pentamere Blüten; es kommen aber auch tetra- und dimere Blüten vor. Die Monokotylen haben fast ausschließlich trimere Blüten.

Die Stellung der Blattorgane in den aufeinander folgenden Wirteln ist gewöhnlich **alternierend**, d. h. die Organe des einen Kreises stehen über den Lücken zwischen den Organen des nächsten Kreises (Abb. 17.6 A). Wenn die Blattorgane beider Wirtel direkt übereinander stehen, nennt man sie **superponiert**. Blüten mit nur einem Staubblattkreis (○ Abb. 17.6) sind **haplostemon** (Lamiaceen, Asteraceen), solche mit zwei, mit den Kronblättern alternierenden Staubblattkreisen **diplostemon** (Liliaceen). **Obdiplostemonie** liegt vor, wenn der äußere Staubblattkreis dem Kronblattkreis superponiert ist (Saxifragaceen, Caryophyllaceen).

Im Normalfall enthalten Blüten männliche (Androeceum) und weibliche Organe (Gynoeceum). Neben diesen **Zwitterblüten** sind aber auch **eingeschlechtliche Blüten** bekannt, bei denen entweder die Stamina zu **Staminodien** reduziert sind bzw. ganz fehlen (weibliche oder **pistillate Blüten**) oder Blüten, bei denen der Stempel steril ist bzw. fehlt (männliche oder **staminate Blüten**). Treten eingeschlechtliche Blüten der beiden Geschlechter je auf getrennten Pflanzen auf, so bezeichnet man diese als **zweihäusig (diözisch**, z. B. *Salix, Humulus, Urtica dioica*). Sind beide Geschlechter auf einer Pflanze vertreten, nennt man diese **einhäusig (monözisch**, z. B. *Quercus, Corylus*). Daneben gibt es auch Fälle, wo auf einer Pflanze oder in einem Blütenstand eingeschlechtliche und zwittrige Blüten nebeneinander auftreten, z. B. bei den Compositen (Kap. 25.6.20).

Radiäre und zygomorphe Blüten

Neben den Unterschieden in Zahl und Anordnung der Wirtel und ihrer Glieder kommen noch solche im Bau der Glieder einzelner Kreise vor. Sind alle Glieder eines Kronblattwirtels gleichgestaltet und gleichmäßig um die Achse angeordnet, so ist eine solche Blüte **polysymmetrisch (radiär, aktinomorph**). Derartige Blüten besitzen mehr als zwei Symmetrieebenen (○ Abb. 17.6 A, ○ Abb. 25.9). **Disymmetrische (bilateralsymmetrische**) Blüten (mit 2 Symmetrieebenen) sind vergleichsweise selten (○ Abb. 25.23). Häufig dagegen treten **monosymmetrische (zygomorphe**) Blüten auf, mit nur noch einer Symmetrieebene (○ Abb. 25.16 C–F, ○ Abb. 25.40). Auch völlig **asymmetrische** (ohne Symmetrieebene) Blüten kommen vor (Kap. 26.3.3, Cannaceae).

Blütendiagramm (Vertikalprojektion) und Blütenformel

Die Symmetrieverhältnisse aller Glieder einer Blüte lassen sich durch ein **Blütendiagramm** darstellen, welches gewissermaßen eine Vertikalprojektion eines alle Blütenorgane treffenden Querschnitts ist, wobei die einzelnen Glieder dann symbolisiert dargestellt werden (○ Abb. 17.6 C). Ein unterständiger Fruchtknoten kann durch eine verdickte Umrandungslinie gekennzeichnet werden (○ Abb. 25.31 D, ○ Abb. 25.49 B). Das vollständige Blütendiagramm umfasst auch die Abstammungsachse, die nach oben orientiert wird, das eventuelle Deckblatt, das nach unten zu liegen kommt und die möglicherweise vorhandenen Tragblätter (○ Abb. 25.16).

Außer durch Diagramme lassen sich die Blütenbauverhältnisse auch übersichtlich durch **Blütenformeln** charakterisieren (○ Abb. 17.6 C, ○ Abb. 25.16). Man kennzeichnet mit **K** den Kelch, mit **C** die Krone (mit **P** das möglicherweise auftretende Perigon), mit **A** das Androeceum und mit **G** das Gynoeceum. Die Zahl der Glieder wird durch Zahlen angegeben, wobei gewöhnlich jeder Wirtel einzeln angeführt wird. Fehlen einzelner Kreise wird durch 0; hohe, unbestimmte Gliederzahl durch ∞, inkonstante Zahl durch n ausgedrückt. Verwachsungen der Glieder werden durch Einklammern der Ziffern, solche zwischen den Wirteln durch eckige Klammern angedeutet (○ Abb. 25.47). Ein ✶ vor der Blütenformel deutet auf radiäre, ein ∂ auf schraubige, ein ↑ auf zygomorphe, ein + auf bilateralsymmetrische und ein ↯ auf asymmetrische Blüten hin. Die Lage des Fruchtknotens wird durch einen Strich angedeutet, $\overline{\mathrm{G}}$ bei unter-, $\underline{\overline{\mathrm{G}}}$ bei mittel- und $\underline{\mathrm{G}}$ bei oberständigen Fruchtknoten.

Blütenhülle (Perianth)

Die Blütenhülle (Perianth): Bei der Bildung der Blüten werden in der Regel die **Kelchblätter** ziemlich früh ausgebildet und dienen als Blütenknospenschutz. In einigen Fällen sind die Sepalen stark reduziert (Asteraceen, *Vitis*). Die Kelchblätter

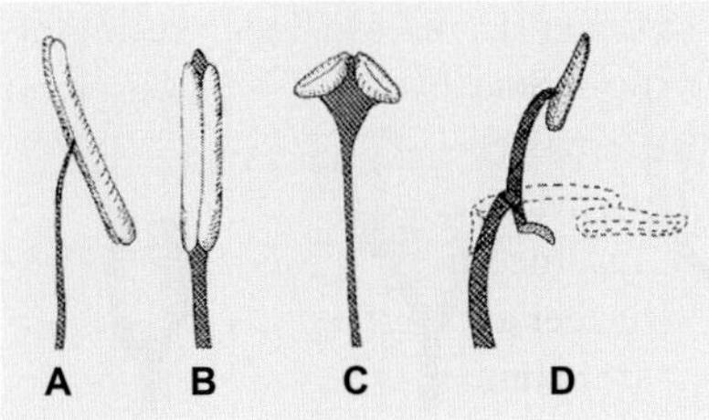

o Abb. 17.7 Beispiele verschiedener Antherenformen. **A** Anthere in der Mitte angeheftet, z. B. bei Gräsern; **B** Anthere der Länge nach oder an der Basis dem Filament angeheftet, z. B. bei *Plantago*, Asteraceae. **C** Anthere weitgehend endständig, meist relativ kurz, z. B. bei *Caltha*; **D** Stamen von *Salvia officinalis* mit verlängertem Konnektiv, einer fertilen und einer sterilen, zu einer Trittplatte umgewandelten, leicht beweglichen Anthere (Schlagbaummechanismus)

sind meist noch grün; es sind vereinfachte Laubblätter, sie lassen ihre Verwandtschaft mit Hochblättern noch erkennen.

Die **Kronblätter** bleiben bei der Blütenbildung in der Regel mit ihrer Entwicklung zurück und wachsen erst kurz vor oder während der **Anthese** (Öffnen der Blüten) stark heran. Sie sind, sofern ihre Ausbildung nicht von vornherein fehlt (**Apetalie**) oder sie rückgebildet sind, im Allgemeinen relativ groß und auffällig gefärbt. Sie übernehmen als Schauapparate besondere Funktionen im Zusammenhang mit der Bestäubung (Kap. 17.4). Ihre Evolution ist häufig nur durch die jeweilige Wechselbeziehung mit den bestäubenden Tieren verständlich (Coevolution).

Die Kronblätter gliedern sich nicht selten in einen stielförmigen **Nagel** und eine flächige **Platte.** Bei **sympetalen** Corollen (Kronblätter verwachsen) besteht die Krone oft aus einer mehr oder weniger engen **Röhre** mit Schlund und einem mehr oder weniger weiten Saum. In anderen Fällen sind die Petalen in Form eines Trichters angeordnet. Dies gilt auch für nicht verwachsene Petalen, die aus einer engen **Kelchröhre** hervorragen (z. B. bei Caryophyllaceae).

Die Staubblätter (Stamina): Unter dem Begriff **Androeceum** versteht man die Gesamtheit aller Staubblätter in einer Blüte. Das einzelne Staubblatt (**Mikrosporophyll**) der Angiospermen lässt trotz seiner Vielgestaltigkeit den Grundtypus erkennen. Sein ursprünglicher Blattcharakter tritt jedoch kaum mehr in Erscheinung. Androeceum

Das **Staubblatt** setzt sich aus einem fadenartigen, sterilen Basalteil, dem **Filament** (Staubfaden) und einer fertilen **Anthere** (Staubbeutel) zusammen (o Abb. 17.11). Diese besteht aus einem mittleren sterilen Verbindungsstück **(Konnektiv)** und den randständigen **Theken** mit insgesamt vier **Pollensäcken** (o Abb. 17.11). Neben solchen **bithezischen** Antheren kennt man auch **monothezische,** also Antheren mit nur einer **Theka** (mit zwei Pollensäcken). Die Anthere ist am Filament entweder breit mit ihrer Basis (o Abb. 17.7 B), oder auch nur punktförmig mit ihrer Rückenfläche befestigt (o Abb. 17.7 A, Gramineen). In anderen Fällen sind die Filamente noch blattartig verbreitert, wie etwa bei den Nymphaeaceen. Auch Verzweigungen und Aufspaltungen der Staubblätter kommen vor *(Ricinus*, Abb 25.29 A*)*. Oft ist die Zahl der Anlagen der Staubblätter auch sekundär vermehrt, wobei eine zum Zentrum der Blüte hin fortschreitende, zentripetale und eine entgegengesetzte, zentrifugale Aufgliederungsfolge als charakteristisches Merkmal bisher zur Unterscheidung der beiden früheren Unterklassen Dilleniidae und Rosidae herangezogen wurde. Schließlich können die Filamente untereinander verwachsen, und es kommt zur Ausbildung einer Filamentröhre (Malvaceae, o Abb. 25.26) oder einiger Bündel von Staubblättern. Sind die Antheren miteinander verwachsen oder zumindest verklebt, so erhält man ein **synantheres Androeceum** (Asteraceae, o Abb. 25.55).

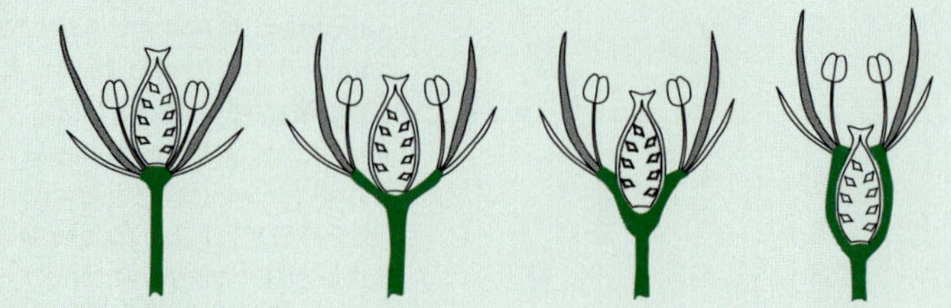

Abb. 17.8 Stellung des Fruchtknotens relativ zur Blütenachse (grün) bzw. relativ zu den anderen Blütenteilen (weiß und schraffiert)

Nicht selten übernehmen die Staubblätter andere Funktionen. Sie können zu **Nektarien** werden oder auch zu Blütenblättern (bei gefülltblütigen Zuchtformen). Sie büßen dabei ihre Fähigkeit zur Bildung von Pollen ein. Steril gewordene Glieder des Androeceums werden als **Staminodien** bezeichnet. Sie sind nicht selten bis auf geringe Filamentreste reduziert (Abb. 25.47 C). Als Anpassung an die Bestäubung durch Insekten ist z. B. bei *Salvia* (Abb. 17.7 D) nur eine Antherenhälfte fertil geblieben. Die andere ist steril geworden und zu einer Trittplatte umgebildet. Sie kann durch Insekten so bewegt werden, dass das verlängerte Konnektiv den fertilen Teil durch eine Hebelbewegung dem Insekt auf den Rücken drückt.

Gynoeceum

Fruchtknoten und Samenanlagen (Gynoeceum): Der zentrale Teil einer Blüte wird gewöhnlich von den Fruchtblättern (**Karpellen**) gebildet, die als Gynoeceum zusammengefasst werden. Das einzelne **Fruchtblatt** ist im Allgemeinen nach Art der Schlauchblattbildung und durch Verwachsung der Spreitenränder zu einem Hohlraum geworden. In seinem erweiterten Teil sitzen die **Samenanlagen**. Sie werden auf einer Gewebewucherung (**Plazenta**) gebildet. Die Mittelrippe des Karpells wird als **Rückennaht**, die Verwachsungsstelle der Blattränder als **Bauchnaht** bezeichnet. Nach oben hin verengt sich der Hohlraum und geht schließlich in die **Narbe** (**Stigma**) über (Abb. 17.6 B), die als Aufnahmeorgan für die Pollenkörner besonders ausgestaltet ist. Meist ist unter der Narbe ein stielartiger **Griffel** (**Stylus**) eingefügt. Der **Fruchtknoten** wird auch als **Ovar** bezeichnet (Abb. 17.6).

Das Gynoeceum kann ober-, mittel-, oder unterständig sein.

Die Lage des Fruchtknotens und der übrigen Blütenteile ist von der Ausbildung der Blütenachse abhängig. Im Allgemeinen ist diese sehr gestaucht und wird zum **Blütenboden**. Doch kommen bei den ursprünglichen Angiospermen auch noch relativ gestreckte Blütenachsen vor (Abb. 25.3), wo die Aufeinanderfolge der Blütenorgane ohne weiteres ersichtlich ist. In diesen Fällen liegt das Gynoeceum **oberständig**, die Blüte ist **hypogyn**, d. h., die übrigen Blütenteile setzen unterhalb des Gynoeceums an (Abb. 17.8 A). Beim **mittelständigen** und insbesondere beim unterständigen Fruchtknoten ist Blütenbodenmaterial durch becherförmige Verbreiterungen nach oben gewachsen, sodass die Insertionsstelle der übrigen Blütenteile zunehmend höher liegt (Abb. 17.8 B–D). Je nach Bezugspunkt (Fruchtknoten oder Blüte) werden verschiedene Bezeichnungen verwendet, die nicht ganz synonym sind (Abb. 17.8 B, C). Beim **unterständigen** Fruchtknoten sind die Fruchtblätter an der Innenwand des Achsenbechers inseriert (Abb. 17.8 D). Dies kann dazu führen, dass auch ein chorikarper Fruchtknoten scheinbar coenokarp

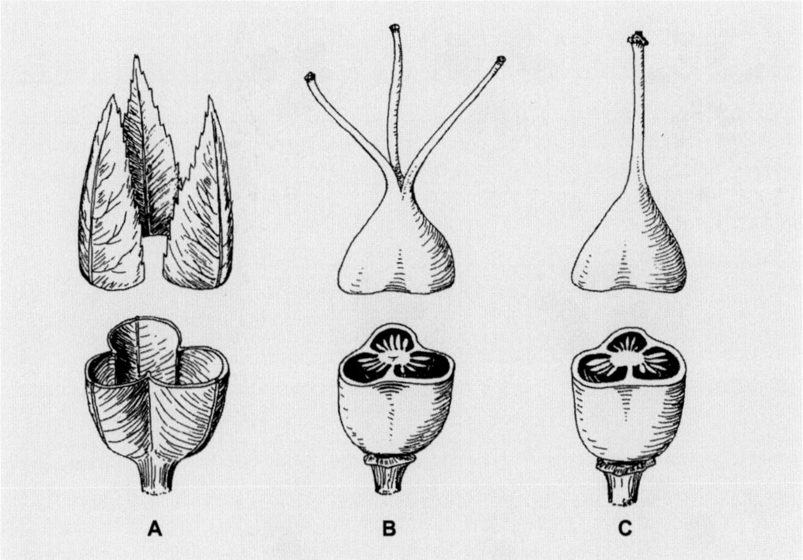

○ Abb. 17.9 Ein aus drei Blättern gebildeter Fruchtknoten, schematisch. **A** Karpelle als Blätter symbolisiert, **B** eusynkarper Fruchtknoten aus drei Karpellen mit getrennten Griffeln (chorikarper Abschnitt) bei *Hypericum*, **C** dasselbe mit verwachsenen Griffeln (ohne chorikarpen Abschnitt) bei *Hypericum*. Nach Porter 1967

wird, da er vollständig von Achsenmaterial umwachsen ist (**Scheinfrucht** z. B. Apfel, eine **pentakarpide Balgfrucht**, ○ Abb. 25.14). Bildungen der Blütenachse sind ferner Nektar absondernde Wülste, oder auch napfartige Vertiefungen, die als **Diskus** bezeichnet werden und intra- oder extrastaminal entstehen können.

Von großer Bedeutung ist die Zahl der Fruchtblätter. In einigen Fällen ist der Fruchtknoten monomer (besteht also nur aus einem einzigen Fruchtblatt, z. B. bei Leguminosen). In den meisten Fällen jedoch ist das Gynoeceum di- bis polymer, besteht also aus mehreren Fruchtblättern, die frei (**chorikarp**) oder miteinander verwachsen sein können (**coenokarp**). Wie 3 Fruchtblätter einen Fruchtknoten bilden, lässt sich aus der schematischen Darstellung (○ Abb. 17.9) entnehmen. Die Art der Verwachsung der Karpelle kann unterschiedlich sein (○ Abb. 17.10).

Eusynkarpe, parakarpe und chorikarpe Fruchtknoten

Beim **eusynkarpen** Fruchtknoten sind die Randflächen der Karpelle miteinander verwachsen und bilden echte Scheidewände (○ Abb. 17.10 C). Ein solcher Fruchtknoten hat genauso viele Fächer wie Fruchtblätter.

Beim **parakarpen** Fruchtknoten hingegen umschließen die Fruchtblätter nur einen gemeinsamen Hohlraum; sie sind nur mit ihren Rändern verwachsen (○ Abb. 17.10 D–E). Die Samenanlagen können dabei wandständig (**parietal**) oder zentral angeordnet oder seltener bis auf eine reduziert sein, die dann basal oder apikal liegt (○ Abb. 17.10 F–H). Streng genommen gilt diese Unterscheidung nur für den fertilen Teil, da nach oben ein mehr oder weniger großer Teil des Stempels chorikarp sein kann (○ Abb. 17.9 B).

Beim **chorikarpen** Fruchtknoten, bei dem die Karpelle ihrer ganzen Länge nach frei sind, können die Samenanlagen auch **laminal** stehen (○ Abb. 17.10 A). Diese wohl recht ursprüngliche Form der Plazentation tritt bei den Dikotylen bei Nymphaeaceen einerseits und bei den Monokotylen bei den Butomaceen andererseits

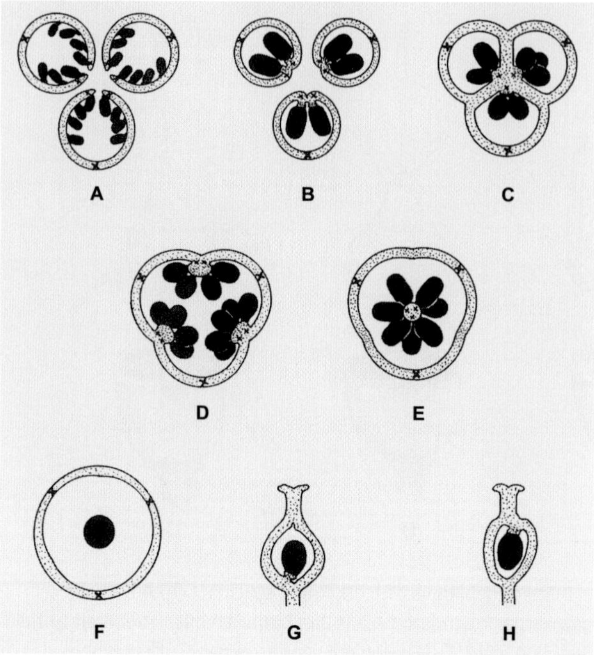

○ Abb. 17.10 Fruchtknoten- und Plazentationstypen. **A–F** Querschnitte, **G–H** Längsschnitte. Fruchtknotentypen: **A, B** chorikarp, **C** coenokarp-eusynkarp, **D–F** coenokarp-parakarp. Plazentationstypen: **A** laminal, **B** marginal, **C** zentralwinkelständig, **D** parietal, **E** zentral, **F, G** basal: **F, H** apikal

auf. In der Regel ist die Plazentation randnah; die Samenanlagen sind wie bei den coenokarpen Gynoeceen marginal angeordnet (○ Abb. 17.10).

Die **Narbe** erfährt als Empfängnisorgan für den Pollen bei den einzelnen Pflanzen eine sehr mannigfaltige Ausgestaltung. Ihre Form deutet vielfach auf die Zahl der Karpelle hin, die sich beim Aufbau des Stempels beteiligen. Die Narbe ist entweder stark behaart, papillös oder auch klebrig, sodass die Pollenkörner leicht aufgefangen werden können und günstige Keimungsbedingungen finden. Im lockeren Gewebe des Griffels wächst der Pollenschlauch zu den Samenanlagen durch.

Im bauchig erweiterten Teil des Stempels, im Fruchtknoten, sitzen auf plazentaren Wucherungen die **Samenanlagen**. Ihre Zahl liegt zwischen eins und mehreren Tausend.

17.3 Anatomie der Blütenteile

Die **Kelchblätter** gleichen in ihrem anatomischen Aufbau weitgehend den Laubblättern. Dies trifft für Kronblätter nur selten zu.

Aufbau der Kronblätter

Anatomisch sind die **Kronblätter** durch Schwammparenchym im Inneren und eine relativ kräftige Epidermis gekennzeichnet, deren Zellen häufig papillös sind (mattes Aussehen). In den meisten Fällen sind die fertig entwickelten Kronblätter chlorophyllfrei. Oft enthalten die Vakuolen Farbstoffe, oder/und bestimmte Pig-

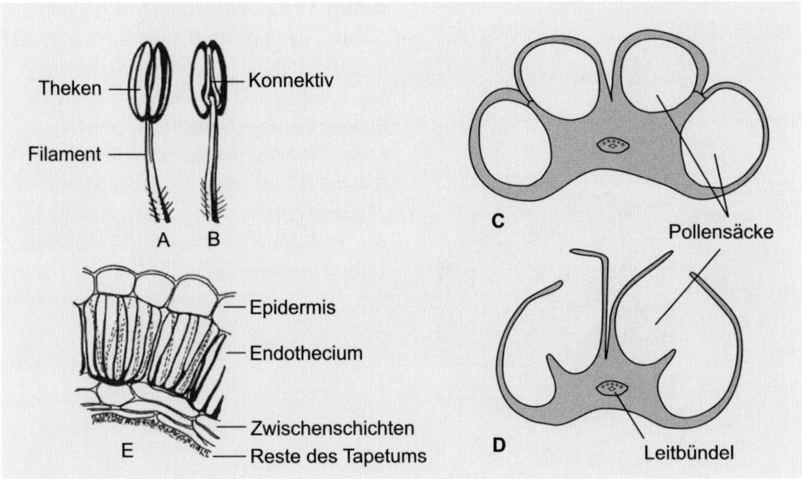

Abb. 17.11 Bau des Staubblattes der Angiospermen. **A, B** Gesamtansicht von vorn und hinten (*Hyoscyamus niger*), mit Filament, zwei Theken und Konnektiv. **C, D** Querschnitt durch Antheren mit noch geschlossenen und bereits geöffneten Pollensäcken bei *Hemerocallis*. **E** Querschnitt durch die Antherenwand bei *Lilium*.

mente sind in den Zellen für Farben und Farbmuster verantwortlich, die der Anlockung von Bestäubern dienen.

Aufbau der Staubblätter

Die **Staubblätter sind sehr stark umgewandelte Blattstrukturen**. Für die Fortpflanzung sind die Pollensäcke wichtig, die den Mikrosporangien homolog sind (Abb. 23.2, Abb. 23.3). Im Querschnitt durch die Anthere (Abb. 17.11 E) erkennt man zunächst die Wandung der Pollensäcke. Sie umfasst von außen nach innen: **Epidermis**, **Endothecium** (Faserschicht), ein bis zwei Zwischenschichten und **Tapetumschicht**, die das zentrale **sporogene Gewebe** umgibt.

Das **Endothecium** besteht aus Zellen, die durch zahlreiche Verdickungsleisten in der Zellwand (Abb. 17.11 E) ausgesteift sind. Sie spielen bei der Öffnung der Pollensäcke eine entscheidende Rolle, da die Wandversteifungen vor allem in den Radial- und Innenwänden auftreten, die Außenwand der Endotheciumzellen aber keine Versteifungen haben. So kann beim Austrocknen der Pollensackwandung, die am Ende der Pollenreifung eintritt, sich nur die Außenseite verkürzen, was zu einer Krümmung der Antherenwand nach außen führt; dadurch wird diese an einer vorbestimmten Stelle meist in der Längsrichtung aufgerissen. Die Wandverdickungen sind häufig sternförmig (**Sternendothecium**), von der Innenwand der Endotheciumzelle ausgehend, in anderen Fällen sind die Zellen lang gestreckt, und die Wandversteifungen können dann bügelförmig werden (**Bügelendothecium**), oder sie sind netzförmig (**Netzendothecium**). Immer bleibt jedoch die Außenwand weitgehend unversteift.

Die **Tapetumschicht** dient der Ernährung der aus dem sporogenen Gewebe entstandenen Pollenmutterzellen, die durch Reduktionsteilung Pollenkörner bilden. Die Zellwände des Tapetums lösen sich dabei auf.

Die **Pollen** bleiben in einzelnen Fällen zu Vierergruppen vereinigt (**Tetraden**, Abb. 17.12 H) oder es verklebt gar die ganze Pollenmasse eines Pollensacks (**Pollinium**, Abb. 26.6 B). In den meisten Fällen jedoch werden die Pollenkörner ein-

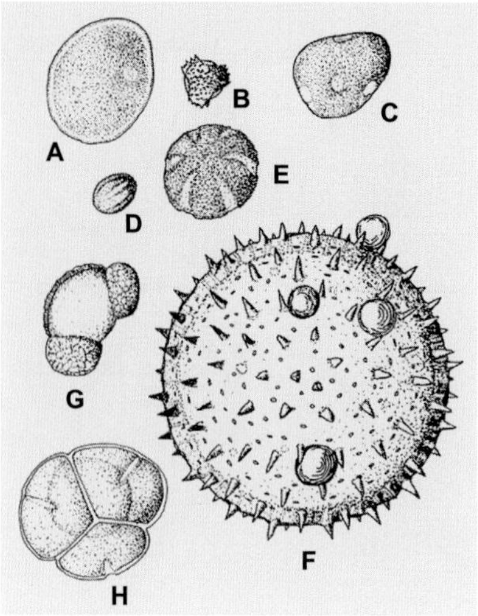

○ Abb. 17.12 Pollenformen. **A** Roggen (*Secale*), monoporat, **B** Kamille (*Chamomilla recutita*), triporat, **C** Linde (*Tilia platyphyllos*), tetraporat, **D** Weide (*Salix*), tricolpat, **E** Salbei (*Salvia officinalis*), hexacolpat, **F** Malve (*Malva mauritiana*), polyporat, **G** Kiefer (*Pinus*), vesiculat, **H** Alpenrose (*Rhododendron*), monocolpat, Pollentetraden. Maßstab: Der Malvenpollen hat etwa 100 µm Durchmesser.

zeln frei (als **Monaden**). Ihre Struktur und ihr Aufbau ist sehr charakteristisch und erlaubt daher die Verwendung der Pollenkörner als Merkmal bei zahlreichen Untersuchungen (Honiganalysen, Moordatierungen usw.).

Eine wichtige Voraussetzung für die **Pollenanalyse** ist die große Widerstandsfähigkeit und Haltbarkeit der Pollenwände. Die innere Pollenwand (**Intine**) trägt außen die charakteristisch strukturierte **Exine**. Sie weist neben Oberflächenstrukturen aller Art vor allem eine bestimmte Zahl von **Aperturen** (**Keimöffnungen**) auf, die zur Klassifizierung der ungeheuren Vielfalt an Pollenkorntypen herangezogen werden. Dabei spielt vor allem die Zahl, die Lage und die Art der Aperturen eine Rolle (○ Abb. 17.12). Außerdem sind Unterschiede, die die Symmetrie, Form und Größe der Pollenkörner und die Feinstruktur der Exine betreffen, systematisch bedeutungsvoll.

Aufbau des Fruchtknotens

Der anatomische Aufbau des **Fruchtknotens** entspricht teilweise dem Aufbau des Laubblattes, die Fruchtknotenwand (**Perikarp**, siehe Kap. 17.6), erfährt aber im Laufe der Umgestaltung zur Frucht erhebliche Veränderungen. Dies gilt in großem Maße auch für alle anderen Teile des Fruchtknotens.

Die **Samenanlagen** im Innern des Fruchtknotens müssen wegen ihrer Bedeutung für die generative Fortpflanzung genauer betrachtet werden. Sie sind den Megasporangien der heterosporen Farne und der Gymnospermen homolog (○ Abb. 23.2, ○ Abb. 23.3). Sie entstehen an den **Plazenten**. Zunächst bildet sich ein stielartiger **Funiculus**. An dessen oberem Ende (**Chalaza**) endet das Leitbündel und setzt der **Nucellus** an, der von ein (**unitegmisch**) oder zwei Wülsten (**bitegmisch**), den **Integumenten** (○ Abb. 17.14), ringwallartig umwachsen wird, bis auf eine röhrenartige Öffnung, die **Mikropyle** (○ Abb. 17.13). Die unitegmische Samenanlage gilt als abgeleitet.

Je nach Krümmung des Funiculus und Form der Samenanlage unterscheidet man verschiedene Typen (○ Abb. 17.13).

Bei der am häufigsten vorkommenden **anatropen** Samenanlage verläuft der Funiculus an der Seite der umgedrehten Samenanlage, dort ist meist ein Integument reduziert. Diese Berührungszone ist am reifen Samen als sogenannte **Raphe** er-

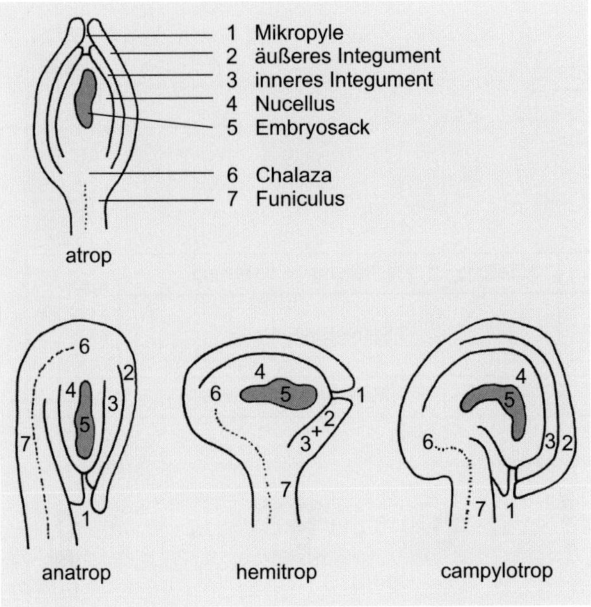

○ Abb. 17.13 Bau verschiedener Typen von Samenanlagen. **Atrop** (z. B. Polygonaceae), **anatrop** (z. B. Liliaceae, Fagaceae, Rubiaceae, *Linum, Ricinus, Strophanthus* und viele andere), **hemitrop** (seltener, z. B. *Strychnos*), **campylotrop** (z. B. Brassicaceae, Caryophyllaceae, Fabaceae, *Papaver*)

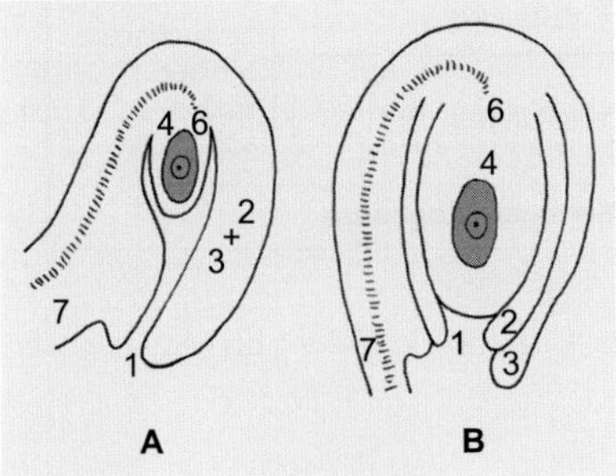

○ Abb. 17.14 Nucellus- und Integumentausprägungen bei anatropen Samenanlagen. **A** tenuinucellat und unitegmisch (wenig Nucellusmaterial, ein Integument), gilt als abgeleitet; **B** crassinucellat und bitegmisch, gilt als ursprünglicher Bau (Ziffern ○ Abb. 17.13)

kennbar. Bei der **campylotropen** Samenanlage ist Nucellus und Embryosack in sich mehr oder weniger gekrümmt.

Ein nur schwach ausgebildetes Nucellusgewebe (**tenuinucellat**, ○ Abb. 17.14 A), wird im Vergleich mit einem vielzelligen Nucellus (**crassinucellat**) als abgeleitet gedeutet. Der **Nucellus** stellt das eigentliche Megasporangium dar. Er besteht aus parenchymatischem Gewebe. In einer Zelle kommt es in der Regel zur Reduktionsteilung. Diese Zelle wird **Embryosackmutterzelle** (**Megasporenmutterzelle**) genannt. Von den vier Megasporen gehen meist drei zugrunde (○ Abb. 17.15), die vierte bildet die **Embryosackzelle**.

Die weitere Entwicklung der Embryosackzelle zum **Embryosack** beginnt mit der Teilung des **primären Embryosackkerns** (○ Abb. 17.15). Durch zwei weitere Teilungen entstehen im Normalfall acht Kerne, die zunächst in zwei Vierergruppen an den Enden des Embryosacks liegen. Von beiden Polen her wandert je ein Kern zur Embryosackmitte (**Polkerne**), die dann zum **sekundären Embryosackkern** verschmelzen. Die übrigen sechs Kerne umgeben sich mit Plasmahüllen, z. T. komplettieren sie sich zu selbstständigen Zellen mit Zellwand (○ Abb. 17.16). Die mikropylenwärts

Der meist achtzellige Eiapparat entspricht einem stark reduzierten Archegonium.

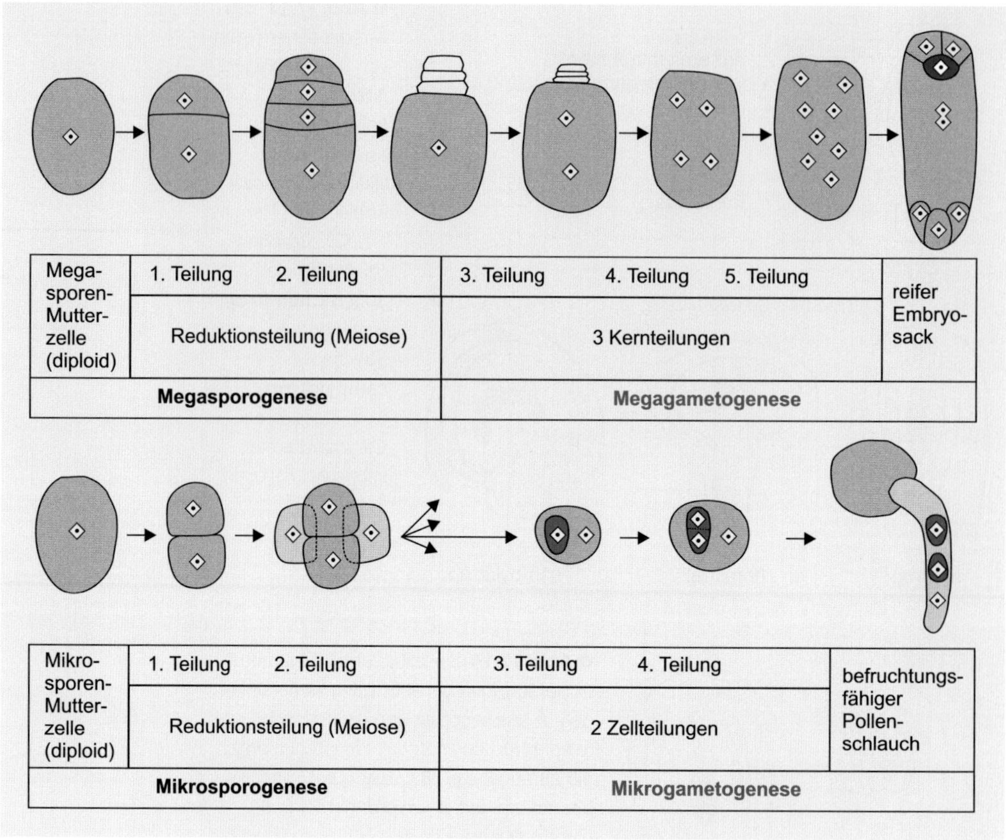

○ Abb. 17.15 Schema der Embryosack- und der Pollenschlauchbildung bei den Angiospermen (Sporo- und Gametogenese)

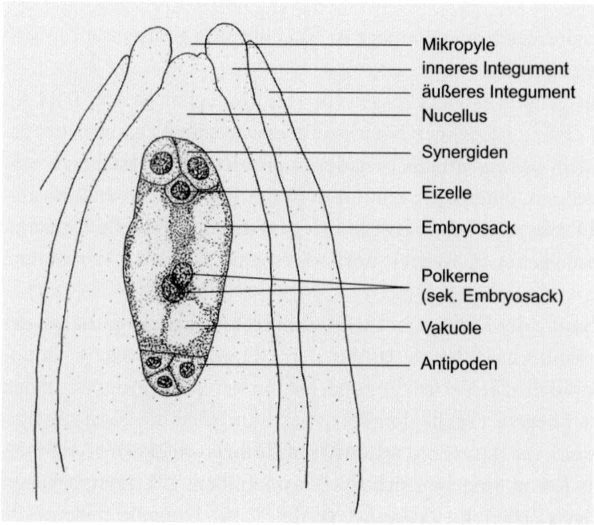

○ Abb. 17.16 Struktur des reifen Embryosacks und seiner Teile gelegenen drei Zellen, **Eizelle** und zwei **Synergiden** (Gehilfinnen), bilden zusammen den **Eiapparat** (reduziertes Archegonium).

Am Gegenpol liegen drei **Antipodenzellen.** Nach diesen Teilungsschritten ist der reife siebenzellige **Embryosack** entstanden, der jetzt befruchtungsfähig ist. Bei manchen Pflanzenfamilien ist der Embryosack allerdings anders gestaltet, er hat mehr oder auch weniger Zellen, und die Anordnung kann anders sein.

Ehe die Befruchtung stattfinden kann, spielen sich neben den besprochenen Entwicklungsschritten der Megaspore auch in der Mikrospore (Pollenkorn) Vorgänge ab, die zur Bildung der für die Befruchtung erforderlichen Geschlechtszellen führen (**o** Abb. 17.15). Beide Vorgänge stellen die bei den Angiospermen nur noch in sehr reduzierter Form vorhandene Entwicklung des Gametophyten (**o** Abb. 17.15) dar, die als Teil des Generationswechsels aufzufassen ist (**o** Abb. 23.2, **o** Abb. 23.3).

Die **Weiterentwicklung des Pollenkorns** beginnt schon im Pollensack mit einer Teilung seines Zellkerns und der Entstehung eines vegetativen Kerns und einer generativen Zelle. Nach der Bestäubung (Kap. 17.4) wächst der **Pollenschlauch** aus. Hierbei wird die Exine an vorgebildeten Stellen (Keimporen) **o** Abb. 17.12, durchbrochen, und die Intine stülpt sich zum **Pollenschlauch** aus. Die Wachstumsvorgänge werden von dem an der Spitze des Pollenschlauches wandernden **vegetativen Kern** reguliert. Die **generative Zelle** wandert ebenfalls in den Schlauch ein. Sie hat sich inzwischen in zwei Spermazellen geteilt bzw. liefert zwei nackte **Spermakerne.** Sie entsprechen den männlichen Gameten der Farne. Die gesamte Entwicklung der Mikrospore ist also auf die Bildung von drei Zellen beschränkt (**o** Abb. 17.15).

Bestäubung und Befruchtung 17.4

Nach Ausbildung reifer Pollenkörner und empfängnisbereiter Narben muss normalerweise zur Weiterentwicklung Pollen auf die Narbe übertragen werden. Diesen Vorgang nennt man **Bestäubung.**

Als Bestäubung bezeichnet man die Weiterentwicklung der Pollen auf der Narbe.

Dabei ergeben sich zwei Möglichkeiten. Die **Fremdbestäubung**, die zwischen verschiedenen Zwitterblüten und eingeschlechtlichen Blüten möglich ist, und die **Selbstbestäubung**, die lediglich in Zwitterblüten stattfinden kann.

Zur Verhinderung der meist unvorteilhaften Selbstbestäubung (**Inzucht**) gibt es bei den verschiedenen Pflanzen eine ganze Reihe von Mechanismen. So können z. B. die Pollensäcke sich bereits öffnen, bevor die Narben reif sind (z. B. bei *Geranium, Malva*). Neben dieser **Protandrie** ist auch der umgekehrte Fall bekannt, die **Protogynie** *(Plantago)*. Bei gleichzeitigem Reifen können Antheren und Narben entweder durch ein Narbenläppchen räumlich getrennt sein *(Iris)*, oder es werden zweierlei Blüten ausgebildet z. B. **Heterostylie** (**o** Abb. 17.17), etwa bei *Primula*. Hinzu kommt noch, dass auch die Pollenkörner verschieden groß sind und unterschiedliche Oberflächenstruktur aufweisen (**o** Abb. 17.17). Ein weiterer Mechanismus ist durch Keimhemmung des eigenen Pollens auf der eigenen Narbe gegeben.

Selbstbestäubung ist ungünstig für die Variation erblicher Merkmale und kann zu Inzuchtschäden führen.

Die Bestäubungsvermittlung ist durch Wind (**Anemogamie**), Wasser (**Hydrogamie**) und durch Tiere (**Zoogamie**) möglich. Es ist verständlich, dass die Art der Pollenübertragung in der Organisation der Blüten stark zum Ausdruck kommt.

Blüten mit **Windbestäubung (Anemogamie)** besitzen dementsprechend eine hohe Pollenproduktion, in der Luft schwebefähige Pollenkörner, große, frei heraushängende, meist aufgeteilte Narben; oft ist auch die Zahl der Samenanlagen redu-

Eine Bestäubung kann durch Wind, Wasser oder Tiere stattfinden.

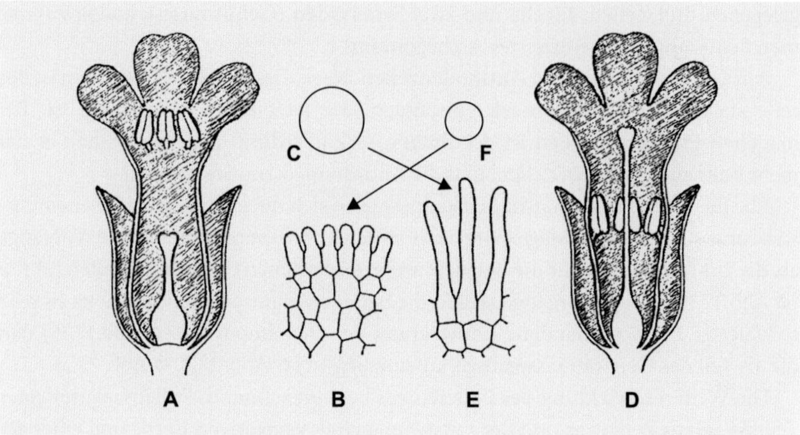

○ Abb. 17.17 Schema der Heterostylie bei *Primula*. **A–C** kurzgriffelige Blüten. **A** Blüte, **B** Narbenpapillen, **C** Pollen. **D–F** langgriffelige Blüten. **D** Blüte, **E** Narbenpapillen, **F** Pollen

ziert. Ferner ist die Ausbildung der Blütenhülle meist mehr oder weniger stark unterdrückt. Die oft zahlreichen Blüten sind klein, unscheinbar, duftlos und scheiden keinen Nektar ab.

Die Bestäubungsvermittlung durch **Wasser (Hydrogamie)** ist seltener, sie ist nur bei Wasserpflanzen von Bedeutung.

Die Bestäubungsvermittlung durch **Tiere (Zoogamie)** erfolgt in außertropischen Gebieten vor allem durch Insekten (**Entomogamie**). In tropischen Gebieten spielen auch Vögel (Kolibris, Nektarvögel), Fledermäuse und andere Tiergruppen eine Rolle. Die Triebfeder für den Blütenbesuch der Tiere liegt natürlich im Nahrungserwerb, sei er auf Pollen, Nektar oder andere Blütenprodukte gerichtet. Zur Anlockung der Tiere sind zudem häufig noch bestimmte Duftstoffe und entsprechende Farben und Formen der Blüten Voraussetzung. Ein besonders häufiges Organisationsmerkmal zoogamer Blüten ist ihre Zygomorphie, meist mit gut entwickelter Anflug- und Landestelle für das bestäubende Tier (z. B. Lamiaceae, Orchidaceae; s. a. Iridaceae).

Bestäubung, Befruchtung und Kernverschmelzung

Mit der Belegung der Narbe einer Blüte mit Pollen ist wohl die Bestäubung, nicht aber die Befruchtung vollzogen. Zur **Befruchtung** muss der sich bildende Pollenschlauch Narbe und Griffel durchwachsen. Er erreicht dann entweder durch Plazenta, Funiculus und Chalaza den Eiapparat (**Chalazogamie**) oder durch die Mikropyle (**Porogamie**). Meist tritt er durch eine Synergide in den Embryosack über. Von den beiden Spermakernen, die nach Eindringen in den Embryosack wurmförmige Gestalt annehmen und anscheinend ein selbstständiges Bewegungsvermögen aufweisen, verschmilzt einer mit dem Kern der Eizelle (**Kernverschmelzung** und Zygotenbildung), der andere mit dem sekundären Embryosackkern. Es findet also eine **doppelte Befruchtung** (**○** Abb. 23.3) statt. Der Zygotenkern ist diploid; der schon **diploide Embryosackkern wird durch die Befruchtung triploid**. Er teilt sich durch viele Teilungsschritte in zahlreiche Kerne, die sich im Plasma des Embryosacks verteilen und sich entweder gleich oder erst später mit Zellwänden umgeben und so zu einem vielzelligen Gewebekörper werden, zum **sekundären Endosperm**, das als Nährgewebe für den durch Teilungen aus der Zygote entstehenden Embryo fungiert.

Merke

Die **doppelte Befruchtung** der Angiospermen steht einzig im gesamten Organismenbereich da. Ihr Sinn könnte darin liegen, dass sie den Anstoß zur Ausbildung von Nährgewebe erst dann gibt, wenn durch die gleichzeitige Befruchtung der Eizelle die Entwicklung eines Embryos beginnt, der auch das Nährgewebe ausnutzt. Es wird also eine unnötige Stoffinvestition durch die Pflanze vermieden.

Von besonderer Bedeutung ist die Überwindung der an Regen- oder Tautropfen gebundenen Befruchtung von Eizellen in Archegonien (Kap. 23.2). Dieser Engpass im Generationswechsel der Pteridophyten (Kap. 23.3) wird bei den Spermatophyten durch **Reduktion des Gametophyten** und Verlagerung desselben auf den Sporophyten ausgeräumt.

Veranschaulichung

Die gametophytische Generation entwickelt sich damit vollständig im Schutz der sporophytischen. Die Blüten der Samenpflanzen haben damit die Funktion der geschlechtlichen Fortpflanzung durch Vorbereitung des Geschlechtsvorgangs übernommen.

Es ist daher verständlich, dass man früher die Blütenorgane der Samenpflanzen als die eigentlichen Geschlechtsorgane auffasste und die Gruppe dementsprechend als **Phanerogamae** (»öffentlich heiratende«) bezeichnete.

Die nächste Generation, der junge Sporophyt, der Embryo, wird noch auf dem mütterlichen Sporophyten mit einer Hülle umgeben und mit Nahrungsreserven versehen (Samenbildung s. u.). Damit ist anstelle der Megaspore (Kap. 17.5, ○ Abb. 23.3) eine neue Verbreitungseinheit, der **Same**, entstanden.

Merke

Diese Veränderungen gegenüber den Farnpflanzen (Kap. 23) machen den Befruchtungsvorgang umweltunabhängiger und geben dem jungen Sporophyten bessere Startmöglichkeiten

Dies ist wohl der Hauptgrund für die gegenüber den anderen Kormophyten große Wettbewerbsfähigkeit und weite Verbreitung der Spermatophyten.

17.5 Bau der Samen

Definition

Der **Same** als ursprüngliche Verbreitungseinheit der Samenpflanzen besteht im Normalfall aus Samenschale, Nährgewebe und Embryo.

Embryo- und Samenbildung

Nach der Befruchtung teilt sich die Zygote durch einige Teilungsschritte in eine als Proembryo bezeichnete kurze Zellreihe (○ Abb. 17.18). Nur die erste gegen das entstehende Endosperm gerichtete Zelle bildet den späteren Embryo, dessen Entstehen durch Auftreten von Längsteilungen eingeleitet wird. Die übrigen Zellen der Zellreihe werden zum **Suspensor**. Sie schieben den sich bildenden Embryo in das sich

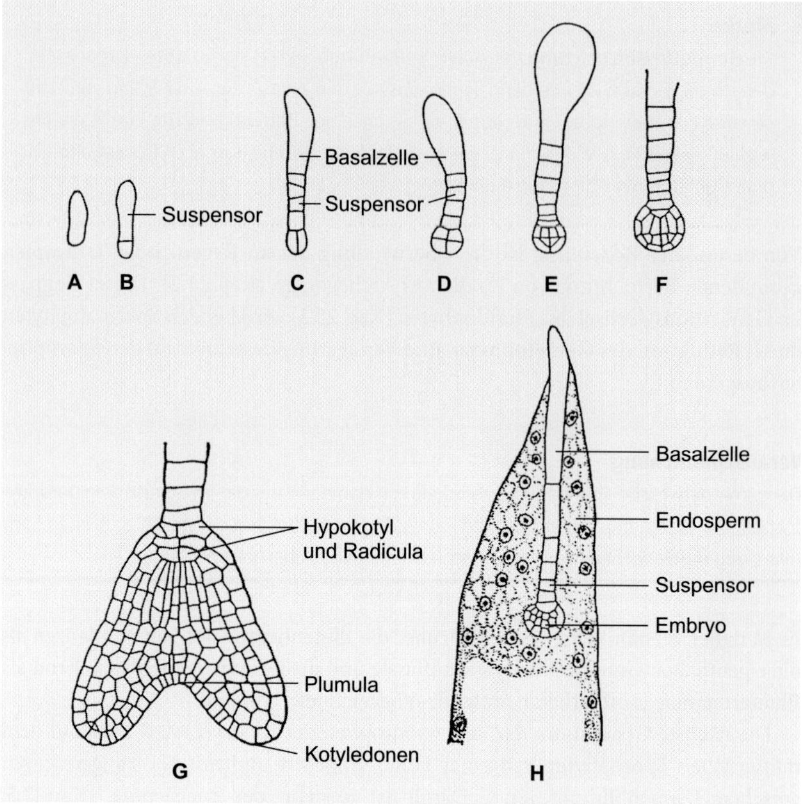

Abb. 17.18 Stadien der Entwicklung des Embryo und des sekundären Endosperms bei *Capsella bursa-pastoris* (**A–G**) und *Lepidium* (**H**). **A** Zygote, **A–E** Proembryo, **F, H** kugelförmiges Stadium, **G** herzförmiges Stadium. Nach Sitte et al. 2002

entwickelnde Nährgewebe hinein. Der Embryo ist zunächst ein mehrzelliges kugeliges Gewebe (Abb. 17.18 E, F, H), das Wurzelanlagen **(Radicula)** aus dem der Mikropyle zugekehrten Teil, Keimblätter **(Kotyledonen)** und **Plumula** (Apikalmeristem) auf der der Chalaza zugekehrten Seite ausgliedert.

Bei den Dikotyledonen werden zwei seitliche Keimblätter angelegt, zwischen denen die Plumula ausgebildet wird. Bei den Monokotyledonen entsteht nur ein, scheinbar endständiges Keimblatt, während die Plumula seitlich verschoben ist. Embryo- und Endospermbildung erfordern eine erhebliche Zufuhr von Nährstoffen zur Samenanlage, die durch die im Funiculus vorhandenen Leitbündel erfolgt. Von dort werden sie vor allem in den Nucellus überführt, von dem aus unter Beteiligung des Suspensors die Ernährung des Embryos und Nährstoffspeicherung im **Endosperm** zustande kommt. Das Wachstum beider geht schon häufig auf Kosten des Nucellusgewebes, das dabei mehr oder weniger völlig resorbiert wird. In manchen Fällen bleibt es allerdings neben dem sekundären Endosperm (z. B. Zingiberaceae Abb. 17.19 A) oder allein (bei Caryophyllaceae) als **Perisperm** in der Funktion eines Nähr- und Speichergewebes im Samen erhalten.

Umfangreiches **Endosperm** (bzw. Perisperm) ist vor allem bei den ursprünglichen Angiospermen anzutreffen. Vielfach kommt es aber noch auf der Mutter-

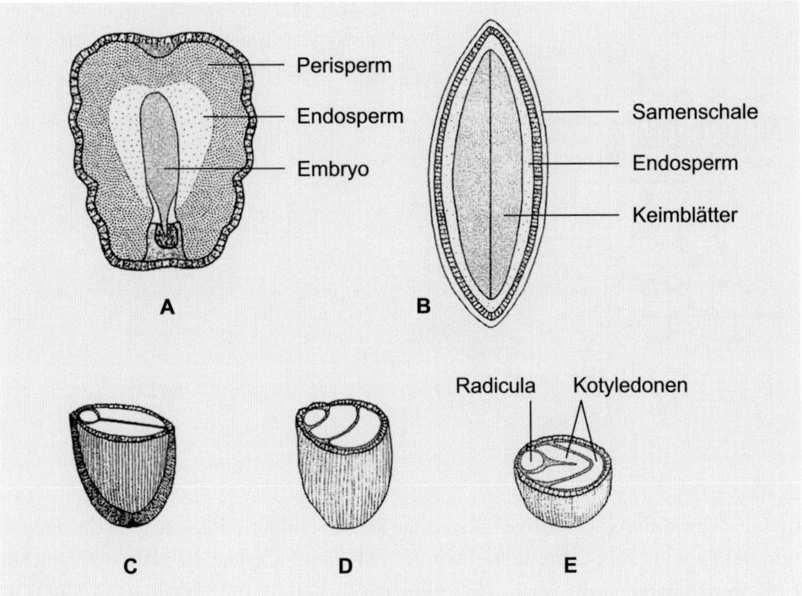

○ Abb. 17.19 Samenbau. **A** Längsschnitt durch einen Samen des Malabar-Kardamomen (*Elettaria cardamomum*) mit relativ gleichmäßigen Anteilen an Endosperm, Perisperm und Embryo. **B** Querschnitt durch einen Samen des Leins (*Linum usitatissimum*) mit Endosperm und Embryo. **C–E** Samenquerschnitte verschiedener Brassicaceae, ohne Endosperm, mit unterschiedlicher Lage des Embryo

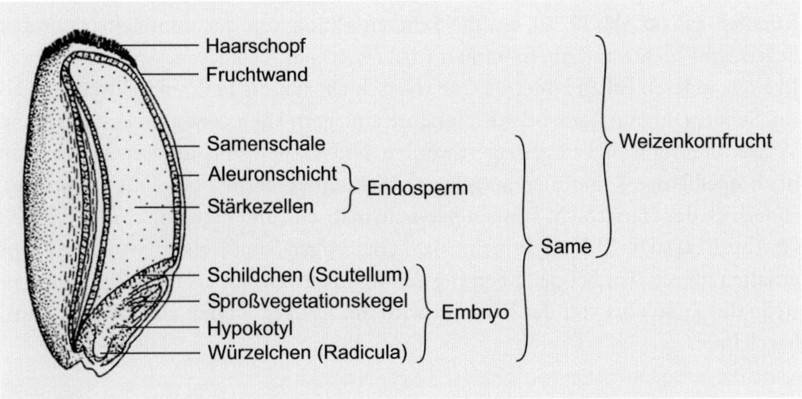

○ Abb. 17.20 Längsschnitt durch ein Weizenkorn (*Triticum*), einsamige Frucht mit ausgedehntem Endosperm und schräg anliegendem kleinem Embryo. Nach Gassner 1989

pflanze und im reifenden Samen zu stärkerem Embryowachstum, wobei häufig Nährstoffe aus dem Endosperm in den Embryo verlagert werden (○ Abb. 17.19). Dessen Keimblätter schwellen dadurch stark an, während vom Endosperm nur geringe Reste bleiben. Als Reservestoffe kommen Stärke (z. B. Mehlendosperm der Gräser ○ Abb. 17.20), Eiweiß (z. B. eiweißreiche Kotyledonen der Fabales) und/oder Fette (fette Öle in Ölsaaten, z. B. Raps, *Papaver*) im Zellinnern bzw. Reservecellulose

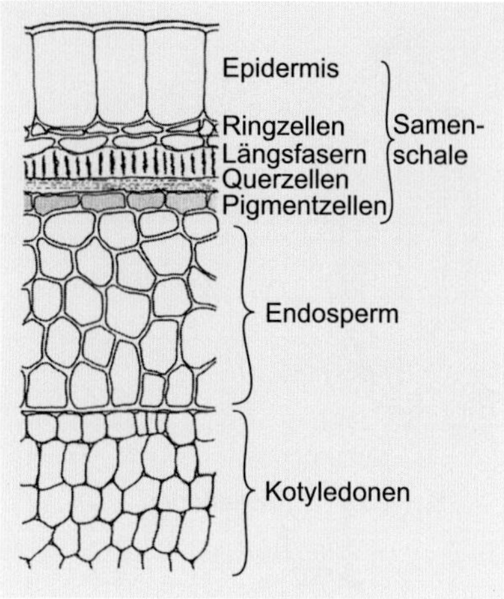

○ Abb. 17.21 Bau der Samenschale des Leinsamens (*Linum usitatissimum*) im Querschnitt. Nach Gassner 1989

in den Zellwänden (hornartige bis steinige Samen einiger Liliaceen, z. B. *Colchicum*, und bei Palmen, z. B. Dattelkerne) vor. In manchen Fällen ist die Nährstoffspeicherung in den Samen sehr gering (Scrophulariaceae) oder unterbleibt gar völlig (Orchideen); dafür ist dann die Zahl der gebildeten Samen besonders hoch.

Parallel mit der Bildung des Embryo und der Ausgestaltung des Samens aus der Samenanlage gehen auch in den übrigen Blütenteilen zahlreiche Umwandlungen vor sich. So vergrößern sich die Integumente und werden schließlich zur **Samenschale (Testa)**, die die Samen schützt. Sie ist in manchen Fällen reduziert auf ein oder zwei Zelllagen. Derartige dünne Testaschichten treten in einsamigen Schließfrüchten auf (○ Abb. 17.20), wo die Schutzfunktion von der unmittelbar darüber liegenden Fruchtwand übernommen wird (Poaceen, Asteraceen, Apiaceen, *Piper*). In allen anderen Fällen bildet sie eine Hartschicht aus, die in ihren Zellwänden Cutin, Suberin, Lignin, Kalk oder Kieselsäure einlagern kann, wodurch Festigkeit und Wasserundurchlässigkeit gesteigert werden. Nicht selten sind auf diese Hartschicht noch quellfähige Epidermen aufgelagert (**Schleimepidermis** bei *Linum, Brassica*). Innerhalb der Hartschicht können parenchymatische und Pigmentschichten liegen (○ Abb. 17.21). Die Mikropyle bleibt auch am fertigen Samen als ein winziger **Porus** erhalten, durch den bei der Keimung das Keimwürzelchen austritt. Die Abbruchstelle des Funiculus von der Plazenta wird am fertigen Samen als **Nabel (Hilum)** bezeichnet.

17.6 Bau der Früchte

●● **Definition**

Die Frucht ist eine Blüte oder ein verwachsener Blütenstand im Zustand der Samenreife

Fruchtbildung und Fruchttypen

Nach vollzogener Bestäubung und Befruchtung und während der Bildung der Samen treten an den Blüten eine Reihe von Umwandlungen auf, die man als **postflorale Vorgänge** zusammenfasst. Diese betreffen alle Teile der Blüte. Die Blütenkronen und die welkenden Staubblätter fallen meist ab. Der Kelch kann in manchen

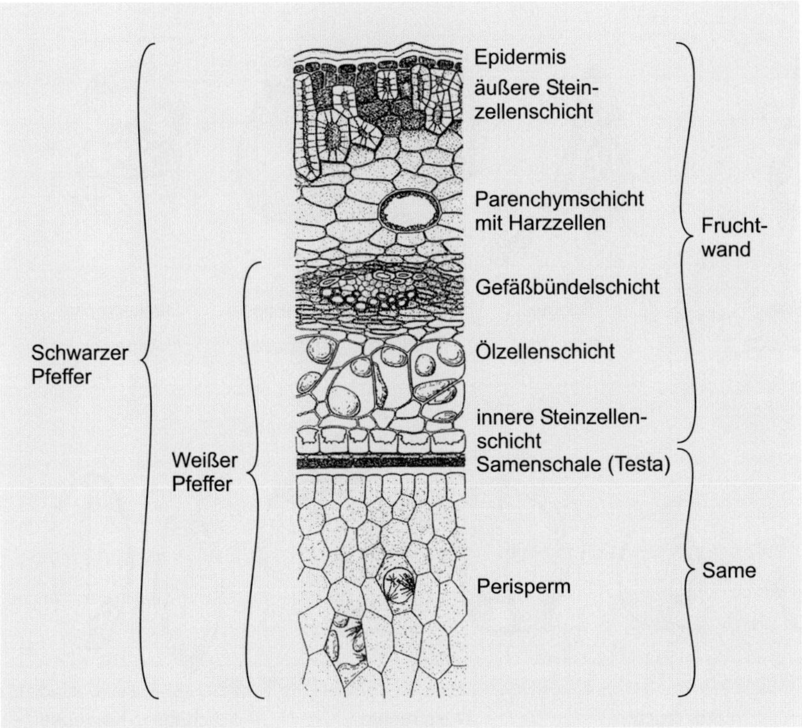

○ Abb. 17.22 Bau der Fruchtwand und der Samenschale beim Pfeffer (*Piper*). Weißer Pfeffer ist teilgeschälter Schwarzer Pfeffer. Nach Gassner 1989

Fällen postfloral noch wachsen und in die folgende Fruchtbildung miteinbezogen werden. Auch der Blütenboden kann mehr oder weniger stark bei der Fruchtbildung beteiligt sein.

Die auffälligsten Veränderungen nach der **Anthese** (= Blühzeit, Zeit vom Aufbrechen der Blütenknospe bis zum Verblühen der offenen Blüte) erfährt das Gynoeceum. Es wird im Wesentlichen zur **Frucht**. Dabei vertrocknen meist Narben und Griffel und werden abgeworfen oder aber als besondere Verbreitungseinrichtung weiterentwickelt. Die Karpelle wachsen oft erheblich. Die Fruchtknotenwände differenzieren sich meist in drei Schichten aus und bilden die Fruchtwand, das **Perikarp** (○ Abb. 17.22). Das **Exokarp**, das aus der äußeren Epidermis des Karpells hervorgeht, das **Mesokarp**, das aus dem Mesophyll und das **Endokarp**, das aus der inneren Epidermis des Karpells hervorgeht, können mannigfaltige Ausgestaltung erfahren. Sie können häutig, lederig, fleischig, faserig oder holzig werden. Ihr anatomischer Aufbau steht mit der Ausbreitung der Früchte bzw. Samen in Zusammenhang.

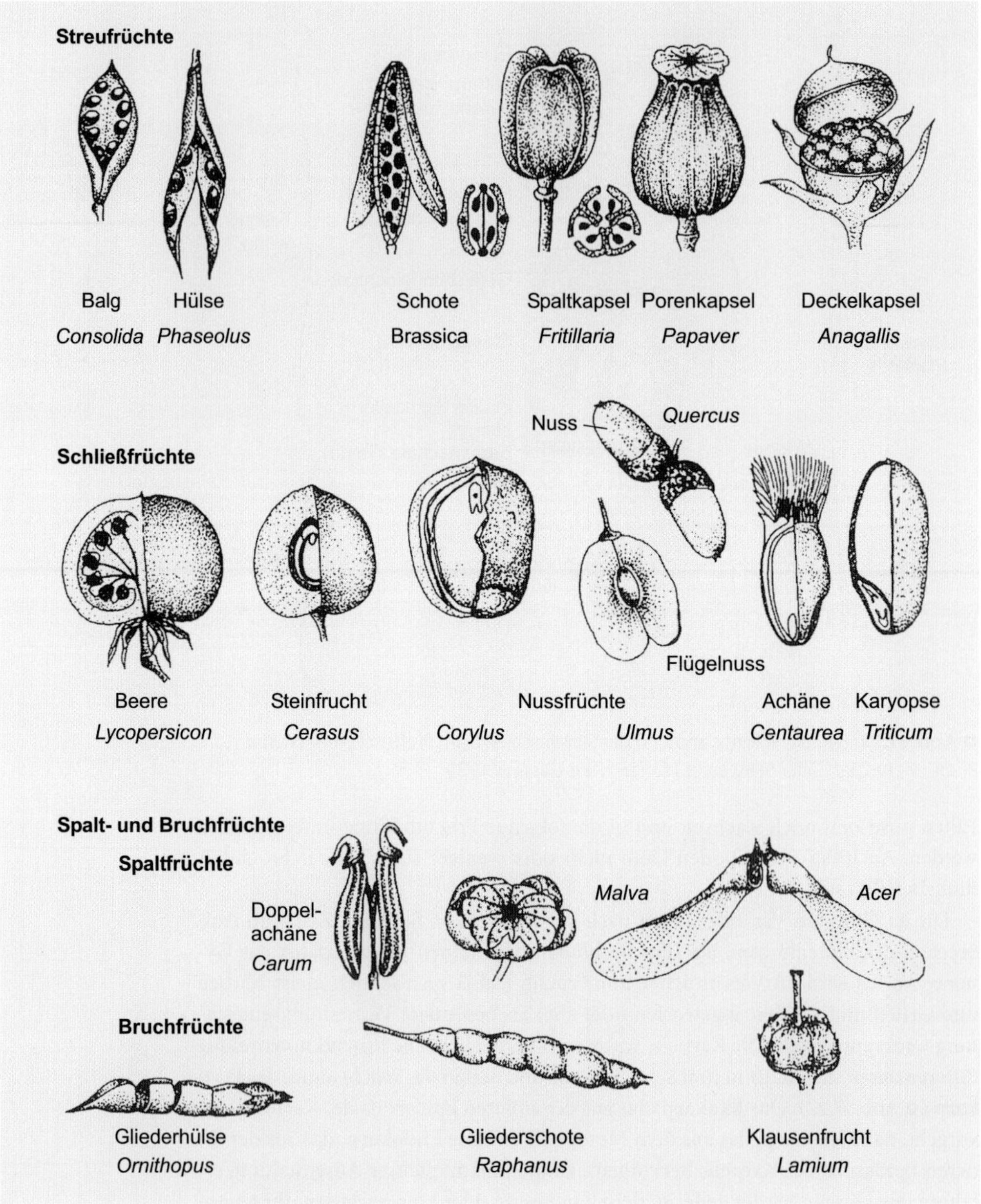

Abb. 17.23 Beispiele für Streu-, Schließ-, Spalt- und Bruchfrüchte

Veranschaulichung

Die große Mannigfaltigkeit in der Art der Fruchtbildung und der dabei beteiligten Gewebe sowie die durch Verwachsungen möglichen Umgestaltungen resultieren in einer Vielfalt der Formen. Allgemein ausgedrückt, besteht die Frucht aus einem Gehäuse, was aus verschiedensten Blüten(stands)organteilen aufgebaut ist, das die Samen bis zu deren Reife einschließt und sie dann ausstreut bzw. als Ganzes von der Pflanze abgeworfen wird (Abb. 17.23, Abb. 17.24).

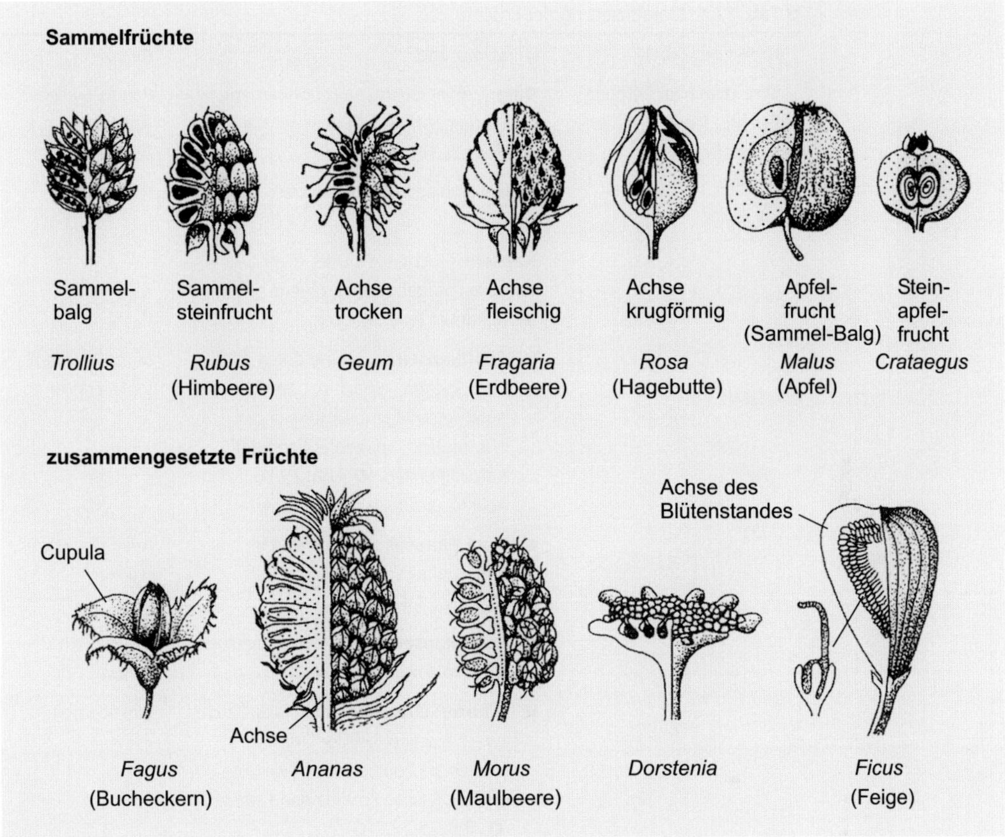

○ Abb. 17.24 Beispiele für Sammelfrüchte und zusammengesetzte Früchte

Unter Berücksichtigung dieser Umstände lassen sich die einzelnen Fruchttypen gruppieren (■ Tab. 17.1), wobei allerdings auch wiederum manche Übergänge zwischen den einzelnen Typen bekannt sind.

Zoogamie und Zoochorie sind voneinander unabhängige Vorgänge.

Ausbreitung der Samen und Früchte: Für die Ausbreitung der Samen und Früchte als Verbreitungseinheiten (**Diasporen**) setzen die Pflanzen zum Teil eigene Hilfsmittel (**Autochorie**) ein, zum größeren Teil bedienen sie sich aber fremder Verbreitungsmittel, unter denen vor allem der Wind (**Anemochorie**), das Wasser (**Hydrochorie**) und die Tiere (**Zoochorie**) zu nennen sind. Dabei ist die Vermittlung der Bestäubung durch Tiere (Kap. 17.4, Zoogamie) von der Ausbreitung der Diasporen durch Tiere (Zoochorie) unabhängig.

Tab. 17.1 Klassifizierung der Früchte

Name der Frucht	Beschreibung	Beispiel
Streufrüchte: Öffnungsfrüchte, Samen werden ausgestreut (Abb. 17.23)	**Balg:** Einblattfrucht, aus chorikarpen Gynoeceen, öffnet sich an einer Naht (Abb. 25.34)	Ranunculaceen, Apocynaceen, Asclepiadaceen
	Hülse: Einblattfrucht, öffnet sich an zwei Nähten	Fabaceen
	Kapseln: Frucht aus 2 oder mehr Karpellen aufgebaut, aus einem coenokarpen Fruchtknoten	
	■ **Spaltkapseln:** Öffnung durch Zähne oder Spalten, je nach Art der Öffnung noch verschiedene Untergruppen, z. B. septizid: Spalten entlang der Karpellgrenzen, (Abb. 25.26 C, D;) oder loculizid, an den Kammern	*Digitalis, Linum, Viola, Fritillaria*
	■ **Deckelkapsel:** Öffnung durch ringsum laufenden Querriss (Abb. 25.43 C)	*Anagallis, Hyoscyamus*
	■ **Porenkapsel:** Öffnung von einzelnen Löchern, Poren (Abb. 25.6)	*Papaver, Antirrhinum*
	■ **Schote/Schötchen:** Spaltkapsel aus zwei Karpellen, bei der Öffnung bleiben die beiden Plazentarwülste und die falsche Scheidewand stehen (Abb. 25.23 D-G).	Brassicaceen
Schließfrüchte: Samen werden nicht ausgestreut, Frucht ist die Verbreitungseinheit (Abb. 17.23)	**Nussfrüchte:** Perikarp durchgehend hart, meist einsamig	
	■ **Nuss:** Perikarp meist stark verholzt, löst sich leicht von der Testa des Samens, (Abb. 25.13, Abb. 25.54 A)	*Corylus, Helianthus, Quercus*
	■ **Karyopse:** Form der Nuss, bei der die Samenschale mit dem Perikarp des oberständigen Fruchtknotens verwachsen ist (Abb. 26.12)	Poaceen
	■ **Achäne:** Form der Nuss, bei der Samenschale, Perikarp und Blütenachsenmaterial eines unterständigen Fruchtknotens miteinander verwachsen sind (Abb. 25.50, Abb. 25.55)	Apiaceen, Asteraceen
	Steinfrüchte: Nur ein innerer Teil des Perikarps ist hart, die äußeren Teile sind fleischig oder faserig (Abb. 25.13, Abb. 25.38)	*Cerasus, Prunus, Sambucus, Juglans, Cocos, Coffea*

Tab. 17.1 Klassifizierung der Früchte (Fortsetzung)

Name der Frucht	Beschreibung	Beispiel
	Beeren: Gesamte Fruchtwand ist fleischig ■ **Uvae:** Beeren oberständig (○ Abb. 25.31) ■ **Baccae:** Beeren unterständig z. B. Zerfallfrüchte, Frucht zerfällt in Teile, die verbreitet werden (○ Abb. 17.23)	*Berberis, Vitis, Atropa, Lycopersicon, Solanum, Strychnos, Ribes, Vaccinium, Cucurbitaceen, Musa*
	Bruchfrüchte: Teilfrüchte entstehen aus ein- oder mehrkarpelligen Früchten, die in geschlossen bleibende, einsamige Teilstücke zerfallen.	
	■ **Gliederhülsen:** Hülse, die in mehrere einsamige geschlossen bleibende Teilfrüchte zerfällt	Fabaceen
	■ **Gliederschoten:** Schoten, die quer in einsamige, geschlossen bleibende Glieder zerfallen	Brassicaceen, *Raphanus*
	■ **Klausen:** Fruchtwände wachsen zu je zwei sackartigen, je einen Samen enthaltenden Gebilden aus, die sich bei der Reife ganz trennen, sodass aus zwei Fruchtblättern vier einsamige Nüsschen entstehen (○ Abb. 25.40)	Lamiaceen, Boraginaceen
	Spaltfrüchte: Aus coenokarpen Gynoeceen hervorgehende Früchte zerfallen bei der Reife in einzelne, geschlossen bleibende, einsamige aus einem Fruchtblatt hervorgegangene Teilfrüchte, die anfangs oft an einem stehen bleibenden Mittelsäulchen (Karpophor) hängen. Sie können aus oberständigen, (○ Abb. 25.26) oder aus unterständigen Fruchtknoten (○ Abb. 25.50) hervorgehen.	*Acer, Geranium,* Malvaceen, Apiaceen, Rubiaceen
Sammelfrüchte: polykarpide Frucht; entsteht durch Zusammentreten der Einzelfrüchtchen eines chorikarpen Gynoeceums unter Einbeziehung anderer Teile der Blüte (○ Abb. 17.24)	**Balgfrüchte** **Nussfrüchte** **Steinfrüchte** Die Beteiligung von Achsenmaterial spielt eine mehr oder weniger große Rolle (○ Abb. 25.13)	*Fragaria*
Fruchtverbände: zusammengesetzte Früchte, sie entstehen durch Verwachsen mehrerer Gynoeceen aus mehreren Blüten	**Ananas** (○ Abb. 26.8 C)	*Fagus, Ficus, Morus, Ananas*

Synopse

Zusammenfassung

- Blüten sind Kurzsprosse, an denen die Elemente des Kelches, der Blumenkrone, des Androeceums und des Gynoeceums angeordnet sind.
- Blütenstände sind umgebildete Sprosssysteme, die vielgestaltig verzweigt sein können.
- Dikotyle haben zumeist pentamere Blüten; es kommen aber auch tetra- und dimere Blüten vor.
- Monokotylen haben nahezu ausschließlich trimere Blüten.
- Es gibt zweihäusige (diözische) und einhäusige (monözische) Blüten.
- Die Symmetrieverhältnisse aller Glieder einer Blüte lassen sich durch ein Blütendiagramm darstellen.
- Die Blütenhülle wird als Perianth bezeichnet.
- Die Gesamtheit der Staubblätter wird als Androeceum bezeichnet.
- Die Gesamtheit der Fruchtblätter wird als Gynoeceum bezeichnet.
- Der Same als ursprüngliche Verbreitungseinheit der Samenpflanzen besteht im Normalfall aus Samenschale, Nährgewebe und Embryo.
- Die Frucht ist eine Blüte oder ein Blütenstand im Zustand der Samenreife; es gibt viele unterschiedlichen Fruchttypen.

Fragen

Wiederholungsfragen

1. Was ist eine Blüte und aus welchen Teilen besteht sie?
2. Was wird durch die Blütenformel wiedergegeben, was durch das Blütendiagramm?
3. Was sind Schließfrüchte und welche unterschiedlichen Formen gibt es?

Literatur

Beck CB. An introduction to plant structure and development. Cambridge Univ. Press, 2005

Bell AD. Illustrierte Morphologie der Blütenpflanzen. Ulmer, Stuttgart 1994

Bresinsky A, Körner C, Kadereit JW, Neuhaus G, Sonnewald U. Strasburger – Lehrbuch der Botanik. 36. Aufl., Spektrum Akademischer Verlag, Heidelberg 2008

Bracegirdl B, Miles P. An Atlas of Plant-Structure, Band 1. Heinemann, London 1971

Braune W, Leman A, Taubert H. Pflanzenanatomisches Praktikum I. 9. Aufl., Spektrum Akademischer Verlag, Heidelberg 2009

Cresti M, Blackmore S, Went JL. Atlas of sexual reproduction in flowering plants. Springer, Berlin 1992

Dingermann T, Kreis W, Rimpler R, Zündorf I. Reinhard – Pharmazeutische Biologie 1. 7. Aufl., Wissenschaftliche Verlagsgesellschaft Stuttgart, 2009

Eschrich W. Funktionelle Pflanzenanatomie. Springer, Berlin 1995

Fahn A. Plant Anatomy. Pergamon Press, Oxford 1990

Frey-Wyssling A. Die pflanzliche Zellwand. Springer, Berlin 1959

Gassner G. Mikroskopische Untersuchung pflanzlicher Nahrungs- und Genussmittel. 5. Aufl., Gustav Fischer, Stuttgart 1989

Hess D. Die Blüte, Struktur, Funktion, Ökologie, Evolution. 2. Aufl., Ulmer, Stuttgart 1991
Hess D. Allgemeine Botanik. UTB Basics. Ulmer, Stuttgart 2004
Illic J. CSIRO Atlas of Hard Woods. Springer, Berlin 1991
Jacob F, Jäger EJ, Ohmann E. Kompendium der Botanik. 2. Aufl., Gustav Fischer, Stuttgart 1983
Karsten G, Weber U, Stahl E. Lehrbuch der Pharmakognosie. Gustav Fischer, Stuttgart 1962
Kaussmann B, Schiewer W. Funktionelle Morphologie und Anatomie der Pflanzen. Gustav Fischer, Stuttgart 1989
Kull U. Grundriss der Allgemeinen Botanik. 2. Aufl., Spektrum Akademischer Verlag, Heidelberg 2000
Launer E. Biologisches Wörterbuch Deutsch-Englisch, Englisch-Deutsch. Ulmer, Stuttgart 1998
Leins P. Blüte und Frucht. Schweizerbarth, Stuttgart 2000
Lorenzen H. Physiologische Morphologie der Höheren Pflanzen. Ulmer, Stuttgart 1972
Lüttge U, Kluge M, Thiel G. Botanik. 6. Aufl., Wiley-VCH, Weinheim 2010
Nultsch W. Allgemeine Botanik. 12. Aufl., Thieme, Stuttgart 2002
Porter CL. Taxonomy of Flowering Plants. Freeman, San Francisco 1967
Raven PH, Evert RF, Eichhorn SE. Biologie der Pflanzen. 4. Aufl., de Gruyter, Berlin 2006
Rudall P. Anatomy of Flowering plants. 3 rd ed., Cambridge Univ Press, 2007
Stahl-Biskup E, Reichling J. Anatomie und Histologie der Samenpflanzen. 3. Aufl., Deutscher Apotheker Verlag, Stuttgart 2009
Troll W, Höhn K. Allgemeine Botanik. 4. Aufl., Enke, Stuttgart 1973
Ullrich H, Arnold A. Lehrbuch der Allgemeinen Botanik I. de Gruyter, Berlin 1953
Vogellehner D. Baupläne der Pflanzen. Herder, Freiburg 1981
Wagenitz G. Wörterbuch der Botanik. 3. Aufl., Nikol-Verlag Hamburg 2008
Walter H, Breckle SW. Vegetation und Klimazonen. 7. Aufl., Ulmer, Stuttgart 1999
Werner D. Pflanzliche und mikrobielle Symbiosen. Thieme, Stuttgart 1987

18 Grundzüge der botanischen Systematik

Inhaltsvorschau

Systematik dient dazu, die Vielfalt der Organismen überschaubar zu machen. Das System hat eine doppelte Aufgabe: es soll allen Nutzern eine eindeutige Bestimmung von Organismen durch deren Benennung mit international einheitlicher Nomenklatur ermöglichen, andererseits soll das System aber auch die natürlichen Verwandtschaftsverhältnisse aufzeigen. Dazu müssen aber die Organismen auch benannt werden: Taxonomie. Ein solches System ist hierarchisch aufgebaut. Organismen sind allerdings keine starren Einheiten, sondern ändern sich: Evolution und Phylogenie. Die Vielfalt (Biodiversität) kann durch fast alle Teilgebiete der Biologie mit entsprechenden Methoden untersucht werden, um die Hauptgruppen und Entwicklungslinien zu kennzeichnen.

18.1 Ziele und Methoden

Definition

Die Systematik in der Biologie hat die Aufgabe, die natürliche Verwandtschaft und die Formenmannigfaltigkeit der lebenden und fossilen Organismen in einem System zum Ausdruck zu bringen.

Ein System kann von seinem Aufbau her sehr unterschiedlich sein, je nachdem, welche Kriterien für die Gliederung verwendet wurden. Der ein stammesgeschichtliches System anstrebende Bearbeiter ist bemüht, die phylogenetische Verwandtschaft der Lebewesen aufzudecken.

Merke

Ein solches phylogenetisches oder **natürliches System** soll die aus der gegenseitigen Abstammung resultierenden Verwandtschaftsverhältnisse widerspiegeln.

Es gibt vielfältige Merkmale von taxonomischer Bedeutung.

Hierfür sind in der Vergangenheit vielerlei Methoden und Kriterien angewandt worden. Man will nicht nur Ordnung in die ungeheure Vielfalt der Organismen bringen, sondern zugleich die genetische Verwandtschaft der einzelnen Formen erfassen, also einen Stammbaum aufstellen. Dabei bedient man sich heute weniger der Aufdeckung der abgestuften Ähnlichkeit **makroskopischer** oder **mikroskopischer Merkmale**, sondern sucht Ähnlichkeiten und Übereinstimmungen auch im **molekularbiologischen Bereich** herauszuarbeiten. Aber nach wie vor spielen auch **paläontologische Funde** (Fossilien ausgestorbener Organismen) eine große Rolle. Aus deren Befunden geht hervor, dass die Entwicklung von einfachen Formen ausging und zu immer komplizierteren Formen führte.

Unter den heute lebenden Pflanzen findet man Formen, die auf einer niedrigen Organisationsstufe stehen geblieben sind, die also Vorfahren ähnlicher sind, neben anderen Formen, deren Entwicklung weit fortgeschritten ist (○ Abb. 18.1). Die Lebewesen werden entsprechend ihrer abgestuften qualitativen Ähnlichkeit im System eingeordnet. Je ähnlicher zwei Organismen aufgrund der Gesamtheit ihrer Merkmale oder eines Teils ihrer Merkmale sind, d. h. je mehr sie sich als Typen gleichen, desto näher stehen sie im System beieinander. Je unähnlicher dagegen zwei Lebewesen sind, desto entfernter stehen sie im System. Die **Verwandtschaftsforschung** und die **Ähnlichkeitsforschung**, die die Systematik betreibt, bedienen sich in zunehmendem Maße immer neuer Kriterien und Methoden. Die Evolutionsforschung, Phylogenetik, Systematik und Taxonomie strebt immer mehr eine Synthese der gesamten Kenntnisse über die Organismen an. Mit Computerunterstützung lässt sich die Auswertung der großen Vielfalt genauer und schneller erfassen. Dies ist aber nur ein Hilfsmittel bei der Arbeit der Aufstellung eines Systems. Die zahlreichen Charaktere und Kriterien können dann objektiver zusammengestellt und rascher miteinander verglichen werden. Diese statistisch-numerische Methode (**numerische Taxonomie**) ist eine wertvolle Ergänzung der bisherigen Arbeit der Systematiker. So lassen sich auch **phylogenetische Stammbäume** erstellen (**o** Abb. 18.2)

Evolutionsforschung und Systematik 18.2

Bei der Aufstellung eines Stammbaumes zur Darstellung der phylogenetischen Verwandtschaft werden Methoden und Erkenntnisse aus allen Wissensgebieten angewandt. Die **Paläobotanik** kann unmittelbar Auskünfte über die Stammesgeschichte liefern. Nach wie vor ist die **vergleichende Morphologie** eine wichtige Quelle. Baupläne und Entwicklungsreihen bilden eine wesentliche Grundlage für die Gliederung und Anordnung der einzelnen Gruppen im System.

Merke

Stets spielt der Bau der Fortpflanzungsorgane, bei den Angiospermen der Bau der Blüte, Samen und Früchte eine wichtige Rolle, da sich ihre Ausgestaltung im Laufe der Evolution weniger änderte, als die der vegetativen Organe, wie Blätter, Stängel und Wurzeln, die u. U. unter dem Einfluss veränderter Lebensbedingungen erhebliche Abweichungen erfahren und Konvergenzen ausbilden können.

In der Ausbildung der Fortpflanzungsorgane sind die Pflanzen sehr konservativ. Solche Organisationsmerkmale sind deshalb sehr viel brauchbarer, um über die verwandtschaftlichen Verhältnisse Auskunft zu geben, als die Anpassungsmerkmale, die auf Umwelteinflüsse zurückzuführen sind.

Die **Anatomie** ist in manchen Pflanzengruppen (v. a. bei den Niederen Pflanzen; Thallusbau, Sporenformen) von systematischem Wert, aber auch bei Höheren Pflanzen werden durch die Anatomie und die Histologie zahlreiche Gliederungskriterien gewonnen (Leitbündeltyp, Holzaufbau, Stomatypen, Haartypen). Die **Embryologie** kann Hinweise auf verwandtschaftliche Beziehungen, die **Palynologie** (Pollenkunde) zahlreiche Kriterien für Entwicklungsreihen in einzelnen Gruppen liefern. Wesentliche Beiträge zur Aufklärung der Stammesgeschichte der Pflanzen ergaben sich aus der Untersuchung fossiler Sporen und Pollen: **Mikropaläontologie**.

Die **Zytologie** hat über den Feinbau der Organismen zu neuen Anschauungen in der Systematik beigetragen. Neben feinstrukturellen Unterschieden der Zellorganellen sind es vor allem zytogenetische Untersuchungen. Die Befunde der **Zytogenetik** bilden einen wichtigen Bestandteil der Verwandtschaftsforschung. Die Zellkern- und Chromosomenforschung liefert mit ihren **Karyogrammen** (Zahl und Art der Chromosomen) wesentliche Hinweise und erlaubt Rückschlüsse auf die zytogenetischen Evolutionsmechanismen.

In den letzten Jahren sind durch **molekularbiologische Methoden** Basensequenzen der DNA bestimmter Gene untersucht worden. Diese Ergebnisse versucht man zu nutzen, um eine genauere naturgetreue Phylogenie der Pflanzen zu erhalten (**Phylogenetik**). Hier ergeben sich jedoch häufig Wiedersprüche mit morphologischen Merkmalen.

Veranschaulichung

Es erscheint wenig sinnvoll z. B. *Hippuris, Callitriche*, aber auch *Veronica, Digitalis* und *Antirrhinum* mit *Globularia* den Plantaginaceen zuzuordnen. Hier sind eindeutig **Merkmalskonflikte** noch nicht gelöst, und es erscheint noch viel Forschung erforderlich – dies zeigt: eine konservative Namensgebung (Nomenklatur) und die klassische Systematik sind unentbehrlich. Der wissenschaftliche Konsens tendiert jedoch dahin, den molekularbiologischen Methoden einen übergeordneten Stellenwert einzuräumen.

Die riesige Vielfalt an Organismen lässt sich nur mit einem künstlichen System überschaubar halten.

Die riesige Datenfülle in den Florenwerken der letzten 2–3 Jahrhunderte, in der taxonomischen Literatur, das enorme Material in den großen Herbarien und anderen Sammlungen lässt sich nur nach einem möglichst konstanten, eben **künstlichen System**, nicht unbedingt nach **phylogenetischen Dendrogrammen** (Stammbäumen) zugänglich erhalten. Interagierende Organismen weisen oft **Koevolution** auf. Die Verwandtschaftsforschung bedient sich auch der Befunde der vergleichenden **Physiologie**, **Phytochemie** und **Serologie**. Allerdings können Inhaltsstoffe auch **konvergent** entstehen, dies lässt sich u. U. dann erst durch die Erforschung der unterschiedlichen Biosynthesewege erhellen. So entsteht etwa die Nicotinsäure bei verschiedenen Pflanzen auf verschiedenen Synthesewegen. Die **Biochemie** liefert somit durch Aufklärung der Biosynthesewege bzw. der Enzymgarnituren ebenfalls Daten, die für die Systematik wertvoll sind. Die Inhaltsstoffe von Pflanzen spielen auch bei der Spezialisierung bestimmter Bakterien, Pilze oder pflanzenfressender Insekten auf bestimmte Pflanzensippen eine Rolle.

Voneinander abhängige Organismen weisen oft Koevolution auf.

Durch **Koevolution** haben sich bestimmte Artengarnituren als Partner herausgebildet. So fressen die Raupen der Weißlinge nur Blätter der Brassicaceae und Capparidaceae, aber nicht die der früher dazu gestellten Papaveraceae. Auch die parasitischen Rostpilze sind meist sehr wirtsspezifisch. Die **Phytopathologie** kann in manchen Fällen damit ebenfalls für die Systematik herangezogen werden.

Die gegenseitige Abgrenzung zweier Taxa, also etwa die Frage, ob eine Art A einer Gattung B oder C zugeordnet werden muss, ist Gegenstand der **Taxonomie**. Verwendet oder wandelt man Daten oder Eigenschaften in zahlenmäßig fassbare oder verwertbare Merkmale für eine gegenseitige Abgrenzung von Taxa um, dann spricht man von **numerischer Taxonomie**, im Falle der Verwendung chemischer Merkmale (z. B. Inhaltsstoffe) von **Chemotaxonomie**.

Schließlich sei die **Ökologie, Biogeographie** und **Arealkunde** als wichtige Quelle der verwandtschaftlichen Beziehungen von Pflanzen aufgeführt. Die Standortfaktoren und die Areale sind allerdings selbst bei auffälligen Sippen und in gut durchforschten Gebieten oft nur mangelhaft bekannt.

Alle Teilgebiete der Biologie können zur Systematik beitragen.

Generell können sehr viele Teilgebiete der Biologie mit ihren Ergebnissen zur Systematik und Taxonomie sowie Phylogenetik beitragen. Je näher man dem Ideal

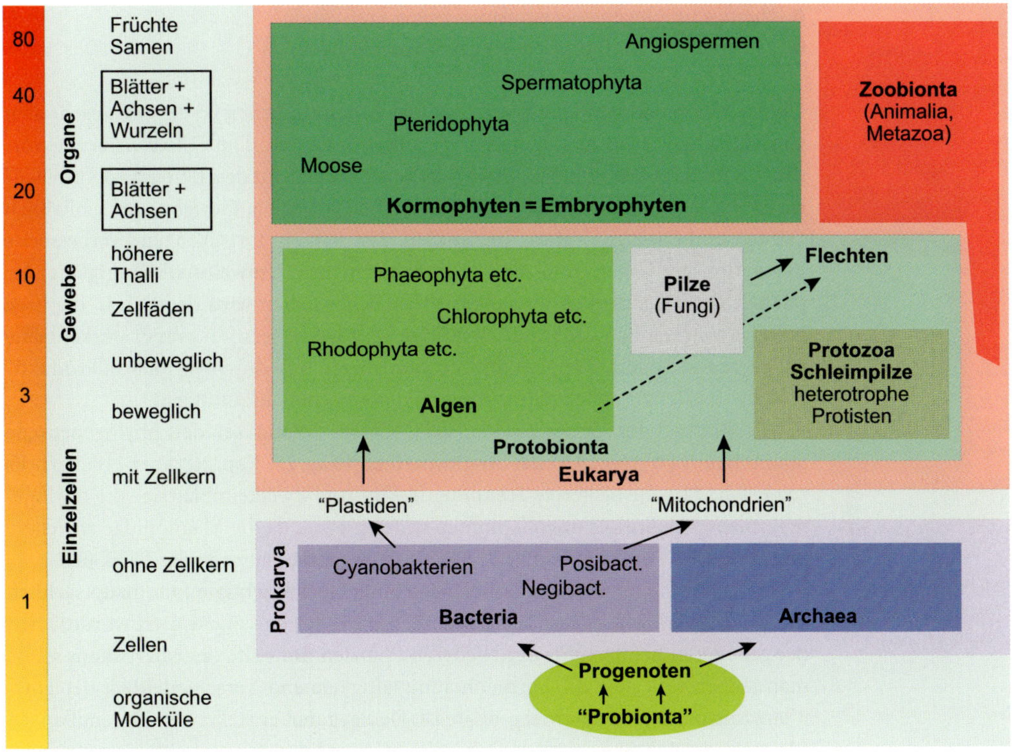

Abb. 18.1 Schema der vermutlichen stammesgeschichtlichen Beziehungen zwischen den großen Verwandtschaftsgruppen und Organisationstypen der Organismen, insbes. der Pflanzen. Links: Hinweise auf erreichte Organisationsstufen und Zahl verschiedener Zellsorten (für Pflanzen). Nach Sitte et al. 2002, verändert

käme, die Merkmalskomplexe aus allen Teildisziplinen bei einem Vergleich verwenden zu können, desto eher käme man dabei zu einem akzeptablen phylogenetischen System.

Evolution und Entwicklungslinien

Wie bereits oben erwähnt, kann man die Organismen evolutionsgeschichtlich in ein Abhängigkeitsverhältnis stellen. Die **Entwicklungslinien**, die sich durch die zunehmende Spezialisierung und damit auch durch die zunehmende Zahl an verschiedenen Zellsorten hervorheben, zeigen zudem auch, welch enorm große Zahl an Entwicklungsschritten notwendig war, um im Laufe der Evolution die Vielzahl der Organismen hervorzubringen. Als große **Entwicklungsschritte** sind dabei besonders folgende hervorzuheben (Abb. 18.1):

- Autotrophie (Photo- und Chemosynthese, Nitrat- und Sulfatreduktion),
- Entstehung eukaryotischer Zellen, Entwicklung der Mitose, Sexualität und Meiose,
- zunehmende Arbeitsteilung, Vergrößerung der Lebens- und Wuchsformen,
- Eroberung der festen Landoberflächen,
- Ausbildung von Wurzelhaaren, Cuticula, Epidermis, Spaltöffnungen, Leitbündeln, austrocknungsfesten Sporen,
- holzige und baumförmige Wuchsformen,
- Bestäubung, Samenbildung, Samen- und Fruchtverbreitung,

- chemische Abwehrmechanismen gegen Fraßfeinde,
- Koevolution symbiontischer Vorteilsbeziehungen.

Die stammesgeschichtliche Entfaltung des Pflanzenreiches ist ein Voranschreiten von einfachen zu immer höheren Organisationsstufen. Die Differenzierungsvorgänge sind dabei (**○** Abb. 18.1, linke Randleiste) zuerst auf den Bereich von Molekülen und Zellorganellen beschränkt, erfassen dann Zellen, Gewebe und schließlich Organe und Organkomplexe. Im Großen lässt sich ein fortschreitend verbessertes Regulationsvermögen und damit eine vermehrte **Umweltunabhängigkeit** der pflanzlichen Organismen feststellen. Pflanzliches Leben wird dadurch in die Lage versetzt, von stabilen Lebensräumen (Meer, Süßwasserseen) in immer stärker labile Lebensräume (Land, Steppe, Wüste) vorzudringen und durch vermehrte Produktivität die Existenzmöglichkeiten immer ökonomischer auszunutzen.

Als Beispiel für eine taxonomische Klassifizierung sei der phylogenetische Stammbaum (**○** Abb. 18.2) der Angiospermen (Kap. 25, Kap. 26) kurz erläutert. Es zeigt sich, dass die bisherige Trennung in Ein- und Zweikeimblättrige die phylogenetischen Verhältnisse unvollkommen widerspiegelt, da die Magnoliidae als relativ ursprüngliche zweikeimblättrige Pflanzen als eigene Gruppe an der Basis stehen.

Jedes hierarchische System ist mehr oder weniger künstlich.

In den Anfängen systematischer Forschung berücksichtigte man hauptsächlich die **Blütenpflanzen**, denen der größte Raum im System zugewiesen wurde. Nach der genaueren Erforschung der Niederen Pflanzen mit Hilfe des Mikroskops stellte man jedoch fest, dass die Formenmannigfaltigkeit und Verschiedenheit der Fortpflanzung bei diesen eine viel größere ist. Demgegenüber stellen die Blütenpflanzen (Angiospermen) eine ziemlich einheitliche Gruppe dar, mit einheitlichem Bauplan; sie können daher im System trotz großer Artenzahlen nur einen kleinen Raum beanspruchen, auch wenn sie heute das Landschaftsbild der Erdoberfläche bestimmen.

Die Biodiversität ist die Vielfalt der Organismen.

Die **Biodiversität**, die Vielfalt der Organismen, im Wesentlichen charakterisierbar durch die Zahl der Arten, ist auch heute noch kaum richtig bekannt. Man vermutet, dass man in manchen Gruppen (z. B. Pilze) erst wenige Prozent der Arten kennt und als solche beschrieben hat. Bei den Höheren Pflanzen dürften bis heute etwa 90 % der vorkommenden Arten bekannt sein.

Veranschaulichung: Biodiversität

Ein Baum im Regenwald des Amazonas weist mehr epiphytische Orchideenarten auf als es in ganz Mitteleuropa an Orchideen-Arten gibt und weist mehr verschiedenartige Ameisenarten auf als in ganz England vorkommen. Biodiversität ist stark flächenabhängig. Im tropischen Regenwald sind auf 50 m^2 98 % der Höheren Pflanzen Epiphyten (Aufsitzerpflanzen), auf 1 000 m^2 sind es noch 60 %, auf 1 km^2 35 % und auf 1 000 000 km^2 10 % der Arten. Eine kleine Waldfläche in Ecuador weist 473 verschiedene Baumarten (1), 450 Arten an Zwergsträuchern (9), 98 Lianenarten (0), 175 Epiphytenarten (0) und 96 Kräuter (0) auf (Zahlen in Klammern zum Vergleich einer gleich großen Fläche in Finnland).

Entsprechend der Zielsetzung werden in den folgenden Kapiteln nur einzelne systematische Gruppen, die Arzneipflanzen oder wichtige Nutzpflanzen liefern, oder die für ein Verständnis systematischer Zusammenhänge wesentlich sind, besprochen. Für das vertiefte Studium muss auf die weiterführende Literatur verwiesen werden.

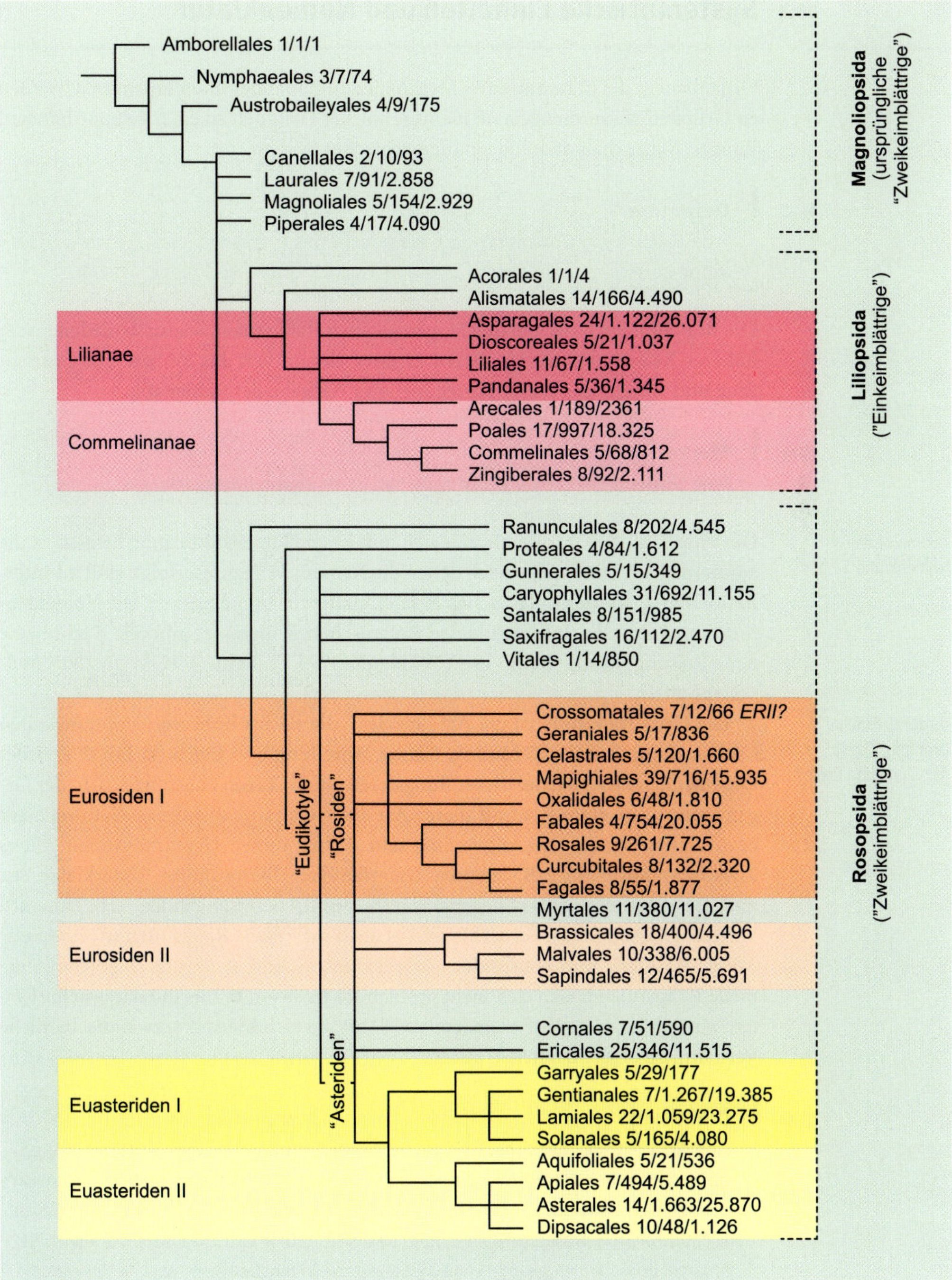

Abb. 18.2 Mögliche stammesgeschichtliche Ableitung der Angiospermen auf der Grundlage einer Maximum-Parsimony-Analyse einiger nucleärer und mitochondrialer DNA-Sequenzen. Zahlenangaben: ca.-Angabe der Familien/Gattungen/Arten innerhalb der jeweiligen Ordnung

18.3 Systematische Einheiten und Nomenklatur

Organismen, die in bestimmten Merkmalen miteinander übereinstimmen, werden zu Gruppen zusammengefasst; mehrere solcher Gruppen zu einer Gruppe höheren Ranges. Man erhält dadurch ein **hierarchisches System.**

Definition
Jede Gruppe von Organismen in diesem hierarchisch angeordneten System wird als **Sippe** bezeichnet, unabhängig davon, welcher Rangstufe die Gruppe angehört.

Die Beziehungen zwischen den Sippen gleicher Rangstufen, wie auch niederer oder höherer Rangstufen repräsentieren in ihrer Gesamtheit das **System**. Die Bearbeitung und Aufklärung dieser Beziehungen ist Aufgabe der Systematik.

Merke
Jede **Sippe**, die einen Namen erhalten hat, ist ein **Taxon** (Mehrzahl: Taxa).

Taxonomische Nomenklatur

Derjenige Teil der Taxonomie, der sich mit dieser Namensfestlegung befasst, ist die **Nomenklatur**. Die Regeln, nach denen die Namensfestlegung erfolgt, sind im **Internationalen Code der Botanischen Nomenklatur** zusammengefasst. Die Nomenklaturkommission des Internationalen Botanischen Kongresses gibt alle 6 Jahre eine neue Fassung heraus (Berlin 1987, Yokohama 1993, St. Louis 1999, Wien 2005, Melbourne 2011).

Gattung, Familie, Ordnung, Klasse, Abteilung und Reich

Die Grundrangstufe ist die Art (**species**), die nächst höheren Hauptrangstufen sind **Gattung**, **Familie**, **Ordnung**, **Klasse**, **Abteilung** und **Reich** (◘ Tab. 18.1). Jeder Organismus muss in jeder dieser Rangstufen einem Taxon angehören, d. h. der Organismus muss einer Art, mit dieser Art einer Gattung, mit dieser Gattung einer bestimmten Familie usw. zugeordnet sein. Neben diesen Hauptrangstufen gibt es Zwischenrangstufen, z. B. Sektion, Unterfamilie, Überordnung, Unterklasse etc. und die unterhalb der Art liegenden intraspezifischen Rangstufen, z. B. Unterart, Varietät (Rasse), Form. Fernerhin gibt es noch informelle Rangstufen wie beispielsweise »Rosiden« und »Eurosiden« (= »echte Rosiden«; ◘ Abb. 18.2). Solche informelle Rangstufen lassen sich nicht problemlos in das in ◘ Tab. 18.1 dargestellte System einordnen, sind aber trotzdem von Wert, da sich hiermit verwandtschaftliche Verhältnisse besser darstellen lassen.

Definition
Eine **Art** stellt eine mehr oder weniger natürliche Fortpflanzungsgemeinschaft mit konstanten erblichen Merkmalen dar, die sich aufgrund reproduktiver Isolation (räumlich oder zeitlich bedingte Fortpflanzungsbarrieren) von Nachbararten abhebt. Die Art als wichtigste **Grundrangstufe** im System lässt sich für alle Gruppen nicht einheitlich definieren. Im Allgemeinen gehören zu einer Art alle Individuen auch verschiedener Populationen, die unter sich und in ihren Nachkommen in fast allen Merkmalen weitestgehend übereinstimmen.

Tab. 18.1 Die hierarchische Anordnung der Rangstufen in der botanischen Taxonomie und ihre normierten Endungen. Hauptrangstufen: fettgedruckt

Taxonomische Rangstufen		Abkürzung	Endung	Beispiel
deutsch	**lateinisch**			
Reich	regnum	–	-ota	Eucaryota
Unterreich	subregnum	–	-bionta	Cormobionta
Abteilung (Stamm)	divisio (phylum)	–	-phyta (Pflanzen) -mycota (Pilze)	Spermatophyta
[-mycota, bei Pilzen]				
Unterabteilung	subphylum	–	-phytina (Pflanzen) -mycotina (Pilze)	Magnoliophytina (= Angiospermae)
[-mycotina, bei Pilzen]				
Klasse	classis	cl.	-opsida (od. -atae, Pflanzen) -phyceae (Algen) -mycetes (Pilze)	Magnoliopsida (Magnoliatae)
[-mycetes, bei Pilzen]				
[-phyceae, bei Algen]				
Unterklasse	subclassis	–	-idae	Ranunculidae
Überordnung	superordo	–	-anae	Ranunculanae
Ordnung	ordo	ord.	-ales	Ranunculales
Familie	familia	fam.	-aceae	Ranunculaceae
Unterfamilie	subfamilia	sfam.	-oideae	Helleborioideae
Tribus	tribus	trib.	-eae	Helleboreae
Gattung	genus	gen.		*Helleborus*
Untergattung	subgenus	sgen.		
Sektion	sectio	sect. (§)		
Serie	series	ser.		
Aggregat = Sammelart		agg.		
Art	species	spec., sp.		*H. niger*
Unterart	subspecies	sspec., ssp.		*H. niger* ssp. *macranthus*
Varietät	varietas	var.		
Form (Rasse)	forma	f.		

Der Name einer Art ist seit Carl von Linné (1707–1778) **binär** aufgebaut (= »**binäre Nomenklatur**«), d. h. er besteht aus zwei Teilen, z. B. *Arnica montana*. Der erste Teil des Namens ist zugleich der Name der Gattung, der die Art zugeordnet wird. Der Gattungsname wird groß geschrieben, der Artname durch ein ergänzendes Beiwort (Epitheton) festgelegt; dieses wird meist klein geschrieben. Die Namen von Taxa, die oberhalb der Rangstufe der Gattung liegen, Familie, Ordnung usw. sind jeweils durch eine Endung gekennzeichnet, die für die Rangstufe spezifisch ist und die an den Wortstamm des Namens angehängt wird (◻ Tab. 18.1).

Taxonomie und Systematik muss der Verständigung zwischen den Wissenschaften dienen.

Der Name eines jeden Taxons ist zusätzlich durch den Namen des Autors gekennzeichnet, der das Taxon erstmals beschrieben und mit einem legitimen Namen versehen hat, z. B. *Arnica montana* L. Meist erscheint dieser Autorname nur in abgekürzter Form (Linné = L.). Bei Umstellungen (Umkombinationen) z. B. einer Art in eine andere Gattung, etwa aufgrund erweiterter Kenntnisse, wird der ursprüngliche Autorname eingeklammert und der Name des Autors der Neubearbeitung hinzugefügt, z. B. *Capsella bursa-pastoris* (L.) MEDIK.

18.4 Hauptgruppen des Pflanzenreichs

Aus der Gliederung des Pflanzenreichs geht die mutmaßliche Evolution pflanzlicher Organismen (○ Abb. 18.1) kaum ausreichend hervor. Auch sind die Meinungen über die Großsystematik der Pflanzen noch immer sehr unterschiedlich, je nachdem welche Hauptmerkmale herangezogen werden. Die alten Begriffe wie Thallophyten und Kormophyten werden heute zur Klassifikation nicht mehr verwendet, ebenso wenig, wie die noch älteren Begriffe *Phanerogamen* (Pflanzen mit Blüten) und *Kryptogamen* (Pflanzen ohne Blüten). **Doch sind diese Begriffe informativ und pragmatisch.**

Organismenreiche sind: Archaea, Bacteria und Eukarya

In den letzten Jahren hat sich die Erkenntnis durchgesetzt, dass man als Grobgliederung der Organismen eine Auftrennung in drei Organismengruppen vorsehen kann: **Archaea, Bacteria** und **Eukarya** (vgl. auch Kap. 20, ○ Abb. 20.1). Innerhalb der **Eukarya** sind dann als große Untergruppen die **Protista** (Einzeller, einfachen Pilze u. a.); die übrigen Pilze bilden eine eigene Gruppe, die **Fungi** und die übrigen Algen, Moose, Höhere Pflanzen würden als **Plantae** zusammengefasst, die Tiere (Metazoa) als **Animalia**. Neben zahlreichen biotechnologisch genutzten Mikroorganismen ist die Abteilung der **Spermatophyta** (=Samenpflanzen) von pharmazeutisch herausragender Bedeutung. Diese wird weiter unterteilt in die Unterabteilungen **Coniferophytina** (einfachblättrige **Gymnospermen=Nacktsamer**), **Cycadophytina** (fiederblättrige Gymnospermen; Nacktsamer), **Gnetophytina** (Nacktsamer mit den Familien Ephedraceae =Meerträubelgewächse, Gnetaceae und Welwitschiaceae) und den **Magnoliophytina** (**Angiospermen** = **Bedecktsamer**). Die Magnoliophytina wieder lassen sich, wie in ○ Abb. 18.2 dargestellt, in die Klassen **Magnoliopsida** (**Dicotyledoneae** = Zweikeimblättrige), **Rosopsida** (Dicotyledoneae) und **Liliopsida** (**Monocotyledoneae** = Einkeimblättrige) einteilen. Die anderen Abteilungen des taxonomischen Großsystems lassen sich vergleichbar einteilen.

Es gibt Ordnungen mit sehr vielen Arten.

Wie in ○ Abb. 18.2 auch gut sichtbar ist, ist die Verteilung der Gattungen und Arten auf die einzelnen Ordnungen sehr unterschiedlich. Bemerkenswert sind einige »Großordnungen« mit mehreren tausend Arten, allen voran die **Asparagales** (Spargelartige, ca. 26 000 Arten), die **Asterales** (Asternartige, ca. 25 800 Arten), die

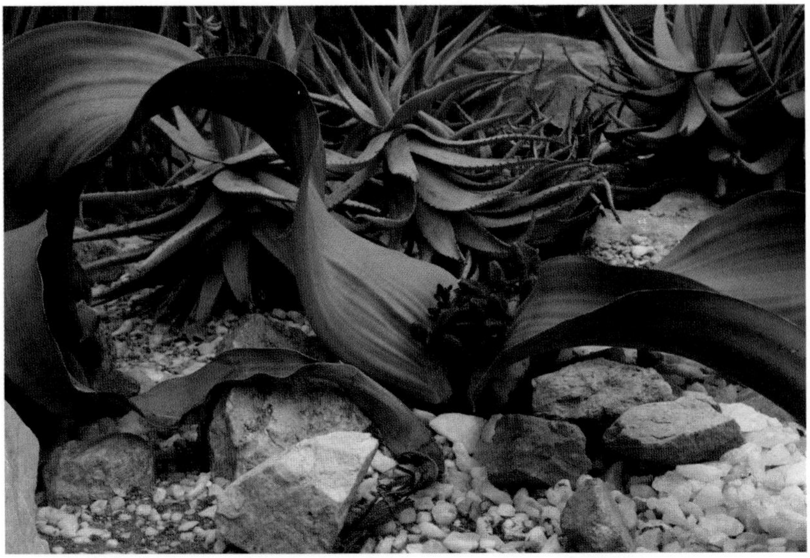

○ Abb. 18.3 *Welwitschia mirabilis* mit weiblichen Blütenzapfen. In der unteren Bildhälfte ist auch das langsam absterbende Blattende zu erkennen

Lamiales (Lippenblütlerartige, ca. 23 300 Arten), die **Fabales** (Schmetterlingsblütenartige,ca. 20 000 Arten) und die **Poales** (Süßgrasartige, ca. 18 300 Arten). Zahlreiche Arznei- und Nutzpflanzen gehören zu diesen Ordnungen; die Abtrennung einzelner Arten ist teilweise sehr schwierig. Auf der anderen Seite gibt es aber auch Ordnungen mit nur sehr wenigen Arten wie z. B. die Acorales (Kalmusartige, 4 Arten).

Welwitschia mirabilis ist eine ungewöhnliche Pflanze.

Das dieses System seine Grenzen hat, sei kurz an einem Beispiel erörtert: Die Unterabteilung Gnetophytina hat nur sehr wenige Arten, wobei die Familie Welwitschiaceae nur die eine Art *Welwitschia mirabilis* enthält (○ Abb. 18.3). Diese Pflanzen haben einen Blattaufbau, der deutlich von allem anderen abweicht: zwei oder drei Blätter wachsen kontinuierlich aus einem Scheitelpunkt am Ende der Sproßachse, wobei die Blattenden kontinuierlich absterben. Die sehr ungewöhnlichen Pflanzen, die wegen ihres einmaligen Aufbaus nur schwer zu kategorisieren sind, können zudem bis zu 2 000 Jahre alt werden!

Taxonomische Unterteilung der Eukarya auf der Basis von 6 informellen Gruppen.

Doch sind die Anschauungen zur Gliederung der Organismenwelt noch sehr in der Diskussion. Beispielsweise wurde 2004 der Vorschlag unterbreitet, auf Grund eines Vergleiches der DNA-Sequenzen die Grobgliederung der **Eukarya** in **6 informelle Gruppen** vorzunehmen, die einen ähnlichen Status haben wie Unterreiche: **Amoebozoa**, **Opisthokonta**, **Plantae**, **Chromalveolata**, **Rhizaria** und **Excavata**. An den gewählten Namen ist schon leicht zu erkennen, dass es sich bei dieser »neuen Nomenklatur« nicht um die Einteilung in Reiche und Abteilungen handelt (vergleiche ◻ Tab. 18.1!). Die **Amoebozoa** sind im Wesentlichen einzellige Organismen, die sich durch Ausstülpungen der Zelle (**Pseudopodien**) fortbewegen. Im Gegensatz dazu sind die **Opisthokonta** heterotrophe, überwiegend multizelluläre Organismen, zu denen unter anderem die **Schwämme** und viele **Pilze** gehören. Die **Chromalveolata** sind durch ein **sekundäres Plastid** charakterisiert, was vermutlich durch die Aufnahme einer Rotalge entstanden ist. Dazu gehören beispielsweise viele, ganz unterschiedlich ausgeformte **Algen**, aber auch innerhalb der informellen Gruppe (vergleichbar mit einer Abteilung) Alveolata **Plasmodien** als Malaria-Erreger. Organismen der **Plantae** besitzen in der Regel ein primäres Plasmid (**Chloroplast**) sowie eine zellulosehaltige Zellwand. Hier sind die »grünen Pflanzen« sowie die Rotalgen zusammen gefasst. **Rhizaria** sind Einzeller, die zumeist feine, fadenförmige Pseudopodien ausbilden. **Excavata** sind ebenfalls einzellige, zumeist begeißelte und heterotrophe Organismen. Zu ihnen gehören Krankheitserreger wie beispielsweise ***Leishmania***- und ***Trypanosoma***-Arten.

Synopse

Zusammenfassung

- Systematik dient dazu, die Vielfalt der Organismen überschaubar zu machen.
- Es gibt vielfältige Methoden, Verwandtschaftsverhältnisse von Organismen herauszufinden. Neben anatomisch-morphologischen Merkmalen kommen modernen molekularbiologischen Methoden eine besondere Bedeutung zu.
- Die Abstammungsverhältnisse der Pflanzen lassen sich in einem eher »klassischen« hierarchischen taxonomischen System, aber auch in phylogenetischen Dendrogrammen darstellen, über die informelle Gruppen definiert werden können.
- Die Biodiversität, die Vielfalt der Organismen, im Wesentlichen charakterisierbar durch die Zahl der Arten, ist auch heute noch kaum richtig bekannt.
- Die Grundrangstufe des taxonomischen Systems ist die Art (species), die nächst höheren Hauptrangstufen sind Gattung, Familie, Ordnung, Klasse, Abteilung und Reich.
- Die taxonomische Klassifizierung der Organismen kann nicht als abgeschlossen betrachtet werden, sondern unterliegt einer ständigen Diskussion, die insbesondere durch genetische Untersuchungen beflügelt wird.

Fragen

Wiederholungsfragen

1. Was versteht man unter Taxonomie?
2. Wie ist eine Art definiert?
3. Was versteht man unter der binären Nomenklatur?

Literatur

Breckle SW. Walter's vegetation of the earth. Springer, Berlin 2002

Bresinsky A, Körner C, Kadereit JW, Neuhaus G, Sonnewald U. Strasburger – Lehrbuch der Botanik. 36. Aufl., Spektrum Akademischer Verlag, Heidelberg 2008

Briggs D, Walters SM. Plant variation and evolution. 3. Aufl., Cambridge Univ Press, 1997

Crane PR, Friis EM, Pedersen KR. The origin and early diversification of angiosperms. Nature, 374: 27–33, 1995

Dingermann, T, Kreis, W, Rimpler R, Zündorf I. Reinhard – Pharmazeutische Biologie 1. 7. Aufl., Wissenschaftliche Verlagsgesellschaft, Stuttgart 2009

Glimn-Lacy J, Kaufman PB. Botany Illustrated. Introduction to Plants, Major Groups, Flowering Plant Families. 2. Aufl., Springer, Berlin 2006

Ingrouille M, Eddie B. Plants, Diversity and evolution. Cambridge Univ Press, 2006

Koning, Ross E. 1994. AngiospermPhylogeny. *Plant Physiology Information Website.* http://plantphys.info/plant_biology/lechtml/apg2/.Koning RE. Angiosperm Phylogeny. Plant Physiology Information Website. http://plantphys.info/plant_biology/lechtml/apg2/, 2012

Kubitzki K (ed) The families and genera of Vascular Plants, Vol 1–7. Springer, Berlin 2002

Lewis LA, McCourt RM. Am J Bot, 91: 1535–1556, 2004

Lüttge U, Kluge M, Thiel G. Botanik. 6. Aufl., Wiley-VCH, Weinheim 2010

Pryer KM, et al. Am J Bot, 91: 1582–1598, 2004

Singh G. Plants systematics. Sci Publisher USA, 2004

Soltis DE et al. Phylogeny and evolution of angiosperms. Sinauer, 2005

Spichiger RE, Savolainen VV, Figeat M, Jeanmonod D. Systematic botany of flowering plants. Sci. Publisher USA, 2004

Stevens PF. An end to all things? Plants and their names. Austral Syst Botany, 19: 115–133, 2006

Walter H, Breckle SW. Ökologie der Erde, Bd 1–4. Gustav Fischer, Stuttgart 1984–2004

Wyk BE v, Wink C&M. Handbuch der Arzneipflanzen. 2. Aufl., Wissenschaftliche Verlagsgesellschaft Stuttgart, 2004

19 Viren

Inhaltsvorschau

Viren sind keine selbstständigen Organismen, sondern Komplexe aus Makromolekülen, die man als infektiöse biochemische Einheiten definieren kann. Viren betreiben keinen eigenen Stoffwechsel und sind für ihre Vermehrung auf eine lebende Wirtszelle angewiesen. Aufgrund dieser Eigenschaften werden sie als nichtlebend eingestuft und stellen im Organismenbereich eine besondere Gruppe dar, deren Beschreibung hier ein eigenes Kapitel zukommt. Im Folgenden wird eine Abgrenzung zu den übrigen Organismengruppen vorgenommen und anhand von Beispielen ein Überblick über Aufbau und Entwicklungszyklen wichtiger meist medizinisch relevanter Virengruppen gegeben.

19.1 Form und Aufbau von Viruspartikeln

●●

Definition

Viren sind genetische Elemente, die den normalen zellulären Prozess für ihre eigene Replikation ausnutzen und die in einer extrazellulären Form vorkommen.

Die Bezeichnung Viren wurde zunächst für unbekannte, krankheitserregende Agenzien gebraucht (virus = Gift), die wesentlich kleiner als Bakterien sind und sich mit dem Lichtmikroskop nicht nachweisen lassen (Tabak-Mosaik-Virus 280 nm, Influenza-Virus 120 nm, Maul- und Klauenseuche-Virus 10 nm) ⭘ Abb. 19.1, ◘ Tab. 19.1.

Extrazelluläres und intrazelluläres Stadium

Das Vorkommen von Viren ist durch zwei Stadien charakterisiert, ein extrazelluläres und ein intrazelluläres Stadium. Im extrazellulären Stadium kommt ein Virus als submikroskopisches Partikel vor, das in der Regel eine Art von Nukleinsäure – entweder DNA oder RNA (lebende Organismen besitzen stets beide Nukleinsäuren) – umgeben von Protein und gelegentlich anderen makromolekularen Substanzen enthält. In diesem Stadium fehlt dem Viruspartikel, auch als **Virion** bezeichnet, jegliche Stoffwechselaktivität. Es ist aber befähigt, sich selbst von einer Wirtszelle in die nächste zu übertragen. In diesem Prozess, der als **Infektion** bezeichnet wird, erfolgt die Übertragung von viraler Nukleinsäure. Im intrazellulären Stadium finden die Reproduktion des Virusgenoms und die Synthese der für die Virushülle erforderlichen Bestandteile statt. Hierbei sind die Viren in hohem Maße auf strukturelle und metabolische Funktionen der Wirtszelle angewiesen, da ihr eigenes Genom verglichen mit den Genomen lebender Zellen in der Regel sehr klein ist (◘ Tab. 19.2) und nur für diejenigen Komponenten kodiert, die sie nicht vom Wirt übernehmen können. Ihrerseits können sie der Zelle, in die sie gelangt sind, neue Eigenschaften verleihen. Wenn die Wirtszelle sich teilt, werden diese Eigenschaften weiter vererbt und wirken sich häufig unvorteilhaft aus. Meist führt so die Virenvermehrung schließlich zum Tod der befallenen Zelle. Viren sind somit als obligat intrazelluläre Parasiten anzusehen, denen ein eigener Stoffwechsel fehlt, weswegen die Entwicklung geeigneter antiviraler Verbindungen zu ihrer Bekämpfung erheblich erschwert wird.

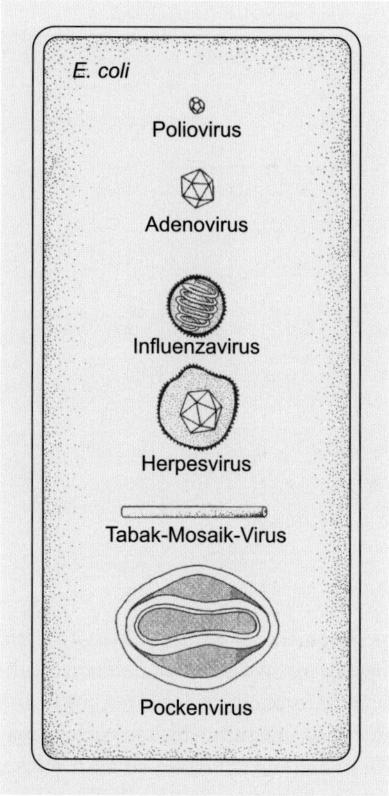

Abb. 19.1 Größenvergleich zwischen Viren und Bakterien. Verschiedene Virusarten sind maßstabgerecht in eine Bakterienzelle von *Escherichia coli* eingezeichnet. Nach Wiesmann 1978

Tab. 19.1 Unterschiede zwischen Viren und Bakterien

Merkmal	Virus	Bakterium
Größe	20–300 nm	500–5 000 nm
Sichtbarkeit (Lichtmikroskop)	Nein	Ja
Zelle	Nein	Ja
Eigener Stoffwechsel	Nein	Ja
Kultivierbarkeit in leblosen Medien	Nein	Ja
Antibiotikaempfindlich	Nein	Ja
Interferonempfindlich	Ja	Nein
Antigenität	Gut (Protein)	Mäßig (Polysaccharid)

Der evolutionäre Ursprung der Viren ist nicht bekannt. Mehrere Möglichkeiten werden diskutiert. Möglicherweise stammen Viren von zellulären Nukleinsäuren ab, die sich verselbstständigt haben. So könnten Teile der Kern-DNA zur Bildung von DNA-Viren geführt haben, oder aber auch zelluläre messenger-RNA zur Bildung von RNA-Viren. Andererseits ist es aber auch denkbar, dass Viren Vorstufen lebender Zellen darstellen.

Tab. 19.2 Vergleich der Genomgrößen von Viren und lebenden Organismen

Gruppe	Organismus	Größe
Viren	Phage M13	5,8 kb
	Phage T7	40 kb
	Phage λ	46 kb
	Phagen T2, T4, T6	180 kb
Bakterien	Mycoplasma (Genom)	760 kb
	Escherichia coli (Genom)	4 000 kb
	Plasmide	Einige 1 000 bp
Eukaryoten	Hefe	12 000–15 000 kb
	Fruchtfliege	165 000 kb
	Mensch	2 900 000 kb
	Mitochondriale DNA	15 kb

Viren lassen sich aufgrund einer Reihe sehr verschiedener Kriterien klassifizieren. Eigenschaften, die zur Einteilung herangezogen werden, sind unter anderem Struktur und Aufbau des viralen Genoms, Größe und Morphologie der Viren sowie ihre Pathogenität. Weiterhin können Viren auf der Basis unterschiedlicher Wirte klassifiziert werden. Es gibt sowohl Viren, die sich in Tieren vermehren als auch solche, die als Wirtsorganismen Pflanzen oder Bakterien benutzen. Bakterielle Viren werden auch als Bakteriophagen oder Phagen (von phagein: griech. = essen) bezeichnet und spielen als Übertragungsvehikel in der Molekularbiologie und als Modellsysteme zur Erforschung der Virusreproduktion eine wichtige Rolle. Besonders ausführlich sind tierische Viren wegen ihrer großen medizinischen Relevanz untersucht worden und bei diesen vor allem solche, die Insekten und Warmblüter infizieren.

Viren enthalten DNA oder RNA.

Anders als Zellen, die in der Regel doppelsträngige DNA als genetisches Material enthalten, können Viren entweder DNA oder RNA enthalten. Diese Nukleinsäuren können einzelsträngig oder doppelsträngig vorliegen. Die Viren werden in zwei Gruppen eingeteilt, je nachdem ob das genetische Material durch RNA oder DNA repräsentiert wird. Es gibt darüber hinaus eine dritte Gruppe, die beide Typen von Nukleinsäuren zur Übertragung der Erbinformation nutzt, aber zu verschiedenen Stadien des reproduktiven Zyklus der jeweiligen Viren. In diese letztere Gruppe werden die **Retroviren** eingeordnet. Sie beinhalten ein RNA-Genom, replizieren sich aber über ein DNA-Intermediat (○ Abb. 19.2). Das Hepatitis B-Virus hingegen enthält grundsätzlich DNA, repliziert sich aber über ein RNA-Intermediat.

Beim Virion ist die Nukleinsäure vom Capsid umgeben.

Die Nukleinsäure der Virionen liegt immer innerhalb des Viruspartikels und ist von einem Proteinmantel umgeben, der als **Capsid** (○ Abb. 19.3) bezeichnet wird. Dieses Capsid wiederum besteht aus einzelnen Proteinuntereinheiten, den meist kugelförmigen **Capsomeren**, die jeweils eine ganz bestimmte Anordnung aufweisen. Bei den meisten Viren sind diese Proteinmoleküle in chemischer Hinsicht unterschiedlich und können sich zu größeren Einheiten zusammenlagern. Die kor-

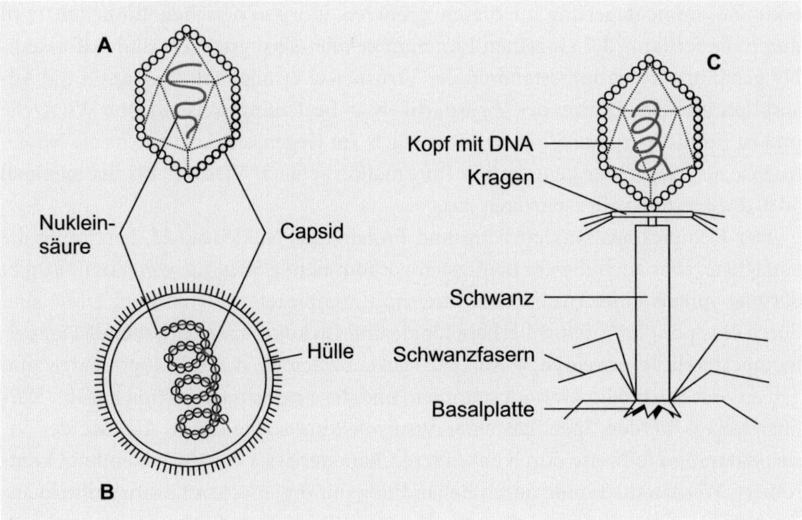

○ Abb. 19.2 Bildung von mRNA nach Zellinfektion mit verschiedenen Virusarten

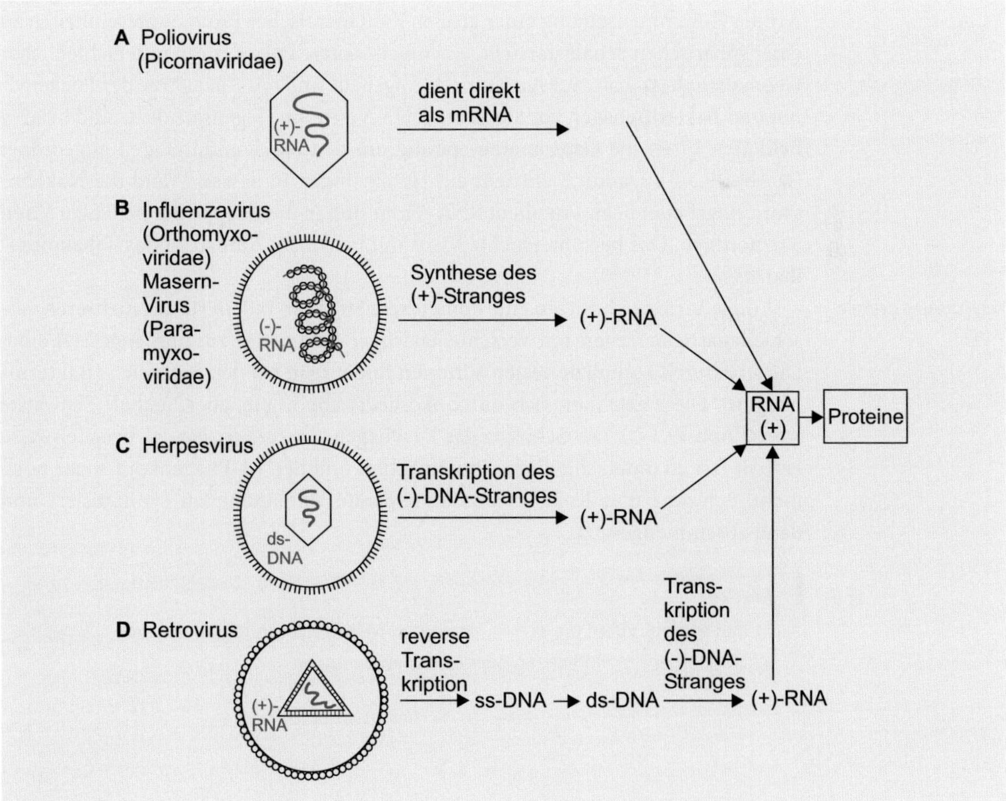

○ Abb. 19.3 Verschiedene virale Strukturen. **A** nackt polyedrisch, **B** helikal mit Hülle (envelope), **C** komplexe Struktur aus Kopf- und Schwanzteil (Bakteriophage)

rekte Zusammenlagerung zu diesen größeren morphologischen Einheiten wird durch die Struktur der einzelnen Proteinmoleküle selbst gesteuert und **self-assembly** genannt. Als Hauptbestandteil der Virusmasse ermöglicht das Capsid die Adsorption und Penetration des Viruspartikels an beziehungsweise in eine Wirtszelle und ist für die Wirtsspezifität verantwortlich. Im Gegensatz dazu macht die Nukleinsäure als Träger der genetischen Information je nach Virusart 1 % bis maximal 50 % des gesamten Viruspartikels aus.

Der Komplex aus Nukleinsäure und Protein, das Nukleocapsid, beschreibt die einfachste, aber auch die am häufigsten vorkommende Struktur von Viren. Es gibt darüber hinaus eine Anzahl von Viren mit komplexeren Strukturen. Diese sind durch eine periphere deformierbare Lipide und Glykoproteine enthaltende Doppelmembran (**Hülle, envelope,** ○ Abb. 19.3) gekennzeichnet, deren Komponenten zum Teil aus der Wirtszellmembran stammen, und die eine Schutzfunktion ausübt. Darüber hinaus werden Spezifität einer Virusinfektion sowie einige Aspekte der Viruspenetration teilweise durch besondere Charakteristika der Virusmembran kontrolliert. Werden die Lipide durch Behandlung mit organischen Lösungsmitteln aus der Hülle herausgelöst, so verliert das Viruspartikel seine Infektiosität.

Viren können sich auch hinsichtlich der Symmetrie ihres Capsidaufbaus unterscheiden (○ Abb. 19.3). Die Grundform kubisch aufgebauter Viren ist meist ein **Ikosaeder** mit 20 gleichseitigen Dreiecksseiten. Von dieser Form, die die effizienteste Art der Zusammensetzung einer großen Zahl identischer Proteinuntereinheiten zu einer sphärischen Schale darstellt, leiten sich weitere Polyeder mit unterschiedlicher Geometrie ab (○ Abb. 19.3 A). **Kubisch** aufgebaut sind mit Ausnahme der Pockenviren und Bakteriophagen vor allem die DNA-Viren. Im Gegensatz dazu sind bei den **helikalen** Viren die Capsomeren spiralig um den Nukleinsäurefaden angeordnet (○ Abb. 19.3 B). Dadurch entsteht ein Hohlzylinder, in dessen Wand die Nukleinsäure eingebettet liegt. Vor allem RNA-Viren sind in die Gruppe der helikalen Viren einzuordnen. Das bestuntersuchte Virus mit helikalem Aufbau ist das Tabakmosaikvirus.

Kubische und helikale Viren

Einige Virionen besitzen eine komplexere Struktur, indem sie aus mehreren verschiedenartigen Teilen mit verschiedenartiger Symmetrie zusammengesetzt sind. Die strukturell kompliziertesten Virionen findet man bei den Bakterien (**Bakteriophagen**). Diese zeichnen sich durch ikosaedrische Köpfe, aber helikale Schwänze aus (○ Abb. 19.3 C). Der Schwanz des T4-Phagen von *Escherichia coli* beispielsweise enthält fast 20 unterschiedliche Proteinketten und der T4-Phagenkopf sogar noch mehr. Schwanz und Kopf werden als separate Untereinheiten synthetisiert und dann zusammengesetzt.

Merke

Es gibt sowohl Viren, die sich in Tieren und Menschen vermehren als auch solche, die als Wirtsorganismen Pflanzen oder Bakterien benutzen.

19.2 Pathogene Viren

Menschen- und tierpathogene Viren sind in der Natur weit verbreitet. Hier werden fünf Familien vorgestellt, zu denen die verschiedensten Krankheitserreger gezählt werden.

19.2.1 Picornaviridae

Picornaviren enthalten (+)-RNA.

Mit dieser Bezeichnung wird eine Virengruppe benannt, die sich durch eine geringe Größe (pico) und die Art der enthaltenen Nukleinsäure (RNA) auszeichnet. Die Größe der Picornaviren beträgt zwischen 10 und 35 nm. Der Aufbau dieser Viren ist relativ einfach; sie bestehen aus einem Nukleinsäurekern (einzelsträngige RNA, **ss-RNA**) und einem Proteinmantel mit Ikosaederstruktur. Da keine Lipoidhülle vorhanden ist, ist diese Virusgruppe gegenüber hydrophoben Lösungsmitteln wie Äther und Chloroform resistent.

Im Fall der Picornaviren dient die virale RNA direkt als mRNA und wird daher als (+)-**RNA** bezeichnet (○ Abb. 19.3). Bei der Infektion bindet das Virion an einen speziellen Rezeptor an der Zelloberfläche. Sobald es in die Zelle eingedrungen ist, wird die RNA von der Proteinhülle freigesetzt (**uncoating**). Die freie RNA assoziiert mit Ribosomen, wo sie in ein einziges Polyprotein translatiert wird, das später in mehrere einzelne Proteine gespalten wird (auch ○ Abb. 19.4).

Zur Gruppe der Picornaviren werden unter anderem die **Enteroviren** und die **Rhinoviren** gezählt.

Enteroviren sind Picornaviren, die sich hauptsächlich in der Darmschleimhaut vermehren und mit dem Stuhl ausgeschieden werden. Die Enteroviren zeichnen sich durch ihre Resistenz gegenüber Wärme, Chemikalien und Umwelteinflüssen aus. Die Infektionen erfolgen peroral und hinterlassen eine typenspezifische Immunität. Die Pathogenität fast aller Enteroviren beschränkt sich auf Krankheitserscheinungen im ZNS.

Eine wichtige Gruppe der Enteroviren sind die **humanen Poliomyelitisviren (HPV, Polioviren)**, die Erreger der Kinderlähmung (Poliomyelitis). Die Polioviren sind nur für Primaten, d. h. für Menschen und Affen pathogen. Nach peroraler Aufnahme des Virus gelangt dieses über den Rachenraum in das Darmlumen und von dort über die Lymphknoten in die Blutbahn und in das ZNS. Als Folge einer Degeneration von besiedelten Nervenzellen kommt es in der Regel zu irreparablen Lähmungen.

Polioviren rufen Krankheitserscheinungen im ZNS hervor.

Der Entwicklungszyklus der Polioviren verläuft über die Synthese eines einzigen großen Proteins, das posttranslational prozessiert wird. Es soll wegen dieser Besonderheit im Folgenden ausführlich behandelt werden (○ Abb. 19.4). Bei der Infektion bindet das Viruspartikel an einen speziellen Rezeptor der Wirtszelle und dringt in diese ein. Hier wird die RNA freigesetzt (uncoating) und in ein großes Vorläuferprotein mit einem Molekulargewicht von 240 000 Dalton translatiert. Dieses riesige Protein wird in eine Reihe kleinerer Proteine gespalten, unter anderem in die vier Strukturproteine des Viruspartikels, in ein RNA-assoziiertes Protein (Vpg) sowie in eine RNA-abhängige RNA-Polymerase, die an der Replikation des RNA-Genoms beteiligt ist und in eine Protease, die für den Spaltprozess verantwortlich ist. Unmittelbar nachdem diese Proteine in der Wirtszelle vorliegen, erfolgt die Replikation

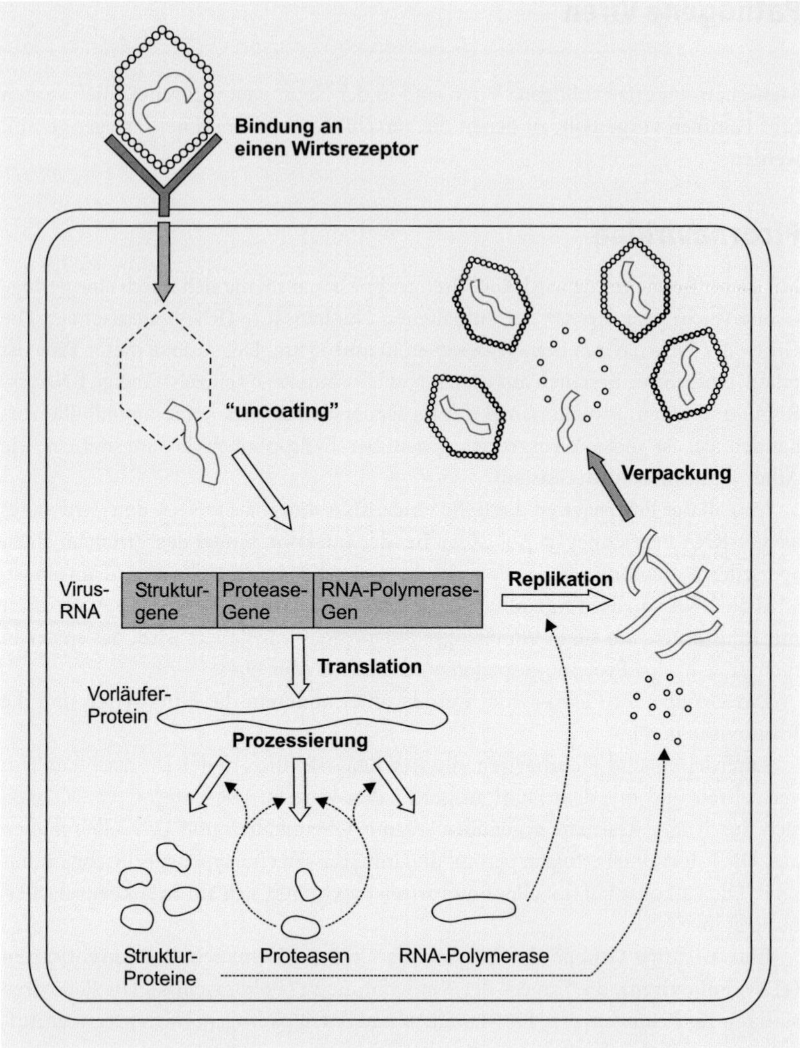

Abb. 19.4 Entwicklungszyklus eines Poliovirus

der Virus-RNA über ein komplementäres Intermediat. Die bei diesem Prozess entstehenden (+)-RNA-Moleküle binden kovalent an das nur 22 Aminosäuren lange Vpg-Protein, das wahrscheinlich unter anderem für die Zusammensetzung zu neuen Viruspartikeln essentiell ist und vermutlich als Primer für die Transkription dient. Sobald die Virusvermehrung beginnt, werden RNA- und Proteinsynthese des Wirtes inhibiert, und die Hüllproteine assoziieren mit der gebildeten Nukleinsäure zu reifen Virionen (Verpackung).

Die Poliomyelitis war bis um das Jahr 1960 weltweit verbreitet. Seit Einführung der Polioschutzimpfung Ende der fünfziger Jahre wird die Kinderlähmung in Ländern, in denen diese Immunisierungsprophylaxe mit lebenden, abgeschwächten Impfstoffen regelmäßig durchgeführt wird, erfolgreich bekämpft.

Eine zweite wichtige Subfamilie der Picornaviren wird durch die Rhinoviren repräsentiert. Ihr morphologischer Aufbau ist für alle Picornaviren typisch; sie unterscheiden sich von den Enteroviren vor allem durch ihre erhöhte Säurelabilität. Rhinoviren verursachen relativ harmlose Katarrhe des Nasen-Rachen-Raums und der oberen Luftwege und sind allgemein auch als **Schnupfenviren** bekannt. Die Übertragung von Mensch zu Mensch erfolgt ausschließlich durch Tröpfcheninfektion. Rhinovirusinfektionen sind weltweit verbreitet und treten in Ländern mit gemäßigtem Klima gehäuft im Herbst und Nachwinter auf. Da die postinfektiöse Immunität in der Regel nur wenige Wochen bis Monate dauert und wegen des großen Typenreichtums der Rhinoviren, kann der Mensch während seines ganzen Lebens immer wieder an Schnupfen und Katarrhen der oberen Luftwege erkranken. Wegen der Harmlosigkeit der entsprechenden Krankheitsbilder ist jedoch bei solchen Infektionen eine besondere Prophylaxe nicht angebracht.

Polioviren und Schnupfenviren gehören zu den Picornaviren.

19.2.2 Orthomyxoviridae

Zur Gruppe der Orthomyxoviridae gehören die Erreger der Grippe, nämlich die **Influenzaviren**. Hierbei kennt man neben menschenpathogenen auch tierpathogene Influenzaviren. Die Viren dieser Familie werden in die serologischen Typen A, B und C eingeteilt. Der Terminus Myxo weist auf Wechselwirkungen dieser Viren mit mukösen, schleimigen Zelloberflächen hin. Influenzaviren interagieren beispielsweise mit der mukösen Membran des Respirationstrakts.

Grippeviren gehören zu den Orthomyxoviridae.

Influenzaviren enthalten einzelsträngige RNA, die in acht verschiedenen Stücken vorliegt. Man bezeichnet das Genom dieser Virengruppe deswegen als **segmentiert**. Eine weitere Besonderheit des Genoms besteht im Vorliegen der RNA als sogenannte (–)-**RNA**. Virale (–)-RNA wird nicht direkt als mRNA benutzt wie es beispielsweise für die (+)-RNA der Picornaviren der Fall ist, sondern durch eine RNA-abhängige RNA-Polymerase erst in diese umgeschrieben. Sie wird in Proteine translatiert, die dann für die verschiedenen Prozesse der Virusvermehrung zur Verfügung stehen (**o** Abb. 19.3).

Influenzaviren enthalten (–)-RNA. Das Genom ist segmentiert.

Das Influenzavirus ist von einer Hülle umgeben, besitzt aber keine definierte Form (»polymorph«). An der Außenseite dieser Hülle befinden sich Lipide und virusspezifische Proteine, die auch als **Spikes** bezeichnet werden. Die Spikes unterschiedlicher Spezifität treten in Wechselwirkung mit der Oberfläche der Wirtszelle. Beim Mechanismus der Immunisierung gegen Influenza spielt eine besondere Art von Protein, das **Hämagglutinin**, eine Rolle. Der Name dieses Proteins ist auf seine Eigenschaft zurückzuführen, bei Kontakt eine Agglutination roter Blutzellen zu bewirken. Wenn auch rote Blutzellen in der Regel nicht von Influenzaviren befallen werden, so weisen sie dennoch an ihrer Oberfläche strukturelle Ähnlichkeiten zu den mukösen Membranen der Zellen des Respirationstrakts auf. Zur Immunisierung werden gegen Hämagglutinin gerichtete Antikörper eingesetzt, die an das Protein binden und das Virus sozusagen neutralisieren.

Neben dem Hämagglutinin trägt die Hülle der Influenzaviren noch einen weiteren Typ von Protein, die **Neuraminidase**. Dieses Enzym spaltet von Mukoproteinkomplexen Neuraminsäurederivate (**Sialinsäure**) ab und scheint hauptsächlich beim Viruszusammenbau von Bedeutung zu sein.

In den Oberflächenproteinen kann die Aminosäuresequenz von Zeit zu Zeit wechseln, wodurch sich auch die Antigenität ändert. Dieser Wechsel ist die Folge

Antigenic shift

einer Assoziation unterschiedlicher RNA-Fragmente von genetisch unterschiedlichen Virusstämmen, die dieselbe Zelle infiziert haben. Die Veränderung von Oberflächenantigenen macht den neu entstandenen Virusstamm gegenüber einer im Wirtsorganismus bereits erfolgten Immunisierung resistent. Diese periodisch auftretenden Veränderungen in der Anigenität der Influenzaviren, die man als **Antigenshift** (Antigenic shift) bezeichnet, nehmen entscheidenden Einfluss auf das epidemologische Geschehen innerhalb einer Bevölkerung. So verursachte eine besonders virulente Form des Influenzavirus, die aufgrund seiner Hauptantigene Hämagglutinin (HA oder H) und Neuraminidase (NA oder N) als H1N1 bezeichnet wurde, im Jahre 1918 eine sich weltweit ausbreitende Epidemie (»Spanische Grippe«). Eine Variante des Typs ist auch für die »Schweinegrippe« aus dem Jahr 2009 verantwortlich.

Influenzaviren sind gegen Umwelteinflüsse und Hitze wenig resistent. Übertragen werden die Grippeviren ähnlich wie die Rhinoviren durch Tröpfcheninfektion. Die Infektion beginnt damit, dass das viruseigene Hämagglutinin an Proteinrezeptoren der Flimmerepithelzellen des Respirationstrakts bindet, sodass Viren adsorbiert werden und es anschließend penetrieren kann. Die Vermehrung der Viren im Respirationstrakt führt hier schließlich zu Zellschädigungen mit Nekrose und im weiteren Krankheitsverlauf zu den typischen Symptomen wie Kopf- und Gliederschmerzen und katarrhischen Erscheinungen, zum Teil mit hohem Fieber.

Mumps- und Masernviren gehören zu den Paramyxoviridae.

Eine weitere Gruppe negativsträngiger RNA-Viren bilden die Paramyxoviridae, zu denen für den Menschen wichtige Vertreter wie Mumps- und Masernviren gehören.

19.2.3 Herpesviridae

Herpesviridae (Herpesviren) sind doppelsträngige DNA-Viren, zu denen neben den Zytomegalieviren und den tumorerzeugenden Epstein-Barr-Viren die bekannten **Herpes simplex (Herpes-hominis)**- und **Herpes zoster**-(**Varizellen**)-Viren gezählt werden.

Herpesviren sind doppelsträngige DNA-Viren.

Die Symmetrie des Nukleocapsids dieser Virengruppe ist ikosaedrisch, und es ist von einer amorphen Schicht, dem **Tegument**, umgeben. Das Tegument wiederum befindet sich in einer Hülle. Das Zentrum des Virus, ein elektronendichter **Core** enthält die doppelsträngige DNA. Die Transkription des Genoms in mRNA erfolgt vom (–)-Strang der doppelsträngigen DNA aus (**o** Abb. 19.2). Alle Herpesviren sind ätherlabil und gegen Umwelteinflüsse wenig widerstandsfähig.

Die Infektion erfolgt nach feinsten Haut- oder Schleimhautläsionen durch Anheftung der Virionen an spezielle Zellrezeptoren. Nach Fusion der Virushülle mit der Zellmembran wird dann das Nukleocapsid in die Zelle entlassen. Charakteristisch für Herpesviren ist unter anderem ihre Eigenschaft, für längere Zeit latent im Körper zu verweilen und erst unter Stressbedingungen aktiv zu werden. Die Herpesinfektion gilt als der Prototyp einer latenten Virusinfektion. Das Virus verbleibt vor allem in den Spinalganglien, wo es sich vermehrt und von dort wieder zurück auf Haut und Schleimhaut gelangt.

Das **Herpes simplex-Virus** (herpes = kriechend) wird heute in zwei antigen unterschiedliche Typen eingeteilt: HSV-1 (**Herpes labialis**) und HSV-2 (**Herpes genitalis**). Es ist auch unter gesunden Personen weit verbreitet und kann bei etwa 5 % aller Menschen nachgewiesen werden. Das Virus kann nach der akuten Phase der

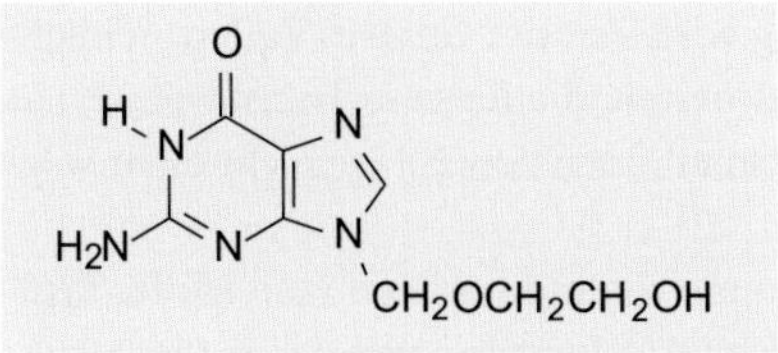

Abb. 19.5 Das Guaninanalogon Aciclovir

Erkrankung latent im Körper verbleiben, und nach erneuten Vermehrungsschüben kann es zum Wiederauftreten der Symptome kommen. Bei Herpes labialis kommt es an den Lippen und im Mundbereich zu Bläschenbildung, die bei latent infizierten Personen durch verschiedenartige Reize wie fieberhafte Erkrankungen oder Sonnenbestrahlung ausgelöst werden können. Bei Herpes genitalis-Infektionen beschränken sich diese Symptome auf den Genitalbereich. Zu den wirksamsten Wirkstoffen zur Eindämmung der Bläschenbildung zählt das Guaninanalogon Aciclovir in Salbenform (Abb. 19.5).

Praxisbeispiel: Wirkung von Aciclovir

Aciclovir stört spezifisch die virale DNA-Polymerase und hemmt so die virale Replikation.

Windpocken und Gürtelrose werden von demselben Virus hervorgerufen.

Das **Varizellenvirus** ist sowohl der Erreger der Windpocken (Varizellen) als auch der Gürtelrose (Herpes zoster). Es existiert nur in einem einheitlichen Typ, kann aber nach meist in der Kindheit durchgemachter Erkrankung an Windpocken latent in den Spinalganglien verweilen und im fortgeschrittenem Alter erneut zur Erkrankung führen, die sich dann als Gürtelrose äußert.

Wie bei den meisten auf eine virale Infektion zurückzuführenden Kinderkrankheiten werden auch die Windpocken durch Tröpfcheninfektion von Mensch zu Mensch übertragen. Ähnlich wie bei Infektionen mit Herpes simplex kommt es auch bei dieser Krankheit nach einem anfangs oft von Fieber begleiteten in Form von roten Flecken auftretenden Ausschlag zu einer Bläschenbildung an diesen Stellen. Die klassische Kinderkrankheit hinterlässt eine Immunität und entbehrt wegen ihrer überwiegenden Gutartigkeit einer besonderen Prophylaxe.

19.2.4 Retroviridae

Diese Virengruppe stellt eine der interessantesten und komplexesten menschen- und tierpathogenen Virenfamilien dar. Die Bezeichnung »retro« bedeutet »umgekehrt« und beschreibt die charakteristische Eigenschaft dieser Gruppe, einen vom Normalfall abweichenden umgekehrten Mechanismus der Nukleinsäurereplikation zu besitzen. Die Retroviren sind RNA-Viren, replizieren aber über ein DNA-Intermediat (Abb. 19.2). Sie sind aufgrund verschiedener Gründe von besonderem Interesse: Erstens konnten Vertreter dieser Gruppe erstmalig für das Entstehen von Krebs verantwortlich gemacht werden und werden wegen ihrer kanzerogenen Charakteristika extensiv erforscht. Zweitens ist eine Art der Retroviren, nämlich das **AIDS (Aquired-Immune-Deficiency-Syndrome)** – Virus (**HIV, Human Immunodeficiency Virus**) erst seit Anfang der 1980er Jahre bekannt und hat sich bis heute schon zu einem Hauptgesundheitsproblem entwickelt. Drittens nutzt man die Eigenschaft des Retrovirengenoms, über sein DNA-Intermediat spezifisch in das

Wirtsgenom zu integrieren, zur Einführung wirtsfremder Gene in Zellen. Schließlich ist das charakteristische Enzym der Retroviren, die Reverse Transkriptase, aus einer großen Anzahl gentechnischer Arbeitsmethoden heutzutage nicht mehr wegzudenken.

Das HIV-Virus gehört zu den Retroviren.

Retroviren sind von uneinheitlicher Symmetrie und besitzen eine Hülle. Typischerweise enthält diese Virusfamilie sieben interne Proteine, von denen vier Strukturproteine darstellen und die restlichen drei eine enzymatische Funktion besitzen. Bei diesen drei Enzymen handelt es sich um eine RNA-abhängige DNA-Polymerase (**Reverse Transkriptase, RTase**), um eine DNA-Endonuklease (**Integrase**) und um eine **Protease**. Kodiert werden diese drei Enzyme durch bestimmte Gene der einzelsträngigen RNA.

Praxisbeispiel: Reverse Transkriptase ist an der Herstellung vieler rekombinanter Arzneimittel beteiligt

Bei der Klonierung von eukaryotischen Genen muss man sich der störenden Introns entledigen. Hierbei dient Reverse Transkriptase, die mRNA in cDNA überführt, als molekularbiologisches Werkzeug. Dieser Prozess wird u. a. bei der Herstellung vieler rekombinanter Arzneimittel angewendet.

Reverse Transkriptase

Der allgemeine Replikationsprozess von Retroviren beginnt, sobald ein infektiöses Viruspartikel nach dem Verschmelzen von Wirtszell- und Virushüllmembran in das Zytoplasma der Wirtszelle gelangt (○ Abb. 19.6). Die Virus-RNA wird aus dem Nukleocapsid freigesetzt (uncoating) und durch die viruseigene RTase über einen mehrstufigen Mechanismus revers transkribiert. Das doppelsträngige lineare DNA-Produkt zirkularisiert und integriert dann an zufälliger Stelle in das Genom der Wirtszelle und kann mit diesem repliziert werden. Die Integration wird durch ein weiteres viruskodiertes Enzym, die Integrase, katalysiert. In diesem Stadium wird die virale DNA-Sequenz als **Provirus** bezeichnet. Ihre Enden sind durch zwei direkte identische Sequenzduplikationen von einigen hundert Basenpaaren (long terminal repeats, **LTRs**) definiert, welche den für die viralen Gene kodierenden Bereich flankieren. Das Provirus dient im Folgenden als Matritze für die Transkription neuer viraler RNA, die sowohl als mRNA für die Synthese virusspezifischer Proteine benutzt, als auch mit diesen zusammen zu neuen Viruspartikeln verpackt werden kann (**assembly**). Mit dem Ausschleusen (**budding**) der Virionen aus der Wirtszelle und ihrer extrazellulären Reifung schließt sich der Replikationszyklus des Retrovirus (○ Abb. 19.6).

In ihrer proviralen Form weisen die Retroviren strukturelle Ähnlichkeiten mit gewissen, in pro- und eukaryotischen Organismen vorkommenden mobilen genetischen Elementen auf (Kap. 5.5.4). Diese repetitiven transponierbaren Elemente (**Retrotransposons**) sind zumeist dispers im Genom verteilt. Sie zeichnen sich durch die Fähigkeit aus, mit wesentlich höherer Frequenz an neue Positionen im Genom übertragen zu werden als die Hauptmasse der zellulären DNA. Dabei sind sie von ursächlicher Bedeutung für Änderungen der Struktur von Chromosomen und der Veränderung der Expression von Strukturgenen.

Transponierbare Elemente

Zu den am eingehendsten untersuchten eukaryotischen transponierbaren Elementen gehören die Copia-Elemente aus der Fruchtfliege *Drosophila* und die Ty-Elemente aus der Hefe *Saccharomyces cerevisiae*. Für beide Transposons gibt es Hin-

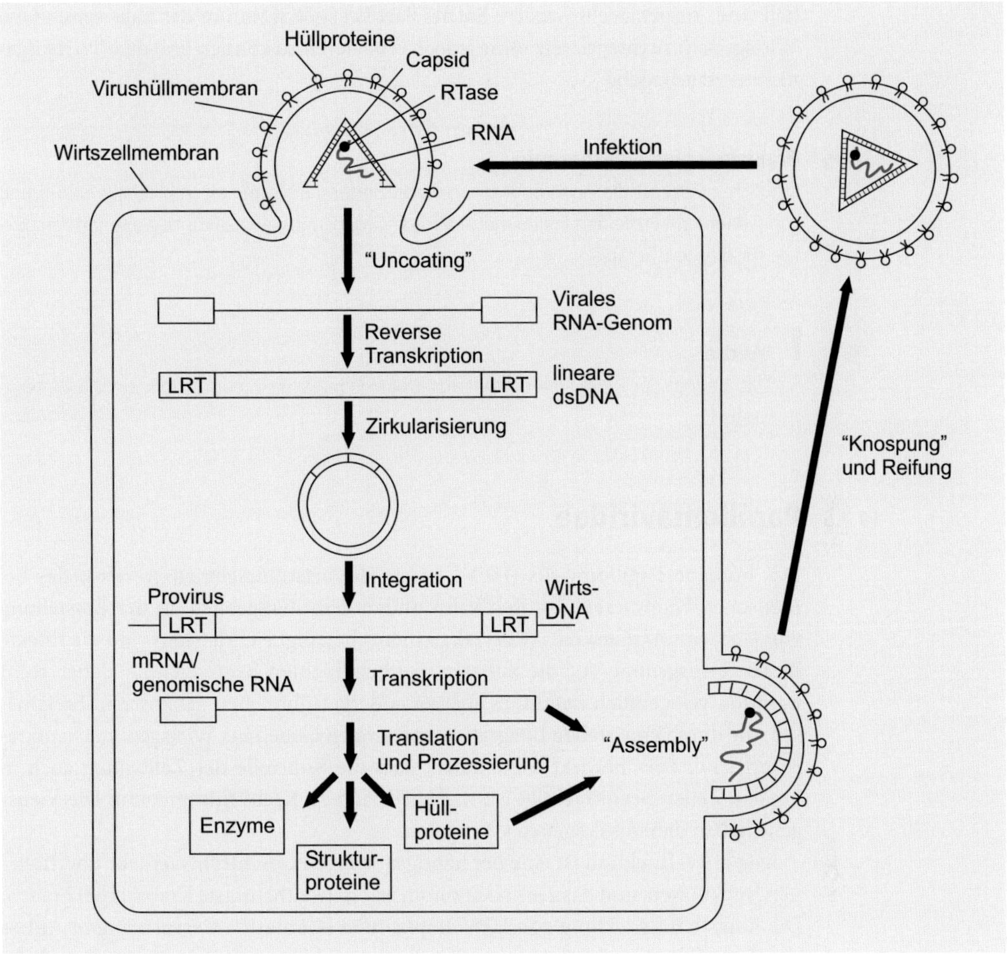

Abb. 19.6 Replikationszyklus eines Retrovirus. Nach Müller 1988

weise, dass ihre Übertragung an die verschiedenen Stellen im Genom analog dem Replikationsmechanismus der Retroviren verläuft.

Retroviren als Hilfsmittel für genetic engineering

Eine stark zunehmende epidemologische Bedeutung hat in den letzten Jahren das Retrovirus HIV (Human Immunodeficiency Virus) erlangt. Es verursacht AIDS, eine erworbene Störung des Immunsystems aufgrund des Angriffs der Viren auf die T-Helfer-Zellen (T4-Lymphozyten). Die Inkubationszeit beträgt zwischen zwei Monaten und 6 Jahren. Die Übertragung erfolgt wohl ausschließlich durch Blut und Schleimhautkontakte. Ebenso sind viele Retroviren am Entstehen von Krebs beteiligt. Einige, wie das **Rous-Sarcoma-Virus**, besitzen ein großes onkogenes Potential, das wahrscheinlich auf das Vorhandensein bestimmter Gene, die zelluläre Veränderungen hervorrufen, zurückzuführen ist. Die Eigenschaft der Retroviren, Gene von Zelle zu Zelle transportieren zu können, kann für gezielte genetische Veränderungen (**genetic engineering**) ausgenutzt werden. So ist es unter anderem möglich, Fremdgene mit Hilfe von veränderten Retroviren in Zellen einzubringen, indem sie gegen solche Gene, die für die Infektiösität des Virus essentiell sind, ausgetauscht werden. Solche Partikel sollten nun in der Lage sein, in ein Wirtsgenom zu integrieren, ohne jedoch replizieren zu können und dem Wirtsorganismus zu schaden.

Praxisbeispiel: Gentherapie

Möglicherweise ist die Anwendung von modifizierten Retroviren als Vehikel zur Einführung von Genen und Proteinen in den menschlichen Organismus eine zukunftsweisende Perspektive für die Gentherapie.

Merke

Das Genom der Retroviren besteht aus RNA. Sie replizieren jedoch über ein DNA-Intermediat.

19.2.5 Papillomaviridae

Das humane Papillomvirus (HPV) ist ein doppelsträngiges DNA-Virus, das bei Menschen Feigwarzen auslösen kann und zudem maßgeblich an der Entstehung von Gebärmutterhalskrebs (Zervixkarzinom) beteiligt ist. Meistens sind die Effekte dieser Virusgruppe auf die äußeren Epithelschichten begrenzt und daher recht harmlos, gelegentlich kommt es aber zu außergewöhnlichen genetischen Ereignissen, die durch eine stabile Integration von viralen Genen ins Wirtsgenom charakterisiert sind. Dies bewirkt letztendlich, dass die Kontrolle der Zellteilung auch in basalen Zellen beeinträchtigt ist, was wiederum zu Krebs führen kann. Die Virusgene haben daher onkogenen Charakter.

Die HPV-Infektion ist eine der häufigsten durch Geschlechtsverkehr übertragenen Infektionen, und das Zervixkarzinom ist die zweithäufigste Krebsart bei Frauen. Die jüngste Entwicklung von HPV-Impfstoffen (Gardasil®, Cervarix®) gibt Anlass zur Hoffnung, dass durch humane Papillomviren hervorgerufene Krebserkrankungen weitgehend verhindert werden können. Die Impfstoffe immunisieren gegen bestimmte Hoch-Risiko-Genotypen des Virus. Wichtig ist allerdings die Applikation des Impfstoffes bereits bei jungen Mädchen vor dem ersten sexuellen Kontakt.

Praxisbeispiel

Die Immunisierung von jungen Mädchen mit HPV-Impfstoffen kann das Risiko eines Zervixkarzinoms weitgehend mindern.

19.3 Bakterielle Viren

Bakteriophagen sind bakterielle Viren.

Bakterielle Viren werden allgemein auch als **Bakteriophagen** (**Phagen**) bezeichnet. Die Form von Bakteriophagen kann von Art zu Art variieren. So gibt es neben den komplex aus einem polyedrischen Kopf- und einem Schwanzteil zusammengesetzten Phagen (○ Abb. 19.3 C) auch solche mit eher helikaler Symmetrie (z. B. Phage

M13), die in die Gruppe der filamentösen Phagen eingeordnet werden. Unterschiedlich kann auch die Art der enthaltenen Nukleinsäure sein (häufig DNA, daneben aber auch RNA). Die zuerst entdeckten und auch am intensivsten erforschten bakteriellen Viren sind solche, die lineare doppelsträngige DNA enthalten. Trotz dieser Gemeinsamkeit sind die Replikationssysteme innerhalb der Gruppe sehr vielfältig. Im Folgenden sollen jedoch nur die zwei am eingehendsten untersuchten Repräsentanten doppelsträngiger DNA-Phagen, T7 und T4, besprochen werden.

Positive und negative Kontrolle

Der Phage **T7** und sein naher Verwandter **T3** infizieren hauptsächlich Bakterien der Spezies *Escherichia coli*. Das Viruspartikel hat einen ikosaedrischen Kopf bestehend aus fünf verschiedenen Proteinen und einen sehr kleinen Schwanz mit drei bis sechs unterschiedlichen Proteinen (○ Abb. 19.3 C). Die Nukleinsäure des T7-Genoms ist ein lineares doppelsträngiges DNA-Molekül mit einer Größe von 39 936 Basenpaaren. Die Regulation der Virusvermehrung zeichnet sich durch eine positive und eine negative Kontrolle aus und hängt von der Anordnung der Gene auf dem Nukleinsäuremolekül ab. Wenn das Virion sich an die Bakterienzelle anheftet, wird die DNA von einem bestimmten Ende her injiziert. Sofort werden bestimmte Gene, die sich an diesem Ende befinden, von drei dicht aufeinander folgenden Promotoren (○ Abb. 19.7, frühe Promotoren) aus durch eine zelleigene RNA-Polymerase transkribiert. Noch bevor die gesamte Nukleinsäure vollständig in die Zelle gelangt ist, wird das zunächst entstandene polycistronische Transkript wiederum durch zelluläre RNasen in kleinere Moleküle gespalten. Eines dieser RNA-Moleküle kodiert für eine phagenspezifische RNA-Polymerase, die von nun an die Transkription aller übrigen Gene des viralen Genoms übernimmt (**positive Kontrolle**). Weitere RNA-Moleküle kodieren für zwei Proteine, die die zelluläre RNA-Polymerase inhibieren, und für ein Protein, das das Restriktionssystem des Wirtes inhibiert (**negative Kontrolle**). Der Phage enthält darüber hinaus Gene, die für Enzyme kodieren, die Wirts-DNA zu Nukleotiden degradieren. Diese Nukleotide fließen in sein eigenes Erbgut mit ein. Diese Mechanismen einer negativen Kontrolle machen die pathologischen Effekte eines solchen Virus auf seine Wirtszelle deutlich.

Frühe und späte Gene

Außer den bisher erwähnten **frühen Genen** (Klasse I) besitzt der T7-Phage Gene der Klasse II, die 6–15 Minuten nach der Infektion von der eigenen RNA-Polymerase transkribiert werden und die am DNA-Metabolismus beteiligt sind (○ Abb. 19.7). Die **späten Gene** der Klasse III (○ Abb. 19.7) schließlich kodieren für Proteine, die an der Zusammensetzung der einzelnen Phagenteile beteiligt sind, und für Hüllproteine. Diese Regulation der Vermehrung ist repräsentativ für viele Phagen mit doppelsträngiger DNA und stellt ein für die Viren effizientes System der Ausnutzung von Wirtsmaterial dar.

Der Phage **T4** gehört zu den größten bakteriellen Viren. Die Dimensionen des Kopfes betragen 85 × 110 nm, während der Schwanz aus einer helikalen Röhre von 25 × 110 nm besteht. Insgesamt besitzt das Virion über 25 verschiedene Proteintypen. Das Genom besteht aus doppelsträngiger DNA mit ca. 180 kb und ist ungefähr 650-mal länger als der Kopf, weswegen die Nukleinsäure im Kopf in einer sehr effizienten Faltung vorliegen muss.

Terminale Redundanz

Um von den Restriktionsendonukleasen des bakteriellen Wirtes nicht angegriffen zu werden, ist das Genom des T4-Phagen auf molekularer Ebene modifiziert. So besitzt T4 anstelle von Cytosin die heterozyklische Base **5-Hydroxymethylcytosin** (○ Abb. 19.8), die zudem an der Hydroxylgruppe noch glucosyliert ist. Die so modifizierte glucosylierte Nukleinsäure ist resistent gegenüber sämtlichen Restriktions-

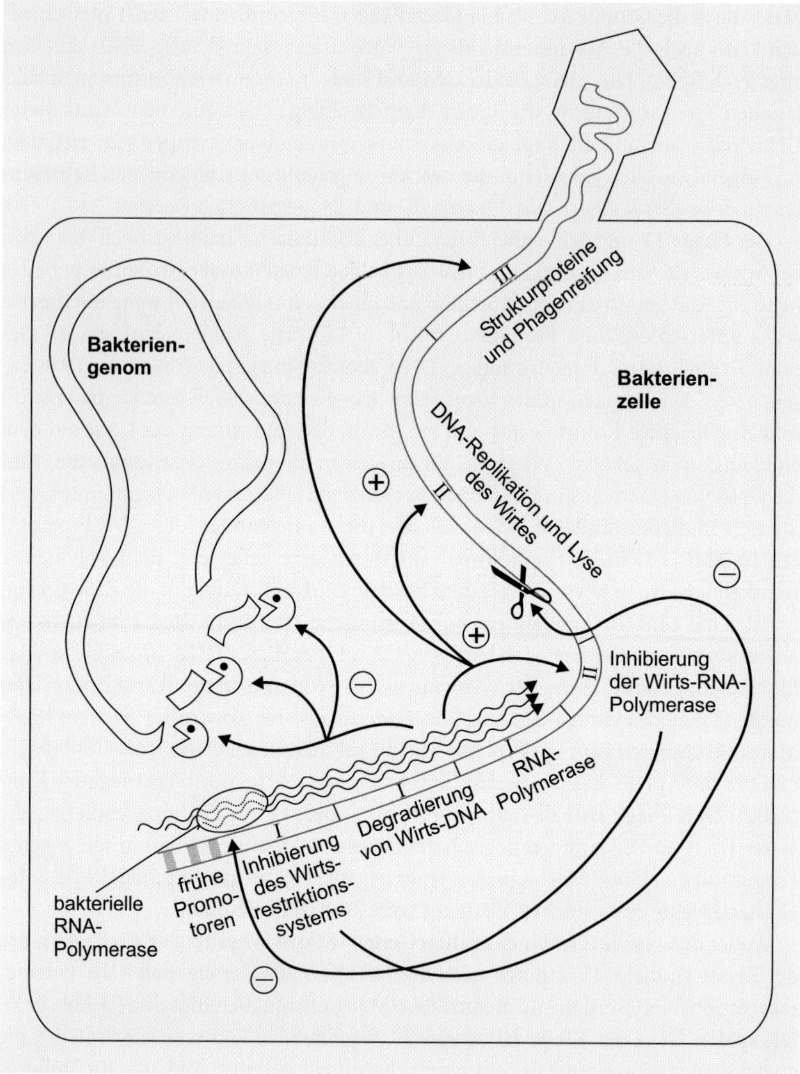

○ Abb. 19.7 Positive (+) und negative (–) Kontrolle bei der Vermehrung von T7. Dargestellt sind unter anderem die zeitlich unterschiedlich transkribierten Genklassen (I, II, III) des Phagen.

endonukleasen des Wirtes. Eine weitere Besonderheit des T4-Genoms besteht darin, dass die Basensequenzen an den Enden verschiedener Phagenpartikel unterschiedlich sein können, wobei aber an den beiden Enden eines jeden Moleküls eine Basenwiederholung auftritt (**terminale Redundanz**) ○ Abb. 19.9. Dieses Phänomen resultiert daraus, dass die DNA jedes Virions bei der Verpackung unabhängig von der Nukleotidsequenz in ein Fragment geschnitten wird, das dem maximalen Fassungsvermögens des Kopfes entspricht (Kopf-voll-Prinzip). Durch dieses Prinzip erhält jeder Phage geringfügig mehr als eine komplette Kopie des Genoms (○ Abb. 19.9).

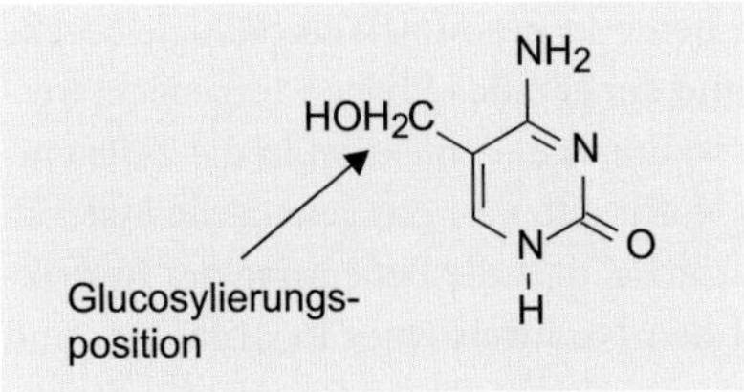

Abb. 19.8 Die heterozyklische Base 5-Hydroxymethylcytosin in der DNA des Phagen T4

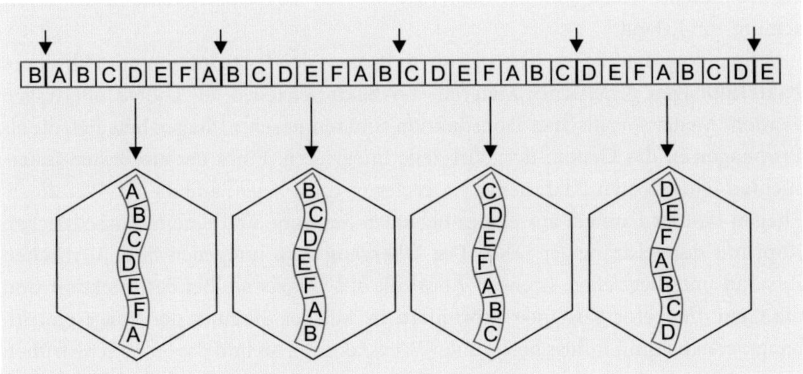

Abb. 19.9 Verpackung der T4-DNA nach dem Kopf-voll-Prinzip. Jedes Phagenpartikel enthält mindestens eine komplette Kopie des Genoms, das jeweils an den Enden Sequenzwiederholungen aufweist (terminale Redundanz).

Die Regulation der T4-Vermehrung unterliegt primär einer **positiven Kontrolle.** Diese Kontrolle schließt ein, dass die an der Replikation beteiligten phageneigenen Enzyme im Vergleich zu den entsprechenden Wirtsenzymen vermehrt gebildet werden, was zu einer schnelleren Synthese des viralen Genoms führt. Darüber hinaus codiert T4 für eine Reihe neuer t-RNAs, die eine sehr effiziente Translation der viralen mRNA ermöglichen. Wie schon erwähnt, enthält die DNA des Phagen die glucosylierte Base 5-Hydroxymethylcytosin (Abb. 19.8). Die Enzyme für die Synthese und Glucosylierung dieser irregulären Base müssen also unmittelbar nach der Infektion der Bakterienzelle durch das Virus synthetisiert werden.

Ähnlich wie beim T7-Phagen lassen sich auch die Gene von T4 in zwei Gruppen einteilen. Die eine Gruppe kodiert für frühe Proteine, zu denen vor allem die Enzyme der DNA-Replikation und Transkription gehören. Die späten Proteine sind solche, die am Aufbau von Kopf und Schwanz beteiligt sind sowie die Enzyme, die für die Freisetzung der Phagenpartikel aus den Zellen verantwortlich sind. Anders als bei T7 gibt es hier offenbar keine phagenspezifische RNA-Polymerase; vielmehr wird die Polymerase des Wirtes so modifiziert, dass von ihr die verschiedenen T4-Promotoren erkannt werden. Während des lytischen Zyklus, der circa 25 Minuten dauert, werden Kopf und Schwanz unabhängig voneinander synthetisiert, die DNA wird im fertig zusammengesetzten Kopf verpackt, und Schwanz sowie Schwanzfibrillen werden später angehängt. Zu den späten Proteinen gehört weiterhin ein Enzym, **T4-Lysozym,** das das Peptidoglykangerüst der Bakterienzelle angreift, und mit dessen Produktion die Lyse des Wirtes eingeleitet wird.

Historisch gesehen konnten durch die Erforschung von T4 und den weiteren Vertretern der durch gerade Zahlen benannten Phagengruppe (T2, T6) grundlegende Erkenntnisse gewonnen werden, die heute in der Molekularbiologie bereits als selbstverständlich gelten. So konnte anhand der geraden Phagen aufgedeckt werden, dass nur die Nukleinsäure eines Virus während der Infektion in die Zelle eindringt, eine Entdeckung, die als Hauptbeleg dafür gilt, dass das genetische Material durch DNA repräsentiert wird. Auch die Tatsache, dass die Bedeutung der Restriktionsenzyme für die Molekularbiologie auf den Nachweis eines Restriktions- und Modifikationssystems in dieser Virengruppe zurückgeht, ist ein Beispiel für die außerordentliche Wichtigkeit der bakteriellen Viren als Modelsysteme in der Erforschung von Erbgut.

Lysogener und lytischer Zustand beim Lambda-Phagen

Wie in Kap. 4.4.1 beschrieben, kann im Prozess der Transduktion mit Hilfe eines Bakteriophagen genetisches Material von Bakterienzellen auf andere übertragen werden. An der spezifischen Transduktion sind **temperente Phagen** beteiligt, die als **Prophagen** in das Genom der Wirtszelle integrieren. Einer der am besten untersuchten temperenten Bakterienviren ist der *E.-coli*-Phage Lambda (λ). Wie die T-Phagen besteht Lambda aus einem helikalen Schwanz und einem ikosaedrischen Kopf mit doppelsträngiger DNA. Der Übergang vom lysogenen in den lytischen Zustand unterliegt einer strengen Kontrolle auf Genebene. Bei der Infektion sind die Gene für beide Zustände exprimiert; in welches Stadium der Phage eintritt, hängt jedoch vom Einfluss bestimmter Wirtsfaktoren ab und davon, welche frühen Genprodukte sich durchsetzen. Bei der Integration von Lambda als Prophage in das bakterielle Genom (Kap. 4.4.1) spielt das **cI-Gen** eine entscheidende Rolle. Dieses phagenspezifische Gen kodiert für den Lambda-Repressor, ein Protein, das die Transkription aller weiteren Lambda-Gene blockiert, die an der Etablierung des lytischen Zyklus beteiligt sind. Der Übergang vom lysogenen in das lytische Stadium wird durch eine wechselseitige Beeinflussung wirts- und phagenkodierter Genprodukte gesteuert. So kann der Übergang in das lytische Stadium beispielsweise durch Röntgen- oder UV- Bestrahlung der Zellen oder durch Zugabe von mutagenen Agenzien induziert werden. Infolge dieser Behandlungen kommt es zu einer Beschädigung von DNA, was wiederum in einer Aktivierung verschiedener an den Reparaturmechanismen des Wirtes beteiligter Gene resultiert (SOS-Antwort). Unter anderem wird hierbei das **RecA-Protein** synthetisiert, eine Protease, die den Lambda-Repressor spaltet und somit den lytischen Zyklus des Phagen initiiert.

19.4 Viroide und Prionen

Definition

Viroide sind kleine RNA-Moleküle mit virusähnlichen Eigenschaften. Prionen sind Infektionserreger, deren extrazelluläre Formen höchstwahrscheinlich keine Nukleinsäuren enthalten.

Definitionsgemäß sind Viren genetische Elemente, die den normalen zellulären Prozess für ihre eigene Replikation ausnutzen und die in einer extrazellulären Form vorkommen. Elemente, auf die diese Definition zwar weitgehend zutrifft, die jedoch nach Ansicht der meisten Wissenschaftler aufgrund des Fehlens weiterer virusspezifischer Merkmale in eine eigene Gruppe eingeordnet werden müssen, sind die Viroide und die Prionen.

Viroide sind die bis heute bekannten kleinsten pathogenen Moleküle. In ihrer extrazellulären Form bestehen sie aus nackter RNA ohne jegliche Art von Capsid oder Hülle. Interessanterweise enthält das RNA-Molekül keine Protein kodierenden Gene, weswegen ein Viroid für seine Replikation vollkommen von wirtseigenen Mechanismen abhängig ist.

Viroide befallen Kulturpflanzen

Prionen repräsentieren das andere Extrem von Viroiden. Sie haben eine distinkte extrazelluläre Form, die aber vollständig aus einer Proteinstruktur besteht. Offenbar enthalten Prionen keinerlei Nukleinsäure, oder aber das Nukleinsäuremolekül ist zu winzig, um bislang detektiert worden zu sein. Nichtsdestoweniger ist das Proteinpartikel infektiös, und es sind verschiedene Prionen bekannt, die bei Tieren unterschiedliche Krankheiten hervorrufen können wie Skrapie bei Schafen, Rinderwahn und Creutzfeldt-Jakob-Syndrom beim Menschen. Über den Mechanismus der Prioneninfektion ist noch relativ wenig bekannt. Man geht jedoch davon aus, dass ein bestimmtes wirtseigenes Protein von einem eindringenden Prion derart modifiziert wird, dass es ein pathogenes Potential entwickelt. Spekulationen, dass möglicherweise an dieser Modifikation bisher nicht identifizierte kleinste Nukleinsäuremoleküle beteiligt sein könnten, sind bisher nicht belegt.

Viroide und Prionen, kleinste pathogene Elemente

Zusammenfassung

Synopse

- Die Einteilung der Viren kann aufgrund ihrer Form und ihres Aufbaus (Symmetrie, Hülle), nach der Art der Nukleinsäure (DNA/RNA, Einzel-/Doppelstrang) und des entsprechenden Wirtes erfolgen.
- Unterschiedlich können auch die Vermehrungszyklen innerhalb der Gruppe der Viren sein. Wichtige Beispiele sind die Vermehrungsmechanismen zweier RNA-Viren, der Polioviren und der HIV-Viren: Während im Entwicklungszyklus der Polioviren lediglich eine Art von Nukleinsäure, nämlich die RNA vorkommt, replizieren HIV-Viren über ein DNA-Intermediat.
- T7- und T4-Phagen hingegen besitzen ein doppelsträngiges DNA-Genom. Ihr Entwicklungszyklus unterliegt einer strikt zeitlich regulierten Expression von phagen- und wirtseigenen Genen.
- Vergleichsweise wenig ist bislang über die molekularen Vermehrungsmechanismen von Viroiden und Prionen bekannt. Dennoch kommt auch diesen kleinsten pathogenen Molekülen eine nicht unerhebliche Bedeutung in der Erforschung und Bekämpfung bestimmter heutzutage relevanter Krankheiten zu.

Wiederholungsfragen

Fragen

1. Welches Enzym ist charakteristisch für Retroviren? Wozu wird es vom viralen Organismus benötigt, und in wieweit ist es für die Gentechnik von großer Wichtigkeit?
2. Wie entsteht Gebärmutterhalskrebs, und wie kann das Risiko dafür erheblich reduziert werden?
3. Was versteht man unter »positiver Kontrolle« bei Bakteriophagen?

Literatur

Alberts B, Johnson A, Lewis J, Raft M, Roberts K, Walter P. Alberts B, Johnson A, Lewis J, Raft M, Roberts K, Walter P. Molekularbiologie der Zelle. 5. Aufl., Wiley-VCH, Weinheim 2011

Brock TD, Madigan MT, Martinko JM, Parker J, Goebel W (Hrsg) Brock Mikrobiologie. Spektrum Akademischer Verlag, Heidelberg 2001

Müller F. Dissertation. Heinrich-Heine-Universität, Düsseldorf 1988

Schlegel HG (Fuchs G Hrsg). Allgemeine Mikrobiologie. 8. Aufl., Thieme, Stuttgart 2007

Wiesmann E. Medizinische Mikrobiologie. 4. Aufl., Thieme, Stuttgart 1978

Bakterien

20

Inhaltsvorschau

Im Gegensatz zu Viren (Kap. 19), die keine selbstständigen Organismen sind, handelt es sich bei Bakterien um Kleinstlebewesen mit eigenem Stoffwechsel. Bakterien stellen sowohl in morphologischer als auch in physiologischer Hinsicht eine heterogene Gruppe im Organismenreich dar. Das folgende Kapitel gibt einen Überblick über die Taxonomie der Bakterien sowie die unterschiedlichen Ernährungstypen. Darüber hinaus werden Beispiele der aus medizinischer und pharmazeutischer Sicht wichtigsten Arten angeführt.

Bakterien sind unerlässlich für alle Ökosysteme.

Eine der wichtigsten Funktionen der Bakterien, zusammen mit den Pilzen, ist aus ökosystematischer Sicht der Abbau von Biomasse. Der Stoffkreislauf im Naturhaushalt beginnt mit den **Produzenten**, ein kleiner Teil der Biomasse läuft durch die **Konsumenten** (heterotrophe Organismen). Der gesamte Abfall (Laubstreu, Kot, Leichen) wird jedoch durch die **Destruenten** wieder mineralisiert. Gerade die Bakterien spielen eine heute in ihrer Tragweite noch kaum abschätzbare Rolle im Stoffumsatz innerhalb aller Ökosysteme (Kap. 11.1).

Bakterien sind prokaryotische Kleinstlebewesen.

Als prokaryotische Einzeller besitzen Bakterien geringe Ausmaße und eine relativ spärliche **Kompartimentierung** (Kap. 1.2, ○ Abb. 1.1), die ihnen gewisse Vorteile gegenüber den wesentlich größeren Euzyten verleihen. Beispielsweise ist das häufige Vorkommen von genetischem Austausch und Umordnungen – für die Bakterien bevorzugte Mittel der Kommunikation zwischen einzelnen Zellen – in dem Fehlen einer Kernmembran zu suchen. Während die DNA von Euzyten von einer porösen Doppelmembran eingeschlossen und zusätzlich mit Histonen assoziiert ist, wird der Austausch von genetischem Material bei Bakterien durch ein freies Fluktuieren inmitten des Zytoplasmas erleichtert. Dieses genetische Material wird durch zwei verschiedene Arten von Nukleinsäuremolekülen repräsentiert, die jedoch beide unabhängig voneinander replizieren und eine zirkuläre Struktur aufweisen. Das Chromosom (Kap. 1.2) enthält die weitaus meisten (bis zu 99 %) aller essentiellen bakteriellen Gene, während die sehr viel kleineren temporär vorkommenden Plasmide (Kap. 4.4.1) zusätzliche, nichtessentielle Gene enthalten können.

Der **osmotische Druck**, der durch die löslichen Substanzen im Zytoplasma der Bakterienzelle aufgebaut wird, ist verglichen mit einigen eukaryotischen Zellen nicht unbeträchtlich. Deswegen besitzen die meisten Bakterien eine relativ feste Zellwand, die auf einem **Peptidoglykangrundgerüst** (Kap. 3.4) basiert und die die Zellmembran davor bewahrt, in einer hypotonischen Umgebung zu zerreißen. Dennoch sind die Bakterien in der Lage, durch Entwicklung verschiedener Mechanismen zur Penetrierung dieser bakteriellen Zellwand, in den Vorgängen der **Transformation, Transduktion** und **Konjugation** (Kap. 4.4.1) artfremde Gene zu empfangen und zu übertragen. Der weit verbreitete Transfer von Erbgut zwischen physiologisch unterschiedlichsten Stämmen ist einmalig für das Prokaryotenreich. Diese Tatsache ist zusammen mit der relativ leichten Zugänglichkeit der Nukleinsäure und der kurzen Reproduktionszeit ein entscheidendes Kriterium, das Bakterienreich als ein Modellsystem für Genetik und Molekularbiologie zu wählen.

20.1 Taxonomie

Die phylogenetische Grobeinteilung des Organismenreiches basiert auf Zusammenhängen, die mit Hilfe des Vergleichs evolutionär stark konservierter Nukleinsäuresequenzen aufgedeckt werden können. Aus solchen Studien kristallisierten sich drei Organismengruppen heraus, die von einem universellen Urorganismus abstammen, sich aber so divergent entwickelt haben, dass sie aufgrund der Sequenzen ihrer **ribosomalen RNA** als phylogenetisch unterschiedlich angesehen werden müssen: die **Bacteria**, die **Archaea** und die **Eukarya**. Obwohl sowohl Archea (**Archaebakterien**) als auch Bacteria (**Eubakterien**) zu den Prokaryoten zählen, unterscheiden sie sich in ihrer Abstammung voneinander genauso deutlich wie von den Eukarya (Eukaryoten), zu denen auch einzellige Algen, Pilze und die Protozoen als Mikroorganismen gezählt werden (○ Abb. 20.1): Während die Archaebakterien in stoffwechselphysiologischer Hinsicht relativ einheitlich sind – die meisten sind strikt anaerob und an extreme Umweltbedingungen wie hohe Salz- und Säurekonzentrationen sowie über dem Siedepunkt liegende Temperaturen angepasst – gibt es unter den Eubakterien die unterschiedlichsten Lebensweisen und Mechanismen der Energiegewinnung. Das Wachstum der Eubakterien kann **aerob**, **anaerob** oder **fakultativ anaerob** erfolgen (Kap. 9.6). Aerobe Spezies sind auf Sauerstoff angewiesen und gewinnen ihre Energie ausschließlich durch Atmung; ihnen fehlen die Mechanismen für anaerobe Prozesse wie zum Beispiel Gärungen. Während Sauerstoff für die strikt anaeroben Organismen toxisch ist, benutzen fakultativ anaerobe Bakterien wie die Enterobakterien sowohl anaerobe als auch aerobe Stoffwechselwege zur Energiegewinnung. Weiterhin werden Bakterien aufgrund ihrer Anfärbbarkeit nach **Gram** differenziert, ein Nachweis der unterschiedlichen Zellwandschichtung (Kap. 3.4).

Sporenbildner, Kokken, Stäbchen, gekrümmte Stäbchen, begeißelte und unbegeißelte Bakterien

Gemäß dieser Kriterien kann man bei den Eubakterien verschiedene Gruppierungen vornehmen; als Hauptgruppierung bietet sich jedoch zunächst eine Einteilung nach den drei einfachsten morphologischen Formen (**Kokken, Stäbchen, gekrümmte Stäbchen**) sowie nach der Fähigkeit **Sporen** auszubilden an. Diese Art der **vegetativen Vermehrung** (**asexuelle Fortpflanzung**) findet man bei der Minderheit

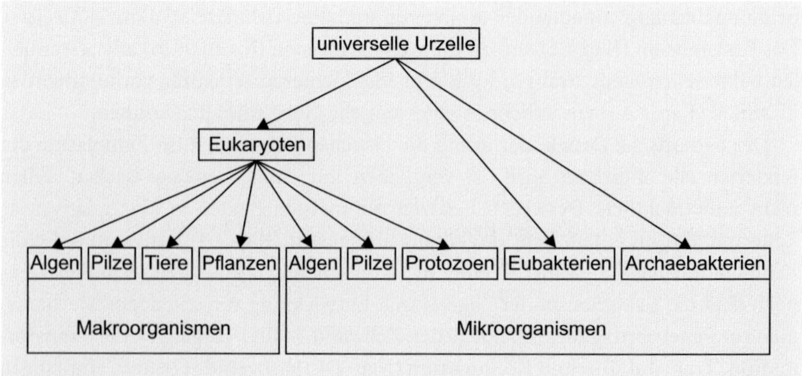

○ **Abb. 20.1** Evolution von Makro- und Mikroorganismen. Während zu den Makroorganismen ausschließlich Eukaryoten zählen, umfasst das Mikroorganismenreich pro- und eukaryotische Lebensformen. Die divergente Entwicklung der einzelnen Vertreter dieser Gruppe aus einer universellen Urzelle ist von Vergleichen ribosomaler RNA-Sequenzen abgeleitet.

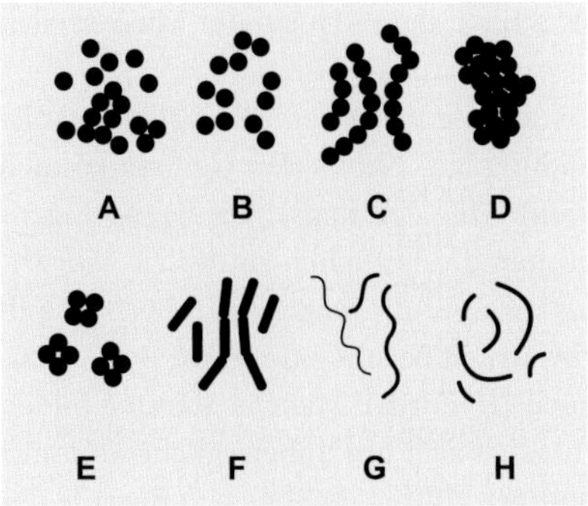

Abb. 20.2 Bakterienformen. **A** Mikrokokken, **B** Diplokokken, **C** Streptokokken, **D** Staphylokokken, **E** Sarcinen, **F** Stäbchenbakterien, **G** Spirillen, **H** Vibrionen.
Aus Schlegel 1992

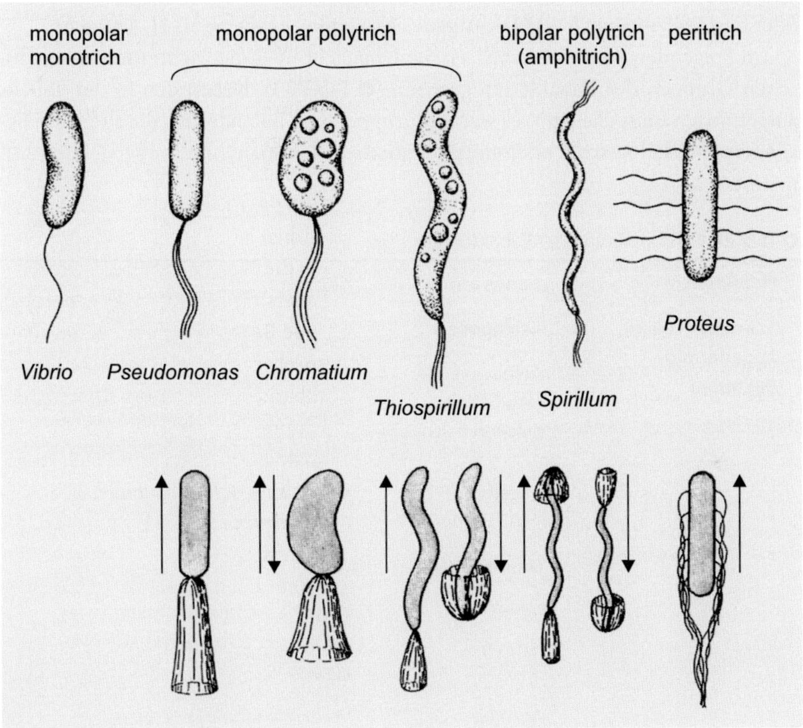

Abb. 20.3 Die wichtigsten Begeißelungs- und Bewegungstypen von Bakterien.
Aus Schlegel 1992

aller Eubakterien, während sich der weitaus größere Anteil durch **Zweiteilung** vegetativ vermehrt. Die Größe der Bakterien liegt zwischen 0,2 und 5 µm. Ihre Gestalt lässt sich auf die drei Grundformen Kugel, Zylinder und gekrümmter Zylinder zurückführen. Manche Bakterien weisen eine Tendenz zur Aggregation und Kettenbildung auf (Abb. 20.2). Ein wesentliches systematisches Einteilungsmerkmal ist die Art der Begeißelung (Abb. 20.3). Die Arten der Pseudomonadales haben z. B. mono- oder polytriche, die der Eubacteriales peritriche Begeißelung. Die Geißeln bestehen aus mehreren schraubig angeordneten Proteinfibrillen. Sie haben aber nicht die 2 + 9-Struktur der Zilien und Flagellen der Eukaryoten (Kap. 2.2.1). Die

Bewegungsfähigkeit beruht auf einem kontraktilen, dem Myosin der Muskelzellen ähnlichen Protein (= Flagellin).

Die Geißeln haben ferner **Antigencharakter**. Sie lösen beim Säugetierorganismus als Abwehrreaktion eine Antikörperbildung aus. Neben den Geißeln können u. a. auch Bestandteile der Bakterienzellwand oder der Kapseln antigene Eigenschaften besitzen. Erste Beobachtungen hat man diesbezüglich an *Proteus vulgaris* gemacht. Bei der Kultur breitet sich *Proteus* oft über die ganze Agaroberfläche in einem dünnen grünen Film aus. Dieses Schwärmen beruht auf starker Beweglichkeit. Die Zellen verbreiten sich wie ein Hauch (**H-Form**). Manche Stämme bilden keinen Hauch (ohne Hauch, **O-Form**); es handelt sich um unbewegliche Stämme, denen Geißeln fehlen. Von diesen Beobachtungen rühren die üblichen Begriffe der bakteriellen Serodiagnostik her. Man bezeichnet die Antigene der Zelloberfläche oder des Zellleibes auch als **O-Antigene**, die Geißel-Antigene als **H-Antigene**.

Im Folgenden wird eine tabellarische Übersicht über die wichtigsten systematischen Gruppen der Eubakterien gegeben (◘ Tab. 20.1). Neben den in der Tabelle aufgeführten Beispielen gibt es weitere Gruppen von Eubakterien, die aufgrund besonderer physiologischer oder morphologischer Merkmale eine Sonderstellung einnehmen.

◘ **Tab. 20.1** Gruppierung der Eubakterien

Eubakterien	Stoffwechsel	Beispiel
1. Kokken (Cocci), kugelförmige Bakterien	**Grampositiv**	
	Aerob und/oder fakultativ anaerob	Milchsäurebakterien
		Streptococcus, Leuconostoc, Pediococcus, Micrococcus, Staphylococcus
	Anaerob	*Peptococcus, Peptostreptococcus, Ruminococcus*
	Gramnegativ	
	Aerob	*Neisseria, Moraxella, Acinetobacter, Paracoccus, Lampropedia, Methylococcus*
	Anaerob	*Veillonella, Acidaminococcus, Megasphaera*
2. Stäbchen, gestreckt zylinderförmige Bakterien		
2.1 Nichtsporenbildende Stäbchen	**Grampositiv**	

Tab. 20.1 Gruppierung der Eubakterien (Fortsetzung)

Eubakterien	Stoffwechsel	Beispiel
	Aerob und/oder fakultativ anaerob	Coryneforme Bakterien
		Corynebacterium, Arthrobacter, Brevibacterium, Cellulomonas, Mycobacterium, Nocardia
	Anaerob	Propionsäurebakterien, Milchsäurebakterien, *Lactobacillus, Bifidobacterium*
	Gramnegativ	
	Aerob	Pseudomonaden, *Pseudomonas, Xanthomonas, Zoogloea, Acetobacter*-Gruppe, *Azotobacter, Azomonas, Beijerinckia, Derxia, Rhizobium, Methylomonas, Halobacterium alcaligenes,* chemolithotrophe Bakterien, *Nitrobacter, Nitrosomonas, Thiobacillus*
	Fakultativ anaerob	Enterobakterien, *Escherichia, Salmonella, Shigella, Klebsiella, Serratia, Proteus, Erwinia, Enterobacter, Chromobacterium, Pasteurella*
	Streng anaerob	*Bacteroides, Fusobacterium*
2.2 Sporenbildende Stäbchen (Bacilli)	Aerob	*Bacillus, Sporolactobacillus, Sporosarcina*
	Anaerob	*Clostridium, Desulfotomaculum, Oscillospira*
3. Gekrümmte Stäbchen	Aerob	*Spirillum, Vibrio, Bdellovibrio*
	Anaerob	*Desulfovibrio, Succinovibrio, Butyrivibrio, Selenomonas*

Nach Schlegel 1992

Die systematische Gliederung der Prokaryonten ist noch sehr im Fluss. Je nach Merkmalskombination und Bewertung der Merkmale erhält man sehr unterschiedliche Zuordnungen zu den systematischen Kategorien. Weitaus mehr als in Morphologie und mikroskopischen Aspekten unterscheiden sich Bakterien in ihren stoffwechselphysiologischen Funktionen.

autotroph- heterotroph

Sie lassen sich gemäß verschiedener Kriterien unterscheiden. Zu dieser Einteilung herangezogen werden können zum Beispiel die jeweilige Energiequelle (**phototroph-chemotroph**), die Herkunft der in den biochemischen Prozessen benutzten Reduktionsäquivalente (**lithotroph-organotroph**) und die Kohlenstoffquelle (**autotroph-heterotroph**) siehe Kap. 11.

20.1.1 Photoautotrophe Bakterien

Zu den Bakterien gehören viele heterotrophe und wenige autotrophe (meist grüne, seltener rote) Lebensformen; soweit sie Energie durch Photosynthese gewinnen, geht dies meist nicht mit einer Freisetzung von Sauerstoff einher, wie das bei der Photosynthese grüner Eukaryonten der Fall ist. Eine Ausnahme bilden hier die Cyanobakterien (Kap. 20.3.2), bei denen molekularer Sauerstoff freigesetzt wird. Die meisten photoautotrophen Bakterien nutzen zwar genau wie grüne Pflanzen und Cyanobakterien CO_2 als einzige Kohlenstoffquelle und wandeln Lichtenergie in energiereiche Phosphatbindungen um, aber die Quelle für die Reduktionsäquivalente zum Aufbau von Zellmaterial ist unterschiedlich. Während bei Photosynthese betreibenden Pflanzen der Elektronendonor Wasser ist (Kap. 10.1), benutzen autotrophe Bakterien wie die Chromatiaceae und Chlorobiaceae zum Beispiel reduzierte Schwefelverbindungen (H_2S, Thiosulfat, elementaren Schwefel) oder H_2 als Elektronenlieferanten (**anoxygene Photosynthese**). Bei einigen wenigen Purpurbakterien werden die benötigten Elektronen durch Oxidation von zweiwertigem Eisen zu Fe^{3+} frei.

Da in jedem Fall der Elektronendonor eine anorganische Verbindung ist, bezeichnet man diese Organismen auch als **photolithoautotroph**.

20.1.2 Chemoautotrophe Bakterien

Anorganische Verbindung als Energie- und Elektronenquelle

Chemoautotrophe Bakterien (Kap. 10.3) benutzen wie die phototrophen Mikroorganismen CO_2 als einzige Kohlenstoffquelle, aber Energielieferant ist nicht Licht, sondern eine anorganische Verbindung, bei deren Oxidation die nötigen Reduktionsäquivalente bereitgestellt werden. Solche Organismen, die mit Kohlendioxid allein wachsen können und deren Energie- und Elektronenquelle eine anorganische Verbindung ist, bezeichnet man auch als **chemolithoautotroph**.

Neben wasserstoff-, schwefel- und eisenoxidierenden Bakterien (Kap. 10.3, ○ Abb. 10.10 A) soll hier nochmals die Gruppe der **nitrifizierenden Bakterien** (Kap. 10.3, ○ Abb. 10.10 B, **Nitrifikanten**) hervorgehoben werden, da ihre Vertreter *Nitrosomonas* und *Nitrobacter* eine wichtige Rolle im Stickstoffzyklus und bei der Fruchtbarkeit des Bodens spielen. Molekularer Stickstoff kann wiederum durch eine andere Gruppe von Bakterien (z. B. Rhizobien) über eine Kette von reduktiven Prozessen in diesen Kreislauf eingeschleust werden (Kap. 10.4, ○ Abb. 10.12).

20.1.3 Chemoheterotrophe Bakterien

Anaerobe Atmung: Die meisten Bakterien gewinnen den Kohlenstoff und die Reduktionsäquivalente aus organischen Substraten. Sie sind damit **heterotroph**. Die Energiegewinnung kann einmal auf **aeroben Weg** erfolgen, wobei der Elektronentransport über die Atmungskette mit molekularem Sauerstoff als terminalen Elektronenakzeptor passiert und zum anderen auf **anaerobem Weg** meist mit einem anorganischen Elektronenakzeptor, der Sauerstoff in gebundener Form enthalten kann (NO^{3-}, SO_4^{2-}, CO_2, HCO_3^-, Fumarat). Je nach Art der benutzten Verbindungen bezeichnet man solche Mechanismen der Energiegewinnung als **Nitrat-**, **Sulfat-**, **Carbonat- und Fumaratatmung**. Daneben gibt es noch Organismen, die dreiwertiges Eisen oder molekularen Schwefel reduzieren (**Schwefelatmung**, **Eisenatmung**).

Besonders ist in diesem Zusammenhang die Nitratatmung, (Kap. 10.4.4 **Denitrifikation**) hervorzuheben. Dies ist der einzige biologische Prozess, in dem gebundener in molekularen Stickstoff überführt wird. Von entscheidender Bedeutung für das Gleichgewicht des Naturhaushalts sind an diesem Vorgang beteiligte Bakterien wie verschiedene *Pseudomonas-*, *Bacillus-* oder *Thiobacillus*-Arten. Diese denitrifizierenden Bakterien vermögen Nitrat über Nitrit zu gasförmigen Distickstoffoxid (N_2O) und molekularem Stickstoff N_2 zu reduzieren. Hier dient in Abwesenheit von Sauerstoff also Nitrat als terminaler Wasserstoffakzeptor. Ohne die Denitrifikation würde Nitrat, das Endprodukt der Mineralisierung, aus den Böden ausgewaschen werden, sich im Meerwasser anhäufen und somit zur Verarmung der Atmosphäre an molekularem Stickstoff führen. Mikroorganismen, die Nitratatmung durchführen, sind in der Regel fakultativ anaerob, können also auch in Gegenwart von Sauerstoff wachsen; das für die denitrifizierenden Prozesse benötigte Enzymsystem wird jedoch nur unter anaeroben Bedingungen induziert. Diesen Prozessen stehen die Reaktionen der Stickstoffassimilation gegenüber, auf die früher eingegangen wurde (Kap. 10.4.1, ○ Abb. 10.11).

Denitrifikation

Gärungen: Energie kann von Mikroorganismen auf drei verschiedene Arten gewonnen werden: durch **Photosynthese**, durch **Atmung** und durch **Gärung**. Die Gärung ist ein anaerober Prozess. Im Zuge der ATP-Gewinnung über eine Reihe von oxidativen Prozessen entsteht meist CO_2 als eines der Gärungsendprodukte. Nach den übrigen jeweils charakteristischen organischen Ausscheidungsprodukten unterscheidet man zum Beispiel zwischen Alkohol-, Milchsäure-, Propionsäure-, Ameisensäure-, Buttersäure- und Essigsäuregärung (siehe auch Kap. 9.6). Viele Gärung betreibende Organismen sind fakultativ anaerob. Je nach Substraten und Sauerstoffangebot nutzen sie unterschiedliche Wege zur Energiegewinnung. Dies wurde am Beispiel der alkoholischen Gärung durch Hefe schon erläutert (Kap. 9.6). Auch Essigsäurebakterien (***Acetobacter***-Arten) kombinieren die alkolische Gärung mit einer aeroben Oxidation des entstandenen Zwischenproduktes Ethanol zu Essigsäure (Kap. 9.6).

Ebenfalls fakultativ anaerob sind die **Enterobacteriaceae**. Hierzu zählt auch der **Darmbewohner** *Escherichia coli*, ein Bakterium, das aufgrund seiner gut erforschten Biologie und Harmlosigkeit als Haustier der Mikrobiologen bezeichnet werden kann.

Fakultativ und obligat anaerob

Praxisbeispiele

Der sogenannte »Coli-Titer« ist ein Maß für die fäkale Verunreinigung von Gewässern. Harnwegsinfekte können durch den Nachweis von *E. coli* im Urin diagnostiziert werden.

Enterobakterien wachsen auf sehr anspruchslosen Nährmedien. Die Gärung geht immer unter Säurebildung vor sich. Als charakteristisches Produkt tritt neben anderen Säuren vor allem Ameisensäure auf (Ameisensäuregärung oder gemischte Säuregärung).

Obwohl fakultativ anaerob, zeichnen sich die **Milchsäurebakterien** durch einen komplizierten Stoffwechsel aus. Die einzelnen Vertreter, die in der Hauptsache zu den Gattungen *Streptococcus, Leuconostoc* (Kokken) und *Lactobacillus* (Stäbchen) gehören, können gemäß der Eigenart ihrer Gärung in zwei Gruppen eingeteilt wer-

Tab. 20.2 Unterschiedliche Mechanismen der Energiegewinnung verschiedener autotropher und heterotropher Organismen

Organismus	e^--Donor	e^--Akzeptor	C-Quelle	Produkt	Beispiel
Phototrophe Organismen					
Photolithotroph	H_2O		CO_2		Pflanzen, Cyanobakterien
	H_2S,H_2		CO_2		Schwefelpurpurbakterien
Chemotrophe Organismen					
Chemolithotroph	H_2	O_2	CO_2	H_2O	Knallgas-Bakterien
	H_2S	O_2	CO_2	SO_4^{2-}	Thiobacilli
	Fe^{2+}	O_2	CO_2	Fe^{3+}	*Thiobacillus ferrooxidans*
	NH_3, NO_2^-	O_2	CO_2	NO_2^-, NO_3^-	*Nitrosomonas*, *Nitrobacter*
(Anaerob)	H_2	CO_2	CO_2	CH_4	Methanogene Bakterien
Chemoorganotroph	Organ. Verb.	O_2	Organ. Verb.	CO_2	Viele Bakterien, alle Pilze
(Gärung)	Organ. Verb.	Organ. Verb.	Organ. Verb.	Organ. Verb. CO_2	*E. coli*, Milchsäurebakterien, Hefen
(Anaerobe Atmung)	Organ. Verb.	NO_3^-, SO_4^{2-}	Organ. Verb.	NO_2^-, H_2S	*Pseudomonas*, *Desulfovibrio*

den: in die **homofermentativen** und **heterofermentativen** Milchsäurebakterien. Erstere bauen Kohlenhydrate über den Fructosebisphosphatweg zu Pyruvat ab. Dieses wird durch die Lactatdehydrogenase zum Gärungsendprodukt Lactat reduziert (Kap. 9.6). Demgegenüber fehlen heterofermentativen Milchsäurebakterien bestimmte Enzyme der Glykolyse. Der Abbau ihrer Substrate erfolgt mittels einer Kombination verschiedener Stoffwechselwege, was neben Lactat zu verschiedenen anderen Endprodukten wie Ethanol und Acetat führt. Milchsäurebakterien haben einen erheblichen Bedarf an Wuchsstoffen. Die hohen Nährstoffansprüche und die Art der Energiegewinnung durch eine reine Gärung beschränkt das natürliche Vorkommen der Milchsäurebakterien auf Milch, Pflanzenmaterial, sowie auf Darm und Schleimhäute tierischer Organismen. Im Boden und Wasser treten sie fast nie auf. Auf Nährböden setzen sie sich aufgrund ihrer Säuretoleranz rasch durch. In Sauerkraut, Sauerteig und Silage liegen meist natürlich entstandene Reinzuchten vor. In der milchverarbeitenden Industrie kann man durch entsprechende Starterkulturen und geeignete Inkubationstemperatur verschiedene Milchprodukte herstellen. Während in Sauerrahm und Buttermilch nach 18 h bei 22 °C mehrere *Streptococcus-(S. lactis, S. cremoris)* und *Leuconostoc*-Arten auftreten, sind im Joghurt nach ca. 3 h und 43–45 °C fast reine Kulturen von *Streptococcus thermophilus* und *Lactobacillus bulgaricus* vorhanden.

Trotz der wichtigen Bedeutung für Landwirtschaft und Nahrungsmittelindustrie gibt es auch in dieser Gruppe, besonders unter den Streptokokken, hochvirulente Krankheitserreger (*S. pyogenes, S. pneumoniae*).

In ◘ Tab. 20.2 sind verschiedene Bakterien nach ihren unterschiedlichen Mechanismen der Energiegewinnung sowie nach der Art der Kohlenstoff- und Energiequelle eingeteilt.

20.2 Pathogene Bakterien

Vibrio cholerae

Sowohl unter den gramnegativen als auch unter den grampositiven Bakterien findet man eine Reihe von pathogenen Spezies. Der Cholera-Erreger, *Vibrio cholerae*, ist ein **gramnegativer** Darmbewohner, der durch verschmutztes Wasser übertragen wird (Kap. 11.2). Das von dem Bakterium erzeugte **Enterotoxin** bindet spezifisch an ein Glykolipid der Zytoplasmamembran der Darmepithelzellen und aktiviert das zelluläre Enzym Adenylatzyklase, welches die Umwandlung von Adenosintriphosphat (ATP) in zyklisches Adenosinmonophosphat (cAMP) bewirkt. Der erhöhte cAMP-Spiegel wiederum bewirkt eine aktive Absonderung von Chlorid- und Bicarbonat-Ionen aus den Darmepithelzellen und führt somit zur Abgabe großer Wassermengen in das Darmlumen. Der damit verbundene massive Wasserverlust führt zu extremer Dehydratisierung. Die beste Behandlung ist die orale Verabreichung von Elektrolytlösungen, um die verlorene Flüssigkeit und Ionen zu ersetzen.

Definition

Enterotoxin: ein Protein, das von einem wachsenden Mikroorganismus freigesetzt wird (Exotoxin) und seine Wirkung auf den Dünndarm ausübt. Endotoxin: der Lipopolysaccharidanteil der äußeren Membran bestimmter gramnegativer Bakterien, der in Lösung toxisch wirkt.

Bakterielle Toxine können plasmidkodiert sein.

Auch unter den normalerweise harmlosen Arten des Darmbakteriums *Escherichia coli* gibt es enterotoxische Stämme, die Enterotoxine mit choleratoxinähnlichen Strukturen und Wirkweisen produzieren. Allerdings wird das *Escherichia*-Enterotoxin durch ein übertragbares Plasmid reguliert, während die Enterotoxingene von *Vibrio cholerae* im Bakterienchromosom lokalisiert sind.

Zu den für Mensch und Tier pathogenen Enterobakterien zählt auch die Art *Salmonella*. Es handelt sich bei diesen Bakterien um intrazelluläre Parasiten, die innerhalb von Zellen an der Innenseite des Darmes und in Makrophagen leben und je nach Art typhusartige oder gastroenteritische Krankheitsbilder verursachen. Wichtige Vertreter sind *Salmonella typhimurium*, eine Art, die eine Schleimhautreizung des Darms und die typischen Symptome einer Lebensmittelvergiftung hervorruft, sowie der Typhuserreger *Salmonella typhi* (Kap. 11.2). Fieber ist ein nahezu universelles Symptom dieser Erkrankungen, das auf die Wirkung von Lipopolysacchariden der äußersten Zellwandschicht, sog. **Endotoxinen,** zurückzuführen ist.

Salmonellen

Salmonella-Arten besitzen eine große Anzahl von weiteren Virulenzfaktoren, die ihre Pathogenität verstärken. Bestimmte bakterielle Genprodukte neutralisieren die Abwehrfaktoren des Wirtes und ermöglichen so erst den intrazellulären Parasitismus. Mehrere plasmidkodierte Virulenzfaktoren spielen bei der Persistenz ebenfalls eine Rolle und kommen bei den meisten Salmonella-Arten vor. Oberflächen – (O-Antigene) und Geißel-Antigene (H-Antigene) sind Lipopolysaccharide bzw. Proteine, die eine Abtötung des Bakteriums durch Phagozyten verhindern. Schließlich trägt das Vorkommen von speziellen eisenbindenden Proteinen, die der Umgebung den wichtigen Wachstumsfaktor Eisen entziehen (Siderophore), zur Pathogenität von *Salmonella* bei.

Praxisbeispiel: Identifizierung von Salmonellenarten

Aufgrund der antigenen Variabilität unterscheidet man heute schon weit über 2 000 *Salmonella*-Arten, die sich serologisch mit spezifisch gegen die O- und H-Antigene gerichteten Immunseren identifizieren lassen.

Eine weitere Gruppe von gramnegativen Bakterien, unter denen sich auch einige infektiöse Vertreter befinden, wird durch die **Pseudomonaden** repräsentiert. Aufgrund ihrer Anspruchslosigkeit sind Pseudomonaden in einer Reihe von Biotopen (Boden, Wasser, Abwasser, Luft) zu finden und heben sich häufig durch gelb-grün fluoreszierende Farbstoffe (*P. fluoreszens*) von ihrer Umgebung ab.

Pseudomonaden

Die Art *Pseudomonas aeruginosa* ist oft mit Infektionen der Harn- und Atemwege assoziiert, oft bei Menschen, deren Immunabwehr geschwächt ist. Das Bakterium kann auch systemische Wundinfektionen hervorrufen, hauptsächlich wenn schwere Verbrennungen oder großflächige Hautschäden vorhanden sind. Die Therapie des Patienten ist häufig schwierig, da natürliche Resistenzen gegen viele Antibiotika existieren, die auf einem bakterieneigenen Resistenzplasmid lokalisiert sind. *Pseudomonas aeruginosa* gilt als typischer opportunistischer Krankenhauskeim.

Definition

Opportunistische Keime: Krankheitserreger, die erst bei einer Schwächung des Immunsystems zu einer Erkrankung führen.

Praxisbeispiel: Therapie von Infektionen durch *Pseudomonas aeruginosa*

Polymyxin, ein aufgrund seiner Toxizität normalerweise nicht in der Humantherapie eingesetztes Antibiotikum, ist gegen *P. aeruginosa* aktiv und kann mit großer Vorsicht eingesetzt werden.

Weitere *Pseudomonas*-Arten wie *P. syringae* und *P. marginalis* sind Phytopathogene, die beispielsweise die Freisetzung von Pflanzentoxinen, lytischen Enzymen oder Pflanzenwachstumsfaktoren hervorrufen.

Pseudomonaden können aber auch für die industrielle Produktion von Vitaminen eingesetzt werden. So produzieren einige Stämme von *Pseudomonas denitrificans* in einem einstufigen Prozess, der Zuckerrübenmelasse als Kohlenstoffquelle verwendet, 60 mg/l Vitamin B_{12}.

Auch unter den **grampositiven** Bakterien gibt es solche, die für den Menschen pathogen sind.

Clostridien

Die **Bacillaceae** sind die typischen **Sporenbildner**. Die Sporen der *Bacillus*-Arten sind typischerweise Endosporen, die über eine große Hitzeresistenz verfügen, weshalb der Befall von Lebensmitteln durch entsprechende Bakterien auch durch Kochen nicht unbedingt abgewendet werden kann. Solche Endosporen werden als Dauerformen gebildet, wenn die Zelle hungert, während sich bei günstigen Ernährungsbedingungen die *Bacillaceae* als vegetative Zellen durch Teilung vermehren.

Bacillus ist eine fakultativ aerobe Gattung, *Clostridium* hingegen ist obligat anaerob. Einige Clostridien sind pathogen durch die Bildung von Exotoxinen. Dies sind Proteine, die beim Wachstum des Organismus extrazellulär freigesetzt werden und vom Infektionsherd entfernt Schäden verursachen können. Eine spezielle Gruppe der Exotoxine, die von einigen lebensmittelvergiftenden und darmpathogenen Organismen (siehe *Vibrio cholerae, Escherichia coli*) produziert wird, wurde bereits vorgestellt: die **Enterotoxine**, die ihre Aktivität im Dünndarm entfalten und starke Flüssigkeitsabsonderungen in das Darmlumen bewirken, was zu den Symptomen von Diarrhö führt. Die Exotoxine von *Clostridium botulinum* verursachen **Botulismus**, die schwerwiegendste Art der Nahrungsmittelvergiftung, welche häufig letal verläuft. Die meisten Botulismusfälle treten durch den Verzehr von Nahrungsmitteln auf, die von *Cl. botulinum* infiziert sind und nach der Verarbeitung nicht gegart wurden (roh verzehrtes eingemachtes Gemüse und Bohnen, geräucherter Fisch und Fleisch, Sushi). Das Botulismus – Toxin ist das wirksamste biologische Toxin, das man kennt. Ein Milligramm reines Botulismustoxin reicht aus, um mehr als eine Million Meerschweinchen zu töten. Zwei der sieben unterschiedlichen Botulismustoxine sind auf lysogenen Bakteriophagen kodiert, die spezifisch für *Cl. botulinum* sind. Bei Botulismus tritt der Tod normalerweise durch Atemstillstand aufgrund einer Muskellähmung ein; die Todesrate lässt sich jedoch durch schnelle Verabreichung von Antitoxinantikörpern herabsetzen. *Clostridium tetani* wächst in tiefen, vom Sauerstoff abgeschlossenen Wunden. Das entsprechende Exotoxin breitet sich über die Nervenzellen aus und verursacht schwere neurologische Symptome wie eine unkontrollierte Kontraktion der Muskeln und spastische Zuckungslähmungen (Tetanus = Wundstarrkrampf). Als wirksame Prophylaxe gilt die Tetanusimpfung. Andere Clostridien – Arten wie *Cl. histolyticum, Cl. septicum* und *Cl. perfringens* verursachen örtliche, ödematöse Gewebsnekrosen (Gasbrand). Generell gehören Clostridientoxine zu den stärksten in der Natur vorkommenden Giften.

Endosporen

Die *Bacillus*-Arten haben eine sehr weite Verbreitung in Böden und auf Pflanzenmaterial; manche von ihnen zählen zu den besonders großen Bakterien. Als Bacillus bezeichnet man grampositive, sporenbildende, aerobe oder fakultativ anaerobe Stäbchenbakterien. Neben dem lebensmittelvergiftenden *Bacillus cereus* spielt vor allem *B. anthracis*, der **Milzbranderreger,** als hauptsächlich tierpathogener Erreger eine wichtige Rolle. Gelegentlich treten aber auch bei Menschen, vor allem bei solchen, die mit infiziertem Vieh Kontakt hatten, Milzbrandfälle auf.

Praxisbeispiel: Bakterielle Sporen als Kampfstoffe

In Aerosolform verteilte Sporen von *Bacillus anthracis* wurden als biologische Kampfstoffe eingesetzt.

Corynebacterium diphtheriae

Zur Gattung *Corynebacterium* (Corynebacteriaceae) zählen stäbchenförmige, grampositive Bakterien mit großer morphologischer Variabilität. Die leicht gebogenen Stäbchen weisen oft endständige, keulenartige Verdickungen auf (coryne = Keule). *Corynebacterium diphtheriae* ist der Erreger der **Diphtherie** (Kap. 11.2). Andere Arten sind stark pathogen; fast alle Arten sind nur aus menschlichem oder tierischem Untersuchungsmaterial bekannt. Das Bakterium dringt über die Atemwege in den Körper ein und setzt sich im Rachen und in den Mandeln ab. Über den Anheftungs- bzw. Invasionsmechanismus von *C. diphtheriae* ist nur so viel bekannt, dass der Organismus eine Neuraminidase erzeugt, die *N*-Acetylneuraminsäure, eine Komponente von Glykoproteinen auf den Oberflächen tierischer Zellen, spalten kann. Bestimmte Stämme erzeugen zudem ein hochwirksames **Exotoxin**, das Diphtherietoxin. Dieses inhibiert die eukaryotische Proteinsynthese und tötet so die Zellen. Die Krankheit lässt sich durch Gabe von Antibiotika und Diphtherieantitoxin eindämmen. An einem Corynebacterium wurden aber auch technisch bedeutsame Umwandlungen von Steroiden durchgeführt.

Praxisbeispiel

Eine der ersten **mikrobiologischen Stoffumwandlungen** war die Darstellung von Testosteron aus Dehydroepiandrosteron mithilfe eines Corynebacteriums und einer Hefe durch Mamoli und Vercellone im Jahr 1937.

Definition

Exotoxin: ein Protein, das von einem wachsenden Mikroorganismus freigesetzt wird und eine toxische Wirkung auf den Wirt hat.

Staphylokokken

Staphylokokken, grampositive Bakterien, deren Zellen sich zu traubenähnlichen Aggregaten (○ Abb. 20.2 D) zusammenschließen, weisen ebenfalls einige pathogene Stämme auf. Dazu zählt unter anderem der Enterotoxin- und Exoenzyme produzierende Eitererreger *Staphylococcus aureus*. Dieses Bakterium ist auch für die häufigste Nahrungsmittelvergiftung verantwortlich, wenn die produzierten Enterotoxine in die Umgebung und Nahrungsmittel gelangen. Eines der sieben Enterotoxintypen ist ein relativ hitzestabiles Superantigen, das einen besonderen Wirkungsmechanismus zeigt: Es stimuliert Lymphozyten des Immunsystems und ruft dadurch systemische und darmbezogene Entzündungsreaktionen hervor. Am häufigsten von Vergiftungen durch *S. aureus* betroffen sind Lebensmittel, die nicht kühl aufbewahrt wurden.

Mycobacterium tuberculosis

Die **Aktinomyceten** (Strahlenpilze) besitzen die Besonderheit, Myzelien auszubilden. Eine Ausnahme bilden hier die **Mycobacteriaceae**, welche wenig Verzweigungen und kaum Myzelien ausbilden. Langkettige Lipide (**Mykolsäuren**) verleihen diesen Bakterien zusätzlich eine gewisse Säurefestigkeit. Mycobacteriaceae und **Streptomycetaceae** sind die beiden bekanntesten Familien der Aktinomyceten. Während jedoch die Bedeutung der Streptomyceten hauptsächlich in der Produktion von Antibiotika liegt, gibt es unter den Mykobakterien zahlreiche pathogene Arten, die aber nur in erkrankten Organen und den Ausscheidungen infizierter Organismen vorkommen. Die in dieser Hinsicht wohl wichtigsten Vertreter, *Mycobacterium tuberculosis*, der Erreger der **Tuberkulose**, und *M. leprae*, der Erreger der

Lepra, vermehren sich sehr langsam; die Generationszeit liegt bei 18 bis 24 h. Sowohl die Proteine als auch die Lipide der Mykobakterien haben antigenen Charakter. Für die Immunitätsvorgänge im Wirt sind vor allem Proteine verantwortlich, während die spezifischen Veränderungen im Wirtsgewebe durch die Lipoidfraktion ausgelöst werden.

20.3 Pharmazeutisch wichtige Bakterien

20.3.1 Antibiotikaproduzenten

Etliche Bakterienarten sind heute als Produzenten von Antibiotika von großem Interesse. So produziert *Bacillus brevis* u. a. Gramicidin und Tyrocidin, *B. subtilius* Bacitracin und *B. polymyxa* Polymyxin. Diese Verbindungen gehören zur Gruppe der Peptidantibiotika. Es sind zyklische Oligopeptide, die auch Aminosäurebausteine der D-Reihe enthalten.

Peptidantibiotika enthalten D-Aminosäuren.

In ◘ Tab. 20.3 sind die wichtigsten Gruppen antibiotischer Chemotherapeutika sowie die entsprechenden Wirkstoffe und Wirkmechanismen aufgeführt. Neben Bakterien produzieren auch Pilze Antibiotika (○ Abb. 21.5).

◘ **Tab. 20.3** Beispiele antibiotischer Chemotherapeutika

Gruppe	Wirkstoff	Wirkungsmechanismus
Penicilline	Penicillin G, Ampicillin	Bakterizid in der Teilungsphase; Mureinsynthese
Cephalosporine	Cephalexin, Cephazolin	Bakterizid in der Teilungsphase; Mureinsynthese
Aminoglykoside	Streptomycin, Neomycin, Gentamycin	Bakterizid, Proteinsynthese (Translation)
Tetracycline	Tetracyclin, Oxytetracyclin, Doxycyclin	Bakteriostatisch, Proteinsynthese (Translation)
Chloramphenicol	Chloramphenicol, Thiamphenicol	Bakteriostatisch, Proteinsynthese (Translation)
Polypeptide	Bacitracin	Bakterizid; Zellwand/Mureinsynthese
	Polmyxin	Bakterizid; Zytoplasmamembran
Rifamycine	Rifamycin SV	Bakteriostatisch; Transkription (RNA-Polymerasehemmung)
Chinolone	Ciprofloxacin, Norfloxacin	Bakterizid; Replikation, cDNA-Synthese (Gyrase-Hemmer)
Makrolid-Antibiotika	Erythromycin	Bakteriostatisch; Proteinsynthese (Translation)

Von besonderer Bedeutung als Antibiotikabildner sind die **Aktinomyceten** (Kap. 20.2). Dies sind Bakterien, die aufgrund ihrer Myzelbildung häufig mit Pilzen verwechselt werden. Die Myzelbildung geht manchmal einher mit einem typischen Geruch der Kolonien, der an frisch umgebrochenen Boden erinnert. Auf einem Nährboden bilden Streptomyceten zunächst ein vegetatives Myzel. Bei einer geeigneten Nährbodenzusammensetzung kommt es bei weiterer Bebrütung zur Sporulation unter Ausbildung von Lufthyphen, von denen der Vermehrung dienende Konidiosporen abgeschnürt werden. Dieses Luftmyzel ist makroskopisch als weißer Belag auf den einzelnen Kolonien erkennbar.

Merke

Aktinomyceten sind durch Myzelbildung charakterisiert. Vertreter der Gattung *Streptomyces* sind wichtige Antibiotikabildner.

Etwa 60 % aller bekannten Antibiotika werden von der Gattung *Streptomyces* produziert (◘ Tab. 20.4). Streptomycin z. B. ist aktiv gegen Mykobakterien, viele gramnegative Bakterien sowie einige Staphylokokken. Streptomycin kann zur Bekämpfung der Tuberkulose in Verbindung mit anderen Tuberkulostatika eingesetzt werden. Dabei sind allerdings erhebliche Nebenwirkungen zu beachten, die zu irreversiblen Ohr- und Nierenschäden führen können. Dies und das häufige Auftreten von resistenten Keimen- heute ein allgemeines Problem insbesondere in der klinischen Behandlung von Krankheiten mit Antibiotika- hat in neuerer Zeit zu einem eingeschränkten Spektrum der therapeutischen Anwendung von Streptomycin geführt.

◘ **Tab. 20.4** Einige kommerziell erzeugte Antibiotika aus Streptomyces-Arten

Antibiotikum	Produzierender Mikroorganismus
Axenomycine	*Streptomyces lisandri*
Chloramphenicol	Früher *Streptomyces venezuelae*, heute vorwiegend chemisch synthetisiert
Cycloheximid	*Streptomyces griseus*
Cycloserin	*Streptomyces orchidaceus*
Erythromycin	*Streptomyces erythreus*
Kanamycin	*Streptomyces kanamyceticus*
Lincomycin	*Streptomyces lincolnensis*
Neomycin	*Streptomyces fradiae*
Novobiocin	*Streptomyces nivaeus*
Nystatin	*Streptomyces noursei*
Streptomycin	*Streptomyces griseus*
Tetracyclin	*Streptomyces rimosus*

Nach Brock 2002

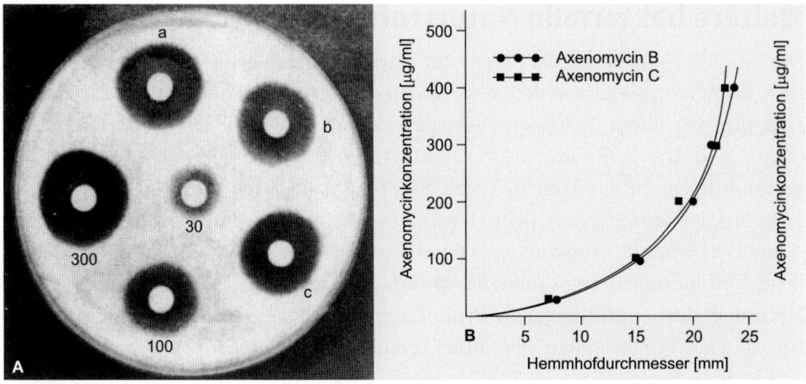

Abb. 20.4 A Quantitative Bestimmung von Axenomycinen mittels Plattendiffusionstest (Eichlösungen von Axenomycin D: 30 µg/ml, 100 µg/ml, 300 µg/ml; a, b, c = Myzelextrakte mit unbekannter Axenomycinkonzentration) gegen den Testorganismus *Paecilomyces varioti*. **B** Abhängigkeit des Hemmhofdurchmessers von der Axenomycinkonzentration. Aus Bauch 1981

Praxisbeispiel: Resistenzentwicklung

Resistenzen gegenüber Antibiotika beruhen auf den unterschiedlichsten Mechanismen, deren Erforschung zur Eindämmung des Problems führen soll.

Eine Sonderstellung unter den Streptomyceten-Antibiotika nimmt aufgrund ihres Wirkspektrums die Gruppe der **Axenomycine** ein. Axenomycine werden von *Streptomyces lisandri* produziert (Tab. 20.4), sind jedoch unwirksam gegen Bakterien. Ihr Wirkspektrum erstreckt sich auf Protozoen, Pilze (Abb. 20.4) und Würmer. Wegen ihrer fungiziden Eigenschaften sind die Axenomycine therapeutisch immer noch sehr interessant, obwohl in den letzten Jahren eine Vielzahl weiterer Wirkstoffe entdeckt wurden, die zur systemischen Bekämpfung von Pilzinfektionen verwendet werden.

Streptomyceten sind wichtige Antibiotikaproduzenten mit einem linearen Chromosom.

Streptomyceten bilden Mutanten mit einer sehr hohen Frequenz. Sie besitzen eine hohe genetische Instabilität, die auch auf die Antibiotikaproduktion Einfluss nehmen kann. Jede Zelle eines Streptomyceten enthält zahlreiche Kopien des bakteriellen Genoms, während Sporen nur ein einzelnes Chromosom enthalten. Die Gruppe der Streptomyceten ist ein seltenes Beispiel für Bakterien, die ein lineares Chromosom enthalten. (Die meisten Bakterien besitzen ein zirkuläres Chromosom.) Das lineare Chromosom ist ca. 8 Megabasen lang und enthält am 5'-Ende ein kovalent gebundenes Protein. Die Replikation erfolgt bidirektional vom Replikationsursprung in der Mitte des Chromosoms ausgehend in beiden Richtungen. Dennoch kann es nach Verlust der chromosomalen Enden zu einer Zirkularisierung kommen. Das heißt, das Chromosom kann auch in zirkulärer Form existieren und replizieren. Viele Streptomyceten bauen Zellulose, Chitin und andere schwer zersetzbare Naturstoffe ab; sie sind daher auch aus ökologischer Sicht wichtige Vertreter der Destruenten (Mineralisierer) in Ökosystemen.

20.3.2 Weitere bakterielle Naturstoffproduzenten

Ansaverbindungen

Die meisten Naturstoffe, die bereits zur Therapie maligner Erkrankungen mit einigem Erfolg eingesetzt worden sind, stammen aus dem Pflanzenreich. Zu nennen sind hier vor allem **Taxol**, ein Diterpenalkaloid aus *Taxus brevifolia* (Taxaceae) (Kap. 2.2, ○ Abb. 2.9B), aber auch die **Maytansine** (○ Abb. 20.5) sogenannte **Ansaverbindungen**, die aus verschiedenen höheren Pflanzen der Gattung *Maytenus* und *Putterlickia* (Celastraceae) isoliert wurden. In Bakterienstämmen der Gattungen *Actinosynnema* und *Amycolatopsis* (Actinomycetales) wurden strukturell sehr ähnliche Verbindungen (**Ansamycine**, ○ Abb. 20.5) gefunden. Dies gibt Anlass zur Hoffnung, dass eine industrielle Produktion aussichtsreicher Zytostatika durch die Isolation aus Prokaryonten wesentlich vereinfacht werden kann.

Myxobakterien

Ebenfalls haben in neuer Zeit **Myxobakterien** als Naturstoffproduzenten große Bedeutung erlangt. Diese Mikroorganismen sind in der Lage sich gleitend fortzubewegen, wenn sie mit Oberflächen in Kontakt stehen. Man findet diese Organismen hauptsächlich in Erde oder Dung von pflanzenfressenden Tieren sowie auf verwesendem Pflanzenmaterial und auf Baumrinden. Einige Gruppen bilden Fruchtkörper aus und sind durch komplexe Verhaltensweisen und Lebenszyklen charakterisiert. Myxobakterien zeichnen sich durch ein sehr langsames Wachstum mit einer Generationszeit zwischen 3 und 14 h aus. Viele interessante Verbindungen mit oft neuartigen Grundstrukturen sind aus ihnen isoliert worden. Einige Stämme gelten als Multiproduktionsstämme, aus denen gleich mehrere pharmazeutisch relevante Naturstoffe isoliert werden konnten. Als spektakulärste Verbindungen sollen zwei makrozyklische Verbindungen genannt werden, die aus Stämmen von *Sorangium cellulosum* isoliert wurden: **Soraphen** und **Epothilon** (○ Abb. 20.6). Soraphen ist eine antifungale Verbindung, die gegen ein breites Spektrum von Pilzen Aktivität

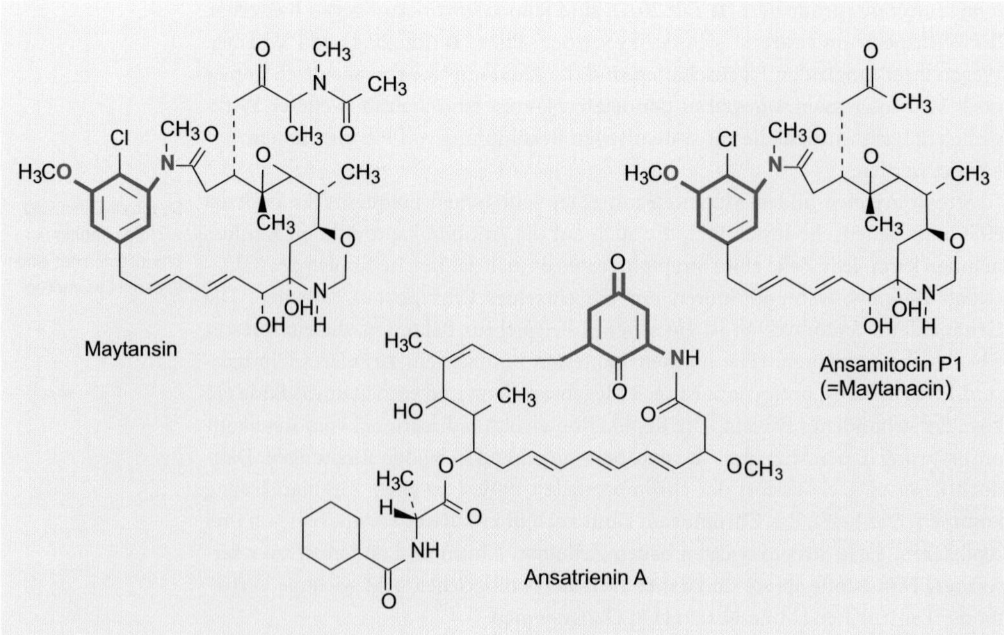

○ **Abb. 20.5** Verschiedene Ansaverbindungen

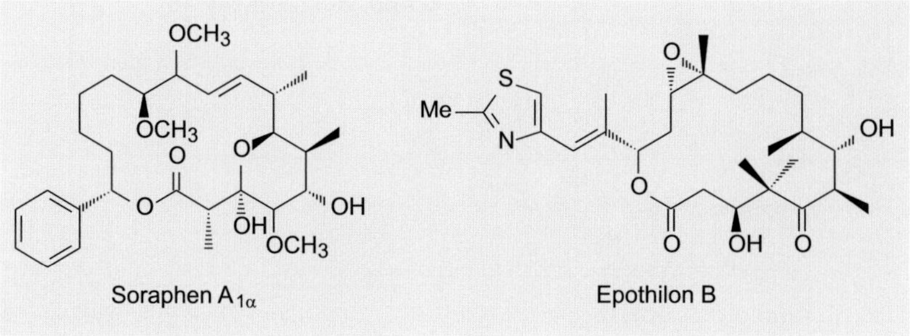

Abb. 20.6 Soraphen und Epothilon

zeigt. Das allergene und teratogene Potential dieser Verbindung verhinderte allerdings ihre Weiterentwicklung zum Arzneistoff.

Praxisbeispiel: Epothilon

Epothilon hat aufgrund seiner potenten Antitumoraktivität Aufmerksamkeit erweckt. Die Verbindung dient als Leitsubstanz für die Entwicklung neuer Zytostatika. 2007 wurde das Epothilonderivat Ixabepilon (Handelsname Ixempra®) zugelassen.

Die weitere Erforschung des Naturstoffpotentials von Myxobakterien ist zurzeit ein wichtiges Hauptgebiet der Pharmazeutischen Biologie.

Eine weitere Gruppe von heutzutage aus toxikologischer und pharmazeutischer Sicht bedeutender Naturstoffproduzenten stellen die **Cyanobakterien** (Cyanophyta, Blaualgen) dar (siehe auch Kap. 11.3).

Cyanobakterien

Dies sind autotrophe Organismen, die zur Photosynthese befähigt sind. Hierbei wird molekularer Sauerstoff freigesetzt, wie bei den anderen Algengruppen und den Kormophyten. Systematisch zählen Cyanobakterien zum Reich der Eubakterien.

Alle Cyanobakterien enthalten als Photosynthesepigment das Chlorophyll a. Chlorophyll b und c, welche im Pflanzenreich auftreten, fehlen hingegen gänzlich. Als akzessorische Pigmente finden sich u. a. das blaue C-Phycocyanin, Allophycocyanin und das rote C-Phycoerythrin. Die Zellen sind unbegeißelt. Es gehören zu ihnen Formen, die entweder einzellig sind oder mehrzellige Aggregate (Filamente, Pseudoparenchyme) bilden. Die fadenförmigen Zellverbände sind oft von einer Schleimscheide umhüllt (Kap. 12).

Die Zellen der Cyanobakterien sind meist wesentlich größer als die der anderen Eubakterien. Fädige und flächige Formen können so große Zellverbände bilden, dass sie mit bloßem Auge sichtbar werden und thallusähnlich aussehen. Man muss aber herausstellen, dass Cyanobakterien, wie die Bakterien, Prokaryoten sind: Sie haben eine lysozymempfindliche Zellwand, 70S-Ribosomen, keine Kernmembran, keine Mitochondrien und keine Chloroplasten (d. h. nur Thylakoide). Es ist anzunehmen, dass Cyanobakterien die Vorläufer der Chloroplasten darstellen (**Endosymbiontentheorie**).

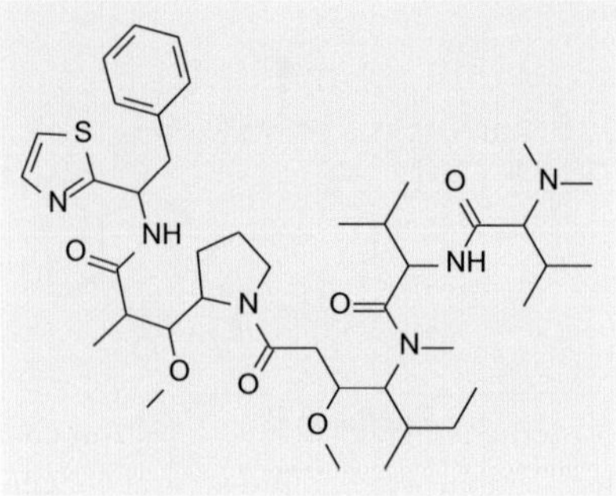

○ Abb. 20.7 Dolastatin 10

> **Merke**
> Cyanobakterien sind autotrophe Organismen, die makroskopisch große Zellverbände bilden können. Sie gehören systematisch zu den Eubakterien.

Cyanobakterien sind Produzenten sehr interessanter Sekundärmetabolite. Dies ist von toxikologischem, als auch von pharmakologischem Interesse. So kommt es im Sommer in stehenden Gewässern häufig zur sogenannten Algenblüte. Hierbei produziert *Anabae flos-aquae* das Alkaloid **Anatoxin,** welches einen starken Agonisten am muskarinischen Rezeptor darstellt und zu Massenvergiftungen von Tieren, die dieses verdorbene Wasser getrunken haben, führen kann. Ebenfalls ein Alkaloid ist das **Saxitoxin,** welches u. a. von *Aphanizomenon* -Arten produziert wird. Saxitoxin ist ein sehr starkes Nervengift, welches letztlich zum Tod durch Atemlähmung führen kann. Zu einer anderen Substanzklasse gehören die **Microcystine.** Sie stellen zyclische Peptide dar, welche zur Zerstörung der Leber führen können (fast death factor). Mittlerweile sind mehr als 80 unterschiedliche Microcystine identifiziert worden. Sie werden hauptsächlich von *Microcystis aeruginosa* und *Nostoc*-Arten gebildet.

Die pharmakologische Forschung befasst sich seit einiger Zeit mit Cyanobakterien. Aus diesen Bakterien isolierte Naturstoffe, die Dolastatine (**Dolastatin 10,** ○ Abb. 20.7) und ihre Derivate gelten als potentiell vielversprechende Antitumortherapeutika.

Dextran und Alginat

Neben den bereits besprochenen wichtigen Gruppen von bakteriellen Naturstoffproduzenten sollte noch auf die Bedeutung **Dextran** (*Leuconostoc mesenteroides*) und **Alginat** (*Azotobacter vinelandii*) produzierender Arten hingewiesen werden. Dextran (α-1,6-Glucan) spielt vor allem als Blutplasmaersatzmittel, Alginat (1,4-glykosidisch verknüpfte Mannuron- und Guluronsäuren, siehe Kap. 22.3, ○ Abb. 22.3), als Zusatz zu Speiseeis und Pudding sowie als hydrophiler Überzug bei verschiedenen Anwendungen eine wichtige Rolle in Pharmazie und Lebensmittelindustrie.

Kultivierung und Wachstum von Bakterien 20.4

Für die Erforschung von Stoffwechselvorgängen und Genetik der Mikroorganismen ist es notwendig, die zu untersuchenden Organismen von übrigen nicht erwünschten Arten, den sog. **Kontaminanten**, zu trennen und zu isolieren.

Reinkulturen

Das Anlegen einer Reinkultur unter aseptischen Bedingungen (Sterilisation, Autoklavieren von Instrumenten und Lösungen etc.) kann auf Festmedium (**Agar**) durch Verdünnungsausstriche erfolgen (○ Abb. 20.8 A). Hierdurch erreicht man nach Inkubation der Agarplatten bei der erforderlichen Wachstumstemperatur eine Vereinzelung der Klone, die als sog. **Kolonien** sichtbar werden und separat voneinander weiter untersucht werden können. Ein anderes Verfahren zur Vereinzelung von Klonen ist das Anzüchten in einem Flüssigmedium und anschließendes Ausplattieren einer definierten Zellzahl (○ Abb. 20.8 B). Hiermit wird gleichzeitig die Anzahl der **Lebendkeime** in einer bestimmten Kultur bestimmt, denn nur teilungsfähige Zellen sind in der Lage, Kolonien auf Festmedium auszubilden. Die Wahl der Nährmedien und die Inkubationsbedingungen (Temperatur, Durchlüftung) richten sich dabei nach den Wachstumsbedürfnissen der jeweiligen Bakterienstämme.

Praxisbeispiel: Bakterienkultivierung

Bakterien lassen sich auf Festmedien (Agar) und Flüssigmedien kultivieren. Ihr Wachstum kann durch Bestimmung der Lebendkeimzahl oder durch Trübungsmessung ermittelt werden.

Eine mikroskopische Methode, die Gesamtkeimzahl in einer Lösung zu bestimmen, besteht in einem Auszählen der Bakterien in geeichten Spezialzählkammern (**Thomakammer**). Ein vereinfachtes, aber gängiges Verfahren, mit dem man leicht den gesamten Wachstumsverlauf einer Mikroorganismenkultur verfolgen kann, ist die **Trübungsmessung** bei einer Wellenlänge von 600 nm im Spektralphotometer (Bestimmung der optischen Dichte, OD-Messung). Die Ermittlung einer solchen

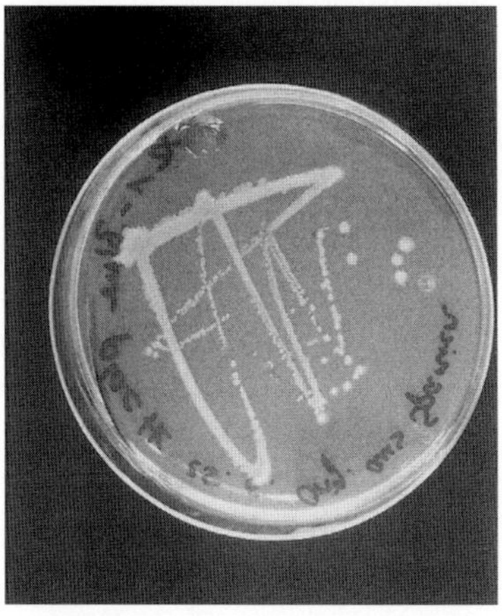

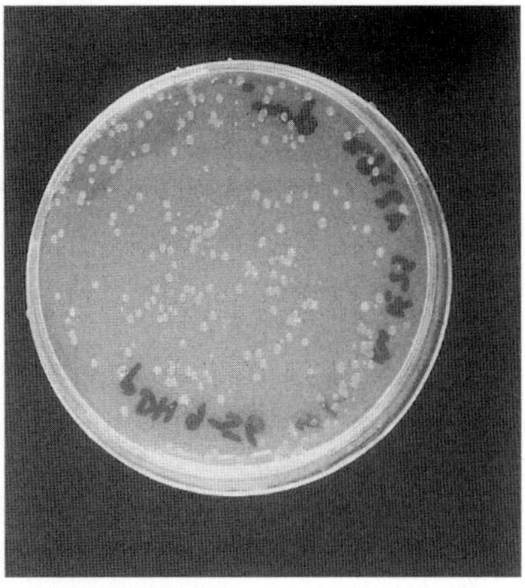

○ **Abb. 20.8** Verschiedene Methoden der Vereinzelung von Bakterienkolonien. Agarplatte **A** wurde mittels der Einzelzellausstrich-Technik beimpft, auf Platte **B** wurde eine definierte Anzahl von Bakterienzellen ausgebracht.

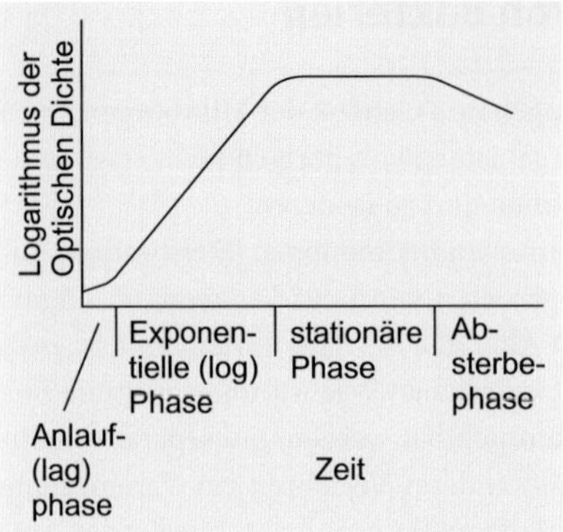

○ Abb. 20.9 Wachstumskurve einer Bakterienkultur. Ein Wildtypstamm von *Escherichia coli* verdoppelt sich in der log-Phase alle 20 Minuten unter optimalen Wachstumsbedingungen.

Wachstumskurve ist für die Charakterisierung von neuen Stämmen sowie für viele biochemische und molekularbiologische Experimente, die eine präzise Bestimmung des optimalen Erntezeitpunktes erfordern, unerlässlich. Zur Dokumentation trägt man den Logarithmus der optischen Dichte gegen die Wachstumsdauer auf. Eine typische Wachstumskurve ist in ○ Abb. 20.9 dargestellt.

lag-Phase, log-Phase, stationäre Phase, Absterbephase

Nach einer **Anlaufphase (lag-Phase)**, in der sich die Kultur erst an veränderte Bedingungen anpassen muss, erfolgt in der **exponentiellen Phase (log-Phase)** eine stetige Vermehrung der Zellen. Hier beträgt die **Verdopplungszeit** bei *Escherichia coli* unter optimalen Bedingungen 20 Minuten. In dieser Phase sind die Zellen stoffwechselphysiologisch hochaktiv, DNA- und RNA-Syntheseraten sind hoch und viele Enzyme sind stark exprimiert. In der folgenden **stationären Phase** stellt sich eine Stagnation des Zellwachstums ein. Die frühe stationäre Phase wird häufig als Zeitraum für die Zellernte gewählt, da hier die Ausbeute an DNA und Protein für manche Experimente günstig ist. In der **Absterbephase** häufen sich Säuren und verschiedene andere Stoffwechselendprodukte an, was letztendlich zum Absterben und unter Umständen zur Lyse der Bakterien führt.

Synopse

Zusammenfassung

- Bakterien variieren sehr stark hinsichtlich ihres Energiestoffwechsels und ihrer Ernährungsweise. Dementsprechend sind sie in sehr unterschiedlichen Habitaten anzutreffen und nutzen u. a. ihre natürlichen Substrate zur Produktion von Lebens- und Genussmitteln (Essigsäurebakterien, Milchsäurebakterien).

- Unter den Bakterien finden sich weiterhin zahlreiche mensch- und tierpathogene Arten. Sie können den unterschiedlichsten taxonomischen Gruppen zugeordnet werden. Als wichtige gramnegative Vertreter sind die Enterobakterien (*E. coli*, *Salmonella*-Arten) sowie Pseudomonaden und *Vibrio cholerae* zu nennen. Unter den grampositiven Bakterien sind es vor allem die Sporenbildner *Bacillus* (aerob) und *Clostridium* (anaerob), sowie *Corynebacterium diphtheriae* und *Staphylococcus aureus*, welche für eine Reihe von Krankheiten verantwortlich zu machen sind. Auch unter den Myzelien ausbildenden Actinomycetales gibt es innerhalb der Familie der Mycobakterien verschiedene pathogene Arten. Verantwortlich für das Auslösen einer Krankheit ist häufig die Produktion von Endo- oder Exosporen durch die unterschiedlichen Bakterien.

- Bakterien sind jedoch nicht nur hinsichtlich ihrer Pathogenität von medizinischer Bedeutung, sondern auch als Produzenten von Naturstoffen, die in der Therapie unterschiedlicher Krankheiten eingesetzt werden können. Eine große Gruppe bilden die antibiotikaproduzierenden Streptomyceten, die wie die pathogenen Mycobakterien den Actinomycetales zugeordnet werden. Darüber hinaus wurden in neuerer Zeit Naturstoffe mit großem zytostatischen Potential aus weiteren Vertretern der Actinomycetales sowie der Myxomycetales und Cyanophyta isoliert.

Wiederholungsfragen

Fragen

1. Welche beiden wichtigen Funktionen haben die Geißeln der Bakterien?
2. Was sind Endotoxine, welche Symptome rufen sie hervor, und von welchen Bakterien werden sie hauptsächlich produziert?
3. Welche pharmazeutisch interessanten Bakterien produzieren einen Großteil der sich auf dem Markt befindenden Antibiotika? Wodurch ist diese Bakteriengruppe morphologisch charakterisiert?

Literatur

Bauch. Dissertation »Vergleichende Untersuchungen zur Bildung von Naturstoffen in einer intakten Pflanze, einer pflanzlichen und einer bakteriellen Zellkultur«. Westfälische Wilhelms-Universität Münster, 1981

Brock TD, Madigan MT, Martinko JM, Parker J, Goebel W (Hrsg.). Brock Mikrobiologie. Spektrum Akademischer Verlag, Heidelberg 2001

Frohne D, Jensen U. Systematik des Pflanzenreichs. 5. Aufl., Wissenschaftliche Verlagsgesellschaft Stuttgart, 1998

Gerth K, Pradella S, Perlova O, Beyer S, Müller R. Myxobacteria: proficient producers of novel natural products with various biological activities- past and future biotechnological aspects with the focus on the genus Sorangium. Journal of Biotechnology, 106: 233–253, 2003

Gröger D, Johne S. Mikrobielle Gewinnung von Arzneistoffen. Pharmazeutische Mikrobiologie. AkademieVerlag, Berlin 1982

Luesch H, Moore RE, Paul VJ, Mooberry SL, Corbett TH. Isolation of dolastatin 10 from the marine cyanobacterium Symploca species VP642 and total stereochemistry and biological evaluation of its analogue symplostatin. 1 J Nat Prod, 64: 907–910, 2001

Reichenbach H, Höfle G. Myxobacteria as Producers of Secondary Metabolites. In: Grabley S, Thiericke R (ed). (Hrsg.). Drug Discovery from Nature. Springer, Berlin 2000

Schlegel HG. Allgemeine Mikrobiologie. 7. Aufl., Thieme, Stuttgart 1992

Schlegel HG (Fuchs G Hrsg.). Allgemeine Mikrobiologie. 8. Aufl., Thieme, Stuttgart 2007

Volff JN, Altenbuchner J. Molecular Microbiology, 27: 239–246, 1998

21 Pilze – Mycophyta

Inhaltsvorschau

Das vorherige Kapitel gibt einen Überblick über die Vielfalt und Lebensweise, vor allem pharmazeutisch und medizinisch relevanter Bakterien. Im Folgenden wird klar, dass die Produktion von Naturstoffen sowie die Fähigkeit, mehr oder minder schwere Krankheiten auszulösen, nicht nur auf Prokaryoten beschränkt ist. Das Kapitel fasst die in dieser Hinsicht wichtigsten Vertreter aus dem Pilzreich und ihre Eigenschaften zusammen.

21.1 Bau und Fortpflanzung

Die Pilze sind Organismen mit saprophytischer, parasitischer oder symbiontischer Lebensweise. Sie sind hinsichtlich ihrer Kohlenstoff-Ernährung (und die meisten Arten auch hinsichtlich der Stickstoff-Versorgung) heterotroph. Es lassen sich zunächst zwei große Gruppen unterscheiden. Die Schleimpilze, die im vegetativen Stadium nackte, zellwandfreie Protoplasten (Plasmodien) haben (○ Abb. 12.1) und die zahlreichen Formen, die einen von Zellwänden umgebenen Vegetationskörper besitzen. Die Zellwand kann aus Zellulose (Kap. 3.2), Chitin (Kap. 3.2) oder Polyglykanen (z. B. Mannane, Glucane) als Gerüstsubstanz aufgebaut sein. Entsprechend der heterotrophen Lebensweise fehlen Pilzzellen Chlorophyll und Plastiden. Hauptspeicherstoff der Pilze ist Glykogen.

Die Gesamtheit der Hyphen bildet das Myzel.

Der **Thallus** der Pilze ist meistens aus farblosen Fäden aufgebaut. Die Fäden können aus einer oder mehreren Zellen bestehen und unverzweigt oder verzweigt sein. Die Pilzfäden werden als **Hyphen**, deren Gesamtheit als Mycelium oder **Myzel** bezeichnet. Die Hyphen können sich auch dichter zusammenlagern und miteinander verkleben. Ein solches Flechtgewebe wird **Plectenchym** genannt. Sind die Zellwände verdickt und teils miteinander verwachsen, so entsteht ein **Pseudoparenchym**. Ein typisches Beispiel hierfür ist *Claviceps purpurea*, in dessen Dauerorgan (Sklerotium) die Zellwände der Hyphen dicht zusammengelagert werden. Die Hy-

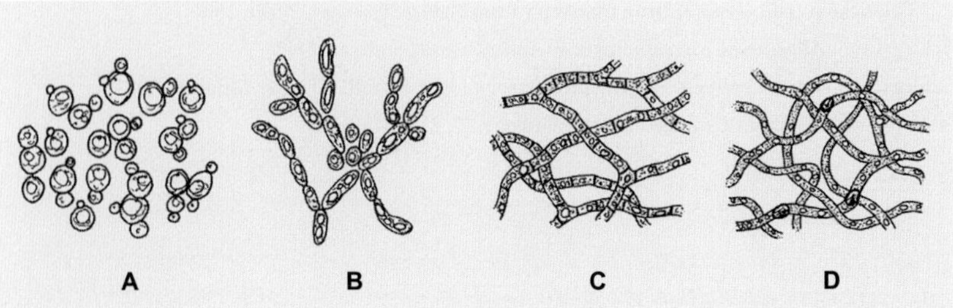

○ **Abb. 21.1** Beispiele somatischer Pilzhyphen. **A** Sprosszellen bei wachsenden Hefepilzen. **B** Pseudomyzel aus zusammenhängenden Sprosszellen, **C** septiertes Myzel, das für Höhere Pilze kennzeichnend ist, **D** unseptiertes Myzel bei Phycomyceten. Nach Rieth 1975

phen der Pilze können unseptiert (querwandlos) oder septiert sein (○ Abb. 21.1). Die Einteilung der Pilze geschieht vorwiegend nach Merkmalen der sexuellen Fortpflanzung, welche als **Hauptfruchtform** bezeichnet wird. Die vegetative Fortpflanzung wird **Nebenfruchtform** genannt. Pilze, bei denen nur die Nebenfruchtform festgestellt worden ist, werden als **Fungi imperfecti** zusammengefasst.

Sexuelle und vegetative Fortpflanzung

Die **vegetative Fortpflanzung**, z. B. bei der Hefe *Saccharomyces cerevisiae* durch Zellsprossung oder durch einfaches Zerbrechen der Hyphen in viele Einzelzellen, die sich wie Sporen verhalten, ist eine vorherrschende Form der Vermehrung bei Pilzen. Asexuell erfolgt die Vermehrung durch Sporen, die nach mitotischen Vorgängen in verschiedener Art gebildet werden: Als **Konidiosporen** werden sie an den Enden von Hyphen abgeschnürt (○ Abb. 21.4), oder sie werden im Inneren von besonderen Behältnissen, den Sporangien, endogen als **Sporangiosporen** gebildet. Als **Zoosporen** werden die beweglichen begeißelten Sporangiosporen der Niederen Pilze bezeichnet.

Konidiosporen, Sporangiosporen, Zoosporen

Bei der **sexuellen Fortpflanzung** kopulieren Gameten miteinander. Es finden sich Iso-, Aniso- oder Oogamie. In anderen Fällen verschmelzen ganze Gametangien (**Gametangiogamie**) oder scheinbar normale Thalluszellen (**Somatogamie**, Beispiel: Basidiomycetes) miteinander.

Plasmogamie, Karyogamie: Wie bei allen sexuellen Fortpflanzungsvorgängen der Eukaryoten verschmelzen zwei haploide Kerne miteinander. Bei einer großen Zahl von Pilzen erfolgt diese Verschmelzung nicht unmittelbar nach der Kopulation der Elternzellen, sondern erst zu einem späteren Zeitpunkt. In diesem Falle, wenn z. B. zwei Zoosporen, die die Funktion von Gameten übernommen haben, zunächst den Sexualakt nur auf die Vereinigung der Protoplasten der beiden Gameten beschränken, liegt eine Plasmogamie vor. Die entstandene Zelle enthält zwei Kerne (Dikaryon). Bei den anschließenden Zellteilungen, bei denen sich beide Kerne gleichzeitig teilen, kann dies **dikaryotische Stadium** über einen längeren Zeitraum hinweg erhalten bleiben. Erst später verschmelzen die beiden haploiden Kerne zu dem diploiden Zygotenkern, ein Vorgang, den man als Karyogamie bezeichnet. Der Karyogamie folgt die Meiose. Plasmogamie, Karyogamie und Meiose können bei den verschiedenen Pilzarten entweder unmittelbar hintereinander oder zeitlich getrennt zu verschiedenen Entwicklungsstadien des Pilzes ablaufen.

21.2 Zygomycetes – Jochpilze

Eine wichtige Ordnung der Zygomyceten stellen die **Mucorales** dar, deren wichtigster Vertreter der **Köpfchenschimmel** (*Mucor mucedo*) ist. Die asexuelle Fortpflanzung der Zygomyceten erfolgt durch die in einem Sporangium entstehenden **Sporangiosporen**. Eine Ausnahme bildet die Gattung *Cunninghamella*, bei der keine Sporen mehr entstehen.

Pharmazeutisch wichtige Vertreter der Mucorales sind *Rhizopus*-Arten. So gewinnt man beispielsweise D-Milchsäure mit *Rhizopus oryzae* und Fumarsäure mit *Rhizopus arrhizus*. Seit Jahrzehnten bewährt sind die u. a. zur Teilproduktion von Steroidhormonen genutzten meist stereospezifischen **Biotransformationen** durch Mucorales. *Rhizopus nigricans* zum Beispiel überführt durch α-Hydroxylierung Progesteron in 11α-Hydroxyprogesteron, das durch weitere chemische oder mikrobielle Prozesse in therapeutisch nutzbare Verbindungen wie Cortison und **Prednisolon** umgesetzt werden kann. Andere Arten erzeugen Fäule von Süßkartoffeln oder bergen allergenes Potential.

Biotransformationen

Einige Spezies der Gattung *Cunninghamella* aus dem Verwandtschaftskreis der Mucorales kann eine oft tödlich verlaufende Krankheit, die **Zygomykose** (früher: Mucomycose), hervorrufen. Andere *Cunninghamella*-Arten hingegen sind wertvolle Organismen, die für eine Reihe von Biotransformationen genutzt werden, so z. B. zur Hydroxylierung von Steroiden (*C. elegans, C. echinulata*) oder der antidepressiv wirkenden Substanz Amoxapin.

Merke
Einige Arten der Mucorales (*Rhizopus, Cunninghamella*) dienen zur Gewinnung von organischen Säuren sowie zur Durchführung von Biotransformationen. Andere Mucorales wiederum sind pathogen.

21.3 Ascomycetes – Schlauchpilze

Die Ascomyceten sind fast ausschließlich landlebende Pilze. Bei den meisten Ascomyceten besteht das Myzel aus septierten Hyphen, die Zellwände aus Chitin haben. Die Ascomycetes sind durch ihre Hauptfruchtform besonders gekennzeichnet. Die Meiosis läuft in einem schlauchförmigen Sporangium ab, das als **Ascus** bezeichnet wird. In ihm entstehen endogen eine bestimmte Zahl von Meiosporen (fast stets acht) durch freie Zellbildung. Außer der Reduktionsteilung findet bei vielen Ascomyceten auch die Karyogamie im Ascus statt. In diesem Fall ist die junge, diploide Ascuszelle auch die Zygote.

Die Asci sind meist in besonderen Fruchtkörpern (Apothezium, Kleistothezium, Perithezium, o Abb. 21.2) vereinigt. Sie bilden darin, palisadenförmig nebeneinander stehend, zusammen mit sterilen Fäden (**Paraphysen**) eine ausgedehnte Schicht, das **Hymenium** (o Abb. 21.2). Je nach der Form des Hymeniums kann man die Ascomycetes in Unterklassen einteilen. Als Nebenfruchtform treten Konidien auf.

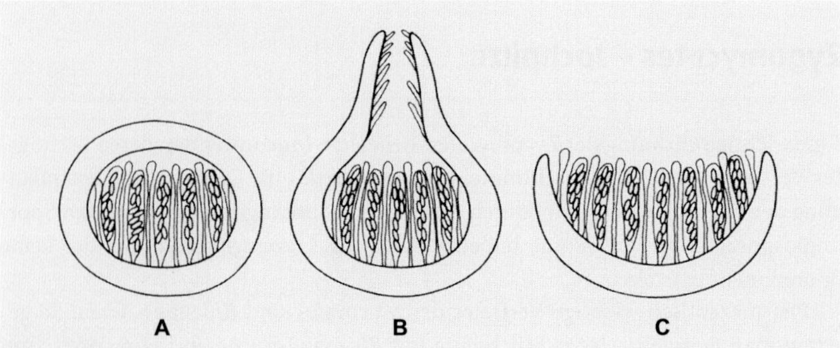

o **Abb. 21.2** Fruchtkörper der Ascomycetes. **A** Kleistothezium, **B** Perithezium, **C** Apothezium

Die Klasse der Hemiascomycetes umfasst einfach gebaute Schlauchpilze, die nur kurze bis gar keine Hyphengeflechte ausbilden und somit keine sichtbaren Fruchtkörper bilden. Die Zygote entwickelt sich unmittelbar zum Ascus. Die wichtigste Familie hieraus sind die **Saccharomycetaceae**, die **Hefepilze**. Es handelt sich hierbei um einzellige Mikroorganismen, die sich asexuell durch Sprossung (z. B. *Saccharomyces cerevisiae*, ○ Abb. 21.1 A) oder durch Querteilung (*Schizosaccharomyces*-Arten) vermehren. Zur sexuellen Vermehrung kopulieren zwei Zellen miteinander. Die Zygote wird unmittelbar zum Ascus, in dem sich unter Meiosis vier oder acht Ascosporen bilden, die nach Aufreißen der Außenwand frei werden. Obwohl die meisten Hefen sich als Einzelzellen fortpflanzen, können einige Hefen unter bestimmten Bedingungen Filamente bilden. Bei diesen Arten tauchen bestimmte Merkmale nur bei der filamentösen Form auf. Ein Beispiel hierfür ist *Candida albicans*, eine **opportunistische Hefe**, die vaginale, orale oder Lungeninfektionen hervorrufen kann, sowie Dermatosen und systemische Gewebeschäden bei AIDS-Patienten.

Das Sporangium der Ascomyceten heißt Ascus.

21

Merke

Obwohl Hefen Einzeller sind und als Mikroorganismen bezeichnet werden können, gehören sie zu den Pilzen und somit zu den Eukaryonten.

Saccharomyces cerevisiae (Bäckerhefe, Bierhefe) hat eine aus einem Polyglucan bestehende Zellwand. Als Faex medicinalis wird dieser Hefepilz wegen des hohen Gehaltes an **Vitaminen**, besonders aus der B-Reihe, medizinisch verwendet. So sind in 100 g trockener Bierhefe u. a. enthalten: 10–15 mg Vit. B_1, 5–8 mg Vit. B_2, 5–19 mg Vit. B_6, 0,5 mg Biotin, 1 mg Folsäure, 10–25 mg Pantothensäure. Hefe enthält 2,5 % Ergosterin. Durch UV-Bestrahlung geht dieses Sterin teilweise in Vitamin D_2 über. *Saccharomyces cerevisiae* spielt auch bei der Gewinnung des **(1*R*, 2*S*)-Ephedrin** seine Rolle. Das Alkaloid wirkt blutdruckerhöhend und wird gegen Kreislaufschwäche, Asthma, Heuschnupfen und Bronchitis angewandt. Bei der mikrobiellen Herstellung durch die Hefe wird Benzaldehyd nach Zugabe zu einer glucosehaltigen Nährlösung zu (*R*)-1-Phenyl-1-hydroxy-2-propanon (Phenylacetylcarbinol) umgesetzt. Die katalytische Hydrierung in Gegenwart von Methylamin führt direkt zu dem pharmakologisch aktiven Stereoisomer (○ Abb. 21.3).

Hefen sind einzellige Ascomyceten.

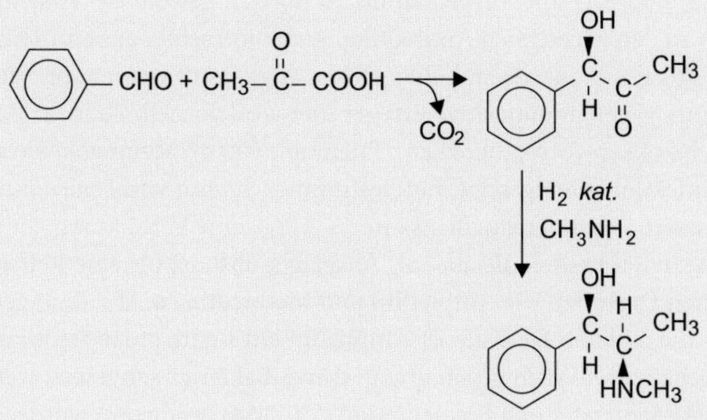

○ **Abb. 21.3** Gewinnung von Phenylacetylcarbinol zur Ephedrinsynthese mithilfe von *Saccharomyces cerevisiae*

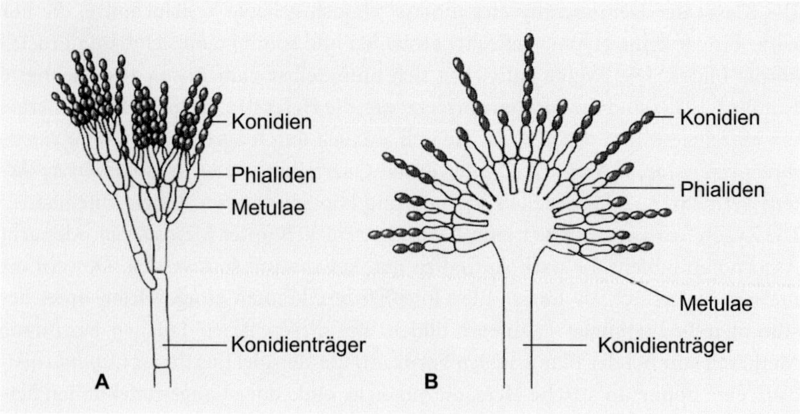

Abb. 21.4 Konidienträger. **A** *Penicillium*; **B** *Aspergillus*

Weiterhin verwendet man Hefe medizinisch bei einer Reihe von Hautkrankheiten. Aufgrund ihrer alkoholischen Gärung (Kap. 9.6) werden besondere physiologische Rassen als Bäcker-, Bier- oder Weinhefe verwendet.

Praxisbeispiel: Wirkstoffherstellung durch Hefe

Ephedrin kann mit Hilfe der Hefe *Saccharomyces cerevisiae* hergestellt werden.

Therapeutisch von größter Wichtigkeit: β-Lactam-Antibiotika

Zur Ordnung der Eurotiales gehören die Schimmelpilze mit den bekannten Gattungen *Aspergillus* und *Penicillium* (Familie Trichocomaceae). Die vegetative Vermehrung erfolgt bei ihnen durch Konidien. Bei *Aspergillus*, dem Gießkannenschimmel, sitzen auf dem kugelig angeschwollenen Träger kurze, allseitig ausstrahlende Zellen. Diese schnüren fortlaufend Konidien (Abb. 21.4 B) ab. Bei *Penicillium*, dem Pinselschimmel (Abb. 21.4 A), entstehen die perlschnurartig angeordneten Konidien auf verzweigten Trägern. Diese Vertreter der Eurotiales sind bedeutende Sekundärstoffproduzenten.

Penicillin wirkt hemmend auf die bakterielle Zellwandsynthese.

Aus *Penicillium chrysogenum* (früher aus *P. notatum*) wird **Penicillin G** (Abb. 21.5, Kap. 3.4) mit Ausbeuten bis zu 600 g/L gewonnen. Penicillin G zählt heute noch zu den wichtigsten Antibiotika. Aufgrund seiner außerordentlich geringen Toxizität kann es in extrem hohen Dosen angewandt werden. Im Wesentlichen ist es wirksam gegen grampositive Erreger und wird vornehmlich zur Bekämpfung von Staphylokokken-, Streptokokken-, Pneumokokken-, Meningokokken- und Gonokokkeninfektionen eingesetzt. Ein bestimmter Stamm von *Penicillium chrysogenum* produziert 6-Aminopenicillansäure (6-APA), eine Verbindung, die keine antibiotische Aktivität besitzt, die aber als Ausgangssubstanz für eine Reihe von semisynthetischen Derivaten wie **Ampicillin** und Methicillin (Abb. 21.5) genutzt wird. Anders als die anderen Derivate ist Ampicillin ein Breitbandantibiotikum, das gegen gramnegative wie auch gegen grampositive Bakterien eingesetzt werden kann. Obwohl 6-APA zuerst durch Fermentation des Pilzes produziert wurde, ist es heute üblich, die Substanz aus Penicillin G unter Abspaltung der Seitenkette entweder chemisch oder mithilfe der Penicillinamidase herzustellen. Die antibiotische Wir-

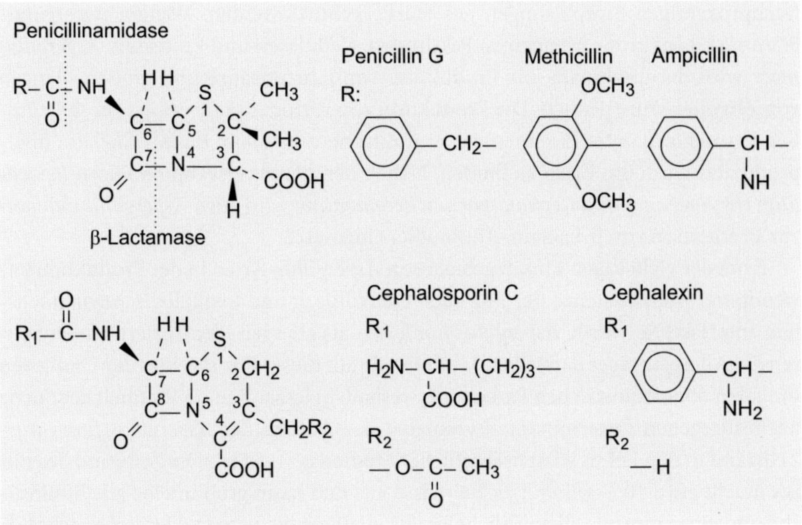

Abb. 21.5 β-Lactam-Antibiotika

kung der Penicilline beruht auf der Hemmwirkung der bakteriellen Zellwandsynthese (Blockierung der Transpeptidase, die die Verknüpfung der Peptidseitenketten der Polyglykanketten bewirkt, Kap. 3.4, Kap. 20.3.1, Tab. 20.3).

Acremonium-Arten (Syn. *Cephalosporium*, Familie *Hypocreaceae*) liefern **Cephalosporine**, deren Hemmwirkung auf demselben Prinzip wie die der Penicilline beruht (Kap. 20.3.1, Tab. 20.3). Cephalosporin C (Abb. 21.5), wie Penicillin ein β-Lactam, weist zwar eine relativ schwache antibiotische Wirkung auf, hat aber eine breite antibakterielle Spezifität und ist darüber hinaus resistent gegenüber *β*-Lactamase. Ausgehend von Cephalosporin C wurde durch Modifizierung der Seitenketten eine Reihe von semisynthetischen Cephalosporinen entwickelt, die z. T. wie das oral applizierbare **Cephalexin** (Abb. 21.5) häufig angewendet werden.

Griseofulvin, ein oral applizierbares Antibiotikum zur Therapie von hartnäckigen (z. B. Nagelmykosen) und großflächig ausbreitenden Dermatophytosen (z. B. Fußpilz) wird aus *Penicillium griseofulvum* isoliert. Die Substanz inhibiert das Wachstum einiger Dermatosen auslösender Pilze, indem es den Aufbau der Mikrotubuli und damit die Mitose dieser Arten hemmt.

Praxisbeispiel: Pharmazeutisch wichtige Pilze

Penicillium- und *Acremonium*-Arten sind Produzenten von β-Lactam-Antibiotika und Griseofulvin. *Aspergillus*-Arten produzieren α-Amylase, Glucoamylase, Glucon- und Zitronensäure.

Arten der Pilzgattung *Aspergillus* besitzen in sowohl kommerzieller als auch in pharmazeutischer Hinsicht große Bedeutung. Sie produzieren ein vielfältiges Spektrum an Naturstoffen. So wird z. B. aus *Aspergillus niger* **Glucoamylase** und aus *Aspergillus oryzae* **α-Amylase** gewonnen, Enzyme die weiter zur Herstellung von hochprozentigen Siruplösungen aus Stärke genutzt werden. Weitere *Aspergillus*-Stämme bilden große Mengen an Pektinasen, Cellulasen und Proteasen. *Aspergillus niger* wird darüberhinaus zur Produktion von **Gluconsäure** und großen Mengen von **Zitronensäure** genutzt. Die Produktion von Zitronensäure erfolgt aerob in großen Fermentern unter Eisenmangel, weil Zitronensäure vom Pilz als Chelator überproduziert wird, um Eisen zu binden. Neben den bereits erwähnten Pilzen *Penicillium chrysogenum* und *Cephalosporium acremonium* wird auch *Aspergillus nidulans* zur Produktion von β-Lactam-Antibiotika eingesetzt.

Aflatoxine sind hochtoxische Mykotoxine.

Trotz der vielfältigen Einsatzgebiete von *Aspergillus*-Arten in der Produktion anwendbarer Metabolite, ist der Pilz auch medizinisch und toxikologisch von höchstem Interesse. So wurde *Aspergillus fumigatus* als allergen identifiziert, wobei Sporen die Allergenträger darstellen. Mittlerweile gilt dieser Pilz als eines der häufigsten fungalen opportunistischen Pathogene, weshalb in letzer Zeit im Rahmen der Suche nach allergenen Determinanten vermehrt der Aufbau der *Aspergillus-fumigatus*-Zellwand in den Fokus wissenschaftlicher Studien gerückt ist. Die Zellwand des Pilzes macht etwa 30 % seiner Trockenmasse aus und kann grob in eine alkaliunlösliche und eine amorphe alkalilösliche Fraktion eingeteilt werden. Der Polysaccharid-Anteil besteht zu 20–35 % aus β-(1,3)-Glucanen, teilweise mit β-(1,6)-Verzweigungen, zu 35–46 % aus α-(1,3)-Glucanen, zu 20–25 % aus Galactomannanen und zu 7–15 % aus Chitin. Hinsichtlich dieser Komponenten ist das Vorkommen von verzweigten β-(1,3)-Glucanen bei allen Pilzen ubiquitär, das in der amorphen Fraktion der *Aspergillus*-Zellwand vorkommende α-(1,3)-Glucan fehlt hingegen bei *Saccharomyces cerevisiae* und anderen hemiascomyceten Hefen. Eine weitere Spezialität der *A. fumigatus*-Zellwand sind die Mannane, welche kurze Seitenketten mit 5 Galactofuranose-Einheiten.

Definition

Mykotoxine sind toxische Sekundärstoffwechselprodukte von Pilzen

Ein weiterer Vertreter der Gattung Aspergillus ist *Aspergillus flavus*. Dieser Pilz produziert Mykotoxine , die **Aflatoxine** (**O** Abb. 21.6, Aflatoxin B_1), welche gravierende Vergiftungen hervorrufen. Es handelt sich bei diesen Verbindungen um hochtoxische Furanocumarin-Derivate, die bei einigen Tieren, die mit dem Pilz kontaminiertes Getreide fressen, Tumore auslösen können. Für Küken verschiedener Geflügelarten können sie sogar letal wirken. Bei Menschen führen Vergiftungen durch Aflatoxin zu Leberschädigungen bis hin zur Krebserzeugung. Aflatoxin B_1 gilt als eines der stärksten bisher bekannten natürlich vorkommenden Leberkanzerogene. Die am häufigsten mit *Aspergillus flavus* kontaminierten Nahrungsmittel sind Paranüsse und Erdnüsse, aber auch weitere Nüsse und Getreide, die in zu feuchtem Zustand gelagert wurden. Für gefährdete Lebensmittel und pflanzliche Drogen ist ein Test auf Aflatoxine gesetzlich vorgeschrieben.

Merke

Ein und dieselbe Pilzgattung kann sowohl Arten von wichtigen Naturstoffproduzenten als auch Arten mit hochtoxischem Potential enthalten. Wichtige Beispiele sind die unterschiedlichen *Aspergillus*-Arten.

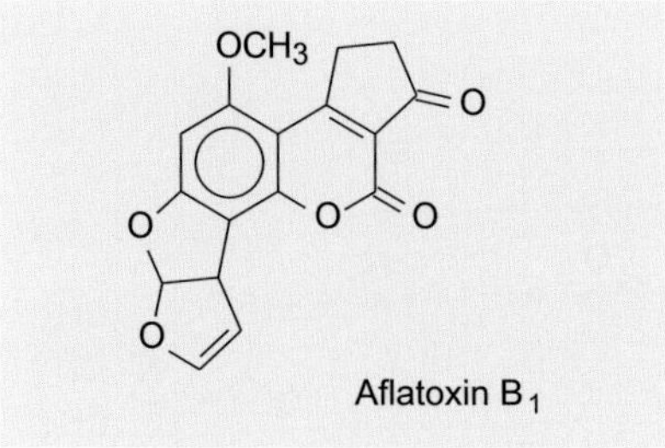

○ Abb. 21.6 Aflatoxin B_1

Ein weiterer Pilz, der in medizinischer Hinsicht Aufsehen erregt, ist der Ascomycet *Trichophyton*. Eine Dermatose, die durch *Trichophyton rubrum*, *Trichophyton mentagrophytes* und *Trichophyton floccosum* hervorgerufen wird, ist **Tinea pedis (Fußpilz)**. Diese Pilze haben die Fähigkeit, auf Keratin als Substrat zu wachsen, wobei sie nicht in die unteren Hautschichten eindringen, sondern sich zwischen den mit Keratin ausgefüllten Zellen ausbreiten.

Mutterkornalkaloide

Als letzter pharmazeutisch relevanter Ascomycet soll *Claviceps purpurea* besprochen werden. Die Dauerorgane (Sklerotien) stellen die als Mutterkorn (Secale cornutum) bekannte Droge dar. Das Sklerotium von *Claviceps purpurea* enthält die hochwirksamen **Mutterkornalkaloide**, die Lysergsäure-Derivate sind. In Spuren kommen Mutterkornalkaloide noch in *Aspergillus-*, *Penicillium-* und *Rhizobium*-Arten sowie in Höheren Pflanzen z. B. in Convolvulaceen vor und werden beispielsweise in der Migränetherapie eingesetzt.

21.4 Basidiomycetes – Ständerpilze

Amanita phalloides, Amanita muscaria

Zu dieser Gruppe zählen solche Höheren Pilze, die allgemein auch als Hutpilze bezeichnet werden. Etliche Vertreter (in Deutschland etwa 10 Arten) sind letal giftig.

Als sogenannte **Basidiomycetengifte** hat man verschiedene toxische Verbindungen isoliert. *Amanita phalloides*, der grüne Knollenblätterpilz, ist unter den wild wachsenden Pilzen der giftigste. Die von ihm produzierten Verbindungen *α*-**Amanitin** (○ Abb. 21.7) und **Phalloidin** besitzen komplett verschiedene Wirkmechanismen: Während α-Amanitin spezifisch die RNA-Polymerase II inhibiert und so die mRNA-Synthese verhindert, bindet Phalloidin irreversibel an Aktin-Filamente und zerstört die Zellstruktur. Beide Toxine rufen große Leberschäden hervor. Weniger gefährliche Vergiftungen werden durch den Genuss des Panther- und des Fliegenpilzes (*Amanita phanterina* und *Amanita muscaria*, siehe auch Kap. 11.3) hervorgerufen. Für die Toxizität verantwortlich ist das **Muscimol**, das beim Trocknen des Pilzes durch Decarboxylierung aus Ibotensäure entsteht (○ Abb. 21.7). **Muscarin** hingegen ist nur in sehr geringen Mengen enthalten. Die Verbindung ist ein Strukturanalogon von Acetylcholin, sodass die toxische Wirkung aus der Bindung des Moleküls an muscarinischen Acetylcholinrezeptoren von glatten Muskeln resultiert. Dies bewirkt eine ständige Stimulation der betroffenen Rezeptoren.

Muscimol ruft beim Menschen Halluzinationen hervor. Schließlich seien noch die Indolderivate Psilocin und Psilocybin (○ Abb. 21.7) genannt, die in *Psilocybe*-Arten (z. B. in *Psilocybe mexicana*, ritueller Pilz der Inkas) vorkommen und ebenfalls halluzinogene Wirkung haben.

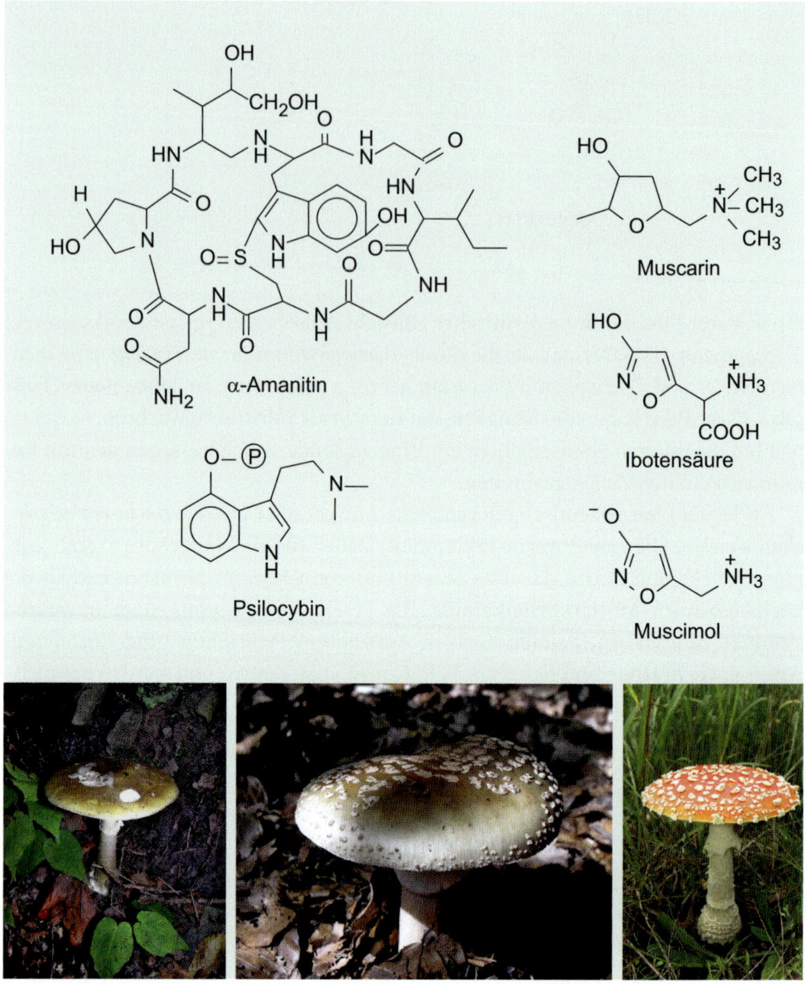

○ Abb. 21.7 Basidiomycetengifte und Basidiomyceten. Von links nach rechts: *Amanita phalloides* (Amanitin, Phalloidin), *Amanita pantherina* (Ibotensäure, Muscimol), *Amanita muscaria* (Ibotensäure, Muscimol, Muscarin).

Merke

Der grüne Knollenblätterpilz produziert hochtoxische Verbindungen: α-Amanitin und Phalloidin. Ebenfalls toxisch ist der Ibotensäure, Muscimol und Muscarin produzierende Fliegenpilz.

Zusammenfassung

Synopse

- Sowohl unter den niederen Pilzen (*Rhizopus nigricans*, *Cunninghamella*-Arten) als auch unter den Ascomyceten (*Saccharomyces cerevisiae*) gibt es Vertreter, die sog. Biotransformationen, d. h. biologische Stoffumwandlungen zur Produktion von auf chemischem Weg schwer zugänglichen Naturstoffen durchführen können. *Penicillium*- und *Aspergillus*-Arten sind darüber hinaus seit Jahren als Antibiotikaproduzenten für die Pharmazie und Medizin von unermesslichem Nutzen. Weiterhin können aus speziellen Stämmen einiger Ascomyceten (z. B. *Aspergillus*-Arten) große Mengen an Sekundärstoffen wie z. B. organische Säuren und Enzyme gewonnen werden.
- Einige Arten dieser Gattungen können schwerwiegende Krankheiten auslösen. *Aspergillus flavus* produziert die hochtoxischen Aflatoxine und verursacht schwerwiegende Leberschädigungen bis hin zum Leberkrebs. Der grüne Knollenblätterpilz (*Amanita phalloides*) und der Fliegenpilz (*Amanita muscaria*) sind für ihre Giftigkeit bekannt. Weitere Pilze können Dermatosen (*Candida*, *Trichophyton*) und schwere Mykosen (*Cunninghamella*) auslösen.

Wiederholungsfragen

Fragen

1. Welche unterschiedlichen Pilze sind für die Biotechnologie besonders interessant, und welche therapeutisch nutzbaren Verbindungen werden von ihnen produziert?
2. Wie kommen Aflatoxine und andere Mykotoxine in Milch und Butter? Was verursachen sie bei Mensch und Tier?
3. Wie ist die sexuelle Vermehrung von Ascomyceten charakterisiert?

Literatur

Bresinsky A, Körner C, Kadereit JW, Neuhaus G, Sonnewald U. Strasburger – Lehrbuch der Botanik. 36. Aufl., Spektrum Akademischer Verlag, Heidelberg 2008

De Hoog GS, Guarro J, Gene J, Figueras MJ. Atlas of clinical fungi. 2nd ed., Centraalbureau voor Schimmelcultures, Utrecht, TheNetherlands/Universitat Rovira i Virgili, reus, Spain, 2000

Gastebois A, Clavaud C, Aimanianda V, Latge J-P. *Aspergillus fumigatus:* cell wall polysaccharides, their biosynthesis and organization. Future Microbiol. (2009) 4(5), 583–595

Ladge J-P, 2010. Tasting the fungal cell wall. Cellular Microbiology, 12, 863–872, 2010

Michael J, Watkinson SC, Gooday GW. The Fungi. 2nd ed., Academic Press, San Diego 2001

Müller E, Loeffler W. Mykologie, Grundriß für Naturwissenschaftler und Mediziner. 4. Aufl., Thieme, Stuttgart 1982

Rieth H. Systematik und Morphologie der pathogenen Pilze in Mykosen. Thieme, Stuttgart 1975

Shanmugham B, Luckmann S, Summers M, Bernan V, Greenstein M. New approaches to augment fungal biotransformation.J Ind Microbiol Biotechnol, 30: 308–314, 2003

Voigt B, Porzel A, Naumann H, Horhold-Schubert C, Adam G. Hydroxylation of the native brassinosteroids 24-epicastasterone and 24-epibrassinolide by the fungus Cunninghamella echinulata. Steroids, 58 (7): 320–323, 1993

Wartenberg A. Systematik der Niederen Pflanzen. Thieme, Stuttgart 1972

22 Algen – Phycophyta

Inhaltsvorschau

Bei den in den vorherigen Kapiteln vorgestellten Vertretern der Bakterien und Pilze handelt es sich vornehmlich um terrestrische Arten. Dieses Kapitel soll am Beispiel der Algen zeigen, dass auch wasserbewohnende Organismen ein nicht zu vernachlässigendes Potential an Naturstoffen besitzen. Diese spielen weniger in pathogener und toxikologischer Hinsicht eine Rolle, als dass sie für die pharmazeutische Anwendung von Bedeutung sind. Im Folgenden werden die wichtigsten pharmazeutisch relevanten Inhaltsstoffe aus Algen und ihre Produzenten vorgestellt.

22.1 Die wichtigsten Algengruppen

Die Phycophyta und Mycophyta (Pilze) sind früher als Thalluspflanzen zusammengefasst worden. Gegenüber den Cyanophyta sind sie durch den Besitz eines **echten Kernes**, gegenüber den Pilzen durch die Anwesenheit von **Plastiden** und gegenüber den Höheren Pflanzen durch die fehlende Gliederung in Wurzeln, Spross und Blätter gekennzeichnet (Kap. 12.2).

Algen sind ein- bis vielzellige, verschieden gefärbte, autotrophe Wasserpflanzen. Über ihren **Thallusaufbau** unterrichtet Kap. 12. Die Gestalt reicht von einer Fülle von einzelligen über unverzweigte und verzweigte, fädige bis zu blättrigen oder sprossartigen Formen. Neben der ungeschlechtlichen Fortpflanzung durch Zellteilung gibt es die asexuelle Vermehrung durch begeißelte Sporen, deren Bildung in der Regel mitotische Kernteilungen vorausgehen, ferner die sexuelle Vermehrung.

Algen besiedeln Gewässer.

Die **Charakterisierung** der Algen kann nach ihren **Plastidenfarbstoffen** erfolgen (◘ Tab. 22.1, Kap. 12.1). Danach richtet sich auch die Grobgliederung, die Einteilung in Abteilungen und Klassen, innerhalb derer man nach der Höhe der Organisation wiederum die Unterklassen und Ordnungen unterscheidet. Im Folgenden werden die wichtigsten Gruppen kurz charakterisiert.

1. Glaucophyta sind ursprüngliche, einzellige, begeißelte, seltene Süßwasserbewohner mit gewissen Ähnlichkeiten zu Cyanobacterien.
2. Rhodophyta (Rotalgen) sind zumeist rot bis violett gefärbte Algen mit einfachen bis reich gegliederten Thalli (Einzeller treten nur bei isoliert stehenden Gruppen auf). Als Plastidenfarbstoffe treten auf Chlorophyll a (bei einigen Arten wenig d), die Begleitcarotinoide werden überdeckt durch Phycobiline, nämlich durch das rote Phycoerythrin und – bei einigen Arten – das blaue Phycocyanin. Von beiden Farbstoffen existieren mehrere Modifikationen.
3. Cryptophyta: Hierbei handelt es sich um eine kleine Gruppe begeißelter Einzeller ohne Zellwand, mit Rotalgenfarbstoffen, aber ohne Chromatophoren.
4. Dinophyta: Dies sind einzellige Meeresalgen, aus denen giftiges Saxitoxin (Gift in Muscheln) isoliert wurde.
5. Haptophyta sind ebenfalls einzellig. Sie bilden eine relativ kleine Gruppe von Meeresalgen.

Tab. 22.1 Einige chemische Merkmale der Algenklassen

		Chlorophylle				Carotine		Xanthophylle									Reservestoffe				Plastidentyp
Abteilungen/ Klassen		**a**	**b**	**c**	**Phycobiline**	**α**	**β**	**Diadinoxanthin ©**	**Diatoxanhin ©**	**Fucoxanthin (D, B, A)**	**Heteroxanthin (B)**	**Vaucheriaxanthin (B)**	**Alloxanthin ©**	**Pridinin (D, B)**	**Lutein**	**Zeaxanthin**	**Chrysolaminarin**	**Stärke**	**Florideenstärke**	**Paramylum**	
Glaucophyta	*	+	-	(·)	+	-	+	-	-	-	-	-	-	-	-	+	-	+	-	-	Cyanellen
Rhodophyta	*	+	-	-	+	(·)	+	-	-	-	-	-	-	-	+	+	-	-	+	-	Rhodoplasten
Cryptophyta	○	+	-	+	+	+	(·)	-	(+)	-	-	-	+	-	-	-	-	+	-	-	
Dinophyta	△(○)	+	-	+	-	-	+	(+)	(+)	(·)	-	-	-	+	-	-	-	+	-	-	
Haptophyta	△	+	-	+	-	-	+	(+)	(+)	+	-	-	-	-	-	-	+	-	-	+	
Heterokontophyta	△	+	-	+	-	-	+	+	(+)	(+)	(+)	(+)	-	-	-	-	+	-	-	-	
Chloromonadophyceae	△	+	-	+	-	-	+	-	(+)	-	-	-	-	-	-	-	-	-	-	-	
Xanthophyceae	△	+	-	+	-	-	+	+	+	-	+	+	-	-	-	-	+	-	-	-	
Chrysophyceae	△	+	-	+	-	-	+	(+)	(+)	+	-	-	-	-	-	-	+	-	-	-	
Bacillariophyceae	△	+	-	+	-	(·)	+	+	+	+	-	-	-	-	-	-	+	-	-	-	
Phaeophceae	△	+	-	+	-	-	+	(·)	(·)	+	-	-	-	-	-	(+)	+	-	-	-	
Chlorophyta	*	+	+	-	-	(·)	+	-	-	-	-	-	-	-	+	+	-	⊕	-	-	Chloroplasten
Chlorarachniophyta	○	+	+	-	-	-	-	-	-	-	-	-	-	-	+	-	-	-	-	?	
Euglenophyta	△	+	+	-	-	-	+	+	(+)	-	-	-	-	-	-	-	-	-	-	+	
Streptophyta	*	+	+	-	-	-	+	-	-	-	-	-	-	-	+	-	-	⊕	-	-	

Nach von den Hoek; Zusammenfassung der Xanthophylle nach Metzner. * Mit einfachen Plastiden (entstanden durch primäre Endozytobiose); ○ mit komplexen Plastiden und Nucleomorph (entstanden durch sekundäre Endozytobiose); △ mit komplexen Plastiden ohne Nucleomorph (entstanden durch sekundäre Endozytobiose);+ wichtiges Pigment bzw. Reservepolysaccharid; (+) Pigment kommt vor; (·) Pigment selten oder nur in geringer Menge; – Pigment bzw. Peservepolysaccharid fehlt. Bei Stärke:+ außerhalb des Chloroplasten, ⊕ im Chloroplasten gelagert; A 8-Keto-Carotin, z. B. Fucoxanthin und Siphonoxanthin (letzteres nur bei Prasinophyceae und Chlorophyceae); B Allen-Carotin, z. B. Vaueriaxanthin und Neoxanthin (letzteres bei Euglenophyta, Chlorophyta, Eustigmatophyta, Heterokontophyta z. T., Rhodophyta); C-Alkin-Carotinoide; D Carotinoid-Ester, also Xanthophylle, die an einer oder an beiden Hydroxylgruppen Fettsäure tragen; in der Tabelle nicht berücksichtigt 4-Keto-Carotine, z. B. Echinenon bei Euglenophyta+ und Chlorophyta+, bei Heterokontophyta (+).

Vielfältige Thallusformen

6. Heterokontophyta (Chrysophyta): Innerhalb dieser großen Abteilung können mehrere Klassen unterschieden werden:
   a) Chloromonadophyceae: Diese Klasse enthält ausschließlich begeißelte Formen. Die Chloroplasten sind grün bis gelbgrün. Als Reservestoff wurde nur Fett nachgewiesen.
   b) Xanthophyceae: In dieser vielgestaltigen Algengruppe finden sich alle Organisationsstufen bis hin zu siphonalen Algen. Die Zellwände sind oft verkieselt oder verkalkt. Die Chromatophoren sind grün: Chlorophyll a, β-Carotin und charakteristische Xanthophylle: Heteroxanthin, Vaucheriaxanthin, Diadinoxanthin (aber kein Lutein und Fucoxanthin).
   c) Chrysophyceae: Dies sind begeißelte Einzeller, meist mit Kieselskeletten, seltener mit Zellfäden. Chromatophoren gelb bis braun, mit Chlorophyll a und c, β-Carotin (wenig α) und verschiedenen Xanthophyllen (u. a. Fucoxanthin), Xanthophyllester.
   d) Bacillariophyceae (Diatomeae): In ihren Pektinzellwänden ist fast stets Kieselsäure eingelagert, die zwei Schalen bildet. Die Chromatophorenfarbstoffe gleichen denen der Phaeophyceae.

Braunalgen: braun durch Fucoxanthin

   e) Phaeophyceae (Braunalgen) siehe Kap. 12.2: Diese Klasse besitzt braun gefärbte, zum Teil sehr große Algenthalli (morphologisch und histologisch z. T. hochdifferenziert). Sie ist fast durchweg marin. Plastidenfarbstoffe sind Chlorophyll a (wenig c), β-Carotin, mehrere Xanthophylle (hauptsächlich das braune, die anderen Farbstoffe überdeckende Fucoxanthin).

Einteilung nach Plastidenfarbstoffen

7. Chlorophyta (Grünalgen): Es sind hier fast alle Organisationsstufen von Einzellern (Chlorella), über Zellverbände bis zu Fäden und Schläuchen und Thalli vertreten (Kap. 11.3). Die morphologisch-histologische Differenzierung ist aber geringer als bei den Braunalgen. Als Chromatophorenfarbstoffe treten wie bei den Höheren Pflanzen auf: Chlorophyll a, b, β-Carotin (wenig α-), verschiedene Xanthophylle, vor allem Lutein und Zeaxanthin. Die Mehrzahl der Grünalgen sind Süßwasseralgen, etliche sind Symbionten in Flechten (Kap. 23) und Niederen Tieren, manche sind Landpflanzen (Apatococcus, Trentepohlia).
   a) Abteilung Chlorarachniophyta: Die Vertreter dieser sehr kleinen Abteilung (zwei Gattungen mit jeweils einer Art) sind durch das Vorkommen von jeweils einem **Nucleomorph** gekennzeichnet. Dieses kann als Restkern eines photoautotrophen eukaryotischen Endosymbionten interpretiert werden. Die Chlorarachniophyta leben in Gemeinschaft mit siphonalen Meeresalgen als nackte **amöboide** Zellen, die durch Plasmafortsätze gekennzeichnet sind. Die leuchtend grünen Chloroplasten enthalten Chlorophyll a und b.
   b) Abteilung Streptophyta: Der Umfang dieser Abteilung sowie ihre Abgrenzung gegenüber den übrigen Chlorophyta stützen sich auf DNA-analytische Untersuchungen. Die Streptophyta stellen eine relativ heterogene Algengruppe dar, die durch die unterschiedlichsten Organisationsformen und Fortpflanzungsmechanismen gekennzeichnet ist.

Im Folgenden werden einige Beispiele der Algengruppen herausgegriffen, die von einem gewissen pharmazeutischen Interesse sind.

Bacillariophyceae (Diatomeen – Kieselalgen) 22.2

Die zumeist als Einzeller lebende, formenreiche Gruppe nimmt unter den Algen eine Sonderstellung ein. Sie ist gekennzeichnet durch den Besitz von zwei Kieselsäureschalen (○ Abb. 22.1), die innerhalb der äußeren Plasmaschicht abgelagert werden. Von diesen greift eine – wie der Deckel einer Schachtel – über die andere. Deckel und Boden werden **Schalen**, die Mantelflächen **Gürtelbänder** genannt. Die Zelle hat deshalb von der Schalenansicht (○ Abb. 22.1, A von oben oder unten), ein anderes Aussehen als von der Gürtelbandansicht (○ Abb. 22.1 B, von der Seite).

Kieselsäureschalen

Die Diatomeen sind mit über 10 000 Arten in den Gewässern aller Klimazonen verbreitet. Viele von ihnen stellen einen wesentlichen Teil des Phytoplanktons dar. Planktondiatomeen haben häufig besondere Schwebefortsätze, andere sind durch Gallerten zu Ketten oder anderen Verbänden vereinigt. Massenvorkommen in früheren Erdzeitaltern (Tertiär) führte zu Ablagerungen von Kieselgur, die heute abgebaut werden (Lüneburger Heide). Als ein chemisch inertes Produkt mit hohem Kieselsäuregehalt findet Kieselgur als Filtermasse oder als Füllstoff technisch Verwendung. Die feinporigen Kieselsäureschalen haben eine große innere Oberfläche und sind deshalb in der chemischen Analysentechnik als Träger- und Adsorptionsmaterial für die Chromatographie gut geeignet. Es ist als gereinigtes Produkt unter dem Namen Terra silicea im Handel.

Praxisbeispiel: Verwendung von Kieselgur

Kieselgur besteht aus mikroskopisch kleinen Gerüstpanzern fossiler Kieselalgen, zum größten Teil amorphe Kieselsäure mit einem enormen Aufnahmevermögen für Wasser (ca. das 4-fache der eigenen Masse). Es findet als Filtermasse, als Füllstoff oder in der chemischen Analysentechnik als Träger- und Adsorptionsmaterial für die Chromatographie Verwendung.

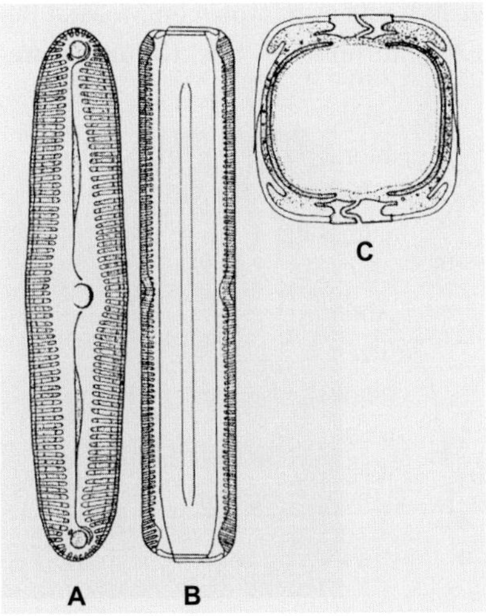

○ **Abb. 22.1** Diatomeen (Bacillariophyceae): *Pinnularia viridis*. **A** Schalenansicht, **B** Gürtelbandansicht (600 × nach Pfitzer), **C** Querschnitt. 1 200 ×. Nach Lauterborn

22.3 Braunalgen – Phaeophyceae

Zu der etwa 2000 Arten zählenden Klasse gehören u. a. die *Fucus*- und *Laminaria*-Arten. Sie besiedeln felsige Meeresküsten. Die Phaeophyceae sind diejenigen Algen, die man auch wegen ihrer derben Formen **Tange** nennt, welche auch an der Nordseeküste zu finden sind. Einzeller kennt man nicht. Die Braunalgen bilden eine außerordentlich formenreiche Gruppe. Ihr Habitus schwankt zwischen winzigen, aus verzweigten, einfachen Zellen zusammengesetzten Büscheln bis zu gewaltigen, vielschichtigen, viele Meter lang werdenden, teilweise baumähnlichen Pflanzen, deren Teile äußerlich an Blätter, Stängel und Wurzel erinnern.

Laminariales

In der Ordnung der Laminariales hat der Sporophyt eine hohe morphologische und histologische Differenzierung (○ Abb. 22.2).

Macrocystis pyrifera, in den kühleren Meeren der Südhalbkugel vorkommend, wird über 100 m lang. In 2–25 m Tiefe sitzt diese Braunalge mit einem krallenartigen Haftorgan fest. Der Thallus trägt an seinen Achsen einseitig lang herabhängende Thalluslappen (Phylloide), die an der Basis je eine große Schwimmblase besitzen, durch die sie an der Meeresoberfläche schwimmend gehalten werden (○ Abb. 22.2 E, F). Die antarktischen *Lessonia*-Arten (○ Abb. 22.2 D) haben eine schenkeldicke, verzweigte, stammartige Hauptachse von ca. 5 m Länge mit überhängenden langen Thallusblättern an den Zweigen entwickelt. Bei *Nereocystis* (Pazifikküste Kalifornien bis Alaska) trägt ein bis 100 m langer seilartiger Thallusabschnitt eine große Schwimmblase, der ein Büschel von Blättern ansitzt (○ Abb. 22.2 C). An der felsigen Nordseeküste sind die bis 5 m lang werdenden *Laminaria*-Arten verbreitet. Sie tragen auf einem perennierenden Stiel einen blattartigen Thalluslappen, der jedes Jahr von der Basis des Phylloides her erneuert wird (○ Abb. 22.2 A, B).

Alginatproduzenten

Die Braunalgen dienen zur großtechnischen Gewinnung der **Alginsäure**, eine saure Schleimsubstanz (ein 1,4-*β*-D-Polymannuronid mit gewissen Mengen an α-L-Guluronsäure), die in den Interzellularräumen der Zellwände als Calciumsalz abgelagert wird. Der Gehalt an Alginaten schwankt jahreszeitlich und beträgt etwa 12–35 %. Der Guluronsäureanteil liegt zwischen 30 % und 60 %, wobei im Molekül Bereiche vorkommen, die fast ausschließlich **Mannuronsäure**- bzw. **Guluronsäure**-

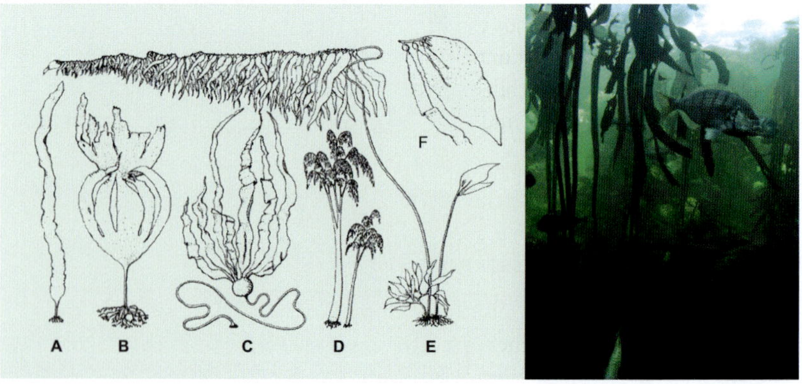

○ **Abb. 22.2** Laminariales (große Tange). **A** *Laminaria saccharina*, **B** *Laminaria hyperborea*, **C** *Nereocystis luetkeana*, **D** *Lessonia flavicans*, **E** *Macrocystis pyrifera*, **F** Thallusspitze von *Macrocystis pyrifer. Laminariales können im Meer »Wälder« bilden (Foto).*

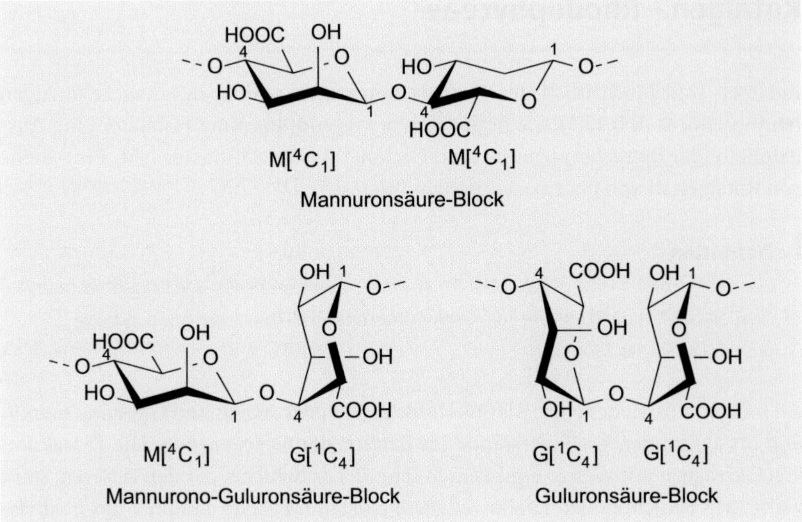

o Abb. 22.3 Chemischer Aufbau von Alginaten

reste enthalten (**M- bzw. G-Blöcke**) o Abb. 22.3, und solche, in denen beide Komponenten etwa gleich verteilt sind (**GM-Blöcke**) o Abb. 22.3. Das Molekulargewicht liegt im Bereich von 32 000–200 000 Dalton, was einem Polymerisationsgrad von 180–930 Einheiten entspricht. Alkalisalze der Alginsäure bilden hochviskose Sole.

Merke

Zur Gewinnung der Alginsäure werden vornehmlich *Macrocystis pyrifera* (kalifornische Küste) und *Laminaria cloustonii* (westeuropäische Küste) sowie weitere *Laminaria*-Arten herangezogen. Hinzu kommt noch aus der Ordnung der Fucales *Ascophyllum nodosum* (westeuropäische Küste).

Arzneilich werden Alginate hauptsächlich zur lokalen Blutstillung (Bildung von unlöslichem Calciumalginat) und als Zusatz zu Antacida zur Therapie von Sodbrennen verwendet. Darüber hinaus werden sie zur Erzeugung resorbierbaren Verband- und Nahtmaterials eingesetzt und spielen in der pharmazeutischen Technologie als Tablettensprengmittel, als Stabilisator und als Dickungsmittel sowie als Grundlagen von fettfreien Salben, Gelees und Mikrokapseln eine wichtige Rolle.

Praxisbeispiel: Pharmazeutische und medizinische Anwendung von Alginaten

Alginate aus Braunalgen werden u. a. zur Blutstillung, als Tablettensprengmittel, als Salbengrundlage und zur Verbandsherstellung verwendet.

Iodspeicher

Weiterhin kann aus der Asche verschiedener Braunalgen **Iod** gewonnen werden. *Laminaria*-Arten beispielsweise können 0,03–0,3 % ihres Nassgewichtes an Jod enthalten (zum Vergleich: Die Konzentration von Jod im Seewasser beträgt nur 0,000 005 % = 0,05 mg/l). Auch **Soda** und **Mannit** werden aus Braunalgen gewonnen. Im asiatischen Raum werden Braunalgen als *Kombu* verzehrt.

22.4 Rotalgen – Rhodophyceae

Rotalgen sind hinsichtlich der Organisationsstufen sehr hoch entwickelte Algen (○ Abb. 12.6, ○ Abb. 12.7). Sie besiedeln vorwiegend maritime Habitate. Eine Ausnahme bildet *Batrachospermum*, eine Gattung, die im Süßwasser lebt. Eine Reihe von Rotalgen ist von pharmazeutischem Interesse.

Definition

Die getrockneten und gebleichten Thalli von *Chondrus crispus* und *Gigartina mamillosa*, beides Rotalgen aus der Familie der *Gigartinaceae*, liefern die Schleimdroge *Carrageen* (*Irländisches Moos*).

An felsigen Küsten des Nordatlantiks bilden *Chondrus crispus* und *Gigartina mamillosa* oft zusammen große Bestände im Bereich der Gezeitenzone. Die Extraktion von **Carrageen** mit Wasser ergibt einen sehr dicken Schleim, der den äußeren, stark verdickten Schichten der Thalluszellwand entstammt. Beim Erkalten der hochviskosen Sole bilden sich Gele, die bereits bei relativ niedrigen Temperaturen wieder verflüssigt werden.

κ- und λ-Carrageenane

Der isolierte Schleim (**Carrageenan**, auch **Carrageenin** genannt) macht 50 %–70 % der Algen aus. Er ist in seiner chemischen Zusammensetzung sehr heterogen. Das Rückgrat ist jeweils eine Kette alternierender **1,3-*β*-glykosidisch verknüpfter und 1,4**-α-glykosidisch verk**nüpfter Galactosereste**. Die 1,3-*β*-D-Galactosereste sind an den Hydroxylgruppen des C-2- oder C-4-Atoms mit Schwefelsäure verestert, und die 1,4-α-D-Galactosereste tragen am C-2- und/oder am

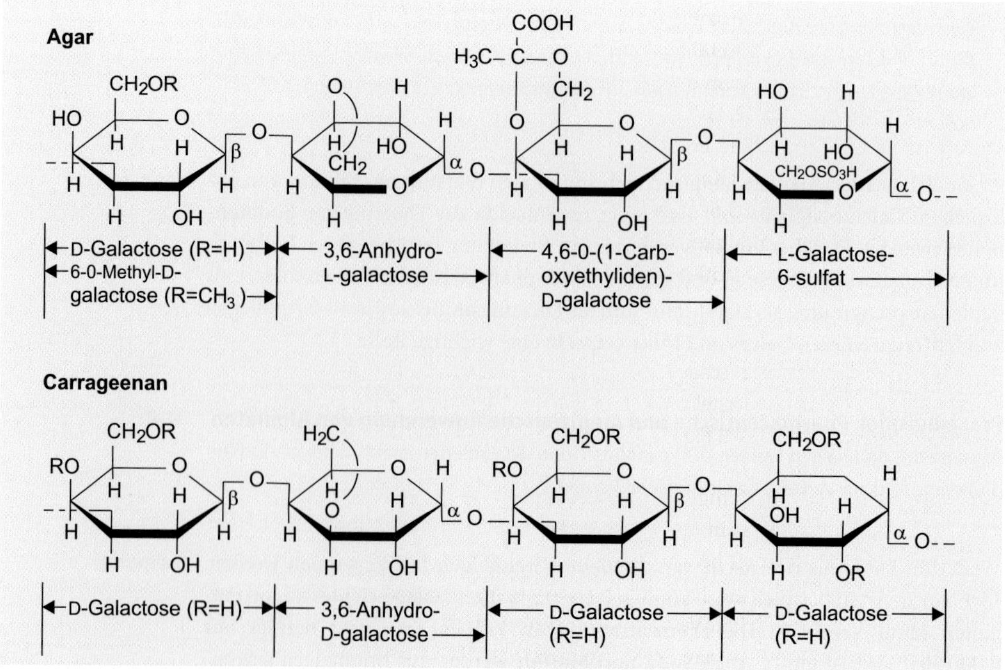

○ **Abb. 22.4** Chemischer Aufbau von Galactanen

C-6-Atom Sulfatreste, bzw. sie liegen in 3,6-Anhydroform vor (○ Abb. 22.4). Das Molekulargewicht liegt zwischen 200 000 und 800 000 Dalton, was einem Polymerisationsgrad von 800–3 000 Zuckerbausteinen entspricht. Bei der Hydrolyse wird auch L-**Galactose** gefunden. Hauptfraktionen des Carrageenans sind das κ-Carrageenan (hoher Anteil an 3,6-Anhydro-D-Galactose-Resten und damit hohe Gelstärke und geringe Viskosität) und λ-Carrageenan (geringe Gelstärke und hohe Viskosität).κ- **und λ-Carrageenane** besitzen antikoagulierende (heparinähnliche) Wirkung bei der Blutgerinnung.

Praxisbeispiel: Verwendung von Carrageenan

Da Carrageenan ein kompetitiver Inhibitor der Wirkung des Pepsins ist, kann es zur Therapie von Magengeschwüren eingesetzt werden. Vor allem aber wird Carrageenan in der pharmazeutischen Technologie, Lebensmittelindustrie und Kosmetik als Gelbildner, Dikkungsmittel und Pseudoemulgator eingesetzt. Das Dekokt der Droge Carragen wird als Mucilaginosum bei trockenem Reizhusten und Diarrhö verwendet.

Gelidium- und *Gracilaria*-Arten sind Agar- und Agaroseproduzenten.

Rotalgen der Gattungen *Gelidium* und *Gracilaria* sind weitere wichtige Produzenten von Schleimstoffen. Die sich in den Zellwänden dieser Algen befindlichen Polysaccharide finden nach Extraktion und Trocknung als *Agar* (*Agar-Agar*) Verwendung. Agar quillt in kaltem Wasser und löst sich beim Erhitzen auf 80–90 °C. Handelsagar ist ein heterogenes, chemisch nicht scharf definierbares Polylactan, das in seiner Zusammensetzung variieren kann, je nachdem welche Algenarten zur Gewinnung benutzt werden. Rückgrat der Agarmoleküle sind Ketten alternierender **β-1,3-verbundener D-Galactopyranosereste** und α-1,4-verkn**üpfter 3,6 Anhydro-L-galactopyranosereste**, die vielfältig verändert sein können: Die D-Galactose kann unter Beteiligung ihrer Hydroxylgruppen an C-4 und C-6 mit der Carbonylgruppe von Brenztraubensäure ein Ketal bilden bzw. am C-6 eine Methylgruppe tragen. Die 3,6-Anhydro-L-Galactose kann durch L-Galactose-6-sulfat, ihre biogenetische Vorstufe, ersetzt sein (○ Abb. 22.4).

Agarose ist eine sulfatfreie Fraktion des Agars. Sie wird u. a. als Matrix für die Agarose-Gelelektrophorese (Kap. 5.4, ○ Abb. 5.19) verwendet.

Je größer der Gehalt an 3,6-Anhydrogalactose, und je geringer der Sulfatgehalt ist, desto größer ist die Fähigkeit des Agars zu gelieren. Für Agar wird eine Molmasse von 110 000–160 000 (550–850 Zuckeranteile) angegeben.

Definition

Agar besteht aus den Polysacchariden verschiedener Rhodophyceen-Arten, hauptsächlich *Gelidium*-Arten. Die Herstellung erfolgt durch Extraktion der Algen mit siedendem Wasser. Der Extrakt wird heiß filtriert, konzentriert und getrocknet. (Ph. Eur.).

Wegen seiner guten Gelierfähigkeit und weitgehenden Resistenz gegenüber mikrobiellen Enzymen wird Agar in der Mikrobiologie als Nährbodenträger verwendet. In der Lebensmittelindustrie benutzt man Agar als Geliermittel z. B. bei der Produktion von Süßwaren, Eiscreme, Joghurts, Frischkäse, Tortenfüllungen.

Da Agar von menschlichen Verdauungsenzymen nicht angegriffen wird, kommt dem Schleimstoff in der Pharmazie bzw. Medizin ebenfalls eine bedeutende Rolle zu.

Praxisbeispiel: Verwendung von Agar

Agar findet Verwendung als Volumenfüller in der Diätetik und wegen seines durch Quellung bedingten Volumenreizes auf die Darmwände als mildes Abführmittel. In der pharmazeutischen Technologie wird Agar als Tablettensprengmittel, zur Herstellung fettfreier Salbengrundlagen und als Pseudoemulgator genutzt.

Synopse

Zusammenfassung

- Im Gegensatz zu den Pilzen besitzen Algen Plastiden. Ihre Charakterisierung und Einteilung in Abteilungen und Klassen kann deshalb nach ihren Plastidenfarbstoffen erfolgen. Algen sind durch eine vielfältige Thallusstruktur gekennzeichnet.
- Besondere Beachtung finden die Braunalgen und die Rotalgen, welche Lieferanten von pharmazeutisch bzw. medizinisch relevanten Polysaccharidgemischen mit komplexer chemischer Struktur sind.

Fragen

Wiederholungsfragen

1. Aus welchen Algen wird die für die Herstellung von mikrobiologischen Nährböden benutzte Substanz gewonnen? Wo und in welcher Form kommt sie in der Gentechnik zum Einsatz?
2. Durch welchen Plastidenfarbstoff sind die Phaeophyceae charakterisiert?

Literatur

Bresinsky A, Körner C, Kadereit JW, Neuhaus G, Sonnewald U. Strasburger – Lehrbuch der Botanik. 36. Aufl., Spektrum Akademischer Verlag, Heidelberg 2008

Rimpler H. Biogene Arzneistoffe. 2. Aufl., Deutscher Apotheker Verlag, Stuttgart 1999

Teuscher E, Melzig MF, Lindequist U. Biogene Arzneimittel. 7. Aufl., Wissenschaftliche Verlagsgesellschaft Stuttgart, 2012

van den Hoek C, Jahns HM, Mann DG. Algen. 3. Aufl., Thieme, Stuttgart 1993

Flechten, Moose, Farnartige

23

Inhaltsvorschau

Flechten sind Zwillingswesen: Pilz und Alge bilden eine enge Symbiose (Kap. 11). Moose und Farne sind blütenlos; Sporophyt und Gametophyt sind selbstständige Generationen. Sie sind grundlegend für das Verständnis der Evolution der Blütenpflanzen, wie der Vergleich der Generationswechsel erkennen lässt. Die pharmazeutische Bedeutung aller drei Gruppen ist eher gering.

23.1 Flechten – Lichenophyta

Flechten sind symbiontische Organismen aus Pilz und Alge.

In den Flechten bilden Hyphen bestimmter Pilzarten mit autotrophen Algen einen innigen Verband, der zu einer morphologischen und physiologischen Einheit geworden ist. Die Flechten sind als Zwillingswesen also eine besondere Gruppe von Organismen. Das symbiontische Zusammenleben und der Aufbau der Flechtenthalli sind bereits besprochen worden (Kap. 11.3). Der Pilz (**Mykobiont**) liefert zwar das äußere Erscheinungsbild, sozusagen das Gehäuse des Flechtenkörpers, aber er ist in der Regel auf das Zusammenleben mit der Alge (**Phycobiont**) angewiesen, die im Innern liegt, dicht umwebt von den Pilzhyphen. Als Algenpartner kommen neben Cyanobakterien und Chlorophyceen, seltener auch Xanthophyceen und Phaeophyceen (Kap. 22.3) vor. Als **Pilzpartner** überwiegen bei weitem die **Ascomyceten** (Ascolichenes) (Kap. 21.3), während die Basidiomyceten (Kap. 21.4) sehr selten als Flechtenpartner bei wenigen tropischen Vertretern bekannt geworden sind (Basidiolichenes).

Viele Flechten bilden Apothecien als Fruchtkörper aus.

Flechten wachsen auf den verschiedensten Unterlagen; am artenreichsten sind die feuchten Bergwälder der gemäßigten Zonen und die Bergwälder der Tropen, aber auch die Tundra der Arktis (z. B. *Cladonia*, ○ Abb. 23.1). Dabei kann sich der Pilzpartner über Sporen vermehren, wobei Ascomyceten **Apothecien** als Fruchtkörper ausbilden, an deren Rand Algenzellen stehen können.

Flechten enhalten phenolische Carbonsäuren.

Aus phytochemischer Sicht sind typische Flechtenstoffe hervorzuheben. Es sind häufig Säuren vom Typ **der Lecanorsäure** (Orsellsäure, eine phenolische Verbindung). Chemisch nahe stehen die Lackmus-Farbstoffe, die als Säure-Base-Indikatorfarbstoffe früher Verwendung fanden und aus *Roccella*-Arten gewonnen wurden. In sehr vielen Flechten kommt **Usninsäure** (ebenfalls ein Phenol) vor, die als antibiotisch wirksame Substanz gilt.

Von pharmazeutischem Interesse ist das Isländische Moos (Lichen islandicus), kein Moos, sondern eine Flechte (*Cetraria islandica*, ○ Abb. 11.2), die wegen ihres Polysaccharidschleims als Droge verwendet wird.

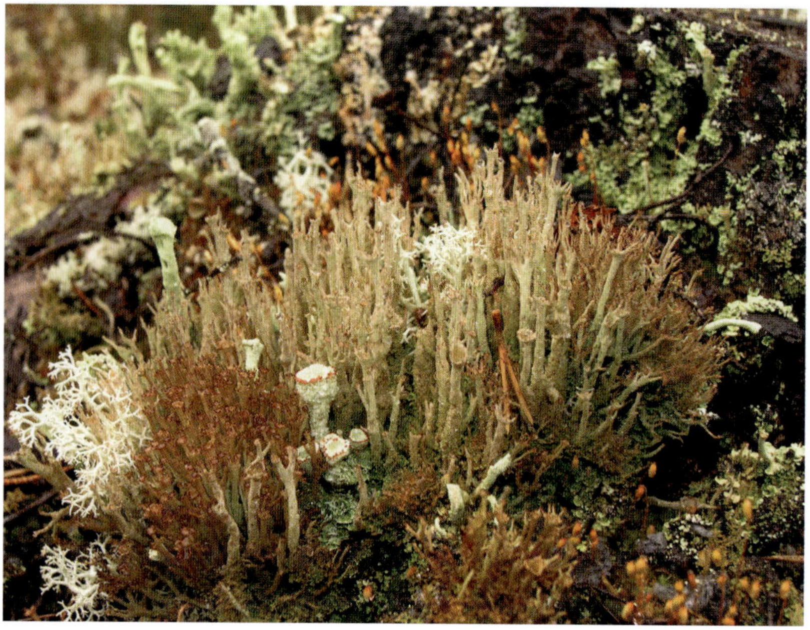

Abb. 23.1 Flechtengesellschaft, z. B. *Cladonia* mit Apothecien, am Boden eines Flechten-Kiefernwaldes (*Cladonio-Pinetum*)

Drogen und Stammpflanzen

- Isländisch Moos (Ph. Eur.); Lichen islandicus; *Cetraria islandica* (Parmeliaceae); wasserlösliche Polysaccharide, Galactomannane, Flechtensäuren; Gebirge Mitteleuropas, Nordeuropa.

23.2 Moose – Bryophyta

Im Gegensatz zu den **Thallophyten** bilden die **Kormophyten** eine phylogenetisch einheitliche Gruppe. Zu ihnen rechnet man die Moose sowie die Farne, Gymnospermen und Angiospermen.

Moose stehen taxonomisch zwischen den Thallophyten und Kormophyten.

Von den Thallophyten unterscheidet sich diese Gruppe durch eine stärkere morphologische und anatomische Differenzierung. Die Moose stehen teilweise zwar den Thalluspflanzen nahe (thallöse Moose), aber schon bei den Laubmoosen treten Formen mit deutlich differenziertem Stängel und Blättern auf (foliose Moose), wenn auch vollkommene Wurzelorgane fehlen (es sind nur sog. Rhizoide vorhanden). Allerdings handelt es sich hierbei um die gametophytische Generation mit haploidem Chromosomensatz. Die Ähnlichkeit mit dem diploiden Kormus ist daher nur scheinbar.

Der Bau des Vegetationspunktes und der reproduktiven Organe, insbesondere der Archegonien der Moose, gleicht vielfach dem der Pteridophyten; beide werden unter dem Begriff **Archegoniaten** zusammengefasst.

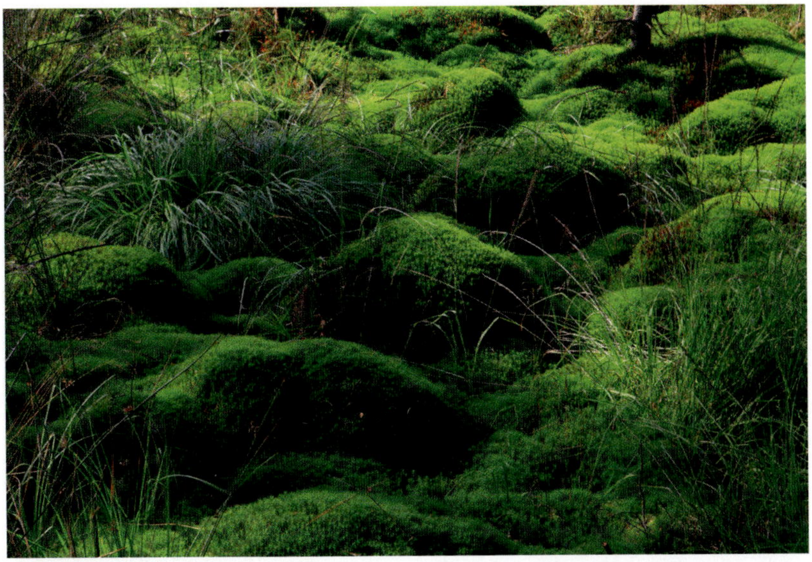

Abb. 23.2 Bulten eines Moores, die zu wesentlichen Teilen aus unterschiedlichen Moosen gebildet werden

Hervorzuheben ist, dass an den **Sporogonen** Spaltöffnungen vorkommen, die bereits dem bei den Farnen verbreiteten Mnium-Typ entsprechen (Abb. 16.8 A). Auch die Ausbildung einfacher Leitstränge mit länglichen Hydroiden für die Wasserleitung und Leptoiden für Assimilatleitung spricht für eine Ableitung der Moose und Farne von einem gemeinsamen Ahnen. Der **Generationswechsel** der Moose ist ausgeprägt und vor allem dadurch gekennzeichnet, dass der Gametophyt die selbstständige, produktive (grüne) Generation ist, auf der der unselbstständige Sporophyt (Sporogon und Sporenkapsel) parasitiert. Die Homologisierung mit den Farnen ist offenkundig.

Archegonien und Antheridien gibt es bei den Moosen, aber auch bei den Prothallien der Farne.

Moose enthalten viele, teilweise auch **antibiotisch wirksame Sekundärstoffe**. Auch Mikroorganismen bauen die Moosgewebe nur langsam ab. Moose neigen sehr zur Vertorfung und der Hochmoortorf besteht fast ausschließlich aus wenig zersetzten Resten der Torfmoose (*Sphagnum*). Die Torfbildung stellt den Hauptnutzen der Moose für den Menschen dar, sodass heute in Mitteleuropa fast kaum mehr unzerstörte Hochmoore zu finden sind. *Sphagnum*-Blättchen vermögen wie ein Schwamm ein Vielfaches ihres Eigengewichtes an Wasser zu speichern. Riesige Flächen in borealen Gebieten, wie z. B. in der Taiga, sind mit Hochmooren bedeckt (Abb. 23.2).

Pteridophyta – Farnartige 23.3

Allgemeines, Fortpflanzung, Generationswechsel 23.3.1

Die **Farngewächse** (**Pteridophyta**) entsprechen in ihrem vegetativen Aufbau weitgehend den Blütenpflanzen. Die drei **Grundorgane** (Blatt, Wurzel und Stängel) sind in typischer Ausbildung vorhanden; die anatomischen Verhältnisse unterscheiden sich wenig von denen der Angiospermen.

Farngewächse sind »echte« Kormophyten.

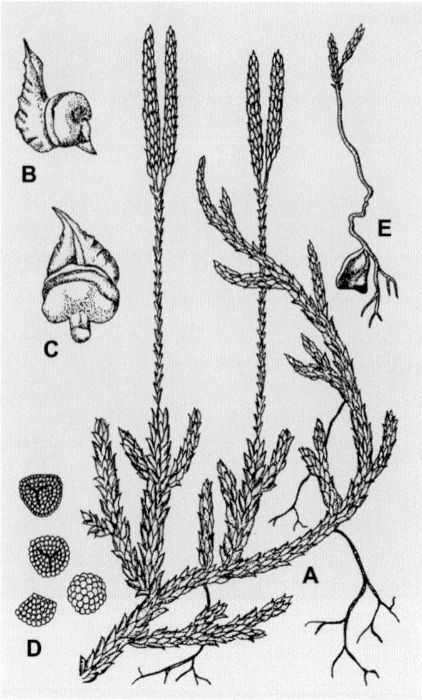

○ Abb. 23.3 *Lycopodium clavatum* (Keulenbärlapp). **A** Sprosssystem mit zwei Sporophyllständen, **B** einzelnes Sporophyll mit Sporangium, **C** Sporophyll mit geöffnetem Sporangium, **D** Sporen, **E** Prothallium mit junger Bärlapp-Pflanze. Nach Weber 1962

Die **Pteridophyten** weisen alle einen **Generationswechsel** auf mit einem haploiden Prothallium und der diploiden eigentlichen Pflanze. Beide Generationen sind streng voneinander getrennt. Kernphasenwechsel und Generationenfolge sind in der Natur gekoppelt. Die auf der Pflanze erzeugten Sporen sind entweder alle gleich (**isospor**) oder ungleich groß (**heterospor**, also mit Mikro- und Megasporen, aus denen sich Mikro- und Megaprothallien bilden). Bei den Farnen sind nur einige Wasserfarne heterospor. Die rezenten **Schachtelhalme** sind alle isospor; bei den Bärlappgewächsen ist die Gattung *Lycopodium* isospor; andere, wie *Selaginella*, sind heterospor.

23.3.2 Filicatae

Der typische **Generationswechsel** sei am Beispiel des Wurmfarns (*Dryopteris filix-mas*) erläutert. Die Farnpflanze gliedert sich in ein unterirdisches Rhizom mit Wurzeln und **gefiederte Wedel**, die anatomisch charakterisiert sind durch hadrozentrische Leitbündel (◘ Tab. 13.3). Auf der Unterseite der Wedel werden **Sporangien** gebildet. Die bräunlichen Häufchen (Sori, Einzahl: **Sorus**), die beim Wurmfarn anfangs von einem Häutchen, dem **Indusium**, umgeben sind, enthalten die Sporangien, in denen die **Sporen** gebildet werden.

Aus den Farnsporen geht bei der Keimung ein zartes, grünes, herzförmiges Gebilde von etwa 1 cm Größe hervor; das **Prothallium**, die gametophytische Generation. Auf der Unterseite entwickeln sich die Geschlechtsorgane: **Archegonien** und **Antheridien**. Prothalliumentwicklung und Befruchtung kann nur **bei Feuchtigkeit** vor sich gehen. Die Befruchtung erfolgt nach Eindringen der aus den Antheridien entleerten **Spermatozoiden** in die Archegonien. Aus der befruchteten Eizelle entwickelt sich die **Farnpflanze**, welche die sporophytische Generation als große autotrophe Pflanze repräsentiert.

Merke
Im Entwicklungsgang der Farnpflanzen zeigt sich, dass der Gametophyt, das Prothallium, viel schwächer ausgebildet ist als der Sporophyt. Die Verhältnisse haben sich gegenüber den Moosen gerade umgekehrt entwickelt.

Die Moospflanze ist dem Prothallium homolog, das Moossporogon der Farnpflanze.

An Inhaltsstoffen kommen verbreitet kondensierte Gerbstoffe vor. **Charakteristische phenolische** Stoffe speziell in der Gattung *Dryopteris* sind Butanonphloroglucide mit ausgesprochen taenifuger Wirkung. Seit alters her fanden daher Extrakte aus Wurmfarnrhizomen als Bandwurmmittel Verwendung. Heute werden allerdings synthetische Verbindungen mit therapeutischer Wirkung von größerer Breite bevorzugt.

Drogen und Stammpflanzen
- Filicis rhizoma; Wurmfarnrhizom; *Dryopteris filix-mas;* Phloroglucin-Derivate; Europa

Lycopodiopsida – Bärlappe

23.3.3

Die »Blüten« der Bärlappgewächse sind dicht stehende Sporophylle.

Die **Bärlappgewächse** (**Lycopodiaceae**; 4 Gattungen, 587 Arten) zeigen generell den für die Farne typischen Generationswechsel. Das Prothallium, das aus der Spore auskeimt, ist ziemlich reduziert. Die **Sporophylle** stehen in dicht gedrängten **Sporophyllständen** (»Blüten«). Sie tragen oberseits an ihrer Basis je ein nierenförmiges Sporangium (○ Abb. 23.3), das eine große Zahl der gelben, kugeltetraedrischen Lycopodiumsporen enthält. Die Sporen finden als Dispergens pharmazeutische Verwendung. Die geringe Benetzbarkeit beruht auf der mit wabenartigen Vertiefungen ausgestatteten netzartigen Struktur der Sporenwand (○ Abb. 23.4) und den hydrophoben Eigenschaften des Sporopollenins, das die Sporenwand aufbaut (vergleichbar »Lotusblüteneffekt«).

Drogen und Stammpflanzen
- Lycopodium-Pulver; Lycopodium; insbes. *Lycopodium clavatum;* nicht benetzbares Pulver; Europa, Balkanländer, Russland

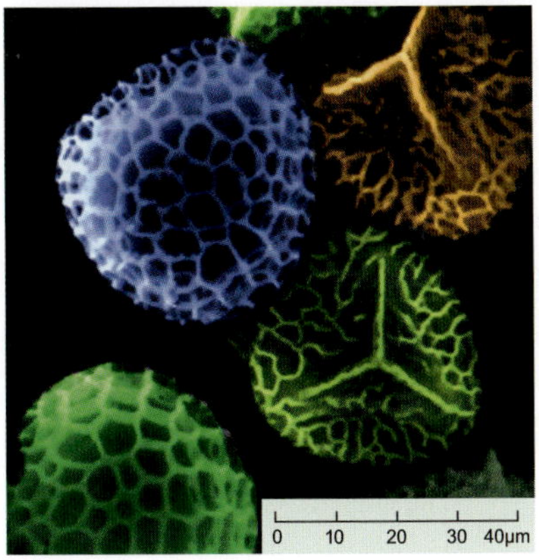

○ **Abb. 23.4** Sporen von *Lycopodium clavatum*, REM-Aufnahme (Breckle/Hindorf), nachkoloriert

23.3.4 Equisetopsida – Schachtelhalme

Im Mesozoikum gab es eine große Vielfalt von Schachtelhalmen.

Von der im Mesozoikum reich entfalteten Gruppe (mit auch baumförmigen Vertretern z. B. *Calamites*) sind heute nur noch etwa 22 Arten der **Equisetaceae** als Überrest über die ganze Erde verbreitet. Die fertilen Sprosse tragen einen **zapfenähnlichen Sporophyllstand** (o Abb. 23.5). Jedes Sporophyll entwickelt etwa sechs Sporangien. Die daraus gebildeten Sporen sind spiralig-schraubig von **Hapteren** umhüllt, die bei trockener Luft aufspreizen. Die **Prothallien sind diözisch**. Für die Befruchtung ist es also wichtig, dass stets mehrere Sporen zusammen verbreitet werden und gleichzeitig keimen. Dies wird durch die Hapteren begünstigt. Die sterilen Triebe sind meist stärker verzweigt. Sie heißen Schachtelhalm, weil ihre einzelnen Sprossglieder wie ineinander geschachtelt erscheinen. Jedes Stängelinternodium ist an seiner Basis von einem Quirl röhrenförmig verwachsener Schuppenblätter umhüllt.

Die Stängel fühlen sich rau an. Dies beruht auf der Ausbildung von Warzen der Epidermiswände, in die reichlich **Kieselsäure** eingelagert ist. Auf den Kieselsäuregehalt ist neben der Verwendung als Droge auch der frühere Gebrauch des Schachtelhalms als Scheuermittel zurückzuführen, z. B. als Zinnputzmittel (»**Zinnkraut**«). Equiseti herba gilt als Diuretikum. *E. palustre* ist giftig; er enthält Alkaloide, z. B. Palustrin, ein Piperidinalkaloid. Fernerhin kommen **Flavonoide** und **Saponione** vor.

Drogen und Stammpflanzen

- Schachtelhalmkraut (Ph. Eur.); Equiseti herba; *Equisetum arvense*, sterile Sprosse; neutrale Saponine, Flavonoide; weltweit, Ackerunkraut mit tiefen Stolonen

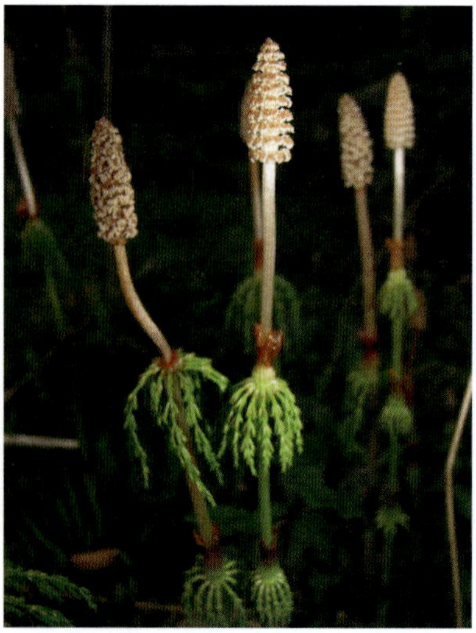

o **Abb. 23.5** *Equisetum sylvaticum* mit zapfenähnlichem Sporophyllstand

Zusammenfassung

Synopse

- Flechten stellen eine Symbiose aus Pilzen und Algen dar.
- Flechten enthalten Carbonsäuren mit phenolischen Funktionen sowie Schleimstoffe.
- Moose stehen taxonomisch zwischen den Thallophyten und den Kormophyten.
- Farne sind Kormophyten, die einen ausgeprägten Generationswechsel haben.
- Schachtelhalme haben einen »verschachtelten« Sproß mit wirtelig angeordneten Seitentrieben. Der Stängel enthält Kieselsäure.

Wiederholungsfragen

Fragen

1. Wie vermehren sich Flechten?
2. Was versteht man unter einem Generationswechsel?

Literatur

Am Ende von Kap. 26.

24 Gymnospermen – Nacktsamer

Inhaltsvorschau

Die Nacktsamer ermöglichen mit ihrem Generationswechsel das Verständnis für die Evolution der Angiospermen. *Ginkgo*, die Kiefern- und Eibengewächse sowie die isolierten Gnetopsida mit *Ephedra* werden besprochen.

24.1 Allgemeines, Generationswechsel der Kormophyten

Bei den Farnen und Spermatophyten ist der Sporophyt die selbstständige, grüne Generation, bei den Moosen ist es der Gametophyt.

Der bei den Moosen und Farnen noch deutlich erkennbare Generationswechsel ist bei den **Spermatophyten** (Samenpflanzen), zu denen die Gymnospermen und die Angiospermen gehören, äußerlich nicht mehr sichtbar. Was man als Blütenpflanze sieht, ist der **diploide Sporophyt.** Die haploide gametophytische Generation, die bei manchen heterosporen Farnen ebenfalls schon stark reduziert auftritt, ist hier noch unscheinbarer geworden. Sie ist nicht mehr selbstständig; sie bleibt stets vom Sporophyten umschlossen. Sie ist nämlich einerseits auf den **Embryosack** (Megaspore) oder andererseits auf das **Pollenkorn** (Mikrosporen) beschränkt. Den Megasporangien entspricht die **Samenanlage**, dem Megasporophyll das **Fruchtblatt**. Das Mikrosporangium wird zum **Pollensack** und das Mikrosporophyll zum **Staubblatt**. Aus der Samenanlage entsteht der **Same** (Kap. 17.5). Es ist die mit Nährgewebe und fester Hülle ausgestattete Verbreitungseinheit. Im Samen liegt als nächste Generation der aus der Zygote hervorgegangene **Embryo** bereits vor (Kap. 17.5).

Fast alle Gymnospermen sind Holzgewächse mit sekundärem Dickenwachstum.

Innerhalb der Spermatophyten unterscheidet man die beiden großen Gruppen der **Gymnospermen (nacktsamige Pflanzen)** und der **Angiospermen (bedecktsamige Pflanzen)**. Die Namen beziehen sich auf die bei den Gymnospermen frei (nackt) am Rande der Fruchtblätter sitzenden Samenanlagen, wogegen sie bei den Angiospermen von den Fruchtblättern umschlossen (bedeckt) sind. Nur bei letzteren kann es damit zu einer echten Fruchtbildung kommen. Die Blüten sind stets eingeschlechtig. Die Bestäubung erfolgt fast immer durch den Wind (Kap. 17.4, Anemogamie), der den Pollen unmittelbar an die Samenanlage heranführt.

24.2 Ginkgoopsida

Ginkgo ist ein diözischer Baum.

Aus der Familie der Ginkgoaceae, Ordnung Ginkgoales, ist heute nur noch das »lebende Fossil« *Ginkgo biloba* (**Ginkgo**) vorhanden, eine in Südchina aus dem Mesozoikum überkommene Reliktart, die heute weltweit kultiviert wird. *Ginkgo biloba* ist **ein diözischer Baum**; die männlichen Blüten tragen zahlreiche Staubblätter mit je zwei Pollensäcken. Die weiblichen Blüten besitzen meist nur noch zwei Samenanlagen. Die Befruchtung erfolgt noch durch Spermatozoide, wobei Bestäubung und Befruchtung viele Monate auseinander liegen. Die »Pseudofrüchte« (genauer: aussen fleischiger Same) sind von einer intensiv nach Buttersäure riechenden fleischigen Testa umgeben. Bei der Keimung bilden sich Keimlinge mit zwei Keimblättern. Die **Nervatur** der Blätter ist sehr typisch **dichotom**.

Extrakte aus den Blättern werden zur Behandlung arterieller Durchblutungsstörungen eingesetzt. Ihnen wird auch eine Wirkung als Antidementivum zugeschrieben. Inhaltsstoffe sind **Biflavonoide** (z. B. Ginkgetin) oder bizyklische Diterpenoide (z. B. das bisher nur bei *Ginkgo* gefundene Gingolid).

Pinopsida – Coniferae, Nadelhölzer 24.3

Die Bezeichnung Coniferae = Zapfenträger bezieht sich auf die Anordnung der Blüten. Es sind meist typische **Zapfenblüten** (○ Abb. 24.1). Die männlichen sind vergänglich. Sie haben zahlreiche um die Blütenachse schraubig stehende Staubblätter; die weiblichen entwickeln sich zu holzigen Zapfen. Die eingeschlechtigen Blüten sind ein- oder zweihäusig. Eine Blütenhülle fehlt oder ist höchstens durch einige **schuppenartige Blätter** angedeutet. In der Achse einer Deckschuppe entwickelt sich die später stark heranwachsende und mehr oder weniger verholzende Samenschuppe mit oberseits je zwei Samenanlagen (○ Abb. 24.1 F); dieses Gebilde ist einem Kurzspross homolog, sodass der weibliche **Koniferenzapfen** als Blütenstand aufzufassen ist.

Pinopsida haben Zapfen.

Pinaceae (10/250) Ordn.: Pinales 24.3.1

Bis auf *Larix* sind alle anderen Gattungen immergrün. Bei *Picea, Abies, Pseudotsuga* stehen die Nadeln nur an Langtrieben, bei *Cedrus* und *Larix* an Lang- und Kurztrieben (an diesen gebüschelt), bei *Pinus* meist nur an Kurztrieben (zu 1–5). Die Nadelbäume, die in ausgedehnten Wäldern auf der Erde verbreitet sind, haben als Nutzhölzer eine außerordentlich große wirtschaftliche Bedeutung. Daneben sind sie wichtige **Harzlieferanten**.

Chemische Merkmale

Während in den schizogenen Exkretgängen der Nadeln der *Pinus*-Arten hauptsächlich ätherisches Öl abgelagert wird, finden sich die als **Terpentine** bezeichneten **Balsame (ätherische Öl/Harz-Gemische)** in den Exkreträumen des Stammes. Der Harzanteil, das Kolophonium, enthält Diterpensäuren (z. B. Abietinsäure). Hauptbestandteile der ätherischen Öle (Terpentinöle) sind **Monoterpen-Kohlenwasserstoffe** (α-Pinen, β-Pinen, Limonen, Caren). In den Blattölen kommen auch Terpenalkohole und Ester vor (Borneol, Bornylester).

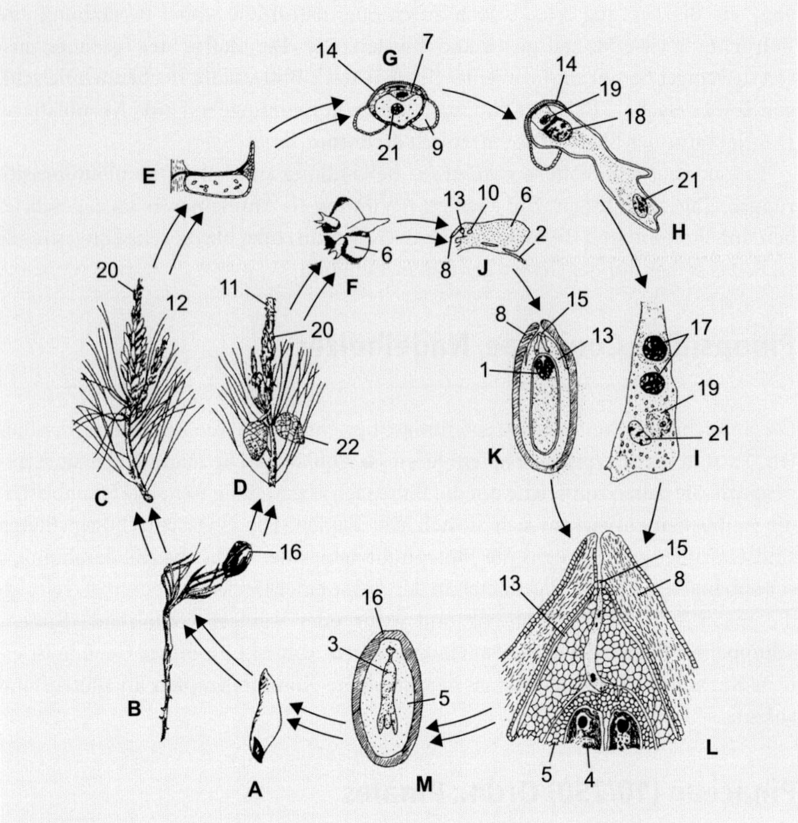

Abb. 24.1 Entwicklung der Kiefer (*Pinus*). **A** Samen mit Flügelfortsatz, **B** Keimling, **C** Zweig mit männlichen Blüten, **D** Zweig mit weiblichen Blüten, **E** Längsschnitt durch ein Mikrosporophyll mit Pollensack (Mikrosporangium), **F** Megasporophyll mit zwei Samenanlagen (Megasporangien), **G–I** Entwicklung des männlichen Gametophyten (Pollen mit Pollenschlauch), **J–L** Entwicklung des weiblichen Gametophyten, **M** junger Samen. **1** Archegonien, **2** Deckschuppe, **3** Embryo, **4** Eizelle mit darüber liegender kleiner Bauchkanalzelle und vier Halskanalzellen, **5** Endosperm (Megaprothallium) mit Archegonien, **6** Fruchtschuppe, **7** generative Zelle, **8** Integument der Samenanlage, **9** Luftsack (vesiculater Pollen), **10** Megasporenmutterzelle, **11** Megasporophyllstand, einen Langtrieb abschließend, **12** Mikrosporophyllstand (männliches Zäpfchen) anstelle eines Kurztriebs stehend, **13** Nucellus, **14** Prothalliumzellen des Pollenkorns, **15** Pollenkorn, **16** Samenschale, **17** zwei Spermakerne, **18** spermatogene Zelle, **19** sterile Schwesterzelle, **20** junger Langtrieb, **21** vegetative Zelle, **22** Megasporophyllstand (Zapfen) im zweiten Jahr

Drogen und Stammpflanzen

- Fichtennadelöl (DAB); Piceae aetheroleum; *Picea abies;* ätherisches Öl; Europa, Asien
- Kiefernnadelöl (Ph. Eur.); Pini aetheroleum; *Pinus sylvestris* u. a. *Pinus*-Arten; ätherisches Öl; Europa
- Terpentinöl, Kolophonium; Terebinthina aetheroleum, Colophonium (Ph. Helv.); verschiedene Kiefern-Arten, *Pinus;* ätherisches Öl, Harze; Europa, Westasien
- Lärchenterpentin (Ph. Helv.); Terebinthina laricina; *Larix decidua* u. a.; ätherisches Öl; Europa, Sibirien, Ostasien
- Kanadabalsam; Balsamum canadense; *Abies balsamea;* ätherisches Öl, Harz; Kanada

Taxaceae (5/20) Ordn.: Taxales 24.3.2

Die **Eibengewächse** tragen keine Zapfen im engeren Sinn; vielmehr sind die einzeln stehenden Samen von fleischigen Fruchtwülsten umgeben. Der rote Fruchtwulst wird als **Arillus** bezeichnet; er ist bei *Taxus baccata* als einziger Teil der ganzen Pflanze frei von dem giftigen Alkaloidgemisch, zu dem **Paclitaxel** (Taxol®) (Kap. 2.2, ○ Abb. 2.9 B), und Baccatin zählt.

Der fleischige, rot gefärbte Fruchtwulst bei der Eibe heißt Arillus.

Gnetopsida 24.4

Diese Gruppe umfasst nur drei isolierte Gattungen: *Welwitschia* (○ Abb. 18.3), *Gnetum* und *Ephedra*. Sie zeigen zum Teil schon Anklänge an die Angiospermen (z. B. Tracheen im Holz). Die Blüten sind oft stark reduziert, zoogam oder anemogam (tier- bzw. windbestäubt).

Ephedraceae (1/40) Ordn.: Ephedrales 24.4.1

Ephedra-Arten sind rutenförmige Sträucher und Lianen. Ihre grünen, stark verzweigten Sprossachsen tragen nur winzige, **schuppenförmige Blätter**. Die Blüten sind meist zweihäusig, zoogam, mit wenigen verwachsenen Staubblättern und unscheinbarem Perianth.

Ephedra-Arten enthalten Protoalkaloide.

Alle Pflanzenorgane enthalten das Protoalkaloid **Ephedrin** und verwandte Substanzen. Manche Arten sind aber auch alkaloidfrei.

Drogen und Stammpflanzen

- Meerträubchenkraut, Ephedrakraut (Ph. Eur.); Ephedrae herba, *Ephedra sinica* u. a.; Ephedrin; Asien, Nordamerika, Südamerika, Gebirge

Synopse

Zusammenfassung

- Gymnospermen gehören zu den Samenpflanzen und haben zapfenartige Blüten.
- Bei den Gymnospermen sind die Samen nicht wie bei den Angiospermen in eine Frucht eingeschlossen.
- Bei den Gymnospermen gibt es zumeist männliche und weibliche Blüten.

Fragen

Wiederholungsfragen

1. Warum heißen die Gymnospermen Nacktsamer?
2. Wie unterscheidet sich der Zapfen einer Kiefer von dem einer Eibe?

Literatur

Am Ende von Kap. 26.

Dikotyledoneae – Magnoliatae

25

Inhaltsvorschau

Die **Dikotylen** (**Zweikeimblättrige**) bilden zusammen mit den **Monokotylen** (**Einkeimblättrige**) die große Masse der Gefäßpflanzen, die die Vegetationsdecke der Erde ausmachen. Die Dikotylen sind eine uneinheitliche Gruppe mit recht ursprünglichen **Basisformen** (**Magnoliopsida**), aus denen die anderen, die **fortgeschrittenen Dikotylen** (**Rosopsida**), aber auch sehr wahrscheinlich die **Monokotylen** (**Liliopsida**) abzuleiten sind. Dementsprechend werden heute drei Hauptgruppen der Blütenpflanzen unterschieden. Die beiden Dikotylengruppen sind gekennzeichnet durch meist **netznervige Blätter** und die **Fünfzahl der Blütenteile**. In den folgenden Abschnitten werden im Wesentlichen nur solche Familien behandelt, die für die Gewinnung von Arzneidrogen von Bedeutung sind. Ihre morphologisch-anatomischen und phytochemischen Kennzeichen sowie ihre Verwandtschaftsverhältnisse werden charakterisiert und die wesentlichen offizinellen Drogen aufgeführt.

25.1 Vergleich mit den Monokotyledoneae (Liliopsida)

Monokotyle und Dikotyle unterscheiden sich in vielfacher Hinsicht.

Die Zweikeimblättrigen (Dikotyle) besitzen gegenüber den Einkeimblättrigen (Monokotyle) eine ganze Reihe von Merkmalen, die meist gekoppelt auftreten (◘ Tab. 25.1). Diese morphologisch-anatomischen Merkmale sagen aber noch wenig über die natürliche Verwandtschaft der beiden großen Gruppen der Angiospermen aus. Es ist eine pragmatische Untergliederung für den Nutzer, der Pflanzen bestimmen muss und benennen möchte.

Durch molekularbiologische Befunde zeigte sich, dass die **Monokotylen** eine **ziemlich einheitliche Gruppe** darstellen, die **Dikotylen** aber aus einem sehr **heterogenen Formenkreis** mehrerer sehr ursprünglicher Gruppen (Magnoliopsida im engeren Sinne) bestehen und eine große einheitliche Gruppe evolutiv fortgeschrittener Angiospermen, die jetzt als Rosopsida, meist als eine dritte Klasse (Echte Dikotylen) abgetrennt werden (**o** Abb. 18.2).

●● Magnoliopsida, Rosopsida und Liliopsida

Definition

Wir wollen im Folgenden die älteren Namen Dikotyledoneae (Magnoliatae) für alle Zweikeimblättrigen verwenden, **Magnoliopsida,** wenn wir die ursprünglichen, **Rosopsida,** wenn wir die abgeleiteten Dikotylen meinen. **Liliopsida** ist der neuere Name für Liliatae (synonym).

Die in ◘ Tab. 25.1 zusammengestellten Merkmale ermöglichen eine Unterscheidungzwischen Mono- und Dikotylen. Ausnahmen von den genannten Merkmalen sind besonders für die Beziehungen der beiden Gruppen zueinander interessant und treten vor allem bei ursprünglichen Vertretern auf, wie einerseits bei den Magnoliidae und einigen Ranunculidae, andererseits bei Vertretern der Alismatidae und bei Dioscoreaceen.

Zwar ist die Einordnung einer bestimmten Pflanze in die beiden Gruppen bisher immer eindeutig möglich gewesen, aber man muss dafür in vielen Fällen die Kombination mehrerer Merkmale heranziehen, da ein Merkmal allein nicht ausreicht.

Tab. 25.1 Unterschiede zwischen zweikeimblättrigen (Magnoliatae) und einkeimblättrigen (Liliatae) Pflanzen

Merkmal	Zweikeimblättrige	Einkeimblättrige
Embryo	Mit zwei Keimblättern, diese in der Regel mit je 3 Hauptleitbündeln	Mit einem Keimblatt, dieses gewöhnlich mit 2 Hauptleitbündeln
Lebensform	Krautig und holzig	Weitgehend krautig, nur wenige holzig
Spross	Mit Rinde und Zentralzylinder	Keine Differenzierung in Rinde und Zentralzylinder
Leitbündel im Spross	Ringförmig angeordnet mit Kambium und sekundärem Dickenwachstum	Zerstreut angeordnet, kein Kambium
Leitbündel in der Wurzel	Radial oligarch (oft 2 oder 4 Stränge)	Radial polyarch
Wurzelspitze	Wurzelhaube und Rhizodermis mit gemeinsamer Initiale (Dermocalyptrogen)	Wurzelhaube und Rhizodermis mit separaten Initialen (Dermatogen und Calyptrogen)
Phloem	Gewöhnlich mit Parenchym	Ohne Parenchym
Einschlüsse in Siebröhrenplastiden	Ohne keilförmige Proteinkristalloide (S-Typ)	Mit keilförmigen Proteinkristalloiden (P-Typ)
Blätter	Gewöhnlich netznervig, selten scheidig, häufig mit Blattstiel, oft geteilt oder zusammengesetzt	Gewöhnlich parallelnervig und am Grunde scheidig, meist einfach, ohne Blattstiel
Blüten	Meist pentamer (tetramer)	Meist trimer
Pollen	Mono- oder tricolpat	Monoporat, di- bis polycolpat
Pollenbildung	Simultan	Sukzedan
Gerbstoffe	Verbreitet, sowohl hydrolisierbare als auch kondensierte	Selten, wenn, dann kondensierte
Ellagsäure	Verbreitet	Fehlt
Ätherische Öle	Verbreitet, in Einzelzellen, Exkretbehältern, Drüsen	Selten, nur in Einzelzellen
Polyterpene	Häufig	Selten
Alkaloide	Verbreitet	Selten (nur bei einigen Taxa gehäuft)
Saponine	Fast immer Triterpensaponine	Fast immer Steroidsaponine
Calciumoxalat	Oft als Drusen	Meist als Raphiden

Eine Ableitung der Liliopsida von ursprünglichen Vertretern der Magnoliopsida ist wahrscheinlich, da Monokotylen-Merkmale hier besonders gehäuft auftreten.

Es gibt gruppenspezifische, phytochemische Merkmale.

Neben den verschiedenen morphologischen, sozusagen klassischen Merkmalen der Systematik einschließlich anatomischer, zytologischer und karyologischer Merkmale werden in größerem Maße phytochemische Merkmale, aber auch Biosynthesewege bei der Aufhellung der Verwandtschaftsverhältnisse genutzt (Kap. 18). Beispielsweise zeigt sich bei den sekundären Pflanzenstoffen, dass Derivate des Shikimisäureweges (Lignin etc., **○** Abb. 25.1) der ursprünglichen Angiospermen mehr und mehr von solchen des Mevalonsäure-Acetat-Weges bei den abgeleiteten Angiospermen ersetzt werden. Dies geht einher mit dem stärkeren Überwiegen krautiger Pflanzen bei den abgeleiteten Sippen.

Bei den Angiospermen sind bisher geschätzte 300 000 Arten bekannt geworden. Diese riesige Artenfülle wird in etwa 10 000 Gattungen und 400 Familien zusammengefasst. Die Angiospermen haben mit einer erstaunlichen Vielfalt an Lebensformen und Anpassungsfähigkeit fast alle Lebensräume der Biosphäre erobert. Ihre wirtschaftliche Bedeutung ist überragend, auch wenn nur ein winziger Bruchteil der Arten überhaupt genutzt wird.

Die Erforschung ihrer Merkmals- und Sippenphylogenie ist aber noch lückenhaft. Neue Erkenntnisse ergaben sich durch die Analyse besonders **konservativer homologer DNA-Sequenzen** durch die Polymerasekettenreaktion (PCR siehe Kap. 5.4) und die Entwicklung der maschinellen DNA-Sequenzierung sowie deren Auswertung durch entsprechende Computeralgorithmen. Dazu kommen die multidisziplinären und immer weiter vertieften vergleichenden Befunde an rezenten Angiospermen und bei zusätzlichem Fossilmaterial.

Stammesgeschichtliche Entwicklung der Blüten.

Daraus lässt sich eine ursprüngliche Blüte rekonstruieren, die als Ausgangspunkt für die Blütenvielfalt angesehen werden kann, allerdings heute bei keiner einzigen Angiospermensippe mehr vollständig erhalten ist. Die **Merkmalsprogressionen im Blütenbau** (**○** Abb. 25.2), die im Laufe der Differenzierung aus kreidezeitlichen Angiospermen stattgefunden haben, weisen beispielsweise folgende **Entwicklungen** auf: aus der schraubigen Anordnung der Blütenteile entstehen Wirtel; die unbestimmte Zahl an Blütenteilen geht in eine definierte Zahl über, teilweise durch Aufspaltung erfolgt sekundäre Vermehrung oder auch starke Reduktion; radiärsymmetrische Blüten werden zygomorph; freie Blütenteile verwachsen (Sympetalie etc.); aus einem undifferenzierten Perianth entsteht ein zweikreisiges Perianth; zwittrige Blüten können eingeschlechtig werden (**○** Abb. 25.2). Die nachfolgende taxonomische Einteilung orientiert sich an dem in **○** Abb. 18.2 vorgestellten Modell.

25.2 Magnoliopsida

25.2.1 Übersicht

Die systematische Bedeutung dieser Gruppe beruht auf ihren ursprünglichen Merkmalen und auf ihrer großen Mannigfaltigkeit, die von einfacheren zu abgeleiteten Formen führt; die übrigen Angiospermengruppen schließen hier an.

Magnoliidae haben einen schraubigen Blütenbau.

Die **Magnoliidae** stehen nahe an der Basis der Angiospermen. Sie werden, wie wir gesehen haben, jetzt abgetrennt. Diese eigene Gruppe (**ursprüngliche Angiospermen**) ist abgesetzt von der zweiten Gruppe der Dikotylen (**Rosidae, echte Di-**

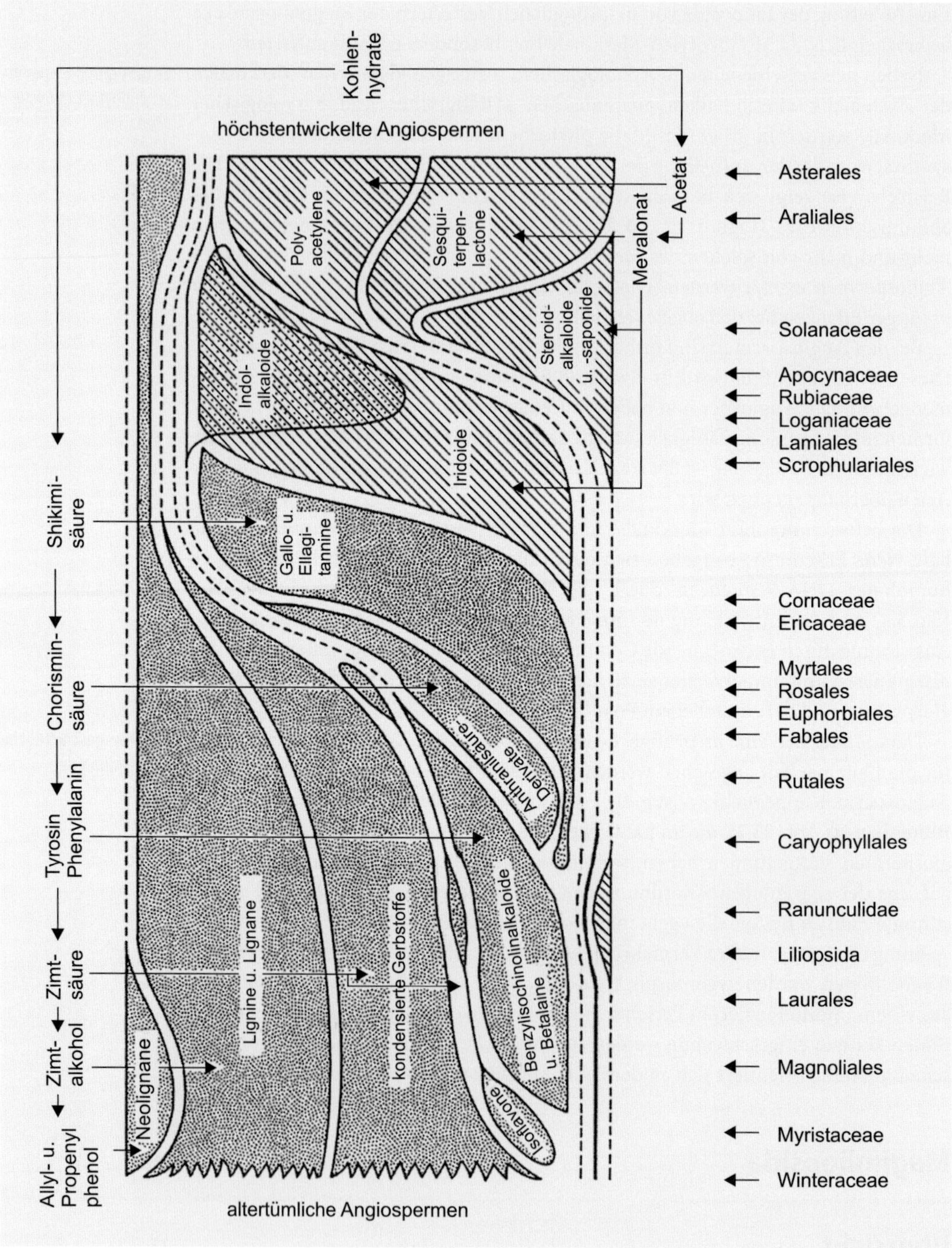

○ Abb. 25.1 Verteilung wichtiger biogenetischer Gruppen von sekundären Pflanzenstoffen von ursprünglichen (unten) zu abgeleiteten (oben) Angiospermen (klassische Bezeichnung der taxonomischen Gruppen). Derivate des Shikimisäureweges (u. a. Lignin): punktiert dargestellt, solche des Mevalonsäure-Acetatweges: gestreift dargestellt. – Die Beteiligung von Acetat bei kondensierten Gerbstoffen und Isoflavonen ist nicht berücksichtigt. Die angegebenen Familien und Ordnungen sind Beispiele für die jeweiligen Konstellationen von Pflanzenstoffen; ein lineares Abstammungsverhältnis zwischen ihnen wird nicht angenommen. Nach Frohne, Jensen 1998

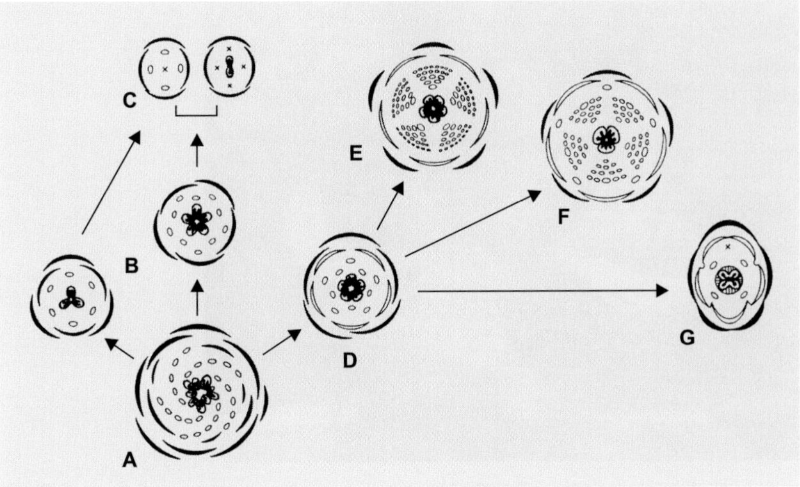

○ Abb. 25.2 Mögliche Merkmalskombinationen bei den Zweikeimblättrigen. **A** undifferenziertes Perianth, schraubig, polymer, primär polyandrisch, zwittrig, chorikarp (z. B. Magnoliopsida, Ranunculales); **B** einfaches Perianth, zyklisch, oligomer, radiär, diplo- oder haplostemon, zwittrig, weitgehend chorikarp (z. B. Magnoliopsida, Ranunculales); **C** einfaches oder fehlendes Perianth, stark oligomer, eingeschlechtlich, meist coenokarp, (z. B. anemogame Caryophyllales und Rosiden); **D** doppeltes Perianth mit Kelch und Krone, radiär, diplostemon, meist noch chorikarp (z. B. basale Rosiden); **E** doppeltes Perianth, radiär, choripetal, zentrifugal sekundär polyandrisch, chori- bis coenokarp, (z. B. Myrtales); **F** doppeltes Perianth, radiär, choripetal, zentripetal sekundär polyandrisch, meist coenokarp, (z. B. Malvales, Salicales)]; **G** doppeltes Perianth, zygomorph, synsepal und sympetal, oligomer haplostemon, coenokarp (z. B. Asteriden)

kotyledonen). Die Magnoliidae sind meist **holzige Pflanzen** mit einfachen Blättern ohne Nebenblätter. Die **Blütenorgane** sind oft noch **schraubig** mit unbestimmter Zahl **angeordnet,** oder es herrscht die **Dreizähligkeit** vor; die Fruchtblätter sind meist frei, also nicht miteinander verwachsen (**chorikarp**).

Die Magnoliidae sind offenbar eine sehr heterogene Gruppe verschiedener ursprünglicher Angiospermen, wobei vor allem *Amborella* (Strauch mit sehr kleinen Blüten, aus Neukaledonien), die Nymphaeales (Seerosen) und die Wasserpflanze *Ceratophyllum* (Hornkraut) eine sehr basale phylogenetische Stellung einnehmen (○ Abb. 18.2); die Nymphaeales haben andererseits viele Ähnlichkeiten mit den zu den Monokotylen gestellten Alismatidae und den ebenfalls basalen Hydatellaceen. Die **Ranunculales werden jetzt oft als Basisgruppe der Rosidae betrachtet. Allerdings existiert derzeit kein allgemein anerkanntes System.** Es besteht nach wie vor erheblicher Klärungsbedarf, neue genetische Erkenntnisse mit merkmalsbasierten Ansätzen in Einklang zu bringen.

Magnoliaceae (2/230) Ordn.: Magnoliales 25.2.2

Die Ordnung der Magnoliales zeichnet sich durch besonders **zahlreiche ursprüngliche Merkmale** aus. Es sind überwiegend Holzpflanzen, in deren Holz vielfach noch Tracheen fehlen; Exkretzellen führen ätherisches Öl; Blütenteile sind z. T. noch schraubig (oder in dreizähligen Wirteln), oft noch als Perigon ohne Gliede-

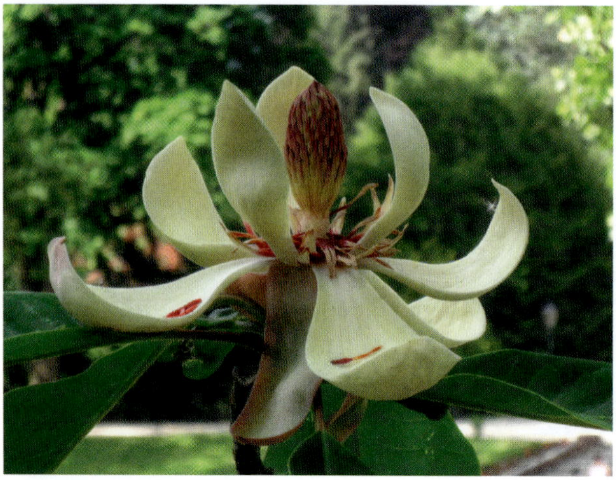

Abb. 25.3 Blüte von *Magnolia sieboldii* mit schraubig angeordneten und unverwachsenen Perianth-, leicht vergänglichen Staubblättern und Fruchtblättern an verlängerter Achse. Die zahlreichen Balgfrüchte sind schon zu erkennen.

rung in Kelch und Krone, Stamina sind teilweise noch nicht in Filament und Anthere gegliedert, das Androeceum ist primär polymer, Fruchtblätter sind z. T. ohne Griffel, es gibt chorikarpe Fruchtknoten und durchweg crassinucellate und bitegmische Samenanlagen. Auch die Aufsplitterung in viele kleine Ordnungen und Familien (z. B. Illiciaceae, Monimiaceae; Piperales, Laurales) mit unterschiedlichen Merkmalsgarnituren und disjunkten Vorkommen (zerstückeltes Verbreitungsgebiet) auf pazifischen Inseln spricht für ein hohes phylogenetisches Alter.

Die Magnoliales sind eine phylogenetisch alte Pflanzenordnung.

Die **Magnoliengewächse,** eine in Süd- und Ostasien sowie im östlichen Nordamerika vertretene Familie, sind durch ihre großen, voluminösen Blüten und einfache, oft immergrüne Blätter gekennzeichnet. Die verlängerte Achse der schraubig gebauten Blüten (Abb. 25.3) sieht nach dem Abblühen wie ein Zapfen der Koniferen aus. Es ist eine Frucht mit zahlreichen chorikarp stehenden Bälgen. Auch das Fehlen von Tracheen im Holz bei vielen Gruppen ist ein primitives Merkmal. In der Kreidezeit und im Tertiär war diese Pflanzenfamilie noch viel weiter verbreitet. Die Häufung besonders vieler ursprünglicher Merkmale bei den Magnoliengewächsen deutet ihr hohes phylogenetisches Alter an.

Chemische Merkmale

Die bei den Magnoliaceen ähnlich wie bei anderen holzigen Magnoliales und Laurales auftretenden chemischen Merkmale sind:

- Synthese von **Isochinolinalkaloiden,**
- Akkumulation von **Kieselsäure,**
- Produktion **ätherischer Öle** und Ablagerung in Ölidioblasten,
- Fehlen von Triterpenen,
- Synthese von Cycliten,
- Ölspeicherung in den Samen.

Drogen und Stammpflanzen

- Sternanis (Ph. Eur.); Anisi stellati fructus; *Illicium verum;* (Illiciaceae, Sternanisgewächse 42); ätherisches Öl; Südchina, Südostasien
- Boldoblätter (Ph. Eur.); Boldo folium; *Peumus boldus;* (Monimiaceae 450); Aporphinalkaloid: Boldin, Ascaridol; Chile
- Ceylon-Zimt, Zimtrinde (Ph. Eur.); Cinnamomi zeylanici cortex; *Cinnamomum zeylanicum;* (Lauraceae 32/3000); ätherisches Öl mit Zimtaldehyd etc.; Sri Lanka, kultiviert in Tropen
- China-Zimt, Cinnamomi chinensis cortex; *Cinnamomum cassia = C. aromaticum;* ätherisches Öl mit Zimtaldehyd etc.; Südchina, Ostasien
- Kampfer (Ph. Eur.); Camphora; *Cinnamomum camphora;* Kampfer; China, Japan

Ranunculales 25.3

Übersicht 25.3.1

Viele Vertreter weisen noch recht ursprüngliche Blütenmerkmale auf, doch sind viele Gruppen krautig geworden. Trotz mancher auch stärker abgeleiteter Sippen schließen die Ranunculales eng an die Magnoliidae an und leiten über zu den Rosidae.

Viele Vertreter der Ranunculales weisen ursprüngliche Merkmale auf.

Ranunculaceae (62/2530) Ordn.: Ranunculales 25.3.2

Die **Hahnenfußgewächse**, in der überwiegenden Mehrzahl ausdauernde Kräuter, sind vor allem in den nördlichen extratropischen Gebieten weit verbreitet. Nur die Gattung *Clematis* weist einige holzige Lianen mit gegenständigen Blättern auf; in den anderen Gattungen treten gelegentlich auch Annuelle auf (*Consolida, Ranunculus arvensis, Myosurus* etc.). In Europa wachsen etwa 330 Arten der Ranunculaceen, die durch ihre oft früh im Jahr blühenden Stauden und bunten Blütenfarben sehr auffällig sind.

Die Blätter der Ranunculaceen sind hahnenfußartig, unregelmäßig oder fiederförmig zerschlitzt, ohne Nebenblätter. Der Blütenbau weist größte Verschiedenheiten auf, und doch ist die Familie als eine natürliche Einheit zu betrachten. Es lassen sich mehrere, allgemeingültige Entwicklungstendenzen unterscheiden. Diese Entwicklungsrichtungen sind folgende:

- Blütenteile schraubig → z. T. wirtelig → durchgehend wirtelig,
- Blüte radiär → zygomorph,
- Gynoeceum chorikarp → coenokarp,
- Fruchtknoten oberständig → mittelständig,
- Karpelle zahlreich → eins,
- Samenzahl viele in einem Balg → einsamige Nüsschen.

Bei den Ranunculaceen treten sowohl Gattungen mit vielen primitiven Merkmalen, als auch solche, die als stark abgeleitet gelten, auf. Man bezeichnet diese Erscheinung als **Heterobathmie**. Die große Zahl an Staubblättern (**primäre Polyandrie**) ist

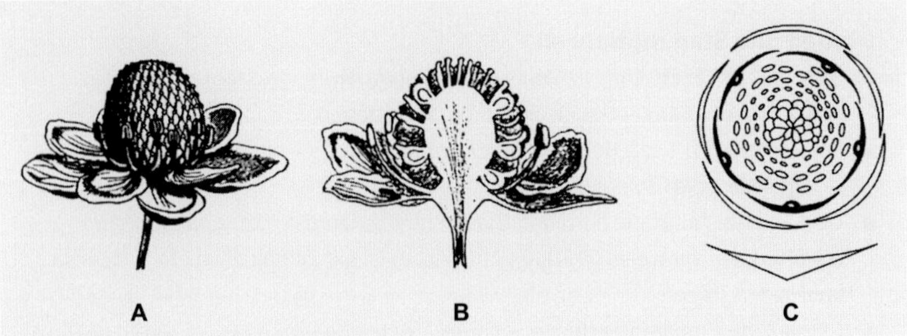

○ Abb. 25.4 Blütenbau bei *Ranunculus*, **A** Gesamtansicht einer Blüte von *Ranunculus sceleratus*, **B** Längsschnitt, **C** Diagramm (Kronblätter mit Nektarschüppchen)

allerdings allen gemeinsam (○ Abb. 25.4), ebenso wie das Vorkommen von **Honig- oder Nektarblättern** (○ Abb. 25.5). Diese verschieden gestalteten staminodialen Bildungen dokumentieren eine der Entstehungsmöglichkeiten der Blütenkrone. Man kann sich durch Vergleiche verschiedener Gattungen die Entstehung der Blütenhülle und ihre weitere Gliederung sowohl von den Hochblättern her (Bildung eines Perigons oder des Kelches, kelchartige Hochblatthülle aus drei ungeteilten Hochblättern z. B. bei *Hepatica*, oder bei *Helleborus* Hochblattübergänge), wie auch von den Nektar- bzw. Staubblättern her (Bildung der Corolle, bzw. des Perigons) vorstellen (○ Abb. 25.5).

Merke: Blütenformel

Die wichtigsten Blütenmerkmale lassen sich in einer Blütenformel zusammenfassen (Kap. 17.2). Dabei wird zunächst die Symmetrie durch ein Symbol angegeben, z. B. * für radiärsymmetrisch (z. B. *Anemone*), ↑ für zygomorph (z. B. *Aconitum*). Der Calix wird mit »K« abgekürzt, die Corolla mit »C«, ein Perigon mit »P«. Es folgt das Androeceum mit »A« und das Gynoeceum mit »G«, wobei unter-, mittel- und oberständig durch Striche markiert werden und Verwachsungen durch Klammern sichtbar gemacht werden. Die Blütenformel für Anemone lautet *P3 + 3 A∞ G∞ (P kann auch höhere Werte annehmen) und die Blütenformel für *Ranunculus* K5 C 5 A∞ G∞. Die Blütenformel für *Aconitum* kann mit ↑P5 A∞ G3 angegeben werden.

Chemische Merkmale

Ranunculaceae sind giftig.

Ähnlich weit gespannt wie die morphologische Ausgestaltung sind auch die Vorkommen chemischer Inhaltsstoffe. **Benzylisochinolin-Alkaloide** und gelegentlich cyanogene Derivate kommen vor; **Diterpenalkaloide (Aconitin)** sind die toxischen Prinzipien bei *Aconitum* und *Delphinium*. **Aconitin ist das stärkste bekannte Pflanzengift! Herzwirksame Glykoside** bei *Adonis vernalis* und **Bufadienolide** bei den meisten *Helleborus*-Arten. Bei *Anemone* und verwandten Gattungen kommt das giftige **Protoanemonin** vor; giftige Arten gibt es in vielen Gattungen. Bisher sind keine Verbindungen bekannt, welche die Familie als Ganzes kennzeichnen. Calciumoxalat scheint generell zu fehlen. Die Alkaloide (**Protopinbasen**) und die tetrazyklischen Triterpene lassen Beziehungen zu den Rutaceen (Kap. 25.5.10) vermuten.

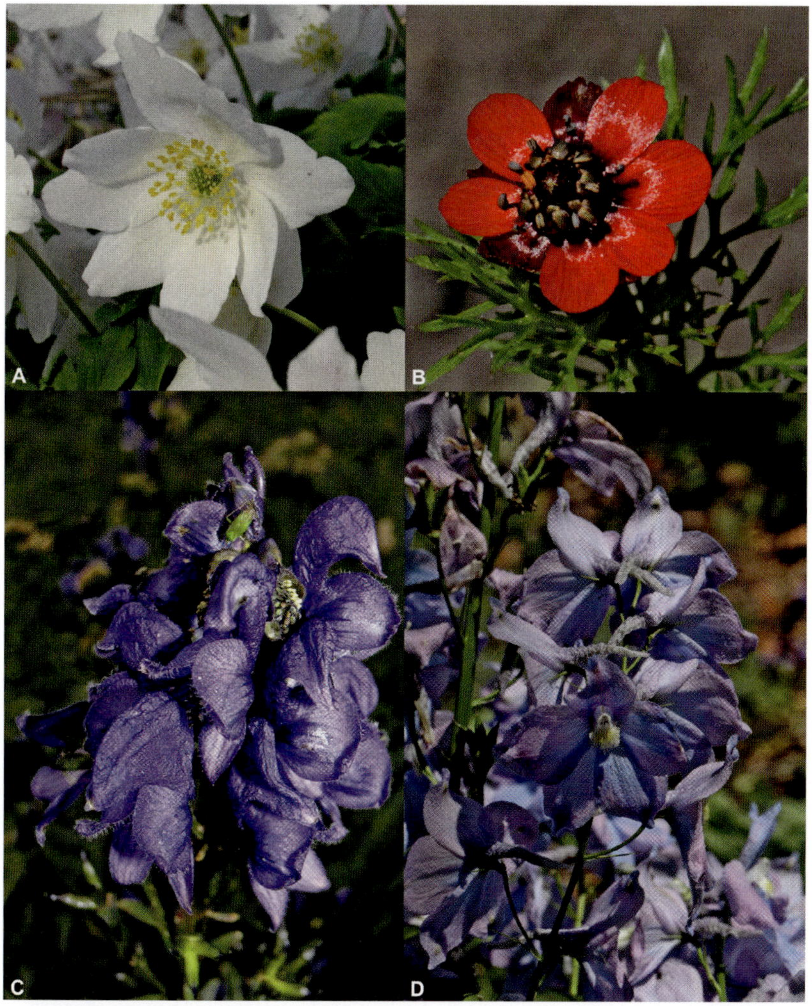

○ Abb. 25.5 Beispiele (Gattungen) einiger Ranunculaceen-Blüten, **A** *Anemone*, **B** *Adonis*, **C** *Aconitum*, **D** *Delphinium*

Drogen und Stammpflanzen

- Adoniskraut (DAB); Adonidis herba; *Adonis vernalis;* Herzglykoside (giftig!); Steppen und Sandgebiete Ost- und Südosteuropas
- *Pulsatilla*-Arten werden homöopathisch verwendet

25.3.3 Papaveraceae s. l. (44/760) Ordn.: Ranunculales

Papaveraceae haben zumeist 2 Kelchblätter und 2 + 2 Kronblätter.

Die **Mohngewächse** umfassen überwiegend Kräuter der nördlich gemäßigten und subtropischen Breiten. In Europa kommen etwa 100 Arten vor. Die oft rauhaarigen Pflanzen besitzen nebenblattlose, wechselständige Blätter (○ Abb. 25.6 A).

Die Samenanlagen der Papaveraceen sitzen auf **parietalen Plazenten**. Die Zahl der Karpelle schwankt bei *Papaver* zwischen 5 und 15; bei anderen Gattungen sind

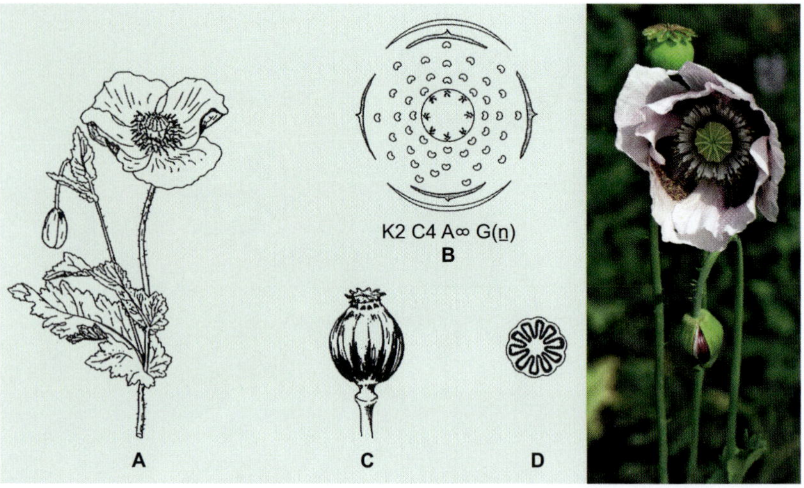

Abb. 25.6 Blüte von *Papaver somniferum*, **A** Schlafmohn, **B** Blütendiagramm und Blütenformel, **C** Porenkapsel in Gesamtansicht, **D** Kapsel im Querschnitt

es oft nur zwei Karpelle, die später zu einer **schotenartigen Kapsel** werden. Papaver hingegen hat eine sehr charakteristische **Porenkapsel**. Die reifen Samen führen ein ölreiches Endosperm (*Papaver somniferum*: Ölpflanze, Mohnöl schon im Neolithikum bekannt, Abb. 25.6).

Chemische Merkmale

Papaveraceae führen Milchsaft, der Benzylisochinolin-Alkaloide enthält.

Papaveraceae führen Milchsaft, Brassicaceae führen Senfölglykoside.

Die Mohnarten führen weißen **Milchsaft** mit Morphin und anderen **Alkaloiden**; bei *Chelidonium* (Schöllkraut, Abb. 25.7 A) ist er intensiv gelb gefärbt (Benzophenanthridin-Alkaloide, z. B. **Chelidonin**). Alle Papaveraceen sind alkaloidhaltig.

Dabei sind vor allem biogenetisch stärker abgeleitete **Benzylisochinolin-Alkaloide** (Aporphine, **Morphinane**, Tetrahydroberberine u. a.) für die Familie charakteristisch. Bezüglich der **Beziehungen zu den Brassicaceen** ist das gänzliche Fehlen jeglicher Senfölglykoside zu beachten. Auch in der Unterfamilie **Fumarioideae** (z. T. als eigene Familie Fumariaceae geführt, Abb. 25.7 B), sind Benzylisochinolin-Alkaloide weit verbreitet. Morphologisch kennzeichnend ist hier der **zygomorphe** oder **disymmetrische Blütenbau**, oft mit Spornbildung und staminalen Nektarien. Einheimische Gattungen sind Lerchensporn (*Corydalis*) und Erdrauch (*Fumaria*).

Wissenswert

Die Samen des Schöllkrauts (*Chelidonium majus*) haben ein gut erkennbares, weißes »Fraßanhängsel«, was als **Elaiosom** bezeichnet wird und der Verbreitung der Samen durch Ameisen dient (»Myrmekochorie«). Elaiosome gibt es noch bei zahlreichen anderen Pflanzen (z. B. Schneeglöckchen, Akazien, Wolfsmilch, Veilchen), insbesondere aber bei tropischen Gewächsen.

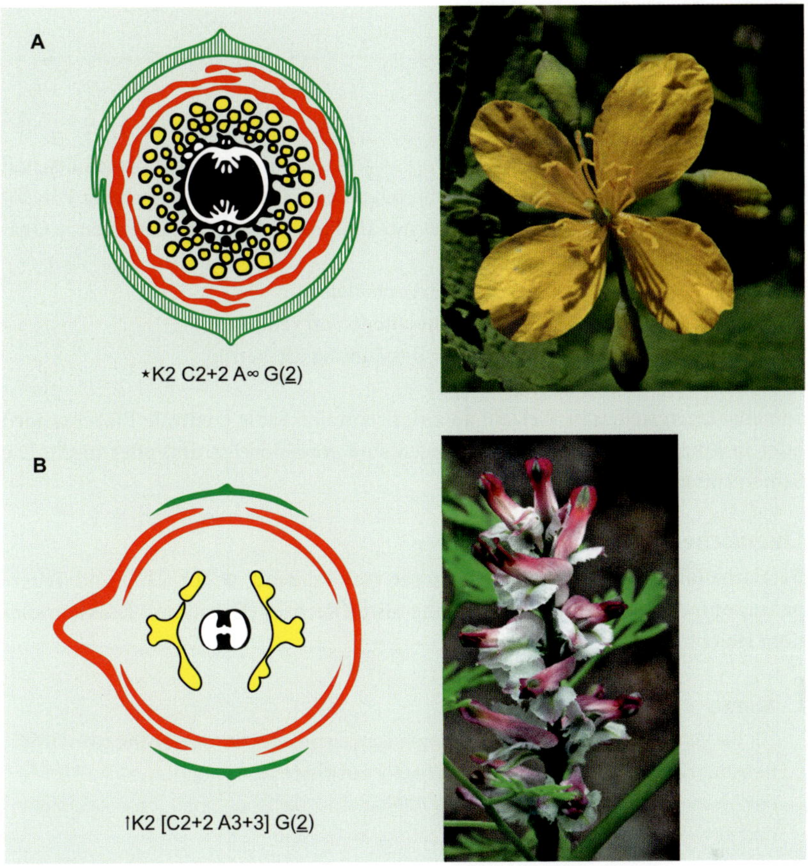

Abb. 25.7 A Blüte von *Chelidonium majus*. Die Kelchblätter (grün) fallen unmittelbar nach dem Öffnen der Blüte ab, sind jedoch im Knospenstadium gut zu erkennen (rechtes Teilbild) **B** *Fumaria officinalis* aus der Unterfamilie der Fumarioideae. Die kleinen Blüten sind zygomorph

Drogen und Stammpflanzen

- Opium crudum (Ph. Eur.), eingetrockneter Milchsaft; Opiumtinktur; *Papaver somniferum* (Abb. 25.6); Morphin-Alkaloide; vielfach kultiviert als Ölsaat
- Schöllkraut (Ph. Eur.); Chelidonii herba; *Chelidonium majus* (Abb. 25.7 A); Alkaloide; Waldränder, Schuttfluren in Europa
- Erdrauchkraut (Ph. Eur.); Fumariae herba; *Fumaria officinalis* (Abb. 25.7 B); Bitterstoffe, Aporphin-Alkaloide; Europa

25.4 Caryophyllales

25.4.1 Übersicht

Neben der großen Ordnung der Caryophyllales sind in der engen Verwandtschaft noch die jeweils nur aus einer Familie bestehenden, »alten« Ordnungen der Polygonales und Plumbaginales sowie die fast nur sukkulente Vertreter umfassende Ordnung der Cactales zu finden.

Charakteristische Merkmale der Caryophyllales:

- Zahl der ursprünglichen 5 + 5 Staubblätter ist oft reduziert.
- Die Pollenkörner sind während der Bestäubung dreikernig.

Samenanlagen stehen in Vielzahl an einer zentralen Säule **(zentrale Plazentation)** oder in Einzahl basal. Die Samenanlagen sind crassinucellat und bitegmisch. Die Samen enthalten meist Perisperm.

Chemische Merkmale

Betalaine sind die typischen Farbstoffe der Caryophyllales.

Betalaine (aber nicht bei Caryophyllaceae vorkommend, ○ Abb. 25.7) und **Triterpensaponine.** Besonderheiten im Mineralstoffwechsel (Calciumoxalatakkumulation; Halophyten) treten gehäuft auf.

Merke

Für die Verwandtschaftsverhältnisse wesentlich ist die Tatsache, dass **anthocyan- und betalainführende Pflanzen nur alternativ auftreten**. Bisher ist noch keine Pflanze mit beiden Farbstoffgruppen bekannt. Allerdings ist die Frage offen, ob betalainfreie oder betalainführende Pflanzen die ursprünglicheren sind.

Die Betalaine sind stickstoffhaltige Pflanzenfarbstoffe, die entweder blauviolett bis rot (Betacyane) oder orangerot bis gelb (Betaxanthine) sind. Es sind Derivate der Betalaminsäure, die sich biogenetisch vom Dihydroxyphenylalanin ableitet. Betalaine werden als **Glykoside** im Zellsaft akkumuliert (z. B. Betanin mit Betanidin als Aglykon; ○ Abb. 25.8). In manchen Arten treten Triterpensaponine gehäuft auf.

25.4.2 Caryophyllaceae (86/2200) Ordn.: Caryophyllales

Caryophyllaceae weisen dichasiale Verzweigungen auf.

Die **Nelkengewächse,** mit ca. 650 Arten in Europa vertreten, kommen auf allen Kontinenten vor. Es sind ein- oder mehrjährige Kräuter mit gegenständigen, einfachen, weitgehend nebenblattlosen Blättern und häufig **dichasialen** Blütenständen. Die Blüten sind gewöhnlich vollständig, radiärsymmetrisch, tetra- oder pentamer. Der Fruchtknoten wird meist zu einer **Kapsel.** Die kampylotropen Samenanlagen stehen zentral an einer **Plazentarsäule** (daher die frühere Bezeichnung Centrospermae s. a. Primulaceae), siehe Kap. 25.6.5.

Neben der **zentralen** Plazentation tritt Reduktion zu einer einzelnen **basalen** Samenanlage auf (○ Abb. 25.9). Auch in anderen Blütenteilen treten Reduktionen auf:

$K5 \rightarrow 0; C5 \rightarrow 4 \rightarrow 0; A5+5 \rightarrow 5 \rightarrow 4 \rightarrow 3, G(5) \rightarrow (3) \rightarrow (2).$

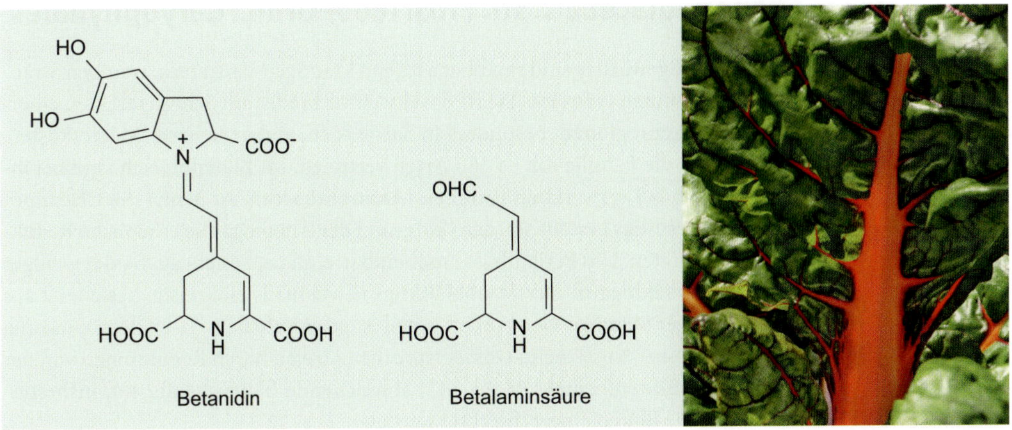

○ Abb. 25.8 Strukturformel eines Betalins (Betanidin) und des darin enthaltenden Strukturelements Betalaminsäure sowie Blatt mit rötlicher Nervatur (Betalaine!) von *Beta vulgaris* (der Name »Betalain« leitet sich von *Beta* ab!)

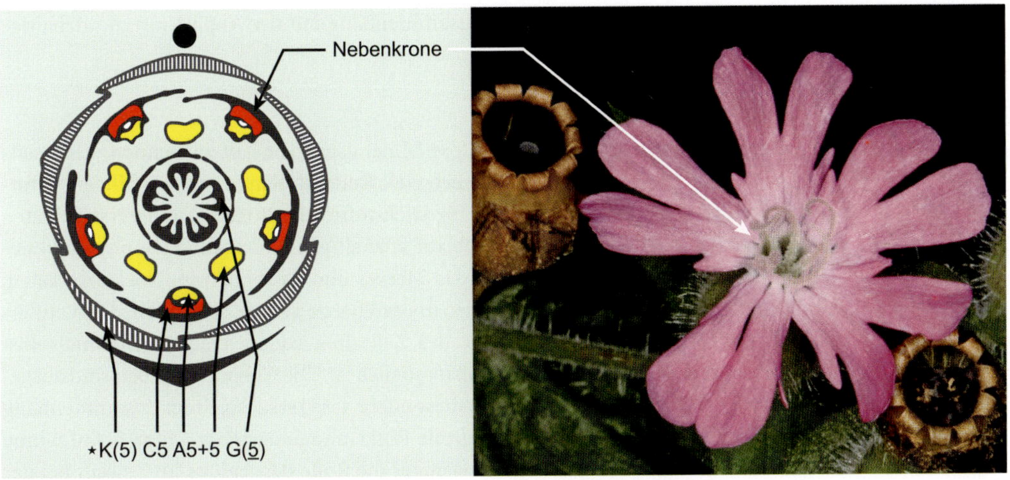

○ Abb. 25.9 Blütenbau und Blütenformel der Silenoideae. Die mit Samen gefüllten Kapseln und Resten der Plazentarsäule sind auf dem rechten Teilbild (weibliche Blüte mit langen Narbenschenkeln) zu erkennen. Der sichtbare Teil der Kronblätter wird als »**Platte**« (tief eingeschnitten) und als »**Nebenkrone**« bezeichnet. Beide Teile sind über den »**Nagel**«, welcher unter den verwachsenen Kelchblättern verborgen ist, am Blütenboden befestigt

Chemische Merkmale

Neben **Saponinen** sind gelegentliche Vorkommen von Cumarin hervorzuheben. Durch die weite Verbreitung von Saponinen, Pinit und Oligogalactosiden sind die Caryophyllaceen chemisch recht gut charakterisiert.

Caryophyllaceae führen Saponine.

25.4.3 Chenopodiaceae s. str. (105/1600) Ordn.: Caryophyllales

Chenopodiaceae sind typische Pflanzen von Trockenregionen.

Die **Gänsefußgewächse** sind mit überwiegend krautigen Vertretern, wenigen Sträuchern und Bäumen vertreten. Sie sind weltweit verbreitet mit Schwerpunkten einerseits in **Trockenregionen**, besonders in Salzwüsten, andererseits an Meeresküsten. In Europa ist die Familie mit ca. 160 Arten vertreten. Im Blütenbereich sind bei ihnen, wie auch bei verwandten Familien (**Amaranthaceen, zu denen die Chenopodiaceen neuerdings gestellt werden**) aufgrund der Anemogamie erhebliche Reduktionen aufgetreten. Das Perianth ist unscheinbar, einfach, besteht aus 5 oder weniger Tepalen oder fehlt ganz. Der Staubblattkreis ist ebenfalls einkreisig, bestehend aus 5 oder weniger Stamina. Der Fruchtknoten ist gewöhnlich 2(–3)-blättrig, einsamig und wird zu einer Nussfrucht. Dementsprechend treten durch Reduktionen von der allgemeinen **Blütenformel** *P5 A5 G(2) abweichende Blüten häufig auf, insbesondere, wenn die Blüten eingeschlechtig werden.

Anatomisch bemerkenswert ist einerseits das anormale sekundäre Dickenwachstum der holzigen Vertreter aufgrund der Tätigkeit mehrerer Kambiumringe, andererseits die Ausbildung großer Blasenhaare einiger Gattungen, die bei *Atriplex*-Arten in den Dienst der Entsalzung gestellt sind. Fernerhin ist die Ausbildung von Blatt- oder Stammsukkulenz im Zusammenhang mit der Anpassung an salzhaltige Standorte eien Besonderheit.

Chemische Merkmale

Chenopodiaceae haben anormales sekundäres Dickenwachstum und hohe Tendenz zur Mineralstoffspeicherung (Halophyten).

Hier ist in erster Linie der besondere Mineralstoffhaushalt zu nennen. Einerseits finden sich unter den Chenopodiaceen viele Ruderalpflanzen mit auffälliger **Nitratakkumulation** (»**Zeigerpflanzen**« für stickstoffreiche Böden!), andererseits treten die gleichen oder andere Arten auch auf salzhaltigen Böden auf. **Halophyten** besiedeln Spülsäume oder Wattränder des Meeres und Salzböden in Trockengebieten. Das aufgenommene **Salz** (NaCl) wird in der Pflanze gespeichert und bedingt außerordentlich hohe osmotische Werte des Zellsaftes, sodass Wasseraufnahme selbst unter extremen Standortbedingungen möglich ist. Die Chenopodiaceen sind ausgesprochene Säureakkumulatoren. Insbesondere das **Oxalat** spielt im Zusammenhang mit dem Ionengleichgewicht eine große Rolle, und je nach der Chlorid-Aufnahme übernimmt das Oxalat mehr oder weniger die Rolle des Anions im Zellsaft bei der Aufrechterhaltung eines erträglichen Ionengleichgewichts auf salzreichen Böden. Es wurden in Blättern schon mehr als 20 % Oxalsäuregehalte nachgewiesen.

Das allgemein reiche Vorkommen an **Betain** (Trimethylglycin), **Belalainen** (Namensgebung von der Gattung *Beta*!) sowie das Auftreten von Ascaridol in einigen *Chenopodium*-Arten sind bemerkenswert. Ascaridol ist ein natürlich vorkommendes stabiles Peroxid.

25.4.4 Polygonaceae (43/1100) Ordn.: Caryophyllales

Knöterichgewächse haben eine Ochea.

Die **Knöterichgewächse** sind weit verbreitete Kräuter, die in Europa mit 100 Arten vertreten sind. Sie stehen vermutlich mit ursprünglichen, anthocyanführenden Caryophyllales verwandtschaftlich in Verbindung. Allerdings besitzen sie kein Perisperm. Der Embryo ist bei ihnen in ein mehliges Endosperm eingebettet. Der Fruchtknoten ist einfächerig, aus (2–4), meist **3 Karpellen** verwachsen und entwickelt sich zu einer **Nuss**. Die einzige Samenanlage ist atrop, die Plazentation basal. Das Perianth ist häufig unscheinbar (die meisten Vertreter sind **windblütig**). Die

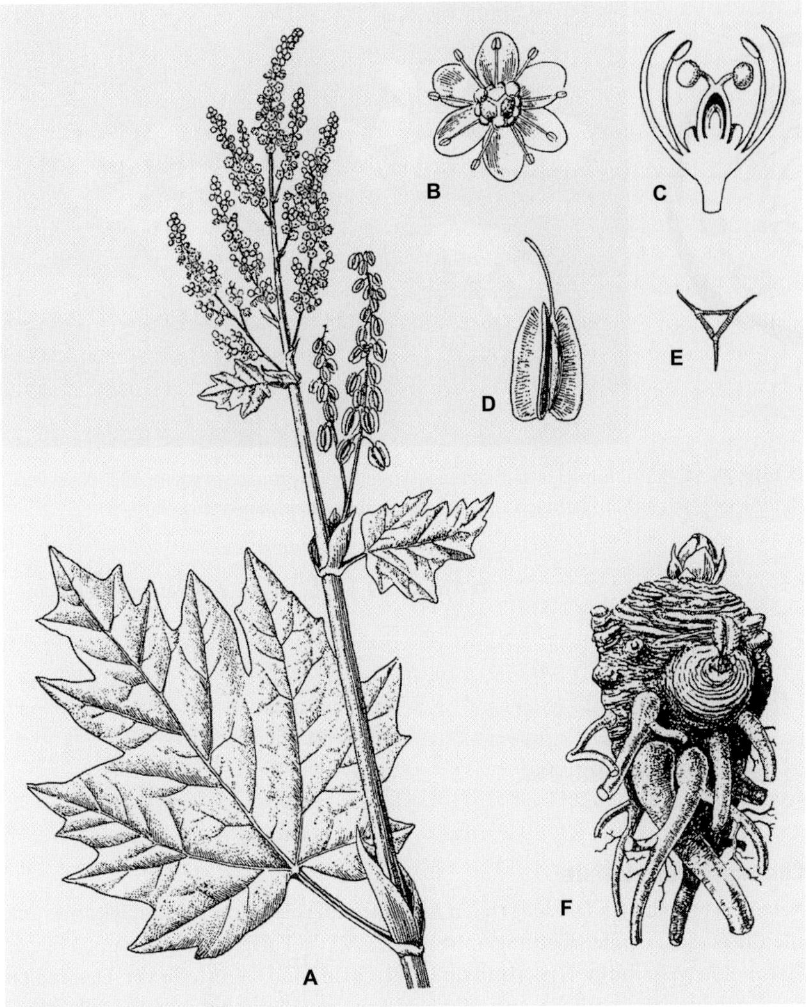

○ Abb. 25.10 Blühender und fruchtender Sprossabschnitt des Medizinal-Rhabarbers (*Rheum palmatum*), an den Blättern aufgeschlitzte Ochrea. **A** Blüten- und Fruchtstand, **B** Blüte in Aufsicht; **C** Blüte im Längsschnitt, **D** geflügelte Frucht, **E** Frucht im Querschnitt, **F** Rübenkörper mit Erneuerungsknospen

Blätter sind wechselständig; ihre Nebenblätter sind zu einer den Vegetationspunkt überziehenden Tüte, der **Ochrea**, verwachsen, die beim weiteren Wachstum durchbrochen wird und als häutige Röhre den Stängel umgibt (○ Abb. 25.10).

So wie bei den Chenopodiaceae anormales Dickenwachstum auftritt, gibt es auch bei einigen Polygonaceae ein eigenartiges Dickenwachstum durch die Ausbildung eines markständigen Leitbündelsystems neben dem normalen peripher liegenden, dessen Kambium ebenfalls sekundäres Dickenwachstum veranlasst. So ist etwa bei *Rheum* im Rhizom das umfangreiche Mark von zahlreichen Leitbündeln durchzogen, die unregelmäßig miteinander vernetzt sind. Sie werden schon früh angelegt. Ihr Bau entspricht dem eines leptozentrischen Leitbündels, aber mit kambialer Zuwachszone und kleinen, abnormen **Markstrahlen**. Diese sternförmigen Gebilde werden beim Rhabarber **Masern** genannt.

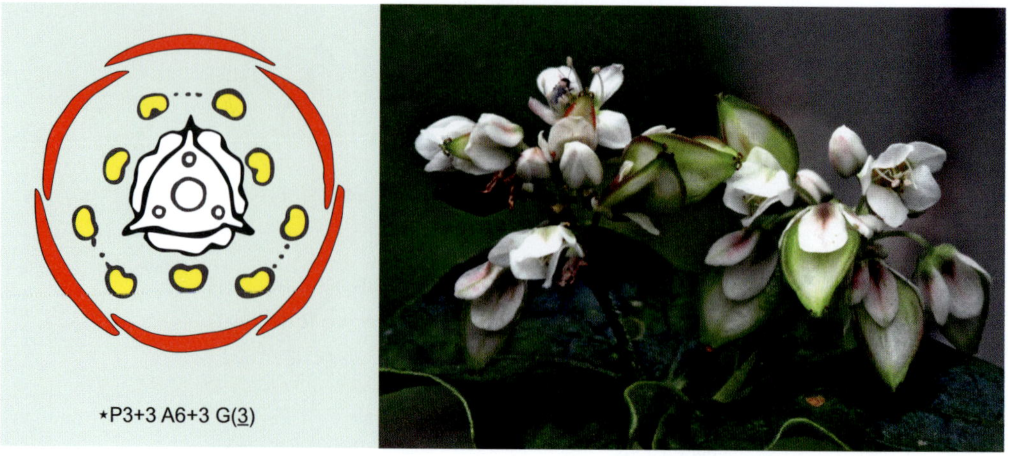

Abb. 25.11 Blütenformel und Blütendiagramm der Polygonaceae sowie Abbildung von *Fagopyrum esculentum*. Deutlich zu erkennen sind die dreieckigen Nüsschen

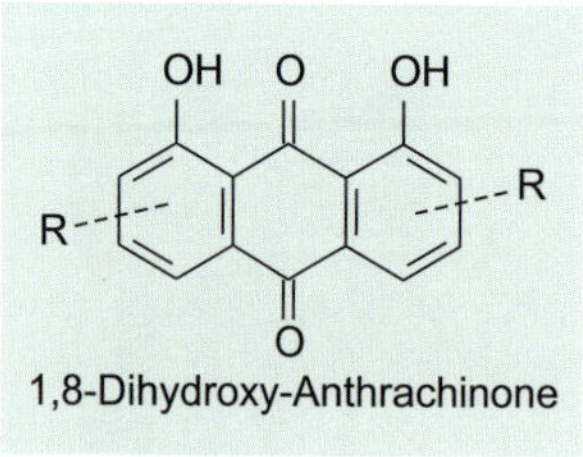

Abb. 25.12 Struktur der 1,8-Dihydroxy-Anthrachinone

Chemische Merkmale

Rheum führt Oxalat und Anthrachinone.

Neben viel **Oxalat** (in Drusen) treten **Anthracenderivate** und Anthraglykoside auf, allerdings nicht in allen Gattungen (Abb. 25.12). In Polygonaceae kommen ferner Flavonoide (z. B. Rutin, Hyperosid und Quercitrin) und Gerbstoffe vor. Das Fehlen der Betalaine, das spärliche Auftreten von Saponinen und der reichliche Polyphenol- und Gerbstoffgehalt vieler Polygonaceen sind Eigenschaften, die gegen nahe Beziehungen zu den Caryophyllales sprechen. Für solche Beziehungen kann höchstens die Tendenz zur Oxalsäureakkumulation und die Stärkespeicherung in den Samen (allerdings im Endosperm) angesehen werden.

Drogen und Stammpflanzen

- Rhabarberwurzel (Ph. Eur.); Rhei radix; Medizinal-Rhabarber: *Rheum palmatum, Rh. officinale* u. a. nicht jedoch der Gartenrhabarber *Rheum rhabarbarum, Rh. rhaponticum;* Anthraglycoside, Harze, Gerbstoffe; Innerasien, China, kultiviert in Mitteleuropa u. a.

Rosopsida – Rosiden 25.5

Übersicht 25.5.1

Die Rosopsida, die dritte und größte Gruppe der Angiospermen, sind die eigentlichen Dikotylen, die »Eudikotylen«. Das nahezu einzig durchgängige Merkmal sind die Pollenkörner, die, im Unterschied zu den Magnoliidae und Liliatae, drei oder mehr Keimöffnungen aufweisen.

Die Rosopsida mit den Rosiden sind die eigentlichen Dikotylen.

Die Mehrzahl der Vertreter der Rosopsida haben eusynkarpe Fruchtknoten mit zentralwinkelständiger Plazentation, meist mit 1–2 Samenanlagen pro Fruchtblatt. Bei den früher zu den Dilleniidae gestellten Ordnungen treten vor allem parakarpe Fruchtknoten mit parietaler Plazentation auf, oft mit vielen Samenanlagen pro Fruchtblatt.

Die **Rosiden** lassen sich gegen eine zweite Gruppe, die **Asteriden** (Kap. 25.6), abtrennen; die ersteren haben meist freie Kronblätter, zwei Staubblattkreise, crassinucellate Samenanlagen mit zwei Integumenten. In beiden Gruppen gibt es aber auch durch sekundäre Anemogamie stark reduzierte Blüten. In beiden Gruppen gibt es auch noch holzige Vertreter, aber die krautige Wuchsform überwiegt im Gegensatz zu den Magnoliidae.

25

Fagaceae (7/670) Ordn.: Fagales 25.5.2

Die **Buchengewächse** (Fagaceae) und die **Birkengewächse** (Betulaceae; 6/120) sind die beiden Familien der Fagales, zu der wichtige Laubbäume der gemäßigten Waldzonen gehören. Die etwa 30 europäischen Vertreter verteilen sich auf die Gattungen *Castanea* (Esskastanie), *Fagus* (Buche) und *Quercus*, wobei die Eichen bei weitem in der Überzahl sind. Die Fagales zeichnen sich alle durch eingeschlechtliche, anemogame Blüten aus und sind einhäusig.

Die männlichen Blüten sitzen an einem als Ganzes abfallenden **Kätzchen**. Charakteristisch ist, dass im Blütenstand das z. T. noch vorhandene Perianth gegenüber den die Blüte umhüllenden Deck- und Vorblättern ganz zurücktritt. Im unterständigen, coenokarpen Fruchtknoten entwickelt sich nur eine Samenanlage. Nach chalazogamer Befruchtung entsteht eine Nuss. Die Samen sind endospermlos (Kotyledonenspeicherung).

Buchen- und Birkengewächse haben Kätzchenblüten.

In Mitteleuropa kommen die Stieleiche (*Quercus robur*) und die Traubeneiche (*Quercus petraea*) vor. Deren Zweigrinde wurde in großem Ausmaß als **Gerbstoffdroge** genutzt (*Cortex Quercus*). Im submediterranen Raum findet man die Flaumeiche (*Quercus pubescens*), im Mediterrangebiet die Steineiche (*Q. ilex*), die Kermeseiche (*Q. coccifera*) als Macchienpflanzen und die westmediterrane Korkeiche (*Q. suber*), deren **Kork** nach Entfernung des ursprünglichen Phellems (Primär- oder Jungfernkork) durch Schälung der sich neu bildenden Korkschichten (Sekundärkork) etwa alle 8–15 Jahre gewonnen werden kann.

Chemische Merkmale

Kondensierte **Gerbstoffe**, häufige Triterpen-Vorkommen und reichliches Auftreten von Calciumoxalat in Drusen und in Einzelkristallen sind chemische Merkmale der Ordnung Fagales. Typisch für alle Eichenarten ist die Akkumulation des Cyclits Quercit.

Quercus enthält Gerbstoffe.

Drogen und Stammpflanzen

- Eichenrinde (Ph. Eur.); Quercus cortex; *Quercus robur, Quercus petraea, Quercus pubescens;* kondensierte Gerbstoffe; Europa
- Kork; Suberis cortex; *Quercus suber;* westliches Mittelmeergebiet
- Kastanienblätter; Castaneae folium; *Castanea sativa;* Gerbstoffe; Mittelmeergebiet
- Galläpfel (ÖAB); Gallae; *Quercus infectoria, Quercus aegilops;* Wucherungen durch den Stich der Gallwespe *Cynips infectoria;* hydrolisierbare Gerbstoffe; östliches Mittelmeergebiet
- Birkenblätter (Ph. Eur.); Betulae folium; *Betula pendula, Betula pubescens* (**Betulaceae**); Flavonoide, Gerbstoffe (Leucoanthocyanidine), Harze, Betulin (in der weißen Borke); Nord- und Mitteleuropa, Nordasien; Eichen-Birkenwälder

25.5.3 Rosaceae (90/2520) Ordn.: Rosales

Die Rosengewächse sind vielgestaltig, aber klar von den Ranunculales abgetrennt.

Die **Rosengewächse** weisen ähnlich wie die Hahnenfußgewächse viele Entwicklungstendenzen auf, bilden jedoch ebenfalls eine natürliche Einheit, die man in mehrere Unterfamilien gliedern kann. Die wichtigsten Merkmale der einzelnen Unterfamilien sind in ◻ Tab. 25.2 zusammengestellt (○ Abb. 25.13).

Ranunculaceae und Rosaceae können Polyandrie und Polykarpie aufweisen.

Merke

Einige Gattungen der Rosaceae haben **größere Ähnlichkeit** mit den **Ranunculaceae**, so etwa durch die **Chori-** und **Polykarpie**, sowie durch die **Polyandrie** bei *Potentilla*. Bei den Rosaceen sind jedoch **Kelch und Krone** (**5zählig**) typischerweise vorhanden. Doch sind die Blütenteile durchgehend wirtelig angeordnet. Die Vermehrung der **Stamina erscheint hier sekundär**. Die vielfachen Varianten der Ausprägung des chorikarpen Fruchtknotens sind bemerkenswert (○ Abb. 25.13). Im Bereich des Blütenbodens ist häufig eine Tendenz zur Bildung becher- oder scheibenförmiger Verbreiterungen des Blütenbodens (**Diskus**) erkennbar. Insbesondere die sehr variable Beteiligung von Achsengewebe beim Fruchtaufbau ist Ursache für die sehr unterschiedlichen Fruchtformen. Für die **vegetativen Organe** der Rosaceen sind **Nebenblätter** bezeichnend, die den Ranunculaceen ganz fehlen. Den Anschluss an die Magnoliidae vermitteln wohl die Spiraeoideae mit ihren Balgfrüchten.

Die Rosaceen sind in Europa mit etwa 480 Arten vertreten (ohne die zahlreichen Kleinarten der Gattungen *Rubus, Alchemilla, Sorbus* etc.).

Chemische Merkmale

Rosaceen sind gerbstoffreich.

In beachtlichen Mengen kommen **Gerbstoffe** vor. Es sind vor allem kondensierte Gerbstoffe; bei den Rosoideae werden aber auch hydrolysierbare Gerbstoffe angereichert. Weit verbreitet sind die mono- und dimeren polyphenolischen Vorstufen wie **Catechine** und Leucoanthocyane, ebenso wie Flavonolglykoside des Kämpferols und Quercetins.

Neben den zahlreichen Gerbstoffdrogen unter den arzneilich genutzten Rosaceen treten andere Drogen etwas zurück. Zu erwähnen sind **Triterpensaponine**, die über die COOH-Gruppe mit Zuckern verestert sind.

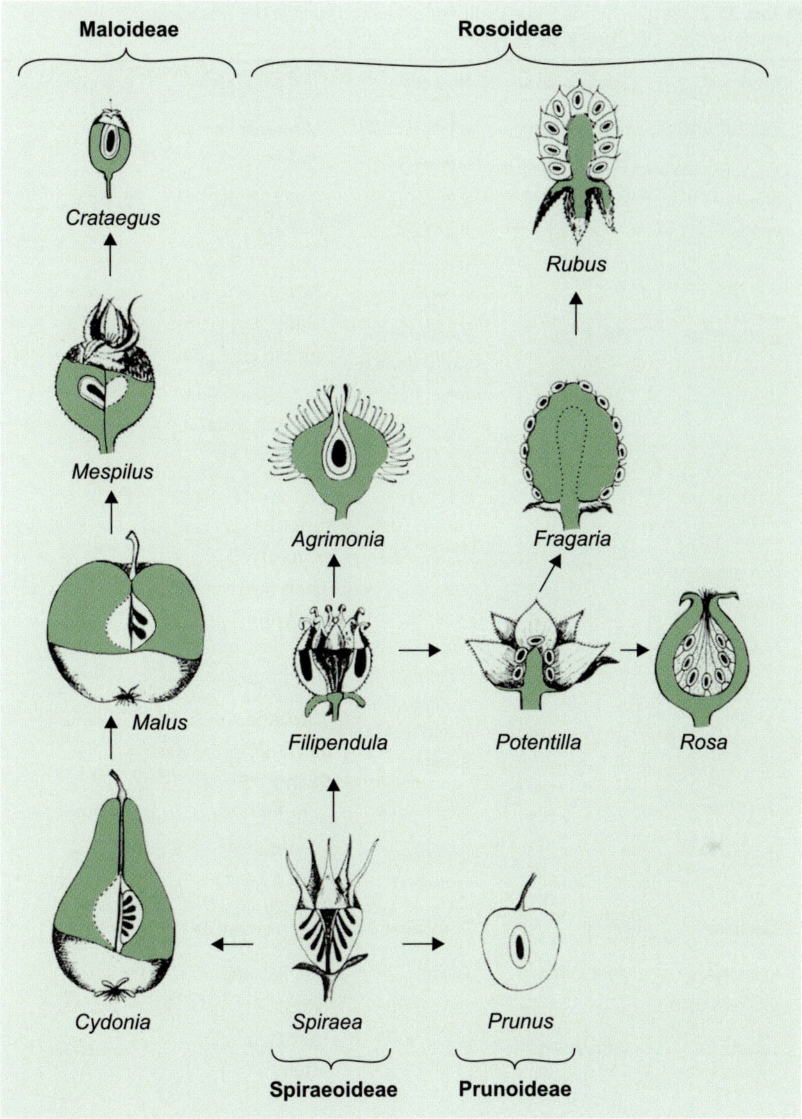

○ Abb. 25.13 Die Unterfamilien der Rosaceen und die Progressionsreihen ihrer Fruchtformen, grün: Achsengewebe, schwarz: Samen

Cyanogene Glykoside sind typisch für Rosaceen.

Cyanogene Verbindungen wie das Prunasin der vegetativen Pflanzenteile und das **Amygdalin** der Samen gelten als familienspezifische Stoffe, dürften aber wohl auf die Maloideae und Prunoideae beschränkt sein. Amygdalin ist in bitteren Mandeln (aus *Prunus dulcis* var. *amara*) zu 3–5 % enthalten. Pro Mandel kann durch Spaltung des cyanogenen Glykosids bis zu 1 mg HCN entstehen, sodass bei Kindern bereits wenige bittere Mandeln tödlich wirken können. *Prunus dulcis* var. *dulcis* ist eine amygdalinarme, süße Chemovarietät.

Tab. 25.2 Vergleichende Übersicht über die Unterfamilien der Rosaceen. Zeichenerklärung siehe Kap. 17.2 und Kap. 25.3.2

Merkmal	Spiraeoideae	Rosoideae	Maloideae	Prunoideae
Wuchsform	Holzpflanzen, Kräuter	Meist Kräuter	Holzpflanzen	Holzpflanzen
Blütenformel	$K_5\ C_5\ A_{30}G_5$	$K_5C_5A_\infty + G\infty$ $K_{5+5}\ C_5\ A_{30}$ $G\infty$ $K_4\ C_0\ A_\infty\ G_{(2)}$	$K_5\ C_5\ A_{20}$ $G_{(5-1)}$	$K_5\ C_5\ A_{20}$ $G_{(1)}$
Blütenachse	Flach, frei	Becher- oder zapfenförmig, frei	Mächtig, fleischiges Hypanthium mit G verwachsen	Becherförmig, frei
Karpelle	5 (1–8)	5 (1–∞)	5 (–1)	1
Samenanlagen pro Karpell	Viele	1	Viele (–1)	1 (–2)
Frucht	Balg, Sammelbalg	Nüsschen, Sammelnüsschen, Sammelsteinfrucht (keine Beeren)	Scheinfrucht (Apfel)	Steinfrucht
Obstform	–	Beerenobst	Kernobst	Steinobst
(Beispiele)	–	(Himbeere, Erdbeere)	(Apfel, Birne)	(Kirsche, Pflaume)
Saponine	Fehlen	Vorhanden	Vorhanden	Fehlen
Cyanogene Verbindungen	Vorhanden	Fehlen	Häufig	Häufig
Sorbit	Vorhanden	Fehlt	Vorhanden	Vorhanden

Viele Rosaceen zeigen in ihrem Kohlenhydrat-Stoffwechsel als Besonderheit die Akkumulation von **Sorbitol** (so z. B. in Blättern und Früchten von *Sorbus aucuparia*, Vogelbeere). Sorbitol fehlt nur den Rosoideae. Positiver Sorbitolnachweis in Himbeersaft kann daher als Nachweis einer Verfälschung z. B. durch Apfelsaft gelten.

Gattungsspezifische Inhaltsstoffe sind z. B. **Arbutin** in *Pyrus* (nicht in *Malus*), Phloroglucin-Derivate in *Hagenia* (Flos Koso: früher als Anthelminthikum bedeutsam), Parasorbinsäure in *Sorbus* und Isoflavone in *Prunus*.

Merke

Die Tendenz der **starken Phenolspeicherung** teilen die Rosaceen mit vielen weiteren Familien. Ihr Phenolstoffwechsel erinnert an die Saxifragaceen und an die Ericaceen. Weitere Beziehungen, auch durch die Triterpensäure-Vorkommen, sind zu den Dilleniales, Fabales und Myrtales angedeutet.

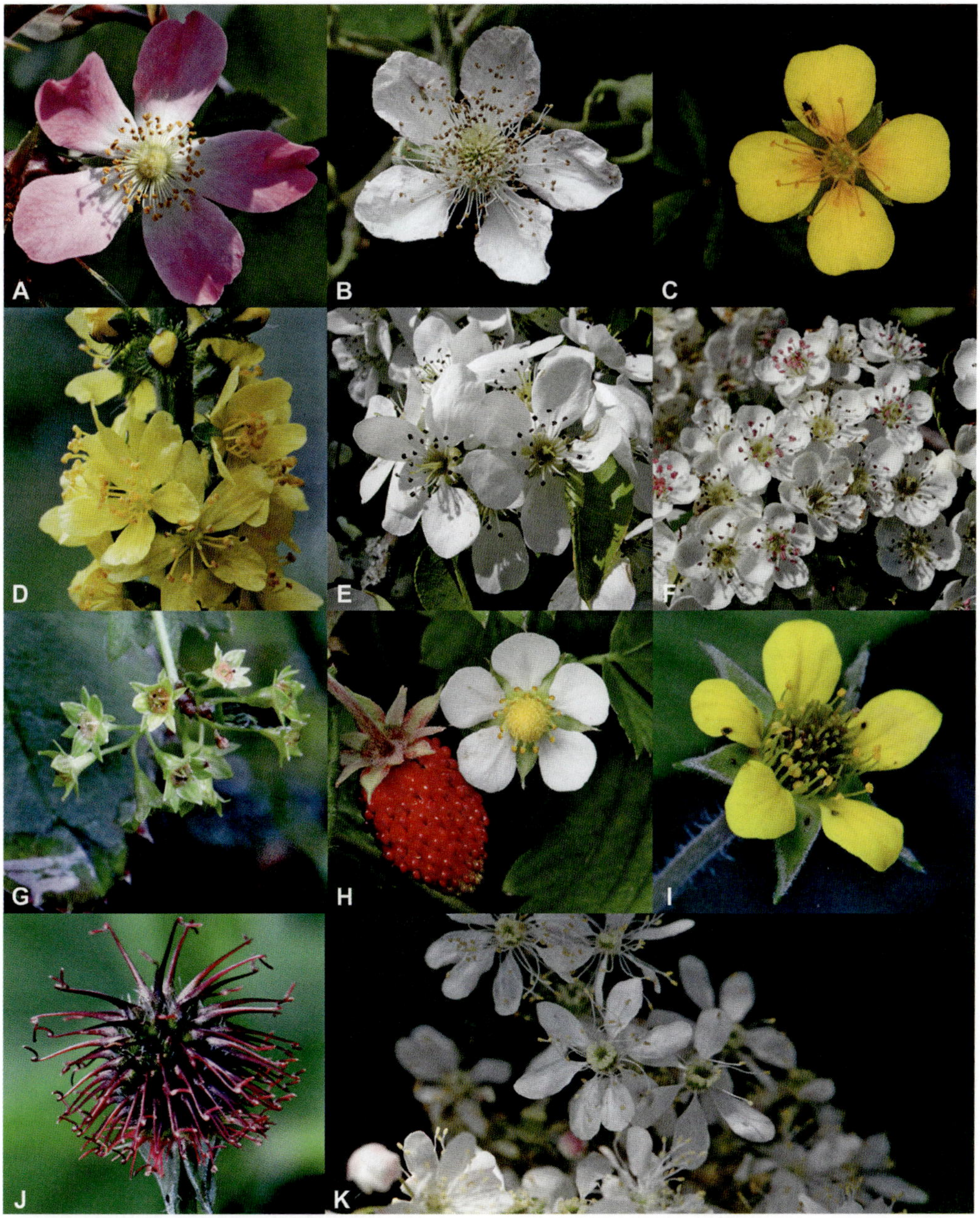

○ Abb. 25.14 Beispiele einger Rosaceen, Gattungsnamen **A** *Rosa*, **B** *Rubus*, **C** *Potentilla*, **D** *Agrimonia*, **E** *Pyrus*, **F** *Crataegus*, **G** *Alchemilla*, **H** *Fragaria*, **I** *Geum*, **J** Hakenfrucht von *Geum urbanum*, **K** *Filipendula*

Drogen und Stammpflanzen

- Weißdornblätter mit Blüten (Ph. Eur.), Weißdornblüten, -früchte (Ph. Eur.); Crataegi folium cum flore, Crataegi flos, Crataegus fructus; *Crataegus oxyacantha, Crataegus curvisepala, Crataegus monogyna, Crataegus laevigata* etc.; Waldränder, Gebüsche in Europa, Westasien (**O** Abb. 25.14 F)
- Brombeerblätter (DAC); Rubi fruticosi folium; *Rubus fruticosus;* Europa (**O** Abb. 25.14 B)
- Himbeerblätter (DAC); Rubi idaeae folium; *Rubus idaeus;* Nord- und Mitteleuropa
- Erdbeerblätter (DAC); Fragariae folium; *Fragaria vesca, Fragaria moschata, Fragaria viridis;* Europa, Asien (**O** Abb. 25.14 H)
- Mädesüßblüten; Filipendulae flos; *Filipendula ulmaria;* Europa (**O** Abb. 25.14 K)
- Schlehdornblüten (DAC); Pruni spinosae flos; *Prunus spinosa;* Quercitrin, Rutin; Europa
- Tormentillwurzelstock (Ph. Eur.); Blutwurzrhizom; Tormentillae rhizoma; *Potentilla erecta;* Europa ((**O** Abb. 25.14 C)
- Odermennigkraut (Ph. Eur.); Agrimoniae herba; *Agrimonia eupatoria;* Europa (**O** Abb. 25.14 D)
- Frauenmantelkraut (Ph. Eur.); Alchemillae herba; *Alchemilla vulgaris* s. l. *(Alchemilla xanthochlora);* Europa, Nordamerika, Asien (**O** Abb. 25.14 G)
- Gänsefingerkraut (DAC); Anserinae herba; *Potentilla anserina;* Europa, Asien
- Hagebuttenschalen (Ph. Eur.); Hagebutten (DAC); Rosae pseudofructus, Cynosbati fructus sine semine; Rosae pseudofructus cum fructibus; *Rosa canina;* Fruchtsäuren; Europa (ähnlich **O** Abb. 25.14 A)
- Mandelöl (Ph. Eur.); Amygdalae oleum; *Prunus dulcis;* fettes Öl; Südeuropa
  Quittenkerne; Cydoniae semen; *Cydonia oblonga;* Schleimdroge; Europa, Asien kultiviert
- Kosoblüten; Koso flos; *Hagenia abyssinica:* Phloroglucindroge; Ostafrika
- Rosenblütenblätter; Rosae flos; *Rosa centifolia;* ätherisches Öl; Südosteuropa, Orient (ähnlich (**O** Abb. 25.14 A)
- Seifenrinde (DAC, ÖAB) (Panamarinde); Quillajae cortex *Quillaja saponaria* (bislang zu den Rosaceae gestellt, evtl. zu den Fabales zu stellen); Saponindroge mit Quillajasäure als Sapogenin; Chile

25.5.4 Cannabaceae (11/170) Ordn.: Rosales

Die **Hanfgewächse**, eine eher kleine Familie, sind weltweit verbreitet. Ihre Blüten sind **diözisch**. Die weiblichen Blüten [K1 G(5)] stehen in dichten Ähren, die männlichen Blüten in lockeren Rispen [K5 A5]. Die Blätter weisen stets Nebenblätter auf.

Cannabaceae haben große Drüsenschuppen.

Der Hopfen (*Humulus lupulus*) ist eine **zweihäusige** ausdauernde **Schlingpflanze**, insbesondere der Auwälder. Die weiblichen Blüten finden sich in kätzchenartigen Infloreszenzen. Deren Tragblätter und die Vorblätter der weiblichen Blüten vergrößern sich zur Reifezeit und bedingen so die Zapfenform der Fruchtstände. In den Hopfenkulturen (für die Bierbrauerei) werden **nur weibliche Pflanzen** gezogen, die durch Stecklinge vermehrt werden.

Früher stellten die Systematiker die Hanfgewächse zu den Urticales (in die Nähe der Rosales). Damit steht die **Mineralisierungstendenz** (verkalkte und verkieselte Zellwände; Cystolithen) in Einklang. Polyphenole und isoprenoide Verbindungen

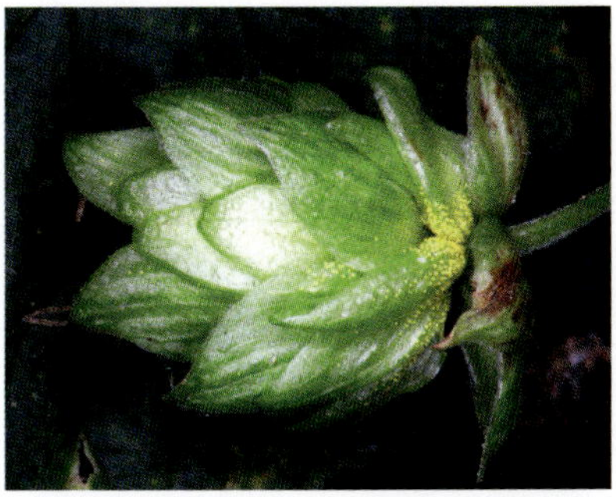

Abb. 25.15 Hopfenzapfen von *Humulus lupulus*. Die Drüsenschuppen sind deutlich als gelbe Punkte erkennbar

sind charakteristisch. Häufig werden isoprenoide Reste mit Phenolen (**Phloroglucin** u. a.) kombiniert (**Humulon, Lupulon, Cannabidiol**).

Die z. T. in mehrzelligen **Drüsenschuppen** (Abb. 25.15) gebildeten Exkrete sind harz- und **bitterstoffreich**.

Merke

Die Wirkstoffe von Hanf (*Cannabis sativa*) und von Hopfen (*Humulus lupulus*) sind im Harz der Drüsenschuppen enthalten.

Der Hanf, als Faser- und Ölpflanze seit alters her bekannt, liefert in warmen Klimaten aus harzreichen Formen (var. *indica*) **Marihuana** (getrocknete Triebspitzen weiblicher Pflanzen) und **Haschisch** (Harz).

Rauscherzeugende Wirkprinzipien sind Gemische isomerer Tetrahydrocannabinole. Für die sedative und antibiotische Wirkung dürfte die Cannabidiolsäure verantwortlich sein.

Drogen und Stammpflanzen

- Hopfenzapfen (Ph. Eur.); Lupuli strobulus (Fruchtstände); Lupuli glandulae (abgeklopfte Drüsenhaare der Fruchtstände); *Humulus lupulus;* Bitterstoffe; Mittel- und Osteuropa (Abb. 25.15)
- Hanfkraut (Haschisch, Marihuana); Cannabis indicae herba; *Cannabis sativa ssp. indica;* Tetrahydro-Cannabinole; Orient, Zentral- und Südasien, Nordamerika kultiviert

25.5.5 Fabaceae, Unterfamilie Mimosoideae (56/3100) Ordn.: Fabales

Die Fabales sind die Ordnung der Hülsenfrüchtler und der Wurzelknöllchen.

Die Mimosoideae wurden früher als eigene Familie der **Mimosaceae** geführt, genau so, wie die Caesalpiniaceae früher ebenfalls eine eigenständige Familie waren. Nachfolgend werden die Unterfamilien als Mimosaceae bzw. Caesalpiniaceae »**sensu stricto**« (s. str.; Lat.: im strengen Sinne; gegenteilig »**sensu lato**«, s. l., im weiten Sinne) bezeichnet. Das einzige oberständige Karpell, das zu einer (ursprünglich) vielsamigen, bei der Reife an Bauch- und Rückennaht aufspringenden **Hülse (Legumen)** wird, unterscheidet die Ordnung der Fabales von den Rosales. Gelegentlich treten auch **Gliederhülsen** oder einsamige Hülsen (Nüsse) auf. Eine Entwicklungstendenz im Blütenbau geht zu einer Reduktion des Perianths und zur Bildung auf-

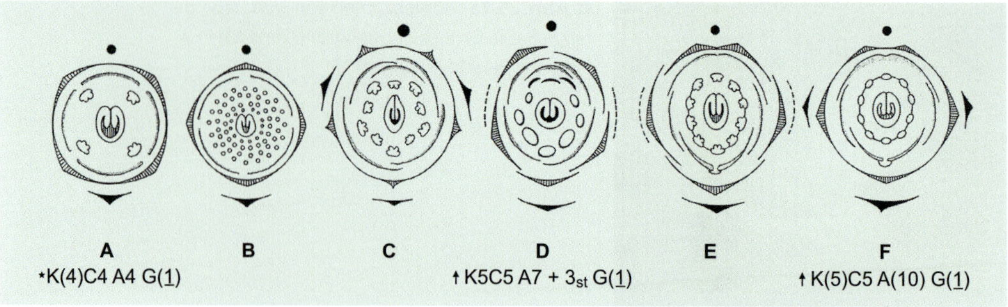

Abb. 25.16 Blütendiagramme und Blütenformel einiger Vertreter der Fabales. Mimosaceae s. str.: **A** *Mimosa pudica*, **B** *Acacia lophantha*. Caesalpiniaceae s. str., **C** *Cercis siliquastrum*, **D** *Cassia caroliniana*. Fabaceae: **E** *Vicia faba*, **F** *Laburnum anagyroides*

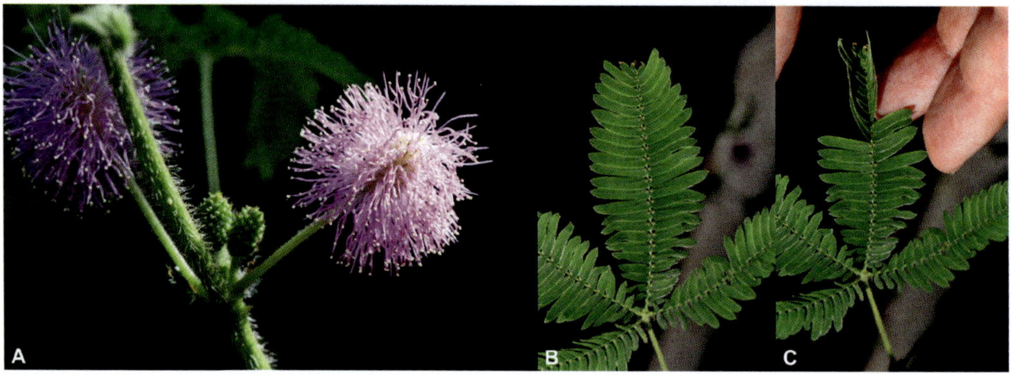

Abb. 25.17 Blüte **A** und Blätter **B** *Mimosa pudica*. **C** Die Fiederblättchen klappen bei Berührung oder Erschütterung sehr schnell zusammen (»**Seismonastie**«)

fälliger Blütenstände (Mimosen), die andere zeigt zunehmende **Zygomorphie** (Abb. 25.16) in Anpassung an **spezielle Insektenbestäubung** (Caesalpiniaceae, Fabaceae). Hierbei nimmt u. a. der Verwachsungsgrad der Filamente zu. Im vegetativen Bereich sind die Fabales durch meist wechselständige, **fiedrig zusammengesetzte Blätter** mit **Nebenblättern** ausgezeichnet. Bei vielen Arten ermöglichen **Blattpolster** z. B. am Blattgrund Bewegungen der Blätter bzw. Fiederblätter (Abb. 25.17).

Die **Mimosengewächse** sind überwiegend Bäume oder Sträucher, selten Kräuter mit meist doppelt gefiederten Blättern und kleinen schmalen Fiederblättchen (Abb. 25.17), oder bei *Acacia* öfters nur noch Phyllodien (verbreiterter Blattstiel, Blattspreite reduziert). Die kleinen, vollständigen Blüten stehen in Ähren, Köpfchen oder Trauben und sind radiär, tetra- oder pentamer, mit vier Stamina (Mimosen) oder mit zahlreichen Stamina (Abb. 25.16 B, *Acacia*), die zusammenhängende Pollen (meist 16 Körner: sog. Polyaden) bilden.

Hauptverbreitungsgebiete sind die mehr oder weniger ariden Tropen und Subtropen.

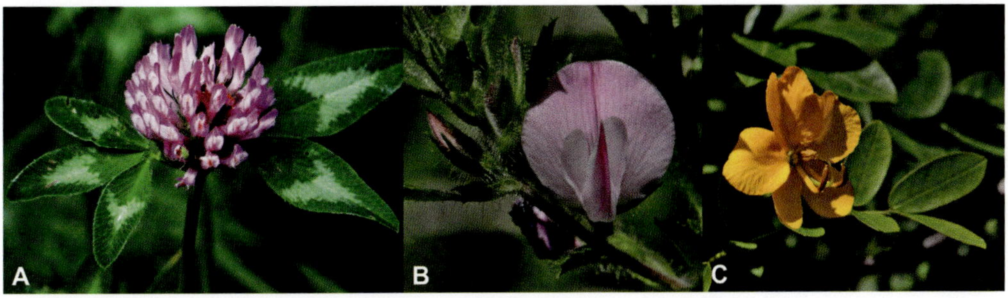

○ Abb. 25.18 Blüten einiger Fabales, **A** *Trifolium pratense*, **B** *Ononis spinosa* (Fahne, Flügel, Schiffchen gut zu unterscheiden!), **C** *Cassia corymbosa*

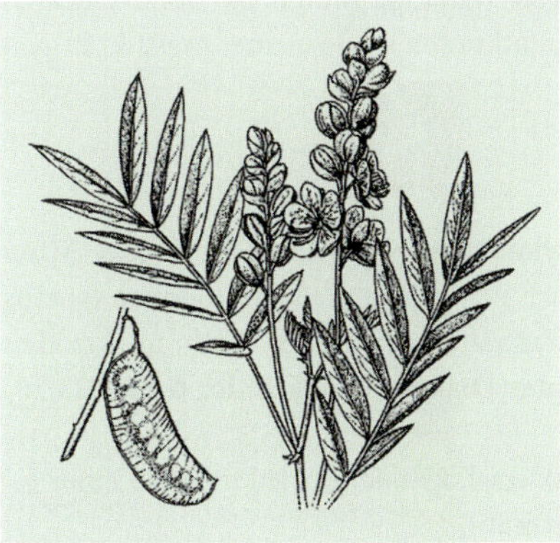

○ Abb. 25.19 Blühender Zweig und Hülse von *Cassia angustifolia*

Chemische Merkmale

Ähnlich wie bei den Rosales ist auch bei den Fabales das reiche Vorkommen von **Gerbstoffen** hervorzuheben. Verschiedene *Acacia*-Arten sind durch hohen Gehalt an kondensierten Gerbstoffen gekennzeichnet. Von *A. catechu* und *A. suma* stammt Katechu (Gerbstoffmassen: Catechingerbstoffe). Aus *A. senegal* gewinnt man nach Verletzung der Rinde Gummi arabicum (Polyglucuronsäure u. a. und deren Ca^{2+}-, Mg^{2+}- und K^{+}-Salzen).

Drogen und Stammpflanzen

- Arabisches Gummi (Ph. Eur.); Acaciae gummi (Gummi arabicum); *Acacia senegal, Acacia arabica = nilotica, Acacia horrida* u. a.; Arabino-3,6-galactan und andere Polysaccharide; Dornsavannen in Afrika, Arabien und Indien
- Katechu, Catechu; *Acacia catechu, Acacia suma;* Gerbstoffe; Indien, Burma

Fabaceae, Unterfamilie Caesalpinioideae (180/2200) Ordn.: Fabales 25.5.6

Die **Sennesgewächse** umfassen überwiegend tropische und subtropische Holzpflanzen mit einfach oder doppelt gefiederten Blättern, meist mit Nebenblättern. In Europa wachsen 3 Arten. Die gewöhnlich pentameren Blüten sind im Gegensatz zu denen der Mimosen mehr oder weniger **zygomorph**, mit meist 10 (oder weniger, z. T. sterilen) freien Staubgefäßen (○ Abb. 25.16, ○ Abb. 25.18, ○ Abb. 25.19) und zei-

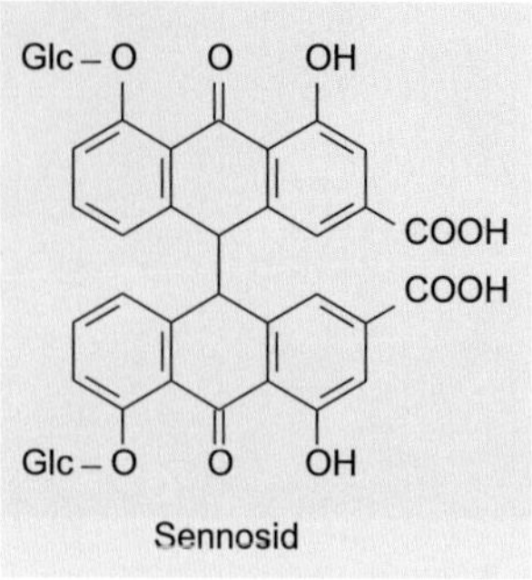

○ Abb. 25.20 Strukturformel des Dianthronglykosids Sennosid A

gen damit den schrittweisen Übergang von radiären Blüten zu dorsiventralen Schmetterlingsblüten. Der einkarpellige Fruchtknoten wird zu einer meist kräftigen Hülse, in der etliche Samen enthalten sind.

Chemische Merkmale

Cassia-Arten enthalten Anthrachinone.

Aufgrund des Vorkommens von **Anthraglykosiden** werden manche *Cassia*-Arten (Sennespflanzen) als Laxantien benützt. Ihre Blätter und Früchte (Sennae fructus und folium) sind in vielen Abführmitteln enthalten. Unter den Anthraglykosiden sind mengenmäßig vor allem die **Sennoside** (**Dianthronglykoside**, ○ Abb. 25.20) vorherrschend.

Besonders **gerbstoffreich** ist **Ratanhia**-Wurzel. *Krameria* wird meist in einer eigenen kleinen Familie (Krameriaceae) abgetrennt.

Fruchtsäuren, **Pektine** und **Schleime** sind in dem aus Indien importierten **Tamarindenmus** und in **Johannisbrot** die wichtigsten Inhaltsstoffe. Johannisbrotsamen enthalten im Endosperm sehr viel heißwasserlöslichen Schleimstoff (Das Polysaccharid **Karubin** ist Hauptbestandteil im Johannisbrotkernmehl). Die Samenschale ist durch harte Palisadenschichten sehr fest, ähnlich wie bei den Fabaceen. Große Sekreträume im Holz und Mark der baumförmigen *Copaifera*-Arten enthalten **Balsame**, die durch Anschneiden zum Ausfließen gebracht werden. Kopaiva-Balsam (ätherisches Öl und Harz) wird gelegentlich als Weichmacher und Bindemittel in Farben verwendet.

Drogen und Stammpflanzen

- Sennesblätter (Ph. Eur., ÖAB); Sennae folium; *Cassia angustifolia, Cassia senna = Cassia acutifolia;* Sennoside; Ägypten, Sudan, Südindien
- Alexandriner-Sennesfrüchte (Ph. Eur.); Sennae alexandrinae fructus; *Cassia senna;* Sennoside; Ägypten, Sudan
- Tinnevelly Sennesfrüchte (Ph. Eur., ÖAB); Sennae tinnevelly fructus; *Cassia angustifolia;* Sennoside; Südindien, Ostafrika
- Ratanhia-Wurzel (Ph. Eur., ÖAB); Ratanhiae radix; *Krameria triandra;* Gerbstoffe; Südamerika
- Kopalharz, Kopaiva-Balsam; Balsamum copaifera; *Copaifera demeusei, Copaifera reticulata* u. a.; ätherisches Öl, Harz; Südamerika
- Johannisbrot, Karoben; Ceratoniae fructus (DAB), Ceratoniae semen; *Ceratonia siliqua;* Carubin (Galacto-Mannan); Mittelmeergebiet, Vorderer Orient
- Tamarindenmus, Pulpa Tamarindorum; *Tamarindus indicus;* Fruchtsäuren, Pektine; Indien, Zentralamerika

Fabaceae (s. l.: 730/19400) Ordn.: Fabales

25.5.7

Die **Schmetterlingsblütler** s. str. (früher Papilionaceae), die größte Familie der Ordnung der **Hülsenfrüchtler**, ist in Europa mit etwa 860 Arten vertreten. Die Fabaceae stehen den Rosaceae relativ nahe, obwohl etwa eine Erbsenblüte mit einer Rose zunächst wenig Gemeinsames zu zeigen scheint. Der Hauptunterschied liegt – von der für alle Fabales charakteristischen vielsamigen Frucht, der Hülse, abgesehen – darin, dass die **Rosaceenblüte radiär, die Fabaceenblüte dagegen extrem zygomorph** und stark auf die Insektenbestäubung hin spezialisiert ist.

Schmetterlingsblüten sind typisch für die Fabaceae und die Polygalaceae.

Merke

Die Blüten sind recht einheitlich gebaut. Der Kelch ist meist verwachsen mit fünf Zähnchen, gelegentlich ist er auch nur noch zweilippig. Stärker ist die Zygomorphie bei der Krone. Das dorsale (dorsal: rückenseitig, meist nach oben; ventral: bauchseitig, meist nach unten zeigend) Kronblatt, die **Fahne**, ist besonders groß, die seitlichen Petalen bilden die **Flügel**, und die beiden ventralen sind zum **Schiffchen** verwachsen (○ Abb. 25.21). Fabaceen haben **Hülsenfrüchte**.

Größere Unterschiede innerhalb der Familie weist das Androeceum auf. Die **10 Staubgefäße** gehören eigentlich 2 Wirteln zu je 5 an; sie sind bei wenigen Gattungen ebenso wie bei den Caesalpiniaceen noch frei (*Sophora*). Bei den meisten anderen Gattungen jedoch sind entweder alle 10 mit ihren Filamenten zu einer Röhre verwachsen (*Laburnum*: Goldregen, giftig) oder aber 9 sind verwachsen und das oberste bleibt frei (○ Abb. 25.21). Sie werden vom Schiffchen umschlossen und durch die Filamentröhre wächst der Griffel des Fruchtknotens durch. Dieser Bau der Blüte hängt mit einer extremen Anpassung an die Bestäubung durch bestimmte Insekten zusammen. Man unterscheidet bestimmte Mechanismen, wie Klappmechanismus (*Genista*), Nudelpumpe (*Coronilla*), Explosionsmechanismus (*Sarothamnus*) oder Bürstenmechanismus (*Vicia*), die bei Insektenbesuch ausgelöst werden und die Übertragung des Pollens auf die Narbe sichern.

Die Blüten der Fabaceae sind recht einheitlich aufgebaut.

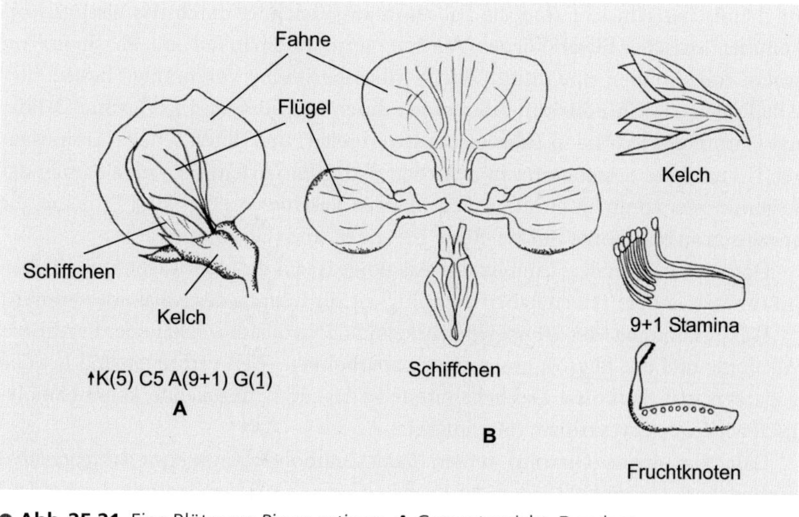

○ **Abb. 25.21** Eine Blüte von *Pisum sativum*, **A** Gesamtansicht, **B** zerlegt

Die Samenanlagen sind kampylotrop und entwickeln sich meist zu endospermlosen, oft hartschaligen Samen. In endospermhaltigen Samen ist das Endosperm schleimreich. Die **Reservestoffe** werden in den **dicken Kotyledonen** gespeichert und bestehen neben viel Eiweiß aus Stärke, oder wie bei Sojabohnen und Erdnuss, aus Öl.

Fabaceae haben Wurzelknöllchen, die der Stickstoffanreicherung dienen.

Im vegetativen Bereich sind die Blätter mit ihrer gefiederten, gefingerten oder dreizähligen Form besonders hervorzuheben. Sie sind bei fast allen Fabales mit Gelenkpolstern an der Basis der Fiederblättchen ausgestattet, sodass durch Turgorschwankungen Tag- und Nachtbewegungen möglich sind (besonders rasche Bewegungen bei Mimosen).

Merke

Auch die **Bakteriensymbiose** (mit *Rhizobium*) in **Wurzelknöllchen**, die mit der Assimilation des Luftstickstoffs in Zusammenhang steht (Kap. 10.4, Kap. 11.3), ist für Leguminosen ein besonderes Kennzeichen und bedingt ihr Gedeihen auch auf stickstoffarmen Böden. Sie spielen dadurch für die Bodenverbesserung eine wichtige Rolle (Gründüngung).

Die **Polygalaceae (Kreuzblumengewächse) (12/750)**, in Europa mit 15 Arten vertreten, sind mit ihren schmetterlingsähnlichen Blüten nicht nur als konvergente Entwicklung anzusehen. Beide Gruppen scheinen eine gemeinsame evolutive Basis aufzuweisen. Bei den Polygalaceen sind 8 Staubblätter zu einer oben offenen Rinne verwachsen. Die schmetterlingsartige Krone besteht aus 3 teils verwachsenen Kronblättern, das abaxiale Kronblatt bildet ein Schiffchen mit einem zerschlitzten Anhang, die beiden axialen Kronblätter bilden eine zweiteilige Fahne, die Flügel werden von zwei kronblattartig gefärbten Kelchblättern gebildet, die seitlichen beiden Kronblätter sind dafür reduziert. Die Frucht ist eine zweikarpellige Kapsel.

Die Fabales sind in allen Klimazonen weit verbreitet. Ihre Bedeutung als Nutzpflanzen ist sehr groß. So dienen die Samen vieler Fabaceen der menschlichen Ernährung. Andere Arten sind wichtige Futterpflanzen für die Viehwirtschaft.

Chemische Merkmale

Fabaceae enthalten teilweise giftige Stoffe.

In chemischer Hinsicht sind die Fabaceen ausgezeichnet durch das häufige Vorkommen **toxischer Eiweißkörper** (Abrin in *Abrus*, Robin in *Robinia*, Phasin in *Phaseolus*: rohe Bohnen sind giftig), durch tribusspezifische Vorkommen bestimmter **Alkaloide** (z. B. **Chinolizidin-Alkaloide**), durch **Saponine** und **Isoflavone** (3-Phenyl-Chromon-Derivate in Fabaceen weit verbreitet) und durch seltene Aminosäuren (Canavanin; Selenocystin in manchen *Astragalus*-Arten). In vielen Samen der Leguminosen kommen in oft großen Mengen **Lektine** vor; dies sind Proteine, die spezifisch an bestimmte Zucker-Reste gebunden sind (Glykoproteide).

Isoflavone sind chemische Marker für Fabaceae.

Das Vorkommen der Chinolizidin-Alkaloide ist auf die ursprünglicheren Triben beschränkt; andere Triben haben die Fähigkeit zur Bildung der Alkaloide verloren.

Weiter kommen vor: Dipiperidyl-Alkaloide, Pyrrolizidin-Alkaloide, Erythrina-Alkaloide und das Physostigmin der Calabarbohnen. Weit verbreitet sind bei den Fabaceen auch **Saponine**. Das bekannteste ist das süß schmeckende, kaum hämolytisch wirkende Glycyrrhizin (aus Süßholz).

Galactomannane (**Guaran**) werden in der Guarbohne (*Cyamopsis tetragonoloba*) angereichert. Guarmehl wird in der Diabetestherapie zur Verzögerung der Kohlenhydratresorption aus der Nahrung eingesetzt.

Untergliederung der Fabaceae in Triben (◘ Tab. 18.1) und Nutzpflanzen mit jeweiligen Drogen und Stammpflanzen

- **Sophoreae:** meist tropische Holzpflanzen, Stamina frei, Blätter gefiedert, stehen den Caesalpiniaceen nahe; Chinolizidin-Alkaloide
- Perubalsam (Ph. Eur., ÖAB); Balsamum peruvianum; *Myroxylon balsamum* var. *pereira;* aromatische Ester; Panama, Mexiko
- Tolubalsam (Ph. Helv.); Balsamum tolutanum; *Myroxylon balsamum* var. *balsamum;* Kolumbien
- **Phaseoleae:** oft windende Pflanzen, krautig und holzig, große Hülsen
- Bohnenhülsen, samenfreie (DAC); Phaseoli pericarpium; *Phaseolus vulgaris;* Phasin als giftiges Lektin; ursprünglich aus Peru
- Calabar-Bohnen; Calabar semen; *Physostigma venenosum;* Physostigmin; tropisches Westafrika
- Sojabohnen; *Glycine hispida* u. a. Arten; Sojaöl (Ph. Eur.); fettes Öl, Proteine; in warmen Ländern vielfach kultiviert
- *Erythrina*-Arten; Erythrina-Alkaloide (Isochinolin-Alkaloide)
- **Genisteae:** Sträucher und Zwergsträucher; Blätter einfach, oft reduziert oder gefingert, zweierlei Antheren ausgebildet; Chinolizidin-Alkaloide (Lupinen-Alkaloide), daneben gelegentlich Dipiperidyl-Alkaloide; Isoflavonoide (z. B. 5- *O*-Methyl-Genistein)
- Besenginsterkraut (DAC); Sarothamni scoparii herba; *Cytisus scoparius* (= *Sarothamnus scoparius*); Chinolizidin-Alkaloide, Flavonoide; Westeuropa
- Rooibos-Tee; *Aspalathus linearis;* schwarzer Tee-Ersatz, koffeinfrei; Kap-Region, Clanwilliams
- giftig: Goldregen; *Laburnum;* Chinolizidin-Alkaloid Zytosin; Lupine; *Lupinus;* Chinolizin-Alkaloide; Stechginster; *Ulex;* Chinolizin-Alkaloide
- **Galegeae:** Kräuter, Sträucher, Blätter gefiedert. *Astragalus* (Riesengattung mit etwa 3 000 Arten im östlichen Mittelmeer, Vorderasien und Nordamerika, einige Arten akkumulieren Selen)
- Süßholzwurzel (Ph. Eur.), Geschälte Süßholzwurzel (DAC); Liquiritiae radix; Süßholzfluidextrakt; Liquiritiae extractrum fluidum; Succus Liquiritiae; *Glycyrrhiza glabra* u. a. Arten; Triterpensaponine; Mittelmeergebiet, Zentralasien, China
- Tragant (Ph. Eur.); Tragacantha; *Astragalus gummifer* u. a.; verzweigte Polysaccharide; Orient, Ostafrika
- **Coronilleae:** Kräuter; oft Bruchfrüchte: Gliederhülsen, Fiederblätter
- Erdnussöl (Ph. Eur., ÖAB); Arachidis oleum; *Arachis hypogaea;* Brasilien, vielfach kultiviert in den Tropen und Subtropen
- Esparsette; *Onobrychis;* Futterpflanze
- **Vicieae:** Kräuter und Winder; Blätter meist paarig gefiedert, mit Endranke; eiweißreiche Samen
- Linse, *Lens*; Erbse, *Pisum*; Acker- oder Saubohne, *Vicia faba*
- **Trifolieae:** Kräuter, Blätter dreizählig, Fiedern gezähnt (◘ Abb. 25.18 A)
- Honigkleekraut, Steinklee (Ph. Eur.); Meliloti herba; *Melilotus officinalis, M. altissima;* Cumarin; Europa, Westasien
- Bockshornsamen (Ph. Eur.); Foenugraeci semen; *Trigonella foenum-graecum;* Steroidsaponine; Südwestasien
- Luzerne (Alfalfa); *Medicago sativa;* wichtige Futterpflanze
- **Polygalaceae:** Senegawurzel (Ph. Eur.); Senegae radix; *Polygala senega* u. a.; Saponine (Senegin); Nordamerika

25

25.5.8 Rhamnaceae (50/900) Ordn.: Rosales

Die **Kreuzdorngewächse** umfassen überwiegend holzige Vertreter, von denen in Europa ca. 15 Arten vorkommen. Die Blüten der Vertreter der Rhamnales sind wie die der ähnlichen Ordnung Celastrales **haplostemon**, wobei im Gegensatz zu jenen der vor den Kelchblättern stehende Staubblattkreis ausgefallen ist.

Die Rhamnaceae sind durch einen meist becherförmigen und verbreiterten Blütenboden sowie mittel- bis unterständige Fruchtknoten ausgezeichnet. Während *Rhamnus frangula* (Faulbaum) pentamere und zwittrige Blüten besitzt, finden sich bei vielen anderen *Rhamnus* -Arten oft tetramere und diözische Blüten. Der aus 2–4 Karpellen aufgebaute Fruchtknoten wird zu einer Kapsel oder wenigsamigen Steinfrucht mit 2–4 Steinkernen.

Chemische Merkmale

Rhamnaceae enthalten Anthraglykoside.

Viele Vertreter der Kreuzdorngewächse enthalten **Anthraglykoside**. Mehrere *Rhamnus*-Arten werden daher als Abführdrogen verwendet. Während in Faulbaumrinde *O*-Glykoside vorherrschen (Glucofrangulin), überwiegen in der Cascararinde, der amerikanischen Faulbaumrinde, *C*-Glykosyl-Verbindungen (Cascaroside).

Neben den Anthracen-Derivaten, die nicht für alle Gattungen nachgewiesen sind, kommen auch **Alkaloide** als familienspezifische Stoffe in Betracht. Dabei bilden einzelne Sippen Isochinolinbasen, andere basische, zyklische Peptide.

Drogen und Stammpflanzen

- Faulbaumrinde (Ph. Eur.); Frangulae cortex; *Rhamnus frangula = Frangula alnus;* Anthron- und Dianthronglykoside, nach Lagerung Anthrachinonglykoside, Gerbstoffe; Europa
- Cascararinde (Ph. Eur.); Amerikanische Faulbaumrinde; Rhamni purshianae cortex; *Rhamnus purshiana;* Anthranoide; Nordamerika
- Kreuzdornbeeren (DAB); Rhamni cathartici fructus; *Rhamnus catharticus;* Anthrachinonglykoside, Gerbstoffe, Flavonoide; Europa, Nordafrika, Asien

Ähnliches Aussehen, aber andere Ordnung

Wein enthält Polyphenole.

An die Rhamnaceen erinnern die **Vitaceae** (14/850), **Ordnung Vitales**, auch in der Polyphenol-Führung. Diese geben dem Wein erst sein eigenes Gepräge. Die Vitaceae sind fast ausnahmslos mit Sprossranken versehene, holzige Schlinggewächse. Wichtigster Vertreter ist die Weinrebe (*Vitis vinifera*). Diese ist eine alte, heute in vielen Formen gepflegte Kulturpflanze. Das Sprosssystem ist sympodial, die einzelnen Triebabschnitte enden beim Weinstock jeweils mit einer Ranke oder einer Blütenrispe (die **Weintraube**, die Fruchtstände des Weinstocks sind **Rispen**, die zahlreiche wenigsamige Beeren tragen).

Myrtaceae (131/4630) Ordn.: Myrtales

25.5.9

Die **Myrtengewächse** sind Holzpflanzen mit meist immergrünen, lederartigen Blättern. Wie allgemein in den verschiedenen Familien der Myrtales stehen sie fast immer gegenständig. Die Blüten der Myrtales sind häufig tetramer und der synkarpe Fruchtknoten ist unterständig; er wird vielfach von der Blütenachse umwachsen. Die Blätter der Myrtaceen weisen sehr häufig **lysigene Ölbehälter** mit ätherischem Öl auf.

Die Myrtaceae haben lysigene Ölbehälter.

Die stärker abgeleiteten Merkmale, wie unterständiger Fruchtknoten, Verwachsungen im Fruchtknotenbereich, fehlendes Endosperm, sekundär vermehrte Zahl an Stamina **(Polyandrie)** und bikollaterale Leitbündel, herrschen vor. Eine Ableitung von den Rosales bzw. Saxifragales ist sehr wahrscheinlich.

Neben *Myrtus communis*, der einzigen einheimischen europäischen Myrtacee, kommen australische *Eucalyptus*-Arten in Südeuropa angepflanzt und verwildert vor.

Chemische Merkmale

Die Myrtaceen liefern zahlreiche **Gewürzdrogen**. Wie in sehr vielen Pflanzenfamilien hat sich die chemische Untersuchung vor allem der ökonomisch wichtigen Inhaltsstoffe angenommen, während andere für die chemotaxonomische Stellung und Gliederung der Familie wichtige Stoffe oder Sippen meist wenig berücksichtigt sind. Dementsprechend hat sich auch bei den Myrtaceen das Hauptinteresse auf die **ätherischen Öle** sowie auf die Polyphenole und Gerbstoffe gerichtet.

Hauptbestandteile des ätherischen Öls sind **Mono-** und **Sesquiterpene**, seltener Phenylpropan-Körper. Die Ausbildung chemischer Rassen ist ausgeprägt, insbesondere in der großen Gattung Eucalyptus. In **Gewürznelken** (ätherischer Ölgehalt 16–23 %!) ist **Eugenol** Hauptbestandteil. In den Myrtengewächsen sehr verbreitet sind Gallotannine, Leucoanthocyane und Derivate einfacher Phenole, vielfach mit der Tendenz der Alkylierung des Phloroglucin-Rings. Die bei den Myrtaceen vorhandene Polyphenolgarnitur ist in ähnlicher Weise auch bei den Rosales gegeben, zu denen die Myrtales deutliche Beziehungen zeigen.

Myrtaceae sind durch ätherische Öle gekennzeichnet.

Drogen und Stammpflanzen

- Gewürznelken (Ph. Eur.); Nelkenöl (Ph. Eur.); Caryophylli flos, Caryophylli aetheroleum; *Syzygium aromaticum = Eugenia caryophyllata;* eugenolreiche Kulturrassen; Molukken, kultiviert in Sansibar, Südindien etc.
- Piment; Pimentae fructus; *Pimenta dioica = Pimenta officinalis;* eugenolärmerer Nelkenersatz; Zentralamerika, kultiviert in Südostasien
- Eukalyptusblätter (Ph. Eur.), Eukalyptusöl (Ph. Eur.); Eucalypti folium, Eucalypti aetheroleum; *Eucalyptus globulus* u. a. Arten; cineolreiches ätherisches Öl; Australien, kultiviert in Subtropen, Mittelmeergebiet

25.5.10 Rutaceae (161/1820) Ordn.: Sapindales

Bei den Sapindales und in einigen weiteren Ordnungen der Rosidae ist die Tendenz zu **Diskus**- und **Hypanthium**bildungen (◐ Abb. 25.22 B), sowie die Reduktion der Zahl der Samenanlagen auffällig (◘ Tab. 25.3). Bei den Rutaceae überwiegen allerdings noch ursprüngliche Merkmale, wie geteilte Blätter, oberständige z. T. noch chorikarpe Fruchtknoten, fünf Karpelle und zahlreiche Samenanlagen.

Die **Rutaceen** oder **Rautengewächse** (in Europa mit etwa 20 Vertretern) sind besonders reich an **ätherischem Öl**, die in lysigenen Exkretbehältern abgelagert werden.

Es sind überwiegend tropisch-subtropische Holzpflanzen mit meist radiären Blüten und intrastaminalem, ring- oder napfförmigem **Diskus** (Blütenformel: *K5 C 5 A5 + 5 G(5)). Die aus Südasien stammenden, heute in allen wärmeren Ländern kultivierten *Citrus*-Arten sind wichtige Nutzpflanzen. **Ihre Früchte stellen Beeren dar.** Das Fruchtinnere besteht aus Safthaaren, die vom Endocarp ausgehen.

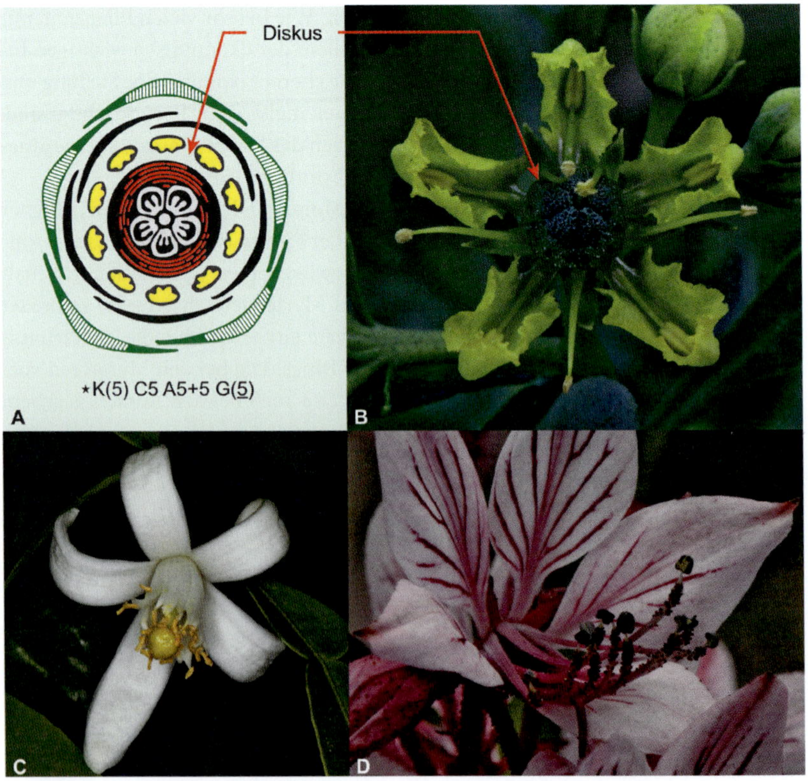

◐ **Abb. 25.22** **A** Blütendiagramm und Blütenformel von *Ruta*. **B** *Ruta graveolens* mit ringförmigen Diskus, der den Fruchtknoten umgibt; **C** *Citrus* mit verwachsenen Staubblättern; **D** Ausschnitt aus der zygomorphen *Diptamus-albus*-Blüte. Die dunkel gefärbten Drüsenhaare sind gut zu erkennen

Chemische Merkmale

Viele Rutaceen führen **Benzylisochinolin-Alkaloide**. Neben einigen morphologischen Merkmalen erinnert auch dies an die Magnoliidae. Es wird daher diskutiert, ob die Rutales eher zu den Magnoliidae zu stellen sind. Familienspezifisch sind u. a. die Vorkommen von bestimmten Alkaloiden, von **Furano- und Pyranocumarinen** (**Familenmerkmal; phototoxische Reaktionen!**), sowie von ätherischem Öl.

Die Cumarine der Rutaceae sind teilweise stark phototoxisch.

Drogen und Stammpflanzen

- Rautenkraut (DAC); Rutae herba; *Ruta graveolens;* ätherisches Öl, Rutin; Süd- und Mitteleuropa, Mittelmeergebiet (○ Abb. 25.22 A, B)
- Bukkoblätter; Bucco folium; *Barosma betulina:* ätherisches Öl; Südafrika
- Jaborandiblätter; Jaborandi folium; *Pilocarpus pennatifolius;* Pilocarpin (Imidazol-Alkaloid); Brasilien
- Angosturarinde; Angosturae cortex; *Galipea officinalis;* Alkaloide, Cyclopentanol-Esterglykoside (Bitterstoff); Venezuela
- Orangenblüten, Orangenöl (Ph. Eur.); Aurantii flos, Aurantii aetheroleum; *Citrus aurantium* ssp. *aurantium;* ätherisches Öl (Monoterpene)
- Pomeranzenschale (Ph. Eur); Aurantii epicarpium et mesocarpium; *Citrus aurantium ssp. aurantium;* Flavanone, ätherisches Öl; Mittelmeergebiet, vielfach kultiviert
- Limone, Zitrone; Zitronenöl (Ph. Eur.); Citri pericarpium, Limonis aetheroleum; *Citrus limon;* Italien, Spanien, Californien (○ Abb. 25.22 C)
- Bergamottöl; Bergamottae aetheroleum; *Citrus aurantium* ssp. *bergamia;* photosensibilisierendes Bergapten
- Apfelsine, Citrus sinensis; Zitronat-Zitrone, *Citrus medica*; Mandarine, *Citrus reticulata*; Pampelmuse, *Citrus maxima*; Grapefruit,*Citrus paradise*

25.5.11 Brassicaceae (338/3710) Ordn.: Brassicales

Die Brassicaceae oder **Kreuzblütler** sind die größte Familie der Brassicales. Sie umfassen in großer Zahl krautige Vertreter. In Europa kommen etwa 660 Arten in 110 Gattungen vor. Trotz der großen Zahl an Gattungen sind die Brassicaceae von erstaunlich einheitlichem Bau. Die Blüten stehen häufig in Trauben.

Merke

Die kreuzförmigen, **disymmetrischen** Blüten lassen sich durch die Blütenformel + K4 C 4 A2 + 4 G(2) oder G(4) kennzeichnen, sie sind also weitgehend **tetramer** gebaut. Von den 6 Stamina stehen 2 weiter außen, sie sind kürzer (○ Abb. 25.23). Die Frucht ist eine **Schote** bzw. ein **Schötchen** (Länge kürzer als die dreifache Breite).

●● Brassicaeae sind Kreuzblütler mit vierzähligen Blüten.

Die Schoten enthalten bei parietaler Plazentation meist viele kampylotrope Samenanlagen. Die Schote wird heute meist als aus 4 Karpellen entstanden gedeutet, wobei 2 sterile Karpelle seitlich und groß, die beiden fertilen Karpelle nur sehr schmal wären und den Rahmen (**Replum**) bilden, in den eine häutige, falsche Scheidewand eingespannt ist. Allerdings ist Abflachung der Schoten in beiden Richtungen bekannt (○ Abb. 25.23 F, G). Die Samen enthalten kein Endosperm. Der Embryo ist **ölhaltig** (z. B. bei *Brassica napus*, Raps).

25

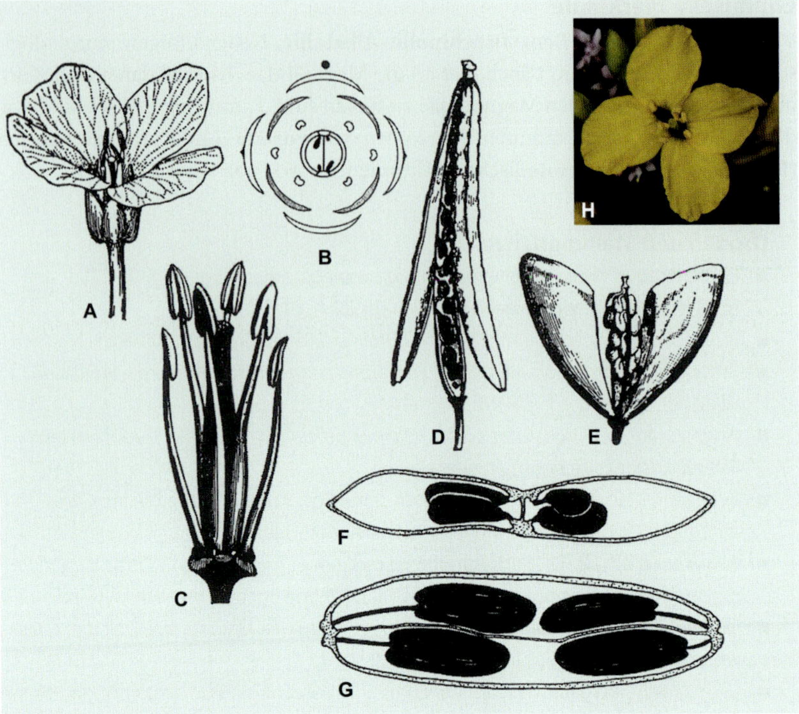

○ Abb. 25.23 Blütenbau und Fruchtformen bei den Brassicaceen. **A** Blüte beim Wiesenschaumkraut *(Cardamine pratensis)*, **B** Blütendiagramm, **C** Androeceum und Gynoeceum nach Entfernen des Perianths; **D** sich öffnende Schote von *Erysimum cheiri*; **E** sich öffnendes Schötchen von *Capsella bursa-pastoris*. Schotenformen bei Brassicaceen, im Querschnitt. **F** Abflachung senkrecht zur Scheidewand bei *Capsella bursa-pastoris*; **G** Abflachung parallel zur Scheidewand bei *Lunaria rediviva*, **H** Blüte von *Brassica napus* (Raps)

Brassicaeae und Papaveraceae sind nicht verwandt.

Merke
Die Ableitung der Cruciferenblüte von der Papaveraceenblüte wie auch die Homologisierung der Schotenfrüchte beider Pflanzengruppen lässt sich nicht mehr aufrecht erhalten, sodass auch die frühere Zusammenfassung der Papaverales und Capparales zu einer Ordnung Rhoeadales sich als unrichtig erwiesen hat. Auch die wesentlichen Unterschiede bezüglich der Inhaltsstoffe (Benzylisochinolin-Alkaloide einerseits und Senfölglucoside andererseits) sprechen für eine stärkere Trennung.

Chemische Merkmale

Brassicaceae enthalten Senfölglucoside.

Kennzeichnend sind für die ganze Ordnung die schwefelhaltigen **Senfölglucoside** (Glucosinolate) als Lieferanten der scharf schmeckenden und stechend riechenden Senföle (Isothiocyanate). Sie entstehen durch intramolekulare Umlagerung des labilen Aglykons nach Abspaltung der Glucose durch das **Enzym Myrosinase**. Glucosinolate kommen bei den Capparidaceae, Brassicaceae, Resedaceae, Caricaceae und Tropaeolaceae (Kapuzinerkresse) vor. Glucocapparin (mit einfachem Methylrest) ist das einfachste Glucosinolat, es ist typisch für die Brassicales. Das früher aus Semen Sinapis gewonnene Allylsenföl wird heute synthetisch hergestellt. Senföle bedingen die Verwendung vieler Capparales als Gewürz: Senf, Meerrettich, Kapern. Neben der Hautreizwirkung (Senfpflaster) liegt auch eine antibiotische Wirkung mancher Senföle vor.

Fettes Öl ist in den Samen der Brassicaceen reichlich enthalten. Dabei dominieren Acylglycerole mit ungesättigten Fettsäuren (z. B. **Erucasäure** C 22-Δ13, Öl- und Linolsäure). Interessanterweise scheinen Gerbstoffe und deren Bausteine bei den Brassicales zu fehlen.

Arzneilich zunehmende Bedeutung haben die Vorkommen von **Cardenoliden** (mit Strophantidin als Aglykon, z. B. Helveticosid und Erysimosid in *Cheiranthus cheiri* und *Erysimum*-Arten).

Merke

Zusammenfassend lässt sich sagen, dass die morphologisch gut charakterisierte Familie der Brassicaceae offenbar auch in chemischer Hinsicht recht einheitlich ist. Typisch für die Kreuzblütler sind die Senfölglucoside, die Zusammensetzung der fetten Öle von Samen und die Schleime der Samenschale.

Drogen und Stammpflanzen

- Schwarze Senfsamen (DAC, ÖAB, Ph. Helv.); Sinapis nigrae semen; *Brassica nigra;* fettes Öl; Südeuropa, kultiviert in gemäßigten Zonen
- Weiße Senfsamen (DAC); Erucae semen; *Sinapis alba;* Europa
- Hirtentäschelkraut; Bursa pastoris herba (Abb. 16.4); *Capsella bursa-pastoris;* Flavonoide; Kosmopolit, ursprünglich wohl Nordhemisphäre
- Raps, Rapsöl, Rüböl; *Brassica napus* ssp.*napus;* fettes Öl
- Rübsen; *Brassica rapa ssp. oleifera;* Mittel- und Süd-Europa, vielfach kultiviert

25.5.12 Malvaceae: Unterfamilie Tilioideae (50/450) Ordn.: Malvales

Die Malvales sind durch Schleimvorkommen gekennzeichnet.

Die Ordnung der **Malvales** ist in sich geschlossen und gut charakterisierbar. Die Malvales sind gekennzeichnet einerseits durch den Ausfall des äußeren Fünferwirtels der Staubblätter, zum anderen durch die mehr oder weniger zu einer **Röhre verwachsenen Filamente** (die Malvales hießen früher Columniferae – säulentragend), und weiterhin durch Büschelhaare und kleine, tonnenförmige Drüsenhaare. Chemisch wird die Ordnung der Malvales durch reichliche Vorkommen von **Schleimen** in Idioblasten (Schleimzellen und durch eigenartige Fettsäuren mit einem Cyclopropen-Ring charakterisiert (z. B. Sterculiasäure).

Die Tilioideae, die **Lindengewächse**, sind überwiegend tropische Bäume, Sträucher und Kräuter. Sie werden wegen ihrer meist nur am Grunde verwachsenen oder ganz freien Filamente an den Anfang der Malvales gestellt. Die Blüten sind meist pentamer.

Der Fruchtknoten mit 2–10 Karpellen besitzt zentralwinkelständige Plazentation. Die Blütenstände sind dichasial gebaut und am Grunde mit dem **flügelartigen**

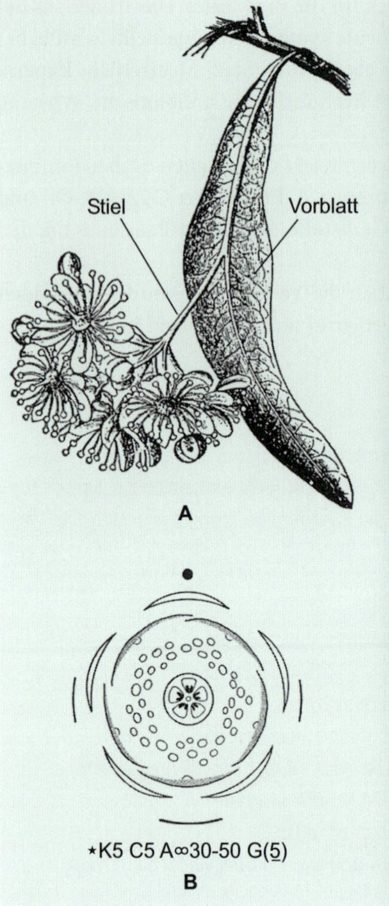

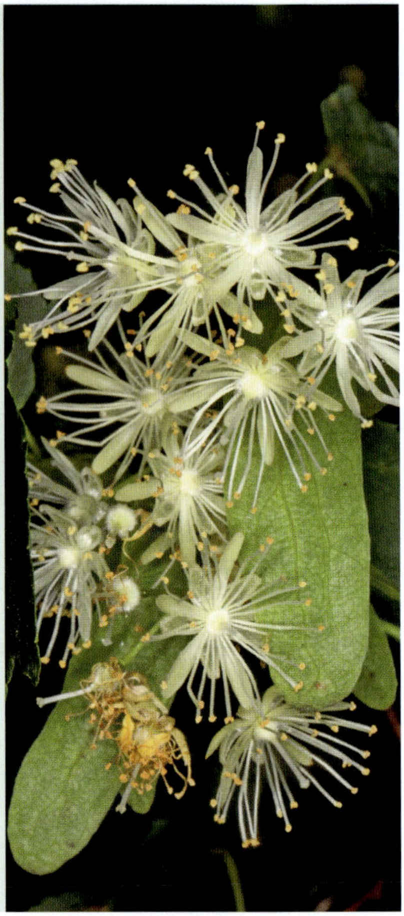

Abb. 25.24 **A** Blütenstand und **B** Blütendiagramm von *Tilia cordata*. Foto: *Tilia* × *vulgaris* (= *Tilia cordata* × *Tilia platyphyllos*). Stiel mit dem Vorblatt verwachsen

Vorblatt verwachsen (Abb. 25.23). Von den etwa 6 europäischen Linden kommen in Deutschland *Tilia cordata* (Winterlinde; kleinere Blätter, unterseits mit braunen Haarbüscheln in den Winkeln zwischen den Adern, Blütenstände 4–15-blütig) und *Tilia platyphyllos* (Sommerlinde; größere Blätter mit weißen Haarbüschelchen, Blütenstände 2–5-blütig, meist 3-blütig) vor. Das Vorblatt ist bei den beiden deutschen Arten unbehaart, bei anderen Arten meist behaart.

Chemische Merkmale

In Schleimlücken der Blätter und Blüten wird reichlich **Schleim** abgelagert. Dies ist für die Lindengewächse typisch, aber auch bei allen Malvales zu finden.

Drogen und Stammpflanzen

- Lindenblüten (Ph. Eur.); Tiliae flos; *Tilia cordata, T. platyphyllos, T. vulgaris;* Schleim, Flavonoide; Mitteleuropa (Abb. 25.24)

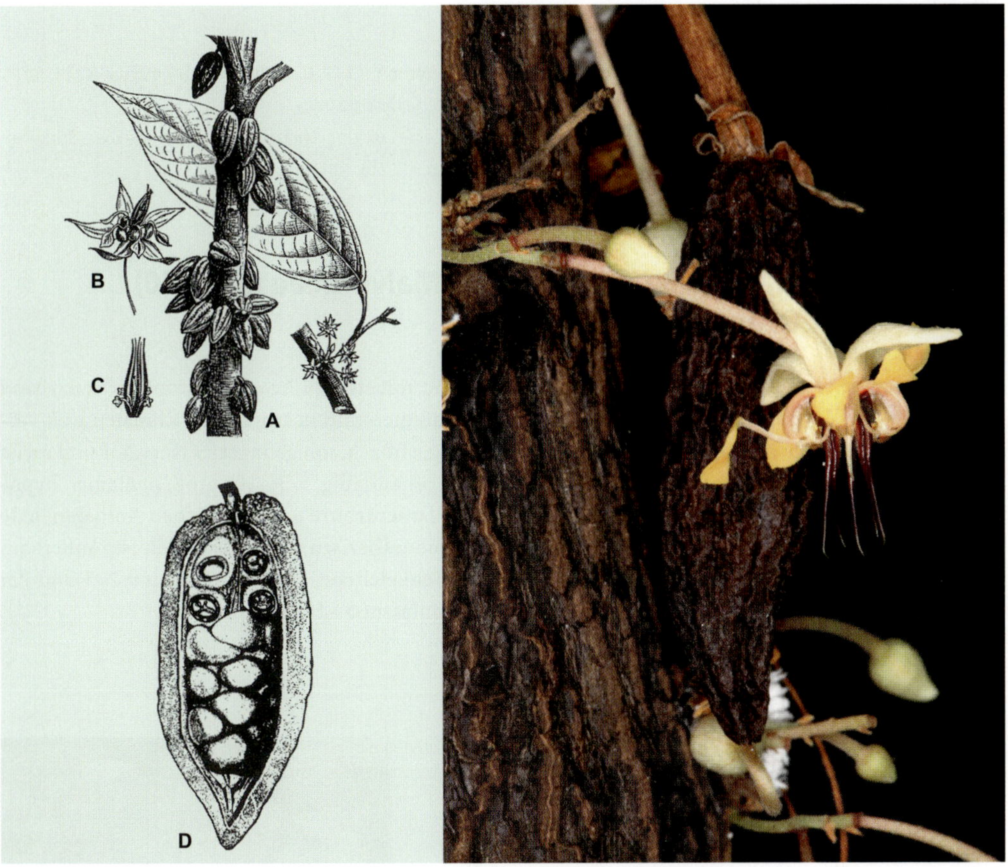

o Abb. 25.25 **A** Blühender und fruchtender Stamm von *Theobroma cacao*. **B** Blüte, **C** Androeceum mit langen Staminodien, **D** gurkenähnliche Beerenfrucht des Kakaobaums mit mandelgroßen, theobrominreichen Samen (Kakaobohnen). Eine kleine Kakaofrucht ist auch auf dem Foto rechts zu sehen.

Malvaceae: Unterfamilie Sterculioideae (75/1500) Ordn.: Malvales 25.5.13

Diese Unterfamilie ist fast ausschließlich tropisch verbreitet. Viele Arten sind durch **Kauliflorie** gekennzeichnet, d. h. die Blüten entspringen Stämmen und mehrjährigen Ästen (o Abb. 25.25). In den Blüten ist ein Teil der Staubblätter steril und zu oft langen, auffälligen Staminodien umgewandelt. Kauliflorie

Viele Sterculiaceen sind reich an **Methylxanthin-Derivaten**, wobei beim Kakao **Theobromin**, bei den *Cola*-Samen **Coffein** überwiegt. Am auffallendsten sind auch bei dieser Familie der Malvales Schleimzellen und lysigene oder schizogene Schleimlücken und Schleimkanäle. **Gerbstoffhaltige Idioblasten** sind weit verbreitet.

Drogen und Stammpflanzen

- Kolasamen (ÖAB, Ph. Helv.); Colae semen; *Cola acuminata, Cola nitida* u. a.; in den Kotyledonen 1–3 % Coffein; tropisches Westafrika
- Kakao, Kakaobutter (DAB, ÖAB); Cacao oleum; *Theobroma cacao;* Mexiko, Südamerika, kultiviert in den Tropen (○ Abb. 25.25)

25.5.14 Malvaceae, Unterfamilie Malvoideae (85/1550) Ordn.: Malvales

Malven sind leicht an der Filamentröhre zu erkennen.

Die **Malvengewächse** im engeren Sinne, mit etwa 45 Arten in Europa vertreten, sind überwiegend als Kräuter in den gemäßigten und in tropischen Klimaten weit verbreitet. Die Blätter sind wechselständig, einfach, mit gefingerter Nervatur und meist kräftiger Behaarung. Die Blüten sind oft auffällig, z. T. sehr groß, pentamer, hypogyn, protandrisch mit ausgeprägter **Filamentröhre** und zahlreichen Antheren. Jede Anthere trägt nur noch eine Theka (monothezisch), die quergestellt ist. Außerhalb des Kelches tritt meist noch ein **Außenkelch** auf, der bei *Malva* n = 2–3 und bei *Althaea* n = 5 oder mehr Episepalen umfasst (○ Abb. 25.26).

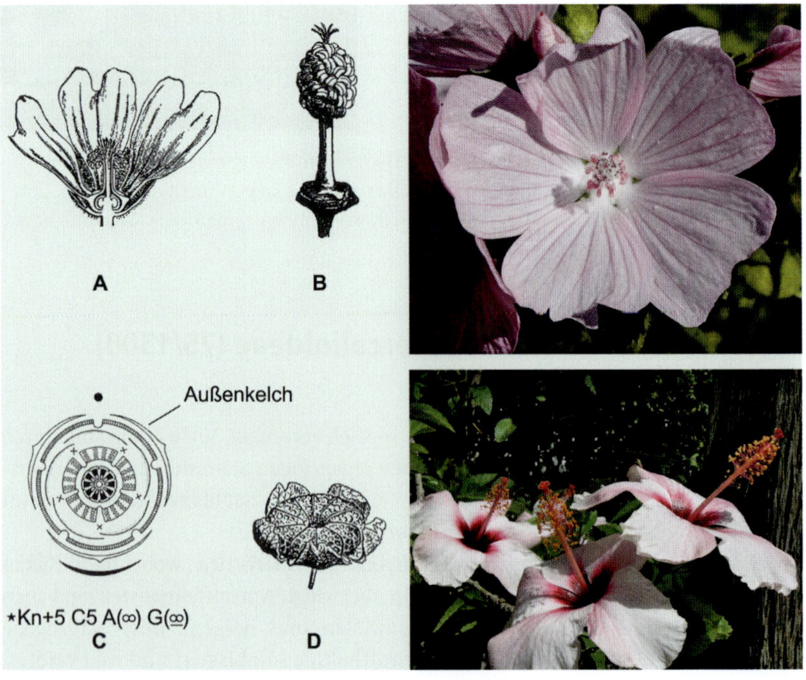

○ Abb. 25.26 Blütenbau der Malvoideae. **A** Längsschnitt durch Blüte von *Malva*, **B** Filamente der Staubblätter, säulenförmig verwachsen und oben herausragende Narben bei *Malva*, **C** Blütendiagramm mit Außenkelch, **D** Spaltfrucht von *Malva sylvestris*. Fotos: *Malva moschata* (oben) und *Hibiscus* (unten, mit gut erkennbarer Filamentröhre)

Die Krone hat eine **gedrehte Knospenlage** (d. h. die Kronblätter sind vor dem Aufblühen schraubig umeinander verdreht). Die Frucht ist eine **Kapsel** (*Gossypium, Hibiscus*) oder eine **Spaltfrucht** (*Malva, Althaea*), die in einsamige Teilfrüchtchen zerfällt. Die Zahl der Karpelle schwankt stark und kann bis zu 50 betragen.

Chemische Merkmale

Saure **Membranschleime**, die in Schleimidioblasten lokalisiert sind.

Drogen und Stammpflanzen

- Eibischwurzel (Ph. Eur.), Eibischblätter (DAC, ÖAB, Ph. Helv.); Althaeae radix; *Althaea officinalis;* Schleim Südeuropa, Orient, kultiviert
- Malvenblätter, Malvenblüten (ÖAB, Ph. Helv.); Malvae folium, M. flos; *Malva sylvestris, M. mauritiana, M. neglecta;* Schleim bzw. Farbstoffe; Mittel-, Südeuropa
- Hibiscusblüten (DAB); Hibisci flos; *Hibiscus sabdariffa* (verwendet werden die rotgefärbten Kelche); Fruchtsäuren, Hibiscussäure (Lacton einer Hydroxyzitronensäure), rote Farbstoffe; Sudan, Ägypten
- Baumwolle, Watte (Verbandmull, Ph. Eur.); Lanugo gossypii; *Gossypium*-Arten, Samenhaare; weltweit als Faserpflanze kultiviert

Salicaceae (55/1010) Ordn.: Malpighiales 25.5.15

Mit den Violales steht vermutlich die einzige Familie der Salicales, den **Weidengewächsen**, in Verbindung (in Europa 80 Arten). Ihre Blüten sind stark reduziert, mehr oder weniger perianthlos, zweihäusig und zu kätzchenförmigen Blütenständen vereinigt. Trotz des reduzierten Blütenaufbaus sind nur die Pappeln *(Populus)* anemogam; die Weiden *(Salix)* sind entomogam (wichtigstes Bienenfutter im Frühjahr).

Hervorzuheben sind bei den Salicaceae die **Phenolheteroside** wie das **Salicin** (Salicylalkoholglucosid) und das Populin (mit einem Benzoyl-Rest an der Glucose des Salicins). Ein synthetisches Analogon sind Salicylsäure-Derivate (»Aspirin«).

Von Salixrinde über Salicin zur Acetylsalicylsäure, dem Aspirin

Drogen und Stammpflanzen

- Weidenrinde (DAB); Salicis cortex; *Salix purpurea* und andere Arten; Salicin; Nordhemisphäre

Linaceae (11/300) Ordn.: Malpighiales 25.5.16

Die **Leingewächse**, die fast ausschließlich krautige Vertreter der gemäßigten (in Europa 40 Arten) und tropischen Regionen umfassen, sind durch sehr regelmäßigen Blütenbau gekennzeichnet (**O** Abb. 25.27). Die pentameren Blüten sind tetrazyklisch (durch Ausfall des inneren Staubblattkreises). Der Fruchtknoten besteht aus fünf Karpellen und ist durch Ausbildung je eines Septums angedeutet zehnfächerig. Die septizide Kapsel enthält insgesamt zehn Samen.

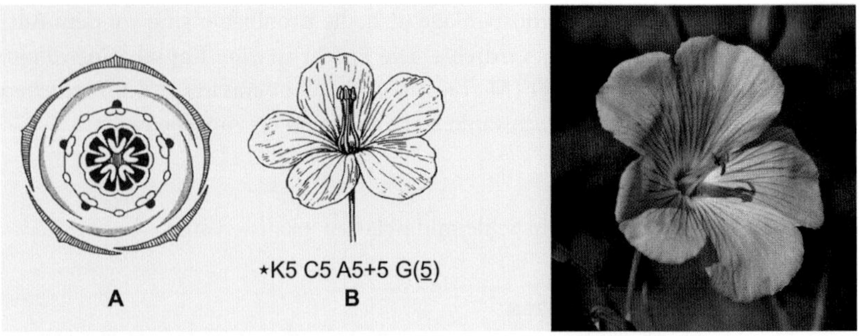

Abb. 25.27 Echter Lein (*Linum usitatissimum*). **A** Blütendiagramm, **B** Blüte in Gesamtansicht und Blütenformel

Schon in der Steinzeit: Leinöl und Flachs

Bekanntester Vertreter der Linaceae ist der **Lein** oder **Flachs** (*Linum usitatissimum*), eine der ältesten Kulturpflanzen überhaupt, der in Europa seit dem frühen Neolithikum nachgewiesen werden kann. Die Bastfasern der Stängel liefern den Flachs, die Samen ein Öl mit hohem Gehalt an ungesättigten Fettsäuren (vorwiegend **Linol-** und **Linolensäure**). Die Samenschalenepidermis (Abb. 17.21) enthält stark quellenden Schleim).

Drogen und Stammpflanzen

- Leinsamen (Ph. Eur.), Leinöl (DAC); Lini semen, Lini oleum; *Linum usitatissimum;* Schleim, fettes Öl; vielfach weltweit kultiviert (Abb. 25.27)
- Kokablätter; Cocae folium; *Erythroxylon coca*; (Erythroxylaceae aus der Ordnung der Malpighiales stehen den Linaceae relativ nahe); Cocain; Südamerika

25.5.17 Euphorbiaceae (222/5970) Ordn.: Malpighiales

Die Euphorbiaceen (**Wolfsmilchgewächse**) sind durch eine Fülle verschiedenster Pflanzenformen bemerkenswert: Kräuter, Sträucher, Bäume, Formen mit Phyllokladien, Stammsukkulenten usw. Die extremen Stammsukkulenten vertreten in den afrikanischen Trockengebieten die Rolle der amerikanischen Kakteen.

Nicht alle Wolfsmilchgewächse haben Milchsaft und ein Cyathium als Blütenstand.

Die Euphorbiaceen sind hauptsächlich in den Tropen verbreitet. In Europa kommen 7 Gattungen mit etwa 120 Arten vor. Die bei weitem größte Gattung ist *Euphorbia*, die **ungegliederte Milchröhren** besitzt, während *Mercurialis* (Bingelkraut) keinen Milchsaft aufweist. Die Wolfsmilchgewächse sind eine ziemlich isolierte, morphologisch und auch chemisch heterogene Gruppe mit meist stark reduzierten Blüten, die bei *Euphorbia* in einem typischen **Pseudanthium**, dem **Cyathium**, stehen. Jedes Cyathium (Abb. 25.27) besteht aus einem langgestielten, dreikarpelligen Fruchtknoten, der eigentlich einer **ganzen weiblichen Blüte** entspricht. Er ist gestielt und häufig umgebogen. Jedes Karpell trägt nur eine anatrope Samenanlage. Um den Fruchtknoten herum stehen fünf Gruppen von Staubblättern, von denen jedes **einzelne Staubblatt** eigentlich einer **ganzen männlichen Blüte** entspricht; diese sind in jeder Gruppe **monochasial** (als Wickel) angeordnet. Der ganze Blütenstand, das Cyathium, ist perianthartig von fünf verwachsenen **Hochblättern** umschlossen, die als Tragblätter für je einen männlichen Wickel anzusehen sind. Zwischen ihnen stehen meist vier rundliche oder auch halbmondförmige, häufig gelblich gefärbte **Nektardrüsen**, während an einer Stelle meist eine Lücke bleibt. Hier hängt die weibliche Blüte heraus (Abb. 25.27).

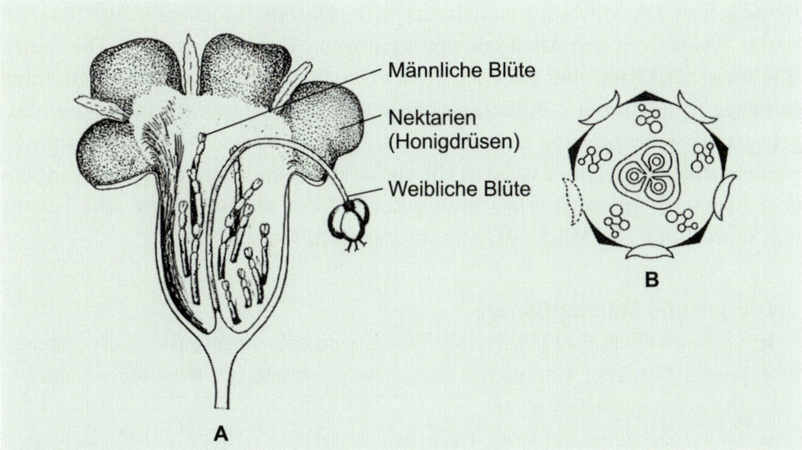

Abb. 25.28 **A** Halbschematische Darstellung des Cyathiums (Blütenbecher) bei *Euphorbia*, aufgeschnitten. **B** Diagramm eines Cyathiums

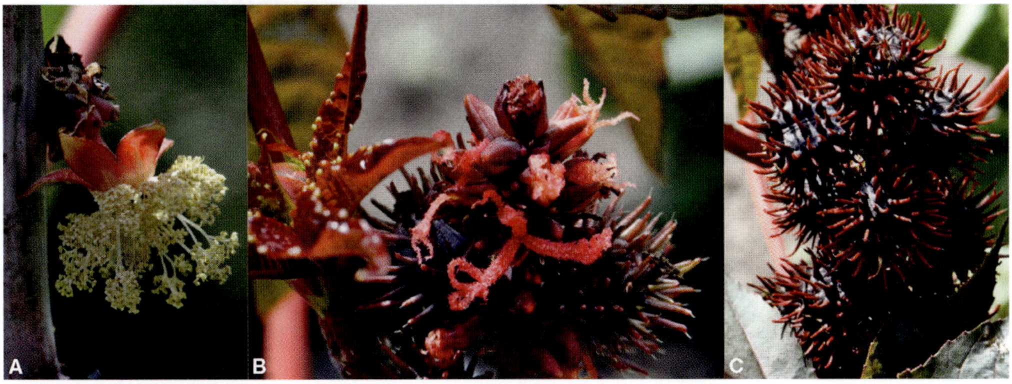

Abb. 25.29 **A** Männliche Blüten mit verzweigten Staubblättern (Besonderheit!) von *Ricinus communis*, **B** weibliche Blüten, **C** Kapseln

Das ganze Cyathium erinnert sehr an eine pentamere Blüte. Es wird trotzdem als Blütenstand mit stark reduzierten Blüten bezeichnet.

Merke

Die bis zum äußersten getriebene Reduktion der Blüten von *Euphorbia* (♂ A1; ♀ G(3) wird durch die Cyathiumbildung blütenbiologisch wieder teilweise rückgängig gemacht, sodass Gebilde entstehen, die ganz an die Zwitterblüten der Angiospermen erinnern, auch Nektarien besitzen und wie eine normale Blüte von Insekten bestäubt werden. Ein solcher Umweg der Natur liegt auch z. B. bei den zusammengesetzten Köpfen von *Echinops* (Kugeldistel) vor.

Chemische Merkmale

Viele Euphorbiaceen führen Milchsaft und/oder Gerbstoffschläuche. Wichtigster Bestandteil des Milchsaftes ist das Polyisopren **Kautschuk**. Es ist besonders für die Unterfamilie Crotonoideae bezeichnend, wozu neben *Euphorbia* auch die Gattung

Hevea gehört. Die Milchsäfte enthalten typisch geformte, knochenförmige Reservestärke. Weiter kommen **Alkaloide** und **cyanogene Verbindungen** vor. Die Samen sind meist stärkefrei, aber reich an fetten Ölen, die z. T. auch seltenere Fettsäuren enthalten (in Rizinusöl z. B. **Ricinolsäure** = 12-Hydroxy-Derivat der Ölsäure). Daneben sind Samenproteine enthalten, die z. T. von **toxischen Albuminen** begleitet werden (**Ricin** in *Ricinus*, das durch Hitzebehandlung und damit Denaturierung aus dem Rizinusöl entfernt werden muss). Ein Teil der Samenproteine sind Lektine (Glykoproteide). Der **Milchsaft** kann ebenfalls **sehr toxisch** sein.

Drogen und Stammpflanzen

- Cascarilla-Rinde; Cascarillae cortex; *Croton eluteria;* cyanogene Glykoside; Bahamas
- Rizinusöl (Ph. Eur.); Ricini oleum; *Ricinus communis*, fettes Öl, Ricin; Afrika, kultiviert in den Tropen (**○** Abb. 25.28)
- Kautschuk; *Hevea brasiliensis;* Polyterpen; Amazonien, kultiviert in den Tropen

25.5.18 Passifloraceae (17/600) Ordn.: Malpighiales

Innerhalb der Familie der **Passionsblumengewächsen** ist die Gattung Passiflora mit etwa 530 Arten die größte. Die Pflanzen kommen zumeist in der **Neotropis** vor und sind Kletterpflanzen, aber auch seltener Bäume und Sträucher.

Die Blüten sind radiärsymmetrisch; sie sind durch einen auffälligen Perinath sowie einem aus teilweise intensiv gefärbten, 10 bis 50 fadenförmigen **Staminodien** (sterile Staubblätter) charakterisiert. Im Zentrum der Blüte sind 5 fertile Staubblätter sowie drei Griffel zu einem **Androgynophor** zusammengefasst, der weit über den Rest der Blüte herausragt. Sie bilden Kapselfrüchte oder Beeren.

Wissenswert

Der ungewöhnliche Name von *Passiflora* ergibt sich daraus, dass christliche Einwanderer in Amerika in den Blüten Symbole der Passion Christi sahen: 10 Blütenblätter für die Apostel ohne Judas und Paulus, in den Staminodien die Dornenkrone Christi, die 5 Stamina symbolisieren die Wunden und die drei Griffel stehen für die Kreuznägel. Die Ranken der Pflanze symbolisieren die Geißeln.

Chemische Merkmale

Passionsblumen haben Staminodien und einen Androgynophor.

Typische Inhaltsstoffe der Gattung Passiflora sind **Indol-Alkaloide** (β-Carboline Harman, Harmin, Harmalin und andere) sowie Flavonoide und Saponine. Es ist unklar, welche dieser Stoffe für die sedierende Wirkung der Pflanze verantwortlich sind.

Drogen und Stammpflanzen

- Passionsblumen-Kraut (Ph. Eur.); Passiflorae herba; *Passiflora incarnata*; Alkaloide; südöstliches Nordamerika
- Von einigen Arten werden die Beeren oder der daraus gewonnene Saft als Lebensmittel genutzt (Passionsfrucht, Maracuja, *Passiflora edulis*)

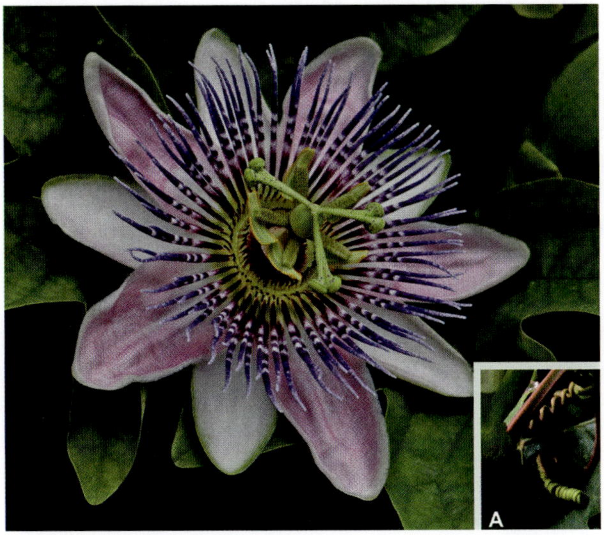

○ Abb. 25.30 Blüte des Hybrids *Passiflora × belotii*. Die fadenförmigen sterilen Staminodien sowie der Androgynophor im Zentrum der Blüte sind gut zu erkennen. Der Ausschnitt **A** zeigt die eng gewickelten Ranken

Viscaceae s. str. (450) Ordn.: Santalales 25.5.19

Die **Mistelgewächse** sind grüne Halbschmarotzer, die auf holzigen Wirtspflanzen vorkommen und mit **Haustorien** deren Xylem anzapfen (○ Abb. 11.1). Sie sind in Europa mit etwa 4 Arten vertreten; heute werden sie zur Familie der **Santalaceae** (Sandelholzgewächse; 44/940) gestellt. Die Blüten der Misteln sind meist stark reduziert und zweihäusig. Die meisten Arten haben einen dichasialen Sprossaufbau und lederähnliche Blätter. Die Früchte sind Beeren, die meist durch Vögel verbreitet werden und sehr klebrig sind (Schleim, Kautschuk) und daher an Ästen von Wirtspflanzen kleben bleiben.

Der Mistel werden heute zahlreiche therapeutische Eigenschaften zugeschrieben (z. B. Antitumorwirkung), doch sind die verantwortlichen Inhaltsstoffe bislang nicht vollständig aufgeklärt. Es kommen Polypeptide (Viscotoxine) und ricinähnliche Lektine vor.

Viscaceae sind grüne Halbschmarotzer.

Drogen und Stammpflanzen

- Mistelkraut (DAB); Visci herba; *Viscum album*; Lektine; Europa, Asien

Rosopsida – Asteriden 25.6

Übersicht 25.6.1

Die zweite große Gruppe der Rosopsida, die Asteridae, sind die **evolutiv am weitesten entwickelten Dikotylen** (Kap. 25.5.1). Krautige Vertreter überwiegen, ebenso wie eine relativ kleine Zahl wirtelig angeordneter Blütenorgane, also oft kleine, vereinfachte Blüten, häufig in blütenreichen Blütenständen.

Asteridae sind hochentwickelt.

25.6.2 Aquifoliaceae (1/410) Ordn.: Aquifoliales

Die **Stechpalmengewächse** sind in Europa nur durch *Ilex aquifolium* vertreten, eine Art mit immergrünen stachligen Blättern, die mit den Palmen nichts zu tun hat. Die Gattung *Ilex* ist in den gesamten Tropen mit vielen Arten vertreten. Die Blüten sind meist vierteilig, zweihäusig; die Frucht ist eine Steinfrucht mit meist vier Steinkernen. In chemischer Hinsicht ist das Auftreten von **Purinderivaten** kennzeichnend. So ist z. B. der Mate-Tee coffeinhaltig, das Nationalgetränk einiger Länder Südamerikas.

Drogen und Stammpflanzen

- Grüne Mateblätter, Geröstete Mate (DAC); Mate folium viride, Mate folium tostum; *Ilex paraguariensis;* Coffein, Theobromin; Südamerika

25.6.3 Theaceae (7/330) Ordn.: Ericales

Die Theaceae weisen einige ursprüngliche Merkmale auf. So ist bei ihnen der allmähliche Übergang von Hochblättern in den schraubigen Kelch und die gleichfalls noch schraubig stehenden Kronblätter sehr auffällig. Das Gynoeceum ist bereits eusynkarp mit zentralwinkelständiger Plazentation. Die Samen haben einen vergrößerten Embryo mit reduziertem Endosperm.

Zu den **Teegewächsen** gehören Holzgewächse mit lederigen, immergrünen Blättern mit einem Verbreitungszentrum in Ostasien. Anatomisch sehr charakteristisch für die Theaceae sind Blattsklereiden (○ Abb. 13.14). Oxalatdrusen sind ebenfalls sehr weit verbreitet.

Chemische Merkmale

Coffein ist im Pflanzenreich mehrmals »erfunden« worden.

Die Pflanzen sind **gerbstoffreich** und akkumulieren bemerkenswert viele Fluoride. Die Teeblätter gehören zu den fluorreichsten pflanzlichen Produkten, die von den Menschen genutzt werden; ältere Blätter können bis 1500 ppm Fluorid enthalten. Die im Tee *(Camellia sinensis)* enthaltenen **Purinalkaloide** (Methylxanthine, insbes. **Coffein**) sind in dieser Familie offenbar nur auf diese Art beschränkt und wohl durch Jahrhunderte lange Selektion (Züchtung) ausgelesen.

Drogen und Stammpflanzen

- Teeblätter, schwarzer Tee (oder unfermentiert: Grüner Tee) Theae folium; *Camellia sinensis = Thea sinensis;* Di- und Trimethylxanthin (Theophyllin, Coffein); China, Assam; kultiviert: Japan, USSR, Indien, Ceylon, Java

25.6.4 Ericaceae (126/4000) Ordn.: Ericales

Die Ericaceae (**Heidekrautgewächse**) sind überwiegend Zwergsträucher, die vor allem die gemäßigten und kalten Regionen besiedeln.

Dank ihrer **Mykotrophie** sind sie zur Besiedlung extrem mineralstoffarmer Böden (Rohhumus, Moore, Heide) befähigt. Die Blätter sind häufig immergrün, unge-

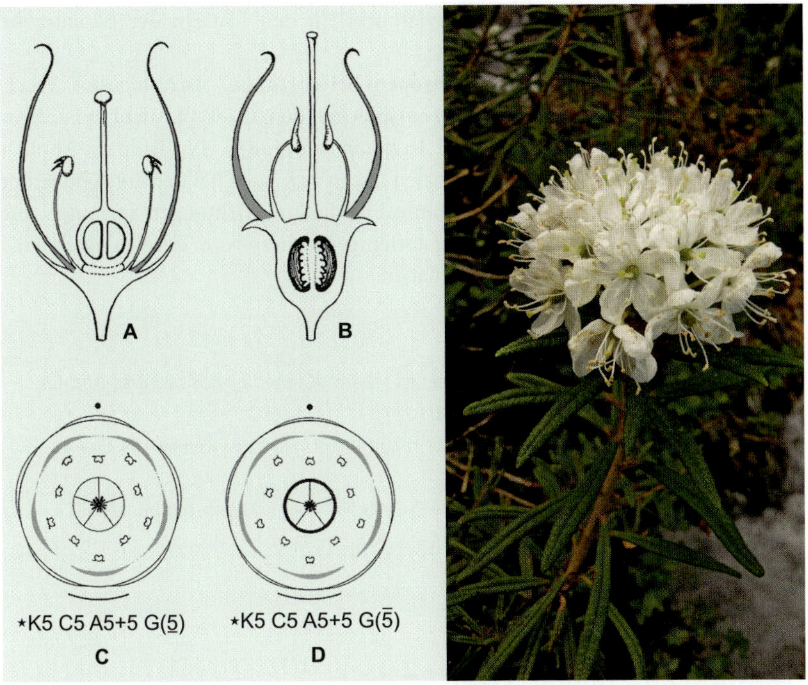

○ Abb. 25.31 **A** Blütenlängsschnitt von *Arctostaphylos uva-ursi*, **B** Blütenlängsschnitt von *Vaccinium myrtillus*, **C** Blütendiagramm und -formel von *Arctostaphylos uva-ursi*, **D** Blütendiagramm und -formel von *Vaccinium myrtillus*. Foto rechts: *Rhododendron tomentosum* (Sumpfporst), der in nordischen Ländern traditionell genutzt wird

teilt, wechselständig und stark xeromorph (lederartig oder nadelförmig) gebaut. Die Heidekrautgewächse haben in Europa etwa 50 Vertreter.

Die Blüten sind vollständig, radiär, hypogyn (○ Abb. 25.31 A, C) oder epigyn (○ Abb. 25.31 B) *(Vaccinium;* diese Gattung wird deshalb manchmal auch als eigene Familie Vacciniaceae abgetrennt). Die **Petalen** sind meist **verwachsen** (sympetal). Blütendiagramme und Blütenformeln siehe ○ Abb. 25.31. Die Antheren der zwei Staubblattkreise öffnen sich gewöhnlich durch apikale Poren und besitzen zugespitzte Anhängsel. Die Pollen bleiben häufig in Tetraden zusammen (○ Abb. 17.12 H).

Ericales weisen obligate Mykorrhiza auf.

Der Fruchtknoten wird aus 5, seltener 4 Karpellen aufgebaut mit einem Griffel und kopfiger Narbe. Im synkarpen Gynoeceum werden zahlreiche, tenuinucellate, unitegmische Samenanlagen zentralwinkelständig angelegt. Die Frucht ist eine **Kapsel**, **Steinfrucht** oder **Beere** (*Vaccinium*).

Chemische Merkmale

Die Ericales sind typische **Polyphenol-Pflanzen**, die **Phenolheteroside** oder polymere Phenole (Catechingerbstoffe) speichern. Die Giftigkeit mancher Arten (*Rhododendron*) geht auf toxische Diterpene zurück. Das **Arbutin** (ein typisches Phenolglucosid: Monoglucosid des Hydrochinons) und die reichliche Gerbstoffspeicherung (überwiegend Catechingerbstoffe, z. T. begleitet von Gallotanninen) sind chemische Merkmale, die an die Rosidae erinnern. Arbutin ist besonders bei Ericales weit verbreitet (gelegentliche Vorkommen bei Rosidae und Asteridae). Es ist neben ähnlichen Verbindungen (Methylarbutin) in den Blättern der Bärentraube (Uvae ursi folium) reichlich enthalten.

Ericaceae enthalten Polyphenole und Iridoide.

Die **Iridoide** der Ericaceae (Monotropein bei *Vaccinium, Arctostaphylos*, Vaccinosid bei *Vaccinium* und *Andromeda*) entsprechen dem C_{10}-Typ; **Aucubin** bei *Rhododendron*, Unedosid bei *Arbutus* und *Arctostaphylos* sind C_9-Typ-Iridoide. Ähnlich wie bei den morphologischen Merkmalen lassen sich auch bei der Entstehung der Biosynthesewege der Iridoide bestimmte Entwicklungsrichtungen vermuten, die wohl ausgehend von bitteren Abwehrstoffen gegen herbivore Tiere zu einer Fülle verschiedener Verbindungen geführt haben.

Drogen und Stammpflanzen

- Bärentraubenblätter (Ph. Eur.); Uvae ursi folium; *Arctostaphylos uva-ursi;* Arbutin; nördliche Nordhemisphäre und Gebirge
- Preiselbeerblätter (ÖAB); Vitis idaeae folium; *Vaccinium vitis-idaea;* Arbutin; Nordhemisphäre
- Heidelbeerblätter, Heidelbeeren (DAC, ÖAB, Ph. Helv.); Myrtilli folium, Myrtilli fructus; *Vaccinium myrtillus;* Gerbstoffe, Arbutin; bzw. Fruchtsäuren, Farbstoffe; Europa, Asien

25.6.5 Primulaceae (9/900) Ordn.: Ericales

Zentrale Plazentation und Triterpensaponine kennzeichnen Primulaceae.

Die Verwandtschaftsbeziehungen und die Stellung der früheren Primulales und der Ericales sind noch nicht abschließend geklärt. Manche Systeme, auch wie das in ○ Abb. 18.2 vorgestellte, vereinigen beide Gruppen unter den Ericales s. l.

Die Primulaceae **(Schlüsselblumengewächse)** sind fast ausschließlich krautige Pflanzen gemäßigter Klimazonen. Sie sind in Europa mit etwa 100 Arten vertreten. Die große Gattung *Primula* ist in Gebirgen weltweit verbreitet. Bei den häufig vorkommenden **Rosettenpflanzen** ist der Spross stark reduziert. Die Blätter sind ungeteilt. Die Blüten weisen oft eine **lange Kronröhre** auf. Sie sind sympetal, radiär pentamer und hypogyn (○ Abb. 25.32).

Heterostylie

Die Stamina sitzen meist der Innenseite der Kronröhre an. Bei *Primula* tritt **Heterostylie** auf, d. h. es kommen Pflanzen mit langgriffeligen Blüten, deren Antheren tief in der Kronröhre sitzen und kurzgriffelige mit Antheren am Eingang der Kronröhre vor (○ Abb. 17.17). Durch Insekten werden die größeren Pollenkörner von kurz- (mit kleinen Narbenpapillen) auf langgriffelige (mit großen Narbenpapillen und kleinen Pollenkörnern) bzw. umgekehrt übertragen und damit Selbstbestäubung verhindert. Der vermutlich aus 5 Karpellen hervorgehende Fruchtknoten mit einem Griffel und Narbe weist zentrale Plazentation auf; die Samenanlagen sitzen an einer **zentralen Plazentarsäule**. Die Frucht ist eine **Kapsel**, die sich mit 5 Zähnen oder einem Deckel öffnet. Die Primulaceen wurden früher wegen der zentralen Plazentation nahe den Plumbaginales im Anschluss an die Caryophyllaceen angeordnet (Centrospermen). Gewisse chemische Beziehungen bestehen bezüglich der Triterpensaponine.

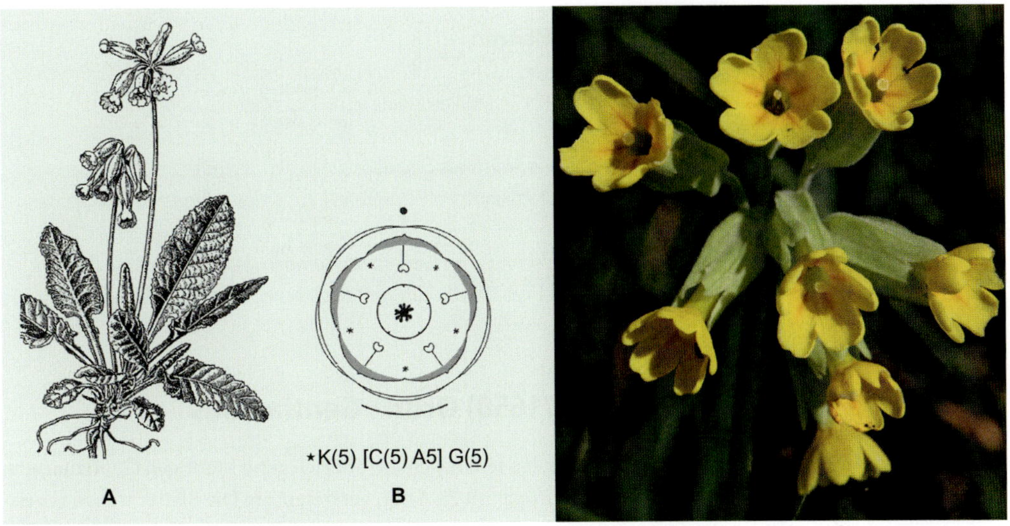

o Abb. 25.32 Echte Schlüsselblume *(Primula veris)*, Blätter rosettenartig stehend.
A Habitus, **B** Blütendiagramm und Blütenformel

Chemische Merkmale

Allgemein kommen in den Primulaceen **Triterpensaponine** vor. Das häufigste Aglykon ist Primulagenin. Giftige Saponine enthält das Alpenveilchen *(Cyclamen)*. Als Saponindrogen verwendet man die unterirdischen Organe oder die Blüten von *Primula elatior* und *P. veris* (o Abb. 25.32).

Drogen und Stammpflanzen

- Primelwurzel (Ph. Eur.); Primulae radix; *Primula veris, P. elatior;* Saponine; Westeuropa bis Ostasien
- Schlüsselblumenblüten; Primulae flos; *Primula veris, P. elatior;* Pigmente, Saponine; nördliches Eurasien

Loganiaceae (13/420) Ordn.: Gentianales

25.6.6

Die Gentianales haben ausgeprägte Gruppenmerkmale.

Die Gentianales (früher Contortae genannt aufgrund ihrer **gedrehten Krone in der Knospe**) sind durch **radiäre Blüten**, **gegenständige**, **ganzrandige**, **ungeteilte Blätter** und bikollaterale Leitbündel ausgezeichnet (außer bei Menyanthaceae und Rubiaceae). **Iridoide** kommen in allen Familien vor, außer bei Asclepiadaceen.

Loganiaceen liefern Pfeilgriffe.

Die Loganiaceen sind noch relativ ursprünglich. Es sind tropische Holzpflanzen. Zu ihnen gehören Pflanzen, die zur Herstellung von **Curare** (Pfeilgift) dienen.

Teils sind die Inhaltsstoffe Iridoidglykoside, teils **Indolalkaloide**, vor allem in der Gattung *Strychnos*. Loganin tritt bei den Loganiaceae verbreitet auf. **Strychnin** und **Brucin** sind stark bittere Indolalkaloide der Brechnuss (*Strychnos nux-vomica*). Allgemein ist bezüglich der phytochemischen Merkmale bei den Loganiaceen festzuhalten, dass zwischen den einzelnen Vertretern erhebliche Unterschiede bestehen. Durch chemische Merkmale können insoweit bisher meistens nur einzelne Gruppen charakterisiert werden (etwa durch Indolalkaloide oder durch Bitterstoffe).

Drogen und Stammpflanzen

- Brechnuss; Strychni semen (ÖAB; Ph. Eur., homöopathische Verwendung); *Strychnos nux-vomica*, ○ Abb. 17.13); Indolalkaloide vom Strychnin-Typ (sehr giftig!); Südasien, Indonesien
- Loganiaceen-Curare aus *Strychnos guianensis, Strychnos toxifera, S. castelnaeana* u. a.; südamerikanische Pfeilgifte mit Curare-Wirkung durch Strychnos-Alkaloide; Amazonas
- Gelsemiumrhizom; Gelsemii radix; *Gelsemium sempervirens;* Indolalkaloide; atlantisches Nord-Amerika; *Gelsemium* wird auch homöopathisch verwendet (HAB).

25.6.7 Gentianaceae (87/1650) Ordn.: Gentianales

Gentianaceae haben eine charakteristische, röhrenförmige Krone.

Von den holzigen Loganiaceen leiten sich die überwiegend krautigen Gentianaceen, die **Enziangewächse**, in Europa mit 75 Arten vertreten, ab. Die Blätter stehen gegenständig, sind ungeteilt und ganzrandig. Die Leitbündel sind bikollateral. Die Blüten sind oft lang **röhrenförmig** oder aber radförmig offen und die Kronblätter dann nur am Grunde verwachsen. Die Blütenformel lautet *K(5) [C(5) A5] G(2); gelegentlich sind die Blüten 4-zählig. Die Enziangewächse fallen durch ihren bitteren Geschmack auf; sie liefern mehrere **Bitterstoffdrogen**.

Gentianales schmecken bitter.

Die **Bitterstoffe** gehören biogenetisch überwiegend zu den Terpenoiden. Die einfacheren, wie **Gentiopikrosid** oder Swertiamarin, sind **Iridoidglykoside**. Daneben kommt stets auch **Loganin** vor. Familientypisch ist ferner in ausdauernden Arten der Ersatz der Stärke durch das Trisaccharid **Gentianose** (Glc-Glc-Fru).

Drogen und Stammpflanzen

- Enzianwurzel (Ph. Eur.); Gentianae radix; *Gentiana lutea;* Bitterstoffe; Europäische Gebirge (○ Abb. 25.33 B)
- Tausendgüldenkraut (Ph. Eur.); Centaurii herba; *Centaurium erythraea = C. umbellatum = C. minus;* Bitterstoffe; Europa, Westasien (○ Abb. 25.33 C)
- Bitterkleeblätter (DAC, ÖAB); Trifolii fibrini folium; *Menyanthes trifoliata* (**Menynthaceae**, früher bei Gentianales, heute wohl zu den Asterales zu stellen); inulinführend, iridoide Bitterstoffe; gemäßigte Sumpfstandorte der Nordhemisphäre (○ Abb. 25.33 E)

25.6.8 Apocynaceae s. str. (160/2100), Ordn.: Gentianales

Die **Hundsgiftgewächse** sind vorwiegend Holzpflanzen tropischer Urwälder und mit nur zehn Arten in Europa vertreten. Alle führen z. T. kautschukhaltigen **Milchsaft** in ungegliederten Milchröhren sowie toxische Inhaltsstoffe und zwar alternativ **Indolalkaloide** oder **Cardenolide**. Die Blätter sind auch hier gegenständig, ungeteilt und ganzrandig, die Leitbündel bikollateral. Die Antheren sind frei und die Pollenkörner einzeln. Der zweiteilige Fruchtknoten erscheint fast chorikarp (○ Abb. 25.34), die beiden Karpelle sind aber am Grunde verwachsen; sie werden später zu einer **Doppelbalgfrucht**. Die zahlreichen, leichten Samen werden durch Haaranhängsel oder einen Haarschopf (○ Abb. 25.34) **anemochor** (**durch den Wind**) verbreitet. Die

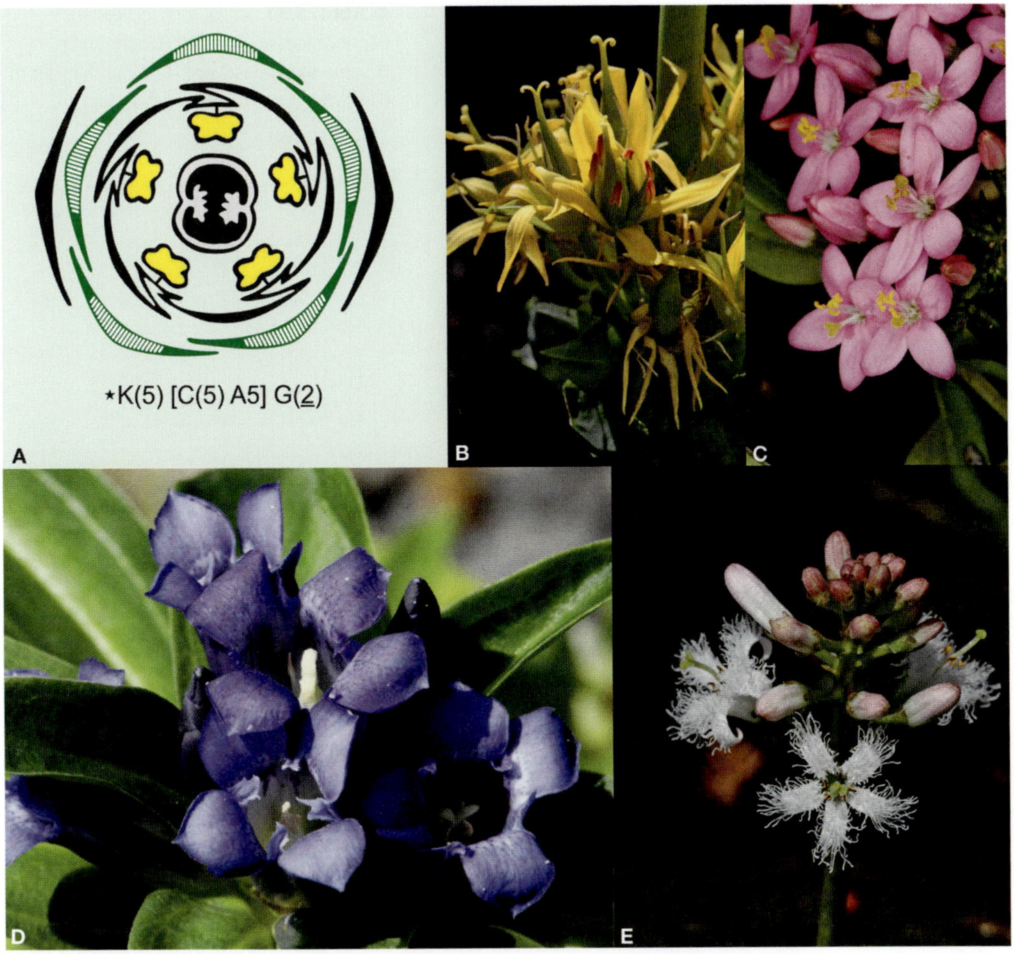

○ Abb. 25.33 **A** Blütenformel und Diagramm von *Gentiana pannonica*. **B** *Gentiana lutea*, **C** *Centaurium erythraea*; **D** *Gentiana cruciata* (4-zählig); **E** *Menyanthes trifoliata* (Menynthaceae, früher bei Gentianales, heute wohl zu den Asterales zu stellen)

Blüten weisen eine charakteristische, röhrenförmige Krone mit großen, freien Zipfeln auf, teilweise auch mit Nebenkrone (○ Abb. 25.35 A), die im Knospenstadium ineinander verdreht sind.

Chemische Merkmale

Apocynaceae sind giftig: die klassische Indolalkaloidfamilie

Aus den Apocynaceen sind inzwischen weit über 100 **Indolalkaloide** bekannt, insbesondere aus *Rauvolfia*-Arten. Neben dem **Reserpin** (○ Abb. 25.36) als dem wichtigsten Alkaloid kommen weitere tertiäre Indolbasen oder gelbgefärbte quarternäre Verbindungen (**Serpentin**) vor.

Dimere Indolalkaloide (Vindolin, Vinblastin, Vincristin; Tumortherapeutika!)sind aus *Catharanthus*- und *Vinca*-Arten (Immergrün) bekannt. Von den zahlreichen in Blättern und Samen akkumulierten **herzwirksamen Glykosiden** (**Cardenolide**) sind die Strophanthine aus *Strophanthus*-Arten Äquatorialafrikas, **Oleandrin** aus den Blättern von *Nerium oleander* und Peruvosid aus den Samen von *Thevetia neriifolia* arzneilich bedeutsam. Als Zuckerkomponente treten wie bei

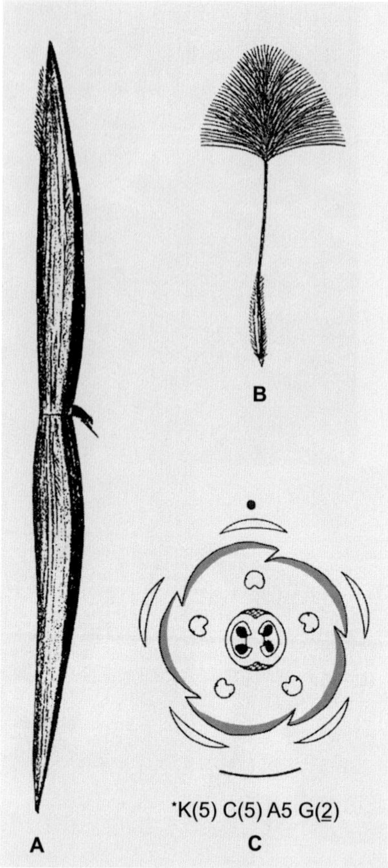

○ Abb. 25.34 *Strophanthus hispidus* (Apocynaceae). **A** Frucht (Doppelbalg), **B** Same mit Haarschopf. **C** Blütendiagramm (Discusnektarien schraffiert)

Digitalis-typische Didesoxyhexosen auf. Die **Apocynaceae stellen heute bezüglich der Cardenolide und Alkaloide eine der am gründlichsten untersuchten Pflanzenfamilien dar.** Über die weiteren chemotaxonomisch wichtigen Stoffgruppen ist bekannt, dass in den Milchsäften Triterpene und Kautschuk, in den Samen fette Öle weit verbreitet sind. Polyphenole, Iridoide und Saponine kommen ebenfalls vor.

Drogen und Stammpflanzen

- Strophanthussamen (DAC); Strophanthi grati semen; *Strophanthus gratus;* g-Strophantin, (Ouabain, giftig!); Westafrika. Wird auch in der Homöopathie (HAB) benutzt.
- Strophanthussamen Kombé; Strophanthi Kombé semen; *Strophanthus kombé;* k-Strophanthin (Glykosidgemisch, giftig!); Ostafrika
- Rauwolfiawurzel (DAB); Rauwolfiae radix; *Rauwolfia serpentina, R. vomitoria;* Indol-Alkaloide: Reserpin (Ph. Eur., ÖAB); Indien, Assam, andere Arten im Kongobecken
- Quebrachorinde (DAC); Quebracho cortex; *Aspidosperma quebracho blanco;* Alkaloide, Gerbstoffe; Argentinien, Chile
- Oleanderblätter; Oleandri folium (Neri folium); *Nerium oleander;* Cardenolide; mediterran, Orient

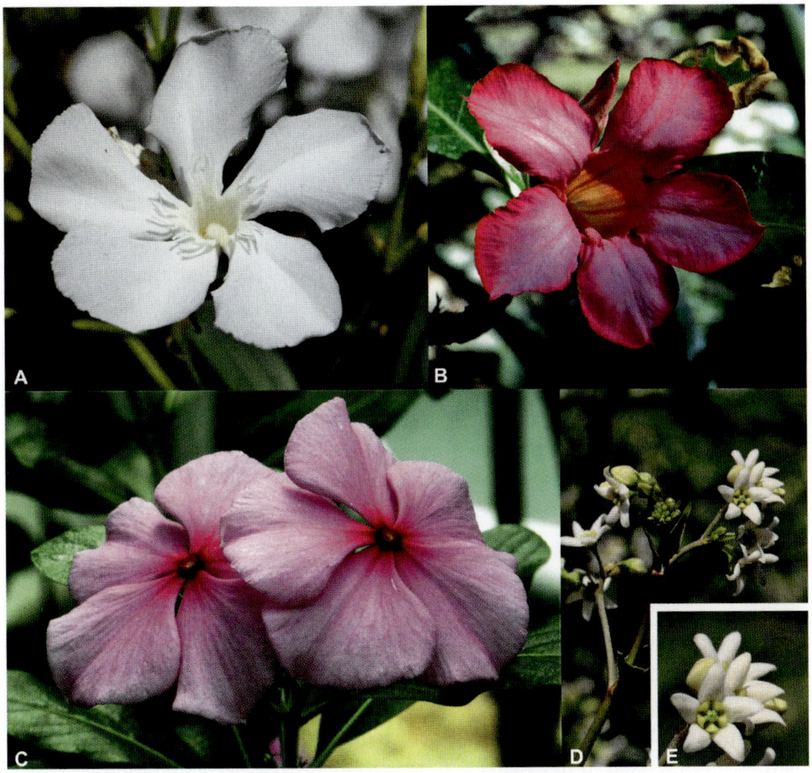

Abb. 25.35 Apocynaceae s.str.: **A** *Nerium oleander*; **B** *Adenium obesum*; **C** *Catharanthus roseus*. Asclepiadoideae: **D** *Vincetoxicum hirundinaria*, **E** Vergrößerung der Einzelblüte

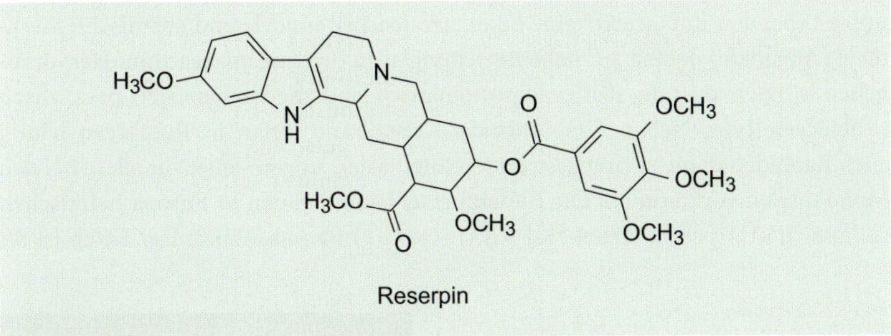

Abb. 25.36 Strukturformel des Indolalkaloids Reserpin

Apocynaceae, Unterfamilie Asclepiadoideae (260/2850) Ordn.: Gentianales 25.6.9

Die früheren Asclepiadaceae (**Schwalbenwurzgewächse**) sind eine sehr formenreiche Familie mit Holzpflanzen, Lianen, Epiphyten, Kräutern sowie kakteenähnlichen Stammsukkulenten und werden heute als **Unterfamilie der Apocynaceae** aufgefasst. Ihre Blüten gehören zu den kompliziertesten Angiospermenblüten (Abb. 25.35 D, E) mit mannigfaltigen Bestäubungsmechanismen. Die **Antheren**

Die Asclepiadaceen sieht man bestäubungsphysiologisch als die »Orchideen« unter den Dikotylen an.

sind mit dem **Narbenkopf verwachsen**, die **Pollenkörner** meist zu **Pollinien** verklebt. Sie werden mit Hilfe von Klebkörpern zur Bestäubung an oft speziell angepasste blütenbesuchende Insekten befestigt (vergleichbar Orchideen, ○ Abb. 26.2 H, I, J). Ihr Verbreitungsschwerpunkt sind die Tropen; in Europa kommen nur 20 Arten vor.

Chemische Merkmale

In chemischer Hinsicht fällt auf, dass die Asclepiadaceen im Gegensatz zu allen anderen Gentianales **keine Iridoide** bilden. Cardenolide, Saponinbitterstoffe, Triterpene und Kautschuk sind die auffallendsten Inhaltsstoffe der Familie. Alkaloide sind wohl seltener als bei den Apocynaceen s. str.

Drogen und Stammpflanzen

- Condurangorinde (DAC, ÖAB, Ph. Helv.); Condurango cortex; *Marsdenia condurango;* Bittere Steroidglykoside (Condurangin); NW Südamerika

25.6.10 Rubiaceae (600/10400) Ordn.: Gentianales

Rubiaceae sind eine der artenreichsten tropischen Pflanzenfamilien.

Die **Rötegewächse**, in Europa durch etwa 230 fast nur krautige Arten vertreten, umfassen eine sehr große Zahl weitgehend tropischer Holzpflanzen. Die gegenständigen, einfachen, ganzrandigen Blätter weisen meist Nebenblätter auf, die nicht selten den Blättern völlig gleichen können. Es entsteht dadurch ein **Blattquirl**. Diese **Laubblattwirtel** umfassen in der Regel 4, 6 oder 8 Glieder. Der Fruchtknoten ist unterständig; dies unterscheidet die Rubiaceen von den anderen Gentianales. Sie wurden daher früher mit den Dipsacales in eine Ordnung Rubiales zusammengestellt. Zwar bestehen gewisse Beziehungen zu den Caprifoliaceae, aber morphologische, anatomische (bei den Rubiaceen keine bikollateralen Leitbündel) und chemische Merkmale (Alkaloide) deuten auf nahe Beziehungen zu den Loganiaceae hin. Hervorzuheben ist noch, dass die Blätter hypostomatisch sind, die Stomata stets parazytisch (Rubiaceen-Typ). Neben Calciumoxalat-Kristallsand treten in Rubiaceen häufig auch Raphiden in meist lang gestreckten Idioblasten auf, die sonst vor allem bei den Monokotylen vorkommen. Die Blütenformel lautet bei den in Europa heimischen *Galium-* und *Asperula*-Arten *K4 [C(4) A4] G($\overline{2}$) (○ Abb. 25.37). Der Kelch ist oft

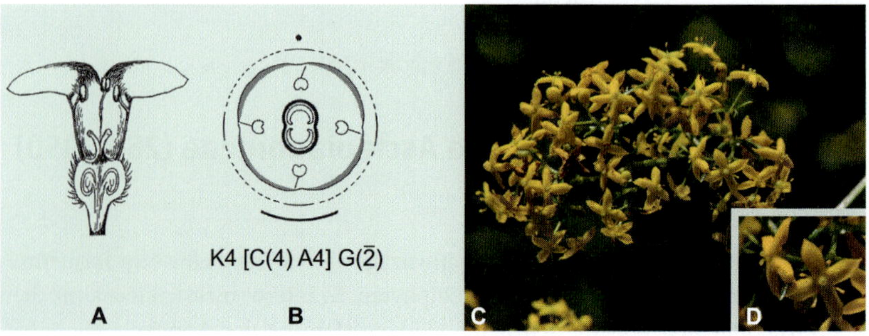

○ **Abb. 25.37** Blütenaufbau von *Gallium*. **A** Blüte *Galium odoratum* (Waldmeister) im Längsschnitt, **B** Blütendiagramm, **C** *Gallium verum*, **D** Einzelblüte

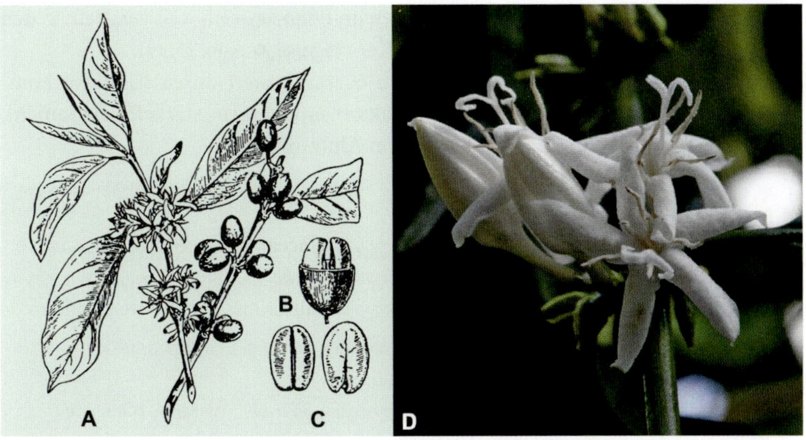

o Abb. 25.38 *Coffea arabica* (Rubiaceae), Kaffeestrauch. **A** blühender und fruchtender Spross, **B** Steinfrucht, Fruchtfleisch zum Teil entfernt, **C** Samen ohne bzw. mit pergamentartigem Endokarp (Silberhäutchen), **D** Detail Blütenstand

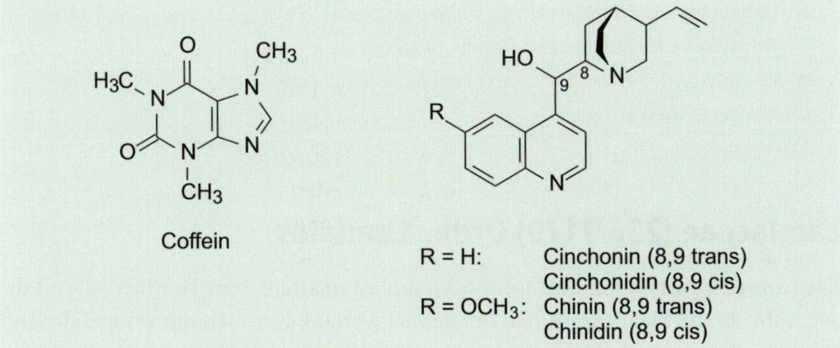

o Abb. 25.39 Strukturformel einiger wichtiger Rubiaceen-Alkaloide

stark reduziert oder bildet sich erst nach der Blüte aus. Selten treten pentamere Blüten auf. Die heimischen Gattungen gehören wie die tropischen Kaffeesträucher der Unterfamilie der **Rubioideae** an, deren Fruchtfächer stets einsamig sind. Die Früchte sind daher Spaltfrüchte oder zweikernige Steinfrüchte (**o** Abb. 25.38). Die Arten der anderen Unterfamilie, der **Cinchonoideae**, bilden vielsamige Kapseln (z. B. *Cinchona, Cephaëlis*). Sie stehen damit den Loganiaceen noch näher.

Chemische Merkmale

Rubiaceae liefern nicht nur Chinarinde und Kaffee.

Eine Vielzahl von Inhaltsstoffen ist aus dieser großen Familie bekannt. Die **Chinaalkaloide** (**Chinin**, **Chinidin**, **Cinchonin**, **Cinchonidin**) sind biogenetisch Indolalkaloide. Weiter kommen in den Rubiaceen in manchen Sippen **Anthrachinone** vor. Der Farbstoff Krapplack (Alizarin = 1,2-Dihydroxyanthrachinon) stammt von *Rubia tinctorum*. Von großer wirtschaftlicher Bedeutung ist die Gattung *Coffea*. Die Samen der Steinfrüchte von *Coffea* enthalten das Trimethylxanthin **Coffein**. Coffein und wenige andere Methylxanthine kommen im Pflanzenreich weit verstreut in den verschiedensten Gruppen vor (chemische Konvergenz, ○ Abb. 25.39).

Weiterhin sind die Rubiaceen chemisch charakterisiert durch Iridoidvorkommen, Speicherung von Mannitol und Galaktomannanen (in stärkefreien Samen). Zu erwähnen ist auch die Akkumulation von Aluminium.

Drogen und Stammpflanzen

- Chinarinde (Ph. Eur.); Cinchonae cortex; *Cinchona pubescens = C. succirubra; C. officinalis, C. ledgeriana, C. calisaya* u. a.; China-Alkaloide; Peru, Bolivien, kultiviert in Java, Indien
- Ipecacuanhawurzel (Ph. Eur.); Ipecacuanhae radix; *Cephaëlis ipecacuanha, C. acuminata;* Emetin, Cephaelin; Brasilien
- Yohimberinde; Yohimbehe cortex; *Pausinystalia yohimbe;* Yohimbin-Alkaloide (Yohimbinhydrochlorid ÖAB); Westafrika
- Waldmeisterkraut; Asperulae herba; *Galium odoratum;* Cumarin (wird beim Trocknen aus geruchlosen glykosidischen Vorstufen frei) ; Europa
- Echtes Labkraut (DAC); Galii lutei herba; *Galium verum* (○ Abb. 25.37 C, D); Flavonoide; Europa, Nordafrika
- Kaffeebohnen; Coffeae semen; *Coffea arabica, C. liberica, C. canephora;* Coffein; Äthiopien, Liberia; kultiviert Tropen, Brasilien
- Krappwurzel; Rubiae tinctorum radix; *Rubia tinctorum;* Alizarin u. a. Pigmente; Mittelmeergebiet

25.6.11 Lamiaceae (236/7170) Ordn.: Lamiales

Tubiflore Pflanzenfamilien

Die Lamiales und verwandte Ordnungen umfassen artenreiche Familien, die als die sog. **tubifloren Pflanzenfamilien** bezeichnet werden: Familien mit sympetalen, oft röhrigen Blüten. Die überwiegend abgeleiteten Merkmale stellen typische Merkmalskombinationen dar, die diese Ordnungen zusammen mit den Asterales als Oberbau der Magnoliatae erscheinen lassen.

Als Merkmale treten auf: **sympetale Blüten**; tetrazyklische Blüten, 5 oder 4 Staubblätter (bei **zygomorphen Blüten**), meist nur noch 2 Fruchtblätter, Samenanlagen tenuinucellat, unitegmisch (○ Abb. 17.4). In chemischer Hinsicht sind neben den Iridoiden eine Fülle weiterer auffälliger Verbindungen bekannt (Alkaloide, ätherisches Öl, Bitterstoffe, Cardenolide, spezielle Zucker), die die große Zahl von Gift- und Arzneipflanzen gerade aus diesen Ordnungen bedingen.

Auch in diesen Gruppen ist die taxonomische Großgliederung noch keineswegs endgültig. Die größeren Familien sind aber meist gut umgrenzt und gut charakterisierbar.

Einige wichtigere Merkmale sind in □ Tab. 25.3 für die großen Familien der Lamiales-Gruppe zusammengefasst.

Tab. 25.3 Übersicht über die wichtigsten Merkmale der großen Familien. Zeichenerklärung siehe Kap. 17.2

Merkmal	Solanaceae Solanales	Convolvulaceae Solanales	Boraginaceae (Euasteriden I)	Scrophulariaceae s. l. Lamiales	Lamiaceae Lamiales
Leitbündel	Bikollateral	Bikollateral	Kollateral	Kollateral	Kollateral
Blattstellung	Wechselständig	Wechselständig	Meist wechselständig	Wechsel- oder gegenständig	Kreuzgegenständig
Haare	Zahlreiche Typen	Teilweise Deckhaare	Kräftige Borstenhaare	Oft stark gegliedert	Teilweise stark gegliedert, Drüsenschuppen
Blütensymmetrie	Abb. 25.43 * (↑)	*	*(↑)	Abb. 25.47 * - ↑	↑
Staubblätter	5	5	5	5→4→2	4→2
Frucht	Kapsel, Beere	Kapsel	Klausen	Kapsel	Klausen
Samenanlagen	∞	4–10	4	∞	4
Ätherisches Öl	-	-	-	-	++
Iridoide	-	-	-	+	+
Alkaloide	Tropan-, Steroid-, Nicotiana-	Tropinester	Pyrrolizidinester, Necin-	-	-
Naphthochinone	-	-	+	-	(+)
Flavonoide	Flavonole	Flavonole	Flavonole	Flavone	Flavone
Kohlenhydratspeicherung	Stärke	Stärke	Stärke, Fructane	Stachyose	Stachyose

Merke

Die **Lippenblütler** (= Labiatae; der Name nimmt auf die Zweilippigkeit Bezug) besitzen ausgeprägt zygomorphe Blüten (Abb. 25.40). Es sind überwiegend **aromatisch** riechende Kräuter, seltener Holzpflanzen. In Europa kommen etwa 470 Arten vor. Sie sind charakterisiert durch ihre **vierkantigen Stängel** und ihre **gegenständigen, nebenblattlosen Blätter** mit **diazytischen Spaltöffnungsapparaten**. Die Blüten stehen blattachselständig in dichten mono- oder dichasialen **Scheinquirlen** zusammen. Der Kelch ist verwachsen und oft **zweilippig**. Die Krone bildet im basalen Teil eine **lange Röhre**, die nach oben mehr oder weniger stark **zygomorph** und meist streng **zweilippig** ist. Die **Oberlippe** besteht aus **zwei**, die **Unterlippe** aus **drei Petalen**, doch sind die seitlichen oft stärker rückgebildet *(Lamium)*. Zuweilen kann auch die Oberlippe fehlen, wie bei *Ajuga*.

Lamiaceae haben zumeist eine Ober- und Unterlippe.

Die Staubblätter sind mit der Krone verwachsen. Ein Staubblatt, das median liegende, ist reduziert, wie es oft bei Zygomorphie vorkommt (siehe Scrophulariaceen). Bei der Gattung *Salvia* und *Rosmarinus* fehlen noch zwei weitere und bei den restlichen beiden Antheren erzeugt nur je eine Theka Pollen, die andere ist steril. Sie ist zu einer kleinen Trittplatte umgebildet, das Konnektiv ist stark verlängert

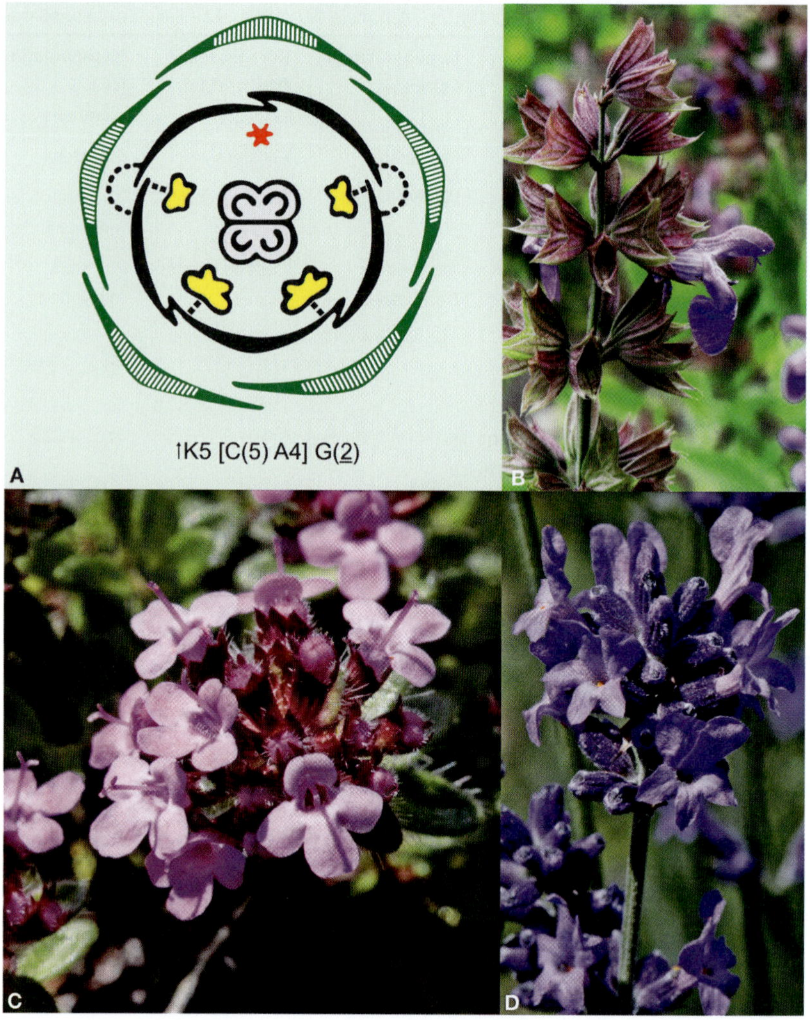

Abb. 25.40 A Blütendiagramm und Blütenformel der Lamiaceae. Die Stelle des entwicklungsgeschichtlich ursprünglich vorhandenen Staubblatts ist im Diagramm rot markiert. **B** *Salvia* deutlich erkennbare Unter- und Oberlippe, **C** *Thymus* mit den drei gut erkennbaren Lappen, die zur Unterlippe gehören, **D** *Lavandula* mit fünf Kronblattzipfeln, die nur wenig differenziert sind

(Abb. 17.7 D). Die Staubblätter lassen sich hebelartig bewegen, was für die Bestäubung von Bedeutung ist. Die allgemeine Blütenformel der Lamiaceen lautet ↑ K(5) [C(5) A4] G(2) (Abb. 25.40 A) und für Salvia ↑ K(5) [C(5) A2] G(2) (Abb. 25.40 B). Der Fruchtknoten ist aus 2 Karpellen gebildet. Er wird durch falsche Scheidewände in einsamige Fächer geteilt, aus denen sich vier **Klausenfrüchte** entwickeln. Die Vierteiligkeit des Fruchtknotens ist schon während der Blüte von oben erkennbar. Im Gegensatz zu den Boraginaceen ist bei den Klausen der Lamiaceen die Mikropyle und Radicula nach unten gekehrt.

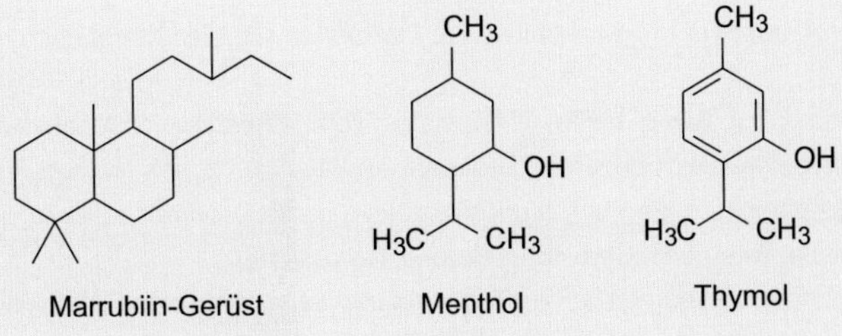

○ Abb. 25.41 Strukturformeln typischer Lamiaceen-Terpene

Chemische Merkmale

Die Lamiaceen sind chemisch charakterisiert durch die Führung von ätherischem Öl mit **Monoterpenen** und **Sesquiterpenen**, ferner durch **Diterpene** (**Bitterstoffe** und chinoide Pigmente). Das **ätherische Öl** ist in **Drüsenhaaren** und/oder in charakteristischen **Drüsenschuppen** lokalisiert (○ Abb. 13.7 A, B), bei einigen Gruppen überwiegen auch ölarme Vertreter. Die Variabilität nach Qualität und Quantität ist groß und einerseits von ökologischen Faktoren abhängig, andererseits auch genetisch festgelegt, wie es am häufigen Auftreten chemischer Rassen erkennbar ist. Viele Gewürz- oder Arzneipflanzen der Lamiaceen werden vor allem wegen ihres ätherischen Öls genutzt (○ Abb. 25.41).

Lamiaceen haben charakteristische Drüsenschuppen.

Bitterstoffe (meist **diterpenoider** Natur) vom Marrubiin-Typ sind nicht selten. Sie werden des Öfteren zusammen mit den biogenetisch verwandten isoprenoiden Verbindungen der ätherischen Öle auch in den Drüsenhaaren akkumuliert.

Die Lamiaceen kennzeichnenden Oligosaccharide sind die im Wurzelbereich als Hauptreservestoffe auftretende Stachyose (Tetrasaccharid: Gal-Gal-Glc-Fru) und Verbascose (Pentasaccharid: Gal-Gal-Gal-Glc-Fru), während Planteose (Trisaccharid: Glc-Fru-Gal) ein Speicherzucker in den Samen ist. Planteose scheint ein besonders typisches Kohlenhydrat fast aller Lamiales zu sein, kommt aber auch bei den Oleales und einigen Gentianales vor.

Viele Lamiaceae riechen sehr aromatisch: der Geruch der mediterranen Macchie

Drogen und Stammpflanzen

- Melissenblätter (Ph. Eur.); Melissae folium; *Melissa officinalis;* ätherisches Öl: Citral, Citronellal, Geraniol; Mittelmeergebiet
- Orthosiphonblätter (Ph. Eur.); Orthosiphonis folium; *Orthosiphon stamineus, Orthosiphon aristatus;* ätherisches Öl; Indien, Indonesien, Australien
- Pfefferminzblätter, -öl (Ph. Eur.); Menthae piperitae folium, Menthae piperitae aetheroleum; *Mentha* x *piperita;* ätherisches Öl: Carvon, Menthol; vielfach kultiviert, insbesondere Orient
- Krauseminzblätter; Menthae crispae herba, folium; *Mentha spicata* var. *crispa;* ätherisches Öl: Carvon, Menthol; vielfach kultiviert, Amerika
- Rosmarinblätter (Ph. Eur.), Rosmarinöl (Ph. Eur.) Rosmarini folium; *Rosmarinus officinalis;* ätherisches Öl: Cineol, Borneol; Mittelmeergebiet
- Salbeiblätter (Ph. Eur.); Salviae folium; *Salvia officinalis;* ätherisches Öl: Thujon, Cineol; Bitterstoffe, Gerbstoffe; Mittelmeergebiet, kultiviert, auch in USA
- Dreilappiger Salbei (Ph. Eur.); Salviae trilobae folium; *Salvia triloba;* ätherisches Öl (thujonarm), Bitterstoffe, Gerbstoffe; Südosteuropa, Orient
- Lavendelblüten (Ph. Eur.), Lavendelöl (Ph. Eur.); Lavandulae flos, Lavandulae aetheroleum; *Lavandula angustifolia;* ätherisches Öl: Linalylacetat, Geraniol; Mittelmeergebiet

- Andornkraut (Ph. Eur.); Marrubii herba; *Marrubium vulgare;* Diterpenbitterstoffe; Europa
- Basilikumkraut; Basilici herba; *Ocimum basilicum;* ätherisches Öl: Linalool (diverse chemische Rassen), Gerbstoffe; Südasien, Afrika
- Herzgespannkraut (Ph. Eur.); Leonuri cardiacae herba; *Leonurus cardiaca;* Iridoide, Diterpene, Triterpene, Gerbstoffe; Europa, Nordasien
- Majorankraut; Majorana herba; *Origanum majorana;* ätherisches Öl, Gerbstoffe, Bitterstoffe; Südosteuropa
- Ysopkraut; Hyssopi herba; *Hyssopus officinalis;* ätherisches Öl, Gerbstoff, Hesperidin; Mittelmeergebiet
- Bohnenkraut; Saturejae herba; *Satureja hortensis;* ätherisches Öl: Carvacrol; Gerbstoffe; östliches Mittelmeergebiet, vielfach kultiviert
- Quendelkraut (Ph. Eur.); Serpylli herba; *Thymus serpyllum* s. l.; ätherischs Öl: Thymol, Cymol, Carvacrol; Bitterstoffe, Gerbstoffe; Europa, Nord- und Mittelasien
- Thymian (Ph. Eur.), Thymianöl (Ph. Eur.); Thymi herba, Thymi aetheroleum; *Thymus vulgaris, Thymus zygis;* ätherisches Öl: Thymol, Carvacrol, Cymol; Gerbstoffe, Triterpensäuren; Eurasien, Mittelmeergebiet
- Teucriumkraut (ÖAB); Teucrii herba; *Teucrium marum, Teucrium montanum, Teucrium polium*; Europa
- Taubnesselkraut (DAC), Taubnesselblüten; Lamii albi herba; *Lamium album;* Iridoidglykoside; Europa
- Gundelrebenkraut (DAC); Hederae terrestris herba; *Glechoma hederacea*; Gerbstoffe; Nord-Hemisphäre

25.6.12 Convolvulaceae (57/1600) Ordn.: Solanales

Convolvulaceen können Lysergsäurederivate enthalten.

Die **Windengewächse** sind weltweit verbreitet; in Europa kommen 50 Arten vor. Viele Vertreter besitzen lang kriechende oder windende Sprosse. Sie sind gekennzeichnet durch einfache Blätter, bikollaterale Leitbündel, große trichterförmige Blüten (aus gedrehter Knospenlage) und meist viersamige Kapseln.

Chemische Verwandtschaft mit den Solanaceen ist durch die **Tropinesteralkaloide** angedeutet.

Wissenswert

Phytochemisch von besonderem Interesse ist der für Höhere Pflanzen bisher einzige Nachweis von **Lysergsäure**derivaten in einigen Arten der Convolvulaceen (Mexikanische Zauberdroge Ololiuqui). Aber es hat sich gezeigt, dass dieses Vorkommen der Lysergsäurederivate sich daraus erklärt, dass diese Pflanzen von Pilzen der Clavicipitaceae besiedelt sind. Das Vorkommen ist also nichts Typisches der Convolvulaceae, sondern deren Fähigkeit einen bestimmten Pilz zu beherbergen, der Lysergsäurederivate bildet.

Schließlich sind als Familienmerkmal die **Glykoretine** zu nennen, laxierend wirkende Harzkörper aus Milchsaftzellen, die Glykoside von Hydroxyfettsäuren darstellen, bei denen die OH-Gruppe der Zucker mit flüchtigen organischen Säuren verestert ist.

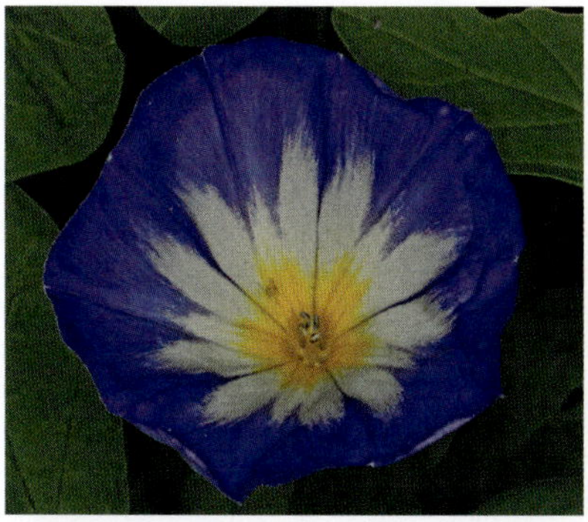

Abb. 25.42 Blüte von *Convolvulus tricolor*

Drogen und Stammpflanzen

- Batate, Weiße Kartoffel oder Knollenwinde, *Ipomoea batatas*, Grundnahrungsmittel, ursprünglich Mittelamerika, Tropen und Subtropen

Solanaceae (102/2460) Ordn.: Solanales 25.6.13

Die Solanales wurden früher mit den Lamiales, den Scrophulariales (heute zu den Lamiales gestellt) und den Polemoniales als Tubiflorae zusammengefasst; sie weisen untereinander enge verwandtschaftliche Beziehungen auf.

Gemeinsame Kennzeichen sind: Es sind vorwiegend Kräuter mit Blättern ohne Nebenblätter, mit tetrazyklischen Blüten (ein episepaler Staubblattkreis), pentamerem Kelch und Krone, Tendenz zur Zygomorphie mit lippenartigen Blüten, oberständigen Fruchtknoten. Durchgehend gemeinsame chemische Merkmale fehlen. Weitere Merkmale der Solanaceen im Vergleich mit verwandten Familien sind in Tab. 25.3 angeführt.

Die Familie der **Nachtschattengewächse** (Solanaceae, in Europa mit etwa 50 Arten vertreten) hat radiäre Blüten nach der Formel *K(5) [C(5) A5] G(2), allerdings mit einer Eigentümlichkeit, die sich nur bei dieser Familie ausprägt, nämlich, dass die beiden Fruchtblätter **schief zur Mediane** (Ebene durch die Blütenachse und die Mittellinie des Deckblatts) stehen (Abb. 25.43).

Bei den Solanaceae stehen die Fruchtblätter schief zur Mediane.

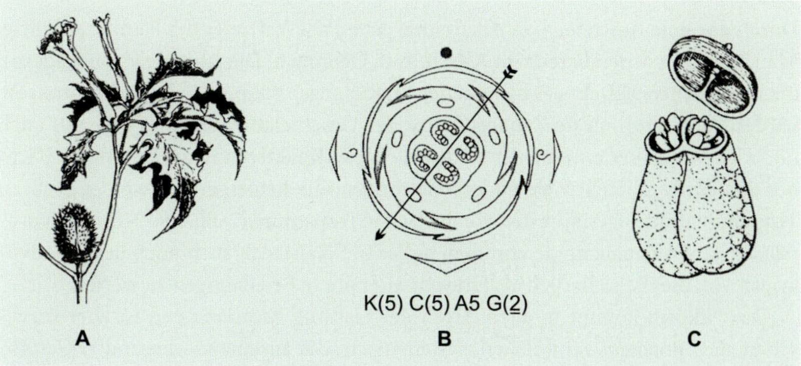

Abb. 25.43 **A** Zweig von *Datura stramonium* mit Blüten und Kapselfrucht, **B** Blütendiagramm und Blütenformel von *Datura*, **C** Deckelkapsel von *Hyoscyamus*

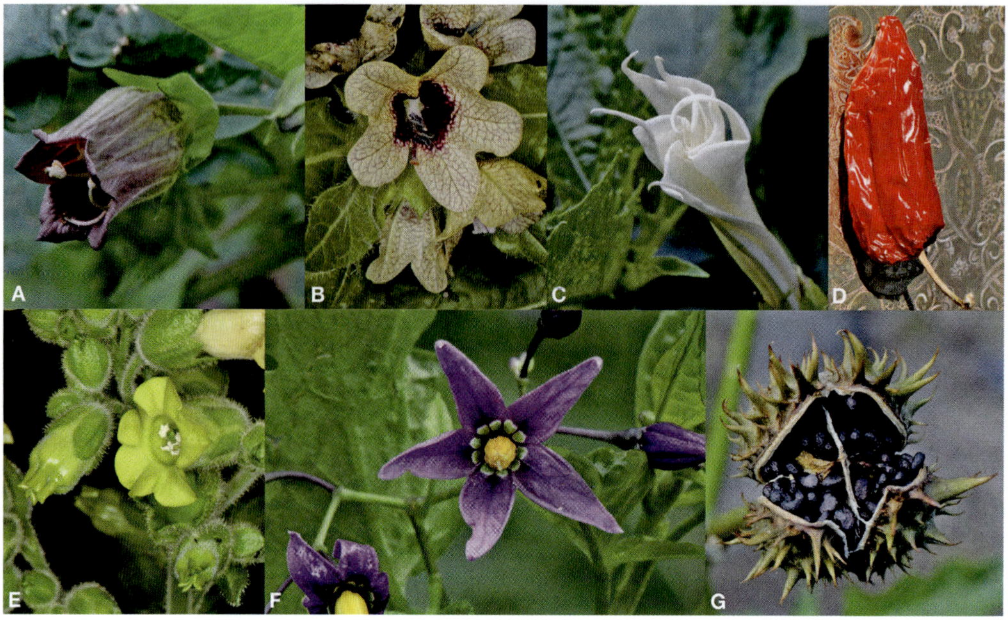

o Abb. 25.44 **A** *Atropa belladonna*, **B** *Hyoscyamus niger*, **C** *Datura stramonium*, **D** *Capsicum*-Frucht, **E** *Nicotiana rustica*, **F** *Solanum dulcamara*, **G** *Datura*-Kapsel mit Samen

Solanaceae haben Beeren und Kapseln.

Die Samenanlagen sitzen meist in großer Zahl an auffallend dicken Plazenten (Tomate). Neben **Beeren** (*Atropa, Solanum, Capsicum,* Abb 25.44 D) treten häufig auch **Kapselfrüchte** auf, die zwei- oder durch zusätzliche falsche Scheidewände vierkammerig sind. Sie öffnen sich durch Längs- *(Datura)* oder Querspalten (Deckelkapsel bei *Hyoscyamus*) (o Abb. 25.43 C).

Der Sprossaufbau der Solanaceae ist einzigartig.

Die Blütenstände sind Dichasien oder Wickel. Eigenartig ist auch der Sprossaufbau der Solanaceen, namentlich in der Blütenregion. Die Seitenzweige stehen hier nicht in den Achseln von Blättern, sondern ihnen gegenüber. Das ist jedoch nur scheinbar der Fall, denn der Blattstiel des Tragblattes vom Seitenspross verwächst mit dessen unterstem Internodium. Infolge dieser **Konkauleszenz** ist der Sprossaufbau oft schwer zu überblicken.

Chemische Merkmale

Solanaceae sind giftig.

Durch das stete Auftreten von Alkaloiden gelten alle Vertreter der Familie als giftig. Manche Arten waren bereits im Altertum in Gebrauch. Die Alraune (Mandragora), die im östlichen Mittelmeer beheimatet ist, war sogar schon in Babylon bekannt. Sie wird als die berühmteste Zauberpflanze der Geschichte bezeichnet und galt auch noch im Mittelalter als eine der wichtigsten **psychoaktiven Arzneipflanzen**. Nicht nur *Mandragora*, auch viele andere Gattungen, die heute genutzt werden, führen **Tropanalkaloide**. Es sind Ester, vor allem der Tropasäure (2-Phenyl-3-Hydroxypropansäure). Tropanalkaloide kommen außer in Solanaceen auch noch in Convolvulaceen vor, dies ist sicherlich als Hinweis auf nähere Beziehungen zu werten.

Das **Nikotin** kommt in allen Arten der Gattung *Nicotiana* vor, ist aber inzwischen auch noch aus zahlreichen, systematisch weit auseinanderliegenden Gattungen bekannt geworden. Neben dem Nikotin kommen als Inhaltsstoffe noch Nornikotin und Anabasin vor.

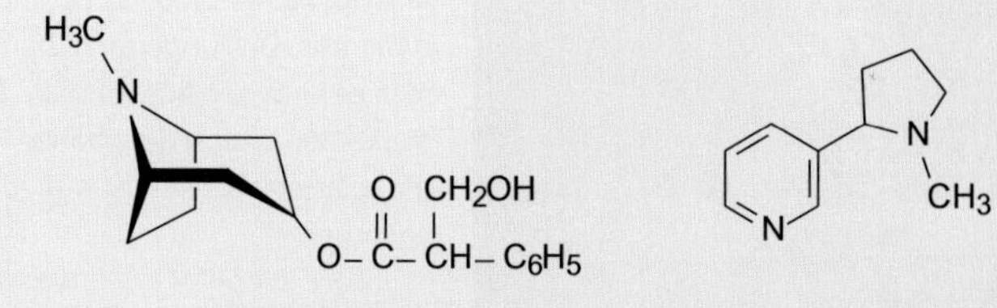

Abb. 25.45 Typische Solanaceen-Alkaloide

Für die Gattung *Solanum* sind **Steroidalkaloide** bemerkenswert. Die Solanum-Alkaloide stellen lipophile stickstoffhaltige Steroide dar mit einem Tri- oder Tetrasaccharid als hydrophiler Komponente.

Die Gattung *Capsicum* ist durch unterschiedliche Gehalte an **Capsaicin** gekennzeichnet. Das Capsaicin hat einen sehr scharfen Geschmack. Es ist vor allem in den Plazenten der hohlen, **kapselartigen Beeren** lokalisiert, wobei ähnlich wie bei Drüsenhaaren die Abscheidung des Capsaïcins in subcuticuläre Räume unter blasenförmiger Abhebung der Cuticula erfolgt.

Zu erwähnen ist für die Solanaceen auch das reichliche Vorkommen von Calciumoxalat in Form von Kristallsand, Drusen *(Datura)* oder Einzelkristallen *(Hyoscyamus)*.

Drogen und Stammpflanzen

- Tollkirschenblätter (Ph. Eur., Belladonnablätter), Tollkirschwurzel (DAC, ÖAB); Belladonnae folium, B. radix; *Atropa belladonna* (Abb. 25.44 A); Tropanalkaloide (sehr giftig!); Europa, asiatische Gebirge
- Hyoscyamusblätter (DAB, ÖAB, Ph. Eur.: homöopathische Verwendung); Hyoscyami folium; *Hyoscyamus niger* (Abb. 25.44 B); Tropanalkaloide (sehr giftig!); Mittel- und Südeuropa, Südwestasien
- Stramoniumblätter (Ph. Eur.); Stramonii folium; *Datura stramonium* (Abb. 25.43, Abb. 25.44 C, E); Tropanalkaloide (sehr giftig!); Mexiko heute vielfach ruderal in Europa und Asien
- Tabakblätter; Nicotianae folium; *Nicotiana tabacum* u. a. (viele Rassen, ähnlich Abb. 25.44 G); Nicotin (sehr giftig!); Argentinien, Brasilien, vielfach kultiviert
- Bittersüßer Nachtschatten (HAB), Dulcamara, *Solanum dulcamara* (Abb. 25.44. F); Steroidsaponine, Steroidalkaloide, Europa, Asien, Nordafrika
- Cayenne-Pfeffer (Ph. Eur.), Paprika; Capsici fructus acer; *Capsicum frutescens* (Abb. 25.44 D); Capsaicin; Südamerika, kultiviert Südosteuropa, Orient, Indien
- Kartoffelstärke (Ph. Eur., ÖAB); Solani amylum; *Solanum tuberosum;* Amerika, Anden; kultiviert weltweit

Boraginaceae (148/2740), derzeit keine Ordn., Euasteriden I

25.6.14

Boraginaceen haben eine borstige Behaarung.

Die **Rauhblatt**- oder **Borretschgewächse** sind in Mitteleuropa mit 60 Arten vertreten. Derzeit werden sie keiner bestehenden Ordnung zugeteilt; eine eigene Ornung Boraginales wird diskutiert. Eines ihrer Verbreitungszentren ist das Mittelmeergebiet. Charakteristisches Merkmal der Rauhblattgewächse ist die **borstige Behaarung.** Die Zellwände der Haare enthalten häufig Cystolithen (Kieselsäure und/oder

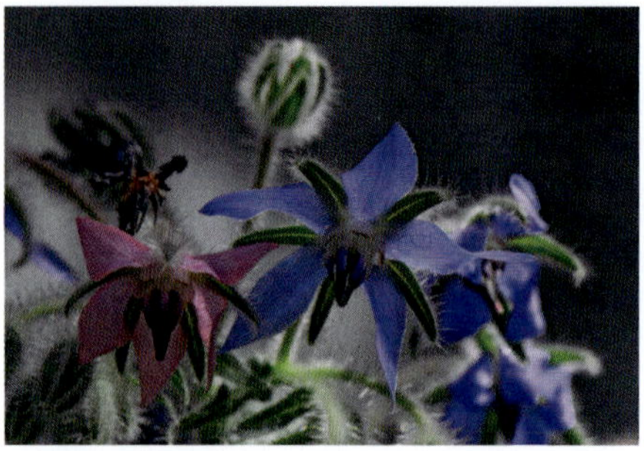

Abb. 25.46 Blüte von *Borago officinalis*. Die jüngeren Blüten sind rosa gefärbt, die älteren blau. Die starke Behaarung der Pflanze (Raublattgewächse!) ist gut zu erkennen.

Kalkeinlagerungen). Die Blüten sind weitgehend radiär, sie stehen in **typischen Wickeln**. Aus dem oberständigen Fruchtknoten G(2) entwickeln sich nach Ausbildung einer falschen Scheidewand 4 Klausen, die sich von denen der Lamiaceen durch die aufrechte Mikropyle und Radicula unterscheiden (Abb. 25.45).

Boraginaceae und Lamiaceae weisen Klausenfrüchte auf.

Chemisch sind die Boraginaceen durch die bereits erwähnte Tendenz zur Mineralisierung, ferner durch das Auftreten von Boraginaceen-Alkaloiden (**Pyrrolizidin**-Esteralkaloide, Ester von Necinbasen, hepatotoxisch, cancerogen), **Allantoin** und Alkanna-Farbstoffen (rot gefärbte Wurzeln durch Naphthochinone) gekennzeichnet.

Drogen und Stammpflanzen

- Alkannawurzel; Alkannae radix; *Alkanna tinctoria;* roter Farbstoff Alkannin; Mittelmeergebiet
- Lungenkraut (DAB); Pulmonariae herba; *Pulmonaria officinalis;* Kieselsäure, Allantoin; Mitteleuropa
- Beinwellwurzel; Symphyti radix; *Symphytum officinale;* Allantoin, Pyrrolizidin-Alkaloide; Europa
- Borretschsamenöl (DAC); Boraginis officinalis oleum raffinatum, Boraginis oleum, *Borago officinalis* (Abb. 25.46); Breite Verwendung als Gemüse und Naturheilmittel, enthällt jedoch Pyrrolizidin-Alkaloide; Mittelmeergebiet, Gartenflüchtling

25.6.15 Scrophulariaceae (65/1700) Ordn.: Lamiales

Die Abgrenzung zwische Plantaginaceae und Scrophulariaceae ist im Fluss.

Die **Rachenblütler (s. l.)**, mit ca. 520 europäischen Arten, sind eine vielgestaltige Pflanzenfamilie mit fast ausschließlich krautigen, vielfach zwei- oder nur einjährigen Vertretern, die einerseits in ihrem Blütenaufbau eine große Tendenz zu ausgeprägter Zygomorphie zeigen und andererseits eine Reihe von Halbschmarotzern (grüne Pflanzen) oder sogar Vollschmarotzern (Pflanzen bleich) aufweisen.

Merke

Allerdings wird die Familie heute ganz anders umgrenzt und z. B. werden alle parasitischen und halbparasitischen Gattungen zu den Orobanchaceae gestellt. *Veronica, Digitalis* und andere werden zusammen mit *Callitriche, Hippuris* jetzt zu den **Plantaginaceae** gezählt, was morphologisch nicht nachvollziehbar ist. Die endgültige Gliederung bleibt abzuwarten. Deshalb werden nachfolgend die Scrophulariaceen im klassischen Sinne in ihrem morphologischen Zusammenhang diskutiert.

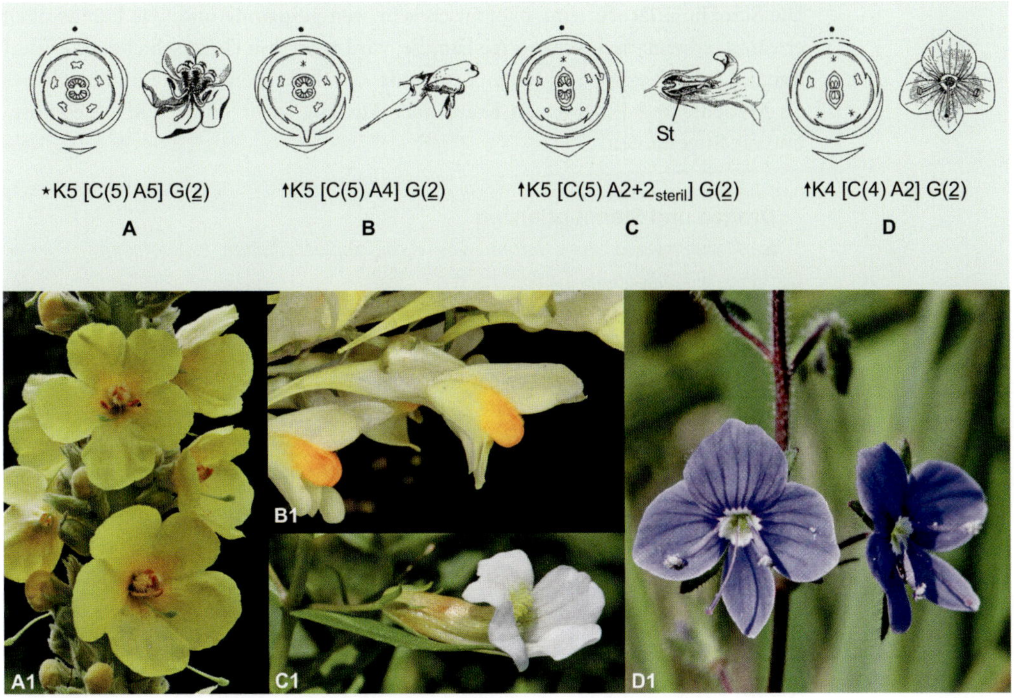

Abb. 25.47 Zunehmende Zygomorphie bei den Scrophulariaceen (s. l.), Blütenformel, Blütendiagramm und Bild der Blüte. **A** *Verbascum* (Scropulariaceae s. str.), **B** *Linaria* (Plantaginaceae), **C** *Gratiola* (Plantaginaceae), **D** *Veronica* (Plantaginaceae; St = Staminodium). **A1–D 1**: Die zu den Zeichnungen korrespondierenden Pflanzenfotos. Zeichenerklärung siehe Kap. 17.2

Die zunehmende **Zygomorphie** innerhalb der Scrophulariaceae (Abb. 25.47) führt zur **Reduzierung der Zahl der Stamina**, zur Ausbildung von Ober- und Unterlippe bei der Krone, wobei hier, je nach Anpassung an den Bestäuber, verschiedenste Formen vorkommen. Es können sporn- oder sackartige Ausstülpungen auftreten oder der Eingang der Kronröhre kann durch gaumenartige Vorwölbung der Unterlippe verschlossen sein. Auch die Zahl der Petalen und Sepalen kann vermindert sein. Ähnliches gilt für die Zahl der Samenanlagen (Abb. 25.47).

Die Früchte sind durchweg vielsamige Kapseln, die sich durch Spalten oder Löcher öffnen.

Chemische Merkmale

Viele Scrophulariaceen enthalten **Iridoide**, die sich z. B. durch Schwarzfärbung der Blätter beim Trocknen bemerkbar machen. Alkaloide fehlen oder spielen nur eine geringe Rolle. Von größerer Bedeutung sind **Glykoside**, so das Aucubin und für die Gattung *Digitalis* (aktuell Plantaginaceae) charakteristische **Cardenolide**. Als Zucker dieser herzwirksamen Glykoside kommen viele seltene Zucker vor, z. B. Digitoxose und Digitalose. Die aus den Scrophulariaceen bekannten Saponine sind vermutlich triterpenoider Natur, daneben kommen aber auch z. B. in *Digitalis* Steroidsaponine vor (eventuelle Beziehungen zu *Solanum*).

Scrophulariaceae enthalten Iridoide, sind aber eine morphologisch und chemisch uneinheitliche künstliche Familie.

Die Scrophulariaceen, eine ökologisch sehr weit gespannte und, wie bereits oben erwähnt, systematisch schwierige Familie, wird weiterhin chemisch charakterisiert durch das Vorkommen iridoider Glykoside, durch Zuckeralkohole und Stachyose als Kohlenhydrat-Reserven in Kraut und Wurzeln, sowie durch reservecellulose- und ölhaltige Samen.

Drogen und Stammpflanzen

- Wollblumen (Ph. Eur.); Verbasci flos; *Verbascum densiflorum, V. phlomoides;* Schleim, Saponine; Europa
- Digitalis-purpurea-Blätter (Ph. Eur., ÖAB); Digitalis purpureae folium; *Digitalis purpurea* (o Abb. 25.48 B); Cardenolide (giftig!); westliches Europa
- Digitalis-lanata-Blätter (ÖAB); Digitalis lanatae folium; *Digitalis lanata* (o Abb. 25.48 C); Cardenolide (giftig!); Südosteuropa, Türkei
- Augentrostkraut (ÖAB); Euphrasiae herba; *Euphrasia officinalis;* Gerbstoffe, ätherisches Öl, Bitterstoffe; ebenfalls homöopathische Verwendung; Mitteleuropa
- Ehrenpreiskraut (DAC); Veronicae herba; *Veronica officinalis;* Iridoid-Glykoside, Flavonoide; Europa, Vorderasien, Nordamerika

25.6.16 Plantaginaceae (47/1350) Ordn.: Lamiales

Plantaginaceen im engeren Sinn enthalten Iridoide und Schleimstoffe.

Die **Wegerichgewächse** (im engeren Sinne, 36 Arten in Europa) besitzen aufgrund ihrer sekundär erworbenen Anemogamie unscheinbare, an Ähren sitzende Blüten (o Abb. 25.48 A). Die **Blätter sind parallelnervig**, sie enthalten das **Iridoid Aucubin**. In den Samen ist Planteose, in den Wurzeln Stachyose als Speicherkohlenhydrat enthalten. Die Schleimepidermis der Samen quillt in Wasser stark auf: **Laxans**. Wie bereits in Kap. 25.6.15 erörtert, gibt es derzeit erhebliche Schnittmengen mit den Scrophulariaceen, so dass aktuell *Digitalis* zu den Plantaginaceen gestellt wird (o Abb. 25.48 B, C).

Drogen und Stammpflanzen

- Flohsamen (Ph. Eur.); Psylli semen; *Plantago psyllium = Plantago afra, Plantago indica;* Schleim, Aucubin (Iridoid); Mittelmeergebiet, Russland
- Indische Flohsamen (Ph. Eur.), Indische Flohsamenschalen (ÖAB); Plantaginis ovatae semen, Plantaginis ovatae testa; *Plantago ovata;* Schleim; Süd- und Südwestasien
- Spitzwegerichkraut (Ph. Eur.); Plantaginis lanceolata herba; *Plantago lanceolata* (o Abb. 25.48 A); Schleim; Eurasien
- Digitalis: siehe Kap. 25.6.15

25.6.17 Araliaceae (55/1450) Ordn.: Apiales

Apiales und Asterales bilden den Oberbau der Dikotylen.

Die Araliaceen und die folgenden Familien der Apiales, Asterales und Dipsacales sind eine **stark abgeleitete Gruppe** (»Euasteriden II«, o Abb. 18.2), es ist der »Oberbau« der Magnoliatae. Dass die früher zu den Rosidae gestellten Araliaceae enge Beziehungen zu den Asteraceae haben, hat man aufgrund chemischer Befunde (Polyine) und anderer Merkmale (z. B. der Tendenz zur Pseudanthienbildung) schon

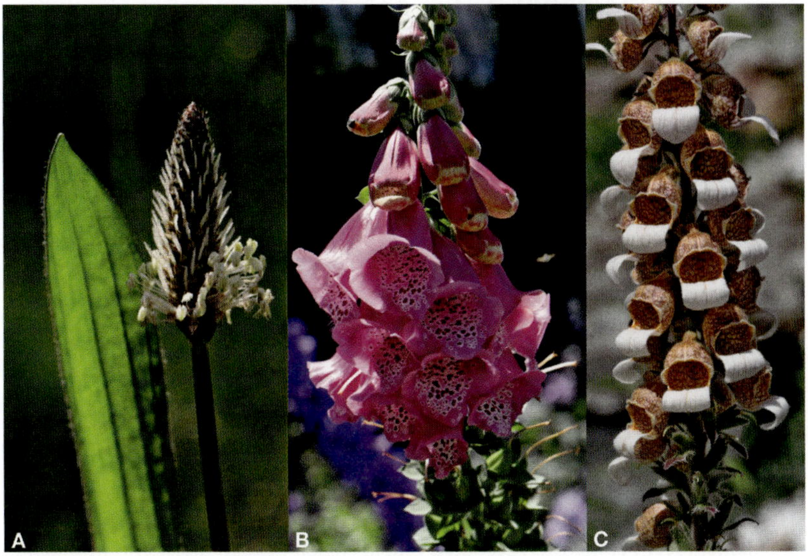

Abb. 25.48 Wichtige Vertreter der Plantaginaceae nach derzeitiger taxonomischen Gliederung: **A** *Plantago lanceolata*, **B** *Digitalis purpurea*, **C** *Digitalis lanata*

länger vermutet; man konnte aber eine Parallelentwicklung auch nicht ausschließen. Inzwischen ist durch molekulare Befunde die enge Verwandtschaft bestätigt worden, sodass man die Apiales jetzt neben die Asterales stellt.

Merke

Als besonders **abgeleitete Merkmale** gelten folgende: Sympetalie (verwachsene Petalen); tetrazyklische Blüten (nur noch ein Staubblattkreis, der episepal steht, also über den Kelchblättern); niemals Polyandrie; Zahl der Fruchtblätter meist auf 2 reduziert; Samenanlage tenuinucellat und unitegmisch; Fruchtknoten unterständig. Hervorzuheben ist die Tendenz zur Bildung von **Pseudanthien, von zygomorphen Blüten** und von **Verwachsungen der Antheren**.

Besonders abgeleitete Merkmale

In chemischer Hinsicht ist auffällig, dass diese Ordnungen kaum Gerbstoffe aufweisen. In vielen Gruppen treten physiologisch stark wirkende Verbindungen auf, wie Alkaloide, ätherisches Öl und Bitterstoffe.

Die mit den Apiaceae nahe verwandten Araliaceae (**Efeugewächse**) sind vorwiegend Bäume oder Sträucher mit Verbreitungszentrum im tropischen Amerika und in der indomalayischen Region. Bei uns wächst Efeu *(Hedera helix)* mit **doldenförmigen Blütenständen** und lianenartigem Habitus.

Drogen und Stammpflanzen

- Eleutherococcus-Wurzel (Ph. Eur.); Eleutherococci radix; *Eleutherococcus senticosus;* Glykoside: Eleutheroside, Triterpensaponine: Taiga-Wurzel, Sibirien
- Ginsengwurzel (Ph. Eur.); Ginseng radix; *Panax ginseng*; Triterpensaponine: Ginsenoside (als Stimulans); Ostasien
- Efeublätter (Ph. Eur.); Hederae helicis folium; *Hedera helix;* Triterpensaponine, Flavonolglykoside, Polyacetylene (Falcarinol); Europa

25.6.18 Apiaceae (434/3780) Ordn.: Apiales

Die Vertreter der Apiaceae (Umbelliferae, **Doldengewächse**) sind überwiegend krautige, in gemäßigten Breiten beheimatete Pflanzen. Mit etwa 450 Arten sind sie in Europa vertreten.

Apiaceae haben Doldenblütenstände und Doppelachänen.

Die mehrjährigen, krautigen Vertreter der **Apiaceen** besitzen häufig überwinternde Rüben oder ein Rhizom. Der oberirdische Stängel ist auffällig in Knoten und hohle Internodien gegliedert. Die Blätter sind meist stark zerteilt (mehrfach gefiedert oder mehrfach dreiteilig) und sitzen wechselständig mit verbreitertem **scheidenförmigem Blattstiel** an den Stängelknoten. *Hydrocotyle* mit schildförmigen Blättern und *Bupleurum* mit länglichen, teils reduzierten Blättern weichen davon ab.

Merke

Apiaceen haben Dolden oder Doppeldolden; letztere bestehen aus Döldchen. Dolden haben eine Hülle, Döldchen ein Hüllchen. Dolden sind einfache Pseudanthien, Doppeldolden Pseudanthien 2. Ordnung.

Die kleinen, recht einheitlich gebauten Blüten stehen bei den meisten Gattungen in **Doppeldolden**, die aus **Döldchen** aufgebaut sind, die wiederum aus mehreren Einzelblüten bestehen (○ Abb. 17.3 C). Dadurch stehen die Blüten sehr dicht und die Bedeutung der Einzelblüte tritt zurück. Das Auffällige ist vielmehr der **Blütenstand** als Ganzes. Er kann zu einem **Pseudanthium** (□ Tab. 25.4) werden (*Astrantia* mit einfachen Dolden und auffälliger **Hülle** (Tragblätter der Dolde), ○ Abb. 25.51 A; *Eryngium* mit köpfchenartigen Pseudanthien, ○ Abb. 25.51 B). Zusätzlich können auch die randständigen Blätter des **Hüllchens** (Tragblätter des Döldchens) vergrößert sein, wie z. B. bei *Coriandrum* (○ Abb. 25.51 C) Mit der verringerten Bedeutung der Einzelblüte hängen auch wohl gewisse Reduktionen zusammen, wie Rückbildung des Kelches, Ausfallen des inneren Staubblattkreises, geringe Zahl an Karpellen und anatrope Samenanlagen. Der Blüten- und Fruchtbau bei den Apiaceen ist sehr einheitlich und konstant. Dies erleichtert die Feststellung der Familienzugehörigkeit, aber erschwert die Einordnung in die Gattungen.

Aus den zwei Karpellen jeder Blüte bildet sich bei der Reife eine **Doppelachäne** (eine unterständige Spaltfrucht, bei der Pericarp und Testa verwachsen ist). Der Fruchtbau ist sehr kennzeichnend und gestattet am ehesten eine weitere Untergliederung der Familie. Am oberen Ende des Fruchtknotens ist der Griffel zu einem **polsterförmigen Nektarium** verbreitert (**Stylopodium**, ○ Abb. 25.49). Unter dieser Nektarscheibe findet man nach Abfallen von Krone und Staubblättern den Kelch, der in Form kleiner Zähnchen an der Frucht erhalten sein kann. In den 5 Rippen (2 Rand- und 3 Rückenrippen) der Frucht verlaufen die Leitbündel, in den dazwischen liegenden Tälchen (**Riefen**) und den beiden Seiten der Fugenfläche im Allgemeinen 6 schizogene Exkretgänge (**Ölstriemen**), ○ Abb. 25.50. Deren Zahl kann aber auch stärker erhöht sein, wie bei Anis. In der Mitte der Fugenfläche zwischen beiden Karpellen findet sich in Fortsetzung der Achse ein Sklerenchymfaserstrang, der nach oben zu gespalten ist und als sogenannter **Karpophor** die reifen Teilfrüchtchen der Spaltfrucht trägt. Die Testa ist außer auf der Fugenflächenseite nur noch einschichtig. Im Endosperm fehlt Stärke; Reservestoffe sind **fettes Öl** und viele kleine Aleuronkörner mit einer kleinen Calciumoxalat-Rosette im Innern. Der Embryo ist sehr klein (○ Abb. 25.50 B).

Tab. 25.4 Wichtige Merkmale einiger Familien aus den Ordnungen der Apiales und Asterales. Zeichenerklärung siehe Kap. 17.2

Merkmal	Apiaceae	Campanulaceae	Lobeliaceae	Cichoriaceae	Asteraceae
Pseudanthien	(-) +	- (+)	-	+	+
Blütensymmetrie	* (↑)	* (↑)	↑ *	↑	↑, *
Antheren	Frei	± Frei	Verklebt	Verbunden	Verbunden
Zahl der Karpelle	2	(5), 3	2	2	2
Fruchtknotenfächer	2	(5), 3	2	1	1
Kelch	(+)	+	+(-) oft als Pappus	+(-) oft als Pappus	+(-) oft als Pappus
Frucht	Doppel-Achäne	Kapsel	Kapsel	Nüsse, Achänen	Nüsse, Achänen
Samenanlagen	1	∞	∞	1	1
Endosperm	+	+	+	-	-
Bitterstoffe: Sesquiterpenlaktone	-	-	-	+	+
Milchsaftschläuche	- (+)	+	+	+	- (+)
Schizogene Öl- oder Harzgänge	+	-	-	-	+
Phytomelane, Polyine	+	-	-	-	+

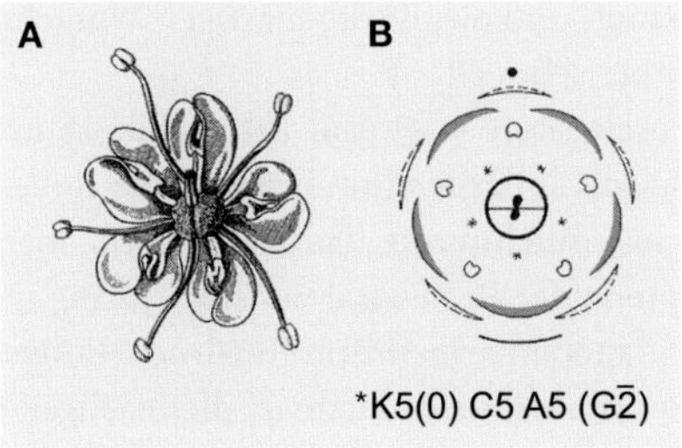

Abb. 25.49 **A** Einzelne Blüte von *Ammi majus* von oben gesehen, im Zentrum mit dem breiten Griffelpolster. **B** Blütendiagramm einer Apiaceae (schematisch) und Blütenformel

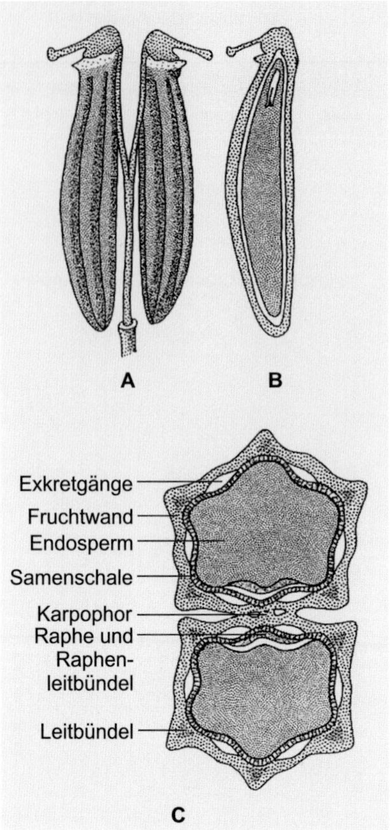

Abb. 25.50 Früchte vom Kümmel (*Carum carvi*). **A** Gesamtansicht, **B** Längsschnitt, **C** Querschnitt. Bei **A** sind die am Karpophor hängenden Teilfrüchtchen erkennbar.

Chemische Merkmale

Viele Apiaceae sind Gewürzpflanzen, manche sind giftig.

An der Blattform und am charakteristischen Geruch beim Zerreiben sind Vertreter der Apiaceen auch im nicht blühenden Zustand meist leicht zu erkennen. Denn nicht nur die Früchte, auch die vegetativen Teile enthalten **ätherisches Öl**, das den Wert vieler Umbelliferen als Gewürz- und Arzneipflanzen bedingt. Die Familie ist durch die ätherischen Öle, die stets in schizogenen Hohlräumen auftreten, und durch **Vorkommen von Cumarin** phytochemisch sehr gut charakterisiert. Im ätherischen Öl können als Hauptbestandteile sowohl verschiedene Terpenkörper als auch Phenylpropanderivate auftreten. Besonders ölreich sind meist die Früchte, aber auch das Kraut (Petersilie, Dill, Maggikraut) und die oft rübenartigen Wurzeln (Liebstöckel, *Angelica*) enthalten ebenfalls ätherisches Öl.

Umbelliferon ist phototoxisch.

In den Samenölen (fettes Öl) sind Petroselinsäure (cis) und Petroselidinsäure (trans) wichtige Bestandteile. Daneben spielen Cumarinverbindungen eine Rolle. Besonders verbreitet ist das Hydroxycumarin **Umbelliferon**; daneben kommt aber auch die Tendenz zur Ankondensation isoprenoider Reste an den Cumarinring in der Fülle an vorkommenden Furano- und Pyranocumarinen zum Ausdruck. Einige dieser Cumarinabkömmlinge sind **photosensibilisierend**; auch in dieser Eigenschaft sind wieder Beziehungen zu den Rutaceen gegeben.

Die Giftigkeit mancher Arten ist auf **Polyacetylene** (Polyine) zurückzuführen. Diese Polyine (z. B. **Cicutoxin**, **Abb. 25.52**) im Wasserschierling (*Cicuta virosa*)

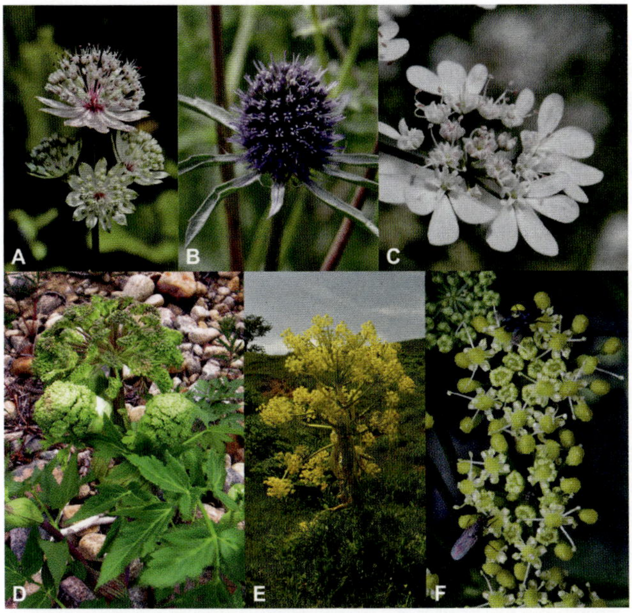

Abb. 25.51 **A** *Astrantia major* mit einfachen Dolden (Pseudanthium 1. Ordnung) und auffälliger Hülle; **B** *Eryngium campestre* mit köpfchenartigen Pseudanthien 1. Ordnung; **C** *Coriandrum sativum,* Döldchen mit randständig vergrößerten Hüllchen (Doppeldolde, Pseudanthium 2. Ordnung), **D** *Angelica archangelica* mit großen Doppeldolden kurz vor der Blüte, **E** *Ferula* (»Steckenkräuter«) mit zahlreichen etagenförmig angeordneten Doppeldolden, die insgesamt bei voller Blüte eine nahzu zusammenhängende, sehr große Blume ergeben (»Pseudanthium 3. Ordnung«), **F** *Ferula*-Ausschnitt Döldchen

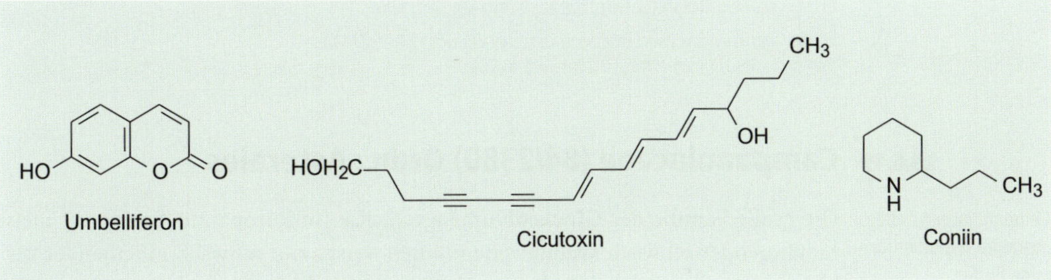

Abb. 25.52 Wichtige Inhaltsstoffe der Apiaceae

sind leicht zersetzbare Verbindungen. Im gefleckten Schierling (*Conium maculatum*) beruht die Giftwirkung auf **Coniin** und verwandten Piperidinabkömmlingen (Conium-Alkaloide) mit curareähnlicher Wirkung (Abb. 25.52).

Alkylphthalide sind die für den charakteristischen Maggi-Geruch verantwortlichen Bestandteile des ätherischen Öls in *Angelica-*, *Apium-* und *Levisticum*-Arten. **Sulfide** enthaltende Gummiharze mancher asiatischen Arten (*Ferula*: Asant, *Dorema*: Ammoniacum) haben heute in Europa nur noch geringe Verwendung.

Drogen und Stammpflanzen

- Ammeifrüchte; Ammi visnagae fructus; *Ammi visnaga;* Khellin, Visnagin; Mittelmeergebiet, Ägypten
- Anis (Ph. Eur.); Anisi fructus; *Pimpinella anisum;* ätherisches Öl, mit Anethol (DAB, Ph. Helv.), (Anisöl Ph. Eur.); Russland, Balkanländer, Türkei, Europa, kultiviert
- Bitterer Fenchel (Fenchelfrüchte) (Ph. Eur.), Fenchelöl (Ph. Eur.); Foeniculi amari fructus, Foeniculi aetheroleum; *Foeniculum vulgare* var. *vulgare;* ätherisches Öl, mit Anethol, Estragol, Fenchon; Mittelmeergebiet, kultiviert
- Süßer Fenchel (Ph. Eur.); Foeniculi dulcis fructus; *Foeniculum vulgare var. dulce;* ätherisches Öl, mit Anethol; Mittelmeergebiet, kultiviert
- Kümmel (Ph. Eur.), Kümmelöl (Ph. Eur.); Carvi fructus, Carvi aetheroleum; *Carum carvi;* ätherisches Öl (mit Carvon); Europa, Nordasien
- Koriander (Ph. Eur.); Coriandri fructus; *Coriandrum sativum;* ätherisches Öl; Nordafrika, Orient, kultiviert (○ Abb. 25.51 C)
- Petersilienwurzel, -öl; Petroselini radix; *Petroselinum crispum* ssp. *tuberosum;* östliches Mittelmeergebiet, vielfach kultiviert
- Angelikawurzel (Ph. Eur.), Engelwurz; Angelicae radix; *Angelica archangelica;* ätherisches Öl, Bitterstoffe; Mitteleuropa, Nordeuropa (○ Abb. 25.51 D)
- Liebstöckelwurzel (Ph. Eur.), Maggikraut; Levistici radix; *Levisticum officinale;* ätherisches Öl, Cumarine; vielfach kultiviert
- Bibernellwurzel; Pimpinellae radix; *Pimpinella major, P. saxifraga;* ätherisches Öl, Polyacetylene; Europa
- Wasser-Schierling; *Cicuta virosa*; Cicutoxin: sehr giftig!; Europa, Nordamerika
- Gefleckter Schierling; Conii herba; *Conium maculatum*; Piperidin-Alkaloid: Coniin: sehr giftig!; Holarktis
- Asant, Teufelsdreck; Asa foetida; *Ferula foetida* u. a. Arten (○ Abb. 25.51 D, E); sulfidhaltige Gummiharze; Zentralasien, Iran
- Ammoniacum; *Dorema ammoniacum;* Zentralasien

25.6.19 Campanulaceae (84/2380) Ordn.: Asterales

Campanulaceen haben ausgeprägt glockenförmige Blüten.

Die große Familie der **Glockenblumengewächse** (in Europa 210 Arten) mit meist radiären oder schwach zygomorphen Blüten weisen nur schwach miteinander verklebte Antheren auf, durch die der Griffel mit der dreiteiligen Narbe während der Anthese durchwächst (○ Abb. 25.53). Der Fruchtknoten ist dreifächerig. Die Campanulaceae sind fast ausnahmslos Kräuter.

Chemisch kennzeichnend sind für alle Asteranae die Speicherung von Fructanen (z. B. Inulin) anstelle von Stärke, ebenso auch das Vorkommen von **Polyinen** (bei den Campanulales sind es meist C_{14}-Diendiine). Vereinzelt kommen **Triterpensaponine** vor, ferner Cumaringlykoside und als lipophile Bestandteile des Milchsaftes Triterpene und Phytosterole. Trotz der enormen Größe der Famie ist die pharmazeutische Bedeutung eher gering.

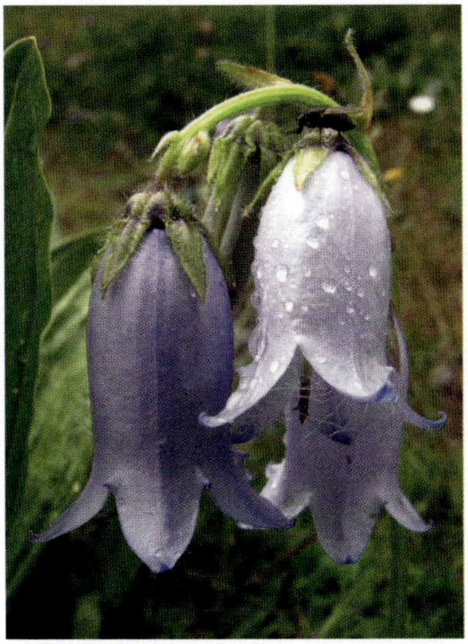

o Abb. 25.53 Blütenstand von *Campanula barbata*

Asteraceae (1620/22750) Ordn.: Asterales

25.6.20

Die **Korbblütler (Compositae)**, die in Europa über 1600 Arten aufweisen, sind neben den Orchideen die **artenreichste Pflanzenfamilie** der Blütenpflanzen. Sie kommen in allen Kontinenten und allen Lebensräumen vor. Es ist damit eine bezüglich der Standortsbedingungen sehr anpassungsfähige Familie. Die Entwicklung der Korbblütler scheint durchwegs noch nicht abgeschlossen zu sein, vielmehr kann man annehmen, dass sich viele Gattungen erst in voller Entfaltung befinden.

Asteraceae sind die artenreichste Dikotylenfamilie.

Eine so artenreiche Familie wie die Korbblütler macht bei der taxonomischen Gliederung besondere Schwierigkeiten. Heute werden meist **drei Unterfamilien unterschieden.** Deren Umgrenzung war allerdings, je nach Autor, in den vergangenen Jahren sehr variabel und ist bis heute noch sehr im Fluss. In den Unterfamilien wird dann in einzelne Triben gegliedert.

Merke

Teilweise hat man die beiden großen Unterfamilien auch als eigene Familien aufgefasst (**Asteraceae sensu stricto** und **Cichoriaceae**). Zu den **Cichoriaceen** hat man allerdings bisher meist nur die **rein zungenblütigen** und mehr oder weniger milchsaftführenden Gattungen der Triben Cichorieae, Mutisieae und Arctotideae gestellt (= Liguliflore Compositen, Cichorioideae sensu stricto). Heute zählt man auch die rein röhrenblütigen, milchsaftfreien Triben Cardueae und Echinopeae dazu (**Cichorioideae sensu lato**) und grenzt diese gegen die **Asteraceae sensu stricto** (Tubuliflore Compositen, Asteroideae sensu lato) ab. Aus molekularbiologischen Untersuchungen zeigt sich, dass die Asteroideae als eine einheitliche Gruppe angesehen werden können, die gut gegen die Lactucoideae abgegrenzt werden kann.

●● Die Körbchen der Korbblütler enthalten Zungen- oder Röhrenblüten oder beides. Eine Blume der Asteraceae enthält viele Blüten.

Als **besonders stark abgeleitet** müssen die **Blüten** der Korbblütler (Compositen) bezeichnet werden (o Abb. 25.54). Solche abgeleiteten Merkmale sind: unterständiger, einfächeriger Fruchtknoten mit nur einer Samenanlage, diese ist unitegmisch

Das Blütenkörbchen ist ein Pseudanthium.

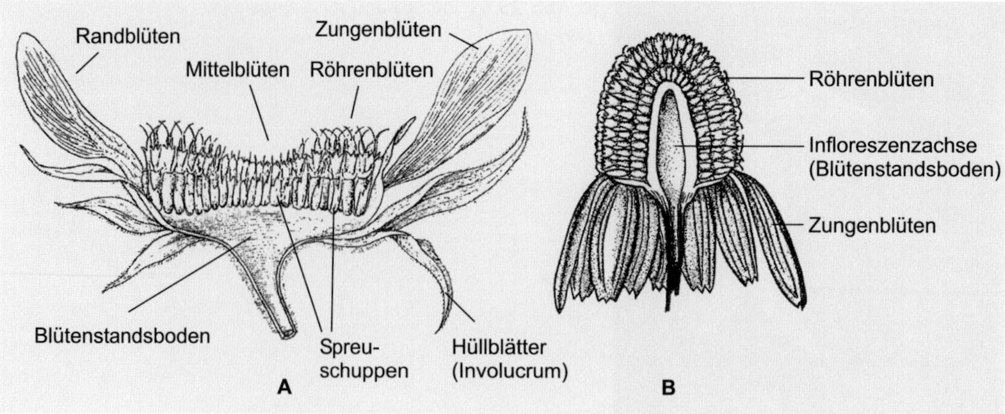

○ **Abb. 25.54** Längsschnitte durch Blütenstände von Asteraceen, **A** durch das Körbchen von *Helianthus*, **B** durch das Köpfchen von *Chamomilla*

und tenuinucellat, Achänen (Nussfrüchte, deren Perikarp mit der Samenschale verwachsen ist), endospermlose (eiweiß- und ölreiche) Samen, reduzierter Kelch und **Pseudanthienbildung**. In den **Blütenkörbchen** der Compositen haben die **Pseudanthien** in der Nachahmung der Gestalt einer Einzelblüte wohl ihre größte Vollkommenheit erreicht. Die Differenzierung innerhalb eines Körbchens ist oft so stark, dass es bestäubungsphysiologisch mit einer Einzelblüte vergleichbar wird; **das Körbchen ist eine Blume** (Kap. 17.1).

Die grünen **Hüllblätter (Involucrum)** übernehmen die Funktion des Kelches, die oft sterilen Randblüten stellen den Schauapparat dar (○ Abb. 25.54, ○ Abb. 25.56 H), während die Mittelblüten der Fortpflanzung dienen. Anstelle einer vielsamigen Frucht treten viele einsamige Früchte. Diese sind meist als **Achänen** ausgebildet, also mit verwachsener Fruchtwand und Samenschale, (Ausnahme: Sonnenblumenkerne sind Nüsse).

Merke

Asteraceen haben Körbchen, welche von Hüllblättern (Involucrum) umgeben sind. Das Körbchen ist ein Pseudanthium, was aus gleichartigen oder unterschiedlichen Blüten des Röhren- oder Zungentyps zusammengesetzt ist.

Die Infloreszenzachse (Blütenstandsboden, häufig ungenau als Blütenboden bezeichnet) kann kegelförmig ausgebildet sein, wie bei der Kamille (○ Abb. 25.54 B, ○ Abb. 25.56 B, Blütenköpfchen,), oder scheibenförmig, wie bei der Sonnenblume (○ Abb. 25.54 A, Blütenkörbchen). Interessant ist die Tatsache, dass die Entwicklung der Blütenstände noch um eine Stufe weitergehen kann. Dabei wird die Zahl der Blüten im Köpfchen reduziert, zugleich schließen sich dann mehr oder weniger zahlreich arm- oder gar einblütige Köpfchen zusammen (Edelweiß: *Leontopodium*; Schafgarbe: *Achillea*). Es entsteht so ein zusammengesetztes Körbchen oder Köpfchen, ein **Pseudanthium zweiter Ordnung** (○ Abb. 25.57).

Die Tragblätter der Einzelblüten sind zu Spreuschuppen (Spreublättern) zwischen den Blüten reduziert oder fehlen ganz. Die Einzelblüten zeigen alle Übergänge von radiären, pentameren **Röhrenblüten** (○ Abb. 25.55 C) über zweilippige

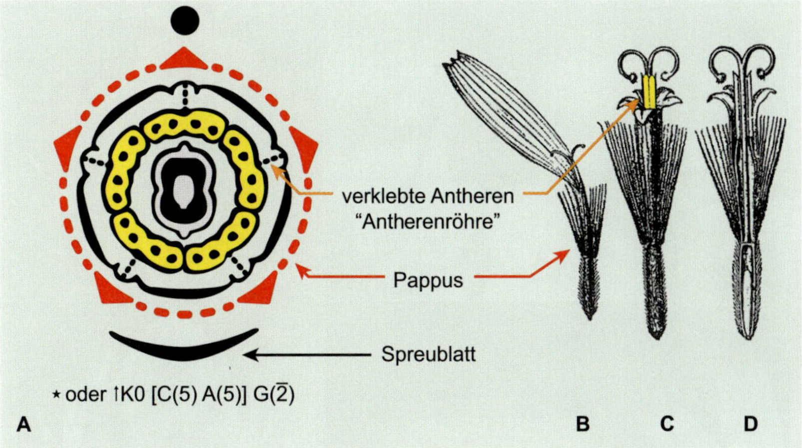

○ Abb. 25.55 **A** Blütenformel und Blütendiagramm der Asteraceae, **B** Zungenblüte (dreizähnig), **C** Röhrenblüte, **D** Röhrenblüte im Längsschnitt von *Arnica*

Blüten zu den extrem zygomorphen **Zungenblüten** (○ Abb. 25.55 B, ○ Abb. 25.56), bei denen entweder die Oberlippe reduziert und nur die Unterlippe mit 3 der Länge nach verwachsenen Kronblättern verbleibt (3 Zähnchen am Ende der Zunge, gut zu erkennen bei *Calendula* ○ Abb. 25.56 J) oder alle 5 Kronblätter die Zunge bilden (*Cichorium*, ○ Abb. 25.56 D). Der Kelch hat in den dicht gedrängten Körbchen keine besondere Funktion, er fehlt entweder völlig oder ist zu einem Haarkranz (**Pappus**) umgebildet, der erst an der Frucht voll zur Entwicklung kommt (»Pusteblume« des Löwenzahns: *Taraxacum*, ○ Abb. 25.56 E) und der Verbreitung der Früchte durch den Wind dient (**Anemochorie**).

Außer den Unterschieden in der Blütenform bei ein und demselben Körbchen kommen auch solche des Geschlechts vor. **Neben Zwitterblüten findet man auch eingeschlechtliche.** Besonders häufig ist das männliche Geschlecht unterdrückt, die Randblüten sind dann rein weiblich. Nicht selten sind die **Randblüten** aber auch ganz steril und als **reiner Schauapparat** vergrößert (*Centaurea* ○ Abb. 25.56 H).

Bei einigen großen Gattungen, wie *Hieracium, Crepis, Taraxacum, Lactuca* entwickeln sich die **Samen häufig ohne Befruchtung parthenogenetisch** (Apogamie). In solchen Gattungen ist eine klare Artabgrenzung oft unmöglich infolge der zahlreichen Übergangsformen.

In anatomischer Hinsicht sind Drüsenschuppen besonders hervorzuheben. Diese **Compositendrüsenschuppen** bestehen aus mehreren stockwerkartigen aufeinander sitzenden Zellpaaren (Etagenhaare, ○ Abb. 13.7 C, D). Sie finden sich meist gehäuft im Blütenbereich; ihre Bildung ist schon vor der Blütenentfaltung abgeschlossen.

Chemische Merkmale

Asteraceae haben vielfältige Inhaltsstoffe, jedoch keine Gerbstoffe und Iridoide.

Die zahlreichen Arten der Asteraceen, die sich weltweit den verschiedensten Umweltbedingungen angepasst haben, weisen auch in ihren Inhaltsstoffen eine **weite Spanne** auf. Gerbstoffe und iridoide Verbindungen hat man bisher nicht nachgewiesen. Ein Großteil der Arten zeichnet sich durch das Vorkommen von **Terpenen** aus. Alkaloidvorkommen sind wohl auf die *Senecio*-Arten beschränkt (**Senecio-Alkaloide**). **Polyine** und Phytomelane kommen in den meisten Triben vor. Als durch-

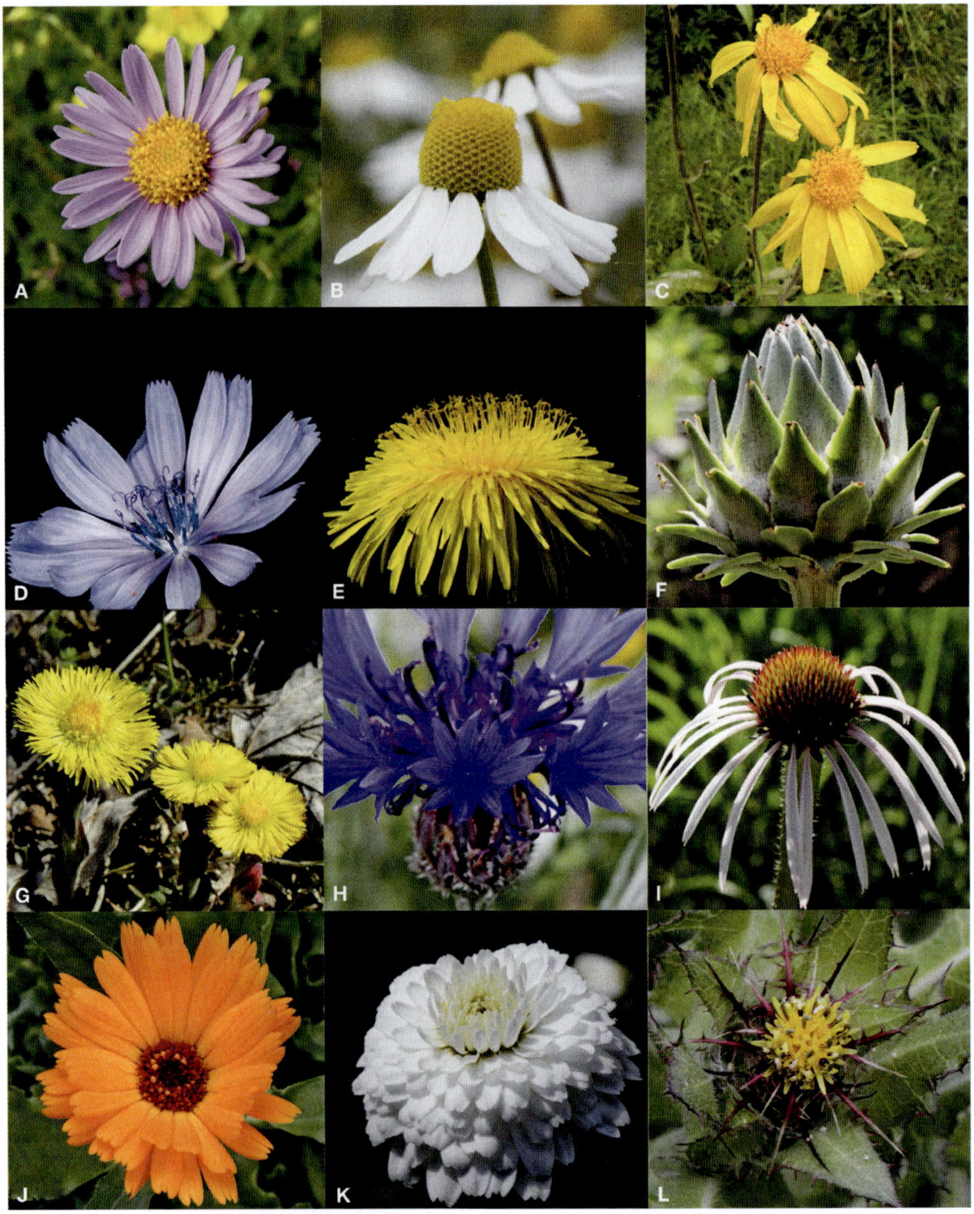

○ Abb. 25.56 Einfache Pseudanthien der Asteraceae **A** *Aster alpinus*, typische Aster mit dreizipfligen Zungenblüten und gelben Röhrenblüten; **B** *Matricaria chamomilla*, stark gewölbter Blütenboden mit gelben Röhrenblüten und weißen, randständigen Zungenblüten; **C** *Arnica montana*, gelbe Zungen- und Röhrenblüten; **D** *Cichorium intybus*, nur blaue, fünfzipfelige Zungenblüten (wenige); **E** *Taraxacum officinale*, gelbe Zungenblüten (viele); **F** *Cynara cardunculus*, Knospe mit fleischigen Hüllblättern; **G** *Tussilago farfara*, sehr schmale Zungenblüten und kleine Röhrenblüten; **H** *Centaurea cyanus*, nur Röhrenblüten, wobei die äußeren vielzipfeligen Blüten einen auffälligen Schauapparat bilden; **I** *Echinacea*, lange, herunterhängende Zungenblüten, **J** *Calendula officinalis*, am Rand dreizipfelige Zungenblüten, **K** *Chamaemelum nobile*, gefüllte Form mit vielen Zungenblüten, **L** *Cnicus benedictus* ohne auffällige Randblüten, nur Röhrenblüten

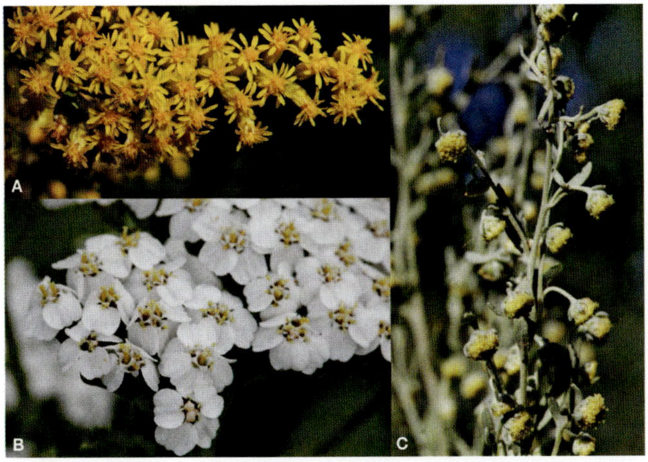

○ Abb. 25.57 Komplexe Blütenstände der Asteraceae **A** *Solidago gigantea*, **B** *Achillea millefolium* (Pseudanthium 2. Ordnung), **C** *Artemisia absinthium*

gehend gemeinsames Merkmal kann man herausheben, dass alle Asterales als **Reservekohlenhydraten** anstelle von Stärke **Inulin** aufbauen.

Das Polyfructosan Inulin ist in den ausdauernden Asteraceen wichtigster Speicherstoff. Es ist im Zellsaft löslich und wird in Parenchymzellen unterirdischer Organe abgelagert. Die **Polyine** (Polyacetylene, ○ Abb. 25.58) kommen bei den Asteraceen als Bestandteile ätherischer Öle verbreitet vor. Andere Polyine (z. B. Falcarinon) sind aus den Araliales bekannt. Dies ist ein Hinweis auf verwandtschaftliche Beziehungen.

Biogenetisch in Zusammenhang mit den labilen Polyinen stehen möglicherweise die aus vielen Asteraceen bekannten **Phytomelane.** Es sind in Interzellularen abgelagerte, sehr widerstandsfähige, schwarze Massen, vermutlich Polymerisationsprodukte.

Die **Terpene** sind als **Mono-** und **Sesquiterpene** Bestandteile ätherischer Öle, Balsame und Milchsäfte. Sie können aber auch in Form von nichtflüchtigen Sesquiterpenlactonen und Bitterstoffen, Diterpenen (Glykoside, Ester), oder Triterpensaponinen und gelegentlich Polyterpenen (Kautschuk) vorliegen und sind bei den Asterales in großer Vielfalt weit verbreitet. Kautschuk tritt entweder als Inhaltsstoff parenchymatischer Zellen (bei Asteroideae) auf oder im Latex (Lactucoideae).

Als Bestandteile der in Drüsenschuppen und/oder schizogenen Exkretgängen gebildeten **ätherischen Öle** überwiegen **Monoterpene** (Thujon, Cineol, Limonen), Begleiter sind **Sesquiterpene** (Azulene). Nichtflüchtige **Sequiterpenlactone** kennzeichnen teilweise die verschiedenen Triben und haben damit chemotaxonomische Bedeutung. Der Geschmack vieler **Bitterstoffdrogen** der Asterales beruht auf dem Vorkommen dieser **Sesquiterpenlactone.** Von ihnen leiten sich auch die flüchtigen **Azulene** ab, blau gefärbte Verbindungen, die bei der Wasserdampfdestillation durch Lactonspaltung aus Proazulenen entstehen. Aus **Matricin**, dem Proazulen in Kamillenblüten, wird auf diese Weise **Chamazulen** gebildet (○ Abb. 25.58)

Auch das **Santonin** (mit antiparasitärer Wirkung: Anthelminthicum) in *Artemisia*-Arten ist ein Sesquiterpenlacton. Die Pyrethrine in manchen *Pyrethrum*- und *Chrysanthemum*-Arten sind insektizid wirksame Ester terpenoider Säuren mit **Pyrethrolon.**

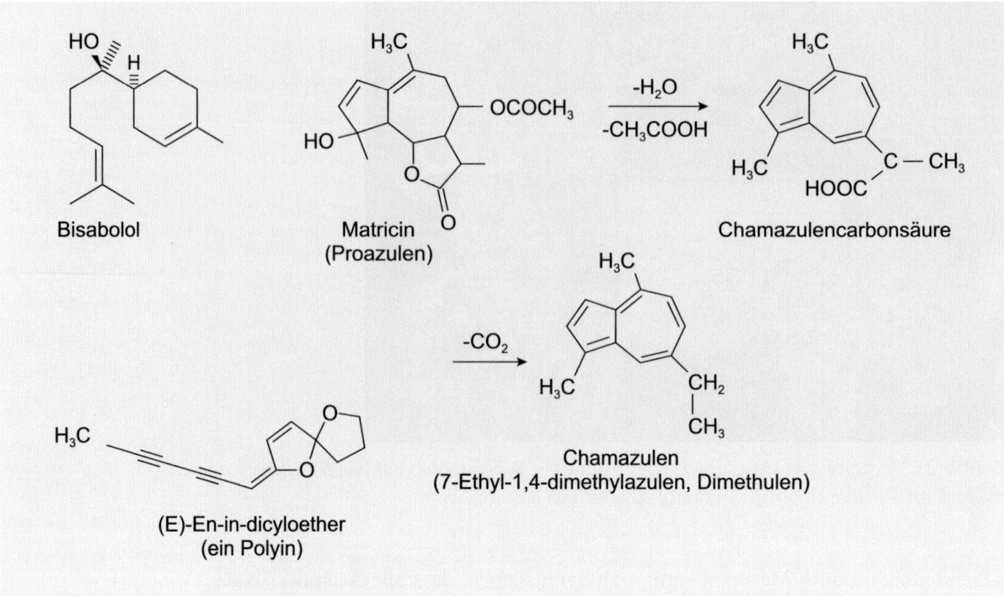

Abb. 25.58 Einige wichtige Inhaltsstoffe der Kamille. Bei der Destillation bildet sich aus Matricin das blaue Chamazulen

Untergliederung der Asteraceae in Triben mit jeweiligen Drogen und Stammpflanzen

- **U. Fam.: Lactucoideae** (= Cichorioideae sensu lato)
- Homogame Blüten (nur Zungenblüten: Liguliflore, mit Milchsaft; oder nur Röhrenblüten, meist distelartig); kaum diterpenhaltig, arm an Polyinen.
- **Cichorieae:** zahlreiche, meist gelb blühende Kräuter (z. B. *Taraxacum; Cichorium*, blaublühend) Abb. 25.56, milchsaftreich z. T. kautschukhaltig, ohne schizogene Öl- und Harzgänge
- Löwenzahn (DAC); Taraxaci herba cum radice; *Taraxacum officinale;* Bitterstoffe, sehr viel Inulin; weltweit (Abb. 25.56 E)
- Zichorienwurzel; Cichorii radix; *Cichorium intybus* (Abb. 25.56 D); Bitterstoffe, viel Inulin (beim Rösten entsteht das typische Aroma des Zichorienkaffee durch Karamellisierung des Inulins); Europa, Westasien
- Endiviensalat (*Cichorium endivia*), Schwarzwurzel (*Scorzonera hispanica, Tragopogon porrifolius*, sehr inulinreich), Kopfsalat (*Lactuca sativa*), Gänsedistel (*Sonchus*)
- **Cardueae:** Distelartige, ohne Milchsaft, nur mit Röhrenblüten, äußerer Blütenkranz im Körbchen meist steril (*Centaurea, Carduus, Cirsium*) Benediktenkraut (DAC, ÖAB); Cardui benedicti herba; *Cnicus benedictus* (Abb. 25.56 L)*;* Bitterstoffe z. B. Cnicin; Südeuropa
- Mariendistelfrüchte (DAB); Cardui mariae fructus; *Silybum marianum;* Flavanolignane (Taxifolin), Silymarine; Mittelmeergebiet
- Safloröl; Saflor oleum; *Carthamus tinctorius;* Fettes Öl mit ca. 75 % Linolsäure; Mittelmeergebiet
- Klettenwurzel (DAC); Bardanae radix; *Arctium lappa, A. minus, A. tomentosum;* Inulin, Schleime; gemäßigte Nordhemisphäre

- **U. Fam.: Asteroideae**
- **Anthemideae:** Hüllblätter an den Körbchen mehrreihig, oft trockenspitzig, Blüten heterogam mit Röhrenblüten und (dreizipfligen) Zungenblüten, stark riechende Kräuter oder Zwergsträucher (oft schizogene Ölbehälter mit ätherischen Ölen und bitteren Sesquiterpenlactonen), bei einigen Gattungen Tendenz zur Windblütigkeit und damit zu stark reduzierten Blütenständen
- Kamillenblüten (Ph. Eur.), Kamillenöl (Ph. Eur.); Matricariae flos, Chamomillae aetheroleum; *Chamomilla recutita = Matricaria chamomilla = M. recutita* (○ Abb. 25.56 B); ätherisches Öl: Bisabolol, Matricin (○ Abb. 25.58); Bitterstoffe, Flavonglykoside, Cumarine; Nordhemisphäre, Afrika
- Römische Kamille (Ph. Eur.); Chamomillae romanae flos; Anthemidis flos; *Chamaemelum nobile = Anthemis nobilis* (○ Abb. 25.56 K); ätherisches Öl
- Insektenpulverblüten (ÖAB); Pyrethri flos (Chrysanthemi cinerariifolii flos); *Chrysanthemum cinerarii folium;* Pyrethrine (Insektizide); Südosteuropa, kultiviert Japan, USA, Ostafrika
- Schafgarbenkraut (Ph. Eur.), Schafgarbe (Ph. Helv.); Millefolii herba, Millefolii flos; *Achillea millefolium* (○ Abb. 25.57 B) u. a.; Bitterstoffe, ätherisches Öl, Flavonglykoside; Nordhemisphäre
- Wermutkraut (Ph. Eur.); Absinthii herba; *Artemisia absinthium* (○ Abb. 25.57 C); Bitterstoffe (z. B. das Proazulen Absinthin); ätherisches Öl: β-Thujon u. a.; Nordhemisphäre Zitwerblüten; Cinae flos; *Artemisia cina* u. a.; Santonin, ätherisches Öl; homöopathische Verwendung; Zentralasien, Iran
- **Astereae:** Kräuter, Sträucher oder kleine Bäume. Hüllblätter meist zweireihig
- Echtes Goldrutenkraut (Ph. Eur.); Solidaginis virgaureae herba; *Solidago virgaurea;* Eurasien, Gebirge
- (Riesen-) Goldrutenkraut (DAB, Ph. Eur.); Solidaginis (giganteae) herba; *Solidago gigantea* (○ Abb. 25.57 A), *Solidago canadensis;* Nordamerika, ruderal in Europa
- **Heliantheae:** meist kräftige, großblütige Kräuter, aber auch Anemogamie. Hüllblätter an den Körbchen in mehreren Reihen, Blätter meist gegenständig
- Sonnenblumenöl; Helianthi oleum; *Helianthus annuus;* Amerika, kultiviert: Ungarn, GUS-Staaten, China, Japan
- Sonnenhutwurzel; Echinaceae angustifoliae radix; *Echinacea angustifolia, E. pallida* (○ Abb. 25.56 I); Echinacosid, Polyine etc.; westliches Nordamerika
- *Ambrosia* (ein- oder zweihäusig, reduzierte, anemogame Blüten: stark allergen); Neue Welt
- **Calenduleae:** Hüllblätter in 1 oder 2 Reihen, Frucht ohne Pappus, Achänen oft gekrümmt unregelmäßig geformt
- Ringelblumenblüten (Ph. Eur.); Calendulae flos; *Calendula officinalis* (○ Abb. 25.56 J); Farbstoffe, Saponine; vielfach kultiviert
- Pyrrolizinalkaloide sind giftig.**Senecioneae:** sehr artenreich, vor allem in Amerika, Kräuter oder Sträucher (und Schopfbäume), Blätter bei manchen Arten verdickt bis sukkulent, Hüllblätter der Pseudanthien meist in einer Reihe, Köpfchenboden nackt; Senecio-Alkaloide (**Pyrrolizidinalkaloide**)
- Huflattichblätter (ÖAB); Farfarae folium (Tussilaginis folium); *Tussilago farfara* (○ Abb. 25.56 G); Schleim, Bitterstoffe, Gerbstoffe, ätherische Öle; Eurasien, Nordafrika, Nordostamerika

- Arnikablüten, Arnikawurzel (Ph. Eur.); Arnicae flos, A. radix; *Arnica montana* (○ Abb. 25.55 C), *A. chamissonis* ssp. *foliosa;* Sesquiterpenlactone: Helenaline etc., ätherisches Öl; Gebirge, Heiden Mittel- und Südeuropas bzw. USA
- Kreuzkraut (*Senecio*-Arten: die Pyrrolizidinalkaloide machen diese Gattung zum gefürchteten Weideunkraut und verursachen weltweit mehr Vergiftungsfälle bei Haustieren als alle anderen Giftpflanzen zusammen)

Synopse

Zusammenfassung

- Die Dikotylen lassen sich in Klassen Magnoliopsida und Rosopsida einteilen.
- Dabei sind die Magnoliopsida recht ursprüngliche Pflanzen; die Blüten bestehen aus einem Kurztrieb, an dem viele einzelne Blütenblätter mehr oder weniger wirtelig angeordnet sind.
- Die Rosopsida sind die höher entwickelten Dikotylen, die typischerweise durch die Eurosiden repräsentiert werden.
- Die Ranunculaceen unterscheiden sich von den Rosaceen durch das Fehlen von Nebenblättern.
- Die Asterales sind die am höchsten entwickelten Dikotylen, bei denen die einzelnen Blütenkreise miteinander und untereinander verwachsen sind. Die Elemente der einzelnen Blütenkreise sind oftmals reduziert.
- Insbesondere bei den Apiaceae und den Asteraceae bilden die Blüten Pseudanthien (Scheinblüten). Die Einzelblüten sind eher unscheinbar.

Fragen

Wiederholungsfragen

1. Worin unterscheiden sich Magnoliopsida und Rosopsida?
2. Was sind die Unterschiede zwischen Rosiden und Asteriden?
3. Was zeichnet eine hoch entwickelte Blüte aus?

Literatur

Am Ende von Kap. 26.

Monokotyledoneae – Liliopsida

26

Inhaltsvorschau

Die Monokotylen sind eine recht einheitliche taxonomische Gruppe, die sich aus Basisformen der Dikotylen ableiten lassen. Sie sind gekennzeichnet durch meist parallelnervige Blätter und Dreizähligkeit der Blütenteile. Die Verholzungstendenz ist, bis auf wenige Ausnahmen, gering. Für die pharmazeutisch relevanten Familien werden die morphologisch-anatomischen Kennzeichen und die phytochemischen Merkmale nachfolgend exemplarisch aufgeführt.

Allgemeine Übersicht

26.1

Die Liliopsida sind eine taxonomisch recht einheitliche Gruppe.

Die Liliatae (**Einkeimblättrige**) **im klassischen Sinn** lassen sich durch eine Reihe von Merkmalen von den Magnoliatae unterschieden (◘ Tab. 25.1). Trennt man in drei Klassen auf (Kap. 25.1), so bleiben die **Liliopsida eine gut umrissene einheitliche Gruppe.** Sowohl bei den Magnoliopsida als auch bei den Liliopsida treten gewisse Gruppen auf, die mit einigen Merkmalen einen Übergang andeuten, so wie zwischen Ranunculales und Alismatales. Dies sind **morphologische Merkmale** (die für Liliopsida typische Homorrhizie ist auch bei Ranunculales nicht selten, ebenso die dreizähligen Blüten: zerstreut angeordnete Leitbündel kommen bei den Nymphaeaceae vor, bei manchen Ranunculaceae nur ein Keimblatt) und **chemische** (z. B. ähnliche Blattwachse, Alkaloide der Phenylalanin-Gruppe, Steroidsaponine, nur vom Tyrosin abgeleitete cyanogene Glykoside).

Evulotionsgeschichte der Liliopsida

Man nimmt an, dass die Ausgangsform für die Liliatae z. T. krautige Sumpf- und Wasserpflanzen waren, die den Nymphaeaceae (Seerosen) ähnlich waren, bei denen dann eine Reduktion des sekundären Dickenwachstums, eine Rückbildung des Primärwurzelsystems, der Blattgliederung und der Leitbündeldifferenzierung eingetreten war. Unter Rückkehr zum Landleben könnte dann die Entwicklung neuer Konstruktionstypen (**extremes primäres Dickenwachstum: Palmen**) angenommen werden, soweit erkennbar, unter Ausnutzung der noch vorhandenen anatomisch-morphologischen Möglichkeiten.

Dass bei solchen ökologischen Anpassungen konvergente Formen entstanden, lässt auf den starken Einfluss gleichgerichteter Umweltfaktoren auf die Selektion schließen. (Wasserpflanzen sind vielfach sekundär parallel entstanden, u. a. bei Brassicaceen, Polygonaceen, Primulaceen, Onagraceen, Gentianaceen einerseits, bei Lemnaceen, Araceen, Typhaceen andererseits; Blattsukkulenz gibt es u. a. bei Liliaceen einerseits, bei Crassulaceen andererseits; Mykotrophie und Saprophytisierung gibt es bei den Orchideen einerseits, bei den Ericaceen andererseits; Insektivoren und Parasiten sind allerdings bei den Monokotylen nicht bekannt).

◘ Tab. 26.1 Systematische Gliederung und Merkmalsverteilung bei einigen Ordnungen der Liliatae (die verwendeten Taxa sind nicht immer deckungsgleich mit den Ordnungen in ◘ Tab. 18.2) Zeichenerklärung siehe Kap. 17.2

Taxon	Netz-nervatur	Tracheen im Spross	Neben-zellen der Stomata	Zooga-mie	Blüten-symme-trie	Perianth	Androe-ceum	Gynoeceum	ein-samige Früchte	Stärke im Endo-sperm	Peri-sperm
Alismatales	–(+)	–	2	+	*	P3 + 3 K3C 3	3,6(9), ∞	G 6–9, ∞	+	–	
Acorales	+	+	n	+	*	P3 + 3	6	(G) (3), 1	–	+	–(+)
Lilianae											
Dioscoreales	+	+	0(n)	+	*	P3 + 3 K4C 4	3,6,8	(G) (3)	–	–	–(+)
Asparagales s. str.	–	–(+)	0(n)	+	*(↑)	P3 + 3, K3C 3	6	(G) (G) (3)	–	–	–
Orchidales s. str.	–	–	0(n)	+	↑	P3 + 3	(3), 2, 1	(G) (3)	–	–	–
Liliales	–	–	0(n)	+	*, ↑	P3 + 3	6–3	(G) (G) (3)	–	–(+)	–
Commelinianae											
Arecales	–	–	n	–	*	K3C 3	(n), 6–1	(G) 3,0	–(+)	–	–
Zingiberales	–	–	2	+	*, ↑	K3C 3	6–1(½)	(G) (3)	–	+	–
Bromeliales s. str.	–	–	2	+	*(↑)	K3C 3	6	(G) (G) (G) (3)	–	+	+
Commelinales	–	+	n	+	*	K3 + C 3	3	(G) (3)	–	+	–
Typhales s. str.	–	+	2	–	*	P3–6	3 (–8)	(G) 1–3	+	+	–
Juncales s. str.	–	+	2	–	*	P3 + 3	6 (3)	(G) (3)	–	+	–
Cyperales s. str.	–	+	2(4)	–	*	P3 + 3, 0	(6), 3	(G) (3), 2	+	+	–
Poales	–	+	2 (4)	–	*	P2 +(2)	(6), 3	(G) (3), 2	+	+	–

Eine mögliche systematische Gliederung in Ordnungen der Liliatae gibt ◘ Tab. 26.1 unter Einbeziehung verschiedener Merkmale.

Liliopsida haben typischerweise dreizählige Blüten.

Lilianae

26.2

Die Lilianae unterscheiden sich von der anderen Großgruppe der Liliopsida, den Commelinianae, in einigen wichtigen Merkmalen, wie aus ◘ Tab. 26.1 hervorgeht.

Die Lilianae sind mit ihren großen Blüten zoogam.

Merke

Die Lilianae sind mit großen, bunten Blüten zoogam (◘ Tab. 26.1), die Commelinianae zeigen hingegen vielfach Tendenzen zur Windblütigkeit und damit zusammenhängend zur Reduktion des Perianths.

Ferner sind die Commelinianae gegenüber den Lilianae durch folgende Eigenschaften zu kennzeichnen: Der Pollen der Lilianae ist meist binukleat (Commelinianae: trinukleat); der Fruchtknoten ist ober-, häufiger unterständig (Comm.: oberständig); die **Samen enthalten meist kein Endosperm (Comm.: stärkereiches Endosperm, Getreide!**). Die Spaltöffnungen der Lilianae weisen keine Nebenzellen auf, sie sind anomozytisch (Comm.: meist parazytisch). **Unterirdische Speicherorgane** charakterisieren viele Lilianae (bei Comm. selten). Schließlich sind **Tracheen bei den Lilianae auf die Wurzeln beschränkt** (◘ Tab. 26.1), außer bei den lianenartigen Smilacaceae und Dioscoreaceae (bei Comm.: in allen vegetativen Organen).

Die systematische Gliederung der Monokotylen ist noch sehr in der Diskussion; eine einigermaßen endgültige Großgliederung ist wohl noch nicht erreicht.

Alle Gruppen sind mehr oder weniger an die Tierbestäubung mit großen, bunten Blüten und Blütenständen angepasst. Viele weisen Entwicklungstendenzen zur Zygomorphie auf, die dann bei den Orchideen zur höchsten Perfektion gelangt ist.

Die **Liliengewächse** (Liliaceae sensu lato) im alten Sinne sind eine heterogene Gruppe, die heute in über ein Dutzend Familien aufgespalten ist, die sogar auf 4 verschiedene Ordnungen aufgeteilt sind. Fast alle Sippen weisen noch wenig abgeleitete

Liliengewächse haben ein auffällig gefärbtes Perigon.

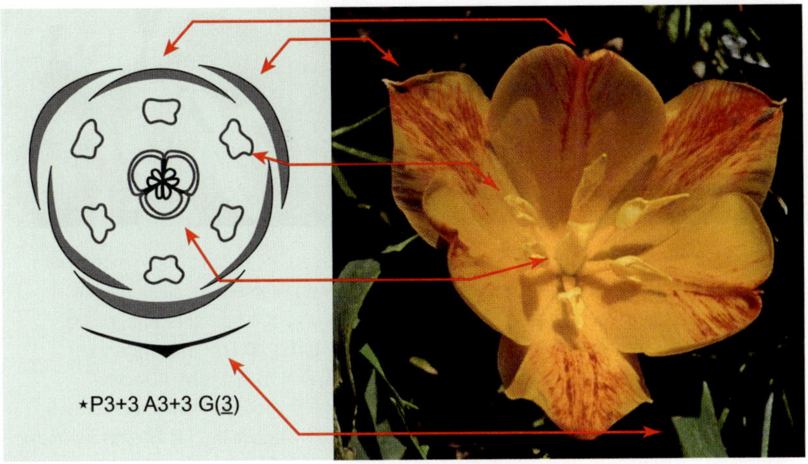

○ **Abb. 26.1** Blütendiagramm einer Liliacee mit freien Kronblättern, wie z. B. bei *Tulipa*

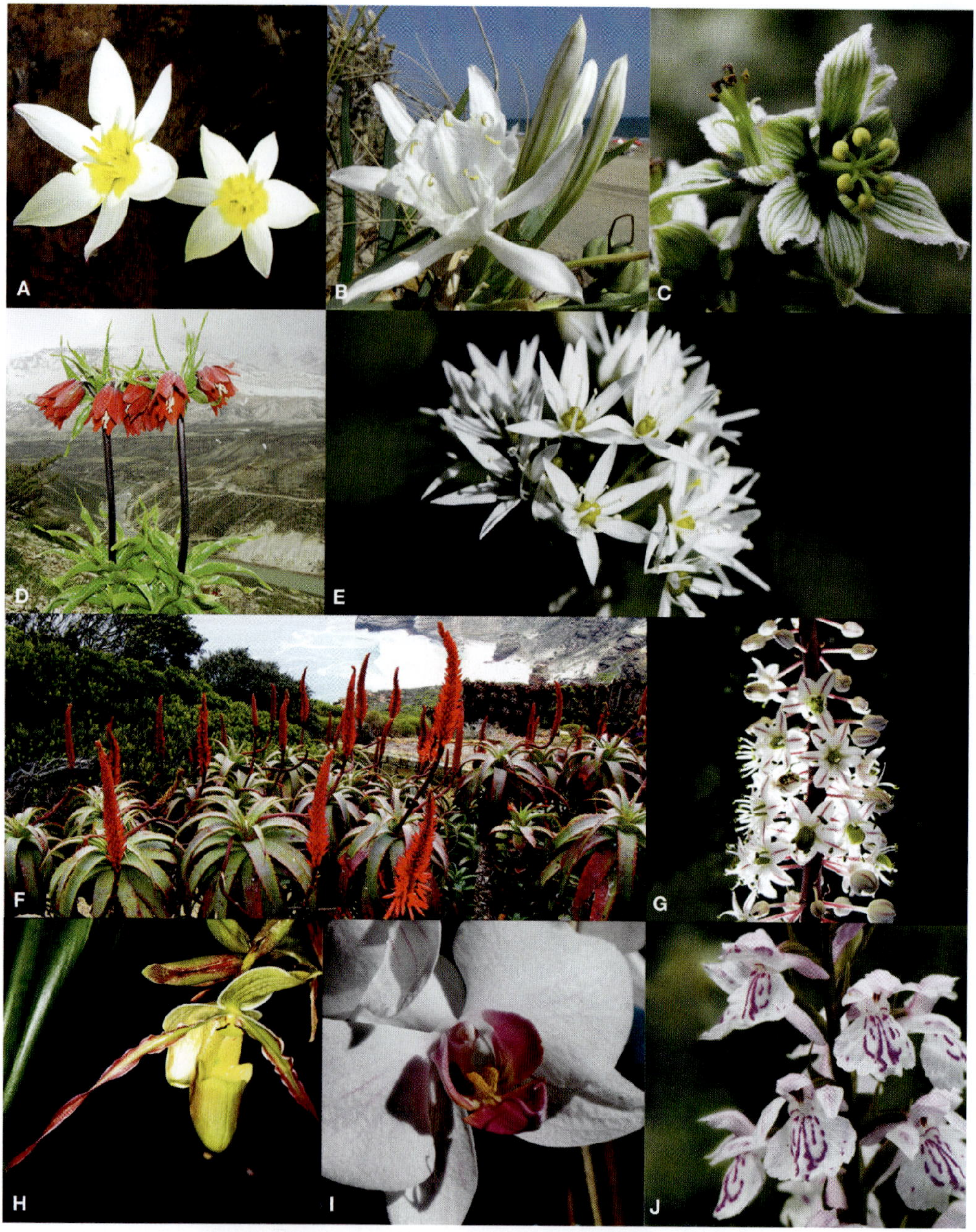

○ Abb. 26.2 Blüten einiger Lilianae, **A** *Tulipa biflora*, Liliaceae, **B** *Pancratium maritimum*, Amaryllidaceae (Dünen-Trichternarzisse mit verwachsenen Filamenten, alkaloidreich, traditionelle Nutzung mediterraner Raum), **C** *Veratrum album*, Melanthiaceae, Liliales (Weißer Germer, traditionelle Arzneipflanze, Alkaloide, giftig), **D** *Fritillaria imperalis*, Liliaceae (Kaiserkrone, Zagros-Gebirge Iran), **E** Liliaceae, *Allium ursinum*, Alliaceae (Bärlauch) **F** *Aloe arborescens*, Asphodeliaceae (Tintenfisch-Aloe, südafrikanische Küste), **G** *Drimia maritima*, Hyacinthaceae (= *Urginea maritima*, Meerzwiebel), **H** *Phragmipedium longifolium*, Orchidaceae (Frauenschuh), **I** *Phalaenopsis* Hybride, Orchidaceae, **J** *Dactylorhiza maculata*, Orchidaceae (geflecktes Knabenkraut)

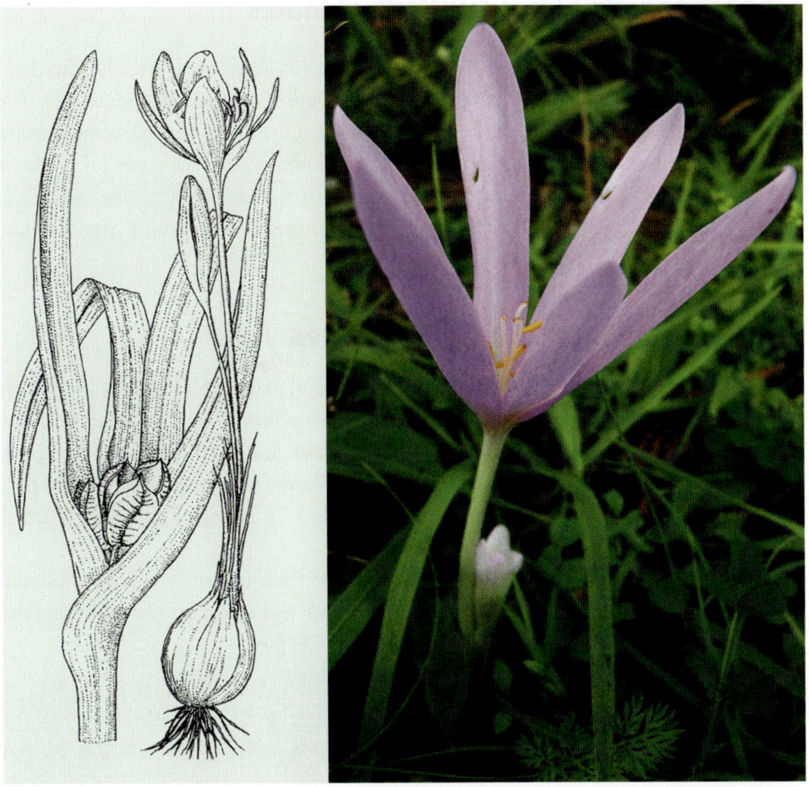

Abb. 26.3 Die Herbstzeitlose (*Colchicum autumnale*) ohne Blätter im Herbst blühend mit einer Kronröhre, die bis in die Knolle reicht, und beblätterte Pflanze im Frühjahr mit Kapselfrüchten hervorbringt

Merkmale auf, ihre Blütenformel entspricht dem für die Monokotylen **anzunehmenden Grundtypus P3 + 3 A3 + 3 G(3)**; (Abb. 26.1, Blütendiagramm; Abb. 26.1). Die **Blüten sind radiär**; Verwachsungen des Perianths treten auf, sind aber offenbar von geringer systematischer Bedeutung. Das **Perianth ist als auffällig gefärbtes Perigon** ausgebildet. Der fast immer coenocarpe Fruchtknoten ist oberständig. Er enthält zentralwinkelständig zahlreiche Samenanlagen. Im meist hornartigen Endosperm der Samen ist Stärke in der Regel durch Hemicellulose als Speicherstoff ersetzt. Diese Reservecellulose wird in verdickte, stark getüpfelte Zellwände eingelagert. Im Plasma der Endospermzellen sind fernerhin Öltröpfchen und Aleuronkörner gespeichert. Am Fruchtknoten finden sich als Besonderheit vor allem bei den Liliales **Septalnektarien** (Nektarien an den Septen der Karpelle).

Die meisten Arten der Lilianae sind krautige Geophyten, die mit **Zwiebeln** (Abb. 26.3), **Knollen** oder **Rhizomen** ungünstige Jahreszeiten überdauern. In den unterirdischen Speicherorganen treten neben oder anstelle von Stärke meist Polyfruktosane oder auch andere Polysaccharide (Mannane) und Schleime auf.

Liliengewächse haben unterirsische Speicherorgane.

In chemischer Hinsicht ist noch zu erwähnen, dass in vielen Lilianae Chelidonsäure verbreitet vorkommt. Calciumoxalat wird fast ausschließlich in Form von Raphiden abgelagert. In einigen Gruppen treten **Steroidsaponine** bzw. auch **Steroidalkaloide** (Pseudoalkaloide) auf, in anderen Taxa kommen Cardenolide vor (Gattung *Drimia=Scilla*, Abb. 26.1 G). Insbesondere die Familie der **Amaryllidaceae** (Abb. 26.1 B) führen **Alkaloide**.

26.2.1 Liliaceae (s. str.) (16/640) Ordn.: Liliales

Liliaceae haben Zwiebeln.

Die **Liliengewächse** (im engeren Sinne) umfassen vor allem geophytische Zwiebelpflanzen, meist mit großen zwittrigen Blüten (*Lilium, Fritillaria* ○ Abb. 26.2 D, *Tulipa* ○ Abb. 26.2 A). Verbreitungsschwerpunkte sind die Trockengebiete; in Europa kommen 70 Arten vor. Der oberständige Fruchtknoten wird zu einer lokuliziden Kapsel mit abgeflachten Samen. In *Tulipa* treten protoanemoninartige, allergene Verbindungen auf, ferner wie auch in anderen Gattungen der Familie **Steroidalkaloide**.

26.2.2 Colchicaceae (15/250) Ordn.: Liliales

Die **Zeitlosengewächse** sind geophytische Knollenpflanzen (□ Tab. 26.3), bei denen die Perigonblätter basal zu einer langen Röhre verwachsen sind, die tief in den Boden bis fast zur Knolle reicht, wo der Fruchtknoten umschlossen wird. Dieser wächst bei der Herbstzeitlose erst nach der Anthese, die vorgezogt schon im Herbst blüht, im Frühjahr empor und wird zu einer Kapsel. In Europa kommen 30 Arten vor.

Colchicine sind Mitosehemmer.

Die Colchicaceae enthalten keine steroiden Verbindungen, vielmehr sind die **Colchicine** (○ Abb. 2.9) besonders kennzeichnend. Sie sind für Warmblüter sehr giftig.

Drogen und Stammpflanzen

- Herbstzeitlosensamen (DAC); Colchici semen; *Colchicum autumnale* (○ Abb. 26.3); Alkaloide (Colchicin, Ph. Eur., ÖAB); Europa

26.2.3 Convallariaceae (110) Ordn.: Asparagales

Maiglöckchen sind giftig.

Die **Maiglöckchengewächse** (in Europa 10 Arten) sind Rhizomgeophyten mit Beerenfrüchten. Nach neueren Arbeiten werden die Maiglöckchengewächse taxonomisch in die **Asparagaceae** eingeordnet. Die Perigonblätter sind frei (*Maianthemum*) oder verwachsen (*Convallaria, Polygonatum*). In chemischer Hinsicht ist neben dem Vorkommen von Steroidsaponinen das Auftreten **herzwirksamer Glykoside** (**Convallariatoxine**) hervorzuheben.

Drogen und Stammpflanzen

- Maiglöckchenkraut (DAB, ÖAB); Convallariae herba; *Convallaria majalis*; Herzglykoside (Cardenolide, z. B. giftiges Convallatoxin u. a.); Europa

26.2.4 Asphodelaceae (15/790) Ordn.: Asparagales

Aloe gehört zu den Asphodeliaceae.

Die **Affodillgewächse**, in Europa mit 20 Arten vertreten, sind oft große, blattsukkulente Rosettenpflanzen der Trockengebiete Südafrikas; einige Arten treten auch in anderen Regionen auf, z. B. *Asphodelus* im Mediterrangebiet. In chemischer Hinsicht sind auch hier wieder Steroidvorkommen zu erwähnen. Bei der großen Gattung *Aloe* kommen **anthranoide Verbindungen** (vergl. ○ Abb. 25.12) vor sowie Bitterstoffe und **Schleimstoffe.** Der aus den abgeschnittenen sukkulenten Blättern ausfließende und eingedickte Saft von *Aloe ferox* und anderer, vor allem südafrikanischer Arten, bildet die spröde Masse, die Droge Aloe. Sie enthält **Aloin** (Aloeemodin-C-Glykosid) und daneben Aloinoside (Aloin, das zusätzlich noch einen O-glykosidisch gebundenen Zuckerrest aufweist).

Drogen und Stammpflanzen

- Curacao-Aloe (Ph. Eur.); *Aloe barbadensis;* Aloin, Aloinoside; Mittelamerika (kultiviert)
- Kap-Aloe (Ph. Eur.); *Aloe capensis; Aloe ferox* u. a. (○ Abb. 26.2 F); Aloin, Aloinoside; südliches Afrika

Hyacinthaceae (55/850) Ordn.: Asparagales 26.2.5

Die **Hyazinthengewächse** sind wiederum Zwiebelpflanzen der Trockengebiete Südafrikas und des Mittelmeers (in Europa 45 Arten). Die Hyacinthaceae werden heute gelegentlich zu den **Asparagaceae** gestellt. Ihre Blüten stehen an **traubigen Blütenständen**; die Tepalen sind, je nach Gattung, unterschiedlich stark verwachsen. Einige Gattungen enthalten **Bufadienolide** bzw. **Cardenolide.**

26

Drogen und Stammpflanzen

- Meerzwiebel (DAB); Scillae bulbus; *Drimia maritima = Urginea maritima* (○ Abb. 26.2 G); Herzglykoside, (Scillaren A u. a.); Mittelmeergebiet

Alliaceae (13/800) Ordn.: Asparagales 26.2.6

Die **Lauchgewächse** (□ Tab. 26.3) (in Europa etwa 150 Arten) sind durch das Vorkommen schwefelhaltiger, antibiotisch wirksamer **Lauchöle** und dem zugehörigen spezifischen Enzym **Alliinase** charakterisiert. Es gibt zahlreiche, teilweise sehr dekorativer Wildarten, die zu einem großen Teil traditionell als Arzneimittel oder als Gewürz genutzt werden (○ Abb. 26.4 C).

Drogen und Stammpflanzen

- Knoblauchzwiebel; Allii sativi bulbus; (*Allium sativum*) ○ Abb. 26.4; Allii sativi bulbi pulvis (Ph. Eur.) Alliin, Alkylsulfide (○ Abb. 26.4 B); Orient, Südeuropa
- *Allium ursinum* (Bärlauch ○ Abb. 26.2 E) Küchenzwiebel (*Allium cepa*); Winterzwiebel (*A. fistulosum*); Schnittlauch (*A. schoenoprasum*); Perlzwiebel (*A. ampeloprasum*); Porree (*A. porrum*); Verwendung als traditionelle Arzneipflanze, Gemüse, Gewürz; Europa; zum Teil weltweite Kulturpflanzen

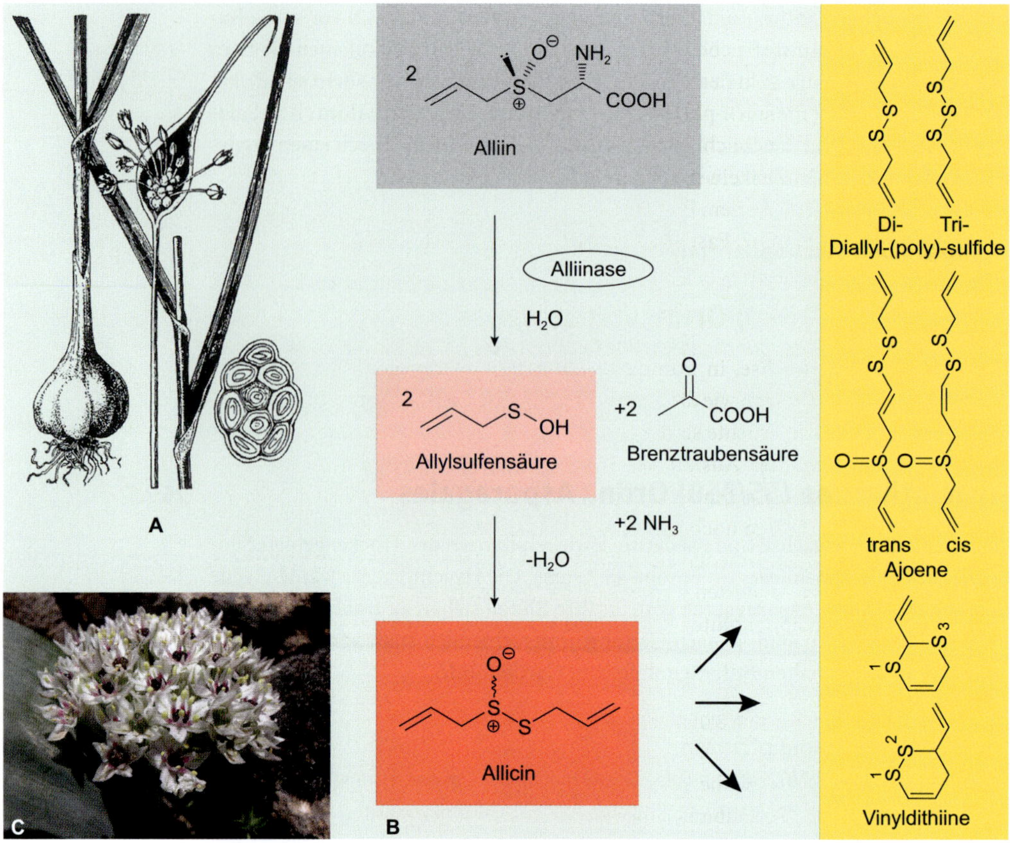

○ Abb. 26.4 **A** *Allium sativum*, Zwiebel, rechts im Querschnitt, mit Brutzwiebeln (»Zehen«), Blätter, Blütenstand mit Hochblatt und Brutzwiebelchen (nach Weber), **B** Enzymatischer Abbau des Alliins zu Allicin. Allicin ist instabil und wandelt sich innerhalb weniger Tage in weitere Schwefelverbindungen um, **C** Einige *Allium*-Arten haben auffällige Blütendolden, wie z. B. *Allium keusgenii*

26.2.7 Amaryllidaceae (59/800) Ordn.: Asparagales

Liliales und viele Asparagales haben einen oberständigen, die Amaryllidaceae und Iridaceae einen unterständigen Fruchtknoten.

Die **Narzissengewächse,** in Europa mit etwa 60 Arten vertreten, sind mit den Liliaceae nahe verwandt. Die Alliaceae nehmen eine Zwischenstellung zwischen beiden ein. Es gibt aktuelle Überlegungen, die Alliaceae in die Amaryllidaceae einzugliedern. Die Amaryllidaceae sind gekennzeichnet durch unterständigen Fruchtknoten und durch die doldenartigen Blütenstände, die allerdings auch bis auf Einzelblüten reduziert sein können, und die einem auffälligen, scheidenartigen Hochblatt (wie bei *Allium*) entspringen. In manchen Gattungen weist die Krone noch eine Nebenkrone auf (*Narcissus*), in welche auch die Filamente integriert sein können (*Pancratium* ○ Abb. 26.4 B). Haarbildungen fehlen den Amaryllidaceen gänzlich. Die Narzissengewächse sind krautige Zwiebel-, selten Knollengeophyten.

Chemische Merkmale

In den Zwiebeln kommen neben Stärke auch Polyfructosane und Glucomannane vor. **Schleim** ist vor allem in den oberirdischen Pflanzenteilen reichlich enthalten.

Amarylidaceae enthalten Alkaloide.

Die Amaryllidaceen fallen phytochemisch durch ihren **Alkaloidgehalt** auf. Die Alkaloidvorkommen kennzeichnen alle bisher untersuchten Gattungen der Familie, sind also hier offensichtlich ein systematisch gut brauchbares Merkmal. Formalchemisch stehen die Alkaloide dem Phenanthridin-Typ nahe; es sind Alkaloide der Tyrosin/Phenylalanin-Familie. **Fast alle Amaryllidaceen sind toxisch.**

Iridaceae (67/1800) Ordn.: Asparagales

26.2.8

Die **Schwertliliengewächse,** in Europa ca. 120 Arten, überwiegend Rhizom- oder Knollengeophyten, besitzen wie die Narzissengewächse ebenfalls einen unterständigen Fruchtknoten. Die Früchte sind Kapseln (◘ Tab. 26.3). Dazu kommt aber noch als weiteres Merkmal der **Ausfall des inneren Staubblattkreises** (Blütenformel: *P3 + 3 A3 + 0 G(3) und die Tendenz zur Ausbildung **zygomorpher Blüten** (*Gladiolus*). Bei *Iris* sind die Blüten noch radiär, aber die äußeren und die inneren Perigonblätter sind verschieden. In jeder Blüte werden aus je einem äußeren Perigonblatt, einem corollinisch verbreiterten Griffelast (blütenblattähnlicher Griffel) und je einem Staubblatt drei **Lippenblüten** gebildet.

26

Merke
Bei den Iridaceae bildet eine Blüte drei Blumen!

●●

Nicht immer entspricht eine Blume einer Blüte.

Eine Blüte bildet bei *Iris* für die Bestäubung drei unabhängige Einheiten (also drei Blumen) ○ Abb. 26.5. Bestäubungsphysiologisch ist vom **Euanthium** auszugehen: Blüte = Blume. Beim **Meranthium** bildet eine Blüte mehrere, bei *Iris* drei Blumen. **Im Gegensatz dazu bilden beim Pseudanthium viele Blüten eine Blume z. B. bei den Asteraceen,** (○ Abb. 25.56, ○ Abb. 25.61).

Der Name Schwertlilie leitet sich von den unifazialen schwertförmigen Blättern ab (○ Abb. 16.10).

In **chemischer Hinsicht** sind die Iridaceen nicht besonders gekennzeichnet bzw. noch zu wenig bekannt. Hervorzuheben ist, dass Calciumoxalat nur in Form von langen Prismen vorkommt, die in toten Zellen abgelagert sind. Iriswurzel (»Veilchenwurzel«) enthält veilchenartig duftende Geruchsstoffe, z. B. γ-**Iron** und wurde im Rokoko gepulvert zum Pudern der Perücken verwendet. Die Narben von ***Crocus sativus*** liefern **Safran,** ein Küchengewürz und Färbemittel, mit carotinoiden Farb- und Geruchsstoffen. Safran ist in größeren Mengen giftig.

Drogen und Stammpflanzen

- Irisrhizom, Veilchenwurzel; Iris rhizoma; *Iris germanica, Iris pallida, Iris florentina;* ätherisches Öl mit Iron, Schleim; Mittelmeergebiet, kultiviert, Marokko
- Safran (DAC, ÖAB); Croci stigma; *Crocus sativus;* Carotinoide, bittere Glykoside, ätherisches Öl; Griechenland, Vorderasien, Kaschmir, kultiviert in Spanien, GUS-Staaten

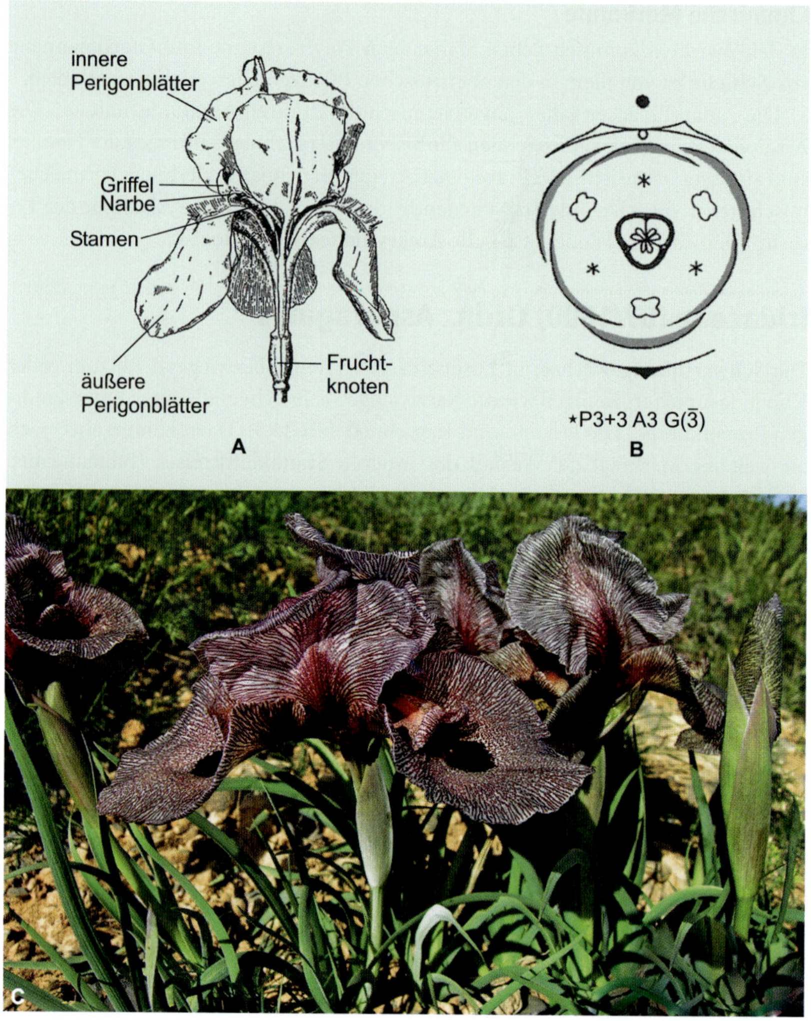

○ Abb. 26.5 *Iris* (Schwertlilie). **A** Blüte mit äußeren und inneren Perigonblättern, mit unterständigem Fruchtknoten. Die dritte nach hinten gerichtete »Lippenblume« ist nicht sichtbar. **B** Blütendiagramm; der innere Staubblattkreis ist ausgefallen. **C** *Iris paradoxa* mit auffälliger Zeichnung

26.2.9 Orchidaceae (788/19000) Ordn.: Asparagales

Die **Orchideengewächse,** eine der **größten Pflanzenfamilien** der Blütenpflanzen, in Europa nur mit etwa 150 Arten vertreten, weisen eine kaum überschaubare Fülle von Formen auf. Die Anpassungen an die verschiedensten Standortfaktoren vom Gebirge und der Arktis bis zum tropischen Regenwald sowie die Anpassungen an die verschiedensten Bestäuber haben eine **hohe Spezialisierung** mit sich gebracht.

Verbreitungsschwerpunkt sind die Tropen mit einer riesigen Zahl an z. T. epiphytisch wachsenden, immer mit endotropher Mykorrhiza ausgestatteten Arten,

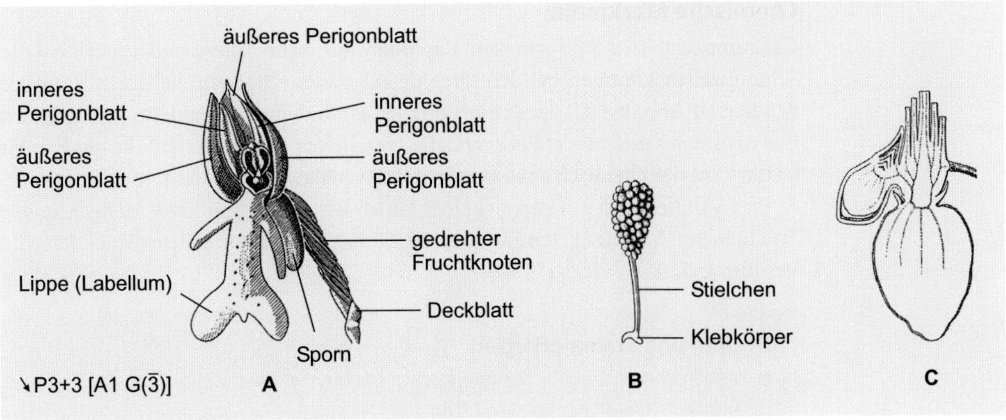

○ Abb. 26.6 A *Orchis militaris* (Helm-Knabenkraut), einzelne Blüte, **B** Pollinarium, **C** Sprossbasis bei *Orchis morio*

die entweder nur in ihrer Jugend oder sogar zeitlebens (bleiche Orchideen ohne Chlorophyll) heterotroph, nämlich saprophytisch, leben.

Orchideen sind stets obligat mykotroph.

Die Orchideen sind frühzeitig durch Spezialisierung aus den Liliales hervorgegangen. Der ursprüngliche Typ wird durch die indonesische Gattung *Neuwiedia* verkörpert mit fast radiären Blüten und 3 fertilen Stamina aus 2 Kreisen (Unterfamilie Apostasioideae). Die übrigen Orchideen gliedern sich in zwei weitere Unterfamilien. Diejenigen mit zwei (Diandrae) fertilen Staubblättern, und zwar die beiden seitlichen des inneren Kreises, bilden die Cypripedioideae. Die größere Gruppe mit nur einem (Monandrae), und zwar dem medianen Staubblatt des äußeren Kreises, sind die Orchidioideae (○ Abb. 26.2 H, I, J).

Das Androeceum ist mit einem Griffel zur **Griffelsäule** (Gynostemium) verwachsen (Gynandrae: alter Name der alten Ordnung Orchidales), das im Zentrum der Blüte emporragt.

Die Pollen der Theka sind gewöhnlich zu einem kompakten Pollinium verklebt, das bei einer Bestäubung mittels einer klebenden Haftscheibe (Pollinium und Klebevorrichtung: **Pollinarium,** ○ Abb. 26.6) übertragen wird (»eingeschriebene Wertsendung« für einen ganz bestimmten Empfänger). Das Pollinarium ist genau dem blütensuchenden Insekt angepasst.

Die spezielle Bestäubung der Orchideen entspricht einer »Einschreiben-Sendung der Post«.

Der unterständige, meist einfächerige Fruchtknoten enthält sehr viele Samenanlagen. Die Samen sind sehr klein (0,005 mg schwer), ohne Endosperm und mit nur winzigem Embryo, der bei der Keimung auf seinen symbiontischen Mykorrhizapilz angewiesen ist. Die große Zahl der Samen (»Postwurfsendung« ohne speziellen Empfänger) kompensiert die geringen Keimungschancen.

Die Blütenhülle ist sechszählig; Teile des Perigons sind gelegentlich verwachsen. Das mediane Tepal des inneren Kreises ist meist besonders groß und wird als Lippe **(Labellum)** ausgebildet. Infolge Torsion des Fruchtknotens und des Blütenstiels um meist 180 ° **(Resupination)** zeigt das Labellum gewöhnlich nach unten und kann als Anflugorgan dienen (○ Abb. 26.6).

Die Verbreitung der winzigen Samen der Orchideen entspricht einer »Postwurfsendung«.

Chemische Merkmale

Calciumoxalat tritt in Form von Raphiden auf; sehr selten sind Einzelkristalle. Schleimzellen kommen bei den Orchideen in allen Organen vielfach vor. In den Knollen (○ Abb. 26.6 C) der extratropischen Orchideen sind **Schleim** (meist sind es Polymannane) und Stärke Reservestoffe. Verglichen mit der Artenfülle der Familie ist die Zahl der chemisch analysierten Arten verschwindend klein.

Das Vanillosid ist ein Beispiel eines Glucosids, das in größeren Mengen in den Früchten von **Vanilla-Arten** enthalten ist. Durch Fermentation beim Trocknen wird **Vanillin** frei.

Drogen und Stammpflanzen

- Vanilleschoten (DAB 9); Vanillae fructus; *Vanilla planifolia;* Vanillin; Mexiko, kultiviert: Tropen z. B. Madagaskar, Südindien
- Salep; Salep tuber; *Orchis morio* (○ Abb. 26.6), *O. mascula, O. militaris, Anacamptis pyramidalis, Platanthera*-Arten; Schleim, Stärke; Europa

26.3 Commelinianae

26.3.1 Überblick

Die Commelinianae sind in mehrere Ordnungen unterteilt, die nachfolgend kurz vorgestellt werden:

Commelinianae werden überwiegend durch Wind bestäubt.

Die **Arecales** sind vorwiegend tropisch bis subtropische, oft baumförmige Pflanzen oder Lianen mit zahlreichen, unscheinbaren (z. T. anemogamen) Blüten, die meist zu großen Blütenständen vereinigt sind, die von einem Hochblatt **(Spatha)** umgeben werden, das frühzeitig abfällt. Die Blüten sind meist eingeschlechtig (○ Abb. 26.7). Der oberständige Fruchtknoten ist teilweise noch chorikarp, meist aber coenokarp mit wenigen bis 1 Samenanlage.

Die **Zingiberales** weisen bunte, auffällige, zoogame Blüten auf, aber das stärkereiche Endosperm erinnert an die Poales (○ Abb. 26.8). In chemischer Hinsicht erinnert die UV-Fluoreszenz der Zellwände aufgrund gewisser Phenole und die Silikatkörper ebenfalls an die Commelinales und Verwandte, das Auftreten von Oxalatraphiden und der Steroidsaponine jedoch wiederum an die Liliales. Parallel zu den zoogamen Lilianae und Zingiberales haben sich die Commelinianae zu ausgeprägt **anemogamen** Sippen entwickelt.

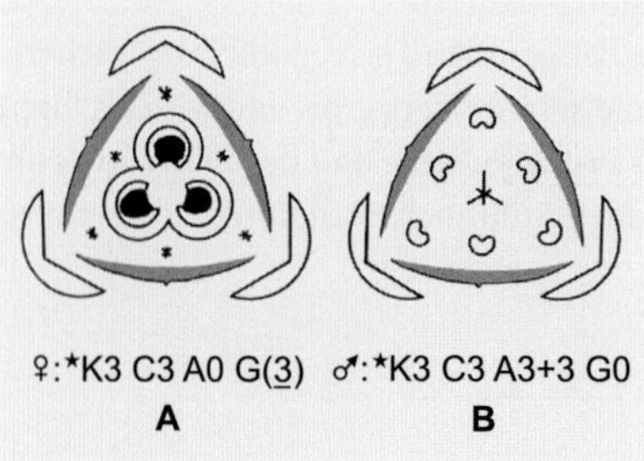

○ **Abb. 26.7** Blütendiagramme und Blütenformeln bei Palmen. **A** weibliche Blüte, **B** männliche Blüte

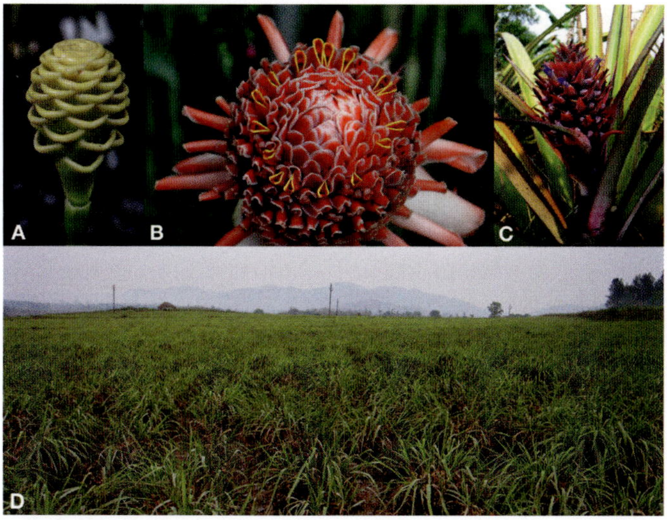

Abb. 26.8 Abbildungen einiger Commelinianae, **A** *Zingiber spectabile*, Zingiberaceae; **B** *Etlingera elatior* (Fackelingwer), Zingiberaceae; **C** *Ananas comosus* (Ananas), Bromeliaceae, Poales; **D** *Cymbopogon citratus* (Zitronengras), Poaceae

Die **Bestäubung durch den Wind** steht im Zusammenhang mit einer starken Reduktion der Gesamtblüte, insbesondere der Blütenhülle. Es sind dafür sehr dichtblütige Infloreszenzen entstanden. Gegenüber den Lilianae bestehen einige wesentliche Unterschiede, ◘ Tab. 26.1. Die recht ursprünglichen Ordnung **Commelinales** besitzt noch eine in Kelch und Krone gegliederte Blütenhülle und Insektenbestäubung. Die **Poales** sind windblütig, von **grasartigem Habitus,** häufig mit horstigem Wuchs, mit oder ohne Ausläufer.

Arecaceae (189/2360) Ordn.: Arecales 26.3.2

Die **Palmen** haben ihren Verbreitungsschwerpunkt in den Tropen (Amazonasgebiet, Südostasien), abgesehen von angepflanzten Arten wie z. B. die nach Spanien hineinreichende Zwergpalme *(Chamaerops humilis)*.

Merke

Die Palmen sind die **eigentlichen Holzpflanzen** unter den Monokotylen. Die schopfig gehäuft stehenden Blätter breiten sich am Ende der fast immer unverzweigten Stämme weit aus. Der säulenförmige Stamm zeigt trotz seines Durchmessers **kein sekundäres Dickenwachstum**.

Palmenstämme verjüngen sich nicht nach oben. Im Vegetationskegel (der bei den Palmen besser als **Vegetationsgrube** zu bezeichnen ist) wird eine große Zahl an Zellen primär angelegt, die nach Erstarkung die annähernd konstante Dicke des Palmenstammes ergeben **(primäres Dickenwachstum).** Bei einigen Arten bleibt die Sprossachse ziemlich dünn, und die ganze Pflanze kriecht dann oder klettert lianenartig.

Palmen haben kein sekundäres, sondern ein primäres Dickenwachstum.

Die Blattspreite wird immer ungeteilt angelegt und erst später aufgetrennt durch Absterben bestimmter Gewebepartien der fächerartig gefalteten jugendlichen Blattspreiten. Die wirtschaftliche Bedeutung der Palmen ist sehr groß.

Chemische Merkmale

Die Palmen sind ausgesprochene **Polyphenolpflanzen.** Von großer ökonomischer Bedeutung sind **fettes Öl** liefernde Arten. Sowohl im Fruchtfleisch als auch in den Samen vieler Arten treten **Fette** auf. Die Samenöle (Palmkernöl) sind durch typische kurzkettige Fettsäuren gekennzeichnet, während bei den Ölen aus dem Perikarp wie bei anderen Pflanzenölen Palmitin- und Ölsäure als Fettsäurekomponenten vorherrschen. Neben den Fetten kommen in Samen der Palmen auch Proteine und Hemicellulosen als Reservestoffe vor. Samen mit sehr dickwandigen Endospermzellen (Dattelkerne, vegetabilisches Elfenbein aus *Phytelephas*) enthalten hauptsächlich **Reservecellulose**.

Einzelne Arten der Palmen erzeugen so viel **Wachs** auf Blättern und Blattstielen, dass sich die Gewinnung lohnt (z. B. Carnaubawachs bei *Copernicia prunifera*). Die Wachse der Palmen stellen komplizierte Mischungen aus Wachsestern, Alkoholen, Säuren, Paraffinen und Harzbestandteilen dar.

Alkaloide fehlen in Palmen. Eine Ausnahme macht, soweit bisher bekannt, nur *Areca catechu*, die schlanke Betelpalme. In deren reifen Samen sind partiell hydrierte Pyridinderivate enthalten (z. B. **Arecolin**).

Drogen und Stammpflanzen

- Arekanüsse, Betelnüsse; Arecae semen; *Areca catechu;* Alkaloide; Sundainseln, kultiviert: altweltliche Tropen
- Kokosfett; Cocos oleum; *Cocos nucifera;* altweltliche Tropen
- Palmfett; Palmae oleum; *Elaeis guineensis;* Afrika, Tropen
- Carnaubawachs (Ph. Eur.); Cera carnaubae; *Copernicia prunifera;* Hartwachs; Brasilien

26.3.3 Zingiberaceae (49/1180) Ordn.: Zingiberales

Die Orchideen sind nicht die einzige Entwicklungsreihe, die von radiären Lilialesblüten zu extrem zygomorphen spezialisierten Blüten führt. Eine ähnliche Parallelreihe lässt sich bei den **Zingiberales** (**Ingwerartige**) verfolgen. Hier geht die Entwicklung über die schwach zygomorphen Blüten der **Musaceae** (Bananengewächse) und der stärker zygomorphen der **Zingiberaceae** (Ingwergewächse) zu den asymmetrischen Blüten der **Cannaceae** (Indisches Blumenrohr). Bei den Musaceen ist von den beiden trimeren Staubblattkreisen nur 1 Staubblatt ausgefallen, bei den Zingiberaceen ist nur noch 1 fertiles Stamen ausgebildet, zwei weitere sind steril, sie sind petaloid (kronblattähnlich) geworden und verwachsen. Sie stellen ein staminodiales Labellum dar, die übrigen sind meist reduziert. Bei den Cannaceen ist insgesamt nur noch eine Theka einer Anthere fertil. Zwei der vier anderen Stamina sind zu großen gefärbten, also ebenfalls corollinischen Staminodien umgebildet. Die teilweise absonderlichen Blüten der tropischen Zingiberales werden überwiegend durch Vögel bestäubt. Das Verbreitungszentrum liegt im tropischen Asien.

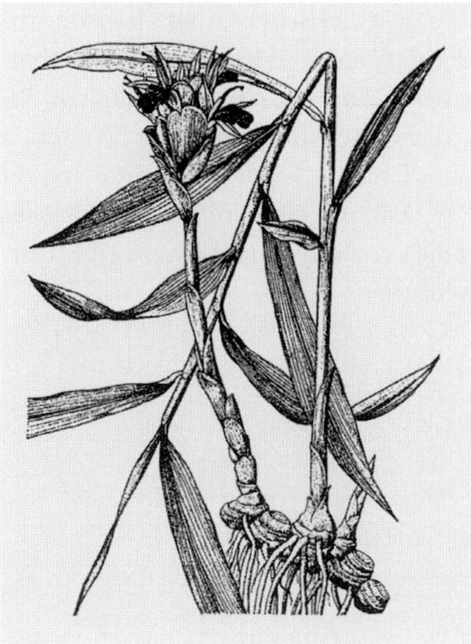

○ **Abb. 26.9** *Zingiber officinale* (Ingwer), Zingiberaceae, blühende Pflanzen mit Rhizom

Die Zingiberaceae (**Ingwergewächse**), Stauden mit großen, ganzrandigen Blättern und Scheinstämmen (fest zusammenschließenden Blattbasen), besitzen kräftige, fleischige, meist runde, knotig **verdickte Rhizome** (○ Abb. 26.9) oder Wurzelknollen mit aromatischem Geruch. Die Blätter entspringen den Rhizomen in zwei Reihen und verschmälern sich zum Grund hin zu Blattscheiden. Die Blätter sind meist sehr groß mit vielen parallelen Fiedernerven (○ Abb. 26.9). Der Blütenstand ist dichtkopfig oder kurztraubig (○ Abb. 26.8).

Der Bau der **zygomorphen, zwittrigen Blüten ist einmalig**. Der auffälligste Teil ist eine zwei- bis **dreizipflige Lippe (Labellum)**, die aus zwei verwachsenen Staminodien des äußeren Staubblattkreises besteht. Das einzige fruchtbare Staubblatt ist aus dem inneren Staubblattkreis verblieben. Die Blütenhülle besteht aus **3 zu einer Kelchröhre verwachsenen, äußeren und 3 inneren Blättern**, die kronblattartig groß und teilweise verwachsen sind.

Zingiberaceae haben einen einmaligen Blütenaufbau.

Jede Blüte ist von einem **scheidigen Hochblatt** umgeben. Der Griffel ist sehr dünn, er liegt in einer Rinne des Staubbeutels, nur die Narbe ragt darüber hinaus. Der aus 3 Fruchtblättern verwachsene Fruchtknoten ist unterständig, besitzt 3 Fächer und zentralwinkelständige Plazenten, an denen viele anatrope Samenanlagen gebildet werden. Die Frucht ist meist lebhaft gefärbt und manchmal fleischig. Die Samen sind groß und rund oder eckig, mit reichlich Perisperm. Der auffällige Bau der Blüten und wohl auch der Früchte hängt mit der an bestimmte Bestäuber (meist Vögel; Ornithogamie) bzw. Fruchtverbreiter (Zoochorie) erfolgten Anpassung zusammen.

Chemische Merkmale

Calciumoxalateinzelkriställchen sind häufig, Raphiden sind selten. Bemerkenswert ist das Auftreten von **Kieselsäure,** entweder in kleinen kugel- oder scheibenförmigen Körpern, die in besonderen Deckzellen (Stegmata) abgelagert sind oder als Kieselsand in Parenchymzellen. Diese Form der Kieselsäureakkumulation ist ein Merkmal der Zingiberales. Rhizome und Wurzeln speichern **Stärke** in sehr großen, meist exzentrisch geschichteten Einzelkörnern.

Kieselsäurezellen kommen bei Zingiberaceae, Poaceae und Cyperaceae vor.

Viele tropische Gewürze stammen von Zingiberaceae.

In einzelnen Exkretzellen des Grundgewebes ist **ätherisches Öl** als charakteristisches Bestandteil enthalten. **Mono-** und **Sesquiterpene** sind in zahlreichen Verbindungen vertreten. Am häufigsten sind **Borneol, Campher, Cineol, Camphen, Pinen, Zingiberen und Curcumen.** Daneben treten **Phenylpropan**körper (Zimtsäure und 4-Hydroxyzimtsäure) auf. Auch die scharf schmeckenden Harze im Ingwer leiten sich vom Phenylpropanstoffwechsel ab, z. B. das **Gingerol**. Entsprechendes trifft für die gelben Pigmente in den Exkretzellen von *Curcuma*-Arten zu (z. B. Curcumin), die die Färbung des Currypulvers bedingen.

Drogen und Stammpflanzen

- Javanische Gelbwurz (Ph. Eur.); Curcumae xanthorrhizae rhizoma; *Curcuma xanthorrhiza;* Curcumin, ätherisches Öl; Indien, Indonesien, China
- Kardamomen (DAC); Cardamoni fructus; *Elettaria cardamomum* var. *minuscula* (o Abb. 17.19 A); ätherisches Öl (Terpene); Südindien, Malabarküste
- Galgant (DAC, Ph. Helv.); Galangae rhizoma; *Alpinia officinarum;* ätherisches Öl; Südchina
- Zitwerwurzel; Zedoariae rhizoma; *Curcuma zedoaria;* ätherisches Öl, Stärke; Südostasien, kultiviert: Südindien, Madagaskar
- Ingwer (DAB, DAC, ÖAB, Ph. Helv.); Zingiberis rhizoma; *Zingiber officinale* (o Abb. 26.9); ätherisches Öl, Stärke, Scharfstoffe (Gingerol); Südasien, kultiviert in den Tropen
- Curcumawurzelstock (DAC) Curry, p. p. ; Curcumae longae rhizoma; *Curcuma domestica* (= *Curcuma longa*)*;* Curcumin; Südasien

26.3.4 Poaceae (668/10030) Ordn.: Poales

Die **Gräser (Gramineae)**, in Europa mit etwa 950 Arten vertreten, sind so typisch gebaut, dass die Zugehörigkeit einer Pflanze zu der Familie meist auf den ersten Blick ersichtlich ist. Der größte Teil der Gräser ist krautig; strauchige oder baumförmige Vertreter sind Bambus. Charakteristisches Merkmal der Blüten sind die **Spelzen, homolog zur Blütenhülle und den Hochblättern** (o Abb. 26.10.). Die Gräser besitzen eine außerordentlich große ökologische Amplitude, also eine sehr breite Anpassungsfähigkeit an verschiedene Umweltbedingungen im Vergleich zu konkurrierenden anderen Pflanzenarten. Praktisch überall, wo Blütenpflanzen wachsen können, treten auch Gräser auf. Sie bilden von der Individuenzahl und damit von der Biomasse her oft den Hauptanteil der Steppen-, Savannen- und Grünlandvegetation in weiten Teilen der Erde. Sie stellen die entscheidende Futtergrundlage für Wild- und Haustiere dar.

Darüber hinaus liefern die **kultivierten Gramineen** vielfach Hauptnahrungsmittel (Weizen, Reis, Mais, Hirse, Rohrzucker). Ananas (*Ananas comosus*) gehört z. B. ebenfalls zu den Poales (o Abb. 26.8 C). Den Gräsern kommt deshalb für die Kohlenhydrat- und Eiweißernährung (o Abb. 26.12, Aleuronschicht) des Menschen eine überragende Bedeutung zu.

Die Gräser sind die für den Menschen bei weitem wichtigste Familie des Pflanzenreiches.

Auch die anderweitige Nutzung, wie z. B. als Baumaterial (Stroh, Schilf, Bambus), Fasern und technische Produkte (ätherische Öle, Wachse, alkoholische Getränke), ist vielseitig.

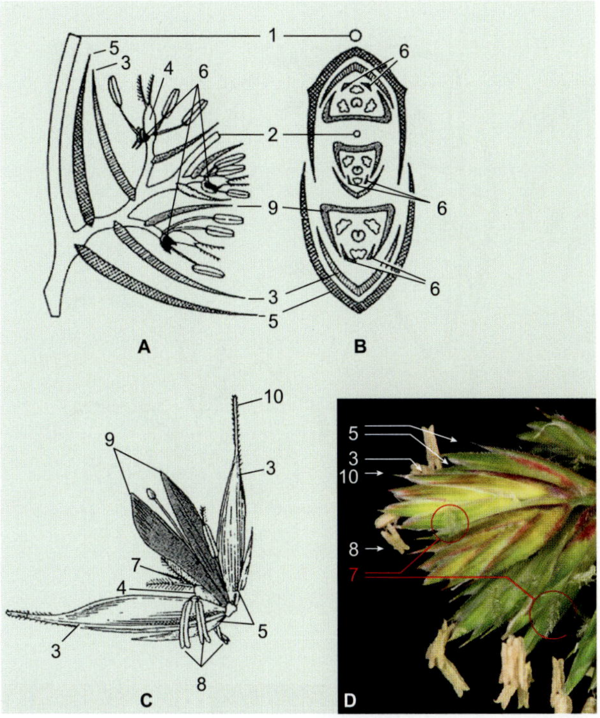

○ Abb. 26.10 Blütenbau bei Gräsern (Poaceae). **A** schematischer Längsschnitt und **B** Querschnitt durch ein Ährchen, **C** einzelnes Ährchen bei *Secale* (Roggen), **D** Ährchen von *Dactylis glomerata* (Knäuelgras), 1 = Ährenachse, 2 = Ährchenachse, 3 = Deckspelze mit Granne (10), 4 = Fruchtknoten, 5 = Hüllspelze, 6 = Lodiculae (Schwellkörper), 7 = Narben, 8 = Staubblatt, 9 = Vorspelze (bei **D** verdeckt), 10 = Granne

Bei der Untersuchung der Blüten der Gräser ist zu beachten, dass zunächst nicht die Einzelblüte als solche auffällt, sondern das **Ährchen,** an dessen Aufbau einige, meist trockenhäutige Hochblätter (Spelzen) beteiligt sind und das mehrere Blüten einschließen kann. Der ganze Blütenstand umfasst wiederum viele solcher Ährchen. Diese Ährchen können **rispenartig** locker angeordnet sein (Rispengräser) ○ Abb. 26.11 D, E, oder ährenartig eng (Ährenrispengräser). Sitzen die Ährchen an der Achse an, so entspricht der Blütenstand einer **Doppelähre** (Ährengräser) ○ Abb. 26.11 A–C. Von Bedeutung ist vor allem der Bau eines einzelnen Ährchens.

Merke

Der Blütenstand der Poaceae ist eine Ähre, die typischerweise aus Ährchen aufgebaut ist. Die Blütenhülle besteht aus Spelzen.

Im schematischen Längsschnitt (○ Abb. 26.10 A) ist folgendes zu erkennen: Auf die beiden **Hüllspelzen** folgen die **Deckspelzen,** in deren Achseln die Blüten stehen. Die Blüte selbst besteht aus einer **Vorspelze,** zwei (selten drei) **Schwellkörpern** (Lodiculae), den drei (selten 6) **Staubblättern** und dem oberständigen **Fruchtknoten** mit zwei (ein bis drei) langen, federförmigen Narben (○ Abb. 26.10 C, D). Die obersten Blüten sind häufig steril oder reduziert.

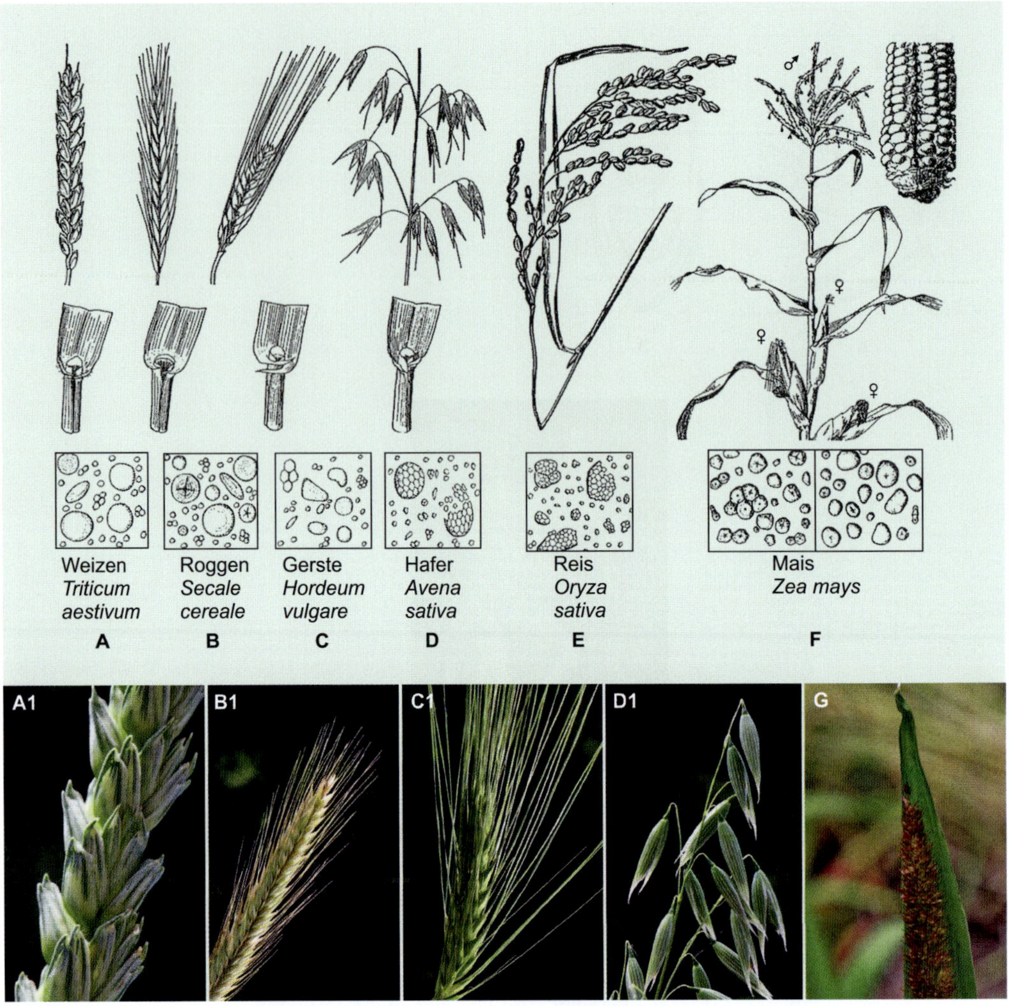

○ Abb. 26.11 Wichtige Getreidearten, mit Fruchtstand, Blattgrund (mit Ligula) und mikroskopischem Bild der Stärkekörner. **A** Weizen (*Triticum aestivum*), **B** Roggen (*Secale cereale*), **C** Gerste (*Hordeum vulgare*), **D** Hafer (*Avena sativa*), **E** Reis (*Oryza sativa*), **F** Mais (*Zea mays*), **G** Kolbenhirse (*Setaria italica*). **A1–D1** korrespondieren zu **A–D**

Die Grasblüte ist extrem stark reduziert.

Im Schnitt (○ Abb. 26.10 B) erkennt man keine Ähnlichkeit mit übrigen Monokotylenblüten. Eine theoretische Ableitung vom Liliaceengrundtypus ist jedoch vielfach diskutiert worden. Danach ist die **Deckspelze**, die oft **begrannt** erscheint, das Deckblatt der Blüte; die **Vorspelze** dagegen nicht das Vorblatt, sondern die beiden nichtmedianen Tepalen des äußeren Wirtels. Sie sind verwachsen (die Vorspelze ist oft zweikielig). Von beiden Perianthkreisen ist das mediane Blatt ausgefallen. Im inneren Wirtel sind die beiden **Lodiculae**, die kurz vor dem Aufblühen anschwellen (○ Abb. 26.10 C, D) und dadurch die Spelzen auseinanderdrängen, als Glieder vorhanden. Bei *Stipa* und Bambus sind 3 Lodiculae ausgebildet.

Tab. 26.2 Merkmale der grasartigen Familien. Zeichenerklärung siehe Kap. 17.2

Merkmal	Juncaceae	Cyperaceae	Poaceae
Stängel im Querschnitt meist	Zweikantig	Dreikantig, markig	Rund, hohl (Halm)
Blattstellung	Schraubig	1/3	½
Stängel mit Knoten	–	–	+
Blattscheiden	Offen	Geschlossen	Offen, mit Ligula
Blütenformel	*P3 + 3 A3 + 3 G(3) *P3 + 3 A3 G(3)	*P3 + 3 A3 G(3) oder (2) PO ♂ A3, ♀ G(3)	P(2)+ 2 A3 + 3 G(3)
Pollen	In Tetraden	Pseudomonaden	Monaden
Frucht	Kapsel	Nuss	Karyopse
Embryo	Klein, exzentrisch 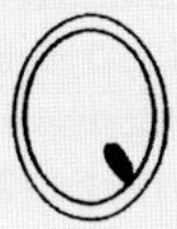	Zentral 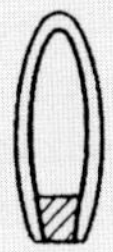	Schräg, seitlich 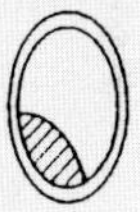
SiO_2-Akkumulation	(+)?	Kieselkegelzellen	Kieselkurzzellen
Calciumoxalat	(–)	–	–
Gerbstoffidioblasten	+	+	–
Cyanogene Verbindungen	(?)	–	+
Fructosane	(?)	–	+ (in vegetativen Organen)

Die drei Staubblätter bilden den äußeren Staubblattkreis; der innere ist wie bei den Cyperaceen ausgefallen (außer bei Bambus und Reis). Der Fruchtknoten hat 2 Narben (bei Bambus und Reis sind es 3), die nach Spreizung der Spelzen, wie die Stamina, weit heraushängen. Der Fruchtknoten ist einfächerig, dürfte aber aus 3 Karpellen entstanden sein. Die Grasfrucht mit dem großen Endosperm und dem basal schräg (◘ Tab. 26.2) anliegenden Embryo ist eine **Karyopse,** d. h. **eine Nuss, die aus einem oberständigen Fruchtknoten hervorgeht**, mit nur einem Samen, bei dem die Fruchtwand mit der zu einem dünnen Häutchen reduzierten Samenschale verwachsen ist (○ Abb. 26.12). Das **Endosperm** nimmt das größte Volumen in der Graskaryopse ein. Seine Zellen sind bei der Reife prall mit **Stärkekörnern** gefüllt, die randliche Zellschicht (Kleber- oder Aleuronschicht) hingegen mit **Aleuronkörnern**. Der **Embryo** besteht aus dem Schildchen (Scutellum, dem Endosperm anliegend), dem Sprossvegetationskegel (umhüllt von Blattanlagen), dem Hypokotyl und dem Wurzelvegetationskegel (Radicula) ○ Abb. 17.18. Spross- und Wurzelanlage sind von geschlossenen Scheiden umhüllt, die bei der Keimung durchbrochen werden. Die Reservestoffe im Endosperm werden bei der Keimung mobilisiert; wahrscheinlich spielt dabei das Schildchen eine wichtige Rolle als Saugorgan.

Die Grasfrucht ist eine Karyopse.

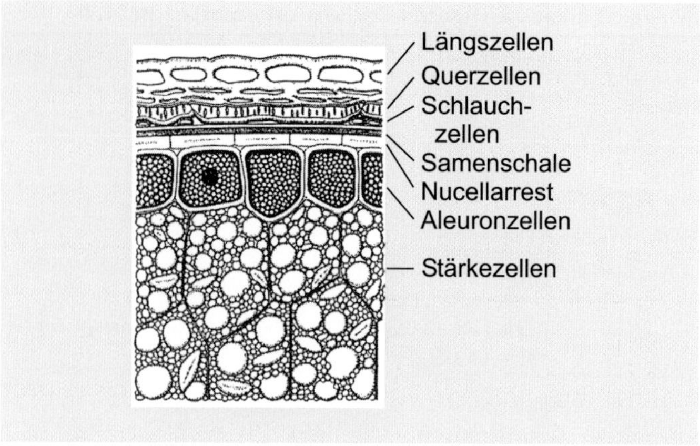

○ Abb. 26.12 Querschnitt durch den Randteil des Weizenkorns (*Triticum*)

Hantelförmige Schließzellen kennzeichnen die Spaltöffnung der Gräser.

In anatomischer Hinsicht sind die Gramineen durch die Ausbildung eines eigenen **Spaltöffnungstypus** gekennzeichnet. (Kap. 16.2, ○ Abb. 16.9). Weiterhin ist das häufige Auftreten von Kieselkurzzellen in der Epidermis zur Identifizierung der Gräser selbst noch aus Aschebildern (aus Überresten nach Bränden, Feuer) von Bedeutung.

Auch die **Stärkekörner** (○ Abb. 26.11), die in den Samen gespeichert sind, dienen zur Identifizierung.

Die Poaceen sind eine sehr einheitliche Familie, ihre Untergliederung ist daher nicht leicht. Ein in jeder Hinsicht befriedigendes System scheint noch nicht gefunden zu sein. Die Zahl der unterschiedenen Triben und Unterfamilien schwankt stark je nach Bearbeiter, für die Untergliederung werden vor allem die Differenzierungen des Ährchenbaues und ihre zunehmende Reduktion, der Lodiculae, der Karyopsen-, Embryo- und Keimlingsstruktur herangezogen.

Chemische Merkmale

Untersuchungen der Gräser haben bisher vor allem die ökonomisch bedeutungsvollen Inhaltsstoffe, wie Kohlenhydrate, Proteine, Vitamine, ätherische Öle zum Ziel gehabt.

Charakteristisch für die Gräser ist die Akkumulation von **Kieselsäure** und von Reservekohlenhydraten. Die Samen sind sehr reich an **Stärke** (○ Abb. 26.11, ○ Abb. 26.12). In den Sprossachsen treten entweder Saccharose (und Stärke) (sog. Zuckergräser) oder Fructosane (sog. Fruktangräser).) auf.

Die äußerste Endospermschicht (Aleuronschicht) ist reich an **Reserveeiweiß.** Neben Globulinen und Albuminen kommen die für die Gräser typischen Prolamine und Gluteline vor. Sie bilden das Klebereiweiß der Getreidekörner. Sehr verbreitet in Gräsern sind verschieden gebaute Polyphenole. Auch Cumarinderivate treten in Spuren vermutlich in allen Gräsern auf (Cumaringeruch im Heu). Im Ruchgras *(Anthoxanthum odaratum)* kommen größere Cumaringehalte vor. Das Cumarin liegt genuin nicht frei vor, sondern wird beim Trocknen aus Vorstufen freigesetzt.

Ätherische Öle treten in größeren Mengen nur bei wenigen Grasgattungen (z. B. *Cymbopogon*) auf. Bei ihnen ist das Öl stets in Ölzellen lokalisiert. **Wachs**ausscheidungen und Wachsüberzüge sind bei vielen Gräsern bekannt.

Zu erwähnen sind die Gräser bezüglich ihrer **allergenen** Wirkung. Die Pollen werden durch den Wind verbreitet; sie sind Inhalationsantigene, die nach Kontakt mit den Schleimhäuten prädisponierter Personen zur Bildung von Antikörpern führen. Die bei erneutem Kontakt auftretende Allergie (»Heuschnupfen«) wird durch eine Antigen-Antikörper-Reaktion (Kap. 31.2.2) und eine damit gekoppelte Freisetzung von Histaminen ausgelöst.

Drogen und Stammpflanzen

- Wichtige Nutzpflanzen (z. T. seit Jahrtausenden in Kultur gezüchtete Getreide (○ Abb. 26.11):
- Weizen (*Triticum*), Roggen (*Secale cereale*), Hafer (*Avena sativa*), Gerste (*Hordeum vulgare*), Reis (*Oryza sativa*), Mais (*Zea mays*) und verschiedene Hirsen: Kolbenhirse (*Setaria italica*), Rispenhirse (*Panicum miliaceum*), Mohrenhirse oder Durrha (*Sorghum bicolor*), Perlhirse (*Pennisetum spicatum*), Zuckerrohr (*Saccharum officinarum* mit saccharosereichem, markigem Halm)
- Maisstärke (Ph. Eur.); Maydis amylum; *Zea mays* (○ Abb. 26.11); tropisches Amerika (Peru), kultiviert weltweit
- Reisstärke (Ph. Eur.); Oryzae amylum; *Oryza sativa* (○ Abb. 26.11); Ostasien, vielfach kultiviert in Tropen, Subtropen, Italien, USA
- Weizenstärke (Ph. Eur.); Tritici amylum; *Triticum aestivum* (○ Abb. 26.11); Vorderer Orient (fruchtbarer Halbmond), weltweit kultiviert
- Heublumen; Graminis flos (Blütenstände vieler Gramineen); Wildgräser Europas (Bäder und Breiumschläge)
- Queckenwurzelstock (Ph. Eur.); Graminis rhizoma, *Agropyron repens*; äthärisches Öl, *Polysaccharide;* Nordhalbkugel
- Citronellaöl (Ph. Eur.); Citronellae aetheroleum; *Cymbopogon winterianus* u. andere Arten (○ Abb. 26.8 D); ätherisches Öl: Geraniol, Citronellal etc.; Südindien, Indonesien, Taiwan

26

Cyperaceae (98/4350) Ordn.: Poales 26.3.5

Die Ried- oder Sauergräser sehen den echten Gräsern äußerlich ähnlich; dennoch sind sie auch in vegetativem Zustand leicht von diesen zu unterscheiden (**geschlossne Blattscheiden, nur eine Spelze**). Ihr ökologischer Verbreitungsschwerpunkt liegt auf feuchten Wiesen und Mooren. In Europa dürfte mit etwa 180 Arten zu rechnen sein.

Sauergräser zeigen eine Reduktionsreihe im Blütenbau.

Die verschiedenen Gattungen der Cyperaceen zeigen eine **Reduktionsreihe** im Blütenbau, bei der immer mehr Teile ausfallen. Die Gattung *Scirpus* hat noch mit P3 + 3 A3 + 3 G(**3**) die vollständigsten Blüten. Die stärkste Reduktion hingegen zeigen die Blüten der Vertreter der großen Gattung *Carex*. Die Blüten sind perianthlos und eingeschlechtig ♂A3 und ♀G(3). Sie stehen in gemischt- oder getrenntgeschlechtigen Ähren. Eine Eigentümlichkeit der Pollenbildung bei den Cyperaceen ist, dass in jeder Tetrade 3 Kerne zugrunde gehen, somit aus der Pollenmutterzelle nur ein Pollenkorn entsteht (Pseudomonaden). Bei den Juncaceen entwickeln sich noch alle 4 Pollenkörner.

Chemische Merkmale

Die Cyperaceen haben mit den Poaceen die Ablagerung von Kieselsäure (als festes, wasserhaltiges Gel) in den Zellwänden (oder im Innern der Epidermiszellen selbst) gemeinsam. Die Form der **Kieselzellen** ist bei den Cyperaceen allerdings annähernd kegelförmig. Sie erinnert an die der Zingiberales und der Arecaceae.

Drogen und Stammpflanzen

- Sandseggenwurzel; Caricis rhizoma; *Carex arenaria*; Kieselsäure, ätherisches Öl, Gerbstoffe; Nordhemisphäre (Sandböden)

Synopse

Zusammenfassung

- Die Liliopsida werden in Lilianae und Commelinianae eingeteilt.
- Die Lilianae haben einen sehr einheitlichen Blütenaufbau mit zumeist 3-zähligen Blüten und einem Perigion, was auch verwachsen sein kann.
- Bei den Iridaceae bildet eine Blüte drei Blumen.
- Die Orchidaceae haben hoch entwickelte Blüten mit teilweise sehr speziellen Mechanismen zur Bestäubung.
- Bei den Commelinianae herrscht Windbestäubung vor.
- Zingiberaceae haben zumeist farbige, komplex aufgebaute Blütenstände.
- Poaceae haben Spelzen. Der Blütenstand ist eine Ähre, die typischerweise aus Ährchen aufgebaut ist.

Fragen

Wiederholungsfragen

1. Wie unterscheiden sich Lilianae und Commelinianae?
2. Benennen und erklären sie hochentwickelte Blütenformen der Lilianae!
3. Wie unterscheidet sich der Blütenaufbau eines Grases von dem einer Tulpe?

Literatur

Angiosperm Phylogeny Group: An update of the Angiosperm Phylogeny Group classification for the orders and families of flowering plants: APG III. In: Botanical Journal of the Linnean Society. Band 161 (2): 105–121, 2009

Breckle SW. Walter's vegetation of the earth. Springer, Berlin 2002

Bresinsky A, Körner C, Kadereit JW, Neuhaus G, Sonnewald U. Strasburger – Lehrbuch der Botanik. 36. Aufl., Spektrum Akademischer Verlag, Heidelberg 2008

Esser K. Kryptogamen II, Moose, Farne; Praktikum und Lehrbuch. Springer, Berlin 1992

Lieberei R, Reisdorff C Franke W. Nutzpflanzenkunde: Nutzbare Gewächse der gemässigten Breiten, Subtropen und Tropen. Thieme, Stuttgart 2007

Frohne D. Heilpflanzenlexikon. 8. Aufl., Wissenschaftliche Verlagsgesellschaft Stuttgart, 2006

Frohne D, Pfänder HJ. Giftpflanzen. 5. Aufl., Wissenschaftliche Verlagsgesellschaft Stuttgart, 2005

Gassner G. Mikroskopische Untersuchung pflanzlicher Nahrungs- und Genussmittel. 5. Aufl., Gustav Fischer, Stuttgart 1989

Glimn-Lacy J, Kaufman PB. Botany Illustrated. Introduction to Plants, Major Groups, Flowering Plant Families. 2nd ed., Springer, Berlin 2006

Hegnauer R. Chemotaxonomie der Pflanzen. Birkhäuser, Basel 1962–1996

Henssen A, Jahns HM. Lichenes. Eine Einführung in die Flechtenkunde. Thieme, Stuttgart 1974

Hohmann B, Reher G, Stahl-Biskup E. Mikroskopische Drogenmonographien der deutschsprachigen Arzneibücher. Wissenschaftliche Verlagsgesellschaft Stuttgart, 2001

Ingrouille M, Eddie B. Plants, Diversity and evolution. Cambridge Univ Press, 2006

Jolivet P. Interrelationship between insects and plants. CRC Press, Boca Raton 1998

Koning RE. Angiosperm Phylogeny. Plant Physiology Information Website. http://plantphys.info/plant_biology/lechtml/apg2/, 2012

Kubitzki K (ed) The families and genera of Vascular Plants, Vol 1–7. Springer, Berlin 2002

Lee Tchang Bok. Illustrated Flora of Korea. Seoul 1993

Lewis LA, McCourt RM. Am J Bot, 91: 1535–1556, 2004

Pryer KM, et al. Am J Bot, 91: 1582–1598, 2004

Lüttge U, Kluge M, Thiel G. Botanik. 6. Aufl., Wiley-VCH, Weinheim 2010

Oxelman B, Kornhall P, Olmstead RG, Bremer B. Taxon 54: 411–425, 2005

Schmeil O, Fitschen J. Flora von Deutschland. 95. Aufl., Quelle & Meyer, Heidelberg 2011

Singh G. Plants systematics. Sci Publisher USA, 2004

Soltis DE et al. Phylogeny and evolution of angiosperms. Sinauer, 2005

Spichiger RE, Savolainen VV, Figeat M, Jeanmonod D. Systematic botany of flowering plants. Sci. Publisher USA, 2004

Stevens PF. An end to all things? Plants and their names. Austral Syst Botany, 19: 115–133, 2006

Stevens PF. Angiosperm Phylogeny Website. Version 12. http://www.mobot.org/MOBOT/research/APweb/2012

Walter H, Breckle SW. Ökologie der Erde, Bd 1–4. Gustav Fischer, Stuttgart 1984–2004

Weber H. Botanik. Eine Einführung für Pharmazeuten und Mediziner. Wissenschaftliche Verlagsgesellschaft Stuttgart, 1962

Weberling F, Schwantes OH. Pflanzensystematik. 7. Aufl., Ulmer, Stuttgart 2000

Wichtl M, Bauer R, Blaschek W, und Buff W. Teedrogen und Phytopharmaka. 5. Aufl., Wissenschaftliche Verlagsgesellschaft Stuttgart, 2009

Wisskirchen R, Häupler H. Standardliste der Farn- und Blütenpflanzen Deutschlands. Ulmer, Stuttgart 1998

Wyk BE v, Wink C&M. Handbuch der Arzneipflanzen. 2. Aufl. Wissenschaftliche Verlagsgesellschaft Stuttgart, 2004

27 Gewebe und Haut

Inhaltsvorschau

Der erste Teil des Kapitels gibt eine Einführung zum Thema Gewebe und dient damit als Grundlage, die Funktion der einzelnen Organe des menschlichen Organismus, die aus Geweben aufgebaut sind, zu verstehen. Der zweite Teil vermittelt einen Einblick in Aufbau und Funktion der Haut. Dieses Organ wird in seiner Bedeutung oft unterschätzt. Es ist nicht nur das flächenmäßig größte und schwerste Organ des Menschen, sondern auch das funktionell vielseitigste. Fundiertes Wissen über die Haut ist Voraussetzung für das Verständnis von sehr unterschiedlichen Aspekten in der Pharmazie wie z. B. Schmerzwahrnehmung, Applikation von Arzneistoffen über die Haut, Hauterkrankungen und Anwendung von Kosmetika (z. B. Sonnenschutz).

27.1 Gewebe

Definition

Unter einem Gewebe versteht man einen **Zellverband**, der aus funktionell gleichartigen Zellen mit charakteristischen Merkmalen besteht. Zum Gewebe zählt auch die zwischen den Zellen liegende **Interzellularsubstanz**.

27.1.1 Einteilung der Gewebe

Parenchym = organtypische Funktionszellen

Interstitium = Zwischenraum

Im menschlichen Organismus unterscheidet man nach funktionellen Gesichtspunkten vier verschiedene Grundgewebe: **Epithelgewebe, Binde- und Stützgewebe, Nervengewebe** und **Muskelgewebe**. Die beiden letzteren werden in Kap. 28 und Kap. 29 ausführlicher besprochen. Organe setzen sich aus verschiedenen Geweben zusammen. Die für die spezifische Organfunktion zuständigen Zellen werden als Parenchymzellen bezeichnet. So enthält das Herz natürlich Bindegewebe und Nervengewebe. Die Parenchymzellen sind in diesem Fall aber die Herzmuskelzellen. Der zwischen den organtypischen Parenchymzellen gelegene Raum, der Bindegewebe, Gefäße und Nerven enthält, wird als Interstitium bezeichnet.

27.1.2 Epithelien

Epithelien bestehen aus einer oder mehreren Zellschichten und bedecken alle inneren und äußeren Körperoberflächen des menschlichen Organismus. Epithelien können allein der Abgrenzung zwischen Kompartimenten dienen (Deckepithel) oder Stoffe transportieren (z. B. Drüsenepithelien, Darm, Nierentubulus). Epithelien grenzen sich klar vom Bindegewebe ab und werden nicht durch Blutgefäße versorgt.

Charakteristika von Epithelzellen

Epithelzellen zeigen einen polaren Aufbau (apikale und basolaterale Membran).

Epithelzellen haben einen charakteristischen polaren Aufbau (○ Abb. 27.1), wodurch sie in der Lage sind, gerichteten transepithelialen Transport zu leisten. Die **apikale Seite** ist nach außen (Beispiel Haut) oder zum Lumen (Beispiel Nierentubu-

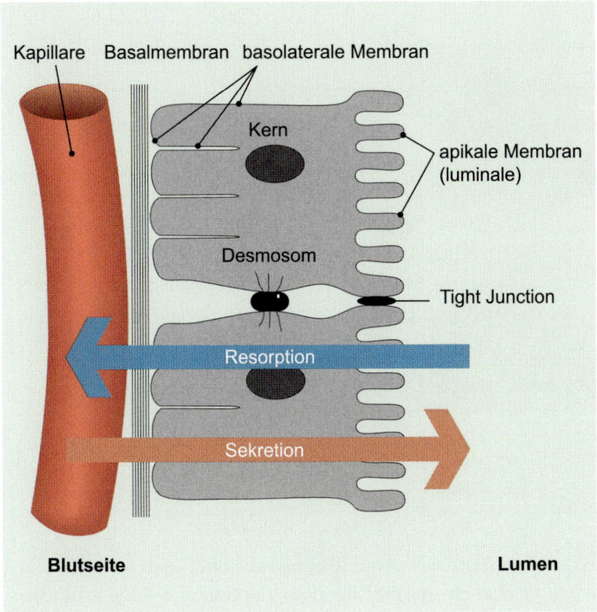

○ Abb. 27.1 Polarer Aufbau von Epithelzellen. Strukturelle und funktionelle Unterschiede zwischen apikaler und basolateraler Zellseite ermöglichen einen gerichteten Transport über das Epithel. Resorption: Transport vom Lumen zur Blutseite. Sekretion: Transport von der Blutseite zum Lumen.

Die apikale Membran ist häufig ein Bürstensaum bestehend aus Mikrovilli zur Oberflächenvergrößerung.

lus) gewandt. Die apikale Membran weist häufig starke Einfaltungen auf (**Bürstensaummembran**), die der Oberflächenvergrößerung dienen. An der apikalen Seite befinden sich zwischen den Zellen Schlussleisten (»**Tight junctions**«). Hier verschmelzen die äußersten Schichten der Zellmembranen benachbarter Zellen. Die Interzellularräume werden dadurch, je nach der Beschaffenheit der Tight junctions, unterschiedlich dicht in Bezug auf den Durchtritt von Stoffen und Wasser.

Die **basolaterale Seite** weist zur Blutseite. Sie ist über eine **Basalmembran** mit dem darunter liegenden Gewebe verbunden. Die polare Natur der Epithelzellen zeigt sich auch in einer unterschiedlichen Ausstattung der apikalen und basalen Membran mit Ionentransportproteinen. Die mechanische Festigkeit des Epithelgewebes rührt daher, dass die Zellen über Haftplatten (**Desmosomen**) in den Interzellularspalten eng verknüpft sind.

Transepithelialer Transport

Die Na^+/K^+-ATPase ist in der basolateralen Membran lokalisiert.

Von herausragender Bedeutung ist der transepitheliale Transport an den Epithelien der Nierentubuli (Kap. 33) und des Gastrointestinaltrakts (Kap. 34), da hier große Stoffmengen transportiert werden. Transepithelialer Transport kann transzellulär durch die Epithelzellen hindurch oder parazellulär über die Schlussleisten erfolgen. Große Proteine können durch apikale Endozytose und basolaterale Exozytose (Kap. 2.2) oder umgekehrt über ein Epithel transportiert werden. Stoffe, für die ein transepithelialer Gradient besteht, können entweder per Diffusion (v. a. ungeladene Moleküle) das Epithel passieren oder über spezielle Transportmoleküle die Membranen überwinden (erleichterte Diffusion). Moleküle und Ionen, für die kein transepithelialer Gradient besteht, müssen aktiv transportiert werden. **Primär aktiver Transport** erfolgt durch ATP getriebene Pumpen (○ Abb. 27.2). In jeder Epithelzelle gibt es in der basolateralen Membran die **Na^+/K^+-ATPase**. Ihre Pumptätigkeit sorgt für eine niedrige intrazelluläre Na^+-Konzentration und somit zusammen mit dem

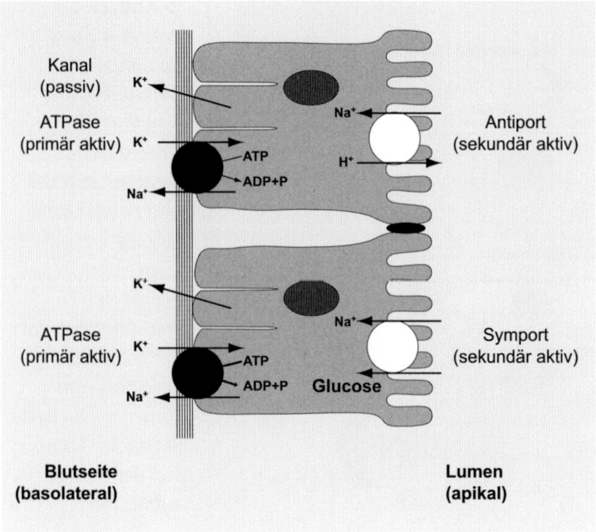

○ Abb. 27.2 Transepithelialer Transport. Der obere Teil der Abbildung zeigt den sekundär aktiven Antiport von Na^+ und H^+ über die apikale Membran, der untere Teil den sekundär aktiven Symport von Na^+ und Glucose. In beiden Fällen ist der sekundär aktive Transport abhängig von der ATPase in der basolateralen Membran, die unter ATP-Verbrauch Na^+ im Austausch gegen K^+ aus den Zellen pumpt. K^+ rezirkuliert über einen K^+-Kanal in der basolateralen Membran vom Zellinneren nach außen.

Sekundär aktive Transporter werden durch einen elektrochemischen Gradienten angetrieben, den primär aktive Transporter schaffen.

Membranpotential für einen starken ins Zellinnere gerichteten elektrochemischen Gradienten für Na^+. Dieser Gradient treibt nun Transporter an, die entweder im Symport oder im Antiport mit Na^+ Stoffe gegen einen Gradienten über die Membran transportieren können (**sekundär aktiver Transport**, ○ Abb. 27.2). Der Transport von osmotisch wirksamen Teilchen über ein Epithel sorgt für den Transport von Wasser. Epithelien sind für Wasser nur dann durchlässig, wenn sie Wasserkanäle (Aquaporine) enthalten (Kap. 2.1.3 und Kap. 33.3.2). Besonders in Epithelien mit durchlässigen Schlussleisten kann der parazelluläre Wassertransport so stark sein, dass gelöste Moleküle oder Ionen mit dem Wasser mitgerissen und so transportiert werden (**solvent drag**).

Praxisbeispiel

Häufigste Ursache von Diarrhoe (Durchfall) ist ein gestörter transepithelialer Transport im Darm ausgelöst durch (Bakterien)toxine (siehe auch Kap. 20.2).

Deckepithelien

Deckepithelien besitzen Schutzfunktion.

Deckepithelien finden wir z. B. als äußerste Schicht der Haut, im Gastrointestinaltrakt und den Luftwegen, als äußerste Schicht der Schleimhaut und bei den ableitenden Harnwegen. Epithelien können einschichtig oder mehrschichtig sein. Je nach Zellform unterscheidet man Plattenepithelien (flache Zellen), kubische Epithelien (würfelförmige Zellen) und Zylinderepithelien. Die Epithelzellen können mit Flimmerhaaren (Kinozilien) besetzt sein, die zum Transport z. B. von Schleim bei den

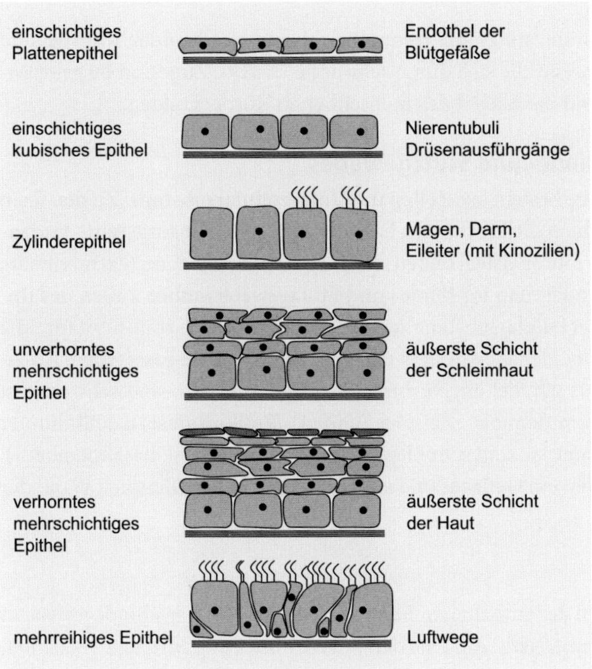

○ Abb. 27.3 Verschiedene Epithelformen und Beispiele für ihr Vorkommen im Organismus

Epithelien der Luftwege dienen. Bei mehrschichtigen Epithelien können die äußersten Zellschichten abgestorben sein, was die mechanische Festigkeit des Epithels erhöht (z. B. Haut). Man bezeichnet solche Epithelien als **verhornte Epithelien**. Die ○ Abb. 27.3 zeigt die Charakteristika einiger häufig vorkommender Epithelien. Beim mehrreihigen Epithel sitzen alle Zellen der Basalmembran auf, aber nicht alle reichen bis zur Oberfläche.

Drüsenepithelien

Drüsen werden von Gruppen hoch spezialisierter Epithelzellen gebildet, die ein Sekret abgeben. **Exokrine Drüsen** geben ihre Produkte nach außen an die Epitheloberfläche ab (z. B. Drüsen im Magen-Darm-Trakt, Talgdrüsen, Prostata, Speicheldrüsen). **Endokrine Drüsen** geben ihre Produkte (Hormone) ins Blut ab. Drüsen können aus einzelnen Epithelzellen oder komplexen, verzweigten Gebilden bestehen (z. B. Leber). Muköse Drüsen produzieren ein zähflüssiges Sekret, seröse Drüsen ein dünnflüssiges, das reich an Eiweiß ist.

Merke

Epithelien haben Schutzfunktion, können Drüsen bilden und Transportaufgaben erfüllen. Primär aktiver Transport erfolgt gegen einen Gradienten unter ATP-Verbrauch. Beim sekundär aktiven Transport werden Stoffe entgegen ihrem Gradienten ohne direkten ATP-Verbrauch transportiert. Der elektrochemische Gradient für Na^{+} schafft die Triebkraft für den sekundär aktiven Transport. Die Triebkraft wird durch die Pumptätigkeit der Na^{+}/K^{+}-ATPase aufrechterhalten und somit sind sekundär aktiver Transport und primär aktiver Transport eng gekoppelt.

27.1.3 Binde- und Stützgewebe

Das Bindegewebe umhüllt, stützt und trennt die Organe voneinander. Knorpel und Knochen sind Stützgewebe, die sich durch sehr hohe Druck-, Zug- und Biegebelastbarkeit auszeichnen und das Skelett des menschlichen Körpers bilden.

Bestandteile des Binde- und Stützgewebes

Der Fasertyp bestimmt Struktur und Elastizität des Bindegewebes.

Binde- und Stützgewebe besteht aus **Zellen und Interzellularsubstanz**. Zu den fixen Bindegewebszellen zählen die **Fibrozyten** bzw. deren noch nicht ausgereifte Vorläufer, die **Fibroblasten**. Fibroblasten bilden die Interzellularsubstanz (extrazelluläre Matrix). Außerdem findet man im Binde- und Stützgewebe mobile Zellen des Immunsystems. Zur Interzellularsubstanz zählen die amorphe Grundsubstanz, die hauptsächlich aus Proteoglykanen besteht und drei verschiedene Fasertypen. **Kollagenfasern** bestehen aus parallel angeordneten Kollagenfibrillen, sind sehr reißfest und biegsam, aber kaum dehnbar (Beispiel Sehnen). **Retikulinfasern** sind dünner und netzartig angeordnet, sie sind sehr biegungselastisch (Beispiel: Basalmembran). **Elastische Fasern** bilden ein Geflecht und sind extrem dehnbar (Beispiel: Wand der Aorta).

Bindegewebe

Lockeres Bindegewebe

Je nach Art und Anzahl der enthaltenen Fasern und Zellen wird das Bindegewebe in verschiedene Formen unterteilt. Auf eine detaillierte Einteilung wird hier verzichtet, da sie in der Literatur recht uneinheitlich ist und dem Verständnis wenig nützt. Lockeres Bindegewebe enthält wenig kollagene Fasern und viel amorphe Grundsubstanz. Es umhüllt die Organe, Nerven und Gefäße und füllt Lücken. Es bewirkt, dass Organe gegeneinander verschiebbar sind und dient als Wasserspeicher. Eine Spezialform des lockeren Bindegewebes stellt das **Fettgewebe** dar.

Straffes Bindegewebe

Straffes Bindegewebe enthält wenig amorphe Grundsubstanz und eine große Anzahl kollagener Fasern. Es bestimmt z. B. die mechanischen Eigenschaften der Haut und bildet Organ- und Gelenkkapseln. Hoch parallel angeordnet sind die Fasern des straffen Bindegewebes in Sehnen und Bändern, die einer hoher Zugbelastung ausgesetzt sind.

Knorpel

Es existieren drei Arten von Knorpel.

Knorpel ist durch Zug und Druck belastbar und gehört zusammen mit den Knochen zum **Stützgewebe**. Knorpelgewebe ist nicht durchblutet, weshalb eine Regeneration bei Schädigung nur langsam erfolgt. Die fixen Zellen des Knorpels werden Chondrozyten genannt. Man unterscheidet drei Knorpeltypen. Der häufigste Knorpel ist der sehr zähe **hyaline Knorpel**. Er ist reich an kollagenen Fasern, die aufgequollen sind, was das milchige Aussehen dieses Knorpels bedingt. Er ist an Rippen, Gelenkflächen, Luftröhre und Bronchien zu finden. Beim **Faserknorpel** sind Faseranteile zu erkennen. Er ist Bestandteil der Bandscheiben. **Elastischer Knorpel** ist selten, er kommt z. B. an der Ohrmuschel vor.

Praxisbezug

Eine Degeneration des Knorpels spielt bei der Entstehung von Arthrose eine entscheidende Rolle.

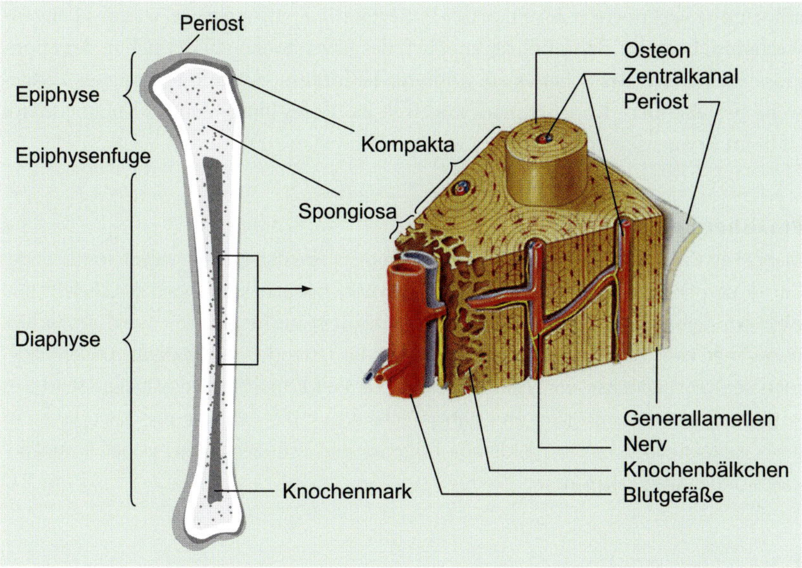

○ Abb. 27.4 Aufbau eines Röhrenknochens. Der linke Teil der Abbildung zeigt einen Röhrenknochen im Überblick, der rechte Bildausschnitt zeigt die Kompakta und die Spongiosa des Knochens im Detail. Die kompakte äußere und mittlere Schicht (Kompakta) besteht aus Knochenlamellen (Knochenplättchen). Unter der Knochenhaut, dem Periost, liegen einige Generallamellen, die den gesamten Knochen umschließen. Darunter befinden sich die Osteone, die aus konzentrisch angeordneten Lamellen bestehen. In der Mitte eines jeden Osteons sieht man einen Kanal, durch den die Blutgefäße ziehen. Die innere Schicht (Spongiosa) besteht aus einem Gerüst von Knochenbälkchen mit größeren Zwischenräumen. In einem größeren Hohlraum in der Spongiosaregion befindet sich das Knochenmark.

Knochen

Knochen ist keine tote Substanz, sondern unterliegt einem ständigen Auf- und Abbau. Den Knochenaufbau bewerkstelligen bestimmte Zellen, die so genannten Osteoblasten, für den Abbau sind die Osteoklasten verantwortlich. Allgemein werden die Zellen des Knochens als Osteozyten bezeichnet. Die enorme Festigkeit des Knochens entsteht durch Einlagerung von Hydroxylapatit, einem Komplex aus Ca^{2+} und Phosphat, in die organische Interzellularsubstanz, die hauptsächlich aus kollagenen Fasern besteht. Der Knochen wird von der Knochenhaut, dem **Periost**, umhüllt und ist gut mit Blutgefäßen versorgt. Das Gewicht des Lamellenknochens, der häufigsten Knochenart, ist relativ leicht, da nur die äußere und mittlere Schicht aus kompaktem Material (**Kompakta**) besteht (○ Abb. 27.4). Die Kompakta ist nach außen hin durch Generallamellen begrenzt. Lamellen bestehen aus Knochenplättchen. Darunter liegen Osteone, die aus konzentrisch angeordneten Lamellen gebildet werden. Im Zentralkanal der Osteone befinden sich Nerven und Gefäße, über die der Knochen versorgt wird. Der innere Teil des Knochens ist schwammartig aufgebaut (**Spongiosa**) und besteht aus Knochenbälkchen und Hohlräumen, in denen sich das Knochenmark befindet. Der Röhrenknochen besteht zunächst aus Knorpel und verknöchert erst allmählich während der Entwicklung. Der Knochen wächst von der Epiphysenfuge aus. Als Epiphyse wird der dem Gelenk zugewandte Teil des Röhrenknochens bezeichnet, als Diaphyse der Schaft. Unter dem Einfluss der Sexu-

Knochenaufbau: Osteoblasten
Knochenabbau: Osteoklasten

Hydroxylapatit bedingt die Festigkeit des Knochens.

alhormone verknöchert am Ende der Pubertät die Epiphysenfuge, was das Längenwachstum beendet. Beim Röhrenknochen des Erwachsenen bildet sich in der Spongiosa im Bereich des Schaftes ein größerer Hohlraum, der mit gelbem, aus Fettgewebe bestehendem Knochenmark angefüllt ist. Rotes blutbildendes Knochenmark ist beim Erwachsenen nur noch in wenigen Knochen zu finden.

Praxisbezug

Mangel an Calcitriol, das die Ca^{2+}-Resorption und Einlagerung in die Knochen fördert, oder Ca^{2+}-Resorptionsstörungen führen zu schweren Mineralisationsstörungen des Skeletts und weichen, deformierten Knochen. Bei Kindern wird ein solches Krankheitsbild als Rachitis bezeichnet, beim Erwachsenen als Osteomalazie. Bei Osteoporose kommt es zur Verminderung der Knochenmasse, vor allem der Spongiosa. Im fortgeschrittenen Stadium führt dies zu vermehrter Frakturneigung und starken Schmerzen. Die Ätiologie der Osteoporose ist noch weitgehend ungeklärt; fördernde Faktoren sind Estrogenmangel in der Postmenopause und Bewegungsmangel.

Merke

Binde- und Stützgewebe besteht aus Zellen und Interzellularsubstanz. Bindegewebe, Knorpel und Knochen enthalten unterschiedliche Zellarten, die Interzellularsubstanz besteht immer aus der Grundsubstanz und verschiedenen Fasertypen. Knorpel und Knochen zählen zum Stützgewebe. Knochen ist im Gegensatz zum Knorpel durchblutet. Der Knochen weist einen komplexen Aufbau auf. Die schwammartige Spongiosa im Knocheninneren sorgt dafür, dass Knochen leicht sind. Die enorme Festigkeit des Knochens beruht auf der Einlagerung von Komplexen aus Ca^{2+} und Phosphat.

27.2 Haut

Die Haut stellt weit mehr dar als eine simple Schutzschicht oder Barriere. Wenn man bedenkt, dass Menschen wegen ihrer Hautfarbe diskriminiert wurden und werden, wird deutlich, wie stark die Haut das äußere Erscheinungsbild eines Menschen prägt. Dies zeigt auch der millionenfache Einsatz von Kosmetika oder von Veränderungen an der Haut durch Tätowierung, Piercing oder Bemalen.

27.2.1 Aufbau der Haut

Die Haut bildet die Grenzfläche zwischen dem Organismus und der Umwelt und ist mit 3 bis 5 kg eines der größten Organe des Menschen mit vielfältigen Funktionen. Dies drückt sich auch durch ihren komplexen Aufbau aus. Sie besteht aus mehreren Schichten und verschiedenen Geweben. Schon die Zerstörung kleinerer Areale z. B. durch Verbrennung kann zu lebensbedrohlichen Zuständen durch Verlust an Flüssigkeit, Elektrolyten und Proteinen führen.

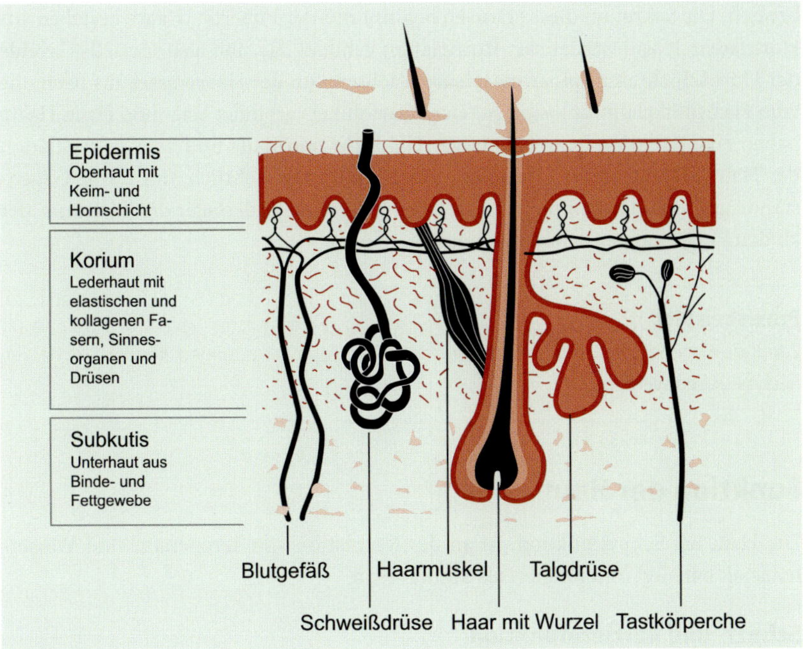

○ Abb. 27.5 Schichten der Haut mit Hautanhangsorganen, Rezeptoren und Blutgefäßen. Die Epidermis ist nicht durchblutet.

Schichten der Haut

Epidermis = Oberhaut, Korium = Lederhaut, Subkutis = Unterhaut. Die Epidermis ist verhornt.

Die Haut ist aus den drei Schichten aufgebaut: Epidermis (Oberhaut), Korium (Lederhaut) und Subkutis (Unterhaut) (○ Abb. 27.5). Die Epidermis besteht aus einem mehrschichtigen verhornten Plattenepithel. Die äußerste Schicht (Hornschicht) bilden tote Zellen, die ständig abschilfern. Die Regeneration der Epidermis erfolgt aus der untersten Schicht, dem Stratum basale. Hier erfolgt auch die Bildung und Speicherung des Hautpigments Melanin. Die Epidermis enthält keine Gefäße. Sie wird durch Diffusion aus dem Korium versorgt. Das Korium besteht hauptsächlich aus Bindegewebe. Hier befinden sich Hautrezeptoren, Drüsen und Blutgefäße, die sich unterhalb der Epidermis netzartig ausbreiten. Die Subkutis besteht ebenfalls aus Bindegewebe mit Fetteinlagerungen. Das Unterhautfettgewebe dient der Wärmeisolation und als Energiespeicher.

Hautanhangsorgane

Zu den Hautanhangsorganen zählen Talgdrüsen, Schweißdrüsen, Duftdrüsen, Haare und Nägel. Die meisten **Talgdrüsen** sind mit Haaren assoziiert. Die Zellen der Talgdrüsen zerfallen bei der Sekretion vollständig und bilden eine schützende Fettschicht auf Haaren und Hornschicht der Epidermis, die sie geschmeidig halten. **Schweißdrüsen** sind über die ganze Körperoberfläche verteilt. Sie dienen der Wärmeregulation, da durch Schweißsekretion Verdunstungskälte entsteht. Schweißdrüsen produzieren ein saures Sekret, das einen Schutz auf der Haut vor Krankheitserregern bildet, die in diesem Milieu schlecht überleben können. **Duftdrüsen** kommen nur in bestimmten Regionen des Körpers vor z. B. Achselhöhle oder Genitalbereich. Die Sekretion dieser Drüsen beginnt mit der Pubertät. **Haare** bestehen aus Hornfäden, **Nägel** werden aus Hornplatten gebildet. Sie sind also spezielle Gebilde der Hornschicht der Epidermis. Haare wachsen von der Haarwurzel aus nach, die vom Haarfollikel umschlossen ist. Der Haarfollikel verbindet Haar und Haut. Haare haben eine Funktion beim Schutz vor UV-Licht und Kälte und bei der Regulation der Hautfeuchtigkeit und Hautflora. Nägel sind unentbehrlich, um kleine Gegenstände greifen und manipulieren zu können und als Widerlager des Tastsinns, der an den Fingerkuppen sehr ausgeprägt ist.

Praxisbeispiel

Zumindest chronischer Drogenkonsum oder auch Arsenvergiftungen können an Haaren nachgewiesen werden.

27.2.2 Funktion der Haut

Die Haut hat Schutzfunktion, ist an der Regulation von Temperatur und Wasserhaushalt beteiligt und fungiert als Sinnesorgan.

Schutz- und Barrierefunktion

Die Haut schützt den Organismus vor mechanischer oder chemischer Schädigung. Sie verhindert weitgehend das Eindringen von Mikroorganismen und schädlichen Stoffen in den Körper. **Langerhans-Zellen** in der Haut phagozytieren körperfremdes Material. Wichtig ist auch die Schutzfunktion der Haut vor Austrocknung. Gleichzeitig lässt die Haut aber Verdunstung zu, die ein wesentlicher Faktor der Wärmeregulation ist. Weiterhin wird die Wärmeabgabe des Körpers über Eng- bzw. Weitstellung der Hautgefäße reguliert. Bei Kälte ist die Haut blass, weil sie schlecht durchblutet ist, was wiederum die Wärmeabgabe drosselt. Die Haut stellt auch einen Schutz vor UV-Strahlung dar. Unter Einwirkung von Sonnenlicht kommt es zur vermehrten Bildung von Melanin (Bräunung) und Verdickung der Hornschicht (Sonnenschwiele).

Haut als Sinnesorgan

Die Haut spielt eine wichtige Rolle als Organ, mit dem wir Informationen über unsere Umwelt aufnehmen können. Die Information aus der Haut wird über die sensiblen Anteile der Spinalnerven (Kap. 28.3.1) in das Rückenmark geleitet. Ein Hautareal, das von einem bestimmten Spinalnerv innerviert wird, wird als **Dermatom** bezeichnet. Der Tastsinn unterstützt und ergänzt die visuelle Wahrnehmung, Temperatur kann aber ausschließlich über die Haut wahrgenommen werden. Die Schmerzempfindung über Hautrezeptoren hat eine wichtige Warnfunktion.

Rezeptoren in der Haut bilden den Tastsinn.

Tastsinn. In der Haut sind verschiedene Rezeptoren lokalisiert, die es ermöglichen, die Intensität, die Geschwindigkeit und die Beschleunigung eines Eindrucks auf der Haut zu registrieren. Je nachdem, in welchem Ausmaß die verschiedenen Rezeptoren aktiviert werden, können Empfindungen wie Spannung, Druck, Berührung und Vibration wahrgenommen werden. Die verschiedenen Rezeptoren sind komplex gestaltet, liegen in unterschiedlichen Schichten von Leder- und Unterhaut und tragen recht eindrucksvolle Namen wie Axon-Merkel-Zell-Komplex, Ruffini-Körperchen (beides Intensitätsdetektoren), Meißner-Körperchen (Geschwindigkeitsdetektoren) und Vater-Pacini-Körperchen (Beschleunigungsdetektoren). Die Dichte der verschiedenen Rezeptoren unterscheidet sich in verschiedenen Hautarealen. Eine hohe Dichte finden wir auf der Handinnenfläche mit der größten Anzahl von Rezeptoren pro Fläche an den Fingerkuppen, mit denen der Mensch Gegenstände sehr gut allein durch Tasten erfassen kann.

Temperaturwahrnehmung. In der Haut sind zwei verschiedene Arten von Thermorezeptoren lokalisiert: Kalt- und Warmrezeptoren. Diese Rezeptoren sind freie Nervenendigungen. Warmrezeptoren reagieren bei Hauttemperaturen über 30 °C mit einer Aktivitätszunahme und haben ihr Maximum bei ca. 45 °C. Bei höheren Temperaturen nimmt ihre Aktivität wieder ab. Kaltrezeptoren werden bei Temperaturen unter 30 °C stimuliert und haben ihr Aktivitätsmaximum bei ca. 25 °C. Unter 10 °C sind sie nicht mehr aktiv. Kalt- und Warmrezeptoren können nur Veränderungen der Temperatur erfassen, nicht die tatsächliche Hauttemperatur registrieren. Starke Erwärmung oder Abkühlung wird als Schmerz empfunden.

Praxisbeispiel

Die Wahrnehmung von Temperatur wird über die Aktivität von bestimmten Ionenkanälen in den freien Nervenendigungen vermittelt (z. B. TRPV1 (Hitze), TRPM8 (Kälte)). Substanzen, die an diesen Kanälen angreifen, können uns daher ein Gefühl der Hitze (Capsaicin, Wärmepflaster) bzw. Kälte (Methanol, Pfefferminzbonbons) vermitteln.

27

Schmerzwahrnehmung. In der Haut sind zahlreiche Schmerzrezeptoren (**Nozizeptoren**) lokalisiert. Es handelt sich auch hierbei um freie Nervenendigungen. Die Aktivierung dieser Schmerzrezeptoren hat eine wichtige Warnfunktion, um den Körper vor äußeren Noxen durch Auslösen von Flucht- und Abwehrreaktionen zu schützen (Kap. 28.3.1, Reflexe). Schmerzrezeptoren sind **polymodal**, d. h. sie können durch verschiedene Reize wie Quetschung, Säure oder Hitze aktiviert werden. Schmerzempfindung wird von der Haut zum Rückenmark über schnell leitende myelinisierte **Aδ-Fasern** oder über langsam leitende nicht myelinisierte **C-Fasern** vermittelt. Bestimmte Substanzen, die bei einer Verletzung freigesetzt werden, wirken als Aktivatoren von Schmerzrezeptoren (z. B. K^+, Histamin). Andere Substanzen machen die Schmerzrezeptoren sensibler gegenüber Schmerz auslösenden Reizen (z. B. Prostaglandine).

Schmerzrezeptoren sind freie Nervenendigungen. Bei Verletzungen werden Schmerzrezeptoren aktiviert.

Praxisbezug

Die Schmerzsensibilisierung macht z. B. Haut bei Sonnenbrand gegenüber leichten Reizen wie Berührung sehr viel empfindlicher als nicht geschädigte Hautpartien.

Synopse

Zusammenfassung

- Die Gewebe des menschlichen Organismus gliedern sich in Epithelgewebe, Binde- und Stützgewebe, Nervengewebe und Muskulatur.
- Organe bestehen aus mehreren Geweben.
- Die Haut ist eines der größten und funktionell vielseitigsten Organe des Menschen.
- Die Haut ist aus mehreren Schichten aufgebaut. Die äußerste Schicht bildet ein verhorntes Plattenepithel.
- Wichtige Funktionen hat die Haut als schützende Barriere, bei der Temperaturregulation und bei der Sinneswahrnehmung.

Fragen

Wiederholungsfragen

1. Erklären Sie den Unterschied zwischen primär aktivem und sekundär aktivem Transport.
2. Nennen Sie die Charakteristika von Epithelzellen, die den transepithelialen Transport ermöglichen und geben Sie an, über welche Wege transepithelialer Transport prinzipiell erfolgen kann.

Literatur

Am Ende von Kap. 36.

28 Nervensystem

Inhaltsvorschau

Neurone oder Nervenzellen sind die Grundlage unseres Selbst. Ohne funktionierende Neurone gibt es kein Bewusstsein, kein Wissen, kein Handeln, kein Fühlen, kein menschliches Leben. Als sich in der Evolution die ersten Zellen zu mehrzelligen Organismen zusammenschlossen, wurde es notwendig, dass diese Zellen Informationen untereinander austauschen konnten. Die Exozytose von Stoffwechselprodukten könnte zum Beispiel die anderen Zellen darüber informiert haben, ob eine Zelle genug Nährstoffe hat oder hungrig ist. Natürlich müssen die anderen Zellen für die ausgeschleusten Stoffe Rezeptoren haben, um diese Sprache zu verstehen. Im Laufe zunehmender Komplexität der Vielzeller ist es dann nötig geworden, dass einige Zellen sich nur mit ganz bestimmten anderen Zellen verständigen. Der Abstand muss durch eine lange Membranausstülpung (Axon) überbrückt werden. Das erfordert einen intrazellulären Informationsfluss zwischen dem Zellkörper (Soma) und der Synapse als Kontaktpunkt mit der Zielzelle. Dieses Signal besteht in der Frequenz von Aktionspotentialen, die sich entlang des Axons immer wieder neu generieren, sodass es auch über große Entfernungen sein Ziel erreicht. Um eine Information, die auf den Organismus einwirkt, verarbeiten zu können und mit, teilweise komplexem, Verhalten darauf zu reagieren, haben sich Neurone zu Netzwerken zusammengeschlossen, die ein zentrales Nervensystem (ZNS) bilden. Diese übergeordnete Struktur ist vom Rest des Körpers physisch isoliert und erhält Information vom Körper über das periphere Nervensystem (PNS). Gliazellen stellen im ZNS die Funktionsfähigkeit der Neurone sicher. Das zentrale Nervensystem empfängt und verarbeitet die Signale der Sinnesorgane und -zellen aus der Peripherie und steuert über das periphere Nervensystem die Funktion der Organe, des Immunsystems und die Skelettmuskulatur. Die Grundlage der Erregbarkeit der Neurone sind Ströme durch spezifische Ionenkanäle, die das Membranpotential in charakteristischer Weise beeinflussen. Aktionspotentiale befördern Information und lösen an den Synapsen die Freisetzung von Neurotransmittern aus, die an den Zielzellen (z. B. andere Neurone, Muskeln, Epithelzellen) an Rezeptoren binden und diese steuern und beeinflussen. In diese molekularen Mechanismen des Informationsflusses kann man nun pharmakologisch eingreifen. Da Ionenkanäle und die meisten der Rezeptoren sich in der Zellmembran befinden, sind sie zudem von der extrazellulären Seite gut für Pharmaka zugänglich. Auf diese Weise kann man mit Psychopharmaka, Antiepileptika und Anästhetika in das ZNS eingreifen oder in der Peripherie mit Lokalanästhetika die Schmerzleitung unterbrechen.

28.1 Membranpotential

Jede Zelle ist mit der Notwendigkeit konfrontiert, energiereiche Stoffe über die Barriere der Zellmembran aufzunehmen und Abfallstoffe abzugeben. Auf- und Abbau von Speichermolekülen verändern die intrazelluläre osmotische Konzentration und das Zellvolumen, das daher reguliert werden muss. Schließlich ist die intrazelluläre Konzentration an Proteinanionen hoch, die Cl^--Konzentration muss daher gering gehalten werden. Zellen erledigen diese Aufgaben mit Hilfe des Zellmembranpotentials, das wiederum durch Ionenkanäle eingestellt wird. Erregbare Zellen (z. B. Neurone, Muskeln etc.) bilden mit Hilfe von Ionenströmen Aktionspotentiale, die Informationen leiten oder die Zellfunktion bestimmen. Epitheliale Zellen können mit Hilfe des Membranpotentials transepithelialen Transport erzeugen.

28.1.1 Gleichgewichtspotential, Ruhemembranpotential

Das Wort »Potential« in Membranpotential ist eine sprachliche Verkürzung. Eigentlich müsste es Potentialdifferenz oder Spannung heißen.

Chemischer Gradient = Konzentrationsdifferenz. Elektrischer Gradient = Potentialdifferenz.

Die Lipid-Doppelmembran besteht aus Phospholipiden, deren apolare Reste sich als Innenseite zusammenlagern, wohingegen die polaren, ladbaren Reste nach außen zeigen. Die Membran ist daher ein Kondensator (Kapazität, Ladungsspeicher).

Die Aktivität der Na^+/K^+-ATPase schafft für Na^+- und K^+-Konzentrationsgradienten (◘ Tab. 28.1).

Betrachten wir zunächst eine hypothetische Zelle, die ausschließlich K^+-Kanäle und die Na^+/K^+-ATPase besitzt und deren intrazelluläre K^+-Konzentration durch die Tätigkeit der ATPase größer ist als die extrazelluläre K^+-Konzentration (◉ Abb. 28.1 A). Der chemische Gradient, der durch die Konzentrationsdifferenz der K^+-Ionen gegeben ist, bewirkt eine Triebkraft, die wie eine Batterie (Spannungsquelle) die K^+-Ionen durch die K^+-Kanäle (Widerstand) nach außen treibt (◉ Abb. 28.1 B). Da die Membran aufgrund ihrer Kondensatoreigenschaft ein Ladungsspeicher ist, wird die positive Ladung der K^+-Ionen auf der Außenseite der Membran gespeichert. Es entsteht somit eine Potentialdifferenz zwischen innen und außen. Diese Potentialdifferenz ist ein elektrischer Gradient, der dem chemischen Gradienten entgegensteht, da das innen negative Potential die K^+-Ionen am Verlassen der Zelle hindert (◉ Abb. 28.1 C). Es fließen nur genau so viele K^+-Ionen nach außen, bis der elektrische Gradient genau so groß ist wie der chemische Gradient.

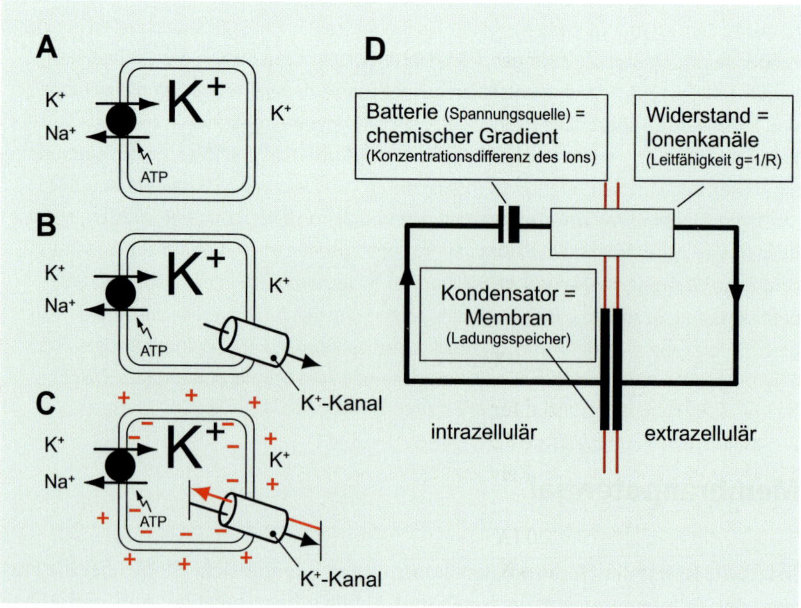

◉ Abb. 28.1 Entstehung des K^+-Gleichgewichtspotentials. Die Lipid-Doppelmembran ist physikalisch ein Kondensator, d. h. Ladungsspeicher. **A** Der primär aktive Transport der Na^+/K^+-ATPase schafft einen nach außen gerichteten Konzentrationsgradienten für K^+. **B** Die chemische Triebkraft (schwarzer Pfeil) treibt K^+ durch spezifische Ionenkanäle nach außen. **C** Der dadurch fließende Ionenstrom lädt den Membrankondensator außen solange positiv auf, bis die elektrische Triebkraft durch die entstandene Potentialdifferenz (roter Pfeil) genauso groß ist wie die chemische Triebkraft. **D** Die zellulären Komponenten dieses Vorgangs lassen sich mit einem elektrischen Schaltkreis simulieren.

Tab. 28.1 Intra- und extrazelluläre Konzentration einiger Ionen

Konzentration in mM	Extrazellulär	Intrazellulär
Na^+	140	14
K^+	5	150
Ca^{2+}	1–2	0,0001
HCO_3^-	25	12
Cl^-	120	5–40
Proteine	0,5	55

Der Kondensator ist dann mit dem gleichen Potential (Spannung) geladen worden wie die Batterie, die der chemischen Triebkraft entspricht, nur mit unterschiedlichem Vorzeichen (Abb. 28.1 D).

Danach besteht ein elektrochemisches Gleichgewicht, das entstandene Potential heißt deshalb **Gleichgewichtspotential**. In elektrophysiologischen Experimenten liegt die Erdelektrode immer auf der Außenseite, der Blutseite. Daher wird das K^+-Gleichgewichtspotential per Definition als negatives Potential bezeichnet, d. h. das Zellinnere ist negativ im Bezug zur Außenseite (Erde).

Elektrochemisches Gleichgewicht: Elektrischer Gradient ist gleich groß wie chemischer Gradient, aber entgegengesetzt gerichtet.

Merke

Die Na^+/K^+-ATPase ist elektrogen, da sie 3 Na^+-Ionen aus der Zelle und nur 2 K^+-Ionen in die Zelle pumpt. Deshalb entsteht auch durch ihre Aktivität ein Membranpotential. Dieses ist in der Regel aber klein und trägt nicht zur Regelung elektrischer Aktivität bei, die ausschließlich über Ionenkanäle gesteuert ist.

Der chemische Gradient, die Batterie, entspricht also einer Potentialdifferenz, was bedeutet, dass sich aus der Konzentrationsdifferenz eines Ions über eine Membran sein Gleichgewichtspotential errechnen lässt. Dies geschieht mit Hilfe der Nernst-Gleichung:

$$E_x = (R \cdot T/(n \cdot F)) \cdot \ln [X]_{außen}/[X]_{innen}$$

E_X - Gleichgewichtspotential für ein beliebiges Ion X (V)
R – allgemeine Gaskonstante 8,3 J/(K · mol)
T – absolute Temperatur in Kelvin (K) (37 °C = 310 K)
n – Ladungszahl des Ions
F – Faradaykonstante 96 500 (A · s)/mol
[X] – Konzentration des Ions X

Fasst man die Konstanten zusammen und rechnet den natürlichen in den dekadischen Logarithmus um, so ergibt sich näherungsweise bei 37 °C Körpertemperatur für K^+ mit den Konzentrationen aus Tab. 28.1:

$$E_K \sim 60 \cdot -\lg 30 \sim -90 \text{ mV}$$

Das Gleichgewichtspotential eines Ions wird auch Nernst-Potential genannt. Für Na^+ ergibt sich nach dieser Gleichung ein E_{Na} von + 60 mV.

Synonyme Begriffe (betrachtet für eine Ionenart): Gleichgewichtspotential, Nernst-Potential, Umkehrpotential, Nullstrompotential

Am Gleichgewichtspotential von K^+ fließen genauso viele K^+-Ionen nach außen wie nach innen, d. h. es fließt **netto** kein Strom, weshalb man das Potential auch Nullstrompotential nennt. Wird die Zelle positiver als –90 mV, so fließen K^+-Ionen nach außen, wird die Zelle negativer (nur unter experimentellen Bedingungen), fließen K^+-Ionen nach innen. Da also die Stromrichtung sich an diesem Potential umdreht, nennt man es auch Umkehrpotential.

Praxisbeispiel

Ein Patient kommt in die Apotheke, angeblich hat er eine K^+-Konzentration von 10 mM im Blut und ist sehr besorgt. Sie berechnen blitzschnell, dass E_K bei diesem Patienten dann nur noch -70 mV sein könnte, was mit dem Leben unvereinbar wäre. Wahrscheinlicher ist also, dass sehr viele Erythrozyten in der Blutprobe, z. B. durch Scherstress in der Kanüle bei der Blutabnahme, zugrunde gegangen sind und das K^+-reiche Zytosol die Konzentration in der Probe verfälscht.

Bei mehr als einer Ionenleitfähigkeit hängt das Membranpotential von den Gleichgewichtspotentialen der Ionen und der relativen Größe der Leitfähigkeiten zueinander ab.

Gibt es an einer Zelle nur für eine Ionenart Kanäle, so stellt sich das Gleichgewichtspotential unabhängig von der Anzahl der Kanäle ein (in die Nernst-Gleichung geht die Leitfähigkeit nicht ein). In der Regel besitzt die Zellmembran jedoch viele Ionenleitfähigkeiten. In diesem Fall stellt sich dasjenige Potential ein, bei dem die Summe aller Ionenströme wieder Null ist. Das Membranpotential hängt dann nicht nur vom Nernst-Potential der einzelnen Ionen ab, sondern auch von ihren Leitfähigkeiten. Dies lässt sich an einem einfachen Beispiel verdeutlichen:

Praxisbeispiel

Dreht man an einer Dusche nur den Kaltwasserhahn auf, ist die Temperatur unabhängig vom Wasserstrom; dies ändert sich wenn zusätzlich der Heißwasserhahn aufgedreht wird: Jetzt ist die Mischtemperatur abhängig von den einzelnen Temperaturen (heiß und kalt) und vom Anteil der einzelnen Wasserströme am Gesamtstrom.

Die Ruheleitfähigkeit einer Zelle ist für K^+ normalerweise groß, aber es existiert meist auch eine Grundleitfähigkeit vor allem für Na^+. Deshalb ist das **Ruhemembranpotential** (RMP) von Zellen negativ und nahe bei E_K, also zwischen –80 mV und –65 mV, aber doch positiver als E_K. Aufgrund der geringen Triebkraft ist der K^+-Strom aber klein, trotz der großen Ruheleitfähigkeit für K^+.

Ist die Leitfähigkeit für K^+ genauso groß wie für Na^+, so stellt sich ein Membranpotential ein, das exakt zwischen E_K und E_{Na} liegt, also –15 mV. Hier sind die elektrochemischen Triebkräfte für beide Ionen gleich groß, nämlich je 75 mV. Es gibt einige unspezifische Kationenkanäle, für die diese Konstellation zutrifft. Da ihr Nullstrompotential bei –15 mV liegt und somit positiver als das RMP ist, depolarisieren sie die Membran, was vor allem bei erregbaren Zellen von Bedeutung ist.

Ionenkanäle lassen sich zwei Hauptkategorien zuordnen:

Ligandengesteuerte Kanäle sind Kanäle, die durch die Bindung eines Ions oder Moleküls in ihrer Aktivität beeinflusst werden. Man kann diese unterteilen in:

- durch extrazelluläre Liganden gesteuerte Kanäle, z. B. nikotinischer Acetylcholinrezeptor (unspezifischer Kationenkanal), $GABA_A$-Rezeptor (Cl^--Kanal)

- durch intrazelluläre Liganden gesteuerte Kanäle (z. B. epithelialer Cl^--Kanal (cAMP), ATP inhibierbarer K^+-Kanal, Ca^{2+} gesteuerte K^+-Kanäle (die zusätzlich spannungsabhängig sein können).

Merke

An der Plasmamembran von Zellen ist K^+ das einzige Ion, das primär aktiv durch eine ATPase gepumpt wird **und** dessen Gleichgewichtspotential negativ ist. Das bedeutet, dass die Zelle unter physiologischen Bedingungen nicht negativer als E_K wird. Der Strom I_K, der fließt, wenn das Membranpotential E_M ungleich von E_K ist, ist abhängig von der Differenz der Potentiale (E_M–E_K) und der Leitfähigkeit für K^+-Ionen g_K. $I_K = g_K \cdot (E_M - E_K)$ Allgemein ist E_M abhängig von der Größe der fraktionellen Leitfähigkeit jedes Ions $f_x = g_x/g_G$ (g_x = Leitfähigkeiten der einzelnen Ionen; g_G = Gesamtleitfähigkeit aller Ionen) und den Nernst-Potentialen aller Ionen E_X. $E_M = \Delta\, f_x \cdot E_X$

Spannungsgesteuerte Kanäle werden durch Veränderungen des Membranpotentials reguliert. Es gibt:

- durch Depolarisation geöffnete Kanäle (z. B. spannungsabhängige Na^+, Ca^{2+} und K^+-Kanäle),
- durch Hyperpolarisation geöffnete Kanäle (z. B. HCN-Kanäle (=I_f-Kanäle, unspezifische Kationenkanäle v. a. in Schrittmacherzellen des Herzens. Diese sind zusätzlich ligandengesteuert (z. B. cAMP), siehe Kap. 30.2.1.

Die meisten Ionenkanäle werden durch Liganden gesteuert oder sind spannungsabhängig.

Außerdem gibt es noch K^+ Kanäle, die für das Ruhemembranpotential zuständig sind und bei diesem Potential dauerhaft (konstitutiv) geöffnet sind. Diese sogenannten Kir-Kanäle (inward rectifier) sind einwärts gleichrichtende Kanäle, was bedeutet, dass ihre Leitfähigkeit mit zunehmender Depolarisation abnimmt. Dies ist deshalb sinnvoll, weil diese K^+-Kanäle bei der Depolarisation zum Schwellenpotential geschlossen werden und so der Depolarisationsphase des Aktionspotentials (s. u.) kein hyperpolarisierender K^+-Strom entgegenwirkt.

28

28.1.2 Aktionspotential

Erregbare Zellen sind in der Lage Aktionspotentiale (APs) zu generieren. Dazu bedienen sie sich spannungsgesteuerter Na^+- und/oder Ca^{2+}-Kanäle, die die Depolarisationsphase des APs bewirken sowie spannungsgesteuerter K^+-Kanäle für die Repolarisation. Die spannungsabhängigen K^+-Kanäle öffnen dabei verzögert oder sehr langsam. Auslöser für ein AP bzw. die Öffnung dieser spannungsgesteuerten Kanäle ist eine Depolarisation der Zellmembran vom Ruhemembranpotential zum Schwellenpotential. Die initiale Depolarisation zum Schwellenpotential wird v. a. durch die Öffnung unspezifischer Kationenkanäle bewirkt.

Das Schwellenpotential ist das Potential, bei dem spannungsgesteuerte Na^+-, Ca^{2+}- und (verzögert) K^+-Kanäle öffnen.

Natriumaktionspotential

Aktionspotentiale v. a. von Nerven- und Skelettmuskelfasern sind reine Na^+-APs, d. h. der Aufstrich des APs wird nur durch den Strom durch spannungsgesteuerte Na^+-Kanäle generiert. Dabei nehmen diese Kanäle grundsätzlich drei verschiedene Zustände ein (○ Abb. 28.2). Am Ruhemembranpotential, das hauptsächlich durch K_{ir}-Kanäle bestimmt wird, sind die spannungsgesteuerten Na^+-Kanäle geschlossen/

Na^+-Kanäle haben drei Funktionszustände: geschlossen/akivierbar, offen/aktiviert, geschlossen/inaktiviert.

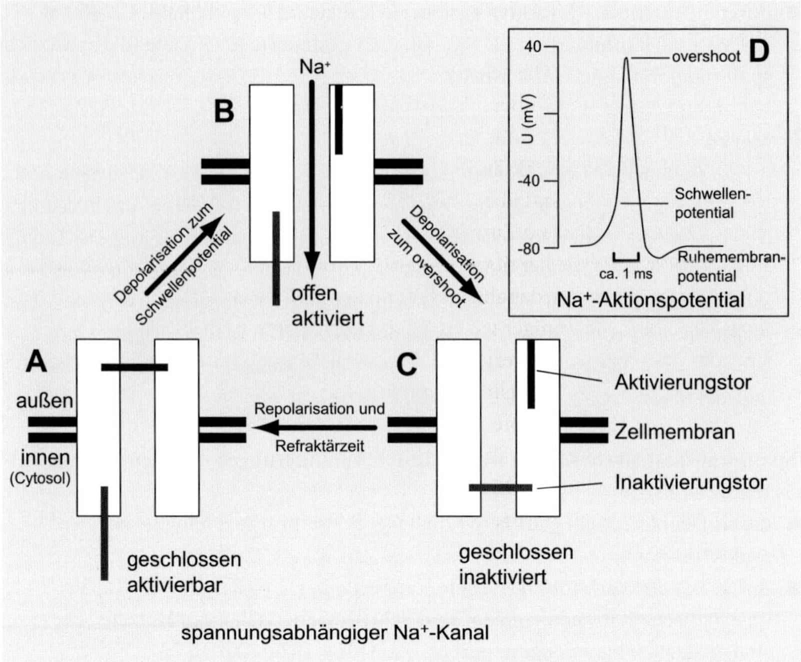

○ Abb. 28.2 Spannungsabhängige Na^+-Kanäle haben mindestens drei verschiedene Zustände. **A** In Ruhe ist das Aktivierungstor (schwarz) geschlossen, das Inaktivierungstor (rot) offen. **B** Wird der Kanal durch Depolarisation zum Schwellenpotential aktiviert, so öffnet sich das Aktivierungstor und Na^+ strömt in die Zelle, die bis zum overshoot-Potential depolarisiert; **C** dies schließt das Inaktivierungstor, **D** die Zelle repolarisiert durch Ausstrom von K^+ durch K^+-Kanäle. **C→A** Nach der Refraktärzeit gehen die Kanäle wieder in den aktivierbaren Grundzustand über.
Ein einzelner Kanal, wie hier gezeigt hat nur eine absolute Refraktärzeit. In der relativen Refraktärzeit sind von vielen Kanälen einige noch inaktiviert (C), während andere schon wieder aktivierbar sind. (A)

aktivierbar. Wird eine Zelle depolarisiert, so nimmt der K^+-Strom durch die K_{ir}-Kanäle ab und ist bei Potentialen positiver als −50 mV sehr gering.

Am Schwellenpotential von etwa −50 mV gehen die spannungsgesteuerten Na^+-Kanäle lawinenartig in den offenen/aktivierten Zustand über, d. h. sie ändern ihre Konformation und werden so leitend für Na^+-Ionen (Aktivierungstor offen, ○ Abb. 28.2). Zu diesem Zeitpunkt ist die K^+-Leitfähigkeit klein und die Na^+-Leitfähigkeit groß. Dadurch depolarisiert die Zelle soweit, dass das Membranpotential sogar positiv wird, d. h. es schießt über 0 mV hinaus und nähert sich E_{Na} an. *Die dabei fließende Ladungsmenge ist sehr klein und dient lediglich der Umladung des Membrankondensators.*

Die durch das Öffnen und durch die Depolarisation ausgelöste Konformationsänderung des Na^+-Kanals geht weiter und der Kanal nimmt den geschlossen/inaktivierten Zustand ein, d. h. das Inaktivierungstor wird geschlossen (○ Abb. 28.2). In diesem Zustand bleibt der Na^+-Kanal solange die Membran depolarisiert ist. Beim reinen Na^+-AP ist jedoch zu diesem Zeitpunkt die Na^+-Leitfähigkeit durch die Inaktivierung wieder klein und die K^+-Leitfähigkeit durch das Öffnen spannungsgesteuerter K^+-Kanäle groß, sodass die Zelle repolarisiert und das AP beendet wird (innerhalb 1 ms; ○ Abb. 28.2).

In der repolarisierten Zelle gehen die Na^+-Kanäle aus dem inaktivierten direkt in den aktivierbaren Zustand über. Dieser Vorgang braucht aber Zeit. Solange noch alle Na^+-Kanäle inaktiviert sind, d. h. dass kein erneutes AP auslösbar ist, spricht man von der **absoluten Refraktärzeit**. Nach und nach gehen einzelne Kanäle wieder in den aktivierbaren Zustand über, während die anderen Kanäle noch refraktär (inaktiviert) bleiben. Bei diesem Zustand spricht man von der **relativen Refraktärzeit**. In dieser Zeit können die bereits aktivierbaren Kanäle geöffnet werden, sodass ein AP ausgelöst werden kann, das aber aufgrund des geringeren Stromes (kleinere Na^+-Leitfähigkeit) die Zelle weniger weit in Richtung E_{Na} depolarisiert.

Absolute und relative Refraktärzeit. In der absoluten Refraktärzeit sind Na^+-Kanäle nicht aktivierbar.

Sinn der Na^+-APs ist die verlustfreie Weiterleitung von Information. Information, die von einer Rezeptorzelle aufgenommen wird, führt in der Regel zu einer Veränderung des Membranpotentials (Rezeptorpotential). Der zugrunde liegende Rezeptorstrom fließt nicht nur über die Membran sondern auch im Intra- und Extrazellulärraum und lädt den Membrankondensator (○ Abb. 28.1 D). Durch diese **elektrotonische Potentialausbreitung** wird das Rezeptorpotential aber mit der Entfernung exponentiell kleiner, sodass Informationsübertragung auf diesem Wege nur über einige mm möglich wäre.

Erregbare Zellen können Aktionspotentiale generieren, d. h. sie besitzen spannungsabhängige Kanäle. An nicht erregbaren Membranen breitet sich ein Potential elektrotonisch aus.

Praxisbeispiel

Bei den Löchern eines Bewässerungsschlauches ist der Wasserausstrom in der Nähe des Wasserhahns am stärksten und nimmt exponentiell mit der Entfernung zum Hahn ab.

Deshalb wird die Information in die Frequenz von APs umkodiert, da hier das sich ausbreitende AP durch die stets neu erfolgende Öffnung spannungsgesteuerter Na^+-Kanäle immer wieder ein neues, gleich großes AP auslöst (**Alles-oder-Nichts-Regel**). *Es werden sozusagen immer neue Wasserhähne geöffnet.* Die Signalstärke ist daher am Zielort genauso groß wie am Ursprungsort. Je stärker der depolarisierende Rezeptorstrom, desto höher die Frequenz der APs (○ Abb. 28.4). Sinn der Refraktärzeit ist die gerichtete Ausbreitung von APs.

Praxisbeispiel

Da Ströme immer nur in einem geschlossenen Stromkreis fließen, fließt während des Stromes durch einen Ionenkanal auch Strom über den Widerstand im intra- und extrazellulären Raum. Dieser Strom erzeugt am extrazellulären Widerstand (z. B. dem Hautwiderstand) eine elektrische Spannung, die mit Elektroden auf der Haut gemessen werden kann (z. B. EKG, EMG, EEG).

Calciumaktionspotential

Ca^{2+}-Aktionspotentiale werden entweder nur durch spannungsgesteuerte Ca^{2+}-Kanäle generiert (z. B. glatte Muskelzellen, Sinusknoten des Herzens) oder durch die Kombination schneller spannungsgesteuerter Na^+-Kanäle und langsamerer Ca^{2+}-Kanäle (z. B. Herzventrikel, B-Zelle des Pankreas). Es gibt sehr unterschiedliche spannungsgesteuerte Ca^{2+}-Kanäle. Einige (T-Typ Ca^{2+}-Kanäle) haben eine sehr ähnliche Charakteristik wie spannungsgesteuerte Na^{+}-Kanäle. Sie sind in Kombination mit anderen Ca^{2+}-Kanälen zu finden und sollen die Zelle schnell depolarisieren. Die anderen Ca^{2+}-Kanäle (L-Typ, N-Typ, P/Q-Typ) dienen vor allem dazu, Ca^{2+}-Einstrom in die Zellen zu ermöglichen, um die zytosolische (engl. cytosolic) Ca^{2+}-Konzentration ($[Ca^{2+}]_c$) zu erhöhen. Diese Kanäle (vor allem L-Typ) sind daher erheblich länger geöffnet (ca. 100–300 ms) als Na^{+}-Kanäle. Ca^{2+}-APs werden v. a. durch Repolarisation beendet, die die Ca^{2+}-Kanäle schließt. Die Repolarisation erfolgt, wenn der K^{+}-Strom größer wird als der Ca^{2+}-Strom.

Merke

An erregbaren Zellen wird die Information durch Aktionspotentiale weitergeleitet. Wird eine Zelle bis zum Schwellenpotential depolarisiert, öffnen spannungsabhängige Na^{+}- oder/und Ca^{2+}-Kanäle und die Zelle depolarisiert bis zum Spitzenwert. K^{+}-Ausstrom durch spannungsabhängige K^{+}-Kanäle repolarisiert die Membran zum Ruhepotential.

28.2 Struktur und Funktion von Zellen des Nervensystems

Das Nervensystem besteht aus Nerven- und Gliazellen.

Nervenzellen sind Empfänger, Leiter und Verarbeiter von Information. Wir, unsere Gehirne, denken mit Hilfe von Neuronen; aber auch der Informationsaustausch zwischen ZNS und Peripherie erfolgt über Neurone. Allein aus der Tatsache, dass es etwa zehnmal mehr Gliazellen als Neurone gibt, lässt sich schon ablesen, dass auch diese Zellen für das Funktionieren des Nervensystems eine wichtige Rolle spielen.

28.2.1 Neurone

Obwohl Nervenzellen (Neurone) sehr unterschiedliche Gestalt annehmen können, können funktionell vier Strukturen in einem Neuron unterschieden werden: **Dendriten, Soma, Axon** und **Synapsen** (○ Abb. 28.3).

Struktur von Neuronen

Grundbaustein des Nervensystems sind Neurone oder Nervenzellen. Unter Nerven versteht man anatomische Strukturen, in denen Nervenfasern (Axone) gebündelt sind.

Das **Soma** oder der Zellleib einer Nervenzelle enthält den Kern und alle für die Funktionsfähigkeit der Zelle (z. B. Proteinbiosynthese) nötigen Organellen (Mitochondrien, endoplasmatisches Retikulum). In der Regel besitzt das Soma sich verzweigende Membranausstülpungen, die sogenannten **Dendriten**. Die Membran der Dendriten und meist auch des Somas enthält Neurotransmitterrezeptoren und Ionenkanäle. Diese dienen dem Informationsempfang von anderen Neuronen, die mit den Dendriten eines Neurons bis zu 100 000 Synapsen ausbilden können. Die Membranen der Axone und der synaptischen Endigungen (präsynaptische Membran) sind immer erregbar. Sie dienen der Informationsleitung und -ausgabe an andere Zellen. **Axone**, auch Nervenfasern oder Neurite genannt, und ihre Verzweigungen, sogenannte Kollateralen, sind ebenfalls Membranausstülpungen, die sehr lang sein können (über 1 m bei Motoneuronen). Sie bringen die Information gerichtet und direkt zu bestimmten Zielzellen und übertragen diese dort mit Hilfe der Synapsen. Schnell leitende Axone besitzen meist eine Myelinschicht, sind also markhaltig (im Unterschied zu marklos). Die Myelinschicht oder Markscheide wird von Gliazellen

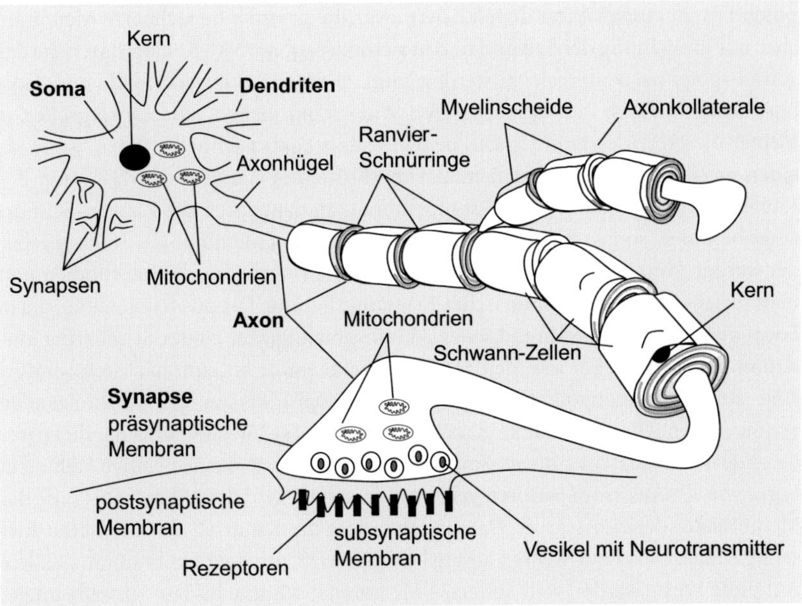

○ Abb. 28.3 Grundbauplan eines (myelinisierten) Neurons. Der Zellleib (Soma) geht in die Dendriten über, an denen Synapsen mit anderen Neuronen gebildet werden. Am Axonhügel beginnt das Na^+-Aktionspotential, das dann über das Axon geleitet wird, welches viele Kollateralen haben kann. Oligodendrozyten oder Schwann-Zellen bilden Myelinscheiden, die aber im natürlichen Verhältnis sehr viel breiter sind. Die Axonkollateralen bilden Synapsen mit ihren Zielzellen. An der präsynaptischen Membran wird Neurotransmitter aus Vesikeln ausgeschüttet, der über den synaptischen Spalt an die Rezeptoren der eingefalteten subsynaptischen Membran diffundiert.

gebildet (siehe unten), die Ausstülpungen ihrer Membran vielfach und sehr eng um Axone wickeln und so eine 0,5–5 µm dicke, stark isolierende Schicht um die Axone legen (○ Abb. 28.3). Zwischen diesen isolierten Stellen (Internodien) entstehen alle 1–3 mm ca. 1 µm breite, nicht isolierte Axonabschnitte, die Ranvier-Schnürringe (○ Abb. 28.3). Am Ende der Axone liegen synaptische Endknöpfchen, die mit der Zielzelle **Synapsen** bilden.

Erregungsleitung

An jedem einzelnen Neuron führt die Informationsübertragung von anderen Neuronen an die Dendriten- und Somamembran zur Aktivierung von hyper- und/oder depolarisierenden Strömen. Diese Ströme bestimmen das Membranpotential des Neurons zu jedem Zeitpunkt. Überschreitet das Membranpotential am Beginn des Axons (Axonhügel) das Schwellenpotential der spannungsabhängigen Na^+-Kanäle, so werden dort (Na^+) Aktionspotentiale ausgelöst. Die während eines Aktionspotentials eingeströmte Ladung (Na^+-Ionen) depolarisiert die benachbarten Membranregionen (Umladung des Membrankondensators) und löst dort erneut ein Aktionspotential aus. Auf diese Weise wird das Aktionspotential entlang des Axons weitergeleitet. Unter physiologischen Bedingungen breitet sich das Aktionspotential an einer Nervenfaser nur in eine Richtung aus. Dies liegt daran, dass die Na^+-Kanäle nach der Öffnung refraktär werden (inaktivieren). Der Strom während des Aktions-

Axone leiten die Erregung (Aktionspotentiale) vom ZNS zu den Zellen der Erfolgsorgane in der Peripherie (Efferenzen) oder von den Sensoren in der Peripherie zum ZNS (Afferenzen).

potentials an einem Axon depolarisiert zwar die gesamte benachbarte Membran, aber nur in Richtung der Synapse finden sich aktivierbare Na^+-Kanäle, durch die das Aktionspotential weitergeleitet werden kann. Die Ströme, die während eines Aktionspotentials durch den intrazellulären Widerstand fließen, sind umso größer, je kleiner dieser Widerstand ist. Das bedeutet, dass Fasern schneller leiten, wenn sie einen großen Durchmesser haben. An myelinisierten Axonen sind Na^+- und K^+-Kanäle nur an den Stellen der Axonmembran, an denen sich die Ranvier-Schnürringe befinden, sodass Aktionspotentiale nur an diesen Membranabschnitten gebildet werden können. Die Aktionspotentiale überspringen also die Internodien und man spricht daher von **saltatorischer Erregungsleitung**. Die positive Ladung, die in Form von Na^+-Ionen während eines Aktionspotentials an einem Schnürring einströmt, reicht nicht nur aus, den Membrankondensator bis zum nächsten Schnürring zum Schwellenpotential umzuladen, sondern bis zu 2–3 nachfolgenden Schnürringen. Dies liegt daran, dass der Membran des Internodiums die dicke isolierende Myelinschicht aufliegt. Somit kann dort einerseits keine positive Ladung in Form von K^+-Ausstrom verloren gehen, andererseits wird der »Plattenabstand« des Membrankondensators groß. Daraus folgt, dass die Kapazität der Membran hier sehr gering ist, also nur wenig Ladung benötigt wird, um die Membran umzuladen. Auf diese Weise werden weit entfernte Membranabschnitte bis zur Schwelle umgeladen. Dadurch wird die Erregungsleitung sehr schnell, ähnlich wie ein Bus, der nur jede zehnte Haltestelle anfährt, schneller ist, als wenn er an jeder hält.

Die Membrankapazität C errechnet sich aus (1) $C = \varepsilon0 \cdot A/d$, $\varepsilon0$ = Dielektrizitätskonstante, A = Fläche, d = Plattenabstand, (2) $C = U/Q$ Q = Ladung, U = Spannung

Praxisbezug

Bei einer demyelinisierenden Erkrankung (z. B. Multiple Sklerose) wird der Plattenabstand des Membrankondensators kleiner, seine Kapazität dadurch größer. Die schnelle saltatorische Erregungsleitung ist dadurch gestört.

Synapse

Am Ende der Axone bilden diese mit den Zielzellen Synapsen aus. Die Axone weiten sich meist zu kleinen Endknöpfchen (1–2 µm) auf, können aber auch bis zu ca. 100 µm groß werden (motorische Endplatten = Synapsen auf Skelettmuskelzellen). Die präsynaptische Membran des Axons steht der eingefalteten sub- oder postsynaptischen Membran gegenüber (Abb. 28.3). Sie sind durch den 20–40 nm breiten synaptischen Spalt getrennt. An der präsynaptischen Membran befinden sich mit Neurotransmitter gefüllte Vesikel. Die postsynaptische Zelle kann ebenfalls ein Neuron sein oder eine Zelle eines anderen Gewebes oder Organs (z. B. Herz- oder Skelettmuskel, glatte Muskeln, Nierentubulus, endokrine Drüsen etc.).

An den Synapsen verschmelzen Vesikel, die mit Neurotransmitter gefüllt sind, mit der Membran und schütten so den Transmitter aus.

Neurotransmitter werden nach Sekretion häufig unverändert aus dem synaptischen Spalt wieder aufgenommen und erneut in die Vesikel transportiert. Die Synthese oder Resynthese von Neurotransmittern erfolgt entweder in der Synapse selbst oder im Soma (vor allem Peptide). Diese und andere für die Zellfunktion wichtige Stoffe werden durch axonalen Transport befördert. Die treibende Kraft zur Aufnahme der meisten Neurotransmitter in die Vesikel wird durch eine H^+-ATPase (V-Typ ATPase) geliefert, die das Innere der Vesikel ansäuert. Der H^+-Gradient wird dann ausgenutzt, um Neurotransmitter über spezielle Transporter (z. B. Aminosäure/ATP Transporter, Monoamintransporter) aufzunehmen. Die Vesikel sind zunächst mit dem Zytoskelett über ein Protein namens Synapsin verbunden. Eine Ca^{2+}-abhängige Proteinkinase sorgt für eine Loslösung der Vesikel, und unter ATP Verbrauch werden die Vesikel an der Plasmamembran verankert.

Die Depolarisation der präsynaptischen Membran durch das Na^+-Aktionspotential öffnet spannungsabhängige Ca^{2+}-Kanäle und dadurch strömt Ca^{2+} in die synaptische Endigung ein. Sensor für die Erhöhung der Ca^{2+}-Aktivität unter der Membran ist wahrscheinlich ein vesikuläres Protein, das Synaptotagmin. Der Anstieg der zytosolischen freien Ca^{2+}-Konzentration führt nun dazu, dass die Vesikelmembran mit der Plasmamembran verschmilzt, die Vesikel sich dadurch zur extrazellulären Seite öffnen und so den/die Neurotransmitter freisetzen. Der genaue molekulare Mechanismus der Vesikelfusion mit der Plasmamembran ist noch nicht geklärt.

Die Wirkung der Neurotransmitter an der postsynaptischen Membran wird beendet, indem der Transmitter enzymatisch gespalten wird (z. B. Acetylcholin) oder durch Aufnahme des Transmitters über die präsynaptische Membran oder in Gliazellen (z. B. Noradrenalin, GABA, Glutamat).

Erregende und hemmende postsynaptische Signale

Neurotransmitter binden an ihren Zielzellen an spezifische Rezeptoren. Dies können ionotrope oder metabotrope Rezeptoren, also ligandengesteuerte Ionenkanäle oder G-Protein gekoppelte Rezeptoren sein, die wiederum Ionenkanäle beeinflussen können (◘ Tab. 28.2, Kap. 35.1.3). In jedem Fall geht es aber letztlich darum, Ionenströme der Zielzelle zu beeinflussen. Die synaptische Signalübertragung bewirkt also eine Änderung des Membranpotentials.

Erregende ionotrope Rezeptoren sind unspezifische Kationenkanäle. Diese sind entweder nur für Na^+ und K^+ permeabel (v. a. nikotinische Acetylcholinrezeptoren, AMPA/Kainat-Glutamatrezeptoren) oder sie leiten zusätzlich auch Ca^{2+}-Ionen (v. a. NMDA-Glutamatrezeptoren). Das Öffnen unspezifischer Kationenkanäle löst also in der Zielzelle Kationeneinströme, d. h. **e**rregende **p**ostsynaptische **S**tröme (**c**urrents, **EPSCs**) aus, die zu erregenden **p**ostsynaptischen **P**otentialen (**EPSPs**) führen. Inhibitorische ionotrope Rezeptoren sind v. a. Cl^--Kanäle ($GABA_A$-Rezeptoren, glyzinerge Rezeptoren), aber Acetylcholin kann auch über M_2-Rezeptoren, die an G_i Proteine gekoppelt sind, K^+-Kanäle öffnen. Dies löst **i**nhibitorische **p**ostsynaptische **S**tröme (**c**urrents, **IPSCs**) und **P**otentiale (**IPSPs**) aus.

Da auf ein Neuron mehrere hunderttausend Synapsen einwirken können, reicht der Strom durch eine Synapse in der Regel nicht aus, die Membran des Axonhügels bis zur Schwelle zu depolarisieren. Daher müssen sich mehrere EPSCs aufsummieren. Allerdings können sich nicht nur EPSCs aufsummieren, sondern auch IPSCs oder beide miteinander. Es kommt immer darauf an, wie die Summe aller EPSCs und IPSCs das Membranpotential am Axonhügel beeinflusst. Das amplitudenmodulierte (AM) Signal (Membranpotential) wird am Axonhügel in ein frequenzmoduliertes (FM) Signal (Frequenz der Aktionspotentiale) umkodiert (○ Abb. 28.4).

Synapsen sind nicht einfache Schalter die immer den gleichen Effekt auslösen, sondern sind in der Regel ständigen Veränderungen unterworfen. Vor allem Veränderungen der intrazellulären Ca^{2+}-Konzentration oder die Aktivierung von Proteinkinasen in der postsynaptischen Zelle verändern z. B. die Offenwahrscheinlichkeiten von Ionenkanälen und somit den Funktionszustand von Synapsen. Ein einfaches Beispiel, wie die Veränderung des Schaltverhaltens einer glutamatergen Synapse erreicht werden kann, ist gegeben, wenn es an dieser Synapse gleichzeitig

Erregende und hemmende Ströme werden am Axonhügel aufsummiert; wenn das Schwellenpotential überschritten wird, werden Aktionspotentiale ausgelöst.

Wird in einem Netzwerk von Neuronen die Funktion einer Synapse kurzfristig verbessert, so spricht man von Bahnung. Das Gegenteil von Bahnung ist Depression. Wird die Synapse dauerhaft verändert, spricht man von Langzeitpotenzierung bzw. Langzeitdepression.

Tab. 28.2 Wichtige Neurotransmitter, ihre Rezeptoren und Signalkopplung (Auswahl)

Neurotransmitter	Rezeptor	Ionenkanal	G-Protein
Acetylcholin	M_1, M_3, M_5 (G_q); M_2, M_4(G_i) (muskarinisch)		G_q, G_i
	N (nikotinisch)	Na^+, K^+	
Dopamin	D_1, D_5		G_s
	D_2, D_3, D_4		G_i
Noradrenalin	α_1		G_q
	α_2		G_i
	β_1–β_3		G_s
Serotonin (5-Hydroxy-tryptamin)	5-HT_1, 5-HT_5		G_i
	5-HT_2		G_q
	5-HT_3	Na^+, K^+	
	5-HT_4, 5-HT_6, 5-HT_7		G_s
Glutamat	AMPA	Na^+, K^+	
	Kainat	Na^+, K^+	
	NMDA	Na^+, K^+, Ca^{2+}	
	mGluR		G_q
GABA	$GABA_A$, $GABA_C$	Cl^-	
	$GABA_B$		G_i

AMPA und NMDA Rezeptoren (siehe oben) gibt (○ Abb. 28.5). Einzeln eintreffende Aktionspotentiale an der präsynaptischen Membran lösen zwar die Freisetzung von Glutamat aus; es werden jedoch nur wenige Glutamatrezeptoren geöffnet, nämlich die AMPA gesteuerten Kanäle. Die NMDA Kanäle sind durch extrazelluläres Mg^{2+} blockiert. Der entstehende EPSC ist gering. Feuert diese Synapse jetzt repetitiv, so wird die postsynaptische Membran stärker depolarisiert. Der Mg^{2+}-Block der NMDA Kanäle wird durch die Depolarisation aufgehoben und es kommt zu zusätzlichem Einstrom durch diese Kanäle. Dies kann die Membran über eine gewisse Zeit depolarisiert halten, sodass jetzt jedes präsynaptische Aktionspotential ein stärkeres EPSP auslöst. Eine solche Veränderung der Synapse wird **Bahnung** genannt und bildet eine molekulare Grundlage z. B. für Lernen. Da zudem auch Ca^{2+} durch die NMDA Rezeptoren einströmt, kann es auch noch zu anderen, weitergehenden Veränderungen des Neurons kommen. Ein stärkerer Anstieg der intrazellulären Ca^{2+}-Konzentration kann über Aktivierung von Calmodulin zur verstärkten Aktivierung der CaM-Kinase II führen. Dies führt zu erhöhter Leitfähigkeit und verstärktem Einbau von AMPA Rezeptoren und damit auch nach längerer Zeit zu verstärkter Bahnung dieser Synapse. Dieser Vorgang wird Langzeitpotenzierung (**long-term potentiation, LTP**) genannt. Das Gegenteil von Bahnung ist **Depression**.

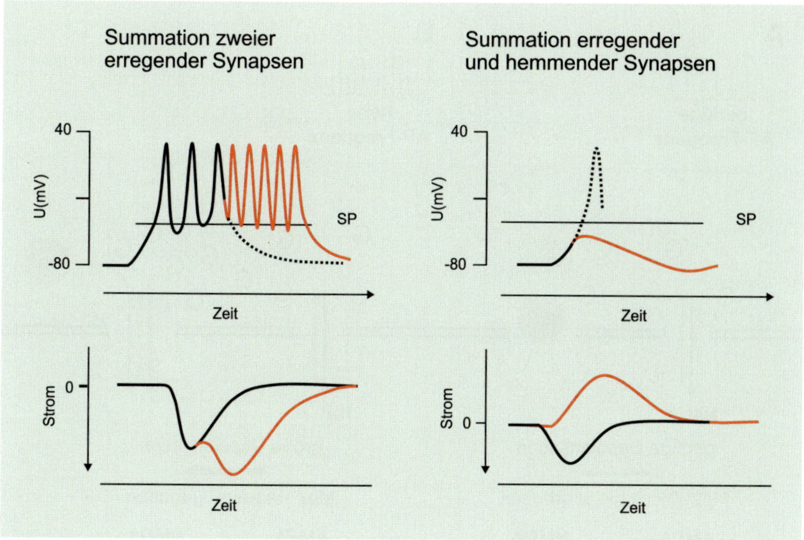

Abb. 28.4 **A** Im oberen linken Teil summieren sich zwei exzitatorische postsynaptische Potentiale (EPSPs), die von den beiden Einwärtsströmen der exzitatorischen postsynaptischen Ströme (=current) (EPSCs) im unteren Teil ausgelöst werden und so am Axonhügel eine Salve von Aktionspotentialen höherer Frequenz bewirken. **B** Im oberen rechten Teil überlagert ein inhibitorisches IPSP das EPSP, sodass das Schwellenpotential am Axonhügel nicht überschritten und kein Aktionspotential ausgelöst wird. Im unteren rechten Teil erkennt man, dass der positive hemmende IPSC (rot) den negativen EPSC (schwarz) überlagert.

Diese kann bei lang dauernden Aktionspotentialserien präsynaptisch auch durch Erschöpfung des Vesikelpools auftreten.

Synapsen können an Neuronen nicht nur mit der Dendriten- oder Somamembran ausgebildet werden, sondern auch mit präsynaptischen Membranen (axo-axonale Synapsen). Auch auf diese Weise kann die Übertragung an einer Synapse gebahnt oder deprimiert werden.

Merke

Die Informationsübertragung von einer Nervenzelle (präsynaptisch) auf eine andere Nervenzelle oder Zielzelle (postsynaptisch) erfolgt mittels chemischer Botenstoffe, den Neurotransmittern. Diese lagern sich an spezifische Rezeptoren in der postsynaptischen Membran an und aktivieren ionotrope Rezeptoren (Ionenkanäle) oder metabotrope Rezeptoren (G-Protein-gekoppelt). Die Antwort in der postsynaptischen Zelle kann in einer Aktivierung (Depolarisation) oder Hemmung (Hyperpolarisation) bestehen. Dies hängt in erster Linie vom entsprechenden Rezeptorsubtyp ab. Ein und derselbe Neurotransmitter kann hemmende oder aktivierende Wirkung haben.

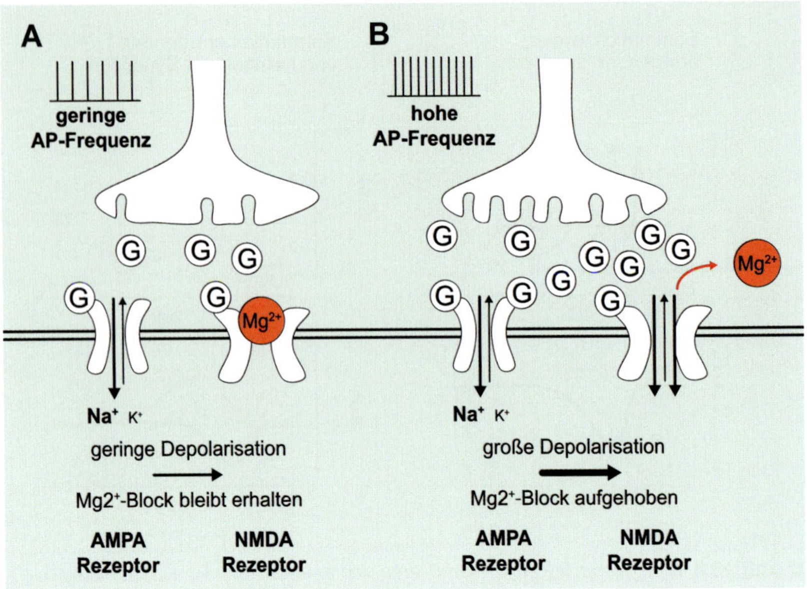

Abb. 28.5 Bahnung: An einer glutamatergen Synapse werden bei geringer AP-Frequenz der präsynaptischen Membran zunächst nur AMPA Rezeptoren geöffnet, durch die dann auch nur ein geringer EPSC fließt. (A) Bei höherer AP-Frequenz des innervierenden Axons wird der AMPA-Strom stärker und die daraus resultierende stärkere Depolarisation sorgt dafür, dass Mg^{2+}-Ionen, die den NMDA-Rezeptor blockieren, aus der Kanalpore getrieben werden. Dadurch kommt es jetzt zu zusätzlichem EPSC über die NMDA-Rezeptoren (B). Da diese Kanäle auch Ca^{2+} leiten, kann es außerdem zu zusätzlichen Effekten in der postsynaptischen Zelle kommen.

28.2.2 Gliazellen

Gliazellen sind die nichtneuronalen Zellen des Nervensystems.

Gliazellen haben nicht nur eine Stützfunktion für die Neurone, wie ursprünglich angenommen wurde, sondern sind auf vielfältige Weise für das richtige Funktionieren der Nervenzellen verantwortlich. Gliazellen sorgen z. B. für die Homöostase der Extrazellulärflüssigkeit in Gehirn und Rückenmark, versorgen Neurone mit Nährstoffen und Neurotransmittern, bilden Myelinscheiden aus (s. u.) und sind auch an der richtigen Verschaltung der Neurone während der Entwicklung des Gehirns beteiligt.

Gliazellen des peripheren Nervensystems

Im peripheren Nervensystem sind die Schwann-Zellen die Gliazellen, die die Myelinscheiden bilden.

Die Gliazellen des peripheren Nervensystems sind die **Schwann-Zellen.** Die Hauptfunktion der Schwann-Zellen ist es, lange Membranausstülpungen zu bilden, die sehr viel Myelin (70 % Lipide, 30 % Proteine) enthalten, und die sehr eng und in vielen Lagen um jeweils ein Axon gewickelt werden. Wie in Kap. 28.2.1 besprochen, sorgt die Myelinscheide dafür, dass es im Bereich des Internodiums keine Ionenkanäle gibt, was zu einem sehr hohen Membranwiderstand in diesem Bereich führt. Des Weiteren wird die Membrankapazität des Internodiums herabgesetzt. Die Membran der Schwann-Zellen besteht wie bei allen Zellen aus Phospholipiden, also Fett, was die gut isolierenden Eigenschaften und die charakteristische weiße Farbe der Markscheiden erklärt. Schwann-Zellen können in lockerer Form auch (mehrere) marklose Fasern umgeben, ohne dass sie dort Myelinscheiden bilden.

Merke

Im ZNS sind die Bereiche weiß, in denen die markhaltigen Nervenfasern verlaufen. Eine größere Ansammlung von eng beieinander liegenden Nervenzellkörpern erscheint dagegen als graue Substanz.

Gliazellen des Zentralnervensystems

Im Zentralnervensystem gibt es etwa 10^{11} Neurone. Die Zahl der Gliazellen ist jedoch mindestens zehnfach höher. Anatomisch und funktionell kann man vier verschiedene Arten Gliazellen unterscheiden: Astrozyten, Oligodendrozyten, Mikroglia und Ependymzellen.

Astrozyten versorgen Neurone und sind für deren Homöostase verantwortlich. Oligodendrozyten bilden die Myelinscheiden im ZNS. Mikroglia Zellen sind die Immunzellen des ZNS.

Astrozyten haben vielfältige Aufgaben bei der Versorgung und Homöostase der Neurone. Sie sind in der Lage, K^+ aus dem Extrazellulärraum aufzunehmen, das bei der Aktivität der Neurone über die K^+-Kanäle abgegeben wird. Auf diese Weise sorgen sie dafür, dass eine unerwünschte Depolarisation der Neurone durch Veränderung von E_K (s. o.) unterbleibt. Die Astrozyten bilden Verbindungen zwischen den Neuronen und Blutkapillaren, die sie mit Ausläufern umhüllen. Sie sind damit jedoch nicht Teil der Blut-Hirn-Schranke (s. u.), aber sie vermitteln den Stofftransport aus dem Blut zur Versorgung der Neurone mit energiereichen Substraten. Astrozyten können mit ihren Ausläufern auch Synapsen umhüllen und diese gegen die Umgebung isolieren. Zum anderen sind sie in der Lage, Neurotransmitter (GABA, Serotonin, Glutamat) spezifisch aufzunehmen und so die Wirkung der Transmitter zeitlich zu begrenzen. Neurotransmitter werden von den Astrozyten auch zu deren Vorstufen abgebaut und den Neuronen zur Resynthese zur Verfügung gestellt. **Oligodendrozyten** bilden v. a. Myelinscheiden um Axone aus. Im Gegensatz zu Schwann-Zellen können sie jedoch mehrere Axone versorgen. Zur Phagozytose befähigte **Mikroglia-Zellen** sind die immunkompetenten Zellen des ZNS. Sie sind auch antigenpräsentierende Zellen. **Ependymzellen** schließlich bilden ein einschichtiges Epithel, das die Liquorräume auskleidet.

Blut-Hirn-Schranke

Die Neurone und Gliazellen des ZNS werden gegen äußere Einflüsse weitgehend abgeschirmt. Dafür sorgt die Blut-Hirn-Schranke, die von den Endothelzellen der Blutkapillaren des ZNS gebildet werden. Diese Zellen sind durch Schlussleisten (tight junctions) eng miteinander verbunden und bilden so eine Schranke, die *per se* nur von lipidlöslichen Substanzen und Atemgasen passiert werden kann. Die Endothelzellen lassen jedoch transzellulären Transport von bestimmten Aminosäuren, D-Glucose und Ketonkörpern zu, der entweder passiv über spezielle Transporter vermittelt wird oder (sekundär) aktiv mit Hilfe der basolateralen Na^+/K^+-ATPase erfolgt.

Praxisbeispiel

In der Area postrema (Hirnstamm) fehlt die Blut-Hirnschranke. Deshalb können bereits resorbierte Toxine oder Medikamente dort direkt einwirken und Erbrechen auslösen.

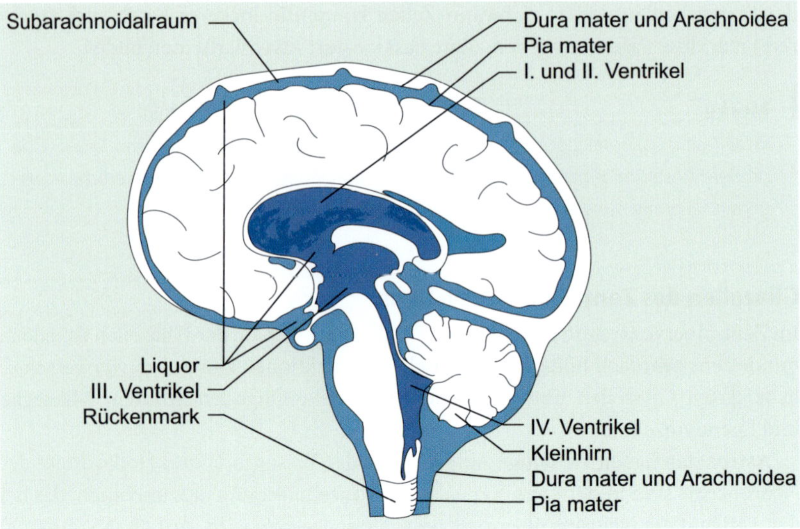

○ Abb. 28.6 Liquorräume in Gehirn und Rückenmark

Hirnhäute und Liquorräume

Gehirn und Rückenmark werden von drei Hirnhäuten umhüllt. Die äußere harte Hirnhaut (**Dura mater**) kleidet den Schädelknochen, bzw. den Wirbelkanal aus. Ihr liegt die mittlere weiche bindegewebeartige **Arachnoidea** eng an. Die darunter gelegene, weiche **Pia mater** liegt hingegen auf dem Nervengewebe auf, sodass ein Subarachnoidalraum entsteht, der Liquor enthält.

Liquorräume nehmen etwa 15–20 % des Volumens des ZNS ein. Sie dienen dem Schutz vor mechanischen Erschütterungen und verhindern in engen Grenzen, dass jede Volumenzunahme im Schädel zu einer Druckerhöhung im Gehirn führt. Dabei wird Liquor in die Liquorräume des Rückenmarks verschoben.

Es gibt sowohl äußere Liquorräume (zwischen den Hirnhäuten), als auch innere Liquorräume (Ventrikel) (○ Abb. 28.6).

28.3 Struktur und Funktion einzelner Bereiche des Nervensystems

Afferenzen leiten Signale aus der Peripherie zum ZNS; Efferenzen leiten Signale vom ZNS zur Peripherie.

Nervenzellen dienen dazu, Signale die von Rezeptoren in der Peripherie unseres Körpers aufgenommen wurden, dem Zentralnervensystem (ZNS) zuzuführen. Diese Neurone nennt man Afferenzen. Im ZNS werden diese Signale von anderen Neuronen verarbeitet, z. B. sehen wir, fühlen Schmerz, können die Lage des Körpers im Raum wahrnehmen oder messen die osmotische Konzentration des Blutes. Diese Leistungen werden unter dem Begriff **Sensorik** zusammengefasst. Das ZNS reagiert dann auf diese Informationen, indem es über zur Peripherie führende Neurone (Efferenzen) z. B. Skelettmuskeln ansteuert (**Motorik, somatisches Nervensystem**), Hormondrüsen sezernieren lässt oder über das **vegetative (autonome) Nervensystem** die Funktion innerer Organe steuert (z. B. Herz, Magen-Darmtrakt etc.).

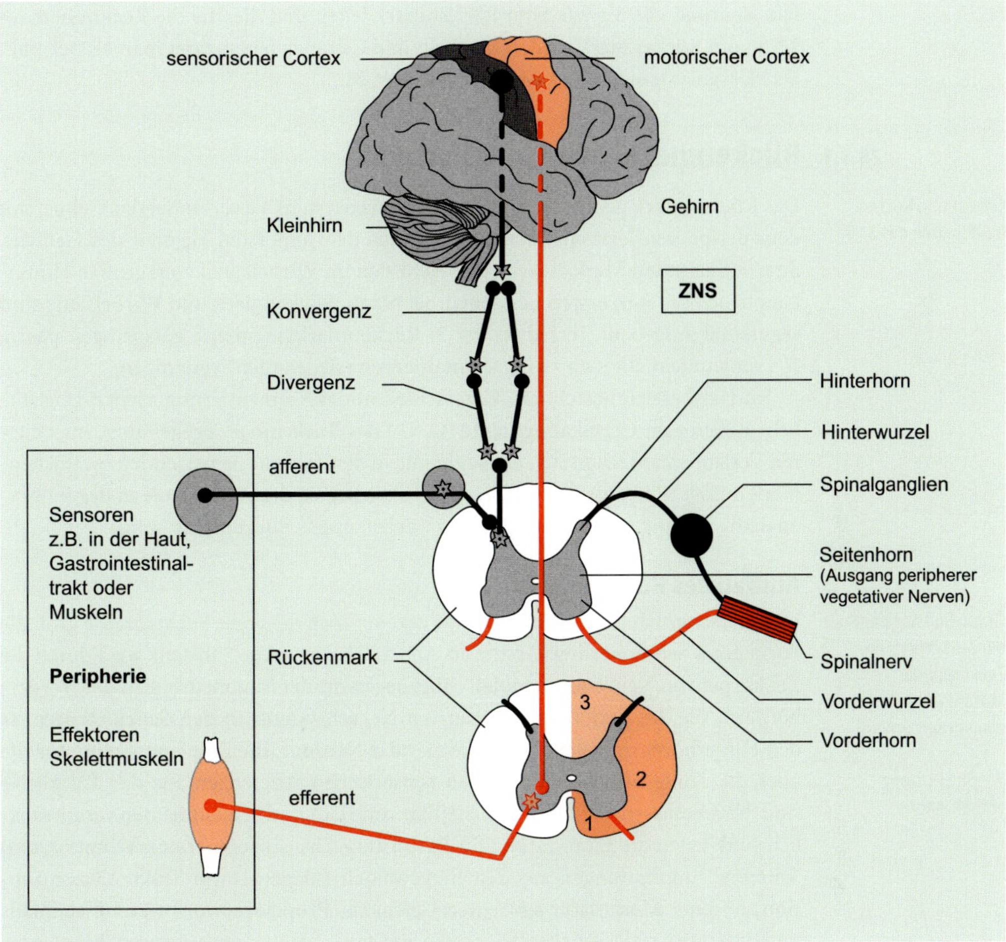

○ Abb. 28.7 Das Zentralnervensystem (ZNS) besteht aus Gehirn und Rückenmark. Das ZNS wird über afferente Neuronen des peripheren Nervensystems (PNS) mit Information versorgt und reagiert über efferente Neurone des PNS (z. B. α-Motoneurone, die die Skelettmuskeln innervieren). Das Rückenmark zeigt im Querschnitt eine schmetterlingsförmige graue Struktur, deren Färbung anzeigt, dass hier die Zellkörper (Somata) von Neuronen liegen. Die umgebende weiße Struktur erlangt ihre Färbung durch die fettreichen Myelinscheiden von Axonen, die hier in der Vorder- (1), Seiten- (2) und Hinterstrangbahn (3) durch das Rückenmark ziehen. Die Zellkörper der α-Motoneurone empfangen Information von höheren motorischen Zentren (hier Motorcortex) und liegen in den Vorderhörnern des Rückenmarks. Ihre Axone ziehen von dort zu den Muskeln. Sensorische Neurone des PNS bringen Information aus der Peripherie (z. B. Temperatur, mechanische Reize etc.) über die Hinterhörner ins ZNS. Ihre Zellkörper liegen in den Spinalganglien. Die Seitenhörner sind der Ausgang peripherer vegetativer Nerven. Information, die in den verschiedenen Bahnen über Interneurone transportiert wird, wird bereits auf Rückenmarksebene verschaltet und verarbeitet (Divergenz, Konvergenz). Cave: Die Abbildung berücksichtigt nicht, dass sich die Nervenbahnen unterhalb des Gehirns überkreuzen!

Die Neurone, die Signale zum Rückenmark leiten und die, die die Reaktionen des ZNS vom Rückenmark zu den Muskeln und Organen leiten, fasst man als peripheres Nervensystem (PNS) zusammen (○ Abb. 28.7).

28.3.1 Rückenmark und Spinalnerven

Gehirn und Rückenmark bilden das ZNS.

Das **Rückenmark** gehört zum zentralen Nervensystem. Es verbindet das Gehirn mit dem peripheren Nervensystem. Es geht aus dem untersten Hirnteil des Gehirns, dem verlängerten Mark, hervor und zieht sich im Wirbelkanal vom großen Hinterhauptsloch bis zum ersten Lendenwirbel hinab. Rückenmark und Wirbelsäule sind segmental aufgebaut. In jedem der **31 Rückenmarkssegmente** entspringen paarig Nervenwurzeln, die sich zu den **Spinalnerven** (siehe unten) vereinigen.

Im Halsbereich besteht ein Unterschied in der Segmentierung; sieben Halswirbeln stehen acht Cervikalsegmente (C_1-C_8) des Rückenmarks gegenüber. Im weiteren Verlauf entsprechen sich die Segmente in der Zahl; sie liegen jedoch im Rückenmark immer höher als der entsprechende Wirbel, da die Wirbelsäule in der Embryonalentwicklung schneller und weiter wächst als das Rückenmark selbst.

Aufbau des Rückenmarks

Graue Substanz enthält die Zellkörper: Die Zellkörper der Motoneurone liegen in den Vorderhörnern.

Weiße Substanz enthält Axone.

Im Querschnittsbild des Rückenmarks erkennt man die graue Substanz, die grob die Form eines Schmetterlings besitzt (○ Abb. 28.7). Die graue Substanz wird durch die Zellkörper von Neuronen gebildet, dabei liegen die der Motoneurone in den Vorderhörnern, die des peripheren vegetativen Nervensystems in den Seitenhörnern. In den Hinterhörnern liegen die Zellkörper der Neurone, die Empfangsstation für die über die Hinterwurzel eintretenden sensorischen Afferenzen aus der Peripherie sind. Nervenfasern, die für die Sensibilität von Haut und Schleimhäuten verantwortlich sind, leiten die Empfindung für Berührung, Druck, Temperatur, Vibration und Schmerz. Empfindungen aus den Eingeweiden (Magen-Darm-Trakt, **Viszerozeption**) und der Muskulatur sowie den Gelenken (**Propriozeption**) werden ebenfalls im Hinterhorn umgeschaltet. Die weiße Substanz verrät schon aufgrund ihrer Farbe, dass sie aus (myelinisierten) Axonbündeln besteht. Man unterscheidet Vorder-, Seiten- und Hinterstrang (○ Abb. 28.7), in denen afferente und efferente Bahnen zwischen ZNS und Peripherie laufen. Die im Hinterhorn einlaufenden Afferenzen sind primär **somatotop** gegliedert (z. B. Propriozeption), d. h. dass die einzelnen Organe **Punkt für Punkt** abgebildet werden. Diese Afferenzen ziehen nach einfacher Umschaltung auf die zweiten Neurone zum Teil direkt zu den entsprechenden supraspinalen Empfängern (z. B. spinocerebelläre Bahn (vom Rückenmark zum Kleinhirn)). Die Axone der zweiten Neurone kreuzen zur Gegenseite und ziehen dann in der Vorderseitenstrangbahn nach oben. Ein Teil dieser Fasern zieht in der spinothalamischen Bahn direkt zum Thalamus und von dort zum Cortex (Kap. 28.3.3). Diese Bahnen vermitteln z. B. den hellen Schmerz (Nadelstich). Andere Teile der vorgenannten Afferenzen werden über die spinoretikuläre (Kap. 28.3.3, vom Rückenmark zur Formatio reticularis) Bahn weitergeleitet, wobei über **Konvergenz** (mehrere Neurone bilden mit nur einem Neuron Synapsen) und **Divergenz** (ein Neuron innerviert mehrere andere Neurone, ○ Abb. 28.7) die zeitliche und räumliche Schärfe verloren geht. Das bedeutet, dass man einen Schmerzreiz, nicht nur am Ort der Entstehung spürt, sondern auch in bestimmten Hautarealen. Die Hautareale, in denen sog. übertragener Schmerz gespürt wird, nennt man **Head-Zonen**.

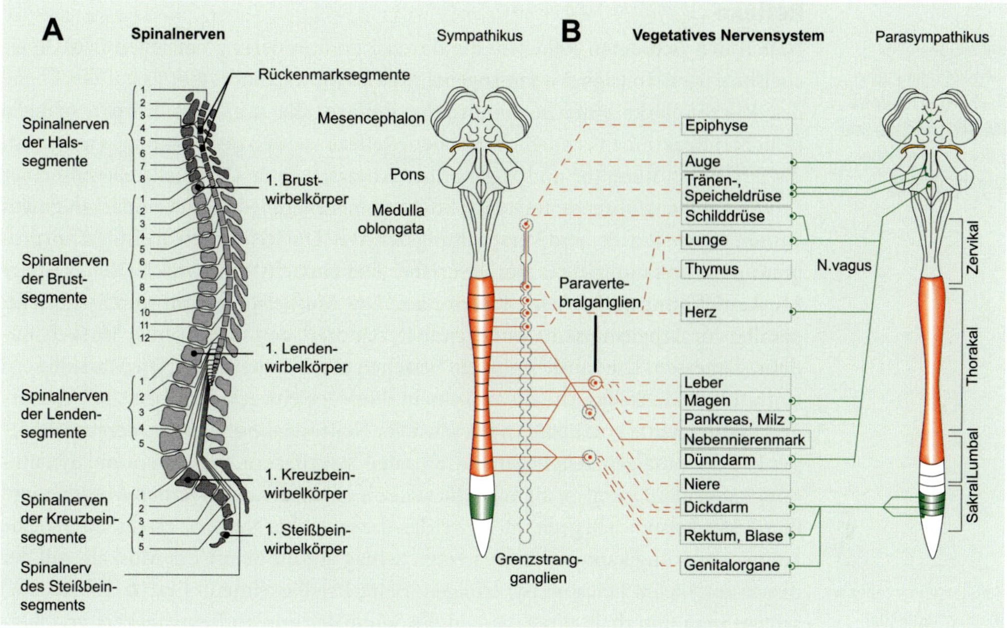

○ Abb. 28.8 **A** Lage der Spinalnerven und **B** der Nerven des peripheren vegetativen Nervensystems. Die Nerven des Sympathikus werden v. a. in den Grenzstrangganglien, die des Parasympathikus in organnahen Ganglien von präganglionären auf postganglionäre Neurone umgeschaltet.

28

Praxisbezug

Der Schmerz, der z. B. durch eine Mangelversorgung des Herzmuskels entsteht (Angina pectoris, **Herzinfarkt**), wird also nicht nur im Herzen gespürt, sondern besonders in der **linken Schulter** und **auf dem linken Vorderarm**, bisweilen auch in der Speiseröhre. Schmerzen in diesen Arealen sind **dringlichste** Warnzeichen, **sofort** einen Notarzt oder Kardiologen zu konsultieren, auch wenn das Herz selbst nicht schmerzen sollte.

Spinalnerven

Aus jedem der 31 Rückenmarkssegmente entspringt paarig je eine vordere und hintere Nervenwurzel, die sich nach wenigen Millimetern zu einem Spinalnerv zusammenschließen. Die Spinalnerven eines Segmentes verlassen die Wirbelsäule durch die Zwischenwirbellöcher des dazugehörigen Wirbels, ziehen also innerhalb des Wirbelkanals nach unten (○ Abb. 28.8 A). In der hinteren Nervenwurzel (○ Abb. 28.7) erkennt man die Spinalganglien, der Ort, an dem die Somata der sensiblen Nervenfasern (Afferenzen) liegen, die über die Hinterwurzel ins Rückenmark eintreten. Über die Vorderwurzel ziehen motorische und vegetative Efferenzen in die Peripherie.

Reflexe

Beim Eigenreflex (Muskeldehnungsreflex) liegen Rezeptor (Muskelspindeln) und Effektor im gleichen Organ (Muskel).

Neben den bedingten Reflexen, die durch Konditionierung entstehen (z. B. Speichelfluss nach Tonsignal beim sogenannten Pawlow-Hund), gibt es auf der Ebene des Rückenmarks einfache motorische Reflexe, die u. a. dem Körper schnelle (Flucht-) Reaktionen ermöglichen sollen. Reflexe werden in Reflexbögen ausgelöst, die aus einem Rezeptor und zugehöriger Afferenz, einer Umschaltstelle und einer Efferenz mit ausführendem Organ (Effektor) bestehen. Jedes Rückenmarkssegment enthält eigene Reflex- und Verschaltungszentren. Die Reflexantwort ist fest vorprogrammiert und nur in ihrer Stärke variabcl. Der einfachste motorische Reflex ist der **Muskeldehnungsreflex** oder **Eigenreflex**. Die Muskellänge wird durch spezielle, parallel zur Arbeitsmuskulatur liegende Rezeptoren, den sogenannten **Muskelspindeln**, gemessen. Die Muskelspindeln bestehen aus 3–5 spezialisierten Muskelfasern (intrafusale Muskelfasern), die von einem Bindegewebssack umgeben sind. Sie werden in ihrer Mitte von Endigungen sensibler Neurone umschlungen, deren Zellkörper in den Spinalganglien liegen. Intrafusale Muskelfasern, messen sowohl dynamische Längenänderungen, als auch die statische Muskellänge. Werden Muskeln und damit Muskelspindeln gedehnt, so werden die sensiblen Neurone erregt. Eine solche Längenänderung kann z. B. durch einen Schlag auf die Sehne des Muskels, mit der dieser am Skelett befestigt ist, erfolgen. Beim Patellarsehnenreflex (○ Abb. 28.9 A) schlägt man unterhalb des Knies auf die Sehne des großen Beinstreckers im Oberschenkel. Die sensiblen Neurone der Muskelspindeln des Streckmuskels erregen im Rückenmark direkt die α-Motoneurone (monosynaptisch) des gleichen Muskels und der Muskel antwortet mit einer Kontraktion. Gleichzeitig werden über Interneurone die α-Motoneurone des antagonistischen Muskels (beim Patellarsehnenreflex der Beuger) gehemmt (○ Abb. 28.9 B). Interneurone sind Nervenzellen, die v. a. zwischen zwei Neuronen liegen und die Modalität eines Reizes ändern können. Auf diese Weise kann ein erregendes Neuron gleichzeitig eine Nervenzelle erregen und über die Erregung eines hemmenden Interneurons eine andere Nervenzelle hemmen.

Patellarsehnenreflex = monosynaptischer Reflex

Kollateralen von α-Motoneuronen zweigen bereits im Rückenmark ab und innervieren hemmende Interneurone, die **Renshaw-Zellen** (○ Abb. 28.9 A), die in einer negativen Rückkopplungsschleife auf die Dendriten dasjenige α-Motoneuron hemmen, von dem sie selbst aktiviert wurden.

α- und γ-Motoneurone werden gleichzeitig aktiviert.

Alleinige Kontraktion der Skelettmuskeln über α-Motoneurone würde zu einer Erschlaffung der Muskelspindeln und in der Folge zu einer Hemmung der afferenten Neurone und damit auch der α-Motoneurone führen (Spindelpause). Aus diesem Grund werden die Muskelfasern der Spindeln zusätzlich efferent über γ-**Motoneurone** innerviert und es werden α- und γ-Motoneurone gleichzeitig aktiviert (α- γ-Coaktivierung). Damit kann die Länge der Muskelspindeln ständig dem aktuellen Kontraktionszustand des Muskels angepasst werden und die Muskellänge jederzeit zuverlässig bestimmt werden.

Praxisbezug

Transmitter der Renshaw-Zellen ist Glyzin. Strychnin ist ein kompetitiver Hemmstoff des Glyzinrezeptors und löst so Muskelkrämpfe aus.

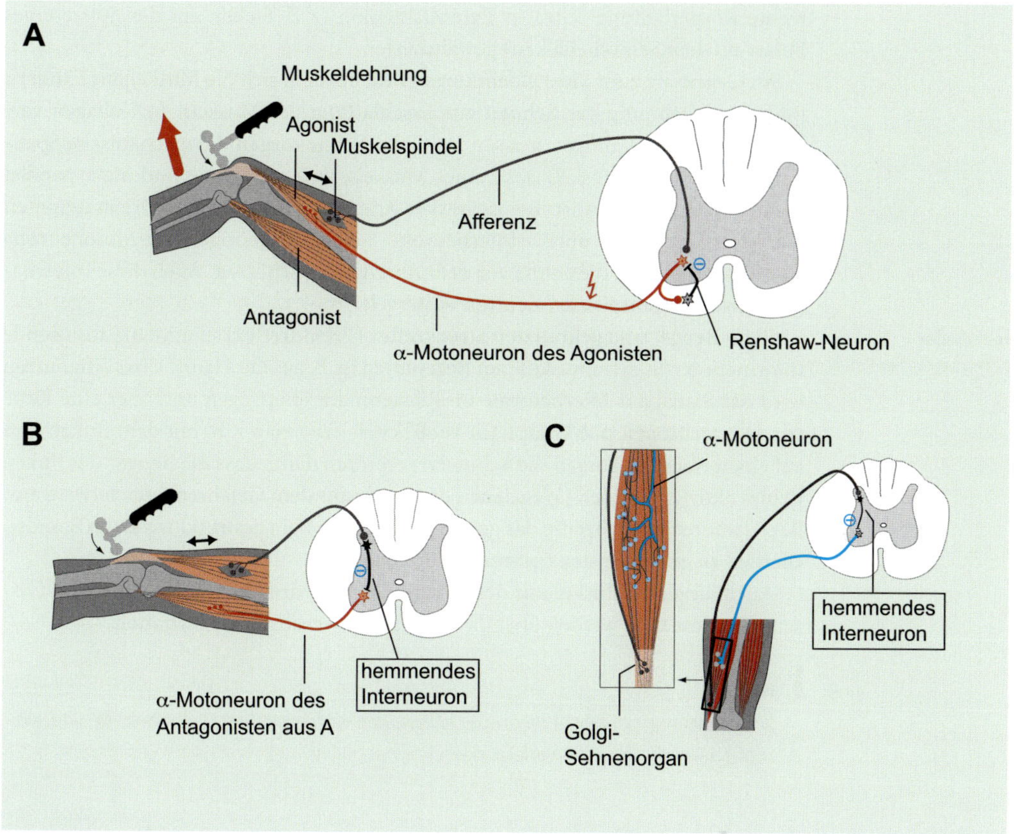

○ Abb. 28.9 A Muskeldehnungsreflex. Durch den Schlag auf die Sehne hier des Streckmuskels (in diesem Fall daher der Agonist), werden der Muskel und damit auch die Muskelspindeln (Sensoren für die Muskellänge) gedehnt. Die Afferenzen der Spindeln werden erregt und übertragen die Erregung auf die α-Motoneurone des gedehnten Muskels, der dadurch kontrahiert. Kollateralen der α-Motoneurone erregen hemmende Renshaw-Neurone und begrenzen so die eigene Erregung. **B** Die Spindelafferenzen erregen nach Dehnung des Streckmuskels auch Interneurone, die die α-Motoneurone des antagonistischen Beugermuskels hemmen. **C** Bei überstarker Dehnung der Sehne werden die Afferenzen des Golgi-Sehnenorgans (Sensoren für die an die Sehne angreifende Kraft) erregt und hemmen über Interneurone die α-Motoneurone des an die Sehne angreifenden Muskels. Auf diese Weise wird eine übergroße Belastung, die zum Abriss des Muskels von der Sehne führen könnte, begrenzt.

Die Muskelspindeln sind Teil der Propriozeption und die Afferenzen der Muskelspindeln werden zu supraspinalen (dem Rückenmark übergeordneten) Zentren weitergeleitet. Auf diese Weise erhält das Gehirn Informationen über die Länge jedes Muskels und kann u. a. daraus die Lage des Körpers im Raum errechnen. Reflexe sind auch in die Programme supraspinaler Motorik eingebaut. Das bedeutet, dass z. B. bei der Stützmotorik, die uns die aufrechte Körperhaltung erlaubt, jede Abweichung vom Sollwert (Muskellänge) über die Muskelspindeln gemessen wird. Dies bewirkt, dass ein Muskel, der gedehnt wird (z. B. beim Einknicken des Gelenks), sehr schnell eine Gegenbewegung (zur Stabilisierung) ausführen kann. Die Information von den Muskelspindeln wird gleichzeitig an die entsprechenden Zentren im verlängerten Mark weitergeleitet, in denen komplexe Stellreflexe die aufrechte Körperhaltung selbst in Extremsituation (z. B. Stehen auf der Spitze eines Fußes auf dem Schwebebalken) gewährleisten.

Im Gegensatz zum Muskeldehnungsreflex, bei dem sich die Muskellänge ändert, führt eine Dehnung der Sehnen zur Erschlaffung des Muskels. In Kollagen verpackte Nervenendigungen messen im **Golgi-Sehnenorgan** die mechanische Spannung (Kraft) aller Muskelfasern eines Muskels, weil es in Serie und nicht parallel zum Muskel lokalisiert ist. Bei zu starker Krafteinwirkung auf das Organ hemmen die Nervenfasern über Interneurone die zugehörigen α-Motoneurone (**o** Abb. 28.9 C), um die Sehne vor dem Abreißen zu schützen. Auch diese Information wird zu supraspinalen Zentren weitergeleitet.

Fremdreflex = polysynaptischer Reflex

Beim **Beuge- und gekreuzten Streckreflex (Fremdreflex)** stammt die auslösende Information von extramuskulären Rezeptoren (z. B. aus der Haut). Über Afferenzen wird das Signal auf Interneurone im Rückenmark übertragen und über eine Kette von Interneuronen polysynaptisch verarbeitet. Tritt man z. B. mit dem linken Fuß auf einen Nagel, so sorgen die Schmerzrezeptoren dafür, dass die Beuger des linken Beines aktiviert werden (Wegziehen des Fußes aus dem Gefahrenbereich (Beugereflex)), während gleichzeitig das gegenüberliegende Bein gestreckt wird, um Standsicherheit zu gewährleisten (gekreuzter Streckreflex).

Auch die glatte Muskulatur der inneren Organe wird über Reflexe gesteuert (viszerale Reflexe). Sie werden über das vegetative Nervensystem vermittelt.

Merke

Muskeldehnungsreflexe dienen der aufrechten Körperhaltung. Fremdreflexe sind ein Schutzmechanismus vor Verletzungen.

28.3.2 Peripheres vegetatives Nervensystem

Das vegetative Nervensystem reguliert die Leistung der einzelnen Organe im Sinne der Homöostase des inneren Milieus und der Anpassung an Aktivität und Ruhephasen des Körpers. Diese Regulation erfolgt weitgehend unbewusst und ohne Kontrolle durch das somatische (willkürliche) Nervensystem. Das periphere vegetative Nervensystem besteht aus Parasympathikus und Sympathikus. Das Darmnervensystem (Kap. 34.1.1) wird mittlerweile als eigenständiges, nicht der zentralen Kontrolle unterliegendes System, abgegrenzt.

Anatomie des Sympathikus

Sympathikus: Die Zellkörper der präganglionären Neurone liegen im Bereich der Brust- und Lendenwirbel.

Das sympathische Nervensystem erreicht seine Zielorgane über zwei hintereinander geschaltete Neurone. Die Zellkörper des ersten präganglionären Neurons liegen in den Seitenhörnern des Rückenmarks (Kap. 28.3.1) im Bereich der Brust- und Lendenwirbel (**o** Abb. 28.8 B). Die präganglionären Neurone unterliegen der Steuerung durch das zentrale vegetative Nervensystem, das v. a. im Hypothalamus lokalisiert ist. Vom Rückenmark ziehen die präganglionären Neurone über das Vorderhorn zu den Grenzstrangganglien. Dies sind Anhäufungen von Nervenzellen, die untereinander verbunden sind und beiderseits der Wirbelsäule bis in den Bereich der Halswirbelsäule und des Kreuzbeins reichen (**o** Abb. 28.8 B) In den Grenzstrangganglien werden die meisten präganglionären Neurone auf postganglionäre Neurone umgeschaltet. Der Neurotransmitter der präganglionären Neurone ist Acetylcholin (ACh), der Rezeptor in der postsynaptischen Membran der neuronale nikotinische ACh Rezeptor (unspezifischer Kationenkanal). Der Neurotransmitter der postganglionären Neurone ist Noradrenalin, wobei die Schweißdrüsen als eine Ausnahme cholinerg sind. Die postganglionären Sympathikusneurone ziehen entweder in speziellen nur vegetativen Nerven zum Erfolgsorgan oder werden Teil von Spinalnerven. Das **Nebennierenmark** (○ Abb. 28.8 B) wird direkt durch präganglionäre Sympathikusneurone innerviert. Die Nebennierenmarkszellen entsprechen in ihrer Funktion postganglionären Neuronen. Sie bilden jedoch keine Axone sondern schütten Catecholamine (v. a. Adrenalin) als Hormon aus. Damit gelangen auch Zellen in den Einfluss des Sympathikus, die nicht direkt vegetativ innerviert werden. Dies dient der Aktivierung des gesamten Organismus, da alle adrenergen Rezeptoren (Adrenozeptoren) aktiviert werden. Einige präganglionäre Neurone ziehen ohne Umschaltung durch die Grenzstrangganglien hindurch. Sie werden in den Paravertebralganglien oder in intramuralen Ganglien der Organe umgeschaltet (○ Abb. 28.8 B).

Der Neurotransmitter des präganglionären sympathischen Neurons ist Acetylcholin. Der Neurotransmitter des postganglionären Neurons ist Noradrenalin.

Anatomie des Parasympathikus

Beim Parasympathikus erfolgt die Umschaltung auf postganglionäre Neurone in parasympathischen Ganglien, die sehr nah oder teilweise sogar innerhalb der versorgten Organe liegen. Die Axone der postganglionären Parasympathikusneurone sind daher sehr kurz. Neurotransmitter sowohl der prä-, als auch der postganglionären Neurone ist Acetylcholin, das über muskarinische Rezeptoren (M_1–M_5), auf die Organe wirkt (□ Tab. 28.2).

Die parasympathische Versorgung des Kopfes erfolgt über bestimmte Hirnnerven, die des Brust- und Bauchraums über den X. Hirnnerv, den Nervus vagus. Die Zellkörper dieser Neurone liegen im Hirnstamm. Geschlechtsorgane, Blase und Enddarm werden von parasympathischen Neuronen versorgt, deren Zellkörper im Seitenhorn des Sakralmarks (S 2–S 4) liegen (○ Abb. 28.8 B).

Parasympathikus: Die Zellkörper der präganglionären Neurone liegen im Hirnstamm und im Sakralmark. Der Neurotransmitter der prä- und postganglionären Neurone ist Acetylcholin.

Beeinflussung einzelner Organe durch das vegetative Nervensystem

Die Wirkungen des peripheren vegetativen Nervensystems auf die einzelnen Organe sind in □ Tab. 28.3 dargestellt.

Die Rückmeldung von den Organen zum ZNS erfolgt über vegetative Afferenzen. Ihre Zellkörper liegen in den Spinalganglien (bei Hirnnerven in den entsprechenden Ganglien). Vegetative Afferenzen transportieren Informationen von Druck-, Volumen- oder Chemorezeptoren ins ZNS. Diese betreffen Dehnung von Lunge, Herzmuskel, Gefäßen, Magen-Darm-Trakt, Harnblase und Genitalorganen, O_2- und CO_2-Konzentration im Blut, Osmolarität in der Leber oder Glucosekonzentration im Magen-Darm-Trakt. Die vegetativen Afferenzen sind auch Teil viszeraler Reflexbögen, die der Regulation der Herzfunktion und des Blutdrucks (Barorezeptorreflex) dienen oder Schluckreflex, Defäkation, Miktion oder Genitalreflexe auslösen.

Praxisbezug ●●

Die Rezeptoren des vegetativen Nervensystems sind Ziele für Arzneistoffe. Sie sind von der extrazellulären Seite zugänglich und bieten die Möglichkeit durch Agonisten und Antagonisten der Rezeptoren die Funktion von Organen direkt zu beeinflussen (z. B. Herzfrequenz, Blutdruck, Bronchienweite etc).

Tab. 28.3 Einfluss des vegetativen Nervensystems auf die Organfunktionen

Organe	Wirkung	Sympathikus	Parasympathikus
Herz und Kreislauf	Herzfrequenz	+++	– –
	Schlagvolumen	++	–
	Blutdruck	++	–
Magen-Darm-Trakt	Speicheldrüsen	– –	+++
	Peristaltik	– –	++
	Durchblutung	– – –	+
	Sphincter ani	++	–
Atmung	Bronchienweite	+++	– –
Auge	Pupillenweite	++	–
	Akkomodation	–	+++
	Tränendrüse	–	+++
Haut	Durchblutung	– – –	+
	Schwitzen	+++	–
Leber/Pankreas	Insulinsekretion	– – –	++
	Glykogenabbau	+++	
Skelettmuskel	Durchblutung	+++	–
Genitalien	Erektion (Penis, Klitoris)	–	+++
	Orgasmus, Ejakulation	+++	–

Hirnnerven

Die Hirnnerven umfassen alle Nervenfaserbündel, die oberhalb des Rückenmarks das ZNS verlassen. Sie können wie die Spinalnerven sensorische, motorische und parasympathische Anteile enthalten. Der X. Hirnnerv ist der Nervus vagus, der den Hauptteil der parasympathischen Nerven ausmacht.

28.3.3 Gehirn

Das Gehirn ist nicht wie z. B. die Leber oder das Herz ein einheitlich gewachsenes Organ, sondern man kann stammesgeschichtlich alte und neue Teile voneinander unterscheiden, die wie bei einer Erdschichtung übereinander angeordnet sind (◘ Abb. 28.10 A). Der unterste, und einer der evolutionär ältesten Teile ist das **Stammhirn**, das aus **verlängertem Rückenmark** (Medulla oblongata), **Brücke** (Pons) und **Mittelhirn** (Mesencephalon) besteht. Das Stammhirn enthält im verlängerten Mark die lebenswichtigen vegetativen Zentren für Atmung und Kreislaufregulation. Zu den ältesten Teilen des Gehirns gehört auch das **Kleinhirn** (Cerebellum). Mittelhirn und Kleinhirn dienen vor allem der Motorik, insbesondere der

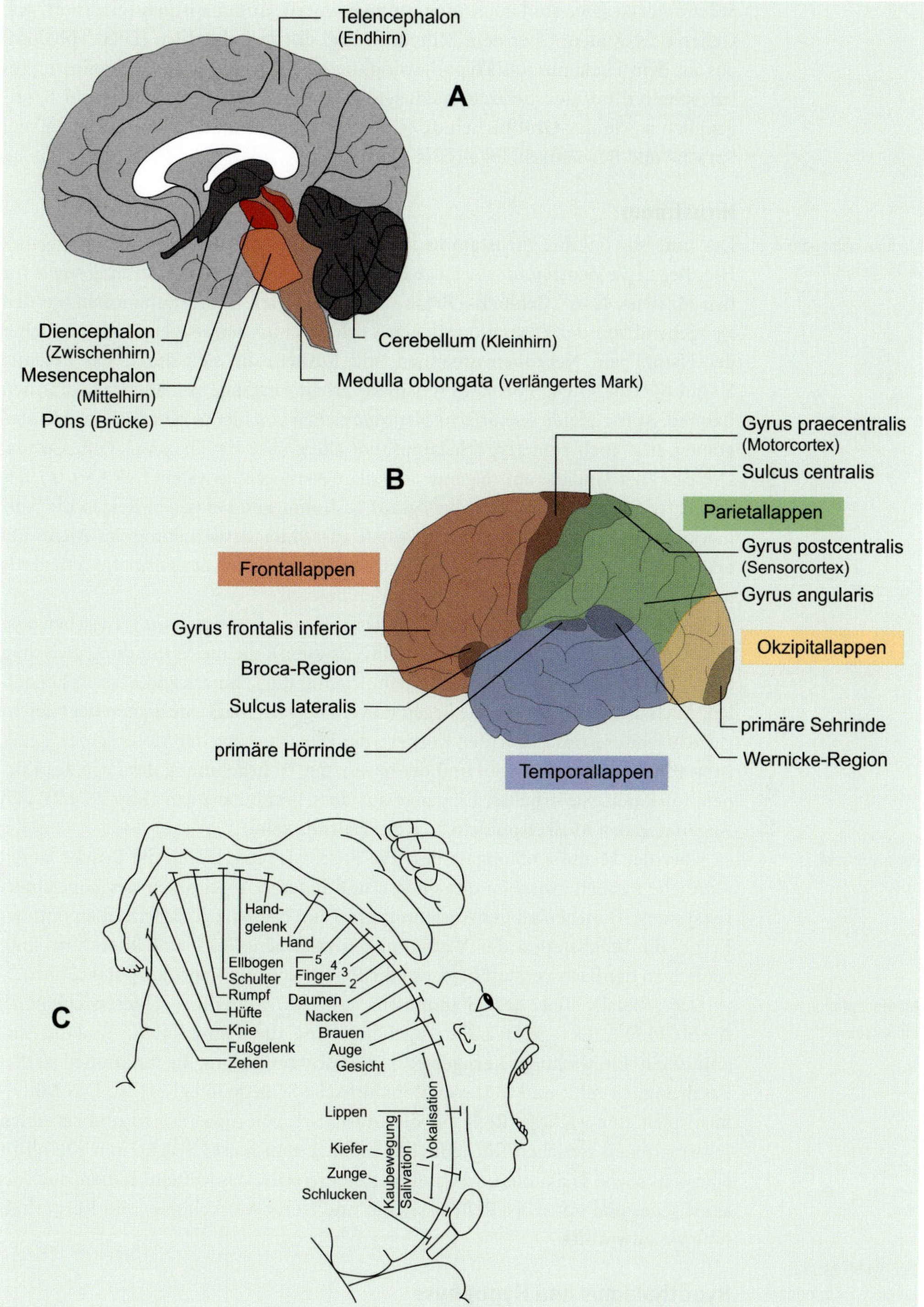

○ Abb. 28.10 **A** Gliederung des Gehirns, Erklärung im Text. **B** Gliederung der Großhirnrinde mit einigen Funktionsarealen. **C** Motorischer Homunkulus, Punkt zu Punkt Abbildung der Skelettmuskeln im Motorcortex, von wo die Neurone der sogenannten Pyramidenbahn direkt zu α-Motoneuronen führen.

Stützmotorik. Hier sind auch programmgesteuerte Automatismen lokalisiert, wie Gehen oder Kauen. Über dem Mittelhirn liegt das **Zwischenhirn** (Diencephalon), das aus dem Thalamus und Hypothalamus besteht. Darüber liegt das Großhirn (Telencephalon) mit den tieferen, medialen Bereichen limbisches System und Basalganglien sowie der **Großhirnrinde** (Cortex). In der Großhirnrinde sind Denken, Sprache und Bewusstsein lokalisiert.

Hirnstamm

Medulla oblongata = verlängertes Mark

Der unterste Teil des Hirnstamms ist das verlängerte Mark (Medulla oblongata). Hier liegen die Zentren für die Herz-Kreislauf-Kontrolle und die Atmung sowie für den Husten-, Nies-, Schluck-, Brech- und Saugreflex. Diese Funktionen werden weitgehend von der Formatio reticularis erfüllt, einer netzartigen Struktur (daher der Name) von Neuronenverbänden und Kernen, die sich durch das gesamte Stammhirn zieht. Die Formatio reticularis erhält Eingänge von allen sensorischen Bahnen. Aufsteigende sensorische Neurone ziehen von hier in verschiedene Hirnregionen, u. a. auch zum Hypothalamus, vor allem aber via Thalamus zum Cortex. Diese Bahnen sind das aufsteigende retikuläre Aktivierungssystem (**ARAS** s. u.), das das Aktivierungsniveau (Wachheitsgrad) bestimmt und bei neuen Reizen die Aufmerksamkeit gezielt auf die neuen Signale ausrichtet. Ausschaltung des ARAS bedeutet ein Erlöschen des Bewusstseins. Der motorische Teil der Formatio reticularis besteht aus zum Rückenmark absteigenden Bahnen.

In der Medulla oblongata entspringt der X. Hirnnerv (Vagus, s. o.), zwischen dessen Wurzeln die Olivenkerne liegen (Olivensystem), die die Verbindung zwischen Formatio reticularis einerseits und Kleinhirn und Rückenmark andererseits herstellen. Auch die Vestibulariskerne liegen im verlängerten Mark. Sie dienen der Gleichgewichtshaltung des aufrechten Körpers, der Feinsteuerung der Motorik, der Steuerung von Augenbewegungen und der bewussten Wahrnehmung der Lage des Körpers im Raum. Sie erhalten Eingänge aus dem Vestibularorgan (Kap. 28.4.2), den Augen und den Muskelspindeln, v. a. der Halsmuskeln.

Pons = Brücke

Über der Medulla oblongata liegt die Brücke (Pons). Durch die Brücke laufen sämtliche Bahnen zwischen den oberen und unteren Abschnitten des Zentralnervensystems. Daneben gibt es Ansammlungen von Nervenzellkörpern, die pontinen Kerne, die Schaltstation der Verbindungen zwischen Groß- und Kleinhirn sind. Seitlich an der Basis verläuft beidseits die Pyramidenbahn (cortikospinale Bahn).

Mesencephalon = Mittelhirn

Der oberste Teil des Stammhirns ist das Mittelhirn (Mesencephalon), **o** Abb. 28.10 A. Es regelt v. a. die Augenbewegung, die Irismuskulatur und die Ziliarmuskeln. Ein wichtiges Kerngebiet ist die Substantia nigra, die funktionell zu den Basalganglien zählt und in die okulomotorische Schleife integriert ist. Das Mittelhirn spielt eine wichtige Rolle für den Austausch von motorischen und sensiblen Informationen zwischen Rückenmark, verlängertem Mark, Brücke und Kleinhirn einerseits sowie Thalamus und Großhirn andererseits. Das Mittelhirn dient auch als akustisches und optisches Reflexzentrum und ist für Muskeltonus und Körperhaltung verantwortlich.

Der Hypothalamus fungiert als Informationsvermittler zwischen vegetativem Nervensystem und endokrinem System.

Hypothalamus und Hypophyse

Der **Hypothalamus** ist der untere Bereich des Zwischenhirns und ist das zentrale Bindeglied zwischen nervaler (vegetatives Nervensystem) und hormoneller Regulation (Kap. 35) des Körpers. Der Hypothalamus ist damit der entscheidende Koordinator für die Körperhomöostase. Dies wird nicht nur durch die Steuerung der Funktion der Organe des Körpers erreicht, sondern auch durch die Steuerung des Verhaltens.

Die Steuerung der **Nahrungs-** und **Flüssigkeitsaufnahme** erfolgt durch Durst-, Hunger- und Sättigungszentren. Dabei wird Hungergefühl von zwei Zentren des Hypothalamus reguliert: Der laterale Hypothalamus regt bei einer Stimulation den Hunger an; der ventromediale Hypothalamus hingegen hemmt das Hungergefühl bei Stimulation. Hier wirken Hormone des Fettgewebes und des Magens wie Leptin und Ghrelin (Kap. 35). Reaktiv auf solche »Gefühle«, wie z. B. Hunger oder Durst, erfolgt die Steuerung der Nahrungsaufnahme, der Ruhe oder körperlicher Arbeit, aber auch die Ausschüttung von Steuerungshormonen wie z. B. ADH (Kap. 33). Der Hypothalamus ist auch dem limbischen System eng assoziiert und steuert das Verhalten bei der Entstehung von **Wut** und **Aggression** oder das **Sexualverhalten** und somit letztlich auch die Reproduktion. Die Aktivität des vegetativen Nervensystems und die Hormonausschüttung, die u. a. der Regulation des Kreislaufs dienen, werden wiederum dem Verhalten angepasst.

Informationen über den Status des Körpers erhält der Hypothalamus über entsprechende Rezeptoren. Dazu gehören Thermorezeptoren, die die Überwachung der **Körpertemperatur** erlauben. Über Osmorezeptoren wird der **Wasserhaushalt** kontrolliert; dazu gehören auch Osmorezeptoren in der Leber, die zum Hypothalamus projizieren.

In bestimmten Regionen des Hypothalamus ist die Blut-Hirnschranke weitgehend aufgehoben. Deshalb können auch hydrophile Hormone den Hypothalamus erreichen, sodass die Rückkopplung der durch Hypothalamus und Hypophyse ausgeschütteten Hormone (Kap. 35) möglich ist. Über eine Ausstülpung, den Hypophysenstiel, steht der Hypothalamus direkt mit der Hypophyse in Verbindung. Der Hypothalamus ist der Sekretionsort verschiedener übergeordneter Hormone, die regelnd auf die Hypophyse wirken. In zwei Kerngebieten des Hypothalamus werden die Hormone Adiuretin und Oxytocin gebildet, die auf nervalem Weg (axonaler Transport) zum Hypophysenhinterlappen (Neurohypophyse) gelangen. Sie werden dort gespeichert und bei Bedarf ins Blut abgegeben.

Thalamus, Kleinhirn, Basalganglien

Der Thalamus besteht hauptsächlich aus grauer Substanz. Alle Informationen aus der Umwelt oder der Innenwelt des Körpers gelangen zum Thalamus. Hier werden sie gesammelt, verschaltet und verarbeitet, bevor sie zur Großhirnrinde geleitet und dort zu bewussten Empfindungen verarbeitet werden. Der Thalamus wirkt wie ein Filter, den nur für den Gesamtorganismus bedeutsame Erregungen passieren können. Er setzt sich aus vielen Kerngebieten zusammen, die eine besonders starke Verbindung zum gesamten Großhirncortex aufweisen. Um sich der sensorischen Informationen bewusst zu werden, müssen die aufsteigenden Bahnen auf ihrem Weg zum Cortex vorher im Thalamus verschaltet werden.

Im Thalamus werden alle afferenten und efferenten Signale verarbeitet und abgeglichen.

Die Basalganglien setzen sich aus fünf miteinander verschalteten Kernen des Gehirns zusammen, die für die Modulation von Bewegungen verantwortlich sind. Drei dieser Kerne sind jeweils aus zwei unterschiedlichen Teilen gebildet (○ Abb. 28.11):

Die Basalganglien sind ein wichtiger Bestandteil der Willkürmotorik.

Das **Striatum** besteht aus dem über striatale (streifenförmige) Faserstrukturen miteinander verbundenen Kernen, dem **Putamen** und dem **Nucleus caudatus**. Es stellt die Eingangsregion der Basalganglien dar.

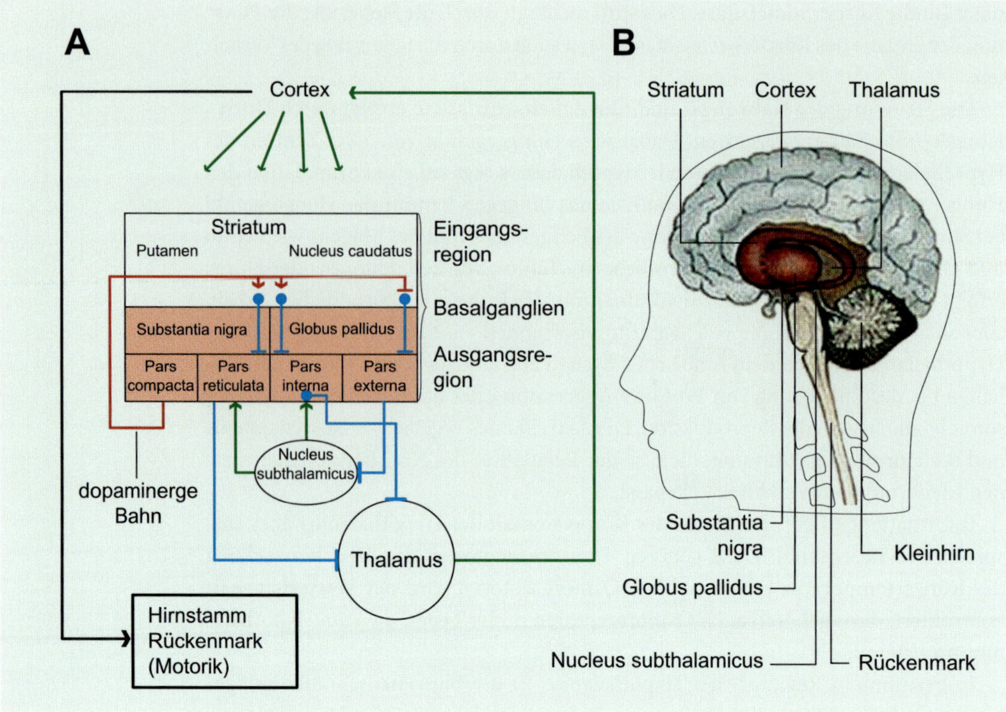

Abb. 28.11 **A** Stark vereinfachtes Schema der Verschaltung der Basalganglien bei der Entstehung von Bewegung. Motorische Areale des Cortex geben Informationen über die auszuführende Bewegung an die Eingangsregion der Basalganglien, das Striatum. In komplexen Verschaltungen in den Basalganglien wird die Information verarbeitet. Pathophysiologisch bedeutend ist dabei die dopaminerge Bahn von der Substantia nigra, Pars compacta zum Putamen, da der Untergang dieser Neurone entscheidend für die Entstehung von Morbus Parkinson ist. Der Globus pallidus (Pars interna) und die Substantia nigra (Pars reticulata) als Hauptausgangsregionen der Basalganglien geben die in den Basalganglien erarbeitete Information an den Thalamus weiter. Beide Ausgangsregionen stehen unter dem Einfluss des N. subthalamicus. Der Thalamus startet im Motorcortex die Bewegungsprogramme, die über Hirnstamm und Rückenmark zu den α-Motoneuronen gelangen. **B** Ungefähre Lage der Basalganglien.

Der **Globus pallidus** (Pallidum) ist geteilt in eine laterale **Pars externa** (oder **Pars lateralis**) und eine mediale **Pars interna** (oder **Pars medialis**).

Die Basalganglien bestehen aus den Kerngebieten Putamen, Nucleus caudatus, Globus pallidus, Nucleus subthalamicus und Substantia nigra.

Die **Substantia nigra** besteht aus der **Pars compacta**, die aufgrund des hohen Melaninanteils der dopaminergen Neurone »schwarz« ist, und der **Pars reticulata.**

Pallidum und Substantia nigra bilden die Ausgangsregion der Basalganglien.

Der **Nucleus subthalamicus** ist ein wichtiges Bindeglied in der Verschaltung der Basalganglien (Abb. 28.11).

Das Striatum ist der Eingangsbereich der Basalganglien und erhält von »außen« erregende (glutamaterge) Afferenzen aus fast allen Cortexgebieten und vom Thalamus. Daneben erhält das Striatum **dopaminerge Eingänge** (erregend/hemmend) aus der Pars compacta der Substantia nigra. Ausgangssysteme der Basalganglien sind vor allem GABAerge Neurone des Pallidums (Pars interna) und der Pars reticulata der Substantia nigra, die ventrale Kerngruppen des Thalamus hemmend innervieren. Der N. subthalamicus wird von der Pars externa über GABAerge Neurone gehemmt und stimuliert seinerseits (glutaminerg) die pars reticulata der Substantia nigra und die pars interna des Pallidums. Glutaminerge Neurone des Thalamus wiederum ziehen zum prämotorischen Cortex (Abb. 28.11). Auf diese Weise entstehen cortiko-thalamo-cortikale Rückkopplungsschleifen, die auszuführende Bewegung koordinieren.

Praxisbezug

Die dopaminergen Neurone der Pars compacta (rot eingezeichnete Bahn in Abb. 28.11 A) sind sehr anfällig gegenüber oxidativem Stress. Gehen mehr als 80 % dieser Neurone zugrunde, wird das klinische Bild des **Morbus Parkinson** manifest, bei dem es zu Ruhetremor, Rigor (Steifigkeit) der Muskulatur und zu gestörter Motorik kommt. Wie aus Abb. 28.11 A zu erkennen, werden beim Untergang der dopaminergen Bahn die Pars reticulata und die Pars interna enthemmt, sodass sie verstärkt hemmend auf den Thamalus einwirken. Gleichzeitig werden diese beiden Regionen noch verstärkt durch den N. subthalamicus aktiviert, da dessen Hemmung durch die Pars externa des Pallidums wegfällt, die selbst vermehrt gehemmt wird.

Der N. subthalamicus ist v. a. Zielpunkt der Elektroden bei der sogenannten Tiefenhirnstimulation, die bei ausgereizter medikamentöser Therapie des M. Parkinson eingesetzt wird, um die Symptome zu lindern.

Das Kleinhirn besteht aus mehr als 50 % der Neuronen des Gehirns. Es ist in zwei Hemisphären unterteilt, in deren Faserverbindungen je drei Kleinhirnkerne integriert sind. Das Kleinhirn spielt eine Schlüsselrolle beim **impliziten** Lernen motorischer Fertigkeiten (Klavierspielen, Stricken). Es ist für die unbewusste Steuerung der Motorik (z. B. Gänge schalten im Auto), das motorische Lernen, die sensomotorische Integration (artikuliertes Sprechen) und die richtige Zeitanpassung motorischer Reaktionen verantwortlich. Die dafür erforderliche »Rechnerleistung« ist v. a. durch die spezielle Anordnung verschiedener Nervenfasern gegeben.

Das Kleinhirn spielt eine entscheidende Rolle für motorisches Lernen.

Zielmotorik (Willkürmotorik)

Um eine Bewegung entstehen zu lassen, bedarf es zunächst einer Motivation, die in den Gehirnarealen des limbischen Systems und in assoziativen Feldern des Cortex entsteht. In den prämotorischen Rindenfeldern entsteht der Plan, wie die Bewegung auszuführen ist, wobei auf schon vorhandene Pläne früher ausgeführter Bewegungen zurückgegriffen wird. Die Pläne werden in die Basalganglienschleife eingeschleust, wo der Ablauf der Bewegungen und die Geschwindigkeit der Ausführung koordiniert werden. In der Kleinhirnschleife wird der Bewegungsplan mit der Stellung und Länge der Muskeln abgestimmt; es werden Pläne der erworbenen motorischen Fertigkeiten eingebracht. Im späteren Verlauf der dann ausgeführten Bewegung verrechnet das Kleinhirn laufend Afferenz- und Efferenzkopie der Bewegung, d. h. die Befehle zur Ansteuerung der Muskeln werden mit der Rückmeldung der ausgeführten Bewegung durch die Muskelspindeln verglichen und entsprechende Fehlermeldungen werden ausgegeben. Der Thalamus integriert alle Information und steuert den primären Motorcortex bei der Ausführung. Dieser aktiviert über die **Pyramidenbahn** (cortiko-spinale Bahn) Motoneurone direkt. Über den Hirnstamm werden entsprechende Stellreflexe der Stützmotorik in die Bewegung integriert.

Die Motivation für eine Bewegung entsteht im limbischen System, assoziativen und prämotorischen Cortexarealen. Für die Ausführung einer Bewegung ist das Zusammenspiel von Kleinhirn, Basalganglien, Thalamus und Motorcortex entscheidend.

Limbisches System und Hippocampus

Das limbische System steuert Verhalten, Motivation und Emotionen.

Mehrere Gehirnstrukturen werden teils morphologisch teils funktionell unter dem Begriff limbisches System zusammengefasst. Der Begriff erlaubt heutzutage jedoch keine strenge Abgrenzung mehr im Sinne der ursprünglichen Namensgebung, nämlich als eine Struktur am Rande oder am Saum (lat. limbus, nach Paul Broca) des Cortex. Das limbische System umfasst sowohl cortikale als auch subcortikale Anteile. Dazu kommen mehr oder weniger eng verknüpfte Hirnstrukturen wie z. B. das Riechhirn, Hypothalamus und sensorischer Assoziationscortex. Das limbische System steuert angeborenes (Instinkte) und erworbenes Verhalten, verarbeitet emotionssteuernde Information (Gerüche), erzeugt Triebe, Motivation und Emotionen und verleiht den Gefühlen über Mimik und Verhalten Ausdruck (Wut, Angst, Liebe etc.). Bevorzugter Ursprungsort der Gefühle ist die Region, die als Gyrus cinguli bezeichnet wird. Andere cortikale und nicht cortikale Strukturen des Gehirns beeinflussen das limbische System stark, sodass Emotion und Triebverhalten immer als Zusammenspiel vieler Gehirnanteile gesehen werden muss. Die höchste Konzentration NMDA-sensitiver Glutamatrezeptoren befindet sich im Hippocampus und vorderen Gyrus cinguli (Kap. 28.2.1, LTP!). Als Zentrale des limbischen Systems gilt der subcortikal gelegene Mandelkern (**Amygdala**). Die Amygdala ist v. a. an der Entstehung von Angst beteiligt und bei der (Wieder-) Erkennung und Bewertung von (Gefahren-) Situationen. Sie ist für die Stabilisierung der Gemütslage, für Aggression, Sexualität und für das Sozialverhalten die entscheidende Schaltstelle im Gehirn.

Der Hippocampus spielt eine wichtige Rolle für die Ausbildung von Gedächtnis.

Informationen, die das Gehirn erreichen, werden gespeichert, indem sie in das Gedächtnis aufgenommen werden. Hierbei spielt der Hippocampus eine wichtige Rolle. Aufgenommene Sinnesreize werden zuerst in das **sensorische Gedächtnis** überführt, dessen Speicherzeit deutlich unter einer Sekunde liegt. Der Inhalt des sensorischen Gedächtnisses wird sofort mit dem Langzeitgedächtnis abgeglichen und führt bei Routinesituationen zu automatischer, unbewusster Aufmerksamkeit (z. B. richtiges Schalten beim Autofahren), die mit anderen Handlungsabläufen nicht interferiert. Neue oder nicht eindeutige Sinnesreize, erregen hingegen bewusste, gerichtete Aufmerksamkeit, die Reaktionen erforderlich machen, an denen dann weite Teile des Gehirns beteiligt sind.

Das **implizite Gedächtnis** speichert Inhalte, die sich der bewussten Erinnerung entziehen. Darunter versteht man v. a. verhaltensmodifizierende Lernvorgänge, wie z. B. den Erwerb von motorischen Fertigkeiten, zu denen Fahrradfahren oder Stricken zählen. Dies gilt im Allgemeinen auch für kognitive Fertigkeiten wie z. B. Lesen. Bei der klassischen Konditionierung wird ein neutraler Reiz mit einem bedingten Reflex verbunden (z. B. Pawlow-Hunde). Den Pawlow-Hunden wurde Futter (unbedingter Reiz) angeboten, das immer reflektorisch als unbedingte Reaktion Speichelfluss auslöst. Gleichzeitig wurde ein Glockenton als neutraler Reiz gesetzt. Nach einiger Zeit reagierten die Hunde auch allein beim Glockenton mit Speichelfluss (Lernvorgang). Am impliziten Gedächtnis sind u. a. die Basalganglien, das Kleinhirn, der motorische Cortex und die Amygdala beteiligt.

Das **explizite Gedächtnis** speichert Fakten und Erlebnisse. Der Inhalt dieses Gedächtnisses kann jederzeit abgerufen und bewusst gemacht werden. Allerdings kann der Abruf unzuverlässig sein, indem Inhalte vergessen werden oder fehlerhaft sein können. Speicherort für diese Gedächtnisinhalte sind Assoziationsfelder des Cortex; die Inhalte werden jedoch im medialen Temporallappen (MTL) aus Sinneseindrücken zu Erlebnissen und Fakten integriert.

Praxisbezug

Der mediale Temporallappen ist vor allem für die Überführung von Gedächtnisinhalten aus dem Kurzzeit- in das Langzeitgedächtnis verantwortlich. Beidseitiger Ausfall der Temporallappen führt zu einer anterograden Amnesie, d. h. dass neue Erinnerungen nicht gebildet werden können. Alte Erinnerungen bleiben jedoch meist erhalten, sodass die Personen einen bestimmten Zeitpunkt ihres Lebens mental nicht überschreiten.

Im erwachsenen Gehirn werden v. a. im Hippocampus neue Verbindungen zwischen bestehenden Nervenzellen gebildet (synaptische Plastizität). Dies hängt mit dem Erwerb neuer Gedächtnisinhalte zusammen. Abbauprozesse bei Demenzerkrankungen schädigen meist zuerst den Hippocampus.

Als Sitz des Bewusstseins (Seele) kann nach dem heutigen Stand der Wissenschaft kein definierter Gehirnteil festgelegt werden. Allerdings ist klar, dass Bewusstsein an die Funktion der Neurone des Gehirns gebunden ist. Wird die Funktion der Neurone verändert oder ausgeschaltet, z. B. durch Narkose, so ist kein Bewusstsein möglich. Der Tod (Hirntod) eines Menschen wird erst festgestellt, wenn die Tätigkeit des gesamten Gehirns, auch des Stammhirns, endgültig erloschen ist. Im Gegensatz zum Koma kann von diesem Stadium aus eine Rückkehr ins Leben nicht mehr erfolgen.

Großhirnrinde

Der Cortex cerebri (Großhirnrinde) enthält zahlreiche Windungen (Gyri), Furchen (Fissurae) und Gräben (Sulci) (○ Abb. 28.10 B). Die Fissura longitudinalis teilt das Großhirn in die rechte und linke Hemisphäre, die in der Tiefe durch den **Balken** miteinander verbunden sind. **Assoziationsbahnen** leiten Impulse innerhalb der Hemisphäre, **Projektionsbahnen** leiten Erregungen aus verschiedenen Körperregionen zum Großhirn und umgekehrt. Der Cortex lässt sich grob in vier Lappen (Lobi) einteilen (□ Tab. 28.4, ○ Abb. 28.10 B):

Praxisbeispiel

Störungen in bestimmten Bereichen des Parietallappens werden als Ursache für die völlig falsche Einschätzung des Körpers (Aussehen, Gewicht) bei Magersucht verantwortlich gemacht. Die Betroffenen fühlen sich dick aussehend, obwohl sie dürre, atrophierte Gliedmaßen haben.

□ Tab. 28.4 Lappen der Großhirnrinde und grobe Zuordnung ihrer Funktionen

Cortexlappen	Funktion
Frontallappen (Lobus frontalis)	Denken, Motorik
Scheitellappen (Lobus parietalis)	Sensorik
Schläfenlappen (Lobus temporalis)	Hören, Sprachverständnis
Hinterhauptslappen (Lobus occipitalis)	Sehen

Auf der Großhirnrinde lassen sich funktionell verschiedene Areale abgrenzen, die zum Teil in beiden Hälften gleichsinnig vorkommen (z. B. visueller Cortex), zum Teil aber auch nur in einer Hemisphäre zu finden sind (Sprachzentren). Zu diesen **primären Rindenfeldern** zählen auch sensorische und motorische Großhirnbereiche, die mit allen der Sensorik bzw. Motorik dienenden Körperteilen in einer Punkt-zu-Punkt-Verbindung stehen (somatotope Anordnung, ○ Abb. 28.10 C).

Die Afferenzen des Cortex aus subkortikalen Arealen stammen fast ausschließlich aus Kerngebieten des Thalamus, der deshalb oft als Tor zum Bewusstsein bezeichnet wird. Daneben haben Afferenzen des Thalamus integrative Funktion und beeinflussen Vigilanz (Wachheitsgrad), Bewusstsein, Gedächtnis und Emotion. Bewusstsein und die Bewusstseinshelligkeit werden vor allem durch das aufsteigende retikuläre Aktivierungssystem (ARAS) aufrechterhalten (s. o.). Die Formatio reticularis erhält Eingänge aus allen spezifischen Sinnesbahnen der Peripherie.

Der primär somato-sensorische Cortex liegt im Gyrus postcentralis (○ Abb. 28.10 B). Aus der Information der verschiedensten Sensoren wird hier der gesamte Körper in Form eines **sensorischen Homunculus** abgebildet (vgl. ○ Abb. 28.10 C, motorischer Homunculus). Körperteile wie Finger, Mund und Zunge, die besonders viele, kleine rezeptive Felder besitzen, die die Information von nur wenigen Sensoren integrieren, nehmen besonders große Areale ein. Aus dem primären Cortex werden die Informationen in sekundäre sensorische Areale weitervermittelt, wo die Sinneseindrücke verarbeitet und interpretiert werden. Hier entsteht das Wiedererkennen und Verstehen der Sinneseindrücke. Sekundär sensorische Areale im Parietallappen sorgen dafür, dass man seinen Körper als räumliche Struktur in den äußeren Raum einordnen kann. Die Weiterleitung von Sinneseindrücken kann durch deszendierende Projektionsbahnen an jeder Umschaltstelle der Afferenzen im Thalamus oder Rückenmark modifiziert werden. Deszendierende Bahnen können zur Kontrastverschärfung beitragen oder die Leitung von Schmerzafferenzen hemmen (endogenes schmerzhemmendes System).

Praxisbezug

Durch deszendierende Projektionsbahnen können Interneurone im Rückenmark aktiviert werden, die durch Ausschüttung von Endorphinen (körpereigene »Morphine«) die Umschaltung von Schmerzafferenzen im Rückenmark unterbinden. Morphine als Arzneistoffe bewirken hier u. a. über axo-axonale Synapsen und präsynaptische Hyperpolarisation eine Hemmung der Transmitterausschüttung und dadurch Schmerzreduktion.

Über die ausgehenden Signale des Motorcortex wird die Skelettmuskulatur gesteuert.

Ähnlich wie im primär sensorischen Cortex gibt es im Gyrus praecentralis, dem Motorcortex, einen **motorischen Homunculus** (○ Abb. 28.10 C). Auch hier finden wir eine somatotopische Abbildung, d. h. dass benachbarte Hirnareale auch benachbarte Körperregionen innervieren. Davor, zur Stirn hin, finden sich der prämotorische Cortex und der präfrontale Assoziationscortex. Diese sekundär motorischen Rindenfelder sind den primären motorischen Rindenfeldern als Koordinations- und Gedächtniszentrum übergeordnet. Von hier erhalten die primären Felder Informationen, wie ein Bewegungsablauf früher am günstigsten erfolgt ist. Sie spielen daher bei der Planung und Ausführung einer Bewegung eine Rolle. Von den senkrecht zur Oberfläche stehenden Pyramidenzellen im primären motorischen Rindenfeld ziehen die Nervenfasern über die Pyramidenbahn zu den motorischen Kernen der Hirnnerven und zum Rückenmark. Die Pyramidenbahn übermittelt die Steuerung der bewussten, willkürlichen Bewegung. Im Bereich des Hirnstamms kreuzen die meisten der Pyramidenfasern zur Gegenseite.

Pyramidenbahn

Praxisbeispiel

Eine Schädigung der linken Hirnhälfte, z. B. bei einem Schlaganfall, wirken sich vorwiegend (z. B. Lähmungen) in der rechten Körperhälfte aus.

Die Informationen aus hoch spezialisierten Sinnesorganen, z. B. Wahrnehmungen wie Sehen, Hören, Riechen und Schmecken, werden jeweils speziellen Rindenfeldern zugeleitet. Das Sehzentrum liegt im Hinterhauptslappen des Großhirns, das Hörzentrum liegt im Schläfenlappen (○ Abb. 28.10 B).

Das Broca-Sprachzentrum kontrolliert als motorisches Sprachzentrum Kehlkopf, Lippen, Gaumen und Zungenmuskulatur. Es liegt im Frontallappen unterhalb des primären Motorcortex und ist mit diesem assoziiert (○ Abb. 28.10 B). Das sensorische Sprachzentrum (Wernicke Zentrum) liegt auf der Oberseite des linken Schläfenlappens in enger Nachbarschaft zur Hörrinde. Aber nicht nur gesprochene, sondern auch geschriebene Sprache erreicht das Bewusstsein über das Wernicke Sprachzentrum. Bei Rechtshändern sind die Sprachzentren meist nur in der linken Hirnhälfte zu finden, aber etwa 10 % der Menschen, zumeist Linkshänder, haben Sprachzentren in beiden Hemisphären.

Das Broca-Sprachzentrum kontrolliert die Motorik der Sprache. Das Wernicke-Zentrum ist für das Sprachverständnis zuständig.

Praxisbezug

Entsprechend der Zuordnung der Sprache auf unterschiedliche Zentren wirken sich Schädigungen, z. B. durch Tumore oder Schlaganfälle, in spezieller Weise auf die Sprache aus. Läsionen im Broca-Zentrum bewirken eine verwaschene, undeutliche Sprache, bei erhaltenem Sprachverständnis und richtigen Sprachinhalten. Schäden im Wernicke Zentrum bewirken jedoch, dass die Äußerungen der Patienten sinnlos sind, es werden Wörter wahllos aneinander gereiht. Dabei bleiben aber die Sprachmelodie und einfache grammatikalische Elemente erhalten.

Die Aktivität der Neurone des Gehirns wird über Ionenströme reguliert. Fließt an einer erregbaren Struktur des Körpers ein Strom über die Zellmembran, fließen immer auch intra- und extrazellulär Ströme (Kap. 28.2.1). Der Stromfluss über den extrazellulären Widerstand erzeugt Potentiale, die mit extrazellulären Elektroden gemessen werden können. Diese Potentiale sind natürlich umso größer, je mehr Neurone oder Muskelfasern gleichzeitig Strom erzeugen. Im **Elektroenzephalogramm (EEG)** werden Potentiale von der Schädeloberfläche abgeleitet.

Die Potentialschwankungen an der Schädeloberfläche werden, je nach ihrer Frequenz, als α-, β-, δ- oder υ-Wellen bezeichnet. Sie unterscheiden sich außerdem in ihrer Amplitude, da langsamere Wellen meist größer sind. Im entspannten Zustand treten Potentiale an vielen Pyramidenzellen gleichzeitig auf (Synchronisation), d. h. es treten vermehrt große α-Wellen auf. Bei Aktivierung einzelner Bereiche der Hirnrinde (Sinneseindrücke, Rechnen) kommt es an den dort ableitenden Elektroden zu kleineren β-Wellen mit höherer Frequenz (Desynchronisation).

Praxisbezug

Das EEG dient der Diagnostik, z. B. bei Epilepsie, aber auch zur Erkennung von pharmakologisch, physisch (Ödem, Tumor) oder metabolisch bedingten Veränderungen der Gehirntätigkeit.

Während des Kernschlafes treten charakteristische zyklische Schlafphasen auf (REM- und NREM-Phasen).

Auch die Tiefe des Schlafes kann mit Hilfe des EEGs in verschiedene Stadien eingeteilt werden. Während des Schlafes gibt es Phasen mit raschen Augenbewegungen, sogenannte REM-Phasen (rapid eye movement), die sich mit NREM (Non-REM)-Phasen abwechseln. Nach dem Einschlafen kommt es für etwa 90 Minuten zu einer ersten Tiefschlafphase mit NREM-Schlaf. Diese Phase ist im EEG verbunden mit Wellen von großer Amplitude und minimaler Frequenz und wird deshalb auch SWS-Schlaf (slow wave sleep) genannt. Auch während dieser Phase wird geträumt, wobei die Träume abstrakter, gedankenartiger sind. Dieser Teil des Schlafes dient offenbar der Erholung und hat restaurative, Energie konservierende Funktion. Danach erfolgt eine REM-Phase von ca. zehn Minuten mit vermehrter Hirnaktivität, erhöhtem Puls und Atmung, aber schlaffen Muskeln durch Hemmung der Motoneurone. In dieser Phase wird intensiv und plastisch geträumt, sie dient der Gedächtnisspeicherung und der Ausprägung plastischer Synapsen. Etwa 4–5 NREM-REM-Zyklen ereignen sich während eines Nachtschlafs, wobei die NREM-Phasen immer kürzer, die REM-Phasen länger werden. Zwei bis drei der Zyklen sind als Kernschlaf essentiell, dessen Deprivation längerfristig zum Tod führt.

Praxisbezug

Die ältere Hirndiagnostik mittels EEG wird zunehmend durch bildgebende Verfahren ergänzt und ersetzt, die Veränderungen der Hirntätigkeit nicht nur an der Oberfläche, sondern auch in der Tiefe des Gehirns registrieren können. Dazu gehört die Positronen-Emissions-Tomographie (PET) und die Magnet-Resonanz-Tomographie (MRT, Kernspintomographie).

28.4 Sinnesorgane

Die Sinnesorgane versorgen das Gehirn mit Informationen aus der Umwelt. Dabei sind Auge und Ohr für den Menschen am wichtigsten.

28.4.1 Auge

Die Iris fungiert als Blende. Sympathikusaktivierung erweitert die Pupille, Parasympathikusaktivierung verengt sie.

Objekte, von denen elektromagnetische Wellen mit einer Wellenlänge zwischen 380 nm und 750 nm ausgehen, können von der **Retina** (Netzhaut) erfasst und in ihrer Gestalt abgebildet werden. Unterschiedliche Rezeptoren für verschiedene Wellenlängenbereiche ermöglichen Farbensehen.

Aufbau des Auges und optischer Apparat

Das Auge ist von der **Lederhaut** (**Sklera**) umgeben (◘ Abb. 28.12), an der die sechs Stellmuskeln der Augen angreifen, die die Augenbewegung ausführen. Die darunter liegende Aderhaut dient der Versorgung des Auges. Die **Aderhaut** ist Teil der **Uvea** (**Weintraubenhaut**) zu der noch die **Regenbogenhaut** (Iris) und der **Ziliarkörper**

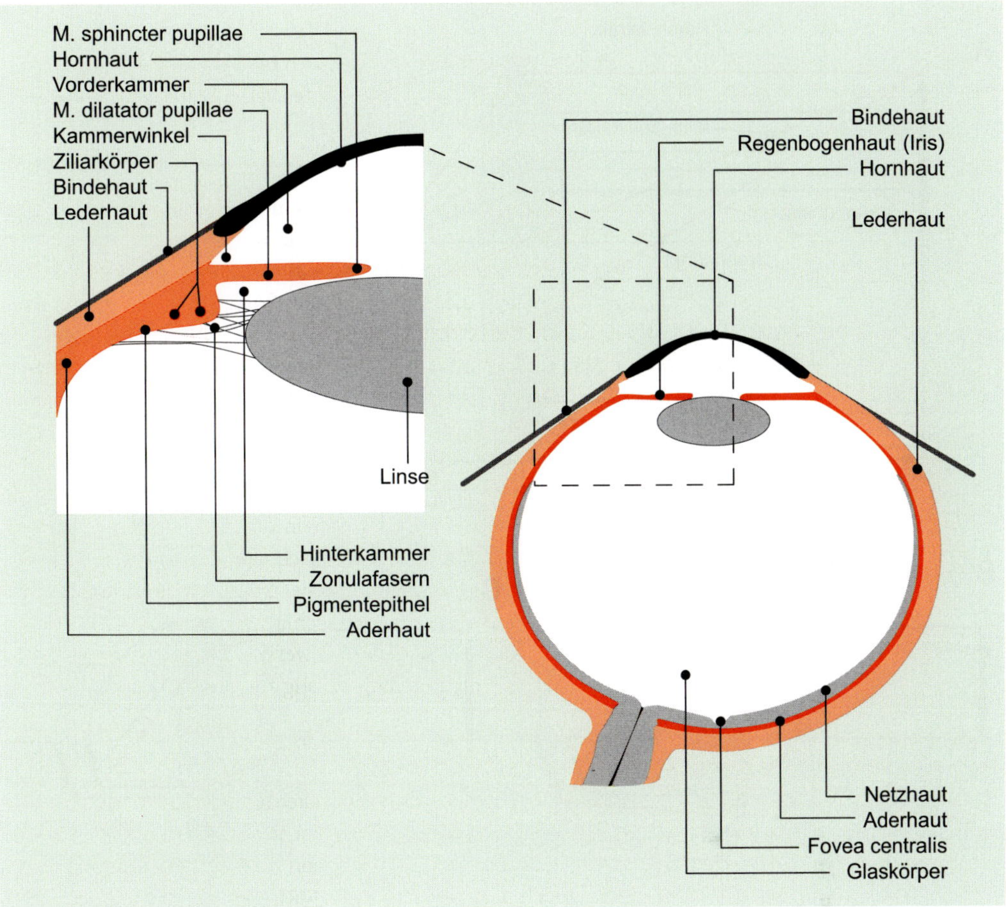

Abb. 28.12 Aufbau des Auges

gehören (s. u.). Die Iris reguliert als Ringblende die einfallende Lichtmenge. Der parasympathisch innervierte M. sphincter pupillae zieht als Ringmuskel um die Pupille herum und verengt sie. Die Fasern des sympathisch innervierten M. dilatator pupillae sitzen wie Radspeichen zwischen dem Saum der Pupille und der Lederhaut und stellen die Pupille weit.

An der Stelle des Lichteintritts sorgt der optische Apparat des Auges (Hornhaut, vorderes Kammerwasser und Linse, s. u.) dafür, dass die Strahlen, die von einem Objekt ausgehen, in der Weise gebrochen werden, dass eine scharfe Abbildung auf der **Netzhaut** (Retina) entsteht (Abb. 28.13 A). Lichtstrahlen werden gebrochen, wenn sie schräg auf die Trennfläche zweier Medien mit unterschiedlichem Brechungsindex auftreffen. Die Brechung ist umso stärker, je schräger die Lichtstrahlen eintreten und je größer das Verhältnis der Brechungsindices der Medien ist. Parallele Strahlen von einem entfernten Objekt werden umso stärker gebrochen, je weiter sie am Rand einer kugeligen Linse auftreffen. Die Stelle, an der die Strahlen hinter einer Linse zusammentreffen, heißt **Brennpunkt**. Je stärker die **Brechkraft** der Linse ist, desto kürzer ist die Brennweite (f, gemessen in m), d. h. der Abstand des Brennpunkts vom Mittelpunkt der Linse. Die Brechkraft wird angegeben in **Dioptrien**

Hornhaut und Linse sind die wichtigsten Strukturen des optischen Apparates. Die Brechkraft der Linse wird in Dioptrien angegeben und ist der Kehrwert der Brennweite.

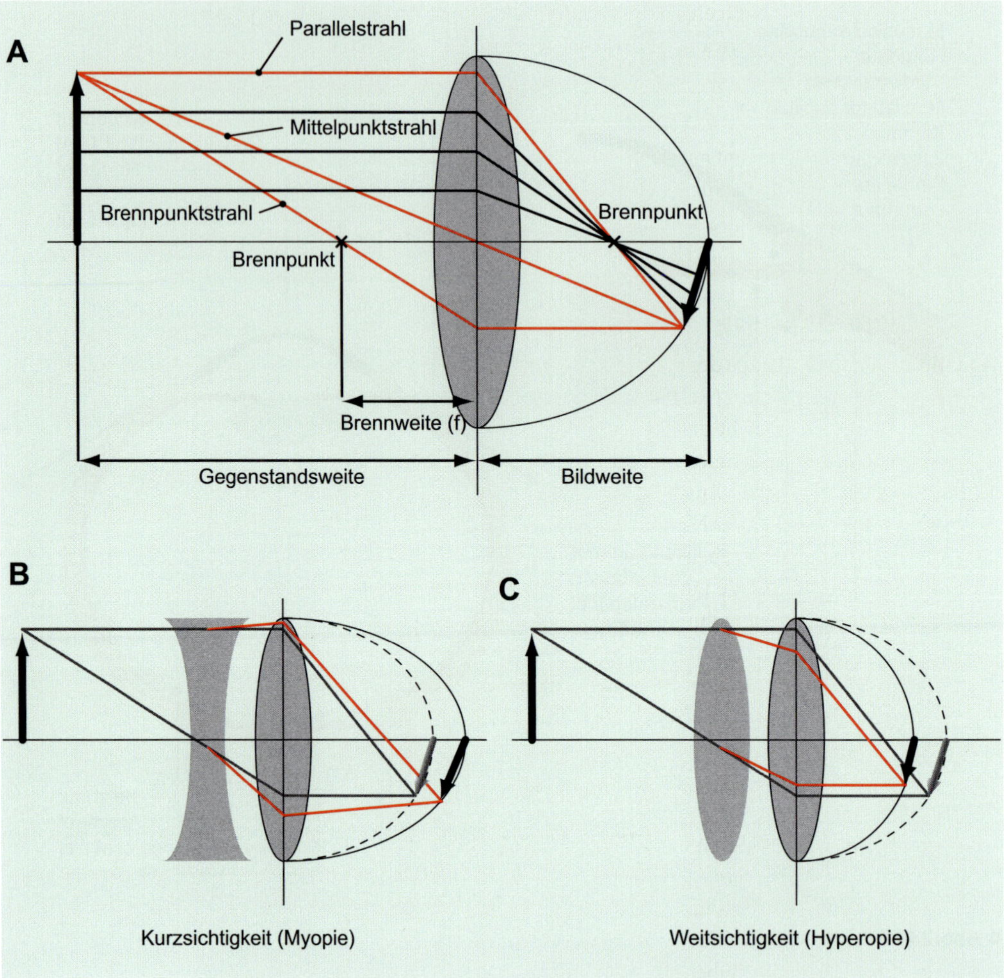

○ Abb. 28.13 A Strahlengang durch den optischen Apparat des Auges. Die bikonvexe Linse (grau) lässt auf der Netzhaut ein umgekehrtes Bild entstehen. **B** Bei der Myopie ist der Augapfel zu lang: Das scharfe Bild (hellgrauer Pfeil) entsteht vor der Netzhaut, Korrektur mit einer Zerstreuungslinse. **C** Bei der Hyperopie ist der Augapfel zu kurz: Das scharfe Bild (hellgrauer Pfeil) entsteht hinter der Netzhaut, Korrektur mit einer Sammellinse. Bei der Altersweitsichtigkeit (Presbyopie) entsteht das scharfe Bild ebenfalls hinter der Netzhaut, weil die Brechkraft der Linse des Auges durch Elastizitätsverlust nicht mehr ausreicht (Erhöhung der Brennweite), Korrektur ebenfalls mit Sammellinse.

Die Brechkraft der Hornhaut ist unveränderlich, die der Linse variabel. Die Linse ist damit entscheidend für die Akkomodationsfähigkeit des Auges.

(dpt= 1/f). Der gesamte optische Apparat des fernadaptierten Auges hat eine Brechkraft von 59 dpt. Dabei entfallen auf die Hornhaut (Cornea) ca. 41–45 dpt. Die Brechkraft der bikonvexen Linse ist im Gegensatz zur Hornhaut durch Formveränderung variabel und beträgt beim fernadaptierten Auge 14–18 dpt. Die Linse ist dabei aufgrund der Spannung der Lederhaut (bei erschlafftem Ziliarmuskel) durch Zug an den Zonulafasern, die am Linsenäquator angreifen, abgeflacht (○ Abb. 28.12). Beim Blick in die Nähe wird der ringförmige, parasympathisch innervierte Ziliarmuskel angespannt. Dies lässt die Zonulafasern erschlaffen und die Linse zieht sich aufgrund ihrer elastischen Eigenschaften zusammen. Die Brechkraft der Linse kann beim Kind dadurch bis zu etwa 14 dpt größer werden (Akkomodation).

Praxisbezug

Die Akkomodationsbreite nimmt mit dem Alter bis auf wenige Dioptrien ab, was die Altersweitsichtigkeit bedingt. Veränderungen im Wassergehalt der Linse können zu Eintrübungen führen (Katarakt, Grauer Star).

Kurz- und Weitsichtigkeit

Veränderungen in der Länge des Augapfels oder der Brechkraft der Linse führen zu Brechungsfehlern des Auges (Refraktionsanomalien) (◘ Abb. 28.13). Bei der **Kurzsichtigkeit** (Myopie) entsteht das scharfe Bild vor der Netzhaut. Dies kann durch eine Zerstreuungslinse korrigiert werden. Bei der **Weitsichtigkeit** (Hyperopie) ist die Brechkraft des optischen Apparats zu gering oder der Augapfel verkürzt, sodass das scharfe Bild erst hinter der Netzhaut entstehen würde. Hier kann mit einer Sammellinse korrigiert werden, ebenso wie bei der **Altersweitsichtigkeit** (Presbyopie), die dadurch entsteht, dass die Linse sich bei Nahakkomodation wegen des Elastizitätsverlustes im Alter nicht mehr ausreichend zusammenziehen kann. Ein **Astigmatismus** entsteht durch Abweichung der Oberfläche der Hornhaut von der Kugelform. Die Brechkraft in vertikaler Richtung weicht von der in horizontaler Richtung ab, d. h. ein Quadrat wird als Rechteck abgebildet. Dies kann durch Zylinderlinsen korrigiert werden.

Kurzsichtigkeit = Myopie, Weitsichtigkeit = Hyperopie, Altersweitsichtigkeit = Presbyopie

Kammerwasser

Das Kammerwasser wird durch das Epithel des Ziliarkörpers durch Filtration und aktive Sekretion in die hintere Augenkammer gebildet. Das Kammerwasser gelangt über einen Spalt zwischen Iris und Linse in die vordere Kammer und fließt über die Schlemm-Kanäle ins venöse Blut ab. Das gesamte Kammerwasser wird in ca. 1 h ausgetauscht. Es erzeugt gegenüber der Umgebung einen um 15–22 mmHg höheren Druck und trägt somit zur Formerhaltung des Augapfels (Bulbus) bei.

Praxisbezug

Ein erhöhter Augeninnendruck (Glaukom, Grüner Star) entsteht meist durch Verlegung des Schlemm-Kanals und kann zur Schädigung des Sehnervs führen.

Der größte Teil des Auges wird durch den Glaskörper (◘ Abb. 28.12) ausgefüllt, einer gallertartigen Masse, die durch eine Membran umhüllt ist. Der Glaskörper dient der Stabilität der Form des Augapfels.

Retina

Die Retina (Netzhaut) ist die Stelle des Auges, an der das optische Bild in ein Aktivitätsmuster von Neuronen umgewandelt wird. Die Retina ist mit einer Pigmentschicht ausgekleidet, in die die Photorezeptoren mit hineinragen (◘ Abb. 28.14 B). Diese stehen über komplexe Verschaltungen in Verbindung mit den **Ganglienzellen** (◘ Abb. 28.14 B), mit denen sie rezeptive Felder ausbilden. Ein rezeptives Feld sind

Die Retina enthält mit den Photorezeptoren (Stäbchen und Zapfen) die Sehsinneszellen.

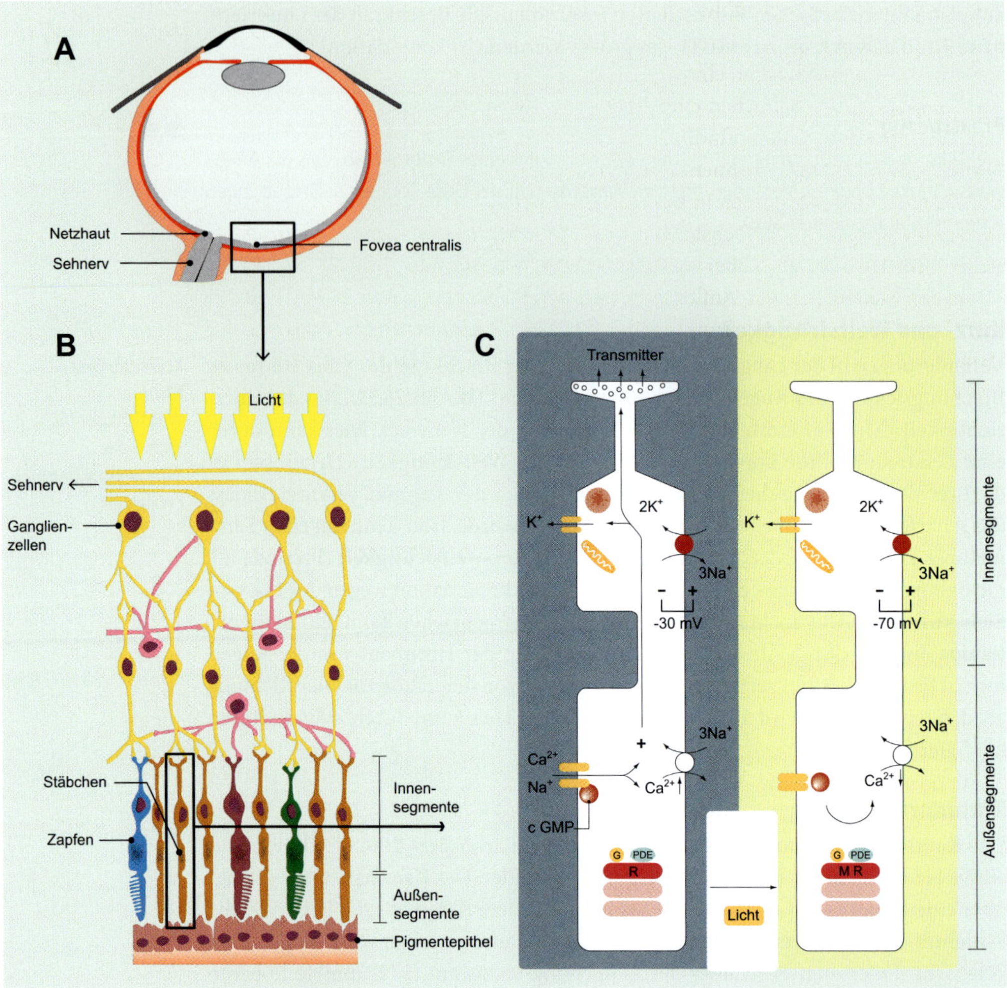

Abb. 28.14 **A** Lage der Netzhaut im Auge. **B** Aufbau der Netzhaut mit Stäbchen und Zapfen, deren Information vor der Übertragung auf die Ganglienzellen von verschiedenen neuronalen Zellen verarbeitet wird (z. B. zur Kontrastverstärkung). **C** Lichtperzeption in einem Stäbchen. Rhodopsinmoleküle (R) in den Scheibchen der Außensegmente verändern bei Belichtung die Konformation und aktivieren ein G-Protein (G), das wiederum eine cGMP-spaltende Phosphodiesterase (PDE) stimuliert. Der Abbau des cGMPs hemmt den depolarisierenden Dunkelstrom (Na^+, Ca^{2+}). Die daraus resultierende Hyperpolarisation hemmt die Ausschüttung von Neurotransmittern.

all die Rezeptoren, die mit **einer** Ganglienzelle verschaltet sind. Die Axone der Ganglienzellen vereinen sich zum Nervus opticus (Sehnerv), der das Auge in der Papille verlässt. Die Papille enthält daher keine Photorezeptoren (blinder Fleck). Die Photorezeptoren sind an der äußersten, dem Licht abgewandten Schicht der Netzhaut lokalisiert, sodass das Licht die Schichten der anderen Zellen passieren muss, ehe es von den Photorezeptoren erfasst wird.

Zu den Photorezeptoren zählen ca. 120 Millionen Stäbchen und etwa 6 Millionen Zapfen, die sich aufgrund ihrer unterschiedlichen spektralen Empfindlichkeit in Rot-, Grün- und Blauzapfen einteilen lassen. Farbensehen ist an die Zapfen gekoppelt, wohingegen die Stäbchen eine erheblich höhere Lichtempfindlichkeit aufweisen. Die geringere Lichtempfindlichkeit der Zapfen bewirkt, dass im Dunklen keine Farben gesehen werden können. Die Fovea centralis enthält als Ort größter Sehschärfe ausschließlich Zapfen in sehr großer Dichte. Der Bereich um die Fovea herum enthält dagegen die höchste Dichte an Stäbchen. In der Peripherie nimmt die Rezeptordichte stark ab, wobei vorwiegend Stäbchen zu finden sind.

Die Fovea centralis ist der Ort des schärfsten Sehens, da hier die höchste Dichte an Zapfen vorliegt.

In den Scheibchen der Außensegmente der Stäbchen (○ Abb. 28.14 C) gibt es membranständige **Rhodopsinmoleküle**, die **11-cis-Retinal** enthalten, das sich bei Belichtung in all-trans-Retinal umwandelt. Dies führt dazu, dass Rhodopsin das G-Protein **Transducin** aktiviert, das seinerseits eine cGMP-spaltende Phosphodiesterase stimuliert. Der Abfall in der cGMP-Konzentration führt zur Hemmung eines unspezifischen Kationenkanals (Na^+, Ca^{2+}), wodurch der depolarisierende **Dunkelstrom** aufhört (○ Abb. 28.14 C). Die Folge des Lichteinfalls ist daher ein Überwiegen des K^+-Stroms, der die Zellen hyperpolarisiert und so die Ausschüttung von Neurotransmittern hemmt. Dieser Vorgang ist in den Zapfen ähnlich, die aber Zapfenopsine statt Rhodopsin enthalten. Die Signalweiterleitung zum Sehnerv erfolgt über zahlreiche komplexe Verschaltungen und resultiert in einer Depolarisation des Sehnervs und damit dem Auslösen von Aktionspotentialen.

Ohr

28.4.2

Das Ohr ist das Organ zur **Wahrnehmung von Schall**. Schallwellen sind Wellen von Druckschwankungen, die sich in der Luft mit einer Geschwindigkeit von 330 m/s ausbreiten. Der Schall ist gekennzeichnet durch die Frequenz und die Lautstärke. Eine Schallwelle mit nur einer Sinusschwingung wird als Ton bezeichnet (Kammerton a = 440 Hz). Ein Klang besteht aus der Überlagerung mehrerer harmonischer Sinusschwingungen, ein Geräusch durch die Überlagerung vieler verschiedener Töne (zur Quantifizierung der Lautstärke wird ein relatives logarithmisches Maß mit der Einheit Dezibel (dB) verwendet).

Schall ist charakterisiert durch Frequenz und Lautstärke.

Im Innenohr ist auch der Sitz des Gleichgewichtssinns, des **Vestibularorgans**.

Aufbau des Ohres

Die Schallwellen werden von den **Ohrmuscheln** gesammelt und durch den Gehörgang zum **Trommelfell** geleitet. Das Trommelfell schließt das äußere Ohr vom Mittelohr ab (○ Abb. 28.15 A).

Über die Gehörknöchelchen **Hammer, Amboss und Steigbügel** werden die Schallwellen vom großen Trommelfell auf das kleine ovale Fenster übertragen. Dadurch und durch die Hebelwirkung der Gehörknöchelchen kommt es zu einer ca. 20fachen Druckverstärkung, sodass die Übertragung der Schallwellen von der Luft auf die Innenohrflüssigkeit verlustarm erfolgen kann. Zwei an Trommelfell und Steigbügel angreifende Muskeln können zum Schutz vor zu lautem Schall und zur Verringerung störender Geräusche die Übertragung dämpfen.

Das Innenohr ist ein schneckenförmiger knöcherner Hohlraum (**Cochlea**), der mit einem Endothel ausgekleidet ist, und von der **Reissner Membran** und der **Basilarmembran** in drei Kompartimente unterteilt wird. Die **Scala vestibuli** und die

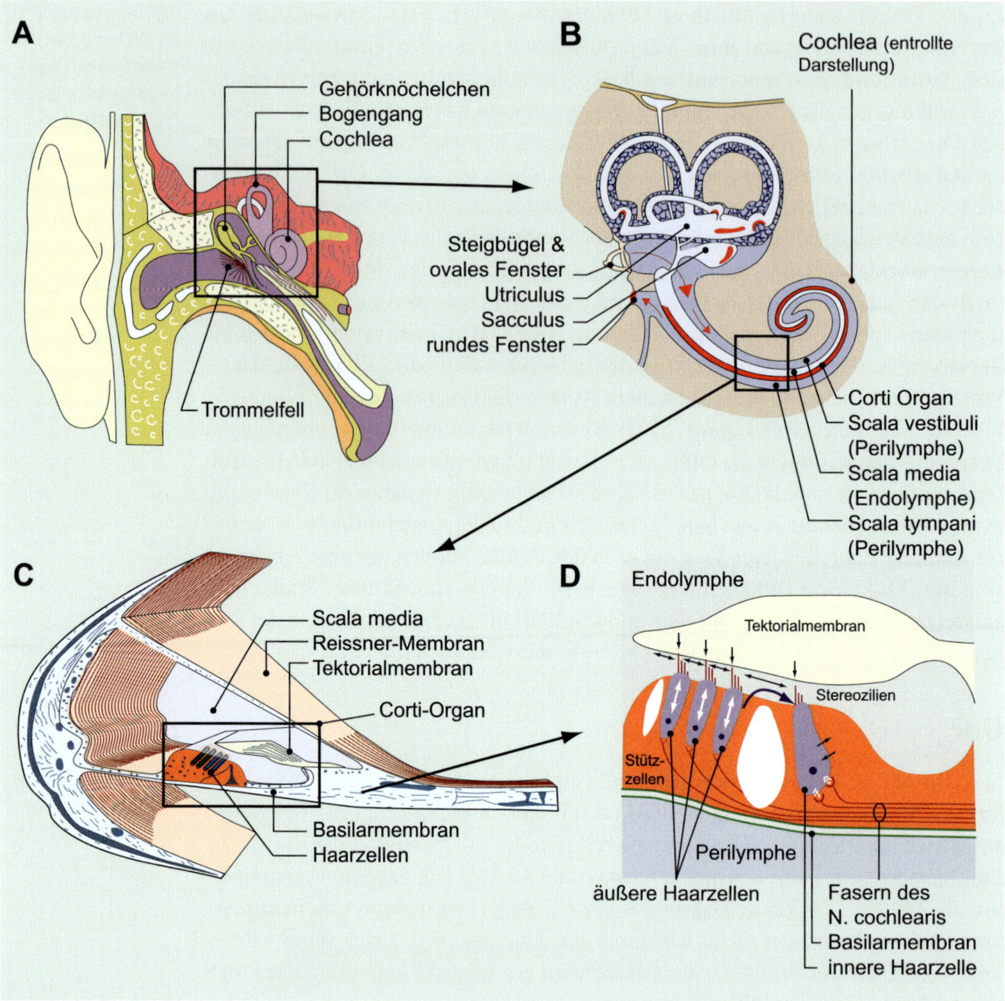

○ Abb. 28.15 **A** Aufbau und Lage des Ohrs und des Gleichgewichtsorganes im Kopf. **B** Aufbau von Cochlea und Gleichgewichtsorgan mit Peri- und Endolymphräumen. **C** Lage des Corti-Organs in der Scala media zwischen Reissner- und Basilarmembran. **D** Lage der Haarsinneszellen zwischen Basilar- und Tektorialmembran.

Scala tympani sind mit **Perilymphe**, die eine normale extrazelluläre ionale Zusammensetzung hat, gefüllt und an der Spitze der Schnecke miteinander verbunden. Die **Scala media** ist mit **Endolymphe** gefüllt, die eine eher intrazelluläre ionale Zusammensetzung aufweist (150 mM K^+), ○ Abb. 28.15 B. Die Sinneszellen des Ohrs sind die etwa 3500 inneren Haarzellen und die etwa 12000 äußeren Haarzellen, die im Corti-Organ auf der Basilarmembran sitzen und mit ihren Zilien teilweise in die gallertartige Tektorialmembran eintauchen (○ Abb. 28.15 D).

Die inneren Haarzellen sind die eigentlichen Hörzellen, die äußeren Haarzellen verstärken die Empfindlichkeit des Hörvorgangs.

Gehör

Durch Schwingungen des ovalen Fensters werden **Wanderwellen** ausgelöst. Diese Wellen laufen entlang der Scala vestibuli und übertragen sich dabei auf die Basilarmembran und die Scala tympani. Bei der Übertragung muss die Basilarmembran gedehnt werden, deren Steifheit vom ovalen Fenster bis zur Schneckenspitze um den Faktor 10 000 abnimmt. Hochfrequente Wanderwellen lenken die Basilarmembran am Anfang der Scala vestibuli aus, während niederfrequente Wellen in Richtung zur Schneckenspitze weiterlaufen und die dort weniger steife Basilarmembran dehnen. Auf diese Weise werden unterschiedliche Frequenzen an unterschiedlichen Orten der Basilarmembran wahrgenommen; man spricht von **tonotoper Abbildung**. Durch die Auslenkung der Basilarmembran gegen die Tektorialmembran werden frequenzabhängig an einem bestimmten Ort innerhalb der Cochlea die Stereozilien der äußeren Haarzellen ausgelenkt. Es öffnen sich mechanosensitive Transduktionskanäle (K^+-Kanäle) in dem an die Endolymphe grenzenden Membranabschnitt. Da die **Endolymphe** eine genauso **hohe K^+-Konzentration** aufweist wie die intrazelluläre Flüssigkeit, strömt hier als sehr **seltene Ausnahme** K^+ entlang des Potentialgefälles **in** die Zelle ein und **depolarisiert** sie. Dies führt zu einer Verkürzung der äußeren Haarzellen. Die Gegenbewegung der Stereozilien schließt die Transduktionskanäle und es kommt wiederum zur Öffnung von K^+-Kanälen, aber diesmal in der an das Corti Organ grenzenden Membran (**o** Abb. 28.15 D), wo die extrazelluläre K^+-Konzentration gering ist. Deshalb kommt es an dieser Membran wie bei fast allen anderen Zellen zum **Ausstrom** von K^+ entlang des elektrochemischen Gleichgewichts und die Zelle hyperpolarisiert, erschlafft und wird länger. Die Bewegungen der äußeren Haarzellen verstärken die Auslenkungen der Tektorialmembran, wodurch die Empfindlichkeit des Hörvorgangs gesteigert wird. Die Zellen, mit denen wir **hören,** sind jedoch die inneren Haarzellen (**o** Abb. 28.15 D), die über sehr ähnliche Transduktionskanäle und den Einstrom von K^+ depolarisiert werden. Dadurch kommt es an der basolateralen Membran zum Öffnen spannungsabhängiger Ca^{2+}-Kanäle und zur Ausschüttung von Glutamat, das die Afferenzen des Hörnervs (Nervus cochlearis) erregt, der die Information in das Gehirn übermittelt. Das Gehirn bestimmt die Frequenz eines Tons über die Lokalisation der jeweils erregten inneren Haarzelle innerhalb der Cochlea und ermittelt die Lautstärke des Tons über die Aktionspotentialfrequenz des von der Haarzelle erregten Neurons.

Gleichgewichtssinn

Neben der Cochlea befindet sich im Innenohr das **Gleichgewichtsorgan** (Vestibularorgan). Der Teil des Schädelknochens, in dem dieses Sinnesorgan sitzt, wird Felsenbein genannt. Im Felsenbein befinden sich drei ringförmige Hohlräume (Bogengänge), die jeweils senkrecht zueinander angeordnet sind (**o** Abb. 28.15 B). Die Bogengänge münden gemeinsam in zwei weiteren Hohlräumen, dem **Utriculus** sowie dem daneben liegenden **Sacculus.** Die Bogengänge sind mit **Perilymphe** gefüllt, in die Endolymphsäcke aufgespannt sind, die K^+-reiche **Endolymphe** enthalten. Die Lymphräume stehen mit den korrespondierenden Räumen in der Cochlea in Verbindung.

Der Gleichgewichtssinn ist wesentlich für die Orientierung im Raum und die Wahrnehmung von Schwerkraft und Beschleunigung.

Die Endolymphsäcke der Bogengänge sind an einer Seite kurz vor der Mündung in den Utriculus zu einer **Ampulle** (Crista ampullaris) aufgeweitet, die von einer gallertartigen Membran, der **Cupula,** verschlossen sind (**o** Abb. 28.15 B). In die gallertartige Masse ragen die Zilien von **Haarsinneszellen.** Werden die Härchen dieser Zellen durch Scherkräfte, die auf die gallertartigen Massen einwirken, ausgelenkt, so ändert sich ihr Membranpotential. Je nach Richtung der Auslenkung wird die Aktionspotentialfrequenz der Haarsinneszellen gesteigert oder vermindert, sodass Information über Richtung und Intensität der Bewegung entsteht.

Bei einer Drehbewegung des Kopfes bleibt durch die Massenträgheit die Bewegung der Endolymphe zunächst hinter der Bewegung des Bogenganges zurück; es entstehen Scherkräfte, die auf die Cupulae der Bogengänge einwirken und von den Haarsinneszellen gemessen werden. Stärke und Richtung der Endolymphbewegung in jedem Bogengang hängen von der relativen Lage des Bogengangs zur Drehrichtung ab. Aus der Information der drei Bogengänge kann das Gehirn daher die Drehbewegung des Kopfes errechnen. Bleibt eine Drehbewegung länger erhalten, stimmt irgendwann die Geschwindigkeit der Bogengänge und der Endolymphe überein, und die Erregung der Rezeptoren geht auf den Ausgangswert zurück. Erst wenn die Drehbewegung wieder verändert wird, kann dies durch die Haarsinneszellen gemessen werden. Die Bogengänge messen also die **Drehbeschleunigung.** Die vertikale Ausrichtung und Bewegung des Kopfes wird von dem senkrecht angebrachten Statholithenorgan des Sacculus gemessen. Die gegenüber der gallertartigen Masse dreimal schwereren Ca^{2+}-Salzkristalle werden durch die Schwerkraft nach unten gezogen und lenken so die Zilien der Haarsinneszellen aus. Horizontale Beschleunigung wird von dem bei aufrechter Kopfhaltung ebenfalls horizontalen Statholithenorgan des Utriculus gemessen.

Synopse

Zusammenfassung

- Beim Gleichgewichtspotential (Nernst-Potential) für ein Ion sind elektrischer und chemischer Gradient für dieses Ion gleich groß und entgegengesetzt, sodass kein Strom fließt. $E_K = -90$ mV, $E_{Na} = 60$ mV.
- Das Ruhemembranpotential von Zellen wird durch den Beitrag der Leitfähigkeiten aller Kanalarten in der Membran bestimmt und liegt normalerweise zwischen –65 und –80 mV.
- Nervenzellen kommunizieren über die Frequenz der Aktionspotentiale, die ausgelöst werden, wenn das Schwellenpotential für das Öffnen spannungsabhängiger Na^+-Kanäle erreicht wird. Beim Aktionspotential wird die Membran kurzfristig entgegengesetzt geladen.
- Die Erregungsleitung an Nerven kann durch Myelinisierung der Axone beschleunigt werden und erfolgt dann saltatorisch.
- Besondere Strukturen an Nervenzellen sind Dendriten, Axone und Synapsen.
- An den Synapsen treten zwei Nervenzellen in engen Kontakt und es erfolgt die Signalübertragung von einer Zelle auf die andere durch chemische Botenstoffe, die Neurotransmitter.
- Neurotransmitter binden an der postsynaptischen Zelle an Rezeptoren und können dort Erregung oder Hemmung der Zelle vermitteln.
- Das Nervensystem gliedert sich in zentrales Nervensystem (Gehirn und Rückenmark) und peripheres Nervensystem (Spinalnerven, Sympathikus, Parasympathikus).
- Die 31 Spinalnerven entspringen paarig dem Rückenmark und versorgen die einzelnen Körperregionen mit sensiblen Afferenzen und motorischen Efferenzen.

- Reflexe werden durch Verschaltung sensibler Afferenzen und motorischer Efferenzen auf Rückenmarksebene ausgelöst, wobei beim Eigenreflex Rezeptor und Effektor im gleichen Organ lokalisiert sind (Muskel), beim Fremdreflex dagegen in unterschiedlichen Organen (z. B. Haut und Muskel).
- Das vegetative (autonome) Nervensystem mit den beiden Ästen Sympathikus und Parasympathikus steuert unbeeinflusst vom Willen die Tätigkeit der inneren Organe. Der Parasympathikus bestimmt vorwiegend den Grundtonus, während der Sympathikus den Organismus auf erhöhte Leistungsbereitschaft einstellt.
- Im Hirnstamm liegen Steuerzentren vitaler Grundfunktionen wie Kontrolle der Herztätigkeit, des Kreislaufs und der Atmung.
- Der Hypothalamus ist das Bindeglied zwischen vegetativem Nervensystem und endokrinem System. Die Hormonfreisetzung aus der Hypophyse steht unter der Kontrolle des Hypothalamus.
- Der Thalamus stellt eine Art Kontrollstelle aller eingehenden und ausgehenden Information für das ZNS dar. Zusammen mit dem Kleinhirn, den Basalganglien und entsprechenden Cortexarealen spielt er eine essentielle Rolle bei der Willkürmotorik.
- Limbisches System und Hippocampus sind Regionen im ZNS, die vor allem für Emotionen, Verhalten und Gedächtnis entscheidend sind.
- In der Großhirnrinde sind neben Motorik und Sensorik u. v. a. kognitive Funktionen lokalisiert, die in komplexer Ausprägung nur dem Menschen eigen sind wie Sprache, Denken oder Bewusstsein.

Wiederholungsfragen

Fragen

1. Was ist der physiologische Grund für die Inaktivierung von spannungsabhängigen Na^+-Kanälen?
2. Warum ist im Bereich des Hypothalamus die Blut-Hirn-Schranke weitgehend aufgehoben?
3. Warum ist beim Klavierspielen oder Stricken das Kleinhirn besonders wichtig?

Literatur

Am Ende von Kap. 36.

29 Muskulatur

Inhaltsvorschau

Muskelgewebe wird aufgrund unterschiedlicher Zellstrukturen in glatte und quergestreifte Muskulatur unterteilt. Herz- und Skelettmuskulatur sind quergestreifte Muskeln. Glatte Muskeln findet man z. B. in der Wand von Blutgefäßen, Bronchien, Uterus, Harnblase und Magen-Darm-Trakt. Das Kapitel beschreibt den Aufbau der beiden Muskelarten sowie die Mechanismen, die zur Muskelkontraktion führen. Der Tonus der Muskulatur bzw. seine Veränderung spielt bei vielen Körperfunktionen eine entscheidende Rolle, wie z. B. Blutdruckregulation, Herztätigkeit, Motorik, Magen-Darm-Tätigkeit, Atmung oder Erektion. Die Beeinflussung des Muskeltonus an verschiedenen Organen ist deshalb auch von pharmakologischem Interesse. Vasodilatatoren, die die glatten Muskeln von Blutgefäßen relaxieren, werden z. B. bei Bluthochdruck oder koronarer Herzkrankheit verabreicht. Substanzen, die gezielt zur Relaxation der Skelettmuskulatur führen, kommen bei Operationen zum Einsatz.

Definition

Ein Muskel ist ein kontraktiles Organ. Der Muskeltonus ist der Spannungszustand der Muskulatur.

29.1 Skelettmuskulatur

Die Funktion der Skelettmuskeln beruht auf ihrer Kontraktionsfähigkeit, die zur Verkürzung des Muskels bzw. zur Kraftentwicklung führt. Unter **isometrischer Kontraktion** versteht man Kraftentwicklung bei gleich bleibender Länge, unter **isotonischer Kontraktion** eine Längenveränderung bei gleich bleibender Kraft. Bei der normalen Muskeltätigkeit treten diese beiden Kontraktionsformen nicht getrennt auf, sondern überlagern sich, d. h. dass eine Muskelkontraktion gleichzeitig Verkürzung und Kraftentwicklung bewirkt. Die Skelettmuskulatur dient der Stabilisierung der Körperhaltung und ermöglicht das Ausführen zielgerichteter Bewegungen. Die Skelettmuskulatur unterliegt weitgehend der willentlichen Steuerung.

Merke

Skelettmuskulatur und Herzmuskulatur sind quergestreifte Muskeln und besitzen viele Ähnlichkeiten im Aufbau und beim Kontraktionsmechanismus. Es gibt aber auch wesentliche Unterschiede. So können wir z. B. die Herztätigkeit kaum willentlich beeinflussen. Weitere Unterschiede werden im Abschnitt Herz und Kreislauf näher erläutert (Kap. 30).

29.1.1 Aufbau der Skelettmuskulatur

Auf die Skelettmuskulatur entfallen zwischen 25 und 40 % der Gesamtkörpermasse. Die Ausbildung der Skelettmuskulatur ist allerdings je nach Geschlecht und Trainingszustand einer Person individuell recht unterschiedlich. Die Kontraktionsfähigkeit der Skelettmuskulatur ergibt sich aus dem komplexen Aufbau der einzelnen

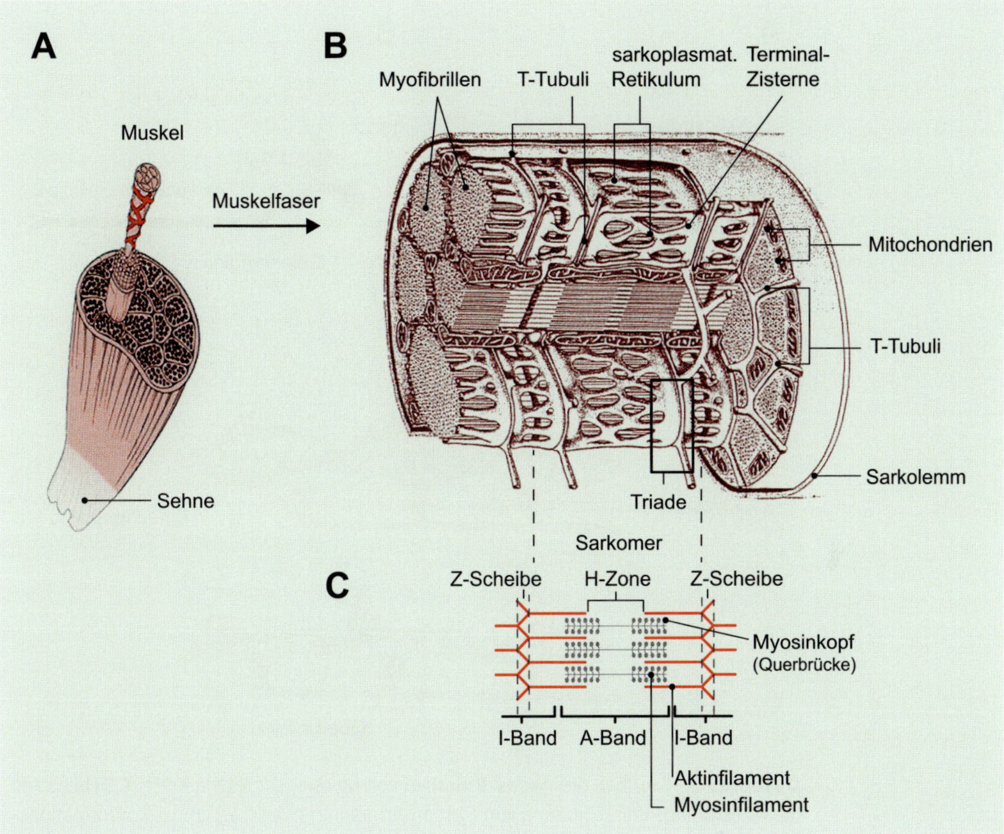

Abb. 29.1 Die Abbildung zeigt einen Ausschnitt aus einem Muskel (**A**), einer einzelnen Muskelfaser (**B**) und ein Sarkomer (**C**) mit der Anordnung der Myofilamente.

Muskelzellen mit ihren hoch geordneten Filamenten und dem makroskopischen Aufbau der einzelnen Muskeln.

Makroskopische Struktur des Skelettmuskels

Die Muskelfaser ist die zelluläre Grundeinheit des Muskels.

Jeder Muskel ist von einer Hülle aus Bindegewebe, der Faszie, umschlossen (Abb. 29.1), die an den Enden des Muskels in die aus kollagenen Fasern aufgebauten **Sehnen** übergeht. Die Sehnen verbinden den Muskel mit den Knochen. So kann die Kontraktion bzw. Relaxation des Skelettmuskels auf den Knochen übertragen werden und durch Strecken bzw. Beugen z. B. des Kniegelenks eine Bewegung des Unterschenkels hervorgerufen werden. Dabei arbeiten mehrere Muskelgruppen zusammen. Gleichsinnig wirkenden Muskeln werden als Synergisten, gegensinnig wirkende als Antagonisten bezeichnet. In jedem Muskel befinden sich zahlreiche Faserbündel, wobei jedes Faserbündel aus vielen Muskelfasern, den eigentlichen **Muskelzellen,** besteht (Abb. 29.1). Diese haben einen Durchmesser von 10 bis 100 µm und können in der Skelettmuskulatur eine beträchtliche Länge von über 10 cm erreichen. Jede Muskelfaser enthält zahlreiche Zellkerne.

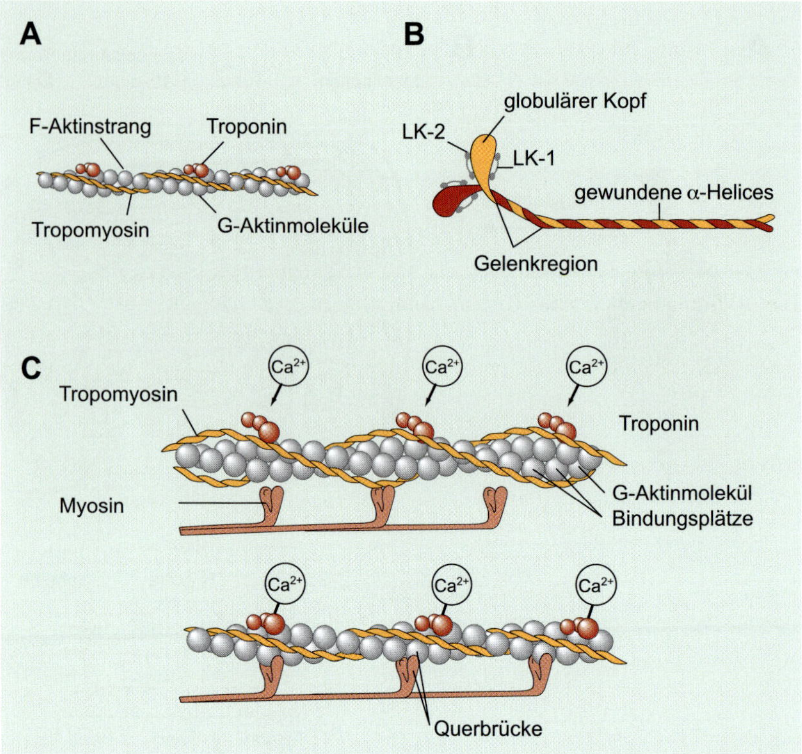

Abb. 29.2 **A** Aufbau des Aktins. **B** Aufbau von Myosin, LK: leichte Kette. **C** Deblockade des Aktinstrangs durch Bindung von Ca^{2+} an Troponin mit anschließender Konformationsänderung und Querbrückenbildung zwischen Aktin und Myosin.

Charakteristika einer Skelettmuskelzelle

Das sarkoplasmatische Retikulum dient als Ca^{2+}-Speicher.

Die Plasmamembran der Skelettmuskelzelle wird als Sarkolemm bezeichnet und umschließt das Sarkoplasma. Das Sarkolemm bildet röhrenförmige Einstülpungen in das Zellinnere, die als transversale Tubuli (**T-Tubuli**) bezeichnet werden. Diese T-Tubuli stehen physisch in engem Kontakt mit dem endoplasmatischen Retikulum der Skelettmuskelzellen, das hier sarkoplasmatisches Retikulum genannt wird (Abb. 29.1). Das sarkoplasmatische Retikulum im Skelettmuskel zeigt eine sehr regelmäßige Anordnung und bildet ein in Längsrichtung der Muskelfasern verlaufendes Röhrensystem (**Longitudinale Tubuli**) (Abb. 29.1). Die longitudinalen Tubuli enden beidseitig in den **terminalen Zisternen**, die an die T-Tubuli grenzen. Ein T-Tubulus mit den sich beidseitig anschließenden terminalen Zisternen bildet die Struktur der Triade (Abb. 29.1). Funktionell gesehen ist das sarkoplasmatische Retikulum der intrazelluläre Ca^{2+}-Speicher der Skelettmuskelzellen. Die Querstreifung der Skelettmuskelzelle ist durch die Anordnung der Myofilamente Aktin und Myosin in den Sarkomeren bedingt.

Aufbau des Sarkomers

Ein Sarkomer ist die kleinste funktionelle Einheit der Skelettmuskulatur. Myofilamente sind Aktin und Myosin.

Jede Skelettmuskelfaser enthält Bündel von Myofibrillen, die aus Myofilamenten bestehen. Die wichtigsten Myofilamente sind Myosin (dickes Filament) und Aktin (dünnes Filament). Die Myofibrillen sind durch Z-Scheiben in kleinere Einheiten unterteilt. Den Abschnitt zwischen zwei Z-Scheiben bezeichnet man als **Sarkomer** (**o** Abb. 29.1). An den Z-Scheiben sind die Aktinfilamente in ihrer Mitte verankert, sodass sich jeder Aktinfaden über zwei angrenzende Sarkomere erstreckt. Ein **Aktinfilament** besteht aus zwei verdrillten Fäden, die aus globulären Aktineinheiten (G-Aktin) aufgebaut sind, die perlschnurartig angeordnet sind (**o** Abb. 29.2 A). Den Aktinfilamenten sind Tropomyosin und in regelmäßigen Abständen das Ca^{2+}-bindende Protein Troponin aufgelagert. Das Grundgerüst eines **Myosinfilaments** bilden zwei schwere Ketten aus Myosinmolekülen. Jedes Myosinfilament besitzt zwei globuläre Köpfe, die über den biegsamen Hals in den Schaft übergehen (**o** Abb. 29.2 B). An den Köpfen befinden sich Nukleotid- und Aktinbindungsdomänen. An den Halsregionen sind jeweils zwei leichte Proteinketten angelagert. Aktin- und Myosinfilamente sind in einem Sarkomer so angeordnet, dass es Regionen gibt, an denen sich Myosin- und Aktinfilamente überlagern und andere Regionen, an denen nur eines der Filamente lokalisiert ist (**o** Abb. 29.1 C). Diese Anordnung ist Grund für die Querstreifung. Beim I-Band nahe der Z-Scheiben befinden sich nur Aktinfilamente, im A-Band überlappen beide Filamente, während in der H-Zone nur Myosinfilamente zu finden sind.

Ein weiteres Filament im Sarkomer ist das dehnbare Titin, das in der Mitte des Sarkomers und der Z-Scheibe verankert ist. Titinfilamente sind die einzigen Filamente, die ihre Länge ändern und so als molekulare Federn wirken können. Sie dienen der Aufrechterhaltung der Ruhespannung und wirken passiver Dehnung entgegen.

29

Merke ●●

Aktin und Myosin sind in ihrer Länge unveränderlich. Tropomyosin und Troponin sind dem Aktin aufgelagert.

Praxisbezug ●●

Muskelkater wird nach heutiger Erkenntnis bei ungewohnter Belastung einzelner Muskeln nicht durch Akkumulation von Milchsäure, sondern durch kleine Risse im Bereich der Z-Scheiben ausgelöst. Diese Mikrotraumen führen zu einem Entzündungsgeschehen mit Schwellung und Schmerz.

Elektromechanische Kopplung 29.1.2

Auslöser für die mechanische Kontraktion der Skelettmuskelzellen ist die elektrische Erregung der Zellen durch die Veränderung der Aktivität von Ionenkanälen, weshalb man in diesem Fall von elektromechanischer Kopplung spricht.

Neuromuskuläre Endplatte

Motorische Einheit: 1 α-Motoneuron + mehrere Skelettmuskelzellen

Die neuromuskuläre Endplatte stellt eine besondere Synapse dar, bei der die Erregung von einem α-Motoneuron auf die Skelettmuskulatur übertragen wird. Jede Skelettmuskelfaser wird von nur einer Endplatte erregt, die in der Mitte der Muskelfaser liegt. Der Neurotransmitter an der neuromuskulären Endplatte ist immer Acetylcholin. Eine **motorische Einheit** besteht aus einem α-Motoneuron und mehreren von ihm über Axonkollaterale (○ Abb. 28.3) innervierten Skelettmuskelzellen. Kleine motorische Einheiten, bei denen ein α-Motoneuron mit nur wenigen Skelettmuskelzellen synaptische Verbindungen eingeht, findet man dort, wo Bewegung sehr fein gesteuert wird, wie z. B. bei der mimischen Muskulatur. Große motorische Einheiten mit mehreren hundert Muskelfasern bilden sich dort aus, wo die Kraftentwicklung im Vordergrund steht, z. B. bei der Beinmuskulatur. Wird ein α-Motoneuron erregt, kommt es an der präsynaptischen Membran der Nervenzelle in der **aktiven Zone** zur exozytotischen Freisetzung von Acetylcholin. Dies bindet an der postsynaptischen Membran der Muskelzelle an nikotinische Acetylcholinrezeptoren (○ Abb. 29.3). Die Acetylcholinrezeptoren sind auf der Muskelzelle nur im Bereich der motorischen Endplatte zu finden. Es handelt sich dabei um unspezifische Kationenkanäle, die sowohl für Na^+ als auch für K^+ permeabel sind (siehe Kap. 28.1.1). Allerdings ist die Triebkraft (in mV) für den Einstrom von Na^+ sehr viel größer als die Triebkraft für den K^+-Ausstrom, sodass die Aktivierung von Acetylcholinrezeptoren zu einer Depolarisation an der postsynaptischen Membran führt. (Die Triebkraft errechnet sich aus der Differenz zwischen aktuellem Membranpotential und Umkehrpotential eines Ions.) Für eine normale Muskeltätigkeit ist es erforderlich, dass die Erregung schnell wieder beendet wird und der Muskel für neue Signale empfänglich ist. Für den schnellen Abbau des Acetylcholins im synaptischen Spalt sorgt das Enzym **Acetylcholinesterase**.

Merke

Acetylcholin bindet an der Skelettmuskelzelle an nikotinische Acetylcholinrezeptoren. Nikotinische Acetylcholinrezeptoren sind unspezifische Kationenkanäle, deren Aktivierung zur Depolarisation der Zelle führt.

Erregung und Ca^{2+}-Freisetzung aus dem sarkoplasmatischen Retikulum

Dihydropyridinrezeptoren im Sarkolemm messen die Membranspannung, leiten aber kein Ca^{2+}.

Die Erhöhung der intrazellulären Ca^{2+}-Konzentration in den Muskelzellen ist eine wesentliche Voraussetzung für die Kontraktion, d. h. die Erregung der Muskelzellen muss einen Anstieg der intrazellulären Ca^{2+}-Konzentration bewirken. Durch den Na^+-Einstrom an den Acetylcholinrezeptoren kommt es zwar zur Depolarisation aber noch nicht zu einem Aktionspotential. Dies wird erst dann ausgelöst, wenn durch elektrotonische Ladungsausbreitung (Kap. 28.1.1) die Muskelmembran auch in Regionen außerhalb der Synapse depolarisiert wird. Dort befinden sich spannungsabhängige Na^+-Kanäle, die bei Erreichen des Schwellenpotentials öffnen und zum Auslösen und zur Weiterleitung eines Aktionspotentials führen, wie dies bei den Nervenzellen ausführlich beschrieben ist (Kap. 28.1.1). Die Aktionspotentiale breiten sich über das Sarkolemm und damit auch über die Membran der T-Tubuli aus. Dort befinden sich Dihydropyridinrezeptoren, die spannungsabhängigen Ca^{2+}-Kanälen sehr ähnlich sind, allerdings kein Ca^{2+} leiten. Der funktionsfähige

Aktivierung von Ryanodinrezeptoren führt zur Freisetzung von Ca^{2+} aus dem sarkoplasmatischen Retikulum.

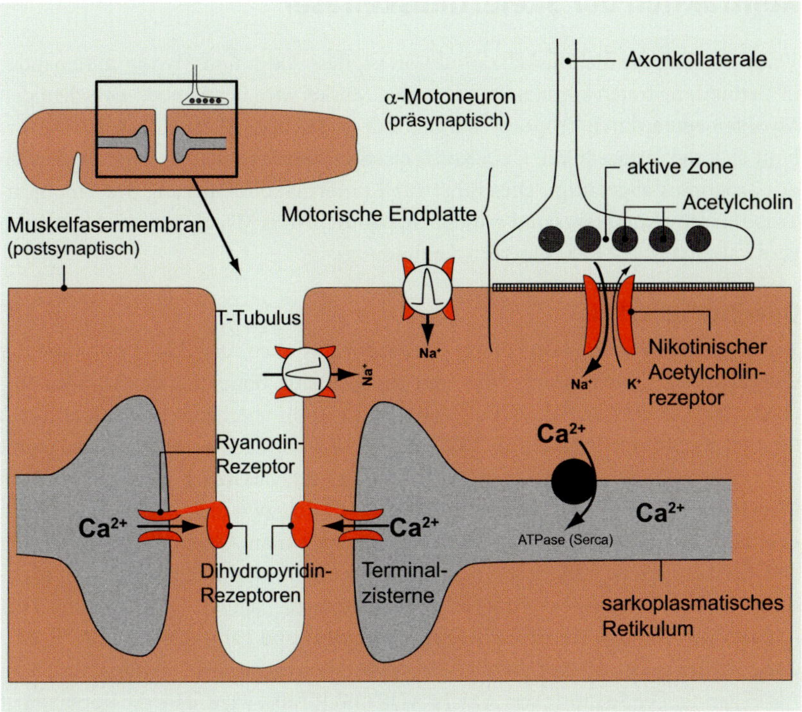

○ Abb. 29.3 Die elektromechanische Kopplung an der Skelettmuskelzelle. Acetylcholin wird als Neurotransmitter aus α-Motoneuronen freigesetzt und bindet an nikotinische Acetylcholinrezeptoren an der postsynaptischen Membran der motorischen Endplatte. Elektrotone Ausbreitung positiver Ladung führt zur Depolarisation benachbarter Regionen, in denen sich spannungsabhängige Na^+-Kanäle befinden. Beim Erreichen des Schwellenpotentials kommt es zum Auslösen von Aktionspotentialen (APs). Die APs gelangen auch zu den spannungsempfindlichen Proteinen im T-Tubulus (Dihydropyridinrezeptoren), die physisch mit den Ca^{2+}-Kanälen (Ryanodinrezeptoren) im sarkoplasmatischen Retikulum (SR) verbunden sind. Das Signal wird so mechanisch von der Plasmamembran auf die Membran des SR übertragen. Die Ca^{2+}-Kanäle öffnen und es kommt zur Ca^{2+}-Freisetzung. Ca^{2+} wird durch Ca^{2+}-ATPasen, sogenannte SERCAs, zurück ins sarkoplasmatische Retikulum gepumpt.

Der Neurotransmitter an der neuromuskulären Endplatte ist Acetylcholin.

Spannungssensor dieser Rezeptoren registriert das Na^+-Aktionspotential, wodurch die Konformation der Rezeptoren verändert wird. Die Konformationsänderung wird über eine Proteinbrücke auf Ca^{2+}-Kanäle (Ryanodinrezeptoren) im eng benachbart liegenden sarkoplasmatischen Retikulum übertragen und führt dazu, dass diese öffnen (○ Abb. 29.3).

Dies resultiert in einem Anstieg der Ca^{2+}-Konzentration im Sarkoplasma. Zur Beendigung einer Kontraktion wird Ca^{2+} durch ATPasen zurück in das sarkoplasmatische Retikulum gepumpt.

Merke

Bei Skelettmuskelzellen ist der Anstieg der intrazellulären Ca^{2+}-Konzentration nach Erregung nicht durch Einstrom von außen bedingt, sondern durch Freisetzung von Ca^{2+} aus dem sarkoplasmatischen Retikulum.

29.1.3 Kontraktion der Skelettmuskelfaser

Bindung von Ca^{2+} an Troponin führt zur Deblockade von Aktin.

Voraussetzung für die Muskelkontraktion ist, dass Aktin und Myosin miteinander in Verbindung treten können. Im ruhenden Muskel wird der Kontakt zwischen den Myofilamenten durch Tropomyosin behindert, das dem Aktin aufgelagert ist. Erhöht sich die intrazelluläre Ca^{2+}-Konzentration, werden die Ca^{2+}-Bindungsstellen des Troponins abgesättigt. Dies führt zur Konformationsänderung des Troponin-Tropomyosin-Komplexes und ermöglicht dadurch, dass Myosin sich an Aktin anlagern kann (○ Abb. 29.2 C Querbrückenbildung).

Querbrückenzyklus

Zur Aufrechterhaltung des Querbrückenzyklus wird ATP benötigt.

Während einer Kontraktion kommt es zum wiederholten Ausbilden und Lösen der Querbrücken (Querbrückenzyklus) mit rhythmischer Bewegung des Myosinköpfchens. Ca^{2+} ist erforderlich, damit Myosin und Aktin überhaupt in Kontakt treten können, da es durch Bindung an Troponin eine Konformationsänderung und damit die Deblockade des Aktins bewirkt (○ Abb. 29.4 A). Zusätzlich muss sich P_i vom Myosinkopf lösen. Dieser Schritt erhöht die Affinität zwischen Aktin und Myosin drastisch und es kommt zur Anlagerung von Myosin an Aktin. Unter Abspaltung von ADP erfolgt das Abknicken der Myosinköpfchen, wodurch das Aktin in Richtung H-Zone verschoben wird (Filamentgleitmechanismus). Der Komplex zwischen Aktin und Myosin ist stabil (**Rigorkomplex**) und kann erst durch ATP-Bindung wieder gelöst werden. Ist ATP am Myosinkopf gebunden, ist die Affinität zu Aktin gering. Die Spaltung von ATP in ADP und P_i führt dazu, dass die Köpfchen in ihre Ausgangsposition zurückkehren. Wenn Ca^{2+} vorhanden ist, kann unter Abspaltung von P_i ein neuer Zyklus beginnen.

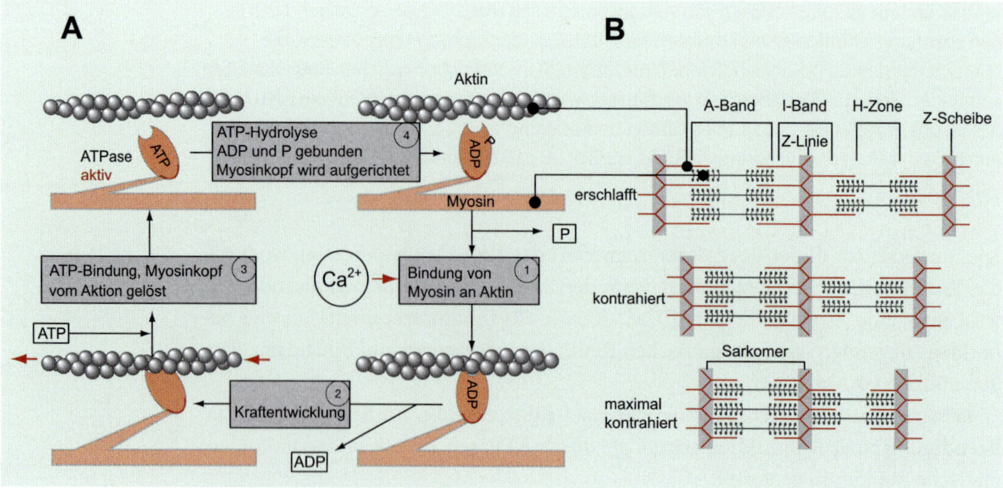

○ **Abb. 29.4 A** Schema des Querbrückenzyklus. Bei der Kraftentwicklung gleiten die Filamente aneinander vorbei, was zur Verkürzung der Sarkomere führt. **B** Sarkomerlänge im erschlafften und kontrahierten Zustand. Mit zunehmender Kontraktion nimmt die Überlappung zwischen Aktin und Myosin zu. Bei maximaler Kontraktion rücken die Myosinfilamente an die Z-Scheiben.

Praxisbezug

Totenstarre tritt auf, weil die ATP-Bildung nach Eintritt des Todes sistiert und damit die Bindung zwischen Aktin und Myosin nicht mehr gelöst werden kann. Fleisch zum Essen muss daher so lange »abhängen« oder reifen, bis die Bindung enzymatisch gelöst ist.

Filamentgleitmechanismus

Bei der Muskelkontraktion laufen Querbrückenbildungen mit Anhaften von Myosin am Aktin, Knicken der Myosinköpfchen, Lösen der Bindung zwischen Aktin und Myosin, Aufrichten des Myosinköpfchens und erneuter Anhaftung der Köpfchen viele Male hintereinander ab. Dabei werden die dicken und dünnen Filamente aneinander vorbeigezogen. Aktin- und Myosinfilamente ändern dabei ihre Länge nicht, sondern die Sarkomere verkürzen sich, das heißt benachbarte Z-Scheiben nähern sich einander an (○ Abb. 29.4 B). Stoßen die Enden der dicken Filamente an die Z-Scheiben, hat der Muskel die maximal mögliche Verkürzung erreicht.

Bei der Muskelkontraktion verkürzen sich die Sarkomere.

Merke

Ca^{2+} wird für die Deblockade des Aktins benötigt, damit Aktin und Myosin eine Bindung eingehen können. Die Anwesenheit von ATP ist erforderlich, um die Bindung wieder zu lösen, was Voraussetzung zur Aufrechterhaltung des Querbrückenzyklus ist.

Abstufung der Muskelkontraktion 29.1.4

Es existieren verschiedene Mechanismen, um die Kraftentwicklung eines Skelettmuskels abgestuft an den aktuellen Bedarf anzugleichen.

Summation und Tetanus

Ein einzelnes Aktionspotential führt an der Skelettmuskelfaser zu einer einzelnen Zuckung, aber nicht zu maximaler Kontraktion. Die Ca^{2+}-ATPasen des sarkoplasmatischen Retikulums, die das Ca^{2+} aus dem Zytosol entfernen, arbeiten so effizient, dass eine einzelne Freisetzung nur zu einem sehr kurzen und submaximalen Anstieg der Ca^{2+}-Konzentration führt. Folgen zwei Aktionspotentiale schnell aufeinander, so addiert sich das Ca^{2+} der zweiten Freisetzung zu dem noch vorhandenen der ersten Freisetzung und die daraus resultierende Kontraktion ist stärker. Man spricht von Summation oder Superposition der Einzelzuckungen. Ab einer bestimmten Aktionspotentialfrequenz wird die maximale Ca^{2+}-Konzentration und damit auch die maximale Kontraktion des Muskels erreicht. Dieser Zustand wird als Tetanus bezeichnet. Beim Tetanus erfolgen die Aktionspotentiale so schnell aufeinander, dass zwischen den Ca^{2+}-Freisetzungen weder die Ca^{2+}-Konzentration noch die Kontraktion absinkt. Kraftabstufungen durch Summation und Tetanus sind jedoch nur experimentell zu erzeugen. »Natürliche«, willkürliche Kontraktionen sind immer tetanisch.

Vorsicht: Verwechslungsgefahr

Der Tetanus bei der Muskelkontraktion hat nichts zu tun mit der Erkrankung Tetanus (Wundstarrkrampf), die durch *Clostridium tetani* (siehe Kap. 20.2) ausgelöst wird.

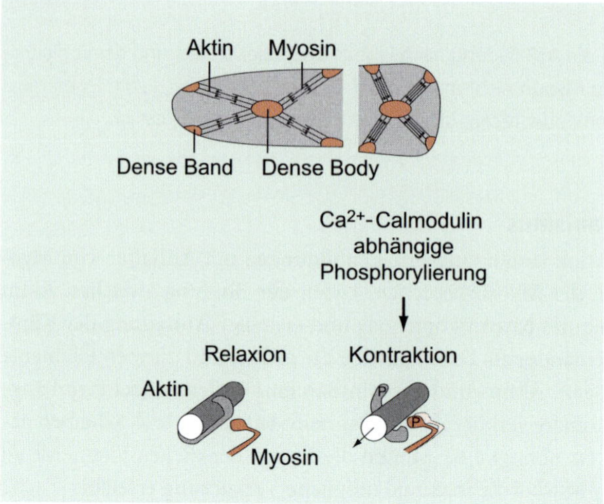

Abb. 29.5 Glatte Muskelzelle relaxiert und kontrahiert. Bei niedriger Ca^{2+}-Konzentration ist die Anlagerung von Myosin an Aktin durch ein dem Aktin aufgelagertes Protein (hellgrau eingezeichnet) blockiert. Bei hoher Ca^{2+}-Konzentration führt in erster Linie die Aktivierung der Myosinleichtkettenkinase und anschließende Phosphorylierung der leichten Kette des Myosins dazu, dass sich die beiden Filamente aneinanderlagern können und es zur Kontraktion kommt.

Rekrutierung

Die willkürliche Abstufung der Muskelkontraktion bzw. Kraft besteht in der Rekrutierung motorischer Einheiten. Die Kraftentwicklung ist umso größer, je mehr motorische Einheiten in einem Muskel gleichzeitig aktiviert werden. Die Kraft ist maximal, wenn alle motorischen Einheiten aktiviert sind. Die motorischen Einheiten werden wechselweise angesteuert, um eine möglichst glatte Kontraktion des gesamten Muskels zu erreichen.

Praxisbezug

Bei geringer Beanspruchung der Muskulatur z. B. bei längerer Bettlägerigkeit wird Muskelgewebe abgebaut (Muskelatrophie).

Kraftzuwachs durch Training beruht auf Zunahme der Dicke und nicht der Anzahl der Muskelfasern.

29.2 Glatte Muskulatur

Glatte Muskulatur ist nicht willentlich steuerbar.

Im Gegensatz zur Skelettmuskulatur ist die glatte Muskulatur nicht willentlich ansteuerbar. Die Kontraktion und Relaxation glatter Muskelzellen wird u. a. durch das autonome Nervensystem gesteuert.

Vorkommen und Struktur

29.2.1

Glatte Muskelzellen haben keine hoch geordneten Myofibrillen und Sarkomere und damit keine Querstreifung. Auch bei ihnen beruht aber die Kontraktion auf dem aneinander Vorbeigleiten von Aktin- und Myosinfilamenten, wobei die abknickenden Myosinköpfchen das Aktin verschieben. Glatte Muskeln dienen in erster Linie der Aufrechterhaltung einer Dauerspannung oder erzeugen langsame Änderungen der Muskelspannung.

Vorkommen glatter Muskelzellen

Glatte Muskelzellen sind maßgeblich an der Steuerung der Funktion innerer Organe wie Magen, Darm, Blase und Uterus beteiligt. Aber auch in der Haut findet man glatte Muskelzellen. Über glatte Muskulatur wird auch Eng- bzw. Weitstellung der Bronchien und die Weite der Pupille des Auges reguliert. Eine sehr wichtige Funktion haben glatte Muskelzellen bei der Kreislaufregulation, in dem sie die Weite der Blutgefäße einstellen.

Aufbau glatter Muskelzellen

Glatte Muskelzellen haben eine spindelförmige Gestalt. Aktin- und Myosinfilamente sind in Längsrichtung der Zellen angeordnet (**o** Abb. 29.5), aber nicht streng parallel wie im quergestreiften Muskel. Sie haben eher eine netzartige Anordnung, die mit ein Grund für die enorme Dehnbarkeit der glatten Muskulatur ist (z. B. gefüllte Harnblase oder Uterus in der Schwangerschaft). Die Aktinfilamente sind in der Zelle an den **Dense bodies** (Äquivalente der Z-Scheiben im quergestreiften Muskel) und an der Zellmembran an den **Dense bands** verankert. T-Tubuli gibt es in der glatten Muskulatur nicht, und das sarkoplasmatische Retikulum ist weniger ausgeprägt als im quergestreiften Muskel.

Innervation

Glatte Muskulatur ist vegetativ innerviert.

Die Innervierung der glatten Muskulatur erfolgt über das vegetative Nervensystem mit **Sympathikus** und **Parasympathikus** bzw. über das **Darmnervensystem** (Kap. 34.1.1). Das autonome Nervensystem kann entweder die Spontanaktivität der glatten Muskulatur modulierend beeinflussen oder eine Kontraktion auslösen. Einen modulierenden Einfluss übt das vegetative Nervensystem z. B. auf die Spontanaktivität der glatten Muskulatur im Magen-Darm-Trakt aus. An der Muskulatur des Bronchialsystems bewirkt der Parasympathikus eine Kontraktion und der Sympathikus Erschlaffung. Dagegen resultiert bei den meisten Blutgefäßen Sympathikusaktivierung in einer Vasokonstriktion.

Single-Unit- und Multi-Unit-Typ

Beim **Single-Unit-Typ** stehen die Muskelzellen über Gap junctions (Kap. 30.2.2) in Verbindung, sodass sich eine Erregung rasch über eine größere Anzahl von Zellen ausbreitet, die eine funktionelle Einheit bilden. **Schrittmacherzellen** weisen spontane Schwankungen des Ruhemembranpotentials auf, die dann zu den benachbarten Zellen weitergeleitet werden und so die gesamte funktionelle Einheit erfassen. Man spricht hier von myogener Autonomie, da die Erregungen, ähnlich wie beim

Herzen, von der Muskulatur selbst ausgehen und das vegetative Nervensystem nur modulierende Funktion hat. Muskulatur vom Single-Unit-Typ findet man z. B. im Magen-Darm-Trakt, dem Harnleiter und dem Uterus. Im Sinne der hier gebrauchten Definition zählt natürlich auch das Herz, das aus quergestreifter Muskulatur besteht, zum Single-Unit-Typ (Kap. 30.2.2). **Beim Multi-Unit-Typ** stehen die einzelnen Zellen entweder gar nicht oder nur kleine Zellgruppen über Gap junctions in Verbindung. Die Erregung erfolgt nicht über Schrittmacherzellen, sondern über das vegetative Nervensystem. Diesen Muskelfasertyp findet man z. B. an der Iris des Auges, in den Bronchien und der Haut.

Merke

Glatte Muskelzellen enthalten Aktin und Myosin. Die Anordnung der Filamente ist netzartig. Glatte Muskelzellen können Spontanaktivität aufweisen, die von Schrittmacherzellen ausgeht. Der Tonus glatter Muskelzellen wird durch das vegetative Nervensystem modulierend beeinflusst.

29.2.2 Kontraktion glatter Muskelzellen

Glatte Muskelzellen weisen in der Regel einen Grundtonus auf. Durch Anstieg der intrazellulären Ca^{2+}-Konzentration wird die Kontraktion verstärkt, bei Absinken vermindert. Depolarisation durch Dehnung oder Schrittmacherzellen erhöht den Tonus. Zahlreiche Hormone und Neurotransmitter wirken modulierend auf die Kontraktionsstärke der glatten Muskulatur.

Mechanismen des zytosolischen Ca^{2+}-Anstiegs

Bei der glatten Muskulatur erfolgt der Anstieg der zytosolischen Ca^{2+}-Konzentration vorwiegend durch Einstrom über spannungsabhängige oder rezeptorgesteuerte Ca^{2+}-Kanäle aus dem Extrazellulärraum in das Zytosol. Freisetzung aus intrazellulären Ca^{2+}-Speichern kann zur Erhöhung der Ca^{2+}-Konzentration in glatten Muskelzellen beitragen.

Praxisbezug

Bei Hypertonie ist eine pharmakologische Strategie zur Blutdrucksenkung der Einsatz von Ca^{2+}-Kanalblockern. Sie reduzieren die intrazelluläre Ca^{2+}-Konzentration in den glatten Muskeln der Gefäßwände und führen dadurch zur Vasodilatation.

Aktionspotentiale in glatten Muskelzellen

Beim Single-Unit-Typ weist das Membranpotential häufig spontane Schwankungen auf, die von den Schrittmacherzellen ausgehen. Beim Überschreiten des Schwellenpotentials kommt es dann zu Salven von Aktionspotentialen (Ca^{2+}-Spikes), deren Frequenz von der Höhe der langsamen Depolarisationswelle abhängig ist.

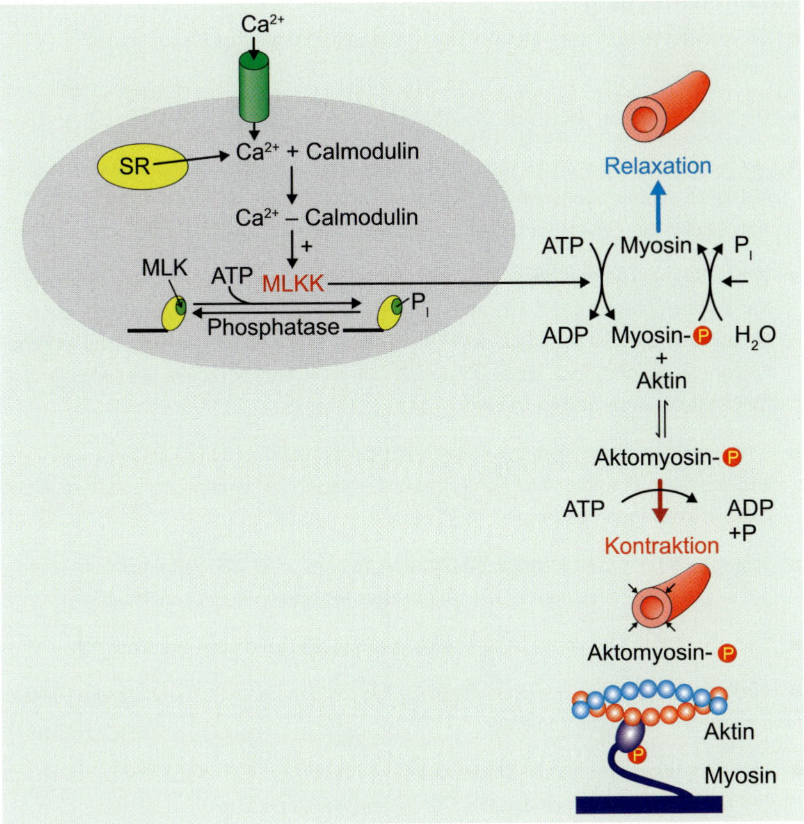

o Abb. 29.6 Im glatten Muskel erfolgt die Steigerung der intrazellulären Ca^{2+}-Konzentration durch Einstrom über die Plasmamembran und Freisetzung aus dem sarkoplasmatischen Retikulum. Ca^{2+} bindet an Calmodulin und dieser Komplex aktiviert die Myosinleichtkettenkinase (MLKK), die wiederum die leichten Ketten am Myosinköpfchen phosphoryliert. Durch diese Phosphorylierung kann Aktin mit Myosin in Verbindung treten und es kommt zur Muskelkontraktion. Umgekehrt führt Abspaltung des Phosphats vom Myosin zur Relaxation.

Calmodulin und Aktin-Myosin-Interaktion

In der glatten Muskelzelle fungiert Calmodulin als Ca^{2+}-Sensor. Ein Ca^{2+}-Anstieg führt zur Bildung von Ca^{2+}-Calmodulin-Komplexen, die die Kontraktion entscheidend beeinflussen (**o** Abb. 29.6). Am Myosin wird durch Aktivierung der Myosinleichtkettenkinase (MLKK) die leichte Kette des Myosins (MLK) phosphoryliert und somit dem Myosinkopf die Interaktion mit Aktin ermöglicht.

Calmodulin ist ein Ca^{2+}-Sensor.

Merke

Bei glatten Muskelzellen erfolgt die Erhöhung der Ca^{2+}-Konzentration durch Einstrom über das Sarkolemm und Freisetzung aus dem sarkoplasmatischen Retikulum. Zur Bindung zwischen Aktin und Myosin kann es erst nach Aktivierung der Myosinleichtkettenkinase durch den Ca^{2+}-Calmodulin-Komplex kommen.

Synopse

Zusammenfassung

- Die quergestreifte Muskulatur der Skelettmuskeln wird durch α-Motoneurone innerviert.
- Die Muskelarbeit ist willentlich steuerbar.
- Der Neurotransmitter an der motorischen Endplatte ist Acetylcholin, das an den Muskelzellen an nikotinische Acetylcholinrezeptoren bindet. Dies sind unspezifische Kationenkanäle. Der Na^+-Einstrom depolarisiert die postsynaptische Membran.
- Wird außerhalb der motorischen Endplatte das Schwellenpotential für das Öffnen von Na^+-Kanälen überschritten, kommt es zum Auslösen von Aktionspotentialen. Diese laufen auch über die Membran der T-Tubuli und aktivieren hier spannungsempfindliche Proteine. Dies führt dazu, dass Ca^{2+} aus den intrazellulären Speichern des sarkoplasmatischen Retikulums freigesetzt wird.
- Ca^{2+} bindet an Troponin, das zusammen mit Tropomyosin an den Aktinfilamenten angelagert ist. Es erfolgt eine Konformationsänderung, die ermöglicht, dass Myosin und Aktin in Verbindung treten.
- Solange die Ca^{2+}-Konzentration erhöht ist, kommt es unter ATP-Verbrauch zum Lösen der Bindung zwischen den beiden Mikrofilamenten und erneuter Anhaftung.
- Dadurch gleiten Myosin und Aktin ineinander und die Sarkomere verkürzen sich.
- Auch bei glatten Muskelzellen entsteht die Kontraktion durch Ca^{2+}-abhängiges Gleiten der Myosin- und Aktinfilamente.
- Allerdings beruht bei glatten Muskelzellen der Anstieg der Ca^{2+}-Konzentration auch auf Einstrom über die Plasmamembran. Ca^{2+} bindet an Calmodulin.
- Durch anschließende Phosphorylierungen wird die Anlagerung von Aktin am Myosin möglich.
- Glatte Muskeln können eine Spontanaktivität aufweisen, die von Schrittmacherzellen ausgeht.
- Das vegetative Nervensystem hat einen modulierenden Einfluss auf den Tonus glatter Muskelzellen.

Wiederholungsfragen

Fragen

1. Erklären Sie die Schritte der elektromechanischen Kopplung an der Skelettmuskulatur von der Ausschüttung des Neurotransmitters aus der synaptischen Endigung des Neurons bis zum Anstieg der Ca^{2+}-Konzentration in der Skelettmuskelzelle.
2. Wozu werden Ca^{2+} und ATP beim Querbrückenmechanismus gebraucht?
3. Warum ist glatte Muskulatur trotz Innervierung nicht willentlich ansteuerbar?

Literatur

Am Ende von Kap. 36.

30 Herz und Kreislauf

Inhaltsvorschau

Dieses Kapitel vermittelt Grundlagen zum Verständnis von Aufbau und Funktion des menschlichen Herzens und des Kreislaufsystems, dessen Motor das Herz darstellt. Dieses Grundlagenwissen bildet die Basis dafür, pathophysiologische Veränderungen und ihre Konsequenzen zu verstehen. Herz-/Kreislauferkrankungen wie Hypertonie, Herzinsuffizienz und koronare Herzerkrankung bis zum akuten Myokardinfarkt und ihre Behandlung stellen eine enorme Herausforderung für unser Gesundheitswesen dar, da sie zu den häufigsten Todesursachen zählen. Die zellphysiologischen Grundlagen bilden die Basis für das Verständnis der Wirkungsmechanismen von Arzneistoffen. So können z. B. blutdrucksenkende Mittel direkt am Herzen, an den Gefäßen oder an kreislaufregulierenden Systemen, wie z. B. der Niere, angreifen.

30.1 Aufbau des Kreislaufsystems

Das Herz hat seine zentrale Bedeutung als Pumpe im menschlichen Kreislaufsystem, die das gesamte Blutvolumen (ca. 5 l) einmal pro Minute durch den Körper zirkulieren lässt. Hierdurch wird der Gasaustausch in der Lunge und den Geweben sichergestellt, ebenso wie die Versorgung der Gewebe mit Nährstoffen und im Blut zirkulierenden Botenstoffen. Der Transport von Stoffen über den Blutstrom (Konvektion) ermöglicht eine schnelle Beförderung über weite Strecken, was für größere Organismen unerlässlich ist, da der Stofftransport durch Diffusion nur über sehr kurze Strecken erfolgen kann. Die Gefäße, durch die das Blut strömt, sind in den verschiedenen Regionen des Kreislaufsystems, je nach ihrer Funktion, unterschiedlich aufgebaut.

Merke
Funktionen des Kreislaufsystems: O_2- und CO_2-Transport, Stofftransport (z. B. Hormone, Nährstoffe), Immunabwehr, Wärmeregulation

30.1.1 Bau und Funktion der Gefäße

Aufbau der Gefäßwände

Die Gefäße, in denen der Blutstrom vom Herzen wegführt, werden als **Arterien** bezeichnet, diejenigen, in denen er zum Herzen hinführt, als **Venen,** unabhängig vom Sauerstoffgehalt des Blutes. Alle Gefäße außer den Kapillaren bestehen aus drei Schichten, die unterschiedlich stark ausgeprägt sind (○ Abb. 30.1):

- Tunica interna (Intima): bestehend aus Endothel mit Basalmembran.
- Tunica media (Media): besteht hauptsächlich aus glatten Muskelzellen und elastischen Fasern.
- Tunica externa (Adventitia): besteht hauptsächlich aus lockerem Bindegewebe und enthält gegebenenfalls Blutgefäße und Gefäßnerven.

Merke
Wände von Arterien und Venen bestehen aus drei Schichten. Die innerste Schicht ist bei allen Gefäßen das Endothel. Kapillaren enthalten nur die Endothelschicht.

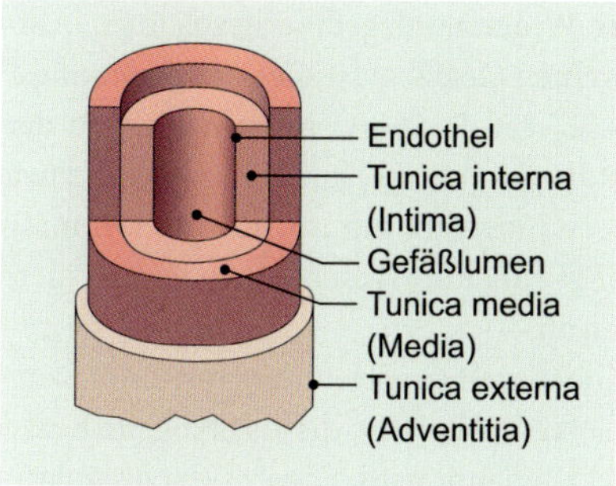

○ Abb. 30.1 Schematisch Aufbau eines Blutgefäßes.

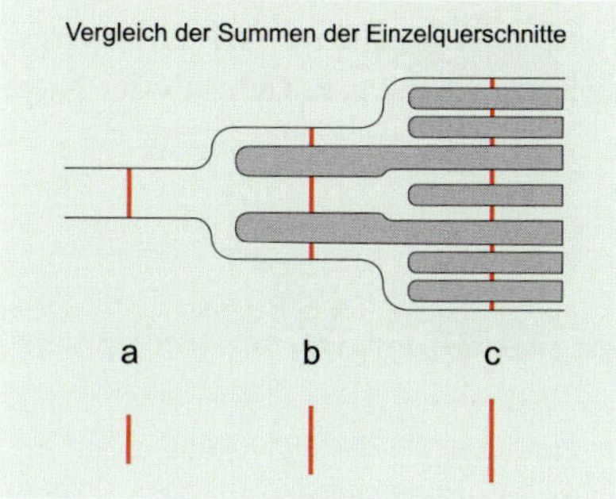

○ Abb. 30.2 Die Abbildung zeigt schematisch die Verzweigung des Gefäßsystems. Von a nach c nimmt der Querschnitt der einzelnen Gefäße ab, die Zahl der Gefäße und damit der Gesamtquerschnitt aber zu. Deshalb ist in Gebieten mit starker Verästelung (Kapillargebiet) die Durchströmung langsamer als in großen Gefäßen. Wegen der großen Anzahl der Arteriolen (Widerstandsgefäße) hat eine kleine Veränderung des Gefäßdurchmessers (vieler Arteriolen) einen großen Einfluss auf die Durchblutung.

Aorta, Arterien und Arteriolen

Windkesselfunktion der Aorta dient einem gleichmäßigen Blutfluss.

Die größte Arterie im menschlichen Organismus ist die **Aorta**, mit einem Durchmesser zwischen 2,5 und 3,5 cm. Sie leitet das Blut von der linken Herzkammer in den großen Körperkreislauf und verzweigt sich in größere Arterien, die die einzelnen Organe versorgen. Die Aorta und herznahe Arterien sind extrem elastisch, was dazu führt, dass sich die Aorta beim Ausstoß des Blutes während der Systole ausdehnt und Blut speichert, das erst in der Diastole des Herzens langsam wieder abfließt. Diese Eigenschaft der Aorta bezeichnet man als Windkesselfunktion. Bei einem starren Gefäß ohne Windkesselfunktion wären die Druckschwankungen in der Aorta viel größer als unter normalen physiologischen Bedingungen, was den Verschleiß der Gefäße fördern würde. Außerdem sorgt die Windkesselfunktion für eine gleichmäßigere Organperfusion, da sie verhindert, dass Blut nur während der kurzen Auswurfphase in den Arterien strömt.

Ähnlich wie bei der Verästelung eines Baumes bildet auch das Blutgefäßsystem immer feinere Verzweigungen. Die **Arterien** gehen in **Arteriolen** über. Der Gefäßdurchmesser einer einzelnen Arteriole ist erheblich kleiner als bei einer Arterie. Allerdings nimmt die Querschnittsfläche der gesamten Gefäßstrombahn enorm zu, da die Anzahl der einzelnen kleinen Gefäße sehr hoch ist. Dies führt ähnlich wie bei einem Fluss, der sich im Mündungsgebiet in viele kleinere, parallel verlaufende Arme aufteilt dazu, dass die Strömungsgeschwindigkeit in den kleinen Gefäßen abnimmt (○ Abb. 30.2) (Interessierte können dies über das Gesetz von Hagen-Poiseuille nachvollziehen: $R = 8 \cdot l \cdot \eta / (\pi \cdot r4)$; R = Strömungswiderstand; l = Röhrenlänge; η = Viskosität der Flüssigkeit; r = Röhrenradius).

30

Kleine Arterien und Arteriolen: hoher Widerstand → Blutdruckabfall

Kleine Arterien und Arteriolen werden als **Widerstandsgefäße** bezeichnet. Aufgrund des geringen Durchmessers (des einzelnen Gefäßes) ist hier der Strömungswiderstand und somit der Druckabfall hoch. Von der Aorta bis zum Beginn der Widerstandsgefäße fällt der mittlere Blutdruck von 100 mmHg nur auf etwa 90 mmHg ab, beträgt aber am Ende der Widerstandgefäße nur noch 25 bis 30 mmHg (○ Abb. 30.6 A). Der arterielle Blutdruck hängt daher im Wesentlichen vom Widerstand in den kleinen Arterien und Arteriolen ab.

Bayliss-Effekt dient der Autoregulation der Durchblutung.

Im arteriellen Gefäßbett reagieren viele Gefäße auf eine Dehnung mit einer Kontraktion. Dies ist eine Reaktion der glatten Gefäßmuskulatur, die als myogene Reaktion oder nach ihrem Entdecker Bayliss-Effekt genannt wird. Dieser Gegenregulationsmechanismus sorgt dafür, dass der Gefäßdurchmesser und damit die Durchblutung weitgehend konstant gehalten werden und spielt vor allem eine Rolle in Organen, deren konstante Durchblutung lebenswichtig ist wie z. B. Gehirn oder Niere (Kap. 33.2.3, Autoregulation).

Merke

Die Gefäßweite der Widerstandsgefäße ist durch lokale und systemische Faktoren veränderbar. Damit haben die Widerstandsgefäße einen wesentlichen Anteil an der Blutdruckregulation.

Die Durchblutung der einzelnen Organe bzw. Umverteilung des Blutvolumens bei Organen mit stark schwankender Durchblutung wie Haut und Skelettmuskulatur erfolgt vorwiegend über die Regulation der Gefäßweite in den Widerstandsgefäßen.

Praxisbezug

Ein anhaltend erhöhter Tonus der Widerstandsgefäße führt zu Hypertonie.

Kapillaren

Kapillarwand: Endothel und Basalmembran

Die Kapillaren weisen die feinsten Verzweigungen im Gefäßbett auf. In manchen Geweben steht jede einzelne Zelle in Kontakt zu einer Kapillare. Hier findet der Austausch von Stoffen zwischen Blut und Geweben statt, weshalb die Kapillaren auch als **Austauschgefäße** bezeichnet werden. Die Kapillaren sind in zweierlei Hinsicht in besonderer Weise für diese Funktion geeignet. Erstens ist hier, wie oben erörtert, die Strömungsgeschwindigkeit gering, was den Stoffaustausch begünstigt. Zum anderen bestehen Kapillaren nur aus einer Schicht von Endothelzellen, die der Basalmembran aufsitzen. Da der Stofftransport hier über Diffusion erfolgt, ist eine kurze Strecke wesentliche Voraussetzung für einen effektiven Austausch. Allerdings ist die Endothelschicht in den Kapillaren verschiedener Körperregionen recht unterschiedlich gestaltet (○ Abb. 30.3), was dazu führt, dass in bestimmten Regionen des Organismus der Stoffaustausch sehr leicht funktioniert (Leber), während er in anderen behindert ist (Blut-Hirn-Schranke).

Merke

Der Stoffaustausch in den Kapillaren wird durch die geringe Strömungsgeschwindigkeit im Kapillargebiet und die dünne Kapillarwand begünstigt.

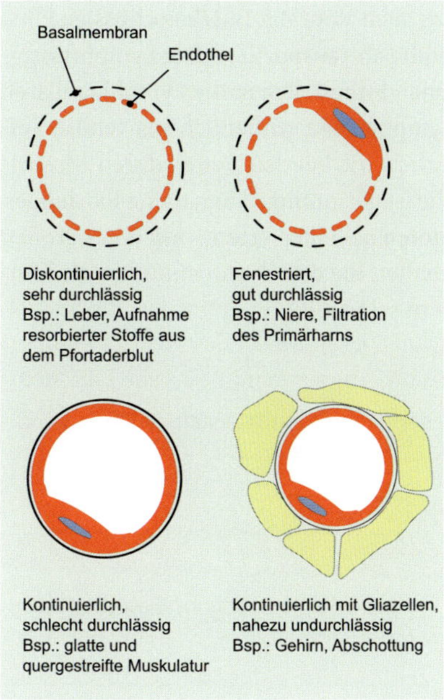

Abb. 30.3 Bezeichnung, Durchlässigkeit und Vorkommen verschiedener Kapillartypen

Venen und Venolen

Nach dem Kapillarbett gelangt das Blut über Venolen, Venen und große Hohlvenen (Venae cavae) zurück zum Herzen. Im venösen System beträgt der Druck nur noch wenige mm Hg. Die Venen weisen eine enorme Dehnbarkeit auf, d. h. sie reagieren vorwiegend druckpassiv auf eine Dehnung mit Zunahme der Gefäßweite. Deshalb ist auch der Hauptanteil des gesamten Blutvolumens (ca. 80 %) im venösen System gespeichert und eine Zunahme des Blutvolumens führt zu einer vermehrten Füllung des venösen Systems. Der Rückstrom zum Herzen wird durch Kontraktion der Skelettmuskeln, z. B. der Wadenmuskulatur gefördert, da durch die Kontraktion Druck auf die Venen ausgeübt wird (**Muskelpumpe**). **Venenklappen** verhindern den Rückstrom des Blutes. Dies erklärt, warum bei stillem Stehen ohne Muskeltätigkeit mehr Blut im venösen System versackt als bei Bewegung, was zu Kreislaufproblemen bis zum Bewusstseinsverlust (Synkope) führen kann.

Das venöse System enthält den größten Anteil des Blutvolumens.

Vena cava superior = obere Hohlvene
Vena cava inferior = untere Hohlvene

30

Praxisbezug

Bei intravasaler Druckerhöhung oder Venenklappeninsuffizienz kann es zur Erweiterung der Venen und damit zur Bildung von Varizen (Krampfadern) kommen.

Lymphgefäße

Aus den Blutkapillaren wird ständig Flüssigkeit ins Gewebe abgegeben, die zum größten Teil wieder aufgenommen wird. Am Beginn des Kapillarsystems ist der hydrostatische Druck in den Kapillaren höher als der entgegengerichtete kolloidosmotische Druck, der durch die Eiweiße in den Kapillaren entsteht. Deshalb wird vor allem am Anfang der Kapillaren Lymphe ins Interstitium abgegeben. Am Ende des Kapillarbettes kann der kolloidosmotische Druck zur Wiederaufnahme von Flüs-

Bildung der Lymphflüssigkeit

sigkeit in die Kapillaren führen (siehe hierzu auch Kap. 31.1.2). Überschüssige Flüssigkeit (ca. 2,5 l/Tag) wird in Form von **Lymphe** abtransportiert. Die Lymphflüssigkeit wird durch Spalten zwischen den Lymphendothelzellen in die Lymphkapillaren aufgenommen. Sie gelangt über größere Lymphgefäße schließlich ins venöse System. Der Transport der Lymphe erfolgt ähnlich wie bei den Venen durch Muskelkontraktion und ein Klappensystem. Lymphe ist gerinnungsfähig, da sie Fibrinogen enthält. In die Lymphgefäße sind **Lymphknoten** als Filtersysteme mit einer großen Anzahl immunkompetenter Zellen eingeschaltet, die den Organismus vor eindringenden Fremdstoffen und Krankheitserregern schützen.

Definition
Lymphe entsteht aus Flüssigkeit, die aus den Kapillaren in das Interstitium übertritt und in die Lymphbahnen aufgenommen wird.

Praxisbezug
Gestörter Lymphabfluss kann eine Ursache für Flüssigkeitseinlagerung ins Gewebe (Ödembildung) sein.

30.1.2 Anatomie des Herzens

Das Herz ist ein etwa faustgroßes, kegelförmiges Organ, dessen Spitze nach links unten geneigt ist. Es ist ein Hohlorgan, dessen Wand (**Myokard**) aus quergestreifter Muskulatur besteht. Das Myokard ist im Bereich der linken Herzkammer am stärksten ausgeprägt. Das Herz liegt direkt hinter dem Brustbein zwischen zweiter und fünfter Rippe. Umschlossen wird es von dem bindegewebehaltigen Herzbeutel (**Perikard**), der aus zwei Schichten besteht, die gegeneinander verschiebbar sind. Oberhalb der Herzbasis verzweigt sich die Luftröhre in die beiden Hauptbronchien. Der untere Teil des Perikards ist mit dem Zwerchfell verwachsen, seitlich wird es von der Pleura der Lungen begrenzt.

Vorhöfe und Kammern

Das Herz gliedert sich in den rechten und linken Vorhof (**Atrium**) und die rechte und linke Herzkammer (**Ventrikel**, ○ Abb. 30.4). Die beiden Herzhälften sind durch eine Herzscheidewand (Septum) getrennt. Vom rechten Vorhof, in den die großen Hohlvenen münden, gelangt das Blut in die rechte Herzkammer. Von dort fließt es über die Lungenarterien in die Lunge und weiter über die Lungenvenen zurück in den linken Vorhof. Von der linken Herzkammer wird das Blut in die Aorta ausgeworfen. Vorhöfe und Kammern werden durch das **Endokard**, die innerste Herzwandschicht, ausgekleidet. Das Endokard ist mit einem Netz aus Kollagenfasern verstärkt und bildet die Herzklappen.

Herzklappen

Die vier Herzklappen sind in der Ventilebene angeordnet.

Neben Druckunterschieden wird die Richtung des Blutflusses durch das Herz und das Gefäßsystem durch Klappen reguliert. Im Herzen befindet sich je eine Segelklappe oder Atrioventrikularklappe, zwischen rechtem Vorhof und rechter Kammer (**Tricuspidalklappe**) und zwischen linkem Vorhof und linker Kammer (Bicuspidal-

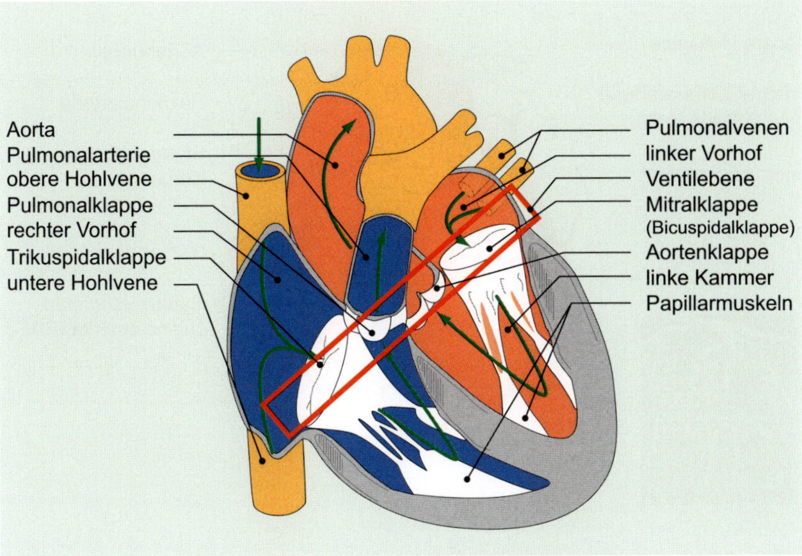

○ Abb. 30.4 Schnitt durch das Herz mit Darstellung der Herzkammern und der Herzklappen. Alle Herzklappen liegen in der Ventilebene. Die Richtung des Blutflusses ist durch Pfeile gekennzeichnet. Rote Bereiche symbolisieren sauerstoffreiches Blut, blaue Bereiche sauerstoffarmes Blut.

In der Diastole fließt das Blut im Ventrikel zur Herzspitze, in der Systole dreht sich der Blutfluss um.

oder **Mitralklappe**). Taschenklappen befinden sich zwischen linker Herzkammer und Aorta (**Aortenklappe**) und rechtem Ventrikel und Pulmonalarterie (**Pulmonalklappe**). Alle vier Herzklappen befinden sich in einer Ebene, der sogenannten Ventilebene (○ Abb. 30.4).

Blutversorgung des Herzens

Das sauerstoffreiche Blut im linken Atrium und Ventrikel kann die Herzzellen nicht ausreichend mit Sauerstoff versorgen, da die Diffusionsstrecken über die Herzwand viel zu lang sind. Diese Aufgabe übernehmen die Herzkranzgefäße (Koronararterien) (○ Abb. 30.5). Diese zweigen sich soweit auf, dass jede einzelne der ca. 20 Millionen Muskelfasern des Herzens von einer eigenen Kapillare versorgt wird. Das venöse Blut wird vorwiegend über den Sinus coronarius, der in den rechten Vorhof mündet, in die Herzhöhlen zurücktransportiert. Die Koronardurchblutung unterliegt rhythmischen Schwankungen, je nach den Phasen der Herzaktivität. Während der Systole sistiert mit dem ansteigenden Myokarddruck die Durchblutung der linken Koronararterie. Dies bedeutet, dass der linke Ventrikel nur in der Diastole des Herzens ausreichend mit Sauerstoff versorgt wird. In der rechten Herzhälfte ist dieser Effekt wegen des geringeren Myokarddrucks nicht so stark ausgeprägt.

Koronararterien versorgen das Herz mit Sauerstoff.

30

Praxisbezug

Verengung der Koronararterien durch arteriosklerotische Plaques ist die Ursache der Koronaren Herzkrankheit, bei der es durch Unterversorgung des Herzens mit Sauerstoff zu Syndromen wie Angina pectoris oder akutem Myokardinfarkt kommt.

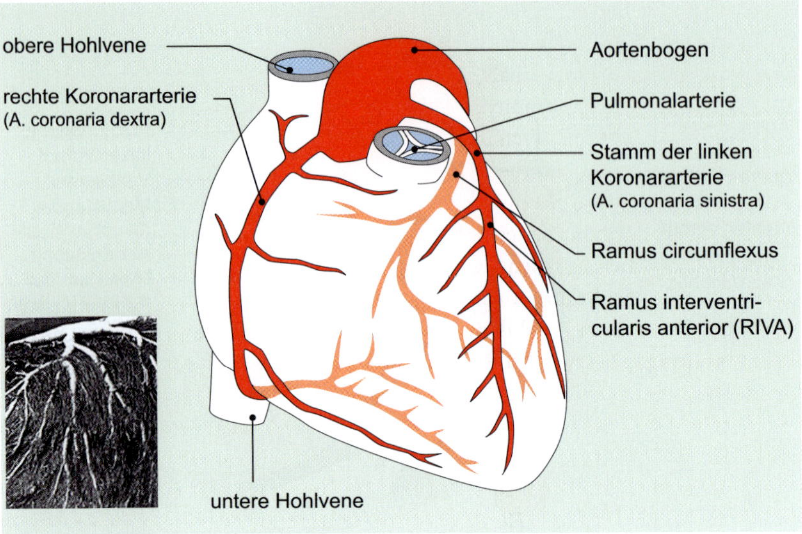

Abb. 30.5 Vorderansicht des Herzens mit Herzkranzgefäßen (Koronararterien). Die Hauptäste der rechten und linken Koronararterie entspringen an der Aortenwurzel und verzweigen sich dann weiter. Die rechte Koronararterie versorgt die rechte Herzhälfte. Die linke Koronararterie enthält den größten Anteil des sauerstoffreichen von der Aorta in Richtung Herzkammern strömenden Blutes und versorgt die muskelstarke linke Herzhälfte. Sie teilt sich in 2 große Äste auf, die zur Vorderseite (Ramus interventricularis anterior, RIVA) und zur Rückseite (Ramus circumflexus) des Herzens ziehen. Blassrot eingezeichnete Bereiche liegen auf der Rückseite des Herzens. Das Inset zeigt in einem Ausgussbild die feinen Verästelungen der Kranzgefäße.

30.1.3 Kreislauf und Organdurchblutung

Das Gesamtblutvolumen eines Erwachsenen beträgt ca. 5 l. Das pro Minute vom linken Herzen in das Kreislaufsystem ausgeworfene Volumen entspricht in etwa dem Blutvolumen, woraus sich unter Ruhebedingungen ein **Herzminutenvolumen** oder Herzzeitvolumen von ca. 5 l/min errechnet. Bei körperlicher Tätigkeit kann dies bis auf das Vierfache ansteigen. Die einzelnen Organe sind unterschiedlich gut durchblutet.

Definition

Das Herzminutenvolumen bzw. Herzzeitvolumen ist dasjenige Volumen, das pro Minute durch den großen bzw. kleinen Kreislauf fließt. Es errechnet sich aus der Herzfrequenz (~70/min) und dem pro Herzschlag aus dem linken bzw. rechten Ventrikel ausgeworfenem Volumen (~70 ml).

Kleiner und großer Kreislauf

Von der rechten Herzkammer wird das Blut in den **Lungenkreislauf** oder kleinen Kreislauf ausgeworfen. Durch die Lunge strömt das gesamte Herzminutenvolumen. Sie ist somit das am besten durchblutete Organ und kann damit ihren Hauptaufgaben, Sauerstoffaufnahme und Kohlendioxidabgabe, gerecht werden. Von der linken

Herzkammer gelangt das Blut über die Aorta in den großen oder **systemischen Kreislauf** (○ Abb. 30.6). Durch die Abzweigung verschiedener Arterien, die die einzelnen Organe versorgen, erhält jedes Organ nur einen bestimmten prozentualen Anteil am Herzminutenvolumen. Die Nieren z. B. sind sehr gut durchblutet, Herz und Gehirn liegen im mittleren Bereich, während Fettgewebe und Haut zu den eher schlecht durchbluteten Geweben zählen. Bei manchen Organen kann die Durchblutung je nach den Bedürfnissen stark variieren, z. B. bei Haut und Skelettmuskulatur.

Beim Rückstrom des Blutes zum Herzen über das venöse System gibt es eine Besonderheit bei den Organen des Gastrointestinaltrakts. Das Blut aus dem Magen-Darm-Trakt (außer Rektum), des Pankreas und der Milz gelangt zunächst in die Pfortader (Vena portae) und damit zur Leber. Somit erreichen die meisten Nährstoffe (und Arzneistoffe) nach Resorption aus dem Magen-Darm-Trakt direkt die Leber, wo sie vielfach bereits um- und abgebaut werden. Erst nach diesem Umweg wird das Blut über die Lebervene und große untere Hohlvene zurück zum Herzen befördert.

Das venöse Blut aus dem Gastrointestinaltrakt gelangt über die Pfortader zur Leber.

Zur besseren Sauerstoffversorgung der Organe bei körperlicher Leistungsanforderung wird zum einen das Herzminutenvolumen erhöht und zum anderen steigt die Sauerstoffextraktion in den Geweben, die unter Ruhebedingungen in manchen Organen (z. B. Skelettmuskel) nur ca. 25 % beträgt. Eine Erhöhung des Herzzeitvolumens bei Sympathikusaktivierung führt in den meisten Organen nur zu einem moderaten Anstieg der Durchblutung. Überproportional steigt die Durchblutung der Skelettmuskulatur, um den hohen Energiebedarf des arbeitenden Muskels sicherzustellen. Die Hautdurchblutung wird bei Sympathikusaktivierung eher reduziert (blass werden bei Schreck). Sie ist stark abhängig von der Umgebungstemperatur und ist ein wichtiger Faktor für die Thermoregulation des Organismus. Die Durchblutung der Niere bleibt auch bei körperlicher Belastung nahezu unverändert (Kap. 33.2.3, Autoregulation).

Konstante Durchblutung: Niere Gehirn, variable Durchblutung: Skelettmuskulatur, Haut

Praxisbezug ●●

Oral verabreichte Arzneistoffe, die im Magen-Darm-Trakt resorbiert werden, gelangen zunächst in die Leber, in der sie teilweise schon abgebaut bzw. umgebaut (metabolisiert) werden (first-pass-Effekt).

Niederdruck- und Hochdrucksystem

Unter dem Aspekt der unterschiedlichen Druckverhältnisse in verschiedenen Bereichen des Kreislaufsystems wird dieses auch in ein Hoch- bzw. Niederdrucksystem eingeteilt. Zum Hochdrucksystem (Druck > 30 mmHg) zählen die Aorta, das arterielle System (außer Lungenarterien!) und der linke Ventrikel in der Systole. Der höchste Druck herrscht dabei in der Aorta in der Systole mit ca. 120 mmHg. Der Druck nimmt in Richtung zu den Kapillaren ab, wobei der größte Druckabfall in den Widerstandsgefäßen erfolgt (○ Abb. 30.6 A). Kapillaren, venöses System, Lungenstrombahn sowie Vorhöfe und Ventrikel in der Diastole zählen zum Niederdrucksystem (Druck < 30 mmHg).

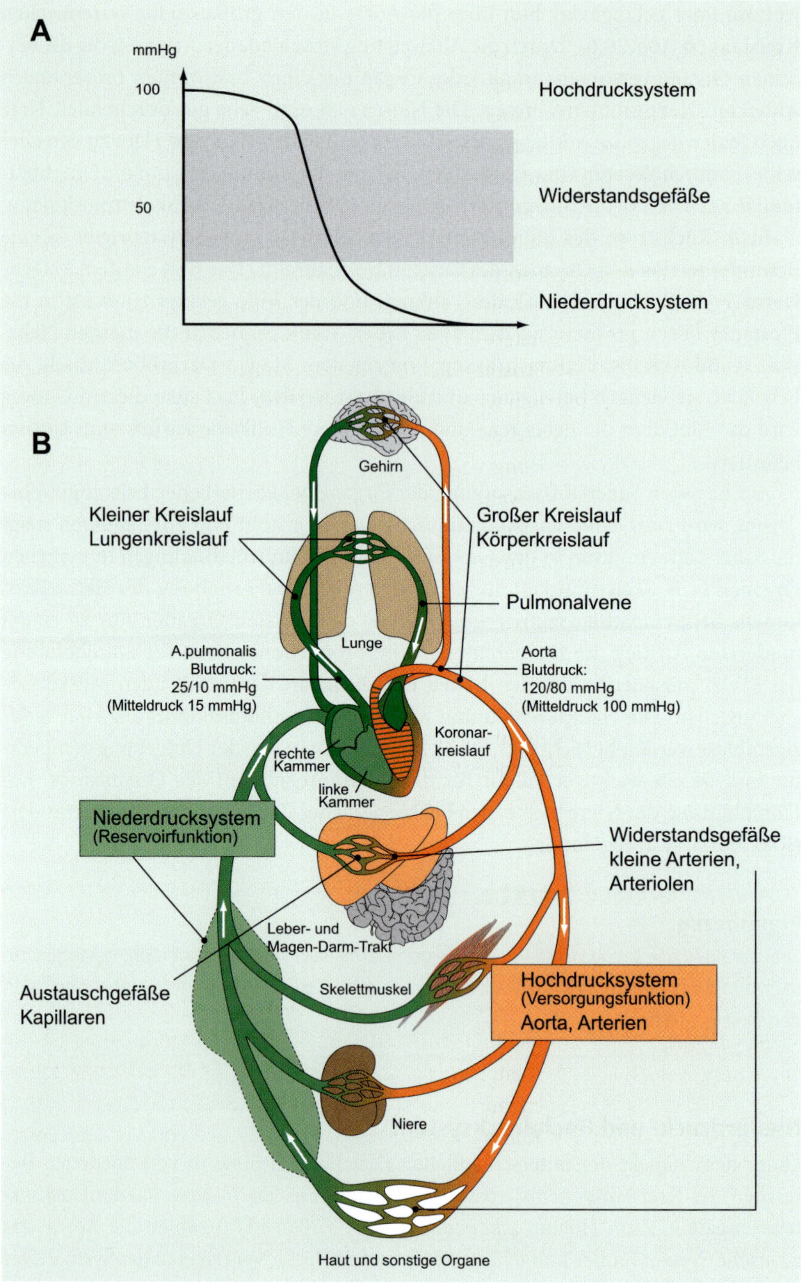

o Abb. 30.6 A zeigt den starken Abfall des mittleren Blutdrucks in den Widerstandsgefäßen. **B** Schematische Darstellung des kleinen und großen Kreislaufs. Zum Hochdrucksystem zählen Aorta und Arterien, zum Niederdrucksystem Venolen, Venen und der gesamte kleine Kreislauf sowie die meisten Teile des Herzens. Der Stoffaustausch findet in den Kapillaren statt. Die Gefäßweite in den Widerstandsgefäßen ist der entscheidende Faktor für die Durchblutung der einzelnen Organe. Bei autoregulierten Organen wird sie weitgehend konstant gehalten, bei Organen mit variabler Durchblutung entsprechend verändert.

Lokale Durchblutungsregulation

Vegetatives Nervensystem

Der Sympathikus innerviert Gefäße und beeinflusst über den Neurotransmitter Noradrenalin die Durchblutung während der Parasympathikus hier nur einen untergeordneten Einfluss hat. Über Aktivierung von α_1-Rezeptoren (Kap. 28.2.1) führt **Noradrenalin** zu einer Konstriktion der arteriellen Widerstandsgefäße und damit zu einer Zunahme des Blutdrucks. **Adrenalin** führt in Organen, deren Gefäße mit β-Rezeptoren ausgestattet sind, wie Herz oder Skelettmuskel, zu einer Dilatation.

Substanzen aus dem Endothel regulieren die Gefäßweite.

Viele lokal wirksame Faktoren werden vom Endothel gebildet. Als wichtigste Substanz ist hier **NO** (Stickstoffmonoxid = endothelium derived relaxing factor) zu nennen. Es bewirkt über Erhöhung der cGMP Konzentration eine Erschlaffung der Gefäßmuskelzellen. Eine weitere wichtige vom Endothel gebildete Substanz, die gefäßrelaxierend wirkt, ist **Prostacyclin**. Mit verschiedenen **Endothelinen** werden aber auch vasokonstriktorisch wirksame Stoffe vom Endothel gebildet.

Metabolische Faktoren

Eine Steigerung des Gewebestoffwechsels führt zu einer **metabolischen Dilatation** durch lokale Veränderung von z. B. Sauerstoff- und Kohlendioxidpartialdrücken und pH. Eine Vielzahl weiterer Faktoren wie z. B. Produkte aus dem Energiestoffwechsel, Gewebehormone, Metabolite des Arachidonsäurestoffwechsels wie die Prostaglandine oder die myogene Antwort auf Dehnung beeinflussen lokal die Gefäßdurchblutung.

Praxisbezug

Während man NO als physiologisch wirksame Substanz erst vor wenigen Jahren entdeckt hat, setzt man Nitroverbindungen, deren Wirkprinzip auf der Freisetzung von NO beruht, seit mehr als 100 Jahren als Vasodilatatoren bei Angina pectoris ein.

30.2 Regulation der Herztätigkeit

Das Herz des gesunden Erwachsenen schlägt ca. 70 mal pro Minute. Es generiert seinen eigenen Rhythmus, d. h. es schlägt auch ohne Innervation, was eine Herztransplantation möglich macht. Das vegetative Nervensystem kann diesen Rhythmus modulierend beeinflussen. Die Erregung die Herzens beruht auf der Veränderung der Aktivität von Ionenkanälen. Durch sie werden die rhythmischen Kontraktionen von Vorhöfen und Kammern gesteuert, die der Pumpfunktion des Herzens zu Grunde liegen.

30.2.1 Primäre und sekundäre Schrittmacher

Das Herz generiert selbst seinen Rhythmus.

Die Automatie des Herzens wird durch Schrittmacher gesteuert, die den Herzrhythmus generieren. Normalerweise übernimmt diese Funktion der Sinusknoten, der deshalb als primärer Schrittmacher bezeichnet wird. Erst wenn dieser ausfällt, übernehmen andere Regionen des Herzens die Schrittmacherfunktion, die man entsprechend sekundäre oder potentielle Schrittmacher nennt. Unter normalen physiologischen Bedingungen spielen sekundäre Schrittmacher keine Rolle.

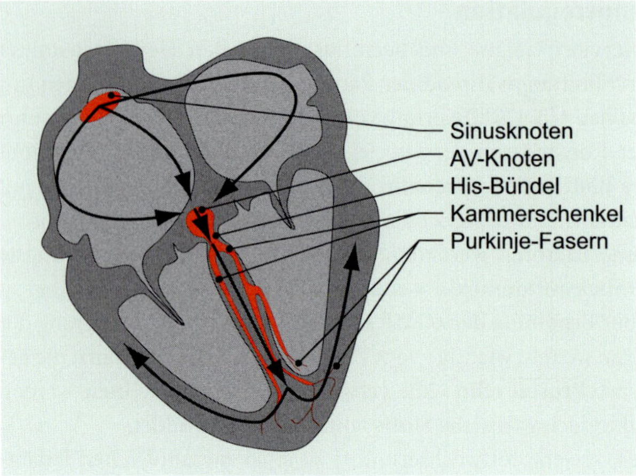

○ Abb. 30.7 Das Reizleitungssystem des Herzens. Die Erregung entsteht im Sinusknoten und breitet sich über die Vorhöfe zum Atrioventrikularknoten hin aus. Der Sinusknoten liegt im rechten Vorhof im Bereich der Mündung der oberen Hohlvene. Am AV-Knoten erfolgt die Überleitung der Erregung auf die Herzkammern. Die Erregung läuft über das His-Bündel, die Kammer-Schenkel (Tawara-Schenkel) und die Purkinjefasern in Richtung Herzspitze und von dort über das Kammermyokard zurück in Richtung Herzbasis.

Lage und Funktion des Sinusknotens

Der Sinusknoten ist der primäre Schrittmacher.

Der Sinusknoten liegt im rechten Vorhof im Bereich der Einmündung der oberen Hohlvene (○ Abb. 30.7). Er erzeugt den normalen Herzrhythmus mit 60 bis 80 Schlägen pro Minute. Bei verlangsamtem Herzrhythmus spricht man von **Bradykardie**, bei beschleunigtem von **Tachykardie**. Die Zellen des Sinusknotens weisen eine besondere Ausstattung an Ionenkanälen auf, deren rhythmisches Öffnen und Schließen die Schrittmacherfunktion bedingen. Im Gegensatz zu den Zellen des Kammermyokards und anderer Regionen des Herzen kommt es am Sinusknoten nach Beendigung des Aktionspotentials spontan zu einer erneuten Depolarisation bis zur Schwelle für das Auslösen des nächsten Aktionspotentials (○ Abb. 30.8).

Praxisbezug

Bradykarde und tachykarde Herzrhythmusstörungen können auf Funktionsstörungen des Sinusknotens beruhen. Tachykardien können mit β-Blockern oder Hemmstoffen der HCN-Kanäle medikamentös behandelt werden, wohingegen Bradykardien meist nur mit einem Herzschrittmacher beseitigt werden können.

Aktionspotential und Ionenströme am Sinusknoten

HCN-Kanäle

Der für die Schrittmacherfunktion des Sinusknotens (und anderer Schrittmacher) verantwortliche Kanal ist ein unspezifischer Kationenkanal, der für Na^+ und K^+ permeabel ist. Dieser Kanal ist auch spannungsabhängig, hat aber im Gegensatz zu allen anderen bisher bekannten spannungsabhängigen Kanälen eine invertierte Spannungsabhängigkeit, d. h. er öffnet, wenn die Membran **hyperpolarisiert** wird. Diese Eigenschaft erschien den Entdeckern so merkwürdig, dass sie den Strom durch diese

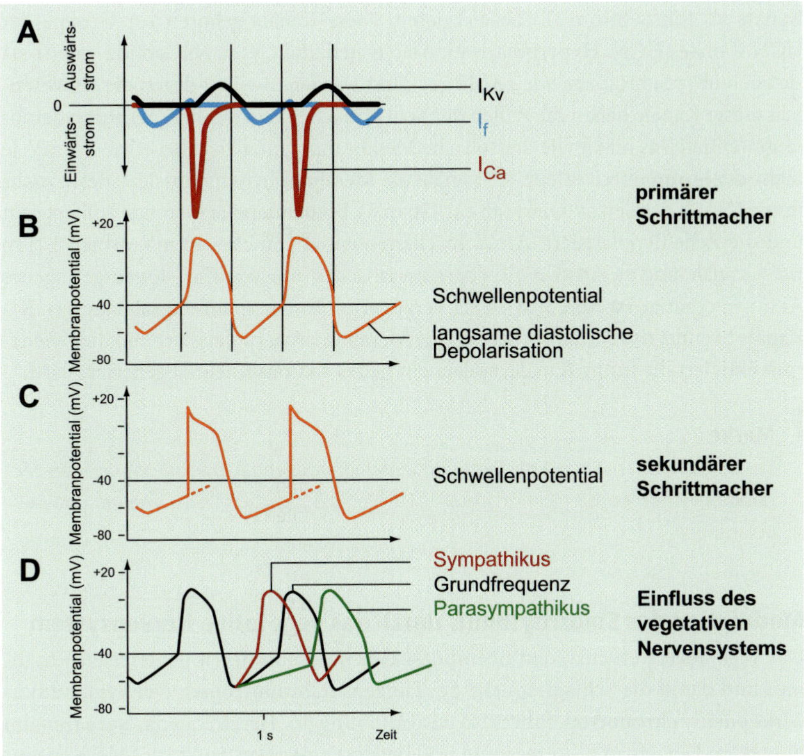

Abb. 30.8 Aktionspotentiale und Leitfähigkeitsveränderungen an Schrittmacherzellen. Der Teil **B** demonstriert den Verlauf typischer Aktionspotentiale in primären Schrittmacherzellen (Sinusknoten). **A** zeigt die zugrunde liegenden Leitfähigkeitsveränderungen, die auf Öffnen und Schließen von Ionenkanälen beruhen. Am Ende eines Aktionspotentials kommt es spontan zu einer erneuten langsamen Depolarisation. Diese beruht auf dem Öffnen unselektiver Kationenkanäle (I_f steigt), deren Leitfähigkeit bei Hyperpolarisation zunimmt. Sobald das Schwellenpotential erreicht wird, öffnen spannungsabhängige Ca^{2+}-Kanäle (I_{Ca} steigt), was jetzt die steilere Depolarisation bedingt. Die nicht selektiven Kationenkanäle schließen. Im Laufe der weiteren Depolarisation öffnen spannungsabhängige K^+-Kanäle (I_{Kv} steigt), die zusammen mit dem Schließen der Ca^{2+}-Kanäle die Repolarisation einleiten. Diese führt zum Schließen der K^+-Kanäle. Mit zunehmender Hyperpolarisation werden erneut die unselektiven Kationenkanäle geöffnet und ein neuer Aktionspotentialzyklus wird eingeleitet. Im Teil **C** ist der Aktionspotentialverlauf für sekundäre Schrittmacherzellen dargestellt. Hier ist die diastolische Depolarisation weniger steil als in den primären Schrittmacherzellen, so dass ein vom Sinusknoten ausgehendes Aktionspotential die Erregung des sekundären Schrittmachers auslöst, bevor die Zelle selbst zum Schwellenpotential depolarisiert ist. Nur wenn der primäre Schrittmacher ausfällt, können also in sekundären Schrittmacherzellen autonom Aktionspotentiale ausgelöst werden. Allerdings haben diese eine geringere Frequenz, da die diastolische Depolarisation langsamer ist und somit pro Zeiteinheit die Schwelle weniger häufig erreicht wird und weniger Aktionspotentiale ausgelöst werden. Teil **D** demonstriert, dass nach Sympathikusaktivierung die spontane diastolische Depolarisation steiler wird, d. h. die Schwelle wird eher erreicht und die Frequenz steigt. Umgekehrt verläuft die langsame diastolische Depolarisation unter dem Einfluss des Parasympathikus flacher, die Schwelle wird später erreicht und die Frequenz sinkt.

Kanäle als funny Strom (I_f) bezeichneten. Diese Kanäle gehören zur Gruppe der HCN Kanäle (HCN: **H**yperpolarisation-activated and **C**yclic **N**ucleotide-gated), da sie auch über Substanzen wie cAMP reguliert werden. Bedingt durch die Anwesenheit dieser Kanäle haben die Zellen der Schrittmacher kein eigentliches Ruhemembranpotential. Das maximale diastolische Membranpotential liegt bei etwa –60 mV. Je mehr der Strom durch offene K^+-Kanäle die Membran hyperpolarisiert, desto mehr funny Kanäle werden aktiviert (ab ca. –50 mV), bis der depolarisierende I_f überwiegt und die Zelle depolarisiert. Am Schwellenpotential von ca. –40 mV öffnen L-Typ Ca^{2+}-Kanäle und es entsteht ein charakteristisches, nur von Ca^{2+}-Ionen getragenes Aktionspotential (○ Abb. 30.8). Das verzögerte Öffnen spannungsabhängiger K^+-Kanäle beendet das Aktionspotential, die Membran hyperpolarisiert und dies wiederum aktiviert die funny Kanäle, sodass ein neues Aktionspotential generiert wird.

Merke

Der Sinusknoten hat kein konstantes Ruhemembranpotential. Die Ionenströme des Sinusknotens sorgen für einen rhythmischen Wechsel zwischen Depolarisation und Repolarisation.

Modulation des Sinusrhythmus durch das vegetative Nervensystem

Sympathikus steigert die Herzfrequenz, Parasympathikus senkt sie.

Das vegetative Nervensystem beeinflusst den im Sinusknoten generierten Rhythmus und damit die Schlagfrequenz des Herzens (**Chronotropie**). Der Sympathikus wirkt **positiv chronotrop**, führt also zur Erhöhung der Herzfrequenz. Noradrenalin bindet am Herzen an β_1-Rezeptoren und bewirkt einen Anstieg der cAMP Konzentration. Dieses zyklische Nukleotid erhöht die Leitfähigkeit der »funny« Kanäle (HCN Kanäle!) im geöffneten Zustand, sodass die diastolische Depolarisation schneller erfolgt. Die Konsequenz daraus ist, dass mehr Aktionspotentiale pro Zeit gebildet werden. Der Parasympathikus verlangsamt die Schlagfrequenz und wirkt somit **negativ chronotrop**. Das vom Parasympathikus freigesetzte Acetylcholin wirkt am Herzen über M_2-Rezeptoren. Diese aktivieren G_i Proteine, die cAMP-Konzentration nimmt ab, was wiederum zu einer geringeren Leitfähigkeit von geöffneten »funny« Kanälen führt. Zusätzlich aktiviert die $\beta\gamma$-Untereinheit der G_i Proteine K^+-Kanäle (I_{KACh}): Der vermehrte K^+-Strom antagonisiert I_f und führt damit zu einer Verlangsamung der diastolischen Depolarisation und zur Erniedrigung der Frequenz (○ Abb. 30.8). Normalerweise überwiegt der Tonus des Parasympathikus, was sich darin zeigt, dass die Frequenz am denervierten Herzen höher ist als der Ruhewert.

Praxisbezug

Leistungssportler, bei denen die Herzhypertrophie zu einem erhöhten Schlagvolumen führt, entwickeln als gegenregulatorische Maßnahme zur Aufrechterhaltung eines normalen Herzminutenvolumens in Ruhe einen erhöhten Parasympathikustonus. Daraus resultiert eine sehr niedrige Herzfrequenz.

Merke

Der Sinusknoten generiert den Herzrhythmus, das vegetative Nervensystem beeinflusst ihn nur modulierend.

AV-Knoten und Kammerschenkel als potentielle Schrittmacher

Falls der Sinusknoten ausfällt, können andere Regionen des Herzens die Schrittmacherfunktion übernehmen (o Abb. 30.7), die ebenfalls eine diastolische Depolarisation aufweisen. Diese ist langsamer als im Sinusknoten, d. h. so lange der Sinusknoten intakt ist, entsteht in diesen Regionen kein eigenständiges (nicht vom Sinusknoten getriggertes) Aktionspotential. Kommt es nach Ausfall des Sinusknotens zum Auslösen von eigenständigen Aktionspotentialen in diesen potentiellen oder sekundären Schrittmachern, so ist die Frequenz geringer als im Sinusknoten, da die Zeit bis zum Erreichen der Schwelle länger ist (o Abb. 30.8). Der AV-Knoten (Atrioventrikularknoten) kann einen Rhythmus von 40–60 Schlägen pro Minute erzeugen, die Kammerschenkel nur noch von 25–40 Schlägen pro Minute. Die damit verbundene starke Abnahme des Herzminutenvolumens ist längerfristig nicht tolerabel, da die Sauerstoffversorgung der Gewebe nicht mehr gewährleistet ist.

Sekundäre Schrittmacher treten erst nach Ausfall des Sinusknotens, also unter pathophysiologischen Bedingungen, in Aktion.

Merke

Sekundäre Schrittmacher treten erst bei Ausfall des Sinusknotens in Aktion und generieren einen Herzrhythmus mit niedrigerer Frequenz.

30.2.2 Erregungsausbreitung am Herzen

Die Ausbreitung der Erregung am Herzen erfolgt über elektrische Synapsen (Gap junctions). Das bedeutet, dass eine in einer bestimmten Region (normalerweise Sinusknoten) ausgelöste Depolarisation sich mit zeitlicher Verzögerung über das gesamte Herz ausbreitet.

Elektrische Kopplung der Herzmuskelzellen

In Herzmuskelzellen findet man zahlreiche **Gap junctions**. Dies sind Regionen, in denen die Membranen benachbarter Zellen in engem Kontakt stehen und Kanäle ausbilden, die eine elektrische Verbindung zwischen den Zellen herstellen. Dabei steuert jede Zelle einen sogenannten Halbkanal (Konnexon) bei. Da die Zellmembran bei Herzzellen somit keine Barriere für die elektrische Erregung darstellt, spricht man auch von einem **funktionellen Synzitium**. Die durch die Gap junctions gebildeten elektrischen Synapsen bewirken – im Gegensatz zu chemischen Synapsen (Kap. 28.2.1) – eine Gleichschaltung, d. h. eine Depolarisation depolarisiert auch die Nachbarzelle und eine Hyperpolarisation hyperpolarisiert sie. Beim Herzen ist diese Gleichschaltung für die physiologische Funktion, nämlich die koordinierte Kontraktion und Relaxation, unerlässlich.

Gap junctions verbinden Herzmuskelzellen zu einer Funktionseinheit (Synzitium).

Richtung und Geschwindigkeit der Erregungsausbreitung

Vom Sinusknoten geht die Erregung auf die Vorhöfe über und erreicht dann den AV-Knoten. Hier erfolgt die Übertragung der Erregung auf das Erregungsleitungssystem der Kammer und die Erregung gelangt über **His-Bündel**, **Kammerschenkel** und **Purkinjefasern** auf das Ventrikelmyokard (o Abb. 30.7). Die Erregung des Kammermyokards beginnt an der Herzspitze und setzt sich zur Herzbasis hin fort. Das gesamte Herz vom Sinusknoten bis zum Ventrikelmyokard ist innerhalb von 220 ms erregt, vom AV-Knoten zum Ventrikelmyokard benötigt die Erregung 140 ms. Die für die gesamte Herzerregung benötigte Zeit ist damit kürzer als die

Länge eines Aktionspotentials am Kammermyokard, die 300 bis 400 ms beträgt. Dies bedeutet, dass die Erregungsausbreitung am Ventrikel abgeschlossen ist, wenn das Gewebe noch absolut refraktär ist. So wird normalerweise die Erregung beendet, ohne dass es zu einem Reentry (kreisender Erregung) kommt (**o** Abb. 30.10). Allerdings ist die Geschwindigkeit der Erregungsausbreitung nicht am ganzen Herzen gleich. Auffallend ist die Verlangsamung der Erregungsgeschwindigkeit im AV-Knoten.

AV-Knoten als Frequenzsieb

Atrioventrikularknoten: Erregungsüberleitung von Vorhöfen auf Kammern.

Der AV-Knoten stellt die einzige Stelle dar, an der die Überleitung der Erregung zwischen Vorhöfen und Kammern erfolgen kann. Im AV-Knoten verringert sich die Leitungsgeschwindigkeit zunächst auf ca. 1/10 im Vergleich zum Vorhof. Der AV-Knoten fungiert also als eine »Art« Frequenzsieb, das einen Schutz der Kammer vor zu hoher Erregungsfrequenz darstellt. Das vegetative Nervensystem beeinflusst am Herzen auch die Geschwindigkeit der Erregungsleitung im AV-Knoten (**Dromotropie**), d. h. die Überleitungszeit der Erregung von den Vorhöfen auf die Kammern. Der Parasympathikus wirkt dabei **negativ dromotrop**, verzögert also die Überleitung, der Sympathikus wirkt **positiv dromotrop**.

Praxisbezug

Bei einer pathophysiologisch hohen Erregungsfrequenz der Vorhöfe (z. B. Vorhofflimmern) wird nicht zwangsläufig jede Depolarisation auf die Kammern übertragen, da Erregungen wegen der langsamen Leitungsgeschwindigkeit im AV-Knoten auf absolut refraktäres Gewebe treffen, d. h. der Kammerrhythmus kann normal sein.

30.2.3 Erregung der Ventrikel

Für die Pumpleistung des Herzens ist die Erregung der Ventrikel maßgeblich, da sie zur Kontraktion und damit zum Auswurf des Blutes aus den Herzkammern führt.

Aktionspotential und Ionenströme am Kammermyokard

Das Aktionspotential am Kammermyokard (**o** Abb. 30.9) unterscheidet sich wesentlich vom dem des Sinusknotens (**o** Abb. 30.8). Die Ventrikelmyokardzellen weisen ein stabiles Ruhemembranpotential von ca. –80 mV auf. Es gibt keine spontane Erregung. Ein Aktionspotential wird erst dann ausgelöst, wenn vom Sinusknoten ausgehend die Depolarisation die Kammermyokardzellen erreicht. Die schnelle Depolarisation der Aktionspotentiale ist durch das Öffnen von hochselektiven, spannungsabhängigen Na^+-Kanälen bedingt. Zusätzlich wird die schnelle Depolarisation dadurch begünstigt, dass K^+-Kanäle schließen. Der etwas verzögert einsetzende Einstrom durch spannungsabhängige Ca^{2+}-Kanäle führt zur Plateauphase, die der Grund für die langen Aktionspotentiale am Herzen von 300 bis 400 ms ist. Zum Vergleich: Das Aktionspotential einer Nervenzelle dauert nur ca. 1 ms. Da sich die Zellen während eines Aktionspotentials fast die gesamte Zeit in der absoluten Refraktärzeit befinden (Kap. 28.2.1), schützt das lange Aktionspotential vor dem zu frühen Auftreten einer erneuten Erregung. Die Repolarisation beruht auf dem Öffnen verschiedener K^+-Kanäle. Beim Studium weiterführender Literatur werden Sie

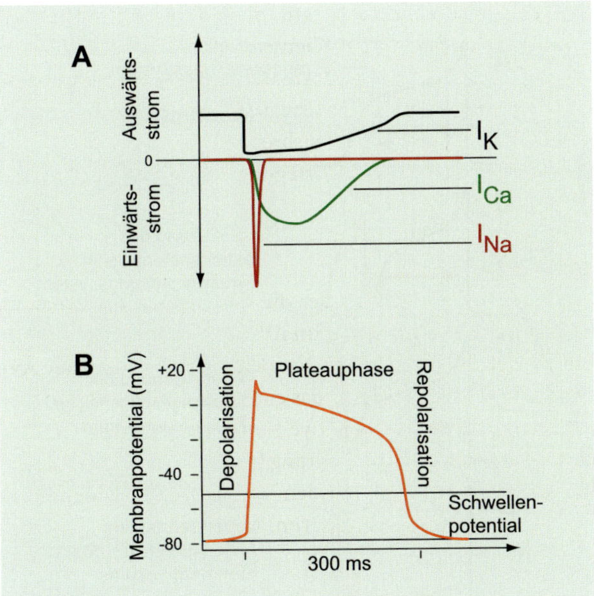

○ Abb. 30.9 A Leitfähigkeitsveränderungen und **B** Aktionspotential am Kammermyokard. Sobald die Schwelle zum Auslösen eines Aktionspotentials erreicht ist, kommt es zum Öffnen spannungsabhängiger Na^+-Kanäle (I_{Na} steigt), was die schnelle Depolarisation bedingt, die spannungsabhängige Ca^{2+}-Kanäle öffnet (I_{Ca} steigt). Deshalb gibt es am Kammermyokard eine ausgeprägte Plateauphase. Zur Repolarisation kommt es durch das Öffnen von K^+-Kanälen (I_K steigt), die Ca^{2+}-Kanäle schließen wieder und die Membranspannung kehrt in den Ruhezustand zurück. Ein erneutes Aktionspotential wird am Kammermyokard erst ausgelöst, wenn dort eine erneute Erregung eintrifft, die vom Sinusknoten ausgeht und über AV-Knoten, His-Bündel, Kammerschenkel und Purkinjefasern zum Kammermyokard gelangt.

erfahren, dass das Zusammenspiel und die Regulation der Ionenkanäle am Ventrikelmyokard weitaus komplexer sind als hier dargestellt.

Merke

Die Zellen des Kammermyokards haben ein stabiles Ruhemembranpotential von ca. –80 mV. Ein Aktionspotential am Kammermyokard wird durch das Eintreffen einer Erregung ausgelöst, die im Sinusknoten entsteht.

Erregungsleitung am Ventrikel und Reentry

Reentry = kreisende Erregung = Gefahr von Herzrhythmusstörungen

Wenn die Erregung am Ventrikel angekommen ist, wird sie schnell über das Erregungsleitungssystem zur Herzspitze geleitet und von dort über das Kammermyokard zurück zur Herzbasis. Vereinfacht könnte man dies als eine Erregungsschleife betrachten (○ Abb. 30.10 A).

Erregungsleitungssystem des Herzens: Die Kontraktion des Ventrikels beginnt an der Herzspitze.

Dies gewährleistet, dass die Kontraktion des Kammermyokards an der Herzspitze beginnt und sich zur Herzbasis hin ausbreitet. Nur so kann das Blut in die Aorta bzw. Pulmonalarterie ausgeworfen werden. Die Zellen im Erregungsleitungssystem, die sich in der Nähe der Herzbasis befinden, haben die längsten Aktionspo-

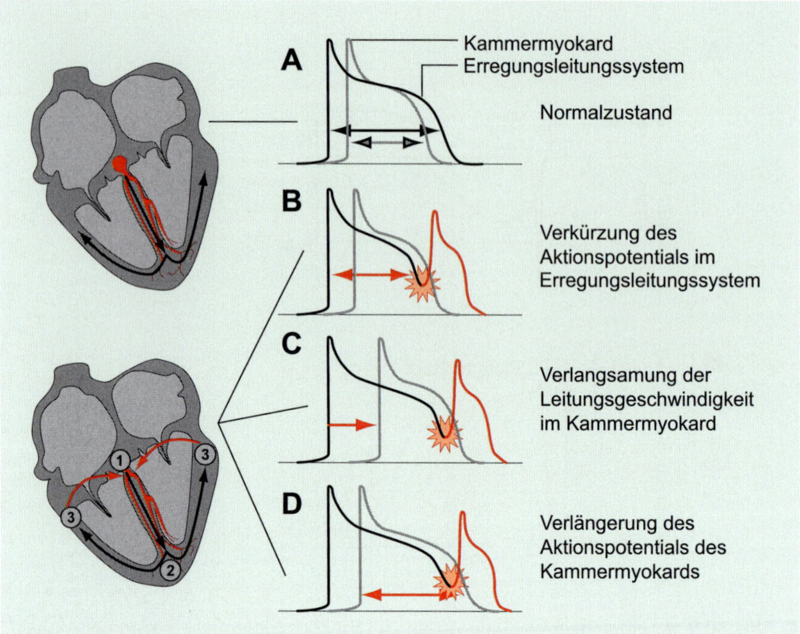

○ Abb. 30.10 Reentry. **A** Normalerweise ist das Aktionspotential des Erregungsleitungssystems so lang, dass das Gewebe sich in der absoluten Refraktärzeit befindet, solange die Kammererregung anhält. Damit wird verhindert, dass sich die Erregung vom Kammermyokard wieder in das Erregungsleitungssystem ausbreitet und kreisende Erregung entsteht. **B, C, D** Es gibt aber Situationen, bei denen das Aktionspotential des Kammermyokards eine erneute Erregung im Erregungsleitungssystem auslöst (3 → 1). Dies ist immer dann der Fall, wenn das Gewebe im Erregungsleitungssystem sich nicht mehr in der absoluten Refraktärzeit befindet, wenn die Kammererregung eintrifft. Dies kann eintreten, wenn das Aktionspotential im Erregungsleitungssystem und damit die absolute Refraktärzeit verkürzt sind. (**B**). Eine weitere Möglichkeit für das Auftreten kreisender Erregungen ist eine Verlangsamung der Leitungsgeschwindigkeit im Ventrikelmyokard (**C**). Das Kammeraktionspotential trifft in diesem Fall verspätet ein und erregt Regionen im Erregungsleitungssystem, die nicht mehr absolut refraktär sind. Auch eine Verlängerung des Aktionspotentials am Kammermyokard kann zu den gleichen Konsequenzen mit kreisender Erregung führen (**D**).

Ursachen für Reentry

tentiale. Die Kanäle dieser Zellen müssen sich in der absoluten Refraktärzeit befinden, wenn die Erregung wieder an der Herzbasis ankommt. Ansonsten könnte es zum Wiedereintritt in die Erregung (Reentry) und zu sogenannten kreisenden Erregungen kommen. Reentry kann zu Herzrhythmusstörungen bis zu Kammerflimmern und damit Kreislaufstillstand führen. Zum Reentry kann es kommen, wenn die Aktionspotentiale im Erregungsleitungssystem verkürzt sind, sodass diese Gebiete von benachbarten Regionen erneut erregt werden können, weil sie sich beim Eintreffen der Erregung nicht mehr in der absoluten, sondern in der relativen Refraktärzeit befinden, in der Auslösen eines erneuten Aktionspotentials möglich ist (○ Abb. 30.10 B). Auch eine verlangsamte Leitungsgeschwindigkeit führt zu einem ähnlichen Phänomen, da in diesem Fall die erneute Erregung die fraglichen Regionen so spät erreicht, dass sie trotz normaler Aktionspotentiallänge nicht mehr absolut refraktär sind (○ Abb. 30.10 C). Selbst eine Verlängerung der Aktionspotentiale an der Herzbasis kann fatale Folgen haben, wenn dadurch die Erregung so lange anhält, dass sie auf nicht mehr absolut refraktäres Gewebe im Erregungsleitungssystem trifft (**o** Abb. 30.10 D). Das heißt also, dass sowohl Verkürzung als auch Verlängerung von Aktionspotentialen zum gefährlichen Reentry führen kann, je nachdem welche Region des Kammermyokards man betrachtet.

Zu kreisenden Erregungen kann es prinzipiell an allen Stellen des Herzens kommen, wenn lokal Leitungsgeschwindigkeit oder Aktionspotentialdauer verändert sind.

Praxisbezug

Der Einsatz bestimmter Antiarrhythmika (Klasse I, III und IV) bei Herzrhythmusstörungen ist sehr problematisch, da sie die Aktionspotentialdauer in allen Regionen des Kammermyokards gleichsinnig verändern und dadurch selbst Arrhythmien auslösen können (Weiteres siehe Lehrbücher der Pharmakologie).

Kontraktion der Herzmuskelzellen

Die Kontraktion der Herzmuskelzellen verläuft sehr ähnlich wie die Kontraktion der Skelettmuskelzellen. Diese wird in Kap. 29.1.3 ausführlich erläutert. Ein wichtiger Unterschied besteht allerdings bei der Ursache für den Anstieg der intrazellulären Ca^{2+}-Konzentration, der die Muskelkontraktion einleitet. Während beim Skelettmuskel die Erhöhung der Ca^{2+}-Konzentration im Zytosol ausschließlich auf der Freisetzung von Ca^{2+} aus intrazellulären Speichern, dem sarkoplasmatischen Retikulum, beruht, kommt es bei den Herzmuskelzellen zum Ca^{2+}-Einstrom über die Plasmamembran. Hier öffnen während des Aktionspotentials spannungsabhängige Ca^{2+}-Kanäle (s. o.). Dieser Ca^{2+}-Einstrom triggert die Ca^{2+}-Freisetzung aus intrazellulären Speichern, ein Mechanismus, der auch als Ca^{2+}-induced Ca^{2+}-release (CICR) bezeichnet wird. Beim Herzen tragen also zwei Mechanismen zur Kraftentwicklung (**Kontraktilität**) bei: Ca^{2+}-Einstrom in die Zelle und Freisetzung aus intrazellulären Speichern.

Vorsicht: Verwechslungsgefahr

Erhöhung der intrazellulären Ca^{2+}-Konzentration erfolgt beim **Herzmuskel** durch **Einstrom** über die Plasmamembran **und Freisetzung** aus intrazellulären Speichern, aber beim **Skelettmuskel nur** durch **Freisetzung** aus Speichern.

Praxisbezug

Da die Kraftentwicklung der Herzmuskelzellen vom einströmenden Ca^{2+} abhängig ist, kann sie am Herzen – im Gegensatz zur Skelettmuskulatur – pharmakologisch durch Blockade der Ca^{2+}-Kanäle in der Plasmamembran beeinflusst werden.

Einfluss des vegetativen Nervensystems auf die Kontraktilität

Die Kontraktilität (**Inotropie**) der Ventrikelmyokardzellen wird hauptsächlich durch den Sympathikus beeinflusst, der **positiv inotrop** wirkt, d. h. die Kontraktionskraft der Herzmuskelzellen erhöht. Dies geschieht nach Aktivierung von β_1-Rezeptoren mit nachfolgendem Anstieg der cAMP Konzentration (s. o.). Die cAMP-induzierte Aktivierung der Proteinkinase A führt zur Phosphorylierung der L-Typ Ca^{2+}-Kanäle in der Plasmamembran. Diese Kanäle haben dann eine erhöhte Offenwahrscheinlichkeit während des Aktionspotentials, wodurch es zur Steigerung des Ca^{2+}-Einstroms in die Zellen kommt.

Merke

Die Kontraktion der Ventrikelzellen ist Voraussetzung für den Auswurf des Blutes aus den Herzkammern. Das Aktionspotential des Kammermyokards, das den Anstieg der intrazellulären Ca^{2+}-Konzentration und damit die Kontraktion bedingt, weist entscheidende Unterschiede zum Aktionspotential des Sinusknotens auf. Der Grund dafür ist die Expression unterschiedlicher Ionenkanäle in den verschiedenen Herzregionen. Die Kraftentwicklung des Kammermyokards wird durch den Sympathikus verstärkt.

30.2.4 Elektrokardiogramm

Aussagemöglichkeiten des EKGs

Mit dem Elektrokardiogramm (EKG) können mit Hilfe von Elektroden auf der Körperoberfläche Potentialdifferenzen von wenigen mV registriert werden, die durch die Herzerregung entstehen. Das EKG gibt z. B. Informationen über die Herzlage, die Frequenz, Orte der Erregungsentstehung, Erregungsausbreitung und -rückbildung und deren Störungen. Auch Verschiebungen der Elektrolyt-Serumkonzentration führen zu charakteristischen EKG-Veränderungen. Wenn eine Erregungswelle über das Herz läuft, fließen Ströme, die die Membran umladen, d. h. kurzfristig wird die Membranaußenseite negativ (Kap. 28.2.1). Deshalb bilden sich zwischen erregten und nicht erregten Herzregionen Potentialdifferenzen aus, die eine bestimmte Amplitude und räumliche Ausrichtung haben. Sie können als Vektor dargestellt werden, wobei definitionsgemäß die Richtung des Vektors von Minus nach Plus weist, also von erregtem zu nicht erregtem Gewebe. Areale, die sich im gleichen Erregungszustand befinden, ergeben keine Abweichung von der Nulllinie im EKG. Während der Erregungsausbreitung und -rückbildung ändert der Vektor mehrmals seine Richtung, was sich in positiven und negativen Abweichungen von der Nulllinie äußert (○ Abb. 30.11). Je nach Positionierung und Verschaltung der Ableitelektroden gibt es verschiedene Ableitungsformen (siehe hierzu Lehrbücher der Physiologie). Für das Grundverständnis, was in der EKG Registrierung zu sehen ist, reicht es, eine bipolare Ableitung nach Einthoven zu betrachten (○ Abb. 30.12).

In jeder EKG Ableitung befinden sich charakteristische Wellen, Strecken und Intervalle (○ Abb. 30.13). Die wichtigsten Parameter des EKGs und ihre Bedeutung sind nachfolgend zusammengestellt:

Charakteristische Parameter des EKGs

- **P-Welle** charakterisiert die Vorhofdepolarisation
- **QRS-Komplex** zeigt die Aktivierung des Erregungsleitungssystems und Kammermyokards an
- **T-Welle** ist Zeichen für die Kammerrepolarisation

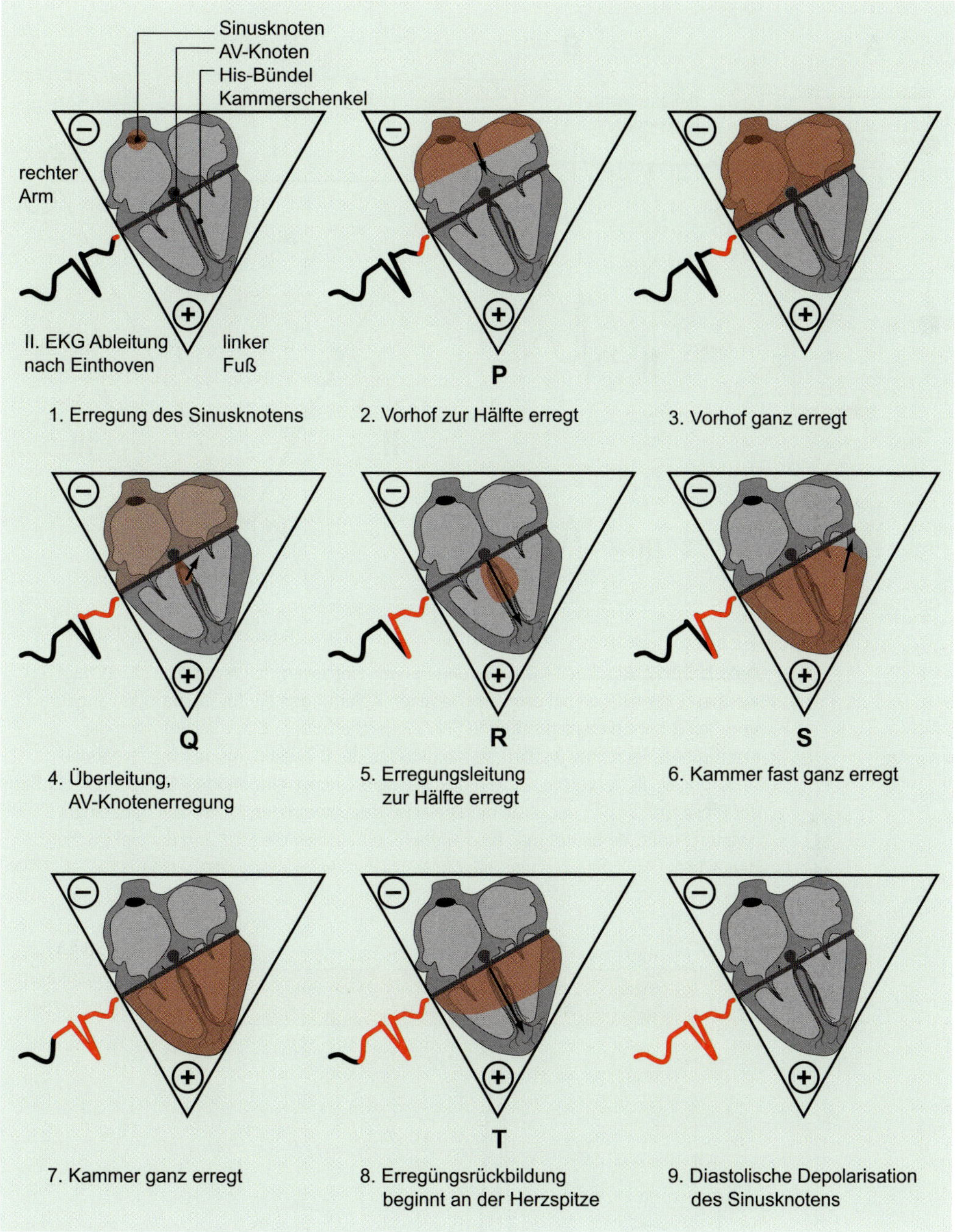

Abb. 30.11 Charakteristischer Verlauf einer EKG-Registrierung am menschlichen Herzen bei der Standardableitung II nach Einthoven (Abb. 30.12). Erregte Gebiete des Herzens sind rötlich, nicht erregte grau dargestellt. Die schwarzen Pfeile repräsentieren den entsprechenden Vektor, der die Richtung der Erregungsausbreitung angibt. Links neben dem Dreieck ist die EKG-Ableitung aufgetragen. An der Rotfärbung der EKG-Kurve lässt sich ablesen, welche Phasen der Erregungsausbreitung die typischen Wellen und Zacken einer EKG-Registrierung ergeben.

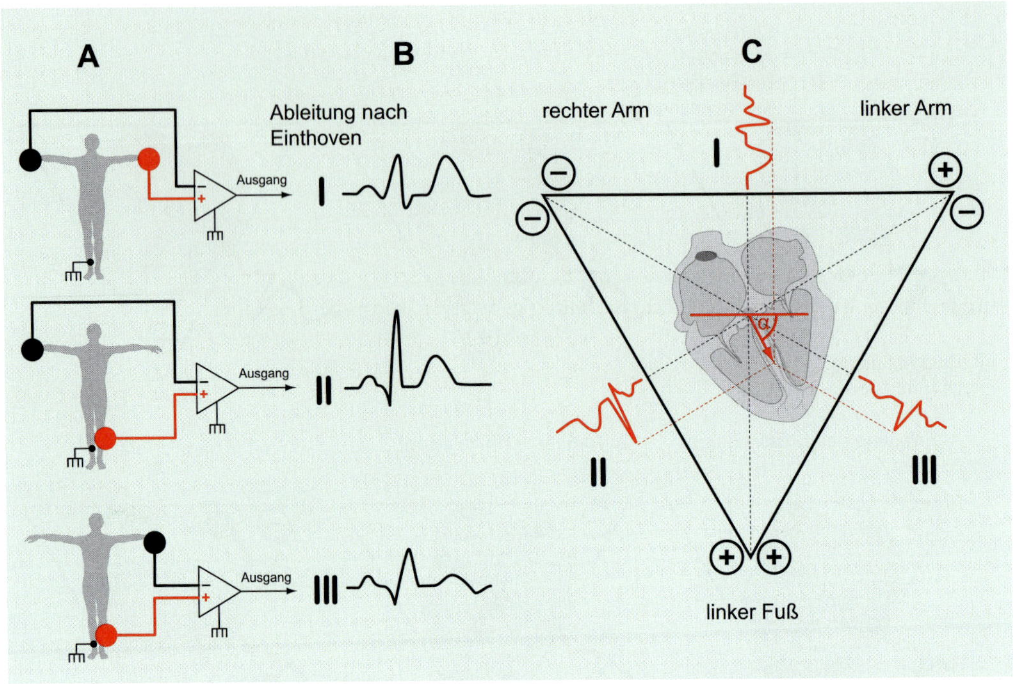

Abb. 30.12 Bipolare EKG-Ableitungen nach Einthoven. Teil **A** der Abbildung zeigt, an welchen Extremitäten bei den verschiedenen Ableitungen die Messelektroden angebracht sind, Teil **B** zeigt die entsprechenden EKG Registrierungen. **C** Zur Bestimmung der elektrischen Herzachse werden die Amplituden der R-Zacken aus den verschiedenen Ableitungen als Vektorpfeile in ein gleichseitiges Dreieck eingetragen. Das Lot von der Basis der Pfeile trifft sich in der Mitte des Dreiecks, das Lot von den Pfeilspitzen gibt einen zweiten Punkt. Verbindet man beide Punkte, erhält man die Richtung der elektrischen Herzachse.

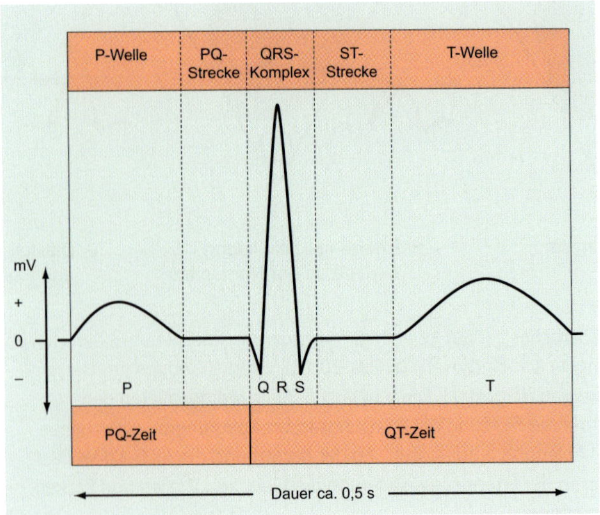

Abb. 30.13 Charakteristika einer EKG-Registrierung

- **PQ-Intervall** gibt die Zeit zwischen Beginn der Vorhofdepolarisation und Beginn der Kammererregung an und wird auch als Überleitungszeit bezeichnet, die normalerweise < 0,2 s ist.
- **QT-Intervall** (oder (QT-Zeit) gibt die Zeit an, die die Kammern zur vollständigen De- und Repolarisation benötigen. Sie ist frequenzabhängig.

Aus mindestens zwei Ableitungen nach Einthoven, z. B. zwischen rechtem und linkem Handgelenk (Einthoven I) und rechtem Handgelenk und linkem Fußgelenk (Einthoven II), kann im Einthoven Dreieck (○ Abb. 30.12) die Herzlage bestimmt werden. Häufig ist die Herzachse leicht nach links geneigt. Sie kann allerdings auch bei gesunden Menschen individuell stark variieren. Eine chronische Überlastung des Herzens und damit einhergehende Herzhypertrophie führt zur Verschiebung der Herzachse.

Bestimmung der Herzlage mit Einthoven-Dreieck.

Merke

Die Erregung, die vom Sinusknoten ausgeht, breitet sich über Vorhöfe und AV-Knoten über das Erregungsleitungssystem zur Herzspitze hin aus und gelangt von dort zurück zur Herzbasis. Die elektrische Aktivität des Herzens kann mit dem EKG erfasst werden.

Praxisbezug

Eine QT-Zeit-Verlängerung kann zu schweren Arrhythmien (kreisenden Erregungen, ○ Abb. 30.10) u. U. mit Todesfolge führen. Ursachen dafür können genetisch bedingte Veränderungen an Ionenkanälen oder die Einnahme bestimmter Arzneimittel sein (siehe hierzu Lehrbücher der Pharmakologie).

Phasen der Herztätigkeit

30.2.5

Die Pumptätigkeit des Herzens besteht aus einem regelmäßigen Wechsel zwischen Phasen, in denen sich Vorhöfe und anschließend Kammern mit Blut füllen und Phasen, in denen das Blut in den kleinen und großen Kreislauf ausgeworfen wird.

Systole und Diastole

Beim Herzzyklus unterscheidet man **Systole** und **Diastole**. Die Systole besteht aus der Anspannungsphase, in der zunächst nur der Druck steigt, und der anschließenden Austreibungsphase. Die Diastole wird in Entspannungs- und Füllungsphase unterteilt. Die Begriffe Systole und Diastole werden normalerweise auf die Aktionsphasen der Herzkammern bezogen. Bei der normalen Ruhefrequenz des Herzens von 60–80 Schlägen/min dauern Systole und Diastole zusammen zwischen 0,75 und 1 s. Bei steigender Herzfrequenz ist die Systolendauer weitgehend unverändert. Die Füllungsphase der Diastole ist deutlich frequenzabhängig. Sie verkürzt sich bei Steigerung der Herzfrequenz. Während der Systole fließt kaum Blut durch die Koronararterien (s. o.), d. h. die Perfusion des Herzmuskels und damit die Sauerstoffversorgung erfolgt vorwiegend in der Diastole und ist somit auch frequenzabhängig.

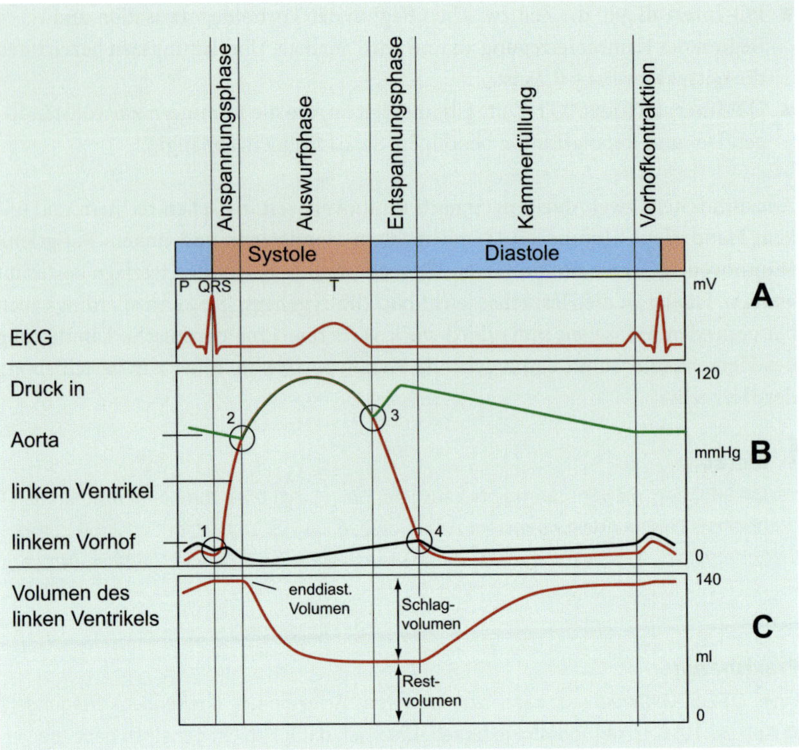

○ Abb. 30.14 Herzzyklus. Die Abbildung zeigt für Systole und Diastole in Teil **A** den Verlauf des EKGs, in Teil **B** die Druckveränderungen in Aorta, linkem Vorhof und linkem Ventrikel und in Teil **C** die Volumenänderung im linken Ventrikel. Es ist zu beachten, dass die Vorhofkontraktion, die sich im EKG in der P-Welle ausdrückt, in die Endphase der Kammerdiastole fällt. Im Teil **B** symbolisiert 1 den Schluss der Mitralklappe, 2 das Öffnen der Aortenklappe, 3 das Schließen der Aortenklappe und 4 das Öffnen der Mitralklappe.

Druck- und Volumenänderungen

Herzzyklus Anspannungs- und Austreibungsphase Herztöne

In der ○ Abb. 30.14 sind die einzelnen Phasen des Herzzyklus dargestellt. Die Druckveränderungen sind für den linken Ventrikel und Vorhof sowie die Aorta eingezeichnet. Die Druckveränderungen im rechten Ventrikel und der Pulmonalarterie sind weitaus geringer (Niederdrucksystem), die einzelnen Phasen laufen aber prinzipiell im rechten Herzen gleich ab. In der Anspannungsphase sind alle Herzklappen geschlossen und der Druck im linken Ventrikel steigt stark an (Druckanstieg bei gleich bleibendem Volumen). Wenn der Druck im Ventrikel den Aortendruck (80 mmHg) übersteigt, öffnet die Aortenklappe und das Blut wird ausgeworfen, wobei immer ein beträchtliches Restvolumen in der Kammer verbleibt. Zunächst steigt dabei durch die anhaltende Kontraktion der Druck im Ventrikel noch weiter an (Phase, in der sich Druck und Volumen ändern). Auch der Aortendruck steigt bis ca. 120 mmHg. In der späten Austreibungsphase fällt der Druck im Ventrikel, aber auch in der Aorta, da das Blut abfließt. Fällt der Druck im Ventrikel unter den Aortendruck, schließt sich die Aortenklappe wieder. In der Entspannungsphase fällt der Druck stark unter den Druck im Vorhof ab (Druckabfall bei gleich bleibendem Volumen). Dies führt zum Öffnen der Mitralklappe und die Füllungsphase beginnt

(Volumenänderung bei gleich bleibendem Druck). Die Füllung der Herzkammern wird durch die Kontraktion der Vorhöfe zusätzlich unterstützt. Wesentlich für die Füllung ist allerdings der Ventilebenenmechanismus. Während der Systole schiebt sich die Ventilebene (○ Abb. 30.4) durch die Ventrikelkontraktion zur Herzspitze, wodurch ein Sog erzeugt wird, der die Füllung der Vorhöfe unterstützt (da das Produkt aus Druck und Volumen konstant ist, führt eine Volumenvergrößerung zu Unterdruck und umgekehrt). Während der Diastole wird die Ventilebene durch elastische Fasern bei geöffneten AV-Klappen in Richtung Herzbasis gezogen. Der Ventrikel vergrößert sich dadurch, der Druck sinkt und der Ventrikel nimmt dadurch Blut auf. Die Zunahme des Volumens während der Füllungsphase erfolgt nicht linear. Nach dem ersten Drittel der Füllungsphase ist das ausgeworfene Schlagvolumen bereits zu ca. 80 % ersetzt, was in erster Linie auf dem Ventilebenenmechanismus beruht. Dies sichert die Kammerfüllung auch bei verkürzter Diastole, wenn die Herzfrequenz steigt. Zu Beginn der nächsten Anspannungsphase schließt die Mitralklappe, sobald der Druck in der Kammer höher ist als im Vorhof und verhindert den Rückstrom in den Vorhof. Während der Herzphasen lassen sich 3 Herztöne wahrnehmen. Der 1. Herzton entsteht in der Anspannungsphase durch Schwingung der Atrioventrikularklappen, der 2. beim Schließen der Aorten- bzw. Pulmonalklappe und der 3. Herzton beim Einströmen des Blutes in die Kammern.

Entspannungs- und Füllungsphase

Frank-Starling-Mechanismus

Unter dem Frank-Starling Mechanismus versteht man einen kurzfristigen physiologischen Anpassungsmechanismus bei Veränderungen von Vorlast oder Nachlast. Als **Vorlast** (oder Preload) bezeichnet man die enddiastolische Füllung des Herzens, die eine bestimmte Wandspannung erzeugt. Bei vermehrtem venösem Rückfluss zum Herzen erhöht sich die Vorlast. Als **Nachlast** (oder Afterload) wird vereinfacht der Druck in der Aorta bzw. Pulmonalarterie bezeichnet, d. h. der Druck der aufgebracht werden muss, um Blut aus dem Herzen in den großen bzw. kleinen Kreislauf auszuwerfen. Als medizinischer Fachbegriff bezieht sich die Nachlast allerdings immer auf den Aortendruck, d. h. erhöhte Nachlast bedeutet erhöhten Aortendruck (medizinisch: erhöhten diastolischen Blutdruck). Eine kurzfristige Erhöhung der Vorlast führt in einem autoregulativen Prozess (**Frank-Starling-Mechanismus**) zu einer Erhöhung der Schlagkraft und damit des Schlagvolumens, was der vermehrten enddiastolischen Füllung entgegengewirkt. Eine erhöhte Dehnung der Herzmuskelfasern vergrößert die Sarkomerlänge, was dazu führt, dass sich Aktin- und Myosinfilamente besser überlappen, sodass zusätzliche Querbrücken mehr Kraft entwickeln können. Eine Erhöhung der Nachlast führt zunächst zu einem verminderten Schlagvolumen, da das Blut gegen einen höheren Druck ausgeworfen werden muss. Im nächsten Herzzyklus steigt die Vorlast, da das zum Herzen zurück strömende Blutvolumen gleich ist, die Restkammerfüllung aber erhöht ist. Bei Nachlasterhöhung erfolgt die kompensatorische Erhöhung des Schlagvolumens also im 2. Herzzyklus (○ Abb. 30.15).

Definition

Vorlast: Enddiastolisches Füllungsvolumen, Nachlast: Druck in der Aorta, gegen den das Blut ausgeworfen wird.

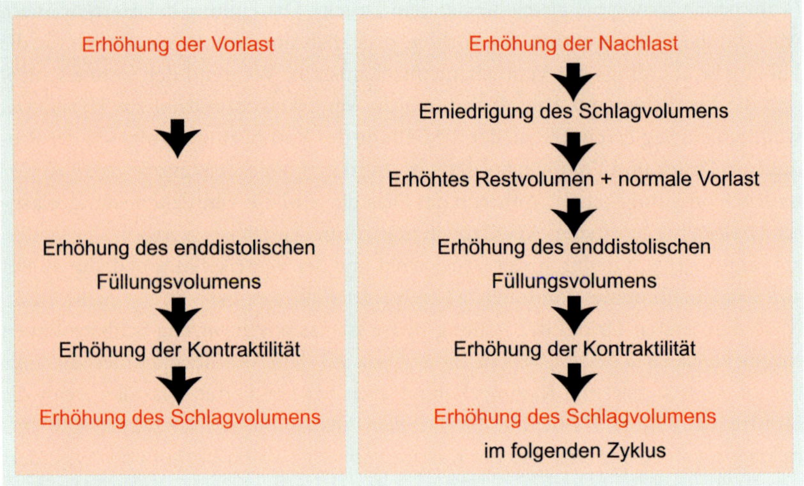

Abb. 30.15 Der Frank-Starling-Mechanismus ist ein Kompensationsmechanismus bei Veränderungen von Vorlast oder Nachlast. Die Skizze zeigt, dass sowohl Erhöhung der Vorlast als auch der Nachlast über Steigerung der Kontraktilität zu einer Erhöhung des Schlagvolumens führt. Bei Erhöhung der Nachlast ist im 1. Zyklus das Schlagvolumen erniedrigt, es steigt aber im 2. Zyklus als Reaktion auf das erhöhte enddiastolische Volumen.

Praxisbezug

Langfristige Veränderungen von Vor- und/oder Nachlast können bei Herz-Kreislauferkrankungen auftreten. Einige wichtige Arzneistoffe, die zur Ökonomisierung der Herzarbeit oder Senkung des Blutdrucks eingesetzt werden, wirken über eine Senkung der Vor- oder/und Nachlast.

Merke

Systole: Anspannungs- und Austreibungsphase
Diastole: Entspannungs- und Füllungsphase

30.3 Kreislaufregulation

Kreislaufregulation heißt Aufrechterhaltung und Anpassung der Organdurchblutung durch Beeinflussung wichtiger Regelgrößen wie Blutdruck, Herzzeitvolumen, peripherer Widerstand und Blutvolumen. Im menschlichen Organismus existieren verschiedene Mechanismen der Kreislaufregulation. Nervale und hormonale Regelkreise ermöglichen einerseits kurzfristige Anpassungsvorgänge, wie dies z. B. bei plötzlichem Lagewechsel oder Leistungsanpassung erforderlich ist, und dienen andererseits einer langfristigen stabilen Blutdruckeinstellung.

Kurzfristige Blutdruckregulation

30.3.1

Für die kurzfristige Blutdruckeinstellung spielen Baro- bzw. Pressorezeptoren eine entscheidende Rolle. Sie sind u. a. im Aortenbogen und im Karotissinus (Verzweigungsstelle der Halsschlagader) lokalisiert.

Barorezeptorreflex

Barorezeptoren senden Aktionspotentiale zum Kreislaufregulationszentrum in der Medulla oblongata und kontrollieren so dessen Aktivität. Ihre Erregung nimmt ab, wenn der arterielle Blutdruck sinkt (**o** Abb. 30.16). Verminderte Erregung der Barorezeptoren führt zu einer Enthemmung und damit Aktivierung des Kreislaufregulationszentrums. Hier findet eine Umschaltung auf das vegetative Nervensystem statt, d. h. bei **Blutdruckabfall** kommt es über diesen Regelkreis zur **Sympathikusaktivierung**. Diese beeinflusst den Blutdruck über Regulation der Herztätigkeit und der Gefäßweite.

Beeinflussung des peripheren Widerstandes und der Herztätigkeit

Die Sympathikusaktivierung führt zum einen über die Aktivierung von α_1-Rezeptoren zur Kontraktion peripherer Gefäße und damit zur Erhöhung des peripheren Widerstandes (s. o.). Außerdem steigt der venöse Rückstrom. Über Aktivierung von β_1-Rezeptoren am Herzen kommt es zur Steigerung von Herzfrequenz und Schlagvolumen. Dies führt zur Zunahme des Herzminutenvolumens (s. o.). Aus der

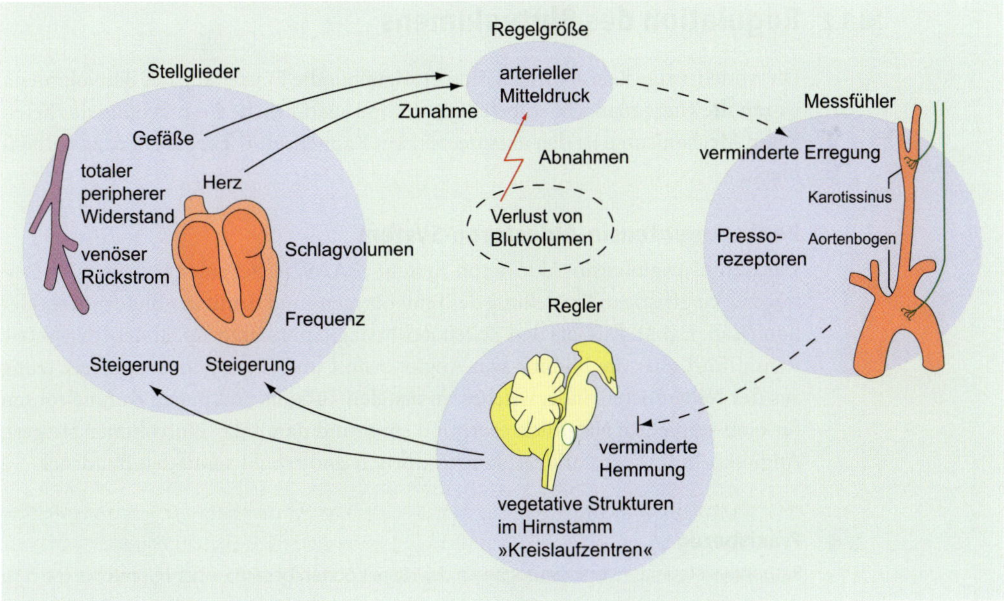

o Abb. 30.16 Der Barorezeptorreflex als kurzfristiger Mechanismus zur Kreislaufregulation. Bei einer Verminderung des arteriellen Blutdrucks sinkt die Erregung der Baro-(Presso-)rezeptoren, die das Kreislaufzentrum im Hirnstamm hemmen. Die dadurch hervorgerufene Aktivierung des Kreislaufzentrums stimuliert den Sympathikus, was am Herzen Schlagvolumen und Frequenz erhöht und an den Gefäßen den peripheren Widerstand und damit den venösen Rückstrom.

Steigerung von Herzminutenvolumen und peripherem Widerstand resultiert eine Erhöhung des arteriellen Drucks, die den Druckabfall, der den Regelkreis in Gang gesetzt hat, kompensiert.

Lokale Einflüsse auf die Durchblutung

In Kap. 30.1.3 ist beschrieben, dass zahlreiche lokale Faktoren an der Regulation der Durchblutung beteiligt sind. Besondere Bedeutung hat dies bei der Durchblutung der Skelettmuskulatur, des Magens und Nierenmarks und bei der Durchblutung von entzündetem Gewebe. Bei körperlicher Leistung steigt die Sympathikusaktivität und über Aktivierung von α_1-Rezeptoren kommt es zur Kontraktion peripherer Gefäße. Dies würde allerdings eine verminderte Durchblutung der Skelettmuskulatur zur Folge haben. Tatsächlich steigt die Durchblutung im arbeitenden Skelettmuskel aber an, was physiologisch sinnvoll ist, um den vermehrten Sauerstoffbedarf zu decken. Dies zeigt, dass beim arbeitenden Skelettmuskel die vasodilatierende Wirkung lokaler Faktoren wie Anstieg der K^+- und H^+-Konzentration und des P_{CO_2} und Abnahme des P_{O_2} der neurogenen Kontraktion nicht nur effektiv entgegenwirkt, sondern letztlich die Durchblutungsrate bestimmt.

Merke

Für die kurzfristige Regulation der Durchblutung sind Barorezeptorreflex, Sympathikusaktivität und lokale Faktoren entscheidend.

30.3.2 Regulation des Blutvolumens

Die mittelfristige Kreislaufregulation erfolgt über die Einstellung des Blutvolumens, woran die Niere maßgeblich beteiligt ist. Eine ausführliche Besprechung der beteiligten Mechanismen ist den entsprechenden Kapiteln zum Thema Niere zu entnehmen.

Renin-Angiotensin-Aldosteron-System

Das Renin-Angiotensin-Aldosteron-System (RAAS) leistet einen bedeutenden Beitrag zur langfristigen Einstellung des Blutvolumens und damit zur Blutdruckregulation (Kap. 33.3.3). Das aus den Zellen des juxtaglomerulären Apparates freigesetzte Renin führt über die Bildung von Angiotensin I und II zur Aldosteronfreisetzung aus der Nebennierenrinde, welches im distalen Tubulus und in den Sammelrohren für eine vermehrte Na^+-Rückresorption sorgt und damit das Blutvolumen steigert. Angiotensin II wirkt stark vasokonstriktorisch und erhöht somit den Blutdruck.

Praxisbezug

Pathophysiologische Veränderungen an der Niere können Ursache einer Hypertonie (ca. 5 % der Erkrankungen) sein. Eine Stenose der Nierenarterien führt zu vermehrter Reninfreisetzung und aktiviert somit das RAAS. Auch zur Behandlung der Hypertonie gibt es Angriffspunkte im RAAS. Am bekanntesten sind die ACE-Hemmstoffe, die die Umwandlung von Angiotensin I in Angiotensin II blockieren und damit sowohl die Effekte von Angiotensin II als auch von Aldosteron unterdrücken. β_1-Rezeptorenblocker wirken nicht nur am Herzen, sondern hemmen auch die Reninfreisetzung in der Niere.

Adiuretin

In den Herzvorhöfen sind Dehnungsrezeptoren lokalisiert, die das aktuelle Blutvolumen registrieren. Erregung der Dehnungsrezeptoren hemmt die Adiuretinausschüttung aus der Neurohypophyse und führt zur vermehrten Wasserausscheidung über die Niere (Kap. 33.3.3). Umgekehrt führt eine verminderte Dehnung der Vorhofrezeptoren zur Flüssigkeitsretention (**Gauer-Henry-Reflex**). Zusätzlich werden bereits geringfügige Abweichungen der Osmolarität des Plasmas vom normalen Wert durch Osmorezeptoren im Hypothalamus und der Leber registriert und die ADH-Freisetzung entsprechend angepasst (Hemmung bei verminderter Osmolarität und vice versa).

Praxisbezug ●●

Bei längerer Bettlägerigkeit verringert sich das Blutvolumen, da Rezeptoren im rechten Vorhof ständig Dehnungsreize erhalten. Der Lagewechsel beim Aufstehen führt zum Absacken des Blutes in die unteren Körperregionen. Durch das verringerte Blutvolumen ist die Gehirndurchblutung u. U. so stark vermindert, dass es zu Schwindel oder Ohnmacht kommen kann.

Atriales natriuretisches Peptid

In speziellen Zellen der Herzvorhöfe wird Atriopeptin (Atriales natriuretisches Peptid, ANP) gebildet und gespeichert. Bei Erregung der Dehnungsrezeptoren wird es freigesetzt und führt in der Niere zu verminderter Na^+-Resorption und damit zu einer Reduzierung des Blutvolumens. Da vermehrt Na^+ im Harn zurückbleibt, wirkt das Peptid auch diuretisch. BNP gehört ebenfalls in die Familie der natriuretischen Hormone. Es wurde zunächst im Gehirn identifiziert (B steht für brain), kommt aber auch in hoher Konzentration im Herzen vor.

Praxisbezug ●●

BNP wird bei Druck- und Volumenüberbelastung des Herzens vermehrt freigesetzt und gilt daher als Marker für Herzinsuffizienz.

Merke ●●

An der Regulation des Blutvolumens haben das Renin-Angiotensin-Aldosteron-System sowie Adiuretin und natriuretische Peptide entscheidenden Anteil.

30

30.3.3 Blutdruckmessung

Medizinisch gesehen entspricht der Blutdruck dem Druck in der Aorta.

Normalerweise erfolgt die Blutdruckmessung nichtinvasiv nach der Methode von Riva-Rocci (RR). Dazu wird eine aufblasbare Manschette, die mit einem Manometer verbunden ist, am Oberarm über dem Ellbogen angelegt. Die Messung soll in Herzhöhe beim sitzenden Patienten erfolgen. Mit einem Stethoskop werden die Geräusche an der Arteria brachialis kurz unterhalb des Ellbogens registriert (○ Abb. 30.17). Zunächst wird die Manschette bis ca. 30 mmHg über den (vermute-

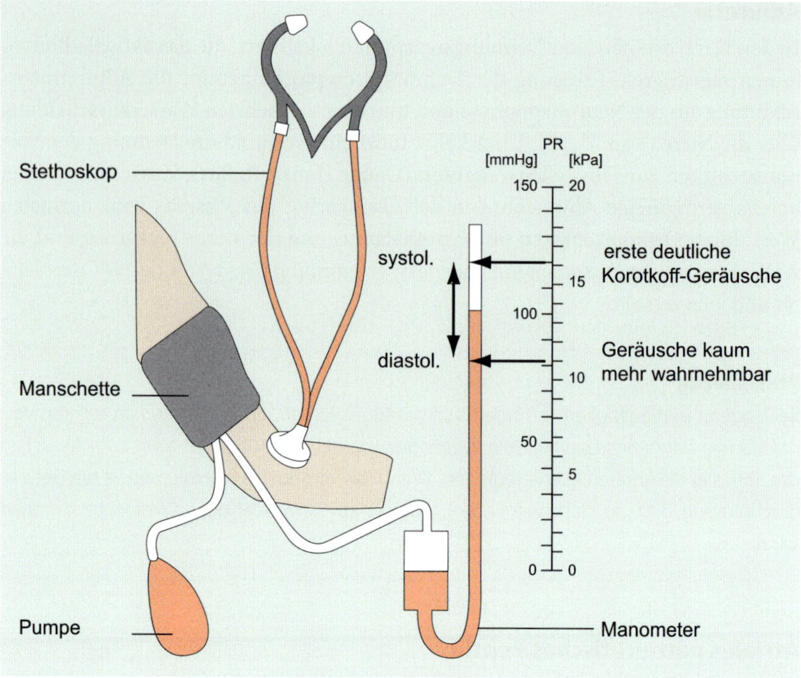

Abb. 30.17 Prinzip der nicht-invasiven Blutdruckmessung nach Riva-Rocci. Die Manschette am Oberarm wird aufgepumpt, bis der Druck deutlich über dem systolischen Druck liegt. Während die Luft langsam abgelassen wird, werden mit einem Stethoskop am Unterarm über der Arteria brachialis die Korotkoff-Geräusche registriert. Sie treten erstmals deutlich auf, wenn der Manschettendruck dem systolischen Blutdruck entspricht und hören auf, wenn der diastolische Druck erreicht ist.

ten) systolischen Blutdruck aufgepumpt. Es sind keine Geräusche zu vernehmen, da der Blutfluss sistiert. Der Druck in der Manschette wird dann langsam abgelassen. Der Druck am Manometer, der beim Auftreten erster deutlicher Klopfgeräusche (Korotkoff-Geräusche) abzulesen ist, entspricht dem systolischen Blutdruck. Die Korotkoff-Geräusche treten auf, weil das Blut nur während der arteriellen Druckspitzen strömt und diese Strömung nicht laminar sondern turbulent ist. Die Geräusche werden immer schwächer. Der Druck, bei dem sie verschwinden, entspricht dem diastolischen Druck. Unter diesem Druckwert können keine Geräusche mehr wahrgenommen werden, da das Blut jetzt wieder laminar strömt. Beim Erwachsenen liegt der systolische Blutdruck bei 120 mmHg, der diastolische bei 80 mmHg (RR 120/80).

Praxisbezug

Nach den WHO-Leitlinien beginnt Hypertonie bei Werten ≥ 140/90 mmHg. Das gefährliche an dieser Erkrankung ist, dass sie oft über Jahre ohne Symptome verläuft und vom Patienten selbst nicht bemerkt wird, aber zu schwersten Spätfolgen wie z. B. Myokardinfarkt führen kann.

Zusammenfassung

Synopse

- Das Kreislaufsystem mit dem Herz als Pumpe bildet die Grundlage für die Versorgung der Organe mit lebenswichtigen Substanzen und den Abtransport von Stoffwechselprodukten.
- Dieser Stoffaustausch findet über das Endothel der Kapillaren statt.
- Das Kreislaufsystem gliedert sich in Hochdruck- und Niederdrucksystem.
- Blutdruck und Durchblutung einzelner Organe werden hauptsächlich über die Widerstandsgefäße reguliert.
- Herzklappen regulieren Füllung und Blutfluss durch das Herz. Während der Systole wird Blut aus dem Herzen in den Kreislauf ausgeworfen, während der Diastole erfolgt die Füllung der Herzkammern.
- Das Herz generiert seinen eigenen Rhythmus mit ca. 70 Schlägen/min über die Tätigkeit des Sinusknotens. Grundlage für die Schrittmacherfunktion und die Kontraktion sind Ionenkanäle, die Aktionspotentiale erzeugen.
- Sinusknoten und Kammermyokard enthalten entsprechend ihrer unterschiedlichen Funktion unterschiedliche Ionenkanäle, was die Charakteristika der Aktionspotentiale aus den verschiedenen Herzregionen erklärt.
- Die Ausbreitung der Aktionspotentiale über das Herz kann mit extrazellulären Elektroden erfasst werden und erzeugt ein charakteristisches Elektrokardiogramm.
- Die Herztätigkeit wird durch das vegetative Nervensystem modulierend beeinflusst.
- Von großer Bedeutung für die Kreislaufregulation sind der Barorezeptorreflex und die Volumenregulation durch die Niere. Daneben spielen für die Durchblutung einzelner Gefäßabschnitte lokale Faktoren eine wichtige Rolle.

Wiederholungsfragen

Fragen

1. Erklären Sie, warum Sympathikusaktivierung eine Kontraktion der Widerstandsgefäße in der Haut aber nicht in der Niere zur Folge hat.
2. Parasympathikusaktivierung wirkt am Herzen negativ chronotrop. Erklären Sie, wie und warum HCN-Kanäle an diesem Effekt beteiligt sind.
3. Ca^{2+}-Kanalblocker werden als Arzneistoffe eingesetzt. Erklären Sie mit Hilfe Ihres physiologischen Wissens, warum diese am Herzen, aber nicht an der Skelettmuskulatur wirksam sind.

Literatur

Am Ende von Kap. 36.

31 Blut

Inhaltsvorschau

Die Homöostase der Körperzellen wird durch das zirkulierende Blut aufrechterhalten. Dafür werden u. a. die Konzentration von Elektrolyten und der pH des Blutes konstant gehalten. Das Blut transportiert O_2 und Nährstoffe, aber auch Arzneistoffe, zu den Zellen und befördert CO_2und Abfallstoffe zu den entsprechenden Ausscheidungsorganen. Zudem werden Wärme und Botenstoffe wie Hormone transportiert. Auch das Immunsystem ist im Wesentlichen im Blut lokalisiert. In die Immunabwehr wird pharmakologisch bei Organtransplantationen, Autoimmunerkrankungen und Allergien eingegriffen. Schließlich enthält das Blut die Faktoren für die Blutgerinnung, die einen größeren Verlust von Blut bei einer Gefäßverletzung verhindern. Der Gerinnung entgegen wirken die Faktoren der Fibrinolyse, die die Fließfähigkeit des Blutes erhalten. Nach einem Schlaganfall oder Herzinfarkt wird die Gerinnungsfähigkeit des Blutes durch Arzneimittel herabgesetzt.

31.1 Zusammensetzung des Blutes

Blutzellen: Erythrozyten, Leukozyten, Thrombozyten

Ein erwachsener Mensch hat ein Blutvolumen von ca. 4–6 l, das sind 6–8 % der fettfreien Körpermasse. Weniger als die Hälfte des Volumens ist der Anteil, der von **Blutzellen** eingenommen wird. Dies sind vor allem rote Blutkörperchen (Erythrozyten), aber auch weiße Blutkörperchen (Leukozyten) und Blutplättchen (Thrombozyten). Das übrige Volumen ist **Plasma**, das im Wesentlichen der extrazellulären Flüssigkeit entspricht. Neben den Elektrolyten enthält das Blut Glucose, Vitamine, die Plasmaproteine, Harnstoff, Harnsäure, Kreatinin, Lipide und vieles mehr. Das Blut hat eine Osmolarität von ca. 300 mosmol/l (◘ Tab. 31.1). Infusionen, Injektions- und Dialyseflüssigkeiten müssen also die gleiche Osmolarität haben, was z. B. bei einer 0,9 %igen NaCl-Lösung der Fall ist. **Serum** wird durch Zentrifugieren geronnenen Blutes gewonnen; es ist also Blutplasma ohne Gerinnungsfaktor, ○ Abb. 31.1.

Wichtige Plasmabestandteile: Wasser, Elektrolyte, Proteine

31.1.1 Blutzellen

Alle Blutzellen entstehen aus pluripotenten Stammzellen, den Hämozytoblasten, die sich fast ausschließlich im roten Knochenmark (Kap. 27.1.3 Knochen) befinden. Durch Teilung entstehen aus diesen Zellen u. a. Vorläuferzellen, die am Beginn der Entwicklungsreihen zur Poiese (Entstehung) von Erythrozyten, Granulozyten, Lymphozyten, Thrombozyten und Monozyten stehen (○ Abb. 31.1).

Erythrozyten

Erythrozyten = rote Blutkörperchen; Funktion: Atemgastransport

Erythrozyten dienen vor allem dem Atemgastransport (Kap. 32.3.1). Sie besitzen keinen Zellkern oder Zellorganellen und sind eigentlich nicht viel mehr als Hüllen für Hämoglobin, dem roten Blutfarbstoff. Erythrozyten haben die Form bikonkaver kreisrunder Scheiben mit einem Durchmesser von etwa 8 µm und einer Dicke von 2 µm. Der Vorteil ihrer Form sind kurze Diffusionsstrecken für die Atemgase und sehr gute Verformbarkeit, sodass sie auch engste Kapillaren passieren können. Erythrozyten können in vitro oder auch kurzfristig in vivo, z. B. bei hohen extrazellulären osmotischen Konzentrationen im Nierenmark, andere Formen annehmen. Bei Schrumpfung werden sie stechapfelförmig, bei Schwellung kugelförmig.

Tab. 31.1 Bestandteile des Blutes mit Normalwerten

Korpuskuläre Elemente	Substanz	Konzentration	
Erythrozyten		$5 \cdot 10^6/\mu l$	
Leukozyten		$7 \cdot 10^3/\mu l$	100 %
	Neutrophile Granulozyten		60 %
	Eosinophile Granulozyten		3 %
	Basophile Granulozyten		1 %
	Lymphozyten		30 %
	Monozyten		6 %
Thrombozyten		$150–400 \cdot 10^3/\mu l$	
Plasmaproteine		70 mg/ml (ca. 2 mM)	100 %
	Albumine		60 %
	α_1-Globuline		4 %
	α_2-Globuline		8 %
	β-Globuline		12 %
	γ-Globuline		16 %
Elektrolyte		280 mM	
	Na^+	140 mM	
	K^+	5 mM	
	Ca^{2+} (gesamt)	2,5 mM	
	Mg^{2+}	1 mM	
	Cl^-	105 mM	
	HCO_3^-	25 mM	
	HPO_4^{2-}	1 mM	
	organische Säuren	4 mM	
Sonstige Substanzen	Glucose	~ 5 mM	~ 90 mg/dl
	Triglyceride	< 2 mM	< 150 mg/dl
	Cholesterin (gesamt)	< 5 mM	< 200 mg/dl
	Harnstoff	~ 4 mM	~ 25 mg/dl
	Harnsäure	~ 0,3 mM	~ 5 mg/dl
	Osmolarität	300 mosmol/l	

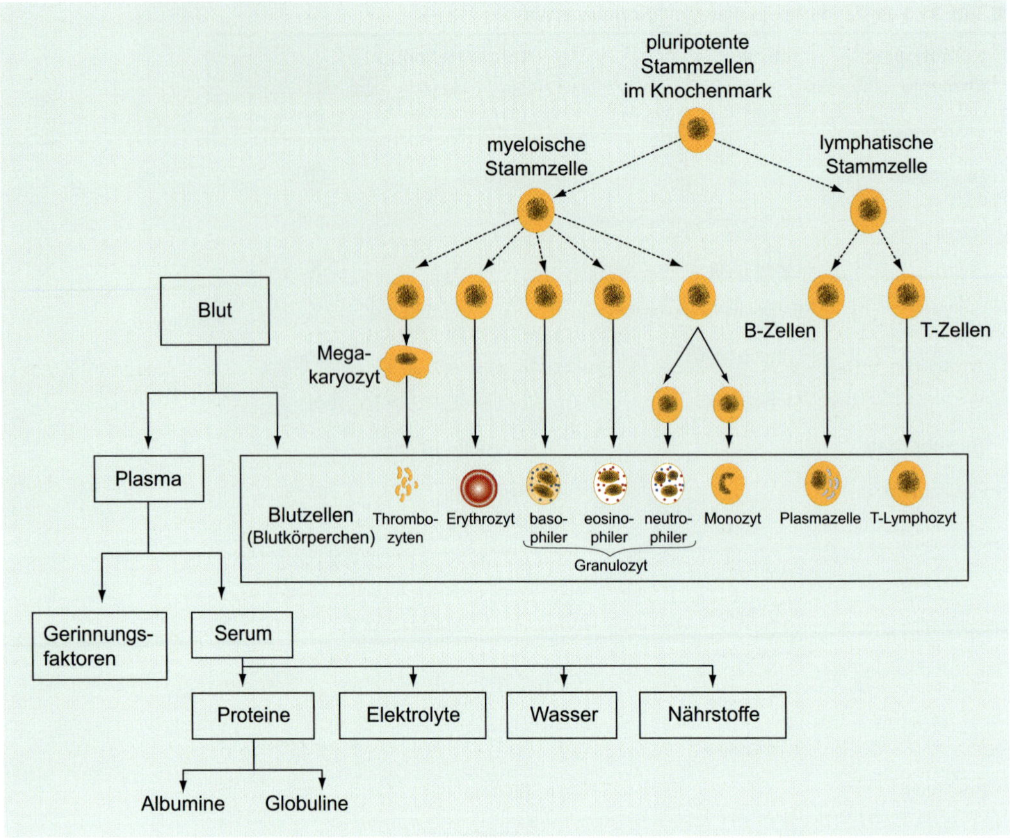

○ Abb. 31.1 Zusammensetzung des Blutes. Alle Blutzellen stammen von pluripotenten Stammzellen des Knochenmarks ab. Der zelluläre Bestandteil am Gesamtblutvolumen wird als Hämatokrit bezeichnet. Nicht gerinnungsfähiges Plasma heißt Serum.

Erythropoiese = Bildung von Erythrozyten

Erythrozyten enthalten weder Kern noch Mitochondrien.

Unter dem Einfluss des in der Niere gebildeten Erythropoietins entstehen im roten Knochenmark aus den Stammzellen nach Ausstoßen des Zellkerns Retikulozyten, die in der Lage sind ins Blut zu gelangen. Die Retikulozyten verlieren innerhalb von 24 h die Mitochondrien und andere Zellorganellen und werden so zu Erythrozyten. Diese verbleiben ca. 100–120 Tage im peripheren Blut, bevor sie vor allem in der Leber und in der Milz abgebaut werden.

Praxisbezug

Es werden ca. 2,5 Mio. Erythrozyten/s gebildet. Für die hohe DNA-Syntheserate wird Folsäure benötigt. Für die Hämoglobinsynthese braucht man Cobalamin (Vitamin B_{12}) und Eisen. Der Mangel an solchen Substanzen führt zur Anämie (im Volksmund Blutarmut genannt, obwohl es sich um einen Mangel an Erythrozyten handelt). Auch der Mangel an Erythropoietin z. B. bei Niereninsuffizienz kann eine Anämie bedingen.

Erythrozyten gewinnen ihre Energie aus der anaeroben Glykolyse, da sie keine Mitochondrien mehr besitzen. Die Energie wird vor allem für die Na^+/K^+-ATPase gebraucht, die Ionengradienten schafft, die zur Regulation des Zellvolumens genutzt werden. Die Glykolyse liefert zudem NADH, das zur Reduktion von Methämoglobin (Reduktion des Eisenzentralatoms $Fe^{3+} \rightarrow Fe^{2+}$) gebraucht wird.

Leukozyten

Leukozyten sind für die Immunabwehr des Körpers zuständig. Sie töten fremde Organismen oder entartete Körperzellen (Tumorzellen) ab und beseitigen unerwünschtes Material. **Monozyten** haben ihren Namen von dem besonders großen Kern. Sie befinden sich ca. drei Tage nach ihrer Entstehung im Blut und wandern dann in das Gewebe aus, wo sie sich zu **Makrophagen** umwandeln. Sie sind in besonderem Maß zur **Phagozytose** (=Aufnahme fester Körper) befähigt. Aufgenommenes Material wird in sauren Lysosomen durch Enzyme (Proteasen, Lipasen etc.) verdaut. **Gewebsmakrophagen** verbleiben in dem für sie typischen Gewebe (Kupfferzellen der Leber, Alveolarmakrophagen, Mikroglia des ZNS etc.) und werden zusammen auch als **mononukleäres phagozytotisches System (MPS)** bezeichnet. Granulozyten werden je nach Färbbarkeit ihrer Granula unterteilt. **Eosinophile Granulozyten** können wie Monozyten besonders gut phagozytieren und Fremdorganismen (z. B. Bakterien) durch reaktive Sauerstoffspezies (ROS, z. B. H_2O_2, NO, etc.) und Lysozym (ein die Bakterienmembran auflösendes Enzym) schädigen. Darüber hinaus können diese Zellen durch Sekretion von zytotoxischen Proteinen auch besonders große Erreger, vor allem Würmer, die nicht phagozytiert werden können, abtöten. **Neutrophile Granulozyten** sind ebenfalls in der Lage ROS sowie Lipasen, Proteasen und DNAsen zu sekretieren. Ihre Selbstauflösung lässt **Eiter** entstehen. Die **basophilen Granulozyten** setzen wie Gewebsmastzellen bei Aktivierung Heparin und Histamin frei. Heparin hemmt die Blutgerinnung und sorgt zusammen mit Histamin dafür, dass die Permeabilität der Gefäßwand gesteigert wird und kleine Gefäße dilatiert werden. Dadurch können zelluläre und nicht-zelluläre Bestandteile des Immunsystems schneller aus dem Blut ins Gewebe übertreten und für Entzündungsreaktionen zur Verfügung stehen.

Leukozyten = weiße Blutkörperchen; Funktion: Immunabwehr

Monozyten: reifen zu Makrophagen

Granulozyten: eosinophile, neutrophile und basophile

Die Vorläuferzellen der Lymphozyten reifen entweder im Thymus (**T-Lymphozyten**) oder im Knochenmark (**B-Lymphozyten** von **b**one marrow) heran.

T- und B-Lymphozyten

Nach der Reifung wandern sie in die sekundären lymphatischen Organe (Milz, Lymphknoten), in denen sie bei Bedarf proliferieren. Lymphozyten sind für die spezifische oder erworbene Immunabwehr verantwortlich.

Thrombozyten

Thrombozyten entstehen aus Megakaryozyten, einer aus Stammzellen entstandenen Riesenzelle, die in mehrere hundert Thrombozyten von 1–5 μm Durchmesser zerfällt. Thrombozyten enthalten keinen Zellkern, im Gegensatz zu Erythrozyten jedoch Mitochondrien. In ihren zahlreichen Vesikeln enthalten Thrombozyten viele Substanzen, die für die Blutgerinnung eine Rolle spielen. Die Thrombozyten selbst werden bei der Blutgerinnung agglutiniert und bilden mit Fibrin einen gefäßverschließenden Thrombus.

Thrombozyten = Blutplättchen; Funktion: Blutgerinnung

31.1.2 Plasmaproteine

Plasmaproteine erfüllen unterschiedlichste Aufgaben wie Transport von wasserunlöslichen Substanzen, Enzymhemmung, Immunabwehr und Blutgerinnung. Sie werden vor allem in der Leber gebildet, γ-Globuline jedoch von B-Lymphozyten.

Einteilung der Plasmaproteine

Plasmaproteine, Albumine, Globuline

Plasmaproteine lassen sich elektrophoretisch auftrennen. Dabei wandern die bei basischem pH negativ geladenen Proteine in einem elektrischen Feld mit unterschiedlicher Geschwindigkeit (kleine und stark geladene Albumine wandern am schnellsten) und können so in **Albumine**, α_1-, α_2-, β,- und γ-**Globuline**, die jeweils einen spezifischen Anteil an der Gesamtfraktion ausmachen, aufgetrennt werden (**o** Abb. 31.2). Bei verschiedenen Erkrankungen ist dieses Verteilungsmuster in charakteristischer Weise verändert, z. B. sind bei einer akuten Entzündung die Konzentrationen von α_1- und α_2-Globulinen erhöht, während die von Albumin abnimmt.

Lipoproteine bestehen aus einem Protein- und einem Fettanteil. Sie gehören zu den Globulinen und lassen sich nach ihrer Dichte (Gewicht/Volumen) unterscheiden (s. u.). Da Fett eine geringere Dichte als Proteine hat, haben Lipoproteine mit geringem Fettanteil eine höhere Dichte. Lipoproteine mit unterschiedlichem Fettanteil können daher durch Zentrifugieren voneinander getrennt werden.

Funktion der Plasmaproteine

Im Plasma gelöste Teilchen (Elektrolyte und Moleküle) sind osmotisch wirksam. Da das Kapillarendothel für Elektrolyte gut durchlässig ist, erzeugen dort aber nur die Proteine einen osmotischen Druck. Dieser ist bei großen Molekülen höher, als von der Teilchenzahl zu erwarten wäre, und man spricht daher vom **kolloidosmotischen** oder **onkotischen Druck**. Der onkotische Druck in den Kapillaren wird im Wesentlichen vom Albumin ausgeübt. Er ist dafür verantwortlich, dass Wasser z. T. ins Gefäßsystem zurückströmt, das am Beginn des Kapillarbettes durch den Blutdruck ins Gewebe abgepresst wurde.

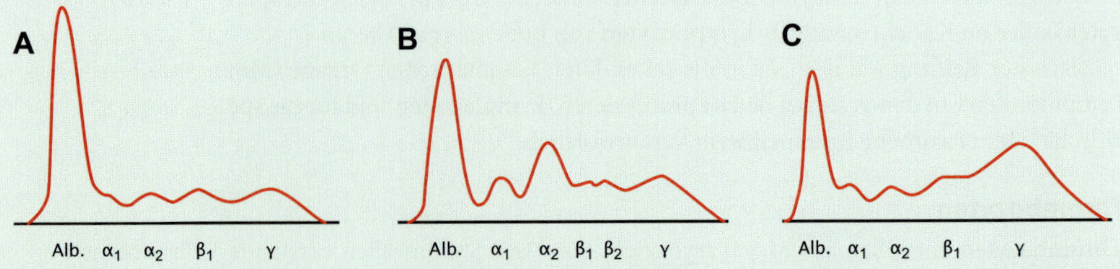

Normalbefund

Albumin	61,0 %
α_1	6,0 %
α_2	6,0 %
β_1	8,0 %
γ	10,0 %

akute Entzündung

Albumin	38,3 %
α_1	9,6 %
α_2	17,3 %
β_1	6,4 %
β_2	5,7 %
γ	22,7 %

Leberzirrhose

Albumin	26,4 %
α_1	6,2 %
α_2	8,1 %
β	15,0 %
γ	44,3 %

o Abb. 31.2 Plasmaproteine lassen sich elektrophoretisch in fünf Fraktionen auftrennen. Diese haben ein bestimmtes Verhältnis zueinander, das sich bei verschiedenen Erkrankungen in charakteristischer Weise verändert.

Tab. 31.2 Plasmaproteine (Auswahl)

Protein	Konzentration (g/l Plasma)	Funktion
Albumine	35–55	Kolloidosmotischer Druck, Transport (Ca^{2+}, Fettsäuren etc.)
α_1-Globuline		
α_1-Antitrypsin	2–4	Proteasehemmer (Thrombin, Plasmin, Trypsin, Elastase etc.)
α_1-Lipoprotein (HDL)	3–8	Lipidtransport (bevorzugt Phosphoglyceride)
Prothrombin	0,05–1	Proenzym des Thrombins (Gerinnung)
α_2-Globuline		
α_2-Antithrombin	0,2–0,3	Thrombininhibitor
α_2-Haptoglobin	1–3	Hämoglobinbindung
Plasminogen	0,1–0,2	Proenzym des Plasmins
β-Globuline		
β-Lipoprotein (LDL)	3–8	Lipidtransport (bevorzugt Cholesterin und Cholesterinester)
Fibrinogen	2–4,5	Blutgerinnung
C-reaktives Protein	<0,01	Phagozytoseförderung
γ-Globuline	7–15	Immunglobuline

Quelle: Thieme-Verlag, Klinke Pape Silbernagl, Physiologie, verändert

Plasmaproteine sind ein wesentlicher Teil der Immunabwehr. Die γ-Globuline (Antikörper) binden und markieren antigen wirkende Strukturen und Zellen, die dann von den Zellen des Immunsystems unschädlich gemacht werden können. Andere Plasmaproteine können zu hormonell wirksamen Proteinen umgebaut werden (z. B. Angiotensinogen), sind Enzyme (z. B. Angiotensin Converting Enzyme (ACE)) oder Enzyminhibitoren (z. B. α_1-Antitrypsin). Plasmaproteine binden Fette, Hormone und andere hydrophobe Substanzen (Pharmaka!), aber auch Eisen (Transferrin), Ca^{2+}, Cu^{2+} oder H^+ und erhöhen so die Löslichkeit dieser Substanzen, sorgen für ihren Transport oder bilden einen temporären Speicher (Puffer). Schließlich sind Plasmaproteine wesentlich an der Gerinnung bzw. Fibrinolyse beteiligt (Tab. 31.2)

Funktion von Plasmaproteinen: onkotischer Druck, Immunabwehr, Blutgerinnung, Transport, Enzymfunktion bzw. Enzymhemmung

Praxisbezug

Bei Unterernährung mit Proteinen oder Leberschädigung ist die Albuminkonzentration im Blut und damit der onkotische Druck des Blutes zu gering. Die Folge davon ist, dass Wasser aus dem Blut ins Gewebe übertritt und es so zu einem Hungerödem, einem stark aufgeschwollenen Leib kommt.

31.1.3 Wichtige Blutcharakteristika

Das Blut steht mit allen Organen in enger Wechselwirkung und ist daher bei (krankhaften) Veränderungen von Organen in der Regel ebenfalls Veränderungen unterworfen. Eine Blutprobe kann problemlos entnommen werden und Veränderungen von normalerweise konstanten Blutcharakteristika werden zu diagnostischen Zwecken genutzt.

Hämatokrit

Hämatokrit bezeichnet den Volumenanteil der Blutzellen am Gesamtblutvolumen.

Hämatokrit bezeichnet den Volumenanteil der Blutzellen am Blutvolumen. Der Hämatokrit wird als Dezimalbruch des Gesamtvolumens angegeben. Er ist bei Frauen ca. 0,42 und bei Männern 0,45. Die Masse der Blutzellen sind zu 99 % Erythrozyten sowie zu 1 % Leukozyten und Thrombozyten. Zur Messung des Hämatokrits wird Blut aus einer Vene entnommen (meist V. cubitalis am Ellbogen) und in heparinisierte Glaskapillaren bestimmter Länge (75 mm) aufgesaugt. Das Blut wird in diesen Glaskapillaren zentrifugiert und der Hämatokrit kann dann mit einfacher Längenmessung bestimmt werden. Der Hämatokrit ist z. B. nach längeren Aufenthalten in großer Höhe (niedriger O_2 Partialdruck) oder Doping mit Erythropoietin (Epo) erhöht.

Blutsenkung

Agglomerine vernetzen Erythrozyten. Je höher die Anzahl der Agglomerine desto höher die Blutsenkungsgeschwindigkeit.

Das spezifische Gewicht von Erythrozyten ist höher als das des Plasmas. Lässt man Blut, das durch Citrat (Ca^{2+}-Chelator) ungerinnbar gemacht wurde, in einem Glasröhrchen stehen, so sinken die Erythrozyten ab. Dies geschieht bei der Frau etwas schneller (6–12 mm/erste Stunde) als beim Mann (3–6 mm/erste Stunde), da wegen des geringeren Hämatokrits das Blut weniger viskos ist. Große Proteine wie Fibrinogen, Haptoglobin aber auch γ-Globuline (◘ Tab. 31.2) binden Erythrozyten und vernetzen sie, was zu einer kleineren effektiven Oberfläche und damit zu geringerem Strömungswiderstand und größerer Sinkgeschwindigkeit führt. Albumin stört die Bindung dieser großen Proteine (Agglomerine). Da es z. B. bei Entzündungen zu einer Verschiebung der Anteile der Plasmaproteine zugunsten der Agglomerine kommt (s. o.), ist auch die Blutsenkungsgeschwindigkeit erhöht.

Blutgruppen

Blutgruppen werden durch Glykolipide auf der Erythrozytenoberfläche bestimmt, die antigen wirken.

Erythrozyten besitzen auf ihrer Oberfläche Glykolipide, die antigen wirken und als Blutgruppenantigene bezeichnet werden (Kap. 31.1.1). Blutgruppenantigene (über 100 verschiedene) kommen auch auf Endothelzellen, Thrombozyten und Leukozyten vor. Praktische Bedeutung für die Bluttransfusion haben jedoch vor allem die Antigene A und B im **AB0-System** und die **Rhesusfaktoren** C, D und E, von denen wiederum D der wichtigste ist. Träger von Erythrozyten mit Antigen D sind Rhesus positiv (Rh-positiv). Die Antikörper gegen A und B werden in der Regel nach der Geburt ohne erkennbare Sensibilisierung gebildet, Anti-D im Rhesus-System jedoch erst nach Kontakt des Rhesusfaktor negativen Blutes (kein Antigen D, Rh-negativ) mit Rhesusfaktor tragenden Erythrozyten.

Tragen die roten Blutkörperchen einer Person das Antigen A, aber nicht B, so findet sich im Serum der Antikörper Anti-B und die Person hat die Blutgruppe A. Die Blutgruppenbestimmung erfolgt mit Testseren, die entweder nur Anti-A, nur Anti-B oder beide Antikörper enthalten (○ Abb. 31.3). Vor einer Bluttransfusion

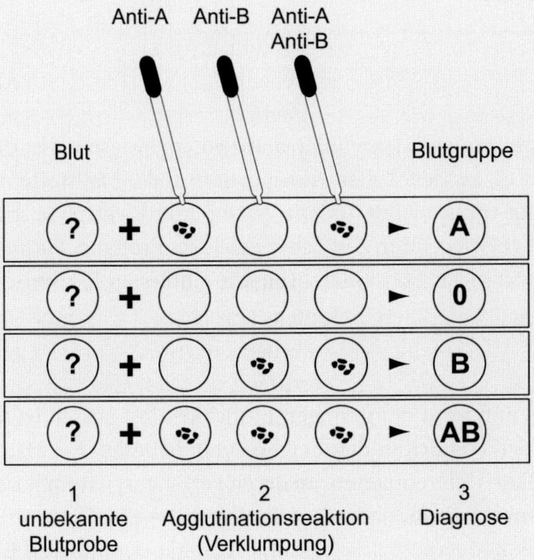

Erythrozyten-antigen	Plasma-antikörper	möglicher Genotyp	Häufigkeit in %
A	Anti-B	AA/A0	44
0	Anti-A +Anti-B	00	42
B	Anti-A	BB/B0	10
AB	kein Anti-A kein Anti-B	AB	4

4
Tabelle

○ Abb. 31.3 Schema der Agglutinierungsreaktionen bei der Blutgruppenbestimmung im AB0-System. Die Tabelle zeigt die Verbindung aus Erythrozytenantigenen, Plasmaantikörpern und Genotypen.

wird die Blutgruppe sowohl mit Zugabe von Testseren zu Erythrozyten als auch von Testerythrozyten zum Serum bestimmt. Um Unverträglichkeiten durch andere Blutgruppeneigenschaften auszuschließen, werden in großer und kleiner Kreuzprobe, d. h. sowohl Empfängerserum gegen Spendererythrozyten als auch Empfängererythrozyten gegen Spenderserum getestet.

Blutgruppenantikörper des AB0-Systems gehören zu den IgM-Antikörpern (s. u.) und sind nicht plazentagängig. Eine Unverträglichkeit dieser Blutgruppen zwischen Mutter und Kind ist daher unproblematisch.

Praxisbezug ●●

Da Anti-D erst nach Antigenkontakt gebildet wird, ist die erste Schwangerschaft einer Rh-negativen Mutter mit einem Rh-positiven Kind meist unproblematisch. Allerdings kommt es beim Geburtsvorgang in der Regel zu einem direkten Blutkontakt und es kann in der Folge zu einer Ausbildung von plazentagängigen IgG Anti-D kommen, die den Rh-positiven Fötus einer zweiten Schwangerschaft schwer schädigen oder abtöten können. Aus diesem Grund injiziert man der Mutter kurz vor oder nach der ersten Geburt Anti-D (Antikörper) und fängt damit das Antigen D ab, sodass keine Sensibilisierung stattfindet.

Merke ●●

Blut besteht aus Blutzellen und Plasma. Das Blutzellvolumen besteht zu 99 % aus Erythrozyten. Die Leukozyten unterteilen sich in Monozyten und Granulozyten des unspezifischen Immunsystems und T- und B-Lymphozyten des spezifischen Immunsystems. Thrombozyten sowie Bruchstücke von Megakaryozyten, dienen der Blutgerinnung. Das Plasma besteht aus Wasser, Elektrolyten und Plasmaproteinen mit unterschiedlichen Funktionen. Es hat eine Osmolarität von ca. 300 mosmol/l.

31

31.2 Funktionen des Blutes

31.2.1 Transport

Körperzellen sind auf ein konstantes extrazelluläres Milieu angewiesen. Mit dem Blut werden Nährstoffe und O_2 zu den Zellen transportiert und Abfallstoffe und CO_2 abtransportiert. Das Blut transportiert zudem Wärme und Elektrolyte sowie Botenstoffe (Hormone) und vorwiegend in der Leber gebildete Proteine. Plasmaproteine sind für den Transport vieler Substanzen (Lipide, Cholesterol, Eisen etc.) unerlässlich.

Atemgastransport

Hämoglobin transportiert Atemgase

Der Transport von O_2 findet aufgrund der geringen Löslichkeit fast ausschließlich an Hämoglobin gebunden statt, das sich in den Erythrozyten befindet. Ein Hämoglobinmolekül besitzt vier Häm-Untereinheiten, an deren Fe^{2+}-Zentralatom jeweils ein O_2-Molekül gebunden werden kann, ohne die Wertigkeit des Eisens zu verändern. Die Bindung ist positiv kooperativ, d. h. dass die Affinität der anderen Bindungsstellen zunimmt, je mehr Bindungsstellen besetzt sind. CO_2 kann zwar auch an Hämoglobin binden (Carbaminobindung), jedoch wird der Hauptteil des CO_2 als HCO_3^- transportiert, ein geringer Teil auch physikalisch gelöst.

Stofftransport

Lipoproteine nach aufsteigender Dichte geordnet: Chylomikronen, VLDL, IDL, LDL, HDL

Die Leber produziert für den Transport von Fetten im Blut spezielle Proteine, die Lipoproteine, die sich nach ihrem Fettanteil in der Dichte unterscheiden. Man unterscheidet Lipoproteine mit sehr geringer Dichte (Very Low Density Lipoproteins, **VLDLs**), mit mittel geringer Dichte (Intermediate Density Lipoproteins, **IDLs**), mit geringer Dichte (Low Density Lipoproteins, **LDLs**) und mit hoher Dichte (High Density Lipoproteins, **HDLs**). Hinzu kommen die **Chylomikronen** mit noch geringerer Dichte als VLDL, die wie diese sehr reich an Triacylglyceriden (TAGs) sind. Chylomikronen transportieren die mit der Nahrung aufgenommenen Lipide über die Lymphe ins Blut. VLDLs transportieren v. a. TAGs in die Peripherie und es entstehen nach Abgabe der TAGs IDL und LDL. LDLs sind vorwiegend für den Transport von Cholesterin und -estern in die Peripherie aber auch zur Leber zuständig, wo sie über membranständige spezielle Transporter in die Zellen aufgenommen werden können, die das Cholesterin in ihre Membranen einbauen können. HDLs besorgen vorwiegend den Transport von Cholesterin aus der Peripherie zur Leber, wo das Cholesterin z. T. zu Gallensalzen abgebaut und ausgeschieden wird. (Kap. 34.2.2).

Praxisbezug

Eine Form von Hypercholesterinismus beruht auf einem Defekt des LDL-Transporters in der Membran der Leberzellen. Die Leberzellen sind daher »blind« für die LDL-Konzentrationen im Blut und produzieren trotz hoher Blutkonzentrationen viel cholesterinreiches LDL. Eine hohe Konzentration des LDL ist aber atherogen, d. h. es begünstigt die Entstehung von Atherosklerose. Wichtig für die Beurteilung der Werte ist dabei das Verhältnis von LDL/HDL, das einen Wert von 4–5 nicht übersteigen sollte.

Immunabwehr

31.2.2

Die Immunabwehr lässt sich in verschiedener Weise gliedern. Zunächst kann man die unspezifische oder angeborene Abwehr von der spezifischen oder erworbenen Abwehr abgrenzen. Eine andere Unterscheidungsmöglichkeit ist die zwischen zellulärer und humoraler (über Körperflüssigkeiten z. B. Blut vermittelte) Immunabwehr. Beispiele für die zelluläre Abwehr wären Makrophagen und Killerzellen und für die humorale Abwehr das Komplementsystem und Antikörper.

Unspezifische Abwehr

Die unspezifische Abwehr ist die erste Abwehrfront gegen körperfremde Organismen, die gegen ein breites Spektrum beliebiger Strukturen wirksam ist, ohne dass für die Zielzellen spezifische Erkennungsmuster gebildet werden müssen. An der unspezifischen Immunabwehr sind Zellen und Plasmaproteine beteiligt.

Unspezifische Abwehr
Plasmaproteine: Komplementsystem, Akute-Phase-Proteine, Interferone, Lysozym
Zellen: Makrophagen, Granulozyten

Das **Komplementsystem** ist eine Familie von ca. 20 Proteasen, die in Vorstufen vorliegen. Nach Spaltung einer ersten Komponente werden sie durch sich selbst verstärkende Kaskaden aktiviert. Am Ende der Kaskaden wird das Protein C 3 in C 3a und C 3b überführt. Der Faktor C 3b bewirkt die Aktivierung von C 5 und es kommt zur Zusammenlagerung der Faktoren C 5b-C 9 zu einem sog. »Membranangriffskomplex« (**○** Abb. 31.4). Dieser Komplex bildet eine membrandurchspannende Pore in der Zielzellmembran, die für Ca^{2+}, Na^{+} und Wasser permeabel ist und

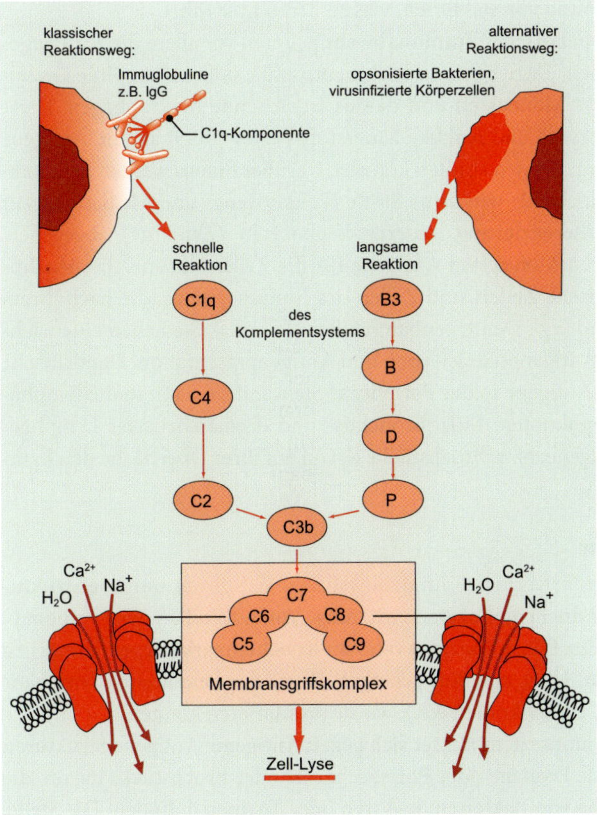

○ Abb. 31.4 Aktivierung des Komplementsystems. Beide Aktivierungskaskaden führen zur Bildung eines Membranangriffskomplexes, der sich in die Membran der Erregerzellen einbaut und durch unkontrollierbaren Kationeneinstrom zur Zelllyse führt. Die mit den Buchstaben B, C(1–9), D und P bezeichneten Strukturen sind Plasmaproteine.

so zur Lyse der Zelle führt. Die Aktivierung der Komplementkaskaden erfolgt über zwei Wege. Der klassische Aktivierungsweg erfolgt über Immunglobuline (IgG, IgM s. u.), die den Faktor C 1 aktivieren. Beim alternativen Weg erfolgt die Aktivierung durch Lipopolysaccharide, die Membranbestandteil bestimmter Mikroorganismen sind, oder durch C-reaktives Protein (s. u.), das Membranoberflächen von Fremdorganismen für das Komplementsystem opsonieren (markieren, greifbar machen) kann. Beide Kaskaden laufen in der Aktivierung von C 3 zusammen, wobei C 3 a ein chemotaktischer und aktivierender Faktor für neutrophile Granulozyten ist und durch die Freisetzung von Histamin aus Mastzellen die Permeabilität des Gefäßendothels (z. B. für Plasmaproteine) erhöht. Die Faktoren des Komplementsystems werden in der Leber, im Darm und von Makrophagen gebildet.

Opsonierung = Anlagerung an körperfremde antigene Substanzen zur Markierung für das Immunsystem.

Akute-Phase-Proteine wie das C-reaktive Protein sind normalerweise nur in geringen Konzentrationen im Blut vorhanden, werden aber bei akuten Entzündungen vermehrt in der Leber gebildet. Sie dienen vor allem der Opsonierung von Fremdorganismen, wodurch das Komplementsystem aktiviert und die Phagozytose von Bakterien durch Fresszellen stark gefördert wird.

Eine Reihe **basischer Proteine**, wie z. B. Spermin, Spermidin oder Protamin kann an die Oberfläche von Bakterien binden und so deren Zellteilung verhindern. **Interferone** (α, β, γ) werden von virusinfizierten Zellen gebildet (α und β von Leukozyten oder Fibroblasten, γ von T-Zellen). Interferone hemmen die Proteinbiosynthese und damit die Virusreplikation und aktivieren Makrophagen zur verstärkten Phagozytose. Das Enzym **Lysozym** spaltet, teilweise zusammen mit Komplement, Bruchstücke aus der Wand von Bakterien, was zu deren Lyse führt.

Zur **zellulären unspezifischen Immunabwehr** gehören vor allem die zur Phagozytose befähigten Zellen. Dazu gehören auch neutrophile oder eosinophile Granulozyten, vor allem aber Monozyten und daraus entstehende Makrophagen. Diese Zellen geben auch Enzyme und reaktive Sauerstoffspezies (ROS) ab, die Antigene abbauen und Fremdorganismen abtöten können. Darüber hinaus werden leukotaktisch (Leukozyten anlockend) wirksame Stoffe (Leukotriene) und Mediatoren zur Proliferation und Differenzierung anderer Leukozyten (Zytokine) abgegeben. Schließlich präsentieren Monozyten Antigene für die Zellen der spezifischen Immunabwehr. **Dendritische Zellen** sind Zellen des Immunsystems, die nach ihrem Aussehen benannt sind (vgl. Dendritenbaum eines Neurons). Sie haben eine wichtige Funktion bei der Antigenprozessierung und Antigenpräsentation. Dendritische Zellen phagozytieren Antigene in der Peripherie. Sie wandern dann in die lymphatischen Organe (Lymphknoten, Milz, bronchus- und darmassoziiertes Lymphgewebe), wo sie die Antigene, bzw. Bruchstücke davon auf ihrer Oberfläche den Lymphozyten präsentieren.

Spezifische Abwehr

Spezifische Immunabwehr Plasmaproteine: Antikörper (γ-Globuline) Zellen: B-Lymphozyten (Plasmazellen), T-Lymphozyten

Für die spezifische oder erworbene Immunabwehr, die sich gegen antigene Strukturen richtet (s. u.), sind die Lymphozyten zuständig. Vorläuferzellen der Lymphozyten reifen im Thymus zu T-Lymphozyten oder im Knochenmark (**b**one marrow) zu B-Lymphozyten heran. Über das Blut gelangen sie zu den sekundären lymphatischen Organen (Milz, Lymphknoten etc.), wo sie proliferieren können.

Das spezifische Immunsystem richtet sich gegen **Antigene**. Antigene Strukturen sind z. B. körperfremde Proteine oder Polysaccharide oder Bruchstücke davon, die sich auf der Oberfläche von Bakterien, in Viren oder Toxinen befinden. Die Stelle,

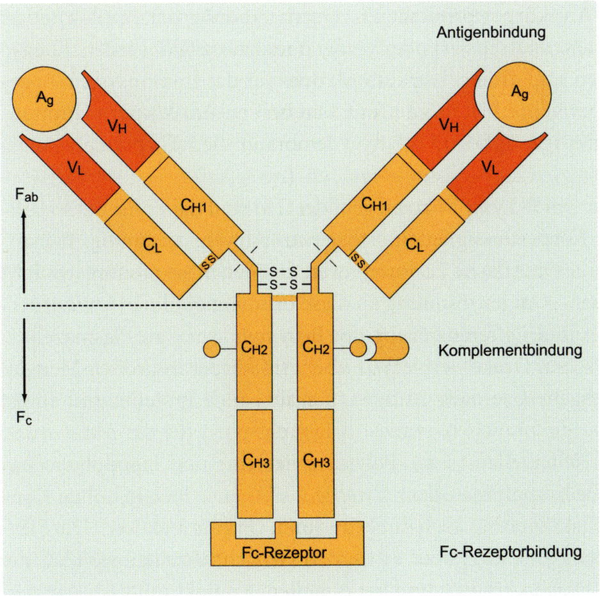

Abb. 31.5 Genereller Bauplan von Antikörpern. Das konstante Fc-Fragment bindet an entsprechende Rezeptoren auf Makrophagen, Plasmazellen und an Komplement. Das hochvariable Fab-Fragment bindet Antigene. Die Buchstaben V und C stehen für variable bzw. konstante (constant) Untereinheiten der Antikörper. Der Index H bezeichnet eine schwere (heavy), L eine leichte (light) Untereinheit.

an der ein Antikörper an das Antigen bindet, heißt **Hapten**. Ein Antigen muss eine gewisse Mindestgröße haben, um vom Immunsystem erkannt zu werden.

Praxisbezug

Bei der Nickelallergie wird Nickel an körpereigene Proteine gebunden und stellt dort das Hapten für die Antikörper dar. Nickel ist also die antigene Struktur, wird aber erst durch die Bindung an große Moleküle vom Immunsystem erkannt.

Aufbau der Antikörper

Fc-Teil: konstanter Teil, Komplementbindungsstelle

Antikörper sind Y-förmige Proteine, die aus vier Untereinheiten, zwei kurzen leichten und zwei langen schweren Aminosäureketten bestehen (Abb. 31.5). Antikörper haben einen konstanten Teil (Stiel des Ys), der Fc (crystallizable fragment) genannt wird und mit dem der Antikörper Komplement binden und aktivieren kann. NK-Zellen (**n**atural **k**iller Zellen s. u.), Makrophagen oder neutrophile Granulozyten, die einen Fc-Rezeptor haben, können ebenfalls an diese Region binden und das am Antikörper gebundene Antigen bekämpfen. Alle Untereinheiten weisen zudem einen variablen Teil auf, der als Fab (**F**ragment for **a**ntigen **b**inding) bezeichnet wird (beide Arme des Ys) und somit zwei Antigene binden kann. Durch somatische Rekombination, bei der die DNA-Abschnitte der Gene für den variablen Teil der Antikörper neu zusammengestellt werden, können theoretisch etwa 10^{11} verschiedene Antikörper gebildet werden (Kap. 5.5.4, Abb. 5.27). Die genetische Entscheidung, welche Antikörper gebildet werden können, ist also **vor** dem Kontakt mit Antigenen getroffen. Der Antigenkontakt lässt aber die Zellen proliferieren (sich vermehren),

Fab-Teil: variabler Teil, Antigenbindungsstelle

31

die einen passenden Antikörper produzieren. Durch Bindung der Antikörper an Antigene können letztere neutralisiert oder vernetzt und ausgefällt werden. Ebenso werden antigene Zellen agglutiniert (verklumpt) oder für das Immunsystem opsoniert (markiert, greifbar gemacht). Es gibt fünf Klassen von Antikörpern (Immunglobuline, Ig): IgG, IgM, IgA, IgD und IgE, von denen nur die IgGs plazentagängig sind (◘ Tab. 31.3).

Aus B-Lymphozyten werden Plasmazellen, die Antikörper bilden.

Antikörper werden von **B-Lymphozyten** gebildet und sind daher für die spezifische humorale (über Körperflüssigkeiten erfolgende) Abwehr zuständig. B-Lymphozyten haben an ihrer Oberfläche Fc-Rezeptoren, mit denen sie monomeres IgM und IgD binden können. Antigen-Bindung an diese Immunglobuline (Antikörper) führt zur Proliferation und Differenzierung der B-Lymphozyten zu Plasmazellen, die zwar im lymphatischen Organ verbleiben, aber Antikörper in großen Mengen bilden und ins Blut abgeben. Je nach Antigen, v. a. für virale Proteine und einige bakterielle Polysaccharide, brauchen »naive« B-Lymphozyten für die Aktivierung den Kontakt zu TH_2-Helferzellen (s. u.). Polymere Proteine und Lipopolysaccharide, die nicht von T-Zellrezeptoren erkannt werden, können jedoch in hohen Konzentrationen die B-Zellaktivierung auch direkt auslösen (Primärreaktion). Die Plasmazellen leben nur etwa 2–3 Tage, aber es werden Gedächtniszellen gebildet, die über viele Jahre aktiv bleiben können und bei erneutem Kontakt mit dem Antigen für eine schnellere und stärkere Antikörperbildung (Sekundärreaktion) sorgen. Bei diesen Zellen hat ein **Klassenwechsel** stattgefunden, das heißt dass nicht mehr IgM sondern ein besser angepasster Antikörper, zumeist IgG aber auch IgE oder IgA, gebildet wird.

Praxisbezug

Immunität gegen Krankheitserreger kann auch durch Impfung erreicht werden. Bei der **passiven Immunisierung** werden dabei Antikörper gegen antigene Strukturen des Erregers gespritzt. Die Wirkung tritt sofort ein, ist aber nicht von langer Dauer. Die **aktive Immunisierung** erfolgt meist mit abgetöteten oder abgeschwächten Erregern, die eine Primärreaktion auslösen. Der Impfschutz tritt daher erst nach einigen Tagen ein, ist aber durch die Bildung von Gedächtniszellen dauerhafter, manchmal lebenslang. Auch der Schutz vor erneuter Erkrankung bei Kinderkrankheiten (z. B. Masern, Windpocken, Keuchhusten etc.) beruht darauf, dass bei erneutem Kontakt mit dem Erreger eine schnelle Sekundärreaktion erfolgt.

T-Lymphozyten erkennen Antigene mit Hilfe spezifischer Rezeptoren, den **T-Zellrezeptoren**. Diese haben eine ähnliche Struktur wie die Antikörper und weisen eine noch größere Variabilität auf (ca. 10^{15} verschiedene Rezeptoren sind theoretisch möglich). T-Zellen können Antigene (bzw. Bruchstücke davon, die Haptene) nur erkennen, wenn sie ihnen zusammen mit körpereigenen Oberflächenproteinen präsentiert werden. Diese Oberflächenproteine heißen **MHC** (**m**ajor **h**istocompatibility **c**omplex) Proteine oder beim Menschen auch **HLA** (**h**uman **l**eucocyte **a**ntigen). MHC-I Proteine (HLA-I) kommen auf nahezu allen Körperzellen vor, außer den Erythrozyten. MHC-II Moleküle (HLA-II) sind auf Makrophagen und B-Lymphozyten zu finden (◘ Abb. 31.6).

Auch T-Lymphozyten bilden Gedächtniszellen, die bei einem wiederkehrenden Antigenkontakt schneller proliferieren können und zusammen mit den B-Gedächtniszellen das immunologische Gedächtnis bilden.

Tab. 31.3 Menschliche Immunglobuline

Ig-Klasse	Molekülmasse (Dalton)	HWZ (Tage)	Anteil (%)	Funktion
IgG	150 000 (Monomer)	20	80	Plazentagängig (passive Immunisierung des Neugeborenen), Kennzeichnung von Fremdzellen, Komplementaktivierung (klassischer Weg), Bindung an Fc-Rezeptoren von NK-Zellen, Makrophagen oder neutrophilen Granulozyten
IgM	900 000 (Pentamer)	5	6	Komplementaktivierung (klassischer Weg), Oberflächenrezeptor auf reifen B-Lymphozyten bzw. Plasmazellen (als Monomer), Agglutination von Fremdzellen und Viren
IgA	300 000 (Dimer)	6	13	Sekretorisches Immunglobulin (Tränendrüse, Milch, Sekrete des Respirations-, Gastrointestinal- und Genitaltrakts)
IgE	190 000 (Monomer)	2	0,002	Aktivierung von Mastzellen, basophilen und eosinophilen Granulozyten, Beteiligung bei allergischen Reaktionen (Histaminfreisetzung aus Mastzellen), Abwehrfunktion bei Wurminfekten
IgD	150 000 (Monomer)	3	0,1	Oberflächenrezeptor auf reifen B-Zellen, Aktivierung von B-Zellen

Quelle: Thieme-Verlag, Klinke Pape Silbernagl, Physiologie, verändert

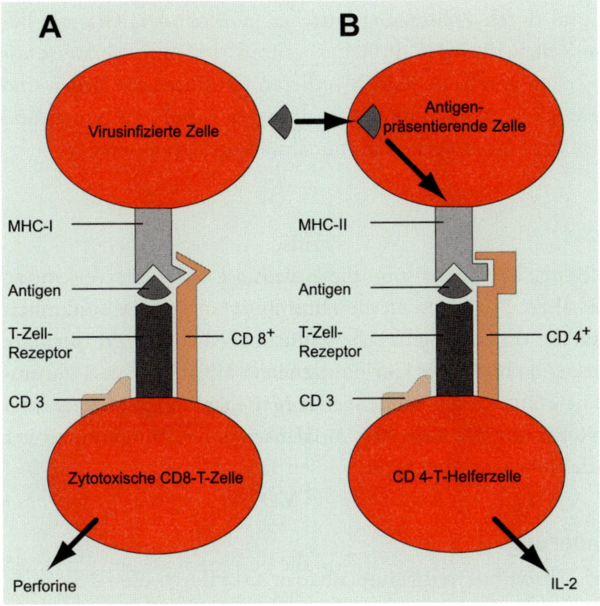

Abb. 31.6 T-Lymphozyten erkennen Antigene durch hochvariable T-Zellrezeptoren, wenn sie ihnen auf MHC-I Proteinen (CD 8^+-T-Zellen) **A** oder auf MHC-II Proteinen (CD 4^+-T-Zellen) **B** präsentiert werden. Die CD 8^+- bzw. CD 4^+-Proteine sind stimulierende Corezeptoren. Der an den T-Zellrezeptor gekoppelte CD 3-Komplex dient der weiteren Signaltransduktion im T-Lymphozyten, z. B. zur Freisetzung von Perforinen oder IL-2.

CD 8^+-T-Zellen binden an MHC-I Proteine, CD 4^+-T-Helferzellen an MHC-II-Proteine.

Die **Effektorzellen** der T-Zellen, die nach dem Erkennen von Antigenen proliferieren, unterscheiden sich nach bestimmten Oberflächenproteinen (CD 8^+ und CD 4^+), die als Rezeptoren für den jeweiligen Antigen-MHC-Komplex dienen. **CD 8^+-Zellen** erkennen Antigene, die an MHC-I-Proteine gebunden sind. Zunächst muss der Kontakt der CD 8^+-T-Zelle mit einer MHC-I-Antigen-präsentierenden Zelle (**o** Abb. 31.6) erfolgen. Danach können die CD 8^+-T-Zellen proliferieren und zu zytotoxischen Killerzellen differenzieren. Diese erkennen nun ihre Antigene auf virusinfizierten oder körperfremden Zellen und töten diese ab. Dazu setzen sie **Perforine** frei, Proteine, die in der Zielzellmembran unspezifische Kanäle bilden und so zum Zelltod führen. Aktivierte CD 8^+-T-Zellen exprimieren aber auch so genannte Fas-Liganden. Diese Liganden können nun an Fas-Rezeptoren auf den Zielzellen, z. B. virusinfizierten Zellen, binden und damit den programmierten Zelltod (**Apoptose**) auslösen.

CD 4^+-Zellen werden auch als T-Helferzellen bezeichnet, wobei die naiven Zellen TH0-Zellen heißen. CD 4^+-Zellen erkennen Antigene, die zusammen mit MHC-II Molekülen präsentiert werden (**o** Abb. 31.6). Hormonähnliche Substanzen, sogenannte **Zytokine** (z. B. **Interleukine**), die von Makrophagen und Lymphozyten gebildet werden, bestimmen, ob nach dem Kontakt der (CD 4^+) TH0-Zellen mit dem MHC-II-Antigenkomplex TH1-Helferzellen oder TH2-Helferzellen gebildet werden. TH1-Helferzellen sind sogenannte inflammatorische T-Zellen, die mit Hilfe des Zytokins Interferon-γ (IFN-γ) Makrophagen aktivieren und so die zelluläre Immunantwort unterstützen. TH2-Helferzellen binden hingegen nach der Erkennung ihres Antigens an antigenpräsentierende B-Lymphozyten (MHC-II) und bilden dann vorwiegend das Zytokin Interleukin-2 (Il-2). Il-2 bewirkt nun die Aktivierung und Proliferation der B-Lymphozyten und die Ausdifferenzierung zu Plasmazellen. TH2-Helferzellen unterstützen somit die humorale Immunantwort.

NK-Zellen töten antikörpermarkierte Zellen, die kein eigenes MHC-Protein haben.

NK-Zellen (**n**atural **k**iller cells) sind Lymphozyten, die keine für B- oder T-Lymphozyten charakteristischen Oberflächenmerkmale aufweisen. Sie können schädliche Zellen erkennen und durch Freisetzung lytischer (auflösender) Granula bekämpfen. Körpereigene Zellen, die MHC-Proteine besitzen, sind normalerweise vor dem Angriff von NK-Zellen geschützt, jedoch verlieren virusinfizierte Zellen und Tumorzellen oft die Fähigkeit, MHC-Proteine in größerer Anzahl zu bilden und können so dennoch von der körpereigenen Immunabwehr bekämpft werden.

31.2.3 Hämostase

Bei Verletzungen des Blutgefäßsystems sorgt die Hämostase dafür, Blutverluste so gering wie möglich zu halten. Dazu werden die Thrombozyten aktiviert und miteinander vernetzt, sodass die verletzte Stelle sehr schnell abgedichtet wird (**primäre Hämostase**). Die einsetzende humorale Gerinnung bildet Fibrin, das den Thrombus verstärkt (**sekundäre Hämostase**). Schließlich sorgen lokal freigesetzte Wachstumsfaktoren für die Reparatur des Gewebes. Aufgelöst werden Blutgerinnsel vor allem durch Plasmin, das Fibrin spalten kann.

Thrombozytenaktivierung

Normalerweise werden Thrombozyten (Blutplättchen, s. o.) durch die Glykokalyx und Mediatoren des Endothels an der Aktivierung gehindert. Bei Kontakt mit subendothelialen Strukturen, vor allem Kollagenfasern, werden die Plättchen aktiviert

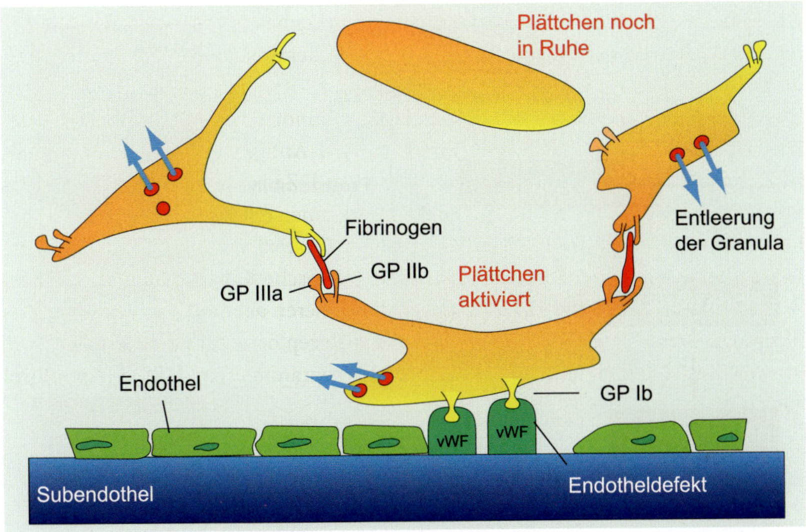

○ Abb. 31.7 Thrombozyten (Blutplättchen) werden nach Kontakt mit subendothelialen Strukturen aktiviert und bilden einen weißen Thrombus. vWF = von-Willebrand-Faktor, GP = Glykoproteinkomplexe.

und mit Hilfe des **von-Willebrand-Faktors** (vWF) aus den Endothelzellen (und aus Thrombozyten) an das Kollagen gebunden. Der vWF bindet dabei an einen Glykoproteinkomplex (GP Ib/IX) auf der Plättchenmembran und vermittelt über Laminin und Fibronektin eine Brücke zum Kollagen. Die Aktivierung der Thrombozyten über GP Ib führt zu deren **Formveränderung**, **Aggregation** (Zusammenlagerung zum weißen Thrombus) und zur **Sekretion** verschiedenster Substanzen (s. u.). Aktivierung der Phospholipase C in den Thrombozyten führt über die Bildung von Inositol-1,4,5,-trisphosphat zur Freisetzung von Ca^{2+} aus intrazellulären Speichern. Der Anstieg der zytosolischen Ca^{2+}-Konzentration lässt aus globulärem fibrilläres Aktin entstehen, wodurch die Plättchen eine kugelige und stachelige Form annehmen, die die Aggregation sehr erleichtert (die Pseudopodien können sich miteinander verbinden). Gleichzeitig löst das Ca^{2+} die Exozytose sowohl elektronendichter, als auch sogenannter α-Granula aus (○ Abb. 31.7). Aus den elektronendichten Granula werden ADP, ATP und Serotonin sekretiert, aus den α-Granula Gerinnungsfaktoren, Adhäsionsmoleküle (vWF, Fibronektin, Thrombospondin) und Wachstumsfaktoren wie PDGF (platelet derived growth factor, fördert die Proliferation glatter Muskelzellen), FGF (fibroblast growth factor, fördert die Proliferation von Fibroblasten und Endothelzellen) und TGF β (transforming growth factor β, fördert die Synthese extrazellulärer Matrix). Ca^{2+} aktiviert außerdem die Phospholipase A in den Thrombozyten, die die Bildung von Arachidonsäure fördert, aus der Thromboxan A_2 entsteht. Thromboxan wirkt zusammen mit Serotonin stark vasokonstriktorisch und zusammen mit dem ebenfalls neu gebildeten PAF (platelet activating factor) und ADP aktivierend auf andere Thrombozyten. PAF wirkt zudem chemotaktisch (anlockend) auf Makrophagen und phagozytierende Granulozyten.

Thrombozyten bilden einen ersten Wundverschluss und sekretieren Gerinnungs- und Wachstumsfaktoren.

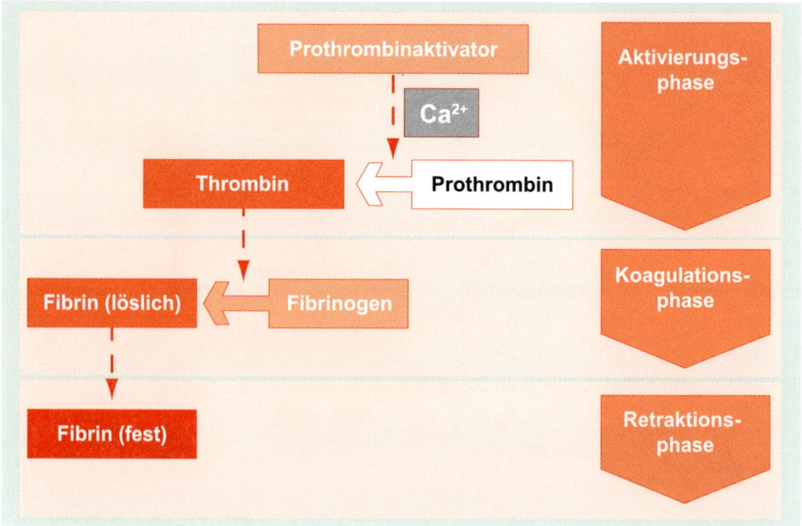

○ Abb. 31.8 Stark vereinfachtes Schema der humoralen Blutgerinnung. Erklärung im Text.

Humorales Gerinnungssystem

Das humorale Gerinnungssystem ist eine sich selbst verstärkende Kaskade von Reaktionen von Enzymen (Faktoren), an deren Ende die Bildung von Fibrin steht, das die aggregierten Thrombozyten vernetzt und zur Retraktion bringt (s. u.).

Die Gerinnungsfaktoren (F) werden mit römischen Zahlen bezeichnet (FI bis FXIII), wobei der aktivierte Faktor mit einem »a« gekennzeichnet wird. Die Gerinnungskaskade wird vor allem durch die sogenannte exogene Aktivierung nach Gefäßverletzung durch Umwandlung von Faktor VII zu FVIIa im Blut in Gang gesetzt. Hierbei spielen die aus den aktivierten Thrombozyten freigesetzten Gerinnungsfaktoren eine wichtige Rolle. Der endogene Weg, bei dem FX durch FXIIa nach Kontakt mit vielfach negativ geladenen Oberflächen aktiviert wird, ist wohl von nur geringer Bedeutung, da ein genetisch bedingter Mangel an FXII nicht zu Gerinnungsstörungen führt.

Bei der Blutgerinnung entsteht Fibrin.

Als zentraler Faktor der Gerinnungskaskade fungiert FX, der durch einen Komplex aus Phospholipoproteinen (Thromboplastin (TP) aus dem verletzten Gewebe) sowie Ca^{2+}, Phospholipiden (PLip) und zahlreichen anderen Gerinnungsfaktoren in die aktive Form (FXa) überführt wird. FXa verbindet sich nun wiederum mit Ca^{2+} und PLip sowie mit FVa zu einem weiteren Komplex, der aus Prothrombin (FII) Thrombin macht (○ Abb. 31.8, Aktivierungsphase). Thrombin spaltet nun Fibrinogen zu Fibrinmonomeren, die sich an die aggregierten Thrombozyten anlagern (○ Abb. 31.8, Koagulationsphase) und es aktiviert FXIII, das Thrombozyten und Fibrin kovalent vernetzt. In der weiteren Folge fördert Thrombin nicht nur die Thrombozytenaggregation, sondern auch deren Kontraktion, sodass ein retrahierter Thrombus entsteht, der die Wundränder zusammenzieht und die Wunde so mechanisch verschließt (○ Abb. 31.8, Retraktionsphase).

Thrombin wirkt auch aktivierend auf das sogenannte Protein C, das FV und FVIII proteolytisch abbaut und so die Blutgerinnung im Sinne einer negativen Rückkopplung hemmt. Ein Überschießen der Gerinnung ist auf diese Weise ausgeschlossen. Ein weiterer wichtiger Hemmstoff der Blutgerinnung ist das Polysaccharid Heparin, das mit dem Plasmaprotein Antithrombin III die Wirkung von Thrombin und einer Reihe weiterer Gerinnungsfaktoren hemmen kann.

Praxisbezug

Bei Gefäßerkrankungen kann therapeutisch in die Blutgerinnung eingegriffen werden, um das Blut weniger viskos zu machen. Hemmstoffe der Cyclooxygenase wie Acetylsalicylsäure hemmen die Bildung von Thromboxan in den Blutplättchen. Cumarinderivate hemmen die Bildung von Vitamin K und damit die Aktivierung der Faktoren II, VII, IX und X in der Leber. Zur Kontrolle der Blutgerinnungsfähigkeit wird der Quick-Test verwendet bzw. nach internationalem Standard der INR-Wert ermittelt. Dabei wird zu Blut, das durch den Ca^{2+}-Chelator Citrat ungerinnbar gemacht wurde, Thromboplastin und $CaCl_2$ im Überschuss hinzu gegeben und man misst die Zeit bis zum Einsetzen der Gerinnung.
Bei Vorhofflimmern werden häufig Cumarinderivate verordnet, um eine Thrombenbildung im Vorhof zu verhindern. Cave: Cumarinderivate können eine bestehende Osteoporose erheblich verschlechtern.

Fibrinolyse

Um eine überschießende Blutgerinnung zu verhindern, gibt es nicht nur Substanzen, die die Gerinnung hemmen, sondern auch solche, die die Blutgerinnsel immer wieder auflösen, da sie sonst die Gefäße verstopfen würden. Dazu wird die Vorstufe Plasminogen proteolytisch zu Plasmin aktiviert, das Fibrin in Bruchstücke spaltet, die ihrerseits die weitere Aktivierung von Fibrin hemmen. Zu den Aktivatoren des Plasmins gehören der Plasminogen-Aktivator aus der Niere (Urokinase) und ein Gewebs-Plasminogen-Aktivator (t-PA, tissue-type plasminogen activator). Zudem kann Streptokinase aus Streptokokken Plasminogen aktivieren. Alle diese sowie neuere synthetische Aktivatoren werden therapeutisch bei frischen Infarkten eingesetzt, um Thromben aufzulösen.

Zusammenfassung

Synopse

- Ein erwachsener Mensch hat 4–6 l Blut, davon sind ca. 45 % Blutzellen (Erythrozyten, Leukozyten und Thrombozyten; das Volumen der Blutzellen ergibt den Hämatokrit). Das Plasma enthält Wasser, Elektrolyte und Proteine.
- Blut dient der Homöostase der Körperzellen durch Atemgas-, Nährstoff- und Abfallstofftransport, Transport von Wärme und Hormonen und der Aufrechterhaltung von Elektrolytkonzentrationen und des pHs.
- Plasmaproteine erfüllen unterschiedlichste Aufgaben wie Transport von wasserunlöslichen Substanzen, Enzymhemmung, Immunabwehr und Blutgerinnung. Sie werden vor allem in der Leber gebildet, γ-Globuline (Antikörper) jedoch von B-Lymphozyten.
- Das Immunsystem lässt sich unterteilen in das erworbene, spezifische Immunsystem und das angeborene, unspezifische Immunsystem.
- Zum unspezifischen Immunsystem gehören u. a. das Komplementsystem, Akute-Phase-Proteine, Interferone und Lysozym.

- Makrophagen und Granulozyten gehören zum zellulären unspezifischen Immunsystem. Sie bekämpfen Fremdzellen und -körper mit Enzymen, ROS und durch Phagozytose.
- Die spezifische Immunabwehr durch Lymphozyten richtet sich gegen Antigene, die spezifisch von Antikörpern und T-Zellrezeptoren erkannt werden. Dazu müssen meist antigenpräsentierende Zellen wie Makrophagen oder dendritische Zellen die Antigene bzw. deren Haptene den Lymphozyten präsentieren.
- B-Lymphozyten proliferieren zu Antikörper bildenden Plasmazellen, wozu meist TH2-Helferzellen benötigt werden.
- CD 8^+ tragende, MHC-I Protein bindende T-Zellen, töten als Killerzellen Fremdorganismen ab. CD 4^+-tragende, MHC-II Protein bindende T-Helferzellen, aktivieren Makrophagen (TH1) oder B-Lymphozyten (TH2).
- Bei Gefäßverletzungen schützt die Hämostase vor starkem Blutverlust. Thrombozyten werden aktiviert, verändern ihre Form, verklumpen und sorgen mit einem ersten weißen Thrombus für den Wundverschluss. Zusätzlich sekretieren sie Adhäsionsmoleküle, Gerinnungsfaktoren und Wachstumsfaktoren.
- Das humorale Gerinnungssystem wird durch Thromboplastin aus dem Gewebe aktiviert. Über Thrombin wird Fibrin gebildet, das die Thrombozyten weiter vernetzt und für stabilen Wundverschluss sorgt.
- In der Fibrinolyse wird aus Plasminogen Plasmin gebildet, das Fibrin abbauen kann.

Fragen

Wiederholungsfragen

1. Erläutern Sie anhand Ihres Wissens über Plasmaproteine, warum es bei einem Leberschaden zu Ödemen im Bauchraum (Aszites) kommen kann.
2. Bei Aufenthalt in großer Höhe steigt die Viskosität des Blutes. Erklären Sie, was der Hämatokritwert damit zu tun hat und warum er sich ändert.
3. Erklären Sie, wie es nach Aktivierung des Komplementsystems zur Zelllyse kommt.

Literatur

Am Ende von Kap. 36.

Atmung

32

Inhaltsvorschau

Der menschliche Körper gewinnt Energie zum Leben aus dem oxidativen Abbau von Nährstoffen zu CO_2 und Wasser. Deshalb muss dem Körper mit der Atmung O_2 zugeführt und CO_2 ausgeschieden werden. O_2 wird mit der Luft eingeatmet und über die Atemwege durch Ventilation in die Lunge transportiert. In der Lunge gelangt der Sauerstoff über Diffusion ins Blut, mit dem er im Körper durch konvektiven Transport verteilt wird. Im Gewebe diffundiert O_2 aus den Kapillaren in die Zellen. Das dort entstehende CO_2 wird mit dem Blut zur Lunge transportiert und mit der Atemluft nach außen abgegeben. Die Bewegung der Atemluft und der Gasaustausch in der Lunge werden als äußere Atmung, die Zellatmung als innere Atmung bezeichnet. Kenntnisse über Histologie und Funktion des Atmungsapparates haben für einen Pharmazeuten große Bedeutung, da die Beratung und pharmakotherapeutische Versorgung von Patienten mit Lungenfunktionsstörungen zum Alltag des Apothekers zählen. Asthma bronchiale ist eine der am häufigsten auftretenden obstruktiven Lungenerkrankungen.

32.1 Aufbau der Atmungsorgane

Als Atmungsorgane werden die Atemwege und die Lunge bezeichnet (○ Abb. 32.1 A). Die Lunge besteht aus zwei Lungenflügeln. Der Weg der Atemluft führt über die Nase oder den Mund in den Rachenraum (Pharynx) und von dort über die Luftröhre (Trachea) und die sich immer weiter verzweigenden Bronchien und Bronchiolen zu den Alveolen.

32.1.1 Obere Luftwege

Zu den oberen Luftwegen gehören der Nasenraum mit den Nasennebenhöhlen, der Rachenraum und der Kehlkopf (○ Abb. 32.1 B). Die Nase enthält auch die Riechzellen; Mund und Rachen sind gleichzeitig ein Teil des Speisewegs und der Kehlkopf enthält die Stimmbänder.

Obere Luftwege:
Nasenraum Rachen = Pharynx
Kehlkopf = Larynx

Nase und Rachenraum

In der Regel wird die Atemluft durch die Nase eingeatmet. Dabei werden grobe Partikel durch die Nasenhaare aus der Luft gefiltert. Drüsenzellen im Bindegewebe, das die Nasenräume auskleidet, sorgen durch die Absonderung von Schleim für die Anfeuchtung der Atemluft und für den Abtransport der Partikel. Die Luft wird meist schon in der Nase auf Körpertemperatur erwärmt. Die Nasennebenhöhlen sowie der Tränengang münden in den Nasenraum. Der obere Teil des Rachenraums liegt hinter der Nase und ist ein reiner Luftweg. Hier mündet die Eustachius-Röhre, die ein Verbindungsgang zum Mittelohr ist (Kap. 28.4.2) und dem Druckausgleich dient. Der weiche Gaumen (○ Abb. 32.1 A) kann als Ventil beim Schluckvorgang den oberen vom mittleren Rachenraum trennen. Mittlerer und unterer Rachenraum sind gemischte Luft-Speisewege. Im unteren Rachenraum liegt der Zungengrund auf dem Kehldeckel auf.

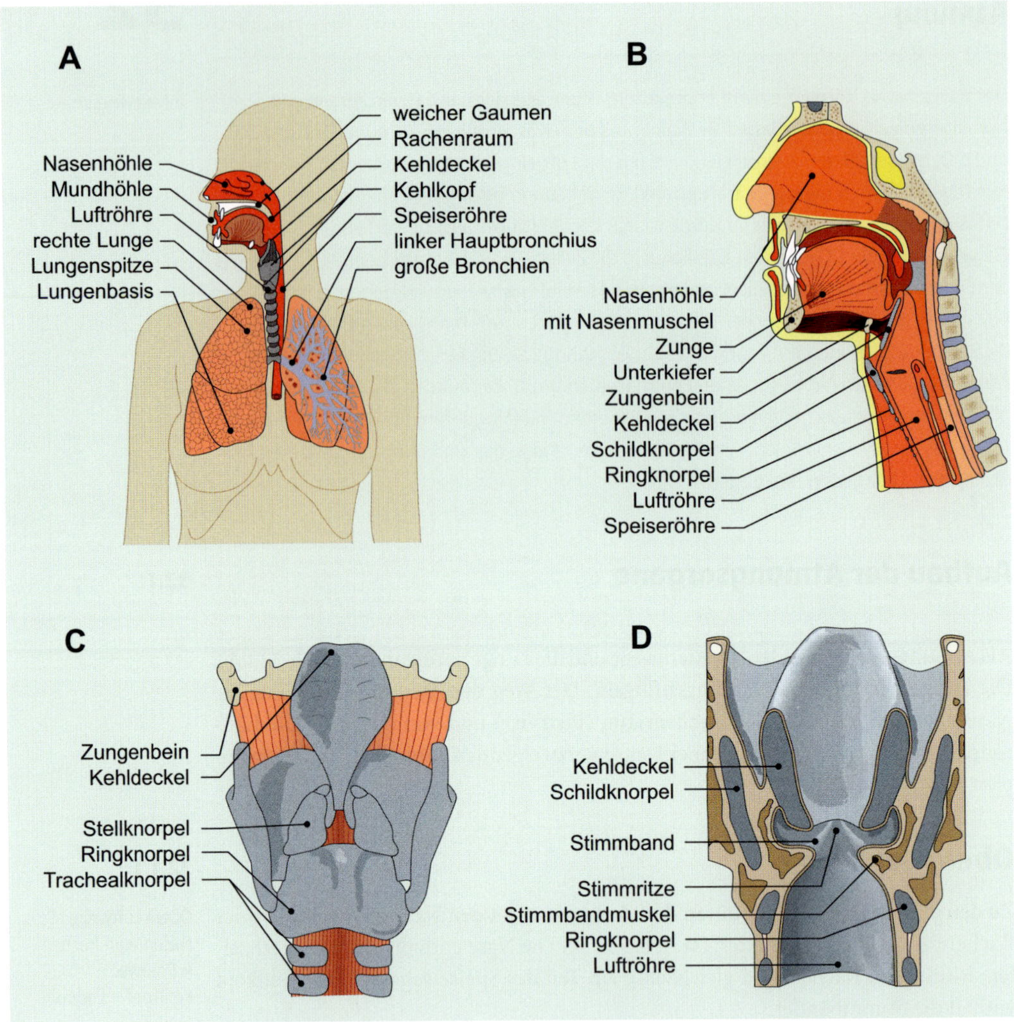

○ Abb. 32.1 **A** Lage der Atmungsorgane im Körper. **B** Lage und Aufbau der oberen Luftwege in Kopf und Hals. **C** Aufbau des Kehlkopfes von vorn. **D** Ansicht des Kehlkopfinneren von hinten. Die Lage der Stimmbänder im Luftweg ist zu erkennen.

Kehlkopf und Stimmbänder

Der Kehlkopf (Larynx) ist durch Schild- und Ringknorpel verstärkt, um die Luftwege offen zu halten (○ Abb. 34.1 C, D). Der Kehldeckelknorpel verschließt die Luftröhre beim Schlucken und verhindert so, dass Nahrungspartikel in die Lunge geraten. Die Stimmbänder, die den Kehlkopf durchspannen, schwingen im Luftstrom, der beim Ausatmen durch den Kehlkopf geht und erzeugen so Töne. Die Weite der Stimmritze zwischen den Stimmbändern wird durch Muskeln reguliert. Bei der Tonbildung liegen die Stimmbänder eng aneinander und bilden dadurch einen Widerstand für die durch den Kehlkopf strömende Luft. Die Länge der Stimmbänder ist beim Erwachsenen konstant. Bei Männern sind die Stimmbänder länger als bei Frauen, was die unterschiedliche Stimmlage bedingt. Die Spannung kann durch Muskeln variiert werden und moduliert die Tonhöhe. Die Lautstärke wird durch die Stärke des Luftstroms reguliert.

Untere Luftwege

32.1.2

Untere Luftwege: Luftröhre = Trachea, Bronchien und Bronchiolen, Alveolen

Als untere Luftwege werden die Luftröhre, die sich immer weiter verzweigenden Bronchien und Bronchiolen und schließlich die Lunge mit Alveolen bezeichnet.

Luftröhre und Bronchien

Die Luftröhre (Trachea) beginnt unterhalb des Kehlkopfs. Sie wird durch hufeisenförmige Knorpelspangen (Trachealknorpel), deren Öffnung nach hinten weist, verstärkt. Durch die Öffnung der Spangen ist die Luftröhre elastisch verformbar. Die aus Muskeln und Bindegewebe bestehende Hinterwand liegt der Speiseröhre an; sie kann durch größere Speisebrocken gedehnt werden. In Höhe der vierten Rippe teilt sich die Luftröhre in zwei Hauptbronchien, die sich weiter in Bronchien, Bronchiolen und feinste Bronchioli respiratorii verzweigen. Die zugeführte Atemluft muss von Krankheitserregern befreit werden, da diese sonst in den Alveolen leichten Zugang zum Blut finden würden. Die Epithelien der unteren Luftwege produzieren deshalb Schleim, in dem Partikel und Erreger stecken bleiben. Die Epithelien sekretieren auch NaCl und Wasser, sodass der Schleim vom Epithel abgehoben wird und von Flimmerhaaren in den Rachenraum transportiert werden kann (mukoziliäre Clearance). Der Schleim wird normalerweise verschluckt und die Erreger durch die Magensäure abgetötet. Zusätzlich sorgen Alveolarmakrophagen (Kap. 31.2.2) dafür, dass eingedrungene Erreger beseitigt werden.

Merke

Die mukoziliäre Clearance dient als Schutz vor eindringenden Fremdpartikeln: Das Epithel produziert Schleim (Mukus), der durch Flimmerhaare (Zilien) in Richtung Rachenraum transportiert wird (Clearance = Reinigung).

Praxisbezug

Bei der zystischen Fibrose, einer Erbkrankheit, ist ein Cl^--Kanal (cystic fibrosis transmembrane regulator, CFTR) in der apikalen Membran der Epithelzellen defekt. Dadurch werden kein NaCl und daher auch kein Wasser sekretiert. Deshalb liegt der Schleim direkt auf den Flimmerhaaren und kann nicht mehr abtransportiert werden. Als Folge davon kommt es zu vermehrter Schleimansammlung in den Atemwegen und dadurch zu übermäßger Vermehrung von Erregern und schließlich zu Entzündungen. Häufig sterben die Patienten in jungen Jahren an Lungenentzündungen.

Lunge

Die Lunge teilt sich in zwei Lungenflügel. Da das hinter dem Brustbein liegende Herz in die linke Brusthälfte hinein ragt, ist der linke Lungenflügel kleiner als der rechte und hat nur zwei Lungenlappen, während der rechte Lungenflügel drei besitzt. Die Lungenlappen sind in voneinander abgegrenzte Segmente unterteilt, die jeweils eine funktionelle Einheit darstellen. Die Segmente sind wiederum in Lun-

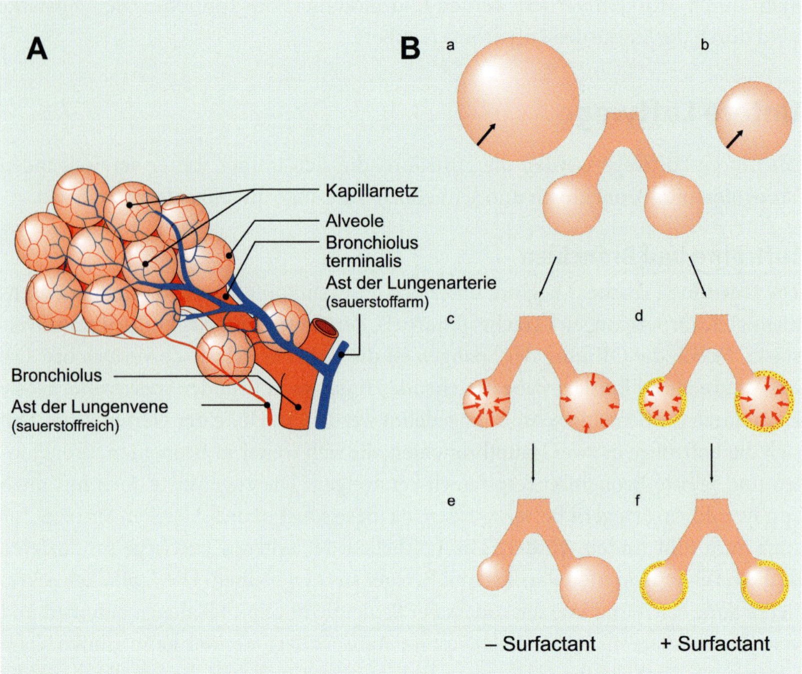

Abb. 32.2 A Alveolen sitzen wie Trauben auf einem Bronchiolus terminalis auf. **B** Die Oberflächenspannung des Wassers auf den Alveolarwänden hat in großen Alveolen (a) eine kleinere Rückstellkraft (Kraft, die die Alveolen zusammenziehen will) zur Folge als in kleinen Alveolen (b). Dies würde dazu führen, dass kleinere Alveolen zugunsten größerer Alveolen kollabieren (c, e). Surfactant (Phospholipidderivate) gleicht die unterschiedlichen Rückstellkräfte aus (d, f).

genläppchen untergliedert, von denen jedes durch einen oder mehrere Bronchiolen mit Atemluft versorgt wird und einige tausend Alveolen besitzt. **Alveolen** sind kugelförmige Kammern von etwa 100 µm Durchmesser, die traubenförmig einem Bronchiolus terminalis aufsitzen (Abb. 32.2 A). Die Wand der Alveolen besteht aus einer dünnen Membran, auf der ein dichtes Kapillarnetz aufliegt.

32.1.3 Atemvolumina

Der Totraum wird ventiliert, es findet aber kein Gasaustausch statt. Gasaustausch findet nur in den Alveolen statt.

Nur über die letzten Verzweigungen der Bronchiolen (Bronchioli respiratorii) und über die Wand der Alveolen findet Gasaustausch zwischen Atemluft und Blut statt. Die übrigen Atemwege sind also nicht mehr als eine Art Schnorchel, der als Totraum bezeichnet wird. Das Volumen dieses **anatomischen Totraums** beträgt etwa 150–200 ml. Bei einem Atemzug, der das Totraumvolumen nicht übersteigt, gelangt nur verbrauchte Luft wieder in die Alveolen. Das Volumen des Totraums kann unter pathophysiologischen Bedingungen dadurch erheblich größer werden, dass bestimmte Bereiche der Lunge nicht mehr ventiliert werden und so am Gasaustausch nicht beteiligt sind. Dieser Totraum wird als **funktioneller Totraum** bezeichnet.

Abb. 32.3 zeigt die Volumina der Lunge. Dabei wird die Summe mehrerer Volumina als **Kapazität** bezeichnet. Das normale **Atemzugvolumen** beträgt etwas mehr als das Dreifache des anatomischen Totraums, also 500–600 ml. Zusammen

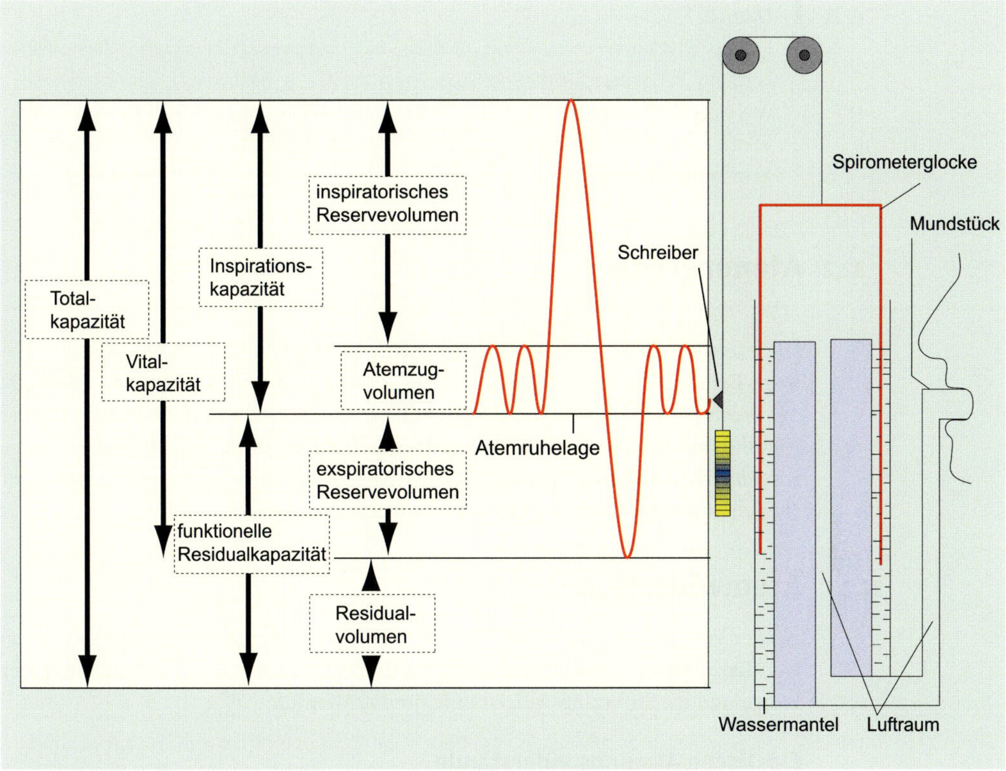

Abb. 32.3 Atemvolumina und Atemkapazitäten (Summe mehrerer Volumina). Mit dem Spirometer können Atemvolumina bei einem Probanden oder Patienten erfasst werden. Über das Mundstück atmet die Versuchsperson die Luft aus einem verschlossenen Gefäß (Spirometer). Bei Ausatmung hebt sich die Spirometerglocke und der Schreiber (links) verzeichnet einen Ausschlag nach unten. Bei Einatmung passiert das Gegenteil, der Schreiber bewegt sich entsprechend nach oben.

mit der **Atemfrequenz** von (in Ruhe) etwa 15 Atemzügen pro Minute ergibt sich daraus ein **Atemminutenvolumen** von 7,5–9 l. Das Volumen, das nach normaler Einatmung noch zusätzlich eingeatmet werden kann, heißt inspiratorisches Reservevolumen. Die Summe aus Atemzugvolumen und inspiratorischem Reservevolumen ist die inspiratorische Kapazität. Das Volumen, das nach normaler Ausatmung (Atemruhelage) noch maximal zusätzlich ausgeatmet werden kann, heißt exspiratorisches Reservevolumen. Es ergibt zusammen mit der inspiratorischen Kapazität die **Vitalkapazität**, das Volumen, das maximal während eines Atemzuges ventiliert werden kann. Auch nach maximaler Ausatmung verbleibt das Residualvolumen in der Lunge. Residualvolumen und Vitalkapazität ergeben zusammen die **Totalkapazität.** Beim Einatmen steigt der Sauerstoffgehalt des Gasgemisches in der Lunge an. Beim Ausatmen in die Atemruhelage ist der Sauerstoffgehalt der funktionellen Residualkapazität so hoch, dass weiterhin O_2 an das kontinuierlich strömende Blut abgegeben werden kann. Lungenvolumina werden entweder direkt mit Hilfe eines Spirometers gemessen oder indirekt (Residualvolumina) über die Verdünnung eines Testgases (Helium) oder mit einem Ganzkörper-Plethysmograph bestimmt.

32

Merke
Ein großes Atemminutenvolumen bedeutet nicht automatisch eine gute Sauerstoffversorgung. Bei der Hechelatmung (Frequenz 40/min, z. B. bei hysterischen Anfällen) sowie einem Atemzugvolumen von 200 ml ergeben sich rechnerisch 8 l Atemminutenvolumen. Da aber nur das Totraumvolumen ventiliert wird, kommt keine frische Atemluft in die Alveolen.

32.2 Atemmechanik

Die Atemluft wird durch Druckunterschiede zwischen Außenluft und Alveolen bewegt. Bei der Einatmung wird die Lunge gedehnt und ihr Volumen vergrößert. Da das Produkt aus Volumen und Druck konstant ist, entsteht ein Unterdruck, der die Atemluft ansaugt. Bei der Ausatmung erschlafft die Atemmuskulatur und die Lunge wird durch die Retraktionskraft der elastischen Fasern zusammen gezogen. Der entstehende Überdruck lässt die Luft nach außen entweichen.

32.2.1 Atemwiderstände

Bei der Veränderung von Form und Volumen der Lunge müssen Widerstände überwunden werden. Dies sind vor allem elastische Widerstände bei der Dehnung der Lunge und die Strömungswiderstände für die Atemluft.

Elastische Atmungswiderstände

Elastische Atmungswiderstände: elastische Elemente der Lunge und Oberflächenspannung der Alveolen

Die elastischen Atmungswiderstände bestehen aus den elastischen Fasern und Elementen des Gewebes und der Oberflächenspannung der Alveolen. Diese Widerstände bilden die Rückstellkraft (**Retraktionskraft**) der Lunge, also die Kraft, die die Lunge nach Ausdehnung (Einatmung) wieder zusammenzieht. Die Dehnbarkeit der Lunge wird als **Compliance** bezeichnet. Die Compliance (C) gibt an, um welches Volumen (ΔVol) die Lunge bei einer Änderung des Drucks (ΔP) gedehnt wird:

$$C = \Delta Vol / \Delta P$$

Die Compliance nimmt mit zunehmendem Füllungsvolumen ab. Bei verminderter Compliance (**restriktive Lungenerkrankungen**, z. B. Lungenfibrose) muss für die Einatmung mehr Unterdruck erzeugt werden, wodurch sich die Atemarbeit erhöht. Bei vergrößerter Compliance ist die Rückstellkraft der Lunge vermindert (z. B. Emphysem). Dies kann nicht durch gesteigerte Anspannung der Exspirationsmuskeln ausgeglichen werden, da bei geringerer Rückstellkraft der Druck in der Lunge steigt und die Bronchiolen sich verengen oder sogar kollabieren (○ Abb. 32.4 C, D).

Praxisbezug
Bei der Lungenfibrose führt eine gesteigerte Bildung von Bindegewebe zur Einengung von Alveolen. Dadurch ist die Compliance erniedrigt. Bei α_1-Antitrypsinmangel, einer Erbkrankheit, kann dieses Plasmaprotein die Leberzellen, in denen es gebildet wird, durch einen Defekt des Transporters nicht verlassen. Dadurch werden Proteasen in der Lunge nicht mehr gehemmt und diese bauen vermehrt elastische Fasern ab. Die Folge ist eine schlaffe Lunge (Emphysem) mit verminderter Rückstellkraft (wie ein ausgeleiertes Gummiband).

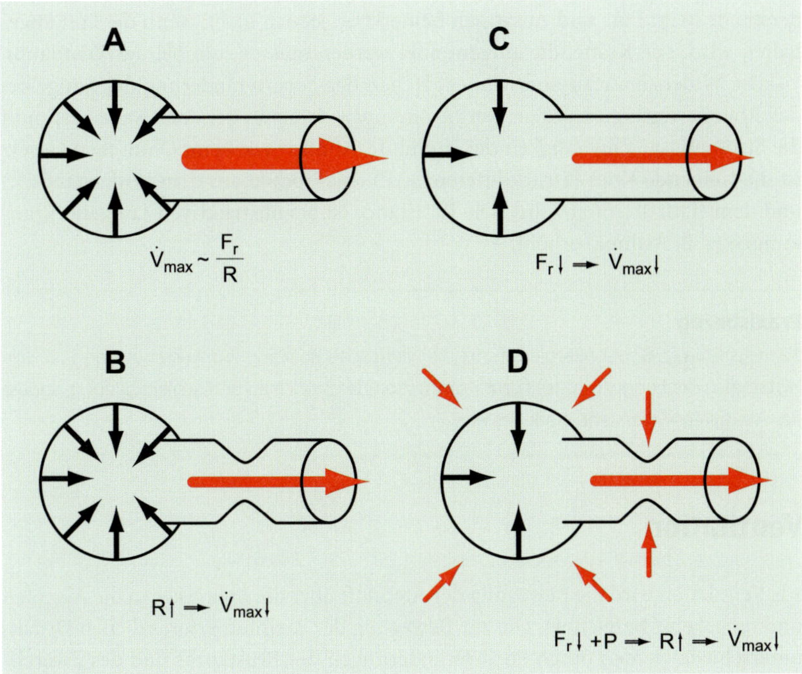

○ Abb. 32.4 **A** Der maximale Ausatmungsstrom (roter Pfeil, V_{max}) ist abhängig von der Rückstellkraft (F_r, schwarze Pfeile) und dem Atemwegswiderstand (R). **B, C** V_{max} ist bei erhöhtem Widerstand und bei geringerer Rückstellkraft vermindert. **D** Eine verminderte Rückstellkraft kann nicht durch erhöhten Druck (P, rote Pfeile) durch die Exspirationsmuskulatur kompensiert werden, da der Druck gleichzeitig die Bronchien verengt und so den Atemwegswiderstand erhöht.

Die an die Atemluft grenzende Oberfläche der Alveolen ist feucht. Die Oberflächenspannung (des Wassers) übt eine Kraft aus, die die Alveolen zusammenziehen will (Rückstellkraft). Ähnlich wie in einem Luftballon ist die Rückstellkraft in kleinen Alveolen größer als in großen Alveolen. Dies würde dazu führen, dass bei benachbarten Alveolen die kleineren kollabieren würden, während die größeren an Umfang zunähmen, sodass nur einige große Alveolen übrig bleiben würden. Bestimmte Alveolarepithelzellen sekretieren daher Surfactant (Phospholipidderivate), die die Oberflächenspannung der Alveolarwände (○ Abb. 32.2 B) und damit auch den gesamten elastischen Widerstand der Lunge reduzieren.

Surfactant reduziert die Oberflächenspannung der Alveolen.

Praxisbezug

Surfactant wird erst in der 34./35. Schwangerschaftswoche in ausreichenden Mengen gebildet. Bei Frühgeburten wird daher künstlich hergestelltes Surfactant als Emulsion in die Lungen eingebracht.

Visköse Atmungswiderstände

Visköse Widerstände sind **nichtelastische Gewebewiderstände**, deren wichtigste Komponente die Strömungswiderstände (**Resistance, R**) der Atemwege sind. Im Gegensatz zu den elastischen Atmungswiderständen machen sich die viskösen Wi-

Visköse Atmungswiderstände: Strömungswiderstände der Atemwege derstände beim Ein- **und** Ausatmen bemerkbar, jedoch nicht, wenn die Luft angehalten wird. Die Kräfte, die aufgewendet werden müssen, um bei der Ventilation visköse Widerstände zu überwinden, stehen der Formveränderung der Lunge bei der Atembewegung entgegen. Der Strömungswiderstand der Atemwege bestimmt die Strömungsgeschwindigkeit der Atemluft. Ähnlich wie beim Ohmschen Gesetz ist die treibende Kraft (Druckdifferenz, ΔP) das Produkt aus dem Widerstand (R) und dem (Luft-)Strom (Vol/t). Die Resistance ist bei **obstruktiven Lungenerkrankungen** (z. B. Asthma) erhöht.

Praxisbezug

Beim Asthma (z. B. bei Allergien) führt die allergische Reaktion zur Ausschüttung u. a. von Histamin in der Lunge. Dies führt zur Kontraktion der Bronchien und Schleimbildung, sodass der Atemwegswiderstand stark ansteigt.

32.2.2 Ventilation

Die Ventilation (Bewegung der Atemluft) beruht auf wechselnden Druckunterschieden.

Als Ventilation wird die Bewegung der Atemluft über die Atemwege in die Alveolen und umgekehrt bezeichnet. Die zur Bewegung der Atemluft erforderlichen Druckunterschiede werden durch Formveränderungen des Brustkorbs und des Zwerchfells hervorgerufen. Das Einatmen geschieht aktiv durch Muskelkontraktion, das Ausatmen weitgehend passiv durch die Retraktionskraft der Lunge.

Pleuraraum

Sowohl die Lunge als auch der Brustraum sind mit einer glatten Epithelschicht überzogen (Pleura pulmonalis) bzw. ausgekleidet (Pleura parietalis). Zwischen diesen beiden Häuten ist der mit Flüssigkeit gefüllte Pleuraraum. Da sich Flüssigkeiten fast nicht ausdehnen können, haftet die Lunge an der Innenseite des Brustraums an, ist aber andererseits gegen Brustkorb und Zwerchfell verschiebbar. Ein Kollabieren der Lunge durch die Rückstellkräfte der elastischen Fasern wird dadurch verhindert, dass im Pleuraraum ein Unterdruck herrscht. Die Lunge muss also den Atembewegungen des Brustkorbs folgen und kann so gedehnt werden.

Atembewegungen

Einatmung: Äußere Zwischenrippenmuskeln und Zwerchfell

Die Rippen des Brustkorbs sind an der Wirbelsäule drehbar befestigt. Zwischenrippenmuskeln (Mm. intercostales), die entweder der Einatmung oder Ausatmung dienen, sind schräg zwischen zwei benachbarten Rippen aufgespannt. Kontraktion der äußeren Zwischenrippenmuskeln hebt die Rippen an, vergrößert so den Brustraum und sorgt für die Einatmung. Die Kontraktion der inneren Zwischenrippenmuskeln senkt die Rippen und begünstigt daher die Ausatmung.

Das erschlaffte Zwerchfell wird durch den Druck im Bauchraum nach oben gewölbt und ragt in den Brustraum. Die Kontraktion senkt das Zwerchfell, vergrößert auf diese Weise den Brustraum und sorgt so für Einatmung, wobei der Druck im Bauchraum steigt.

Die normale Ausatmung erfolgt passiv über die Retraktionskraft der Lunge.

Bei Einatmung ist immer Muskelarbeit erforderlich, für die Ausatmung reichen die elastischen Rückstellkräfte der Lunge normalerweise aus, sie kann also passiv erfolgen. Durch Anspannen der Bauchmuskulatur und die Kontraktion der inneren

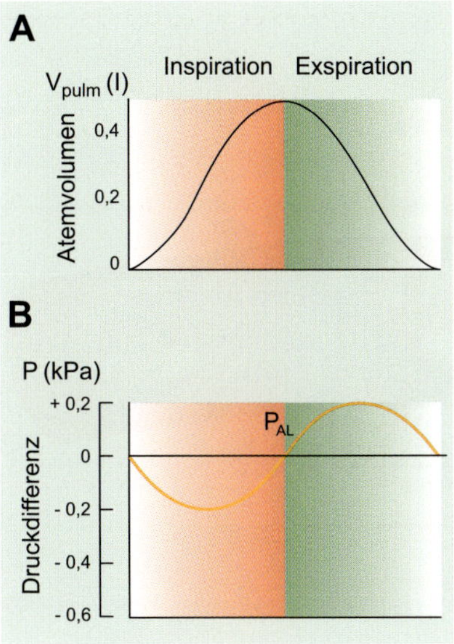

○ Abb. 32.5 Volumenänderung (**A**) und Druckverläufe (**B**) in der Lunge während der Atmung. Die Vergrößerung des Brustkorbs bei der Einatmung vermindert durch die Dehnung der Lunge den Druck in den Alveolen (P_{Al}). Durch den Einstrom von Luft wird P_{Al} wieder ausgeglichen. Bei der Ausatmung erhöht sich P_{Al} zunächst durch die Retraktion der Lunge, wodurch die Luft wieder nach außen abgegeben wird.

Zwischenrippenmuskeln wird die Ausatmung bei Bedarf unterstützt bzw. kann forciert werden.

Druckverläufe in den Alveolen

In Atemruhelage besteht keine Druckdifferenz zwischen Alveolen und Außenluft. Vergrößerung des Brustraums durch Kontraktion der Inspirationsmuskulatur führt zur Lungendehnung und dadurch wird der Druck in den Alveolen (P_{Al}) gesenkt. (Das Produkt aus Druck und Volumen bleibt konstant). Luft strömt entlang des Druckgradienten über den Atemwegswiderstand solange in die Alveolen ein, bis der Druckgradient zur Außenluft ausgeglichen ist. Beim Ausatmen steigt P_{Al} durch die Retraktionskraft der Lunge über den Außendruck an und die Atemluft folgt dem Druckgradienten nach außen bis zum Ausgleich in Atemruhelage (○ Abb. 32.5).

Praxisbezug ●●

Eine verletzungsbedingte Verbindung zwischen Außenluft bzw. Alveolarraum einerseits und Pleuraraum andererseits führt zu einem offenen bzw. geschlossenen Pneumothorax. Dabei gelangt Luft in den Pleuraraum und es kann dort kein Unterdruck mehr erzeugt werden, wodurch die Lunge kollabiert.

Gasaustausch 32.3

Die treibende Kraft für die Aufnahme von Sauerstoff in das Blut sowie die Abgabe von Kohlendioxid in den Alveolarraum ist die Druckdifferenz, die für das jeweilige Gas zwischen Gasgemisch in den Alveolen und Blut besteht. Dabei sind die Druckanteile der Gase am gesamten Druck (Partialdrucke) entscheidend. Bedeutend für die O_2-Beladung des Blutes ist die Ventilation der Alveolen und daneben die Blutperfusion der Kapillaren um die Alveolen.

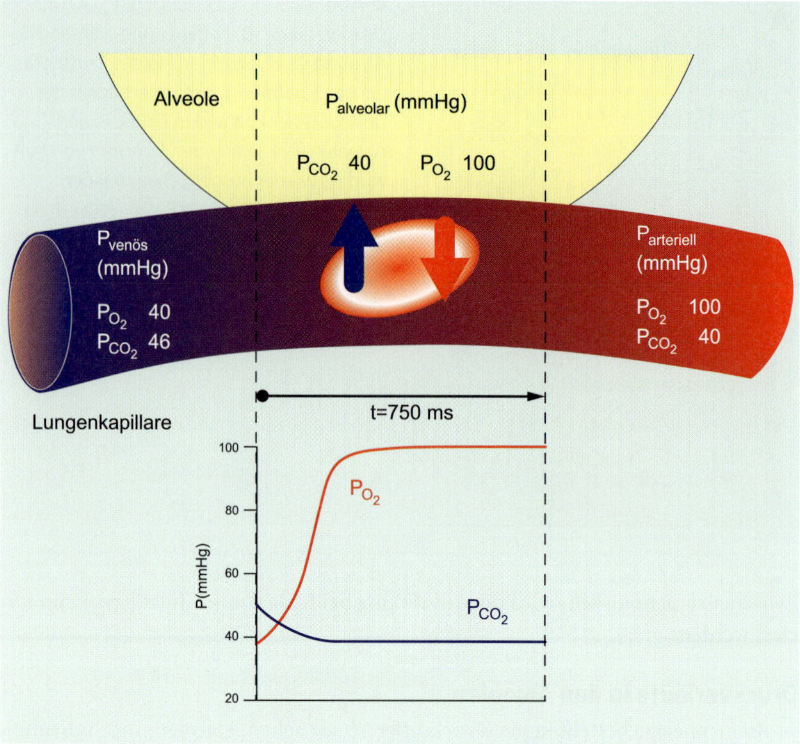

○ Abb. 32.6 Der Atemgasaustausch zwischen Alveolarluft und Blut wird durch die Partialdruckgradienten für CO_2 und O_2 getrieben. Der niedrige Gradient für CO_2 reicht für den Austausch aus, da es besser diffundiert als O_2. Der Druckverlauf zeigt, dass der Gasaustausch bereits nach weniger als einem Drittel der Kontaktzeit in Ruhe (0,75 s) maximal ist.

Alveolarer Gasaustausch

Der alveoläre Gasaustausch erfolgt über Diffusion.

Der Transport von O_2 und CO_2 über die Wand der Alveolen erfolgt durch Diffusion. Dabei ist die pro Zeiteinheit transportierte Menge (M/t) abhängig von der Diffusionstrecke (d), der Diffusionsfläche (A), dem Partialdruckgefälle (ΔP) und dem Krogh-Diffusionskoeffizienten (K):

$$M/t = K \cdot A \cdot \Delta P / d$$

Die Gesamtfläche der Alveolen ist mit ca. 100 m^2 sehr groß, die Diffusionstrecke mit 1–2 µm dagegen sehr klein. Aus diesem Grund reicht die relativ kurze Kontaktzeit zwischen Erythrozyt und Alveole von etwa 0,75 s (in Ruhe) bei weitem aus, um die Partialdruckgefälle für O_2 und CO_2 auszugleichen (○ Abb. 32.6). Auch wenn bei körperlicher Arbeit das Herzminutenvolumen auf das Drei- bis Vierfache ansteigt, ist die Kontaktzeit zwar verkürzt, aber immer noch lang genug, um den Gasaustausch zu gewährleisten. Ist die Diffusion durch Erhöhung der Diffusionsstrecke behindert, wie dies bei restriktiven Lungenerkrankungen auftritt (Fibrose, Lungenödem), so ist der O_2-Partialdruckausgleich bei körperlicher Belastung bald eingeschränkt. Die CO_2 Diffusion ist dabei weniger gefährdet, da sich CO_2 sehr viel besser in Wasser löst und entsprechend schneller diffundiert.

Partialdrücke von Gasen und Diffusion

Der Gesamtdruck eines Gasgemisches ist gleich der Summe der Partialdrücke der Einzelgase. Der Partialdruck eines Gases ist wiederum das Produkt aus dem Gesamtdruck und dem prozentualen Volumenanteil am Gesamtvolumen. Bei einem atmosphärischen Druck von 100 kPa (≈ 760 mmHg) hat trockene Luft eine Zusammensetzung von etwa 21 % O_2, 79 % N_2 und 0,3 % CO_2 mit entsprechenden Partialdrücken. Ändert sich der Gesamtdruck, so ändern sich die Partialdrücke gleichsinnig. In der Lunge ist die Luft mit Wasserdampf gesättigt und bei 37 °C und 100 kPa Gesamtdruck beträgt der Anteil des Wasserdampfes ca. 6,2 %. Dadurch werden die Partialdrücke der anderen Gase entsprechend kleiner.

Die treibende Kraft für den alveolären Gasaustausch ist die Partialdruckdifferenz zwischen Alveole und Kapillare.

Das Partialdruckgefälle zwischen eingeatmeter alveolarer Luft und venösem Blut beträgt für O_2 ca. 8 kPa (60 mm Hg, Diffusionsrichtung von der Alveole zur Kapillare), das für CO_2 nur ca. 0,8 kPa (6 mm Hg, Diffusionsrichtung von der Kapillare zur Alveole). Da der Krogh-Koeffizient (s. o.) für CO_2 jedoch viel größer ist als für O_2, erfolgt die Diffusion etwa gleich schnell. (○ Abb. 32.6).

Lungenperfusion

Die Lungenperfusion über den kleinen Kreislauf beträgt 100 % des Herzminutenvolumens. Der systolische Druck in der Lungenarterie von ca. 25 mmHg (4,7 kPa) fällt auf präkapillär nur 12 mm Hg (1,6 kPa) ab und beträgt postkapillär nur etwa 8 mm Hg (1 kPa). Dies gilt bei aufrechter Körperhaltung jedoch nur für Lungenbezirke, die in Höhe der Pulmonalklappe sind. Zur Lungenbasis (○ Abb. 32.1 A) addiert sich der hydrostatische Druck der Blutsäule, sodass sich der Kapillardruck erhöht, während er sich zur Lungenspitze verringert. Die Lunge ist daher ungleichmäßig perfundiert. Der Kapillardruck in der Lungenspitze kann so gering werden, dass die Kapillaren kollabieren. Die betroffenen Alveolen sind daher trotz guter Ventilation nicht am Gasaustausch beteiligt, was den funktionellen Totraum erhöht.

32.3.1 Atemgastransport

Der Atemgastransport zu und von den Zellen erfolgt im Blut durch den Körperkreislauf (Konvektion). Die physikalische Löslichkeit von O_2 und CO_2 reicht jedoch bei weitem nicht aus, um die benötigten Mengen der Atemgase zu transportieren. Die Gase werden daher an Moleküle (Hämoglobin) gebunden oder in löslichere Moleküle umgesetzt.

Atemgase werden von der Lunge über Konvektion zu den Zellen der einzelnen Organe transportiert.

32

Sauerstofftransport

Der Transport von O_2 erfolgt zu 98 % gebunden an Hämoglobin. Hämoglobin besteht aus je zwei α- und β-Untereinheiten, die wiederum je ein tetrazyklisches Hämmolekül tragen. Das Zentralatom des Häms ist zweiwertiges Eisen, das O_2 binden kann, ohne jedoch seine Wertigkeit zu verändern (Oxygenierung statt Oxidation). Hämoglobin, an das O_2 gebunden ist, bezeichnet man als Oxyhämoglobin. Zu einem geringen Teil wird Hämoglobin auch unter Wertigkeitsänderung des Eisens oxidiert. Die oxidierte Form nennt man Methämoglobin. Hämoglobin kann vier O_2-Moleküle binden, wobei die Bindungsstellen positiv kooperativ sind. Das bedeutet, dass die Bindung eines O_2-Moleküls an eine Bindungsstelle die Affinität der anderen Bindungsstellen erhöht, sodass die O_2-Bindungskurve sigmoid verläuft (○ Abb. 32.7). Dadurch verläuft die Kurve im Sättigungsbereich sehr flach, sodass

Sauerstofftransport im Blut erfolgt zum größten Teil über Bindung an Hämoglobin.

Die Anlagerung von O_2 an das Häm bezeichnet man als Oxygenierung, da keine Wertigkeitsänderung des Eisens erfolgt.

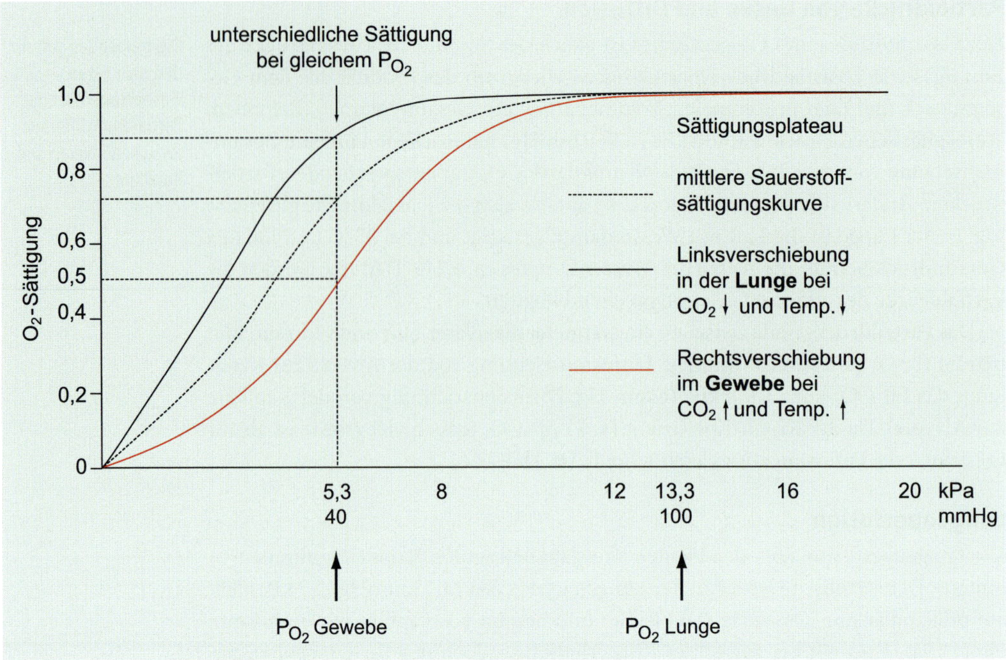

○ Abb. 32.7 Sauerstoffbindungskurve für Hämoglobin (gestrichelt). Die Kurve verläuft im Sättigungsplateau sehr flach, so dass auch bei relativ niedrigem P_{O_2} in der Lunge (z. B. in großer Höhe) fast alles Hämoglobin gesättigt werden kann. Niedriger P_{CO_2} und Temperatur in der Lunge und gegenteilige Verhältnisse im Gewebe begünstigen O_2-Aufnahme und -Abgabe durch Links- bzw. Rechtsverschiebung der Bindungskurve.

auch bei einer etwaigen Halbierung des alveolaren Sauerstoffpartialdrucks auf ca. 6,5 kPa noch über 90 % des Hämoglobins gesättigt werden kann. Im Bereich der Sauerstoffpartialdrücke im Gewebe (2–5 kPa) kann das Hämoglobin etwa 80 % des O_2 abgeben. Die Lage der O_2-Bindungskurve ist zudem abhängig von der Umgebung. Im Gewebe bei niedrigem pH und hohem P_{CO_2} sowie höherer Temperatur ist die Kurve nach rechts verschoben (geringere O_2-Affinität), sodass O_2 leicht abgegeben wird. In den Alveolen sind die gegenteiligen Bedingungen zu finden, sodass die Kurve hier nach links verschoben ist und die Sauerstoffbindung an das Hämoglobin begünstigt wird (○ Abb. 32.7). Kohlenmonoxid hat eine sehr viel höhere Affinität zum Häm als O_2. Deshalb kommt es bei CO-Vergiftung sehr rasch zu Sauerstoffmangel.

Merke

Rechtsverschiebung der O_2-Bindungskurve heißt, O_2 kann leicht abgegeben werden (ans Gewebe), Linksverschiebung bedeutet, O_2 wird leicht ans Häm gebunden (in der Lunge).

Kohlendioxidtransport

Das von den Zellen der Organe gebildete CO_2 wird zu etwa 75 % als Hydrogencarbonat (HCO_3^-), zu etwa 15 % physikalisch gelöst und zu etwa 10 % an Aminogruppen des Hämoglobins gebunden (Carbaminobindung) zur Lunge transportiert. Die Reaktion von CO_2 und Wasser zu HCO_3^- und H^+ wird in den Erythrozyten durch eine Carboanhydrase vermittelt. HCO_3^- kann die Zellen im Austausch gegen Cl^- wieder verlassen; die Protonen werden vom Hämoglobin gepuffert. Dabei ist desoxygeniertes Hämoglobin ein besserer Puffer als oxygeniertes, d. h. in der Lunge gibt oxygeniertes Hämoglobin Protonen leicht ab, die dann mit HCO_3^- von der Carboanhydrase zu CO_2 und H_2O umgesetzt werden. Die Reaktionsrichtung der Carboanhydrase ist also in Lunge und peripheren Organen umgekehrt.

CO_2 wird zum größten Teil als Hydrogencarbonat transportiert, zum kleineren Teil physikalisch gelöst bzw. an Hämoglobin gebunden.

Atemgasaustausch zwischen Kapillaren und Zellen 32.3.2

Im peripheren Gewebe diffundiert O_2 entlang des Partialdruckgefälles aus den Kapillaren in die Zellen, wo es in den Atmungsketten der Mitochondrien bei der oxidativen Phosphorylierung, die zur ATP Bildung führt, verbraucht wird (Kap. 9.6). Da ATP nicht gespeichert werden kann, führt die Minderversorgung von Geweben mit Sauerstoff sehr schnell dazu, dass alle energieabhängigen Prozesse zum Erliegen kommen. Das in den Mitochondrien entstehende CO_2 diffundiert leicht entlang der Partialdruckdifferenz in die Kapillaren. Organe mit hohem O_2-Bedarf (Myokard) enthalten besonders viele Kapillaren. Starke Steigerung des O_2-Bedarfs (Skelettmuskel) wird durch erhöhte Sauerstoffextraktion aus dem Blut (niedriger P_{O_2} im Gewebe) und vermehrte Durchblutung ausgeglichen.

Atemgasaustausch zwischen Kapillaren und Zellen erfolgt über Diffusion.

Atemregulation 32.4

Die Atmung wird durch das Atemzentrum im Stammhirn (Kap. 28.3.3) reguliert. Dieses wiederum ist einer Vielzahl steuernder Einflüsse des ZNS unterworfen. Die Atmung kann willkürlich beeinflusst werden z. B. beim Singen, Sprechen oder Luftanhalten. Emotionale Reize oder Schmerzreize können die Atmung beeinflussen, aber auch eine Veränderung der Körpertemperatur, wobei Fieber die Ventilation steigert.

Respiratorische Neurone 32.4.1

In der Medulla oblongata und im Halsmark gibt es Neuronengruppen, die für die Einatmung (**inspiratorische Neurone**) bzw. für die Ausatmung (**exspiratorische Neurone**) zuständig sind. Diese Neuronengruppen, die gemeinsam das Atemzentrum bilden, sind z. T. räumlich voneinander getrennt; untereinander sind sie jedoch verschaltet und erzeugen durch abwechselnde Aktivierung und Deaktivierung und wechselseitige Hemmung den Atemrhythmus.

Inspiratorische und exspiratorische Neurone bilden das Atemzentrum im Stammhirn.

Chemische Kontrolle der Atmung

Die unwillkürliche Kontrolle der Atmung wird v. a. durch die Partialdrücke für CO_2 und O_2 (P_{CO_2}, P_{O_2}) sowie den pH im arteriellen Blut und Liquor reguliert. Die metabolischen Parameter werden an der Carotis (Halsschlagader), der Aorta und im ver-

Eine Erhöhung des Partialdrucks für CO_2 steigert die Ventilation.

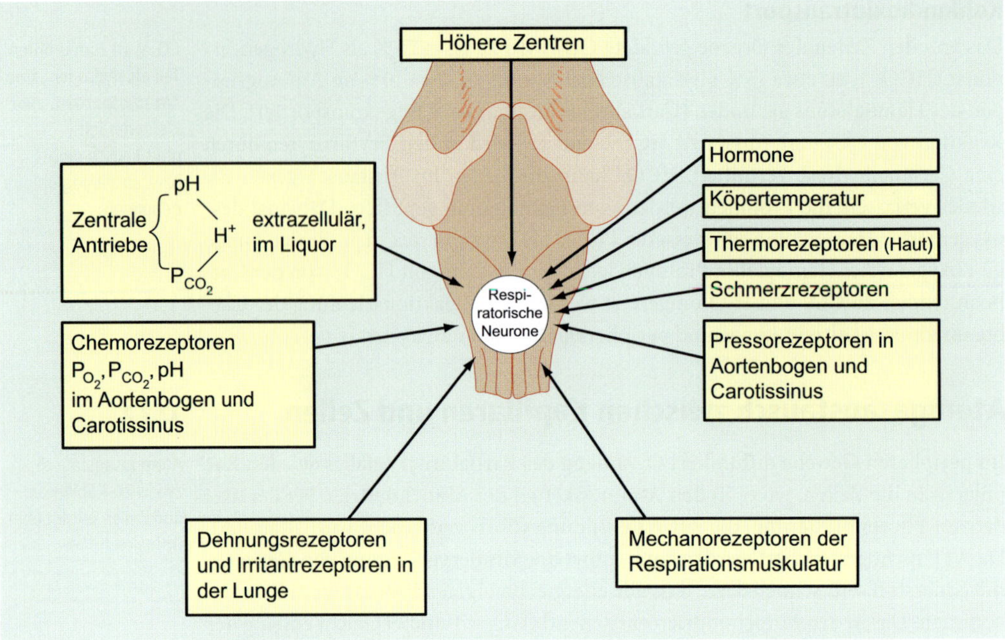

Abb. 32.8 Inspiratorische und exspiratorische Neurone im Stammhirn steuern die Atmung. Sie unterliegen einer Vielzahl von regulatorischen Einflüssen. Dabei sind die Partialdrücke für CO_2 und O_2 (P_{CO_2}, P_{O_2}) sowie der pH im arteriellen Blut und Liquor die wichtigsten Parameter.

längerten Mark von Chemorezeptoren gemessen (Abb. 32.8). Maßgeblicher Atemantrieb ist v. a. eine Erhöhung des P_{CO_2}, was zu einer starken Zunahme der Ventilation führt. Die Regulation der Ventilation über P_{O_2} und pH spielt nur eine untergeordnete Rolle. Beim P_{O_2} begründet sich dies im flachen Verlauf der O_2-Bindungskurve im Sättigungsbereich. Nur eine sehr starke Abnahme des P_{O_2} im **arteriellen** Blut führt zu einer Steigerung der Ventilation. Auch ein Abfall des pHs führt zu einer Steigerung der Atmung, was sich besonders bei konstantem P_{CO_2} bemerkbar macht, wenn das Blut durch verstärkten Stoffwechsel (metabolische Azidose) angesäuert wird.

Mechanorezeptoren

Dehnungsrezeptoren in der Lunge sind über Afferenzen mit dem Atemzentrum verschaltet und messen das Ausmaß der Inspiration. Sie hemmen die inspiratorischen Neurone, sodass eine Überdehnung der Lunge vermieden wird (Hering-Breuer-Reflex). Afferenzen aus den Muskelspindeln der Zwischenrippenmuskeln vermitteln Informationen über die Stellung der Atemmuskulatur. Rezeptoren in Nase und Bronchien können Nies- und Hustenreflex auslösen. An der Erhöhung der Ventilation bei körperlicher Arbeit sind Afferenzen aus den Muskelspindeln der Skelettmuskulatur beteiligt.

Vegetative Innervation

32.4.2

Die glatten Muskeln in der Wand der Bronchien sind über das vegetative Nervensystem innerviert. Dadurch kann durch lokale Ausschüttung der Neurotransmitter die Weite der Bronchien reguliert werden. Aktivierung des Parasympathikus bewirkt eine Engstellung der Bronchien, Stimulation des Sympathikus eine Weitstellung. Letzteres sorgt für bessere Ventilation der Alveolen und ist damit ein Mechanismus der Anpassung des Körpers an gesteigerte körperliche Leistung.

Praxisbezug

Bei Asthma bronchiale werden Sympathomimetika (Arzneistoffe, die die Wirkung des Sympathikus nachahmen) zur Weitung der Bronchien eingesetzt, um dem Patienten das Atmen zu erleichtern und einer u. U. lebensbedrohenden Bronchokonstriktion vorzubeugen. Bronchien weitende Arzneistoffe werden v. a. von Ausdauersportlern auch als Dopingmittel missbraucht.

Zusammenfassung

Synopse

- Zu den oberen Luftwegen zählen Nasenraum, Rachen und Kehlkopf, zu den unteren Luftröhre, Bronchien und Lunge.
- Außenluft gelangt durch Ventilation zu den Alveolen und umgekehrt.
- Für die Einatmung muss auf jeden Fall Muskelarbeit aufgewendet werden (äußere Zwischenrippenmuskeln und Zwerchfell).
- Die Ausatmung erfolgt durch die Rückstellkraft der Lunge passiv, kann aber durch Muskeltätigkeit noch unterstützt werden (innere Zwischenrippenmuskeln).
- Bei der Ventilation müssen Atmungswiderstände überwunden werden.
- Zu den elastischen Atmungswiderständen zählen elastische Elemente der Lunge und die Oberflächenspannung der Alveolen.
- Surfactant reduziert die Oberflächenspannung der Alveolen.
- Die viskösen Atmungswiderstände sind vor allem die Strömungswiderstände der Atemwege.
- Der Atemgasaustausch in der Lunge erfolgt zwischen Alveolen und Kapillaren über Diffusion. Die treibende Kraft für die Diffusion ist das Partialdruckgefälle für O_2 bzw. CO_2.
- Als Totraum wird der Teil der Atemwege bezeichnet, der ventiliert wird, in dem aber kein Atemgasaustausch stattfindet.
- Der Atemgastransport von der Lunge zu den Zellen einzelner Gewebe erfolgt über Konvektion mit dem Blutkreislauf.
- Sauerstoff ist zum größten Teil an Hämoglobin gebunden, nur zum geringen Teil physikalisch im Blut gelöst.

- Kohlendioxid wird vorwiegend als HCO_3^- transportiert, zu geringen Anteilen auch physikalisch gelöst bzw. an Hämoglobin gebunden.
- Der Atemgasaustausch zwischen Kapillaren und Zellen erfolgt über Diffusion.
- Die Atemrhythmik wird durch Neuronengruppen in der Medulla oblongata, durch chemische Parameter (hauptsächlich P_{CO_2}) und Dehnungsrezeptoren in der Lunge bzw. Muskelspindeln der Atmungsmuskulatur kontrolliert.

Fragen

Wiederholungsfragen

1. Rauchen hemmt das Flimmerepithel der Atemwege. Erklären Sie, warum es dadurch zu Raucherhusten kommen kann.
2. Das Atemminutenvolumen (AMV) eines gesunden Erwachsenen in Ruhe beträgt 7,5 bis 9 l. Aus welchen Größen berechnet sich dieser Wert? Erklären Sie, warum beim gleichen Wert für das AMV der Fall eintreten kann, dass fast ausschließlich der Totraum und nicht die Alveolen ventiliert werden.
3. Welche Faktoren führen dazu, dass im Gewebe die Bindung von Sauerstoff an Hämoglobin geringer ist als in der Lunge, Sauerstoff also abgegeben werden kann?

Literatur

Am Ende von Kap. 36.

Niere und Harnwege

33

Inhaltsvorschau

Die Niere spielt eine wichtige Rolle bei der Regulation des Elektrolyt- und Wasserhaushalts, des Blutdrucks und des Säure-Basen Haushalts. Die Filterstrukturen an der Niere bestimmen darüber, welche Substanzen aus dem Blut in den Primärharn gelangen. Plasmaproteine und Blutzellen passieren die Filterstrukturen nur in verschwindend geringen Mengen. Viele für den Körper wichtige Substanzen, z. B. Glucose, Aminosäuren, Elektrolyte und Wasser gelangen zwar in den Primärharn, werden aber nach der Filtration mehr oder weniger vollständig zurück ins Blut transportiert. Essentiell ist die Nierenfunktion für die Ausscheidung harnpflichtiger Substanzen, die im Metabolismus entstehen oder als Fremdstoffe in den Körper aufgenommen werden. Viele Arzneistoffe werden über die Niere aus dem Körper eliminiert. Deshalb kann bei eingeschränkter Nierenfunktion eine Dosisanpassung erforderlich sein. Andererseits ist die Niere Angriffspunkt diuretisch wirkender Pharmaka, die z. B. häufig bei Bluthochdruck zur Anwendung kommen. Die Niere ist auch Bildungsort von Hormonen wie Calcitriol, das die Ca^{2+}-Homöostase des Körpers beeinflusst oder Erythropoietin, das die Bildung roter Blutkörperchen stimuliert.

33.1 Aufbau der Niere und Harnwege

In der Niere wird der Primärharn als Ultrafiltrat des Blutes gebildet. Bei der Passage durch die Nephrone der Niere werden durch zahlreiche Transportprozesse sowohl Zusammensetzung als auch Volumen stark verändert. Die ableitenden Harnwege haben in erster Linie Transport- bzw. Speicherfunktion. Die perfekte Anpassung an diese Aufgaben zeigt sich in der makroskopischen und mikroskopischen Anatomie der einzelnen Abschnitte.

Aufgaben der Niere: Ausscheidung harnpflichtiger Substanzen, Regulation von Wasser- und Elektrolythaushalt und Blutdruck sowie Hormonproduktion

33.1.1 Makroskopischer Aufbau der Niere

Nieren und entsprechend auch die Harnleiter sind paarig angelegt. Die Nieren haben eine relativ hohe Funktionsreserve, d. h. sollte aufgrund einer Erkrankung die operative Entfernung einer Niere notwendig sein, muss dies nicht zwangsläufig zu einer Einschränkung der Nierenfunktion führen.

Lage, Form und Größe

Die Nieren liegen unterhalb des Zwerchfells und haben bohnenförmige Gestalt. Die konkave Krümmung weist zur Wirbelsäule. An dieser Seite befindet sich die Nierenpforte (Hilus), die die Ein- bzw. Austrittsstelle für die Nierenarterie, die Nierenvene, Lymphgefäße, Nerven und den Harnleiter (Ureter) darstellt. Die Länge einer Niere liegt zwischen 10 und 12 cm, das Gewicht zwischen 120 und 200 g. Zum Schutz sind die Nieren in Fettgewebe eingebettet.

Nierenpforte = Hilus

Harnleiter = Ureter

Struktur der Niere

Jede Niere ist in eine feste Kapsel aus Bindegewebe gehüllt (○ Abb. 33.1). Darunter liegen die Nierenrinde und das Nierenmark. Das Mark ist in 8–12 abgegrenzte pyramidenförmige Lappen unterteilt. Diese verengen sich in Richtung zur Nierenpforte zu den **Papillen**. Hier wird der Harn von den **Nierenkelchen** aufgenommen und gelangt zum Nierenbecken.

Rinde und Mark

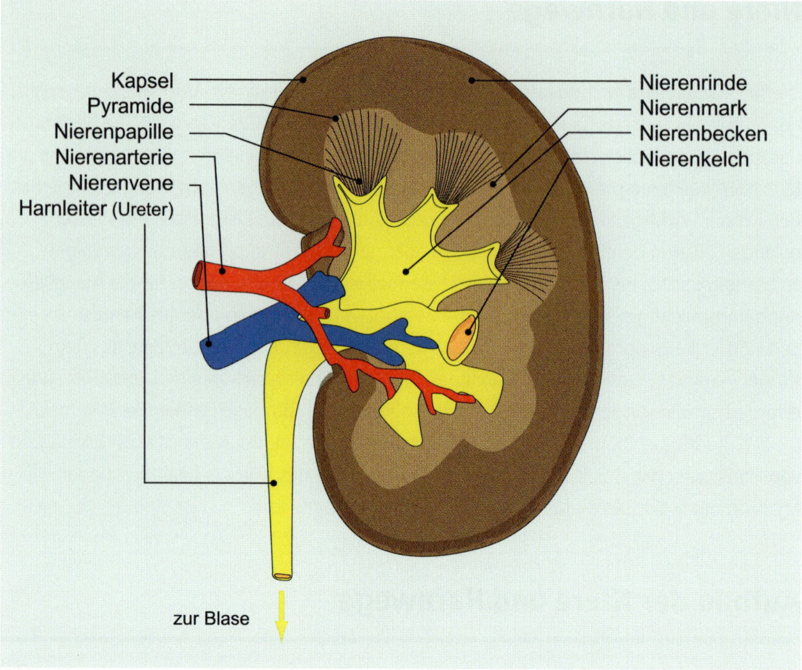

○ Abb. 33.1 Längsschnitt durch eine Niere. Im oberen Teil der Abbildung ist zu erkennen, dass die pyramidenförmigen Lappen im Mark eine feine Streifung aufweisen, die durch die hier lang ziehenden Nierentubuli zustande kommt. Die Glomeruli liegen in der Rinde. Die Region, an der die Blutgefäße und der Harnleiter in die Niere münden, bezeichnet man als Nierenpforte oder Hilus. Im unteren Teil der Abbildung ist zu erkennen, wie die Blutgefäße sich verästeln und durch Mark und Rinde ziehen.

33.1.2 Aufbau des Nephrons

Nephron: Nierenkörperchen + Tubulusapparat

Das Nephron bildet die kleinste funktionelle Einheit der Niere und besteht aus Nierenkörperchen und Tubulusapparat. Jede Niere besitzt etwa 1 Million Nephrone.

Bau des Nierenkörperchens

Nierenkörperchen: Glomerulus + Bowmankapsel

Das Nierenkörperchen besteht aus dem Glomerulus und der Bowmankapsel. Der **Glomerulus** ist ein Kapillarknäuel. Das zuführende Gefäß bezeichnet man als **Vas afferens**, das abführende als **Vas efferens**. Der Glomerulus wird von der aus Epithelzellen gebildeten Bowmankapsel umschlossen (○ Abb. 33.2). Aus den Glomeruluskapillaren wird der Harn als Ultrafiltrat in den Raum der Bowmankapsel abgepresst und von dort in den Tubulusapparat geleitet. Die Glomeruli sind in der Nierenrinde lokalisiert.

Bau des Tubulusapparats

Tubulusapparat: proximaler Tubulus, Henle-Schleife, distaler Tubulus, Sammelrohr

An den Glomerulus schließt sich der proximale Tubulus an (○ Abb. 33.2 oben). Der proximale Tubulus geht in die haarnadelförmige Henle-Schleife über, die das Verbindungsstück zum distalen Tubulus darstellt. Jeder Tubulus mündet in einem Sammelrohr, wobei ein Sammelrohr den Harn aus mehreren Tubuli aufnimmt. Das Tu-

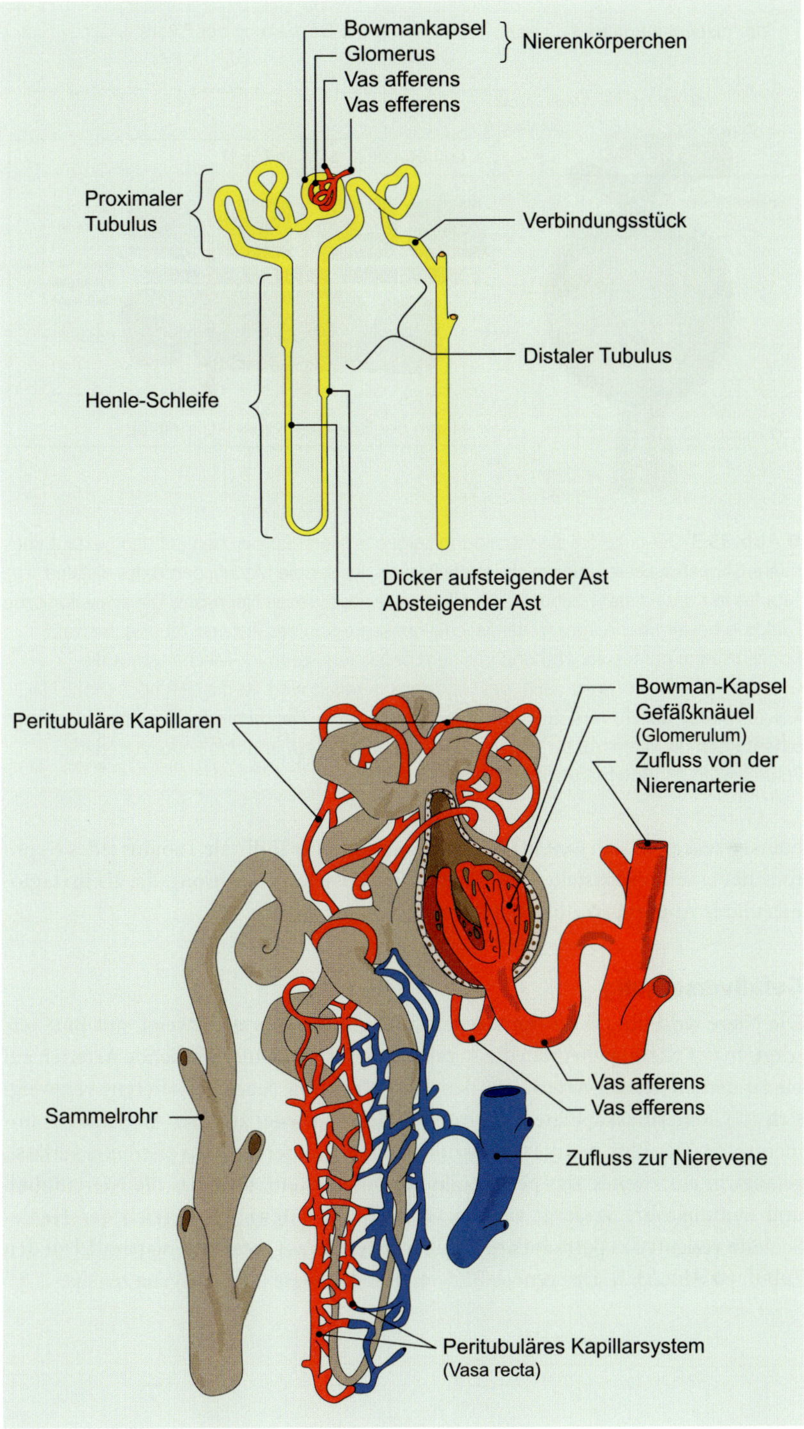

Abb. 33.2 Schematische Darstellung eines Nephrons und der Blutgefäßversorgung. Der obere Teil der Abbildung zeigt das Nierenkörperchen mit Glomerulus und der den Glomerulus umgebenden Bowmankapsel sowie den Tubulusapparat mit den einzelnen charakteristischen Abschnitten. Der untere Teil zeigt die Blutversorgung. Jeder Glomerulus wird durch ein Vas afferens versorgt, das sich in die Glomeruluskapillaren aufspaltet. Diese laufen dann im Vas efferens wieder in einer Arteriole zusammen. An dieses schließt sich ein zweites Kapillarsystem an, das peritubuläre Kapillarsystem, welches die Tubuli versorgt. Erst dort erfolgt der Übergang in das venöse System (blau).

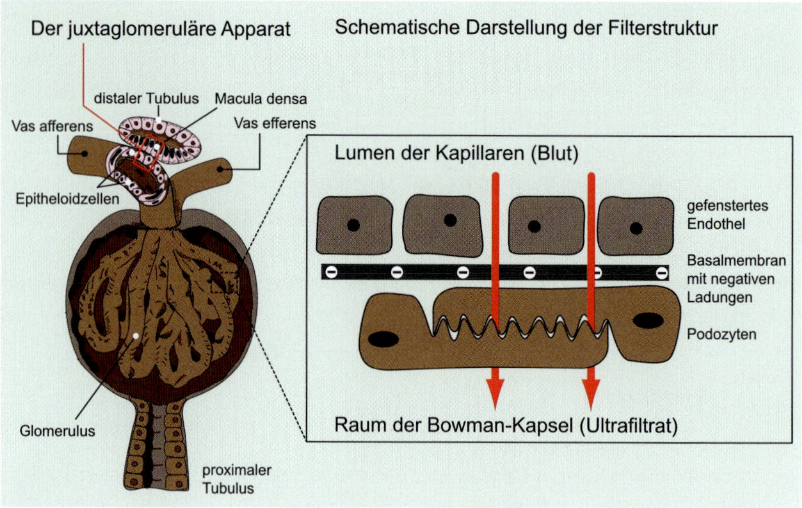

○ Abb. 33.3 Der linke Teil der Abbildung zeigt das Nierenkörperchen mit dem juxtaglomerulären Apparat. Dieser kennzeichnet die Region, an der die Macula densa des distalen Tubulus in Kontakt steht mit dem Vas afferens seines eigenen Nephrons. Die physiologische Funktion besteht darin, dass in der Macula densa-Region des distalen Tubulus die NaCl Konzentration gemessen wird und in einem negativen Feedback-Mechanismus die Glomeruläre Filtrationsrate (GFR) des Nephrons geregelt wird. Ist die GFR hoch (hohe NaCl Konzentration distal), wird sie gedrosselt und vice versa. Der rechte Teil der Abbildung zeigt schematisch die Filterstruktur mit Endothel, Basalmembran und den Podozyten der Epithelzellen der Bowmankapsel.

bulussystem zieht sich weit in das Nierenmark. Der frühdistale Tubulus jedes Nephrons hat eine Kontaktstelle zum Glomerulus desselben Nephrons, die als **juxtaglomerulärer Apparat** (○ Abb. 33.3 links) bezeichnet wird.

Gefäßversorgung

Zwei hintereinander geschaltete Kapillarsysteme: Glomeruluskapillaren und peritubuläres Kapillarsystem

Die Niere wird über die Arteria renalis, die von der Aorta abzweigt, mit Blut versorgt. In der Niere spaltet sich die A. renalis in immer kleiner werdende Arterien auf bis zu den afferenten Arteriolen, den Vasa afferentia. Jedes Vas afferens verzweigt sich zu Glomeruluskapillaren, die im Vas efferens wieder zu einer Arteriole zusammentreten. Das Blut, das die Glomeruluskapillaren über die Vasa efferentia verlässt, gelangt in ein zweites, das peritubuläre Kapillarsystem, über das die Nierentubuli und Sammelrohre versorgt werden (○ Abb. 33.2 unten). Im Bereich der Henle-Schleife verläuft das peritubuläre Kapillarsystem (Vasa recta) streng parallel zu den Tubuli (○ Abb. 33.2). Das venöse Blut verlässt die Niere über die Vena renalis.

Ableitende Harnwege

33.1.3

Die ableitenden Harnwege beginnen an den Nierenpapillen mit der Einmündung der Sammelrohre in das Nierenbecken.

Harnleiter (Ureter)

Die beiden Harnleiter ermöglichen den Abfluss des Harns aus dem Nierenbecken zur Harnblase. Peristaltische Kontraktionen der glatten Muskulatur befördern den Harn in Richtung Blase. Die Harnleiter münden auf der dorsalen (zum Rücken gerichteten) Seite der Harnblase. Die Eintrittsstellen der Harnleiter können durch Schleimhautfalten verschlossen werden, um einen Rückfluss des Harns in die Ureter zu verhindern.

Harnblase

Harnröhre = Urethra

Die Harnblase ist ein Hohlorgan, dessen Wandschichten hauptsächlich aus glatten Muskelzellen bestehen. Zur Lage siehe Kap. 36.1 bei Fortpflanzungsorganen. An der Austrittsstelle der **Harnröhre** befinden sich ein aus glatter Muskulatur bestehender, innerer Schließmuskel und ein aus quergestreifter Muskulatur bestehender, äußerer Schließmuskel. Der Beginn der Blasenentleerung (Miktion) kann willentlich gesteuert werden; die weiteren Vorgänge laufen reflexartig ab (Miktionsreflex). Der Harndrang wird über den Füllungszustand der Blase reguliert, der über Dehnungsrezeptoren in der Blasenwand gemessen wird. Ab einem bestimmten Füllungsvolumen steigt die Frequenz der von den Dehnungsrezeptoren ausgehenden Aktionspotentiale so stark an, dass Harndrang ausgelöst wird. Die Blasenentleerung erfolgt aber erst, wenn die zentral gesteuerte Hemmung des Miktionsreflexes aufgehoben wird.

Blasenentleerung = Miktion

Harnröhre (Urethra)

Die Harnröhre ist beim Mann mit ca. 20 cm erheblich länger als bei der Frau. Beim Mann wird der obere Teil der Harnröhre von der Prostata umschlossen (○ Abb. 36.3). Hier münden auch die Spritzkanälchen in die Urethra, die ab hier Transportweg für Ejakulat und Harn ist. Bei der Frau ist die Harnröhre nur etwa 5 cm lang.

Praxisbezug

Die Kürze der Harnröhre ist ein Grund dafür, warum Frauen wesentlich öfter als Männer unter Infektionen der ableitenden Harnwege leiden, da das Eindringen von Keimen, besonders Darmbakterien, dadurch begünstigt wird.

Merke

Nieren sind paarig angelegte Organe, die sich in Rinde und Mark gliedern. Das Nephron ist die kleinste funktionelle Einheit in der Niere, in der die Harnbildung stattfindet. Es besteht aus Nierenkörperchen und Tubulusapparat. Der Harn aus mehreren Nephronen gelangt in ein Sammelrohr und über die Papillen und Nierenkelche in das Nierenbecken. Über den Harnleiter (Urete**r** mit »**e**« wie endogen) wird der Harn zur Blase transportiert, die ein Speicherreservoir darstellt. Der Harn wird über die Harnröhre (Urethr**a** (mit »**a**« wie nach außen führend) ausgeschieden.

33.2 Primärharnbildung

Unter **Primärharn** versteht man das **Ultrafiltrat**, das aus den Glomeruluskapillaren in den Raum der Bowmankapsel abgepresst wird. Die Menge an Primärharn, die vom menschlichen Organismus pro Tag gebildet wird, beläuft sich auf ungefähr 180 l.

33.2.1 Durchblutung und Filtrationsdruck

Um der Aufgabe gerecht zu werden, die Elektrolyt-, pH- und Wasserbilanz des Körpers aufrechtzuerhalten und Fremdstoffe auszuscheiden, muss die Niere sehr gut durchblutet sein. Die Primärharnbildung selbst ist abhängig von der Druckdifferenz zwischen Glomeruluskapillaren und Bowmankapsel.

Renaler Blut- und Plasmafluss

Die Niere ist mit einem Viertel des Herzzeitvolumens eines der am besten durchbluteten Organe.

Der renale Blutfluss beträgt ungefähr 1,2 l/min, d. h. unter Ruhebedingungen strömen ungefähr 25 % des Herzminutenvolumens durch die Niere. Die Nierenrinde, in der die Glomeruli liegen, ist wesentlich besser durchblutet als das Nierenmark. Im Gegensatz zu anderen Organen bleibt die Durchblutung der Niere auch dann recht konstant, wenn das Herzminutenvolumen bei körperlicher Arbeit ansteigt. Ebenso erfolgt die Nierendurchblutung über einen weiten Bereich unabhängig vom Blutdruck, d. h. dass bei einem mittleren Blutdruck zwischen 80 und 180 mmHg die Nierendurchblutung nahezu unverändert bleibt (Kap. 33.2.3, Autoregulation). Der renale Plasmafluss lässt sich als Produkt aus dem Hämatokrit (Kap. 31.1.3) und dem renalen Blutfluss errechnen. Bei einem Hämatokrit von 0,45 ergibt sich ein renaler Plasmafluss von ca. 650 ml/min.

Effektiver Filtrationsdruck

Der effektive Filtrationsdruck ist die treibende Kraft für die Filtration.

Die treibende Kraft für die Filtration an einer Kapillare und damit auch an den Kapillaren der Glomeruli ist der effektive Filtrationsdruck P_{eff}. Die Filtration wird angetrieben durch den hydrostatischen Druck (Blutdruck) in den Kapillaren (P_{Kap}), der ca. 48 mmHg beträgt. Der Filtration entgegen wirkt der hydrostatische Druck in der Bowmankapsel (P_{Bow}) und der kolloidosmotische Druck in den Kapillaren (τ_{Kap} = onkotischer = kolloidosmotischer Druck), der durch die Eiweiße erzeugt wird, die die Kapillaren nicht verlassen. Der kolloidosmotische Druck in der Bowmankapsel ist vernachlässigbar, da hier kaum Proteine vorliegen. Damit ergibt sich für den effektiven Filtrationsdruck:

$$\mathbf{P_{eff} = P_{Kap}\ (48\,mmHg) - P_{Bow}\ (13\,mmHg) - \tau_{Kap}\ (25\,mmHg) = 10\,mmHg}$$

Entlang einer Kapillare nimmt τ_{Kap} zu, da Wasser und kleine Moleküle filtriert werden, die Proteine aber zurückbleiben. Dies bedeutet, dass in Längsrichtung der Kapillaren vom Vas afferens zum Vas efferens der effektive Filtrationsdruck abnimmt.

33.2.2 Glomeruläre Filtration

Die Struktur des glomerulären Filters bestimmt maßgeblich die Zusammensetzung des Primärharns. Die glomeruläre Filtrationsrate gibt an, wie viel Primärharn pro Zeiteinheit gebildet wird und ist ein wichtiger Parameter zur Beurteilung der Nierenfunktion.

Filterstruktur

Das glomeruläre Filter besteht aus 3 Schichten: den Endothelzellen der Kapillaren, der darunter liegenden Basalmembran und dem Epithel der Bowmankapsel (○ Abb. 33.3). Die Epithelzellen (Podozyten) bilden Fußfortsätze, die miteinander verzahnt sind und Schlitze bilden. Diese Schicht bildet die feinste Filterstruktur. Die Poren des Kapillarendothels sind vergleichsweise recht durchlässig; Proteine werden aber hier schon weitestgehend zurückgehalten. Außerdem tragen die Basalmembran und die Podozyten negative Ladungen, was den Durchtritt negativ geladener Proteine zusätzlich erschwert.

Glomeruläres Filter: Endothelzellen, Basalmembran, Podozyten

Freie und eingeschränkte Filtration

Kleine Moleküle (Elektrolyte, Glucose, Wasser) bis zu einem Molekulargewicht von 5 kD gelangen ohne jede Einschränkung durch das Filter, d. h. sie werden frei filtriert und treten im Primärharn zunächst in der gleichen Konzentration auf wie im Blut. Je größer ein Molekül, desto mehr wird sein Durchtritt durch das Filter durch die Porengröße der Filterstruktur beschränkt. Serumalbumin mit einem Molekulargewicht von knapp 70 kD wird nur in verschwindend geringer Menge filtriert. Behindert wird die Filtration auch bei Stoffen, die im Plasma an Proteine gebunden sind, wie z. B. Ca^{2+}.

Je größer ein Molekül, desto mehr ist seine Filtration eingeschränkt.

Praxisbezug

●●

Proteinbindung spielt bei vielen Arzneistoffen eine große Rolle, d. h. sie werden renal langsamer eliminiert, als man auf Grund ihrer Molekülgröße erwarten würde.

Glomeruläre Filtrationsrate

Für jede Substanz, die im Plasma enthalten ist, kann man die Clearance bestimmen. Die Clearance (Klärwert) eines Stoffes gibt an, wie groß das Plasmavolumen ist, das pro Zeiteinheit von einem Stoff befreit wird. Die aus dem Plasma entfernte Menge eines Stoffes (Konzentration im Plasma $K_P \cdot$ Volumen Vol_P) muss gleich der im Endharn ausgeschiedenen Menge sein (Konzentration im Harn $K_H \cdot$ Volumen Vol_H). Wenn man diese Formel nach Vol_P auflöst, erhält man das Plasmavolumen, das pro Zeiteinheit von einem Stoff befreit wurde und damit die Clearance.

Clearance

$$K_P \cdot Vol_P = K_H \cdot Vol_H \; Vol_P = K_H\,(g/l) \cdot Vol_H\,(ml/min) \,/\, K_P\,(g/l) =$$
$$= \text{Clearance; Dimension: ml/min}$$

Normalerweise wird die Konzentration eines Stoffs vom Primärharn bis zum Endharn durch Transportprozesse im Tubulus wie Sekretion und Resorption verändert. Bei Stoffen, die ausschließlich frei filtriert werden und keinen weiteren Transportprozessen unterliegen, ist die Menge, die aus dem Blut entfernt wird, nicht nur gleich der Menge im Endharn, sondern auch gleich der Menge im Primärharn. Dies bedeutet, dass für einen Stoff, der frei filtriert wird und weder resorbiert noch sekretiert wird, die Clearance gleich der glomerulären Filtrationsrate (GFR) ist.

$$GFR = K_H \cdot Vol_H \,/\, K_P (ml/min)$$

GFR = 120 ml/min

Inulin und Kreatinin können zur Bestimmung der GFR herangezogen werden. Sie sind frei filtrierbar, werden nicht sekretiert, werden nicht reabsorbiert, werden nicht metabolisiert und sind nicht toxisch.

Die GFR beträgt beim gesunden Erwachsenen ca. 120 ml/min oder 180 l/Tag. Stoffe, mit denen sich die GFR bestimmen lässt, dürfen natürlich auch nicht toxisch sein oder auf dem Weg durch das Tubuluslumen metabolisiert werden. Stoffe, die diese Bedingungen erfüllen, sind Inulin und Kreatinin. Inulin wird nicht im Körper gebildet und muss zur Bestimmung der GFR infundiert werden. Einfacher ist die GFR-Bestimmung mit dem körpereigenen Kreatinin, das im Muskelstoffwechsel aus Kreatinphosphat entsteht. Obwohl Kreatinin die Kriterien für eine Substanz zur Messung der GFR nicht ganz ideal erfüllt, wird bei Routinemessungen der renalen Filtrationsleistung die Kreatininclearance bestimmt.

Praxisbezug

Bei erniedrigter Kreatininclearance muss bei renal eliminierten Arzneistoffen eventuell die Dosis reduziert werden. In diesem Fall dient die Kreatininclearance als Maß zur Beurteilung der Dosisanpassung. Zu beachten ist, dass bei älteren Patienten die Kreatininclearance in der Regel verringert ist.

33.2.3 Autoregulation der Niere

Nierendurchblutung und glomeruläre Filtrationsrate sind über einen weiten Bereich unabhängig von Schwankungen des systemischen Blutdrucks (○ Abb. 33.4). Erst wenn der mittlere Blutdruck unter 80 mmHg sinkt, nehmen Nierendurchblutung und GFR deutlich ab (○ Abb. 33.4 C). Diese Fähigkeit der Niere, die Primärharnbildung über einen weiten Blutdruckbereich konstant zu halten, wird als Autoregulation bezeichnet. Zwei wichtige Mechanismen, die daran beteiligt sind, sind tubuloglomerulärer Feedback und Bayliss-Effekt.

Tubuloglomerulärer Feedbackmechanismus (TGF)

Im juxtaglomerulären Apparat (○ Abb. 33.3 oben) tritt der distale Tubulus im Bereich der Macula densa-Region in Kontakt mit dem Glomerulus. In der Macula densa-Region wird die luminale NaCl-Konzentration gemessen. Sie steigt an, wenn die GFR zunimmt, weil die schnellere Strömung zu einer geringeren Passagezeit im aufsteigenden Teil der Henle-Schleife und damit zu einer geringeren Rückresorption von NaCl führt. Eine erhöhte NaCl-Konzentration an der Macula densa bewirkt eine Konstriktion des Vas afferens am Glomerulus des selben Nephrons und damit eine Verringerung der glomerulären Filtrationsrate (Feedback). Der genaue Mechanismus ist noch nicht geklärt. Als ziemlich gesichert gilt eine Beteiligung von Adenosin beim TGF, aber es wird auch eine Reihe anderer Substanzen diskutiert, z. B. Angiotensin II und NO.

Bayliss-Effekt

Steigt der systemische Blutdruck an, reagiert das Vas afferens mit einer Vasokonstriktion. Man bezeichnet diesen Bayliss-Effekt auch als **myogene Reaktion** (Kap. 30.1.1). Durch die Drosselung des Durchmessers des Vas afferens bei Blutdruckerhöhung bleibt die Durchblutung der Glomeruluskapillaren konstant.

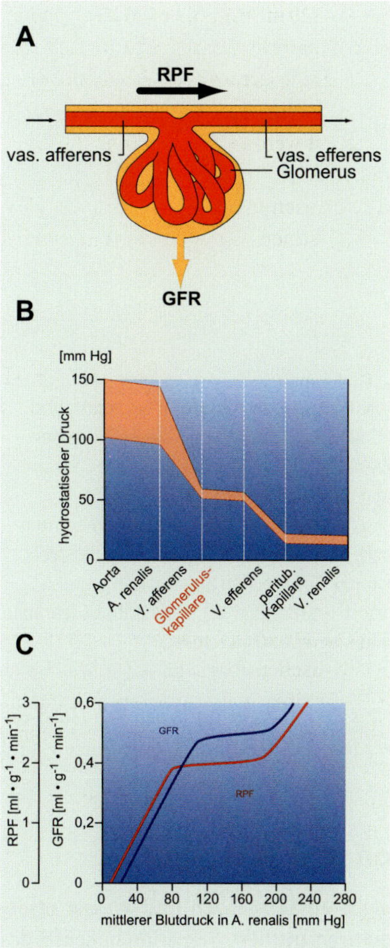

Abb. 33.4 Autoregulation der Nierendurchblutung bedeutet, dass GFR und RPF (renaler Plasmafluss) über einen weiten Bereich des Blutdrucks konstant bleiben (**C**). Erreicht wird dies über Regulation der Gefäßdurchmesser von Vas afferens und Vas efferens (**A**). **B** zeigt, dass der Druck entlang der afferenten und der efferenten Arteriole stark abnimmt, aber entsprechend dem Autoregulationsmechanismus entlang der Glomeruluskapillaren konstant bleibt. Dies garantiert eine kontinuierliche Primärharnbildung, die somit erst bei extremen Druckabnahmen zum Erliegen kommt.

Merke

Von den Glomeruluskapillaren wird der Harn in den Raum der Bowmankapsel filtriert. Die Filterstruktur bestimmt darüber, welche Substanzen in den Primärharn gelangen. Treibende Kraft für die Filtration ist der effektive Filtrationsdruck. Die sehr gute Durchblutung der Niere sorgt für eine optimale Ausscheidung harnpflichtiger Substanzen. Die Durchblutung ist weitgehend unabhängig von Schwankungen des Blutdrucks, was durch Autoregulationsmechanismen erreicht wird.

Vom Primärharn zum Endharn 33.3

Von den 180 l, die pro Tag als Primärharn gebildet werden, werden nur etwa 1,5 l ausgeschieden. Die Epithelzellen der Nierentubuli vollbringen also enorme Transportleistungen, um Volumen und Zusammensetzung des Endharns zu regulieren. Eine Mindestmenge an Endharn muss täglich produziert werden, da mit ihm harn-

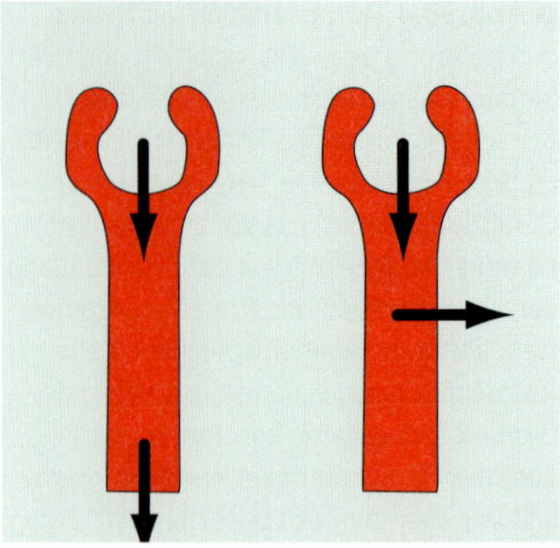

○ Abb. 33.5 Die Abbildung zeigt im Überblick die Prozesse der Filtration, Sekretion und Resorption. Für jede einzelne Substanz bestimmt das Zusammenwirken dieser Prozesse über ihre Clearance. Wird eine Substanz ausschließlich filtriert, so entspricht ihre Clearance der glomerulären Filtrationsrate, wie dies für Inulin der Fall ist. Wird sie vollständig rückresorbiert, ist ihre Clearance Null (Beispiel Glucose), wird sie während einer Nierenpassage vollständig sekretiert, so ist ihre Clearance gleich dem renalen Plasmafluss (Beispiel Paraaminohippursäure, keine körpereigene Substanz). Die meisten Substanzen werden neben der Filtration sowohl sekretiert als auch resorbiert (Beispiel K^+), sodass ihre Clearance je nach Anteil der einzelnen Prozesse größer 0 und kleiner 650 ml/min ist.

pflichtige Substanzen, d. h. Substanzen, die aus dem Körper nur über den Harn eliminiert werden können, ausgeschieden werden. Harnpflichtige Substanzen sind z. B. Harnstoff, Harnsäure und Kreatinin.

33.3.1 Proximaler Tubulus: Resorption und Sekretion

Clearance größer als GFR: Sekretion
Clearance kleiner als GFR: Resorption

Im proximalen Tubulus werden große Mengen an Substanzen und Wasser resorbiert, d. h. vom Tubuluslumen zurück ins Blut transportiert. Sekretion bedeutet das Gegenteil, die aktive Ausscheidung einer Substanz aus dem Blut ins Tubuluslumen. Die Resorption bzw. Sekretion eines Stoffs beeinflusst seine Clearance. Wird ein Stoff zusätzlich zur Filtration aus dem Blut ins Lumen sekretiert, so steigt seine Clearance auf höhere Werte als bei reiner Filtration, d. h. die Clearance für solch einen Stoff wird höher als die GFR (○ Abb. 33.5). Der maximale Clearancewert wird erreicht, wenn während einer Nierenpassage ein Stoff durch Filtration und Sekretion vollständig aus dem Blut entfernt wird. Das bedeutet, der Maximalwert für die Clearance eines Stoffs liegt beim renalen Plasmafluss von ca. 650 ml/min (siehe Paraaminohippursäureclearance in ○ Abb. 33.5). Wird ein Stoff nach der Filtration resorbiert, so wird seine Clearance kleiner als die GFR, da filtrierte Substanz zurück ins Blut gelangt. Der niedrigste Wert für die Clearance ist 0 ml/min, wenn ein Stoff vollständig resorbiert wird, wie dies z. B. bei Glucose der Fall ist (○ Abb. 33.5).

Transport von Elektrolyten

Im proximalen Tubulus werden in großem Umfang Elektrolyte resorbiert.

Die Resorption von Elektrolyten im proximalen Tubulus erfolgt z. T. transzellulär (durch die Zelle) und z. T. parazellulär (durch die Schlussleisten zwischen den Zellen). Der Na^+-Transport wird angetrieben durch die Na^+/K^+-ATPase in der basolateralen Membran. Zusätzlich verlässt Na^+ die Zelle über die basolaterale Membran

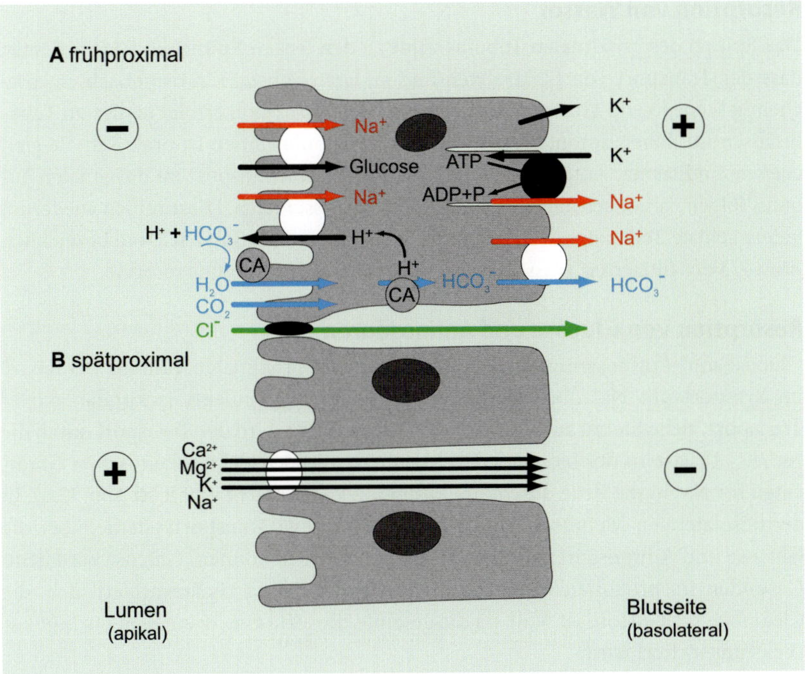

Abb. 33.6 Transportprozesse im proximalen Tubulus. **A** Frühproximal: Transzelluläre Na^+-Resorption. Die Na^+/K^+-ATPase in der basolateralen Membran schafft die Triebkraft für den Na^+-Einstrom über die luminale Membran. Andere Substanzen werden im Cotransport mit Na^+ in die Zelle ein- oder aus ihr heraus geschleust, z. B. Na^+/Glucose Symport oder Na^+/H^+-Antiport. Die Carboanhydrase (CA) bildet aus dem HCO_3^- und H^+ im Lumen H_2und CO_2, das in die Zelle aufgenommen wird und dort wieder in H^+ und HCO_3^- gespaltet wird. Zusammen mit HCO_3^- kann Na^+ über die basolaterale Membran die Zelle entgegen dem elektrochemischen Gradienten für Na^+verlassen, was den transepithelialen Transport von Na^+zusätzlich begünstigt. Cl^- kann parazellulär aufgrund des lumennegativen Potentials vom Lumen zur Blutseite gelangen. Der Massentransport von Elektrolyten zieht osmotisch Wasser nach. **B** Spätproximal: Parazelluläre Kationenresorption. Im weiteren Verlauf des proximalen Tubulus findet eine Potentialumkehr statt. Das jetzt lumenpositive Potential treibt Kationen wie Na^+, K^+, Mg^{2+} und Ca^{2+} parazellulär zur Blutseite. Auch der parazelluläre Elektrolyttransport zieht osmotisch Wasser nach.

im Cotransport mit Hydrogencarbonat. Luminal gelangt Na^+ über verschiedene sekundär aktive Transporter in die Zelle, wie z. B. Na^+/H^+-Austauscher oder im Symport mit Glucose, Aminosäuren, Phosphat, Sulfat, u. v. m. (Abb. 33.6 A). Durch die frühproximale transzelluläre Resorption von Na^+ und anderen Substanzen entsteht ein osmotischer Gradient, der Wasser nach sich zieht. Frühproximal erzeugt der transzelluläre Na^+-Transport ein schwaches transepitheliales (d. h. zwischen Lumen und Blutseite der Zelle) lumennegatives Potential (Abb. 33.6 A). Deshalb kann Cl^- parazellulär folgen. Spätproximal entsteht durch den Cl^--Transport ein lumenpositives Potential (Potentialumkehr), sodass hier Kationen wie Na^+, Ca^{2+}, Mg^{2+} und K^+ parazellulär resorbiert werden können (Abb. 33.6 B). Im proximalen Tubulus findet auch Sekretion statt, z. B. von H^+ und organischen Säuren und Basen. Diese Transporter werden teilweise auch für die Sekretion von Arzneistoffen benutzt.

Resorption von Wasser

Im proximalen Tubulus folgt Wasser osmotisch den resorbierten Elektrolyten = isotone Resorption

Das Epithel des proximalen Tubulus zählt zu den lecken Epithelien. Das bedeutet, dass der Transport von Elektrolyten und anderen Substanzen osmotisch entsprechende Mengen von Wasser nach sich zieht. Die Resorption erfolgt in diesem Tubulusabschnitt daher isoton; die Osmolarität im Tubuluslumen ist praktisch die gleiche wie im Plasma. Aufgrund der hohen Rate an Stofftransport im proximalen Tubulus folgen osmotisch auch große Mengen an Wasser nach. Diese reißen wiederum kleine gelöste Teilchen mit sich. Dieser Vorgang wird als **Solvent Drag** bezeichnet. Etwa 2/3 des filtrierten Wassers werden im proximalen Tubulus resorbiert.

Resorption von Glucose und Aminosäuren

Glucose und Aminosäuren werden frei filtriert. Im proximalen Tubulus werden sie im Symport mit Na^+ über die luminale Membran geschleust (sekundär aktiver Transport, siehe hierzu auch Kap. 27.1.2). Angetrieben wird der Transport durch die Na^+/K^+-ATPase in der basolateralen Membran, die den elektrochemischen Gradienten für Na^+ in die Zelle durch ihre Pumptätigkeit aufrecht erhält (○ Abb. 33.6). In der basolateralen Membran gibt es Na^+-**un**abhängige Transportsysteme, über die Glucose und Aminosäuren die Zellen wieder verlassen können. Glucose wird beim Gesunden im proximalen Tubulus praktisch vollständig rückresorbiert, d. h. die Clearance für Glucose ist Null, da die gesamte filtrierte Glucosemenge ins Blut zurücktransportiert wird.

Praxisbezug

Die Carrier für den Glucosetransport sind sättigbar, d. h. wenn die Glucosekonzentration im Tubuluslumen einen bestimmtem Wert (ca. 10 mmol/l = Nierenschwelle) überschreitet, wird nicht mehr alles rückresorbiert. Das ist der Grund, warum bei Diabetikern mit hoher Blutglucosekonzentration Glucose im Harn auftritt. Die im Harn verbleibende Glucose ist osmotisch wirksam und es kommt so zu einer Diurese.

33.3.2 Henle-Schleife und Harnkonzentrierung

In der Henle-Schleife wird ein osmotischer Gradient aufgebaut.

In der Henle-Schleife werden weiter Wasser und Elektrolyte resorbiert. Physiologisch gesehen besteht ihre wichtigste Aufgabe aber darin, durch Schaffung eines osmotischen Gradienten die Konzentrierung des Endharns im Sammelrohr zu ermöglichen.

Salz- und Wasserresorption in der Henle-Schleife

Harnkonzentrierung im Gegenstromprinzip

Die Henle-Schleife kann man als zwei miteinander verbundene Röhren betrachten, durch die die Flüssigkeit in unterschiedliche Richtungen strömt. Würde man davon ausgehen, dass eine bestimmte Substanz zunächst in beiden Röhrenschenkeln in gleicher Konzentration vorliegt und dann damit beginnen, die Substanz von dem aufsteigenden Teil des Röhrensystems in den absteigenden zu transportieren, würde sich die Substanz im absteigenden Röhrenteil anreichern. An der Spitze beim Übergang vom absteigenden zum aufsteigenden Teil des Röhrensystems wird die Substanz die höchste Konzentration erreichen, da die Substanz im aufsteigenden Teil

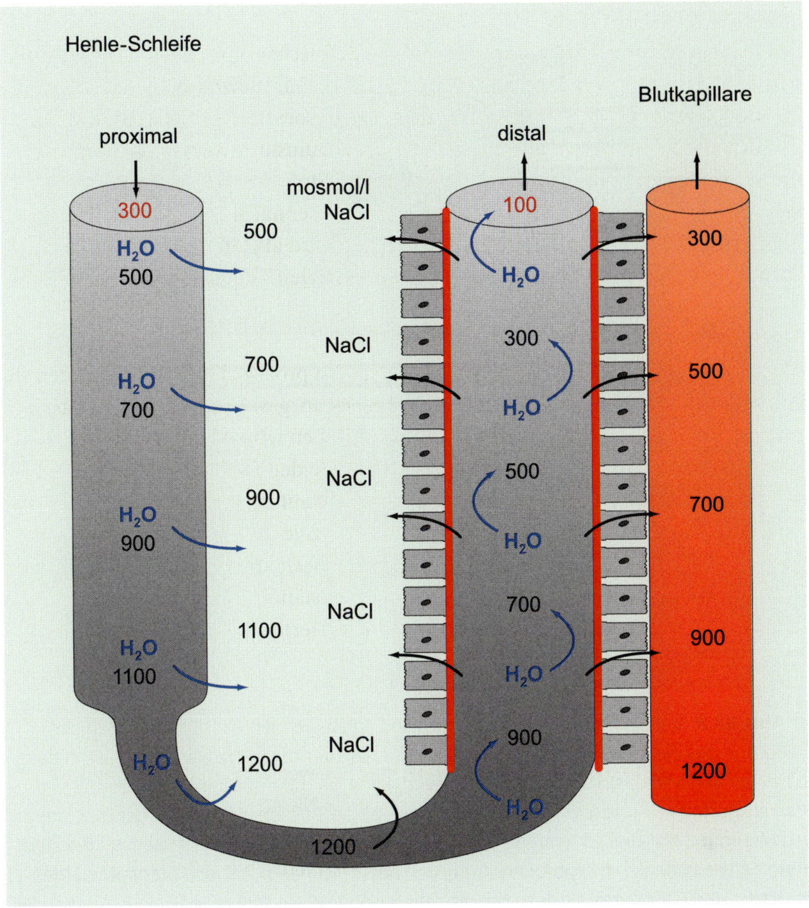

○ Abb. 33.7 Harnkonzentrierung durch das Gegenstromprinzip. Absteigender Teil (links in der Abb.) und aufsteigender Teil (rechts in der Abb.) der Henle-Schleife laufen streng parallel, d. h. die Flüssigkeit bewegt sich im Gegenstrom. Aus dem dicken aufsteigenden Ast wird NaCl aus dem Lumen ins Interstitium transportiert. Wasser kann nicht nachfolgen, da dieser Teil der Henle-Schleife impermeabel für Wasser ist. Die Elektrolyte reichern sich im Interstitium an. Im absteigenden Ast erhöht sich die NaCl Konzentration, weil NaCl vom Interstitium in den absteigenden Teil der Henle-Schleife gelangt und die hohe Elektrolytkonzentration im Interstitium dem absteigenden Ast osmotisch Wasser entzieht. Im absteigenden Ast bewegt sich die Flüssigkeit in Richtung der Spitze der Henle-Schleife, wobei das NaCl immer weiter akkumuliert. An der Spitze wird mit bis zu 1 200 mosmol/l die höchste Konzentration erreicht, da danach der Übergang zum dicken aufsteigenden Ast der Henle-Schleife erfolgt, aus dem bereits wieder Salz heraustransportiert wird. Im aufsteigenden Ast nimmt in Richtung zum distalen Tubulus hin die Konzentration durch den stetigen NaCl-Transport ab und die Flüssigkeit wird sogar hypoton Verdünnungssegment), d. h. die Osmolarität liegt unter 300 mosmol/l.

sofort wieder aus dem Tubulus in Richtung absteigendem Teil transportiert wird. Man bezeichnet ein solches System als Gegenstromprinzip (○ Abb. 33.7), das auch als Mechanismus der Salzkonzentrierung in der Henle-Schleife verwirklicht ist. Im **dicken aufsteigenden Ast** der Henle-Schleife werden durch einen sekundär aktiven

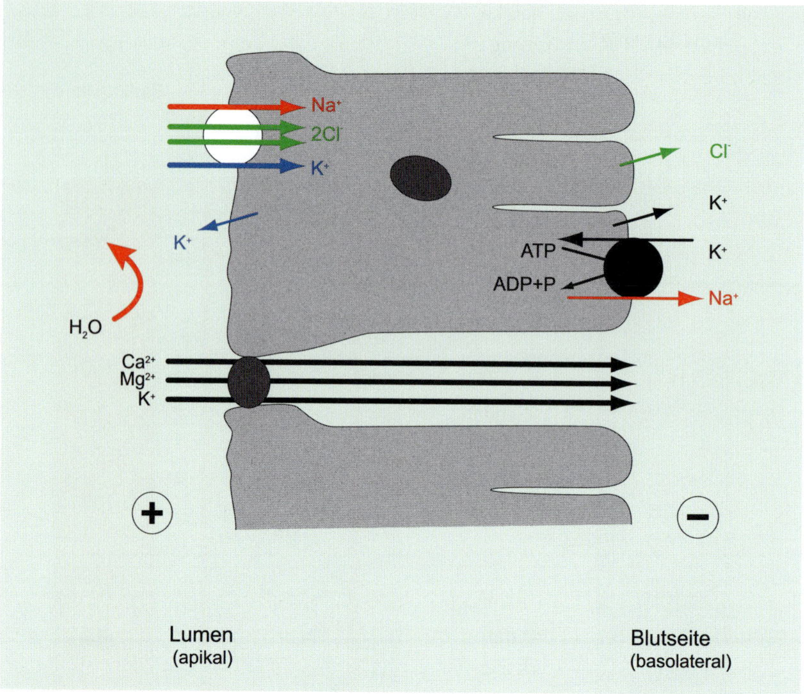

○ Abb. 33.8 Transportmechanismen im distalen aufsteigenden Ast der Henle-Schleife. Aufgrund des elektrochemischen Gradienten für Na^+, der durch die Na^+/K^+-ATPase in der basolateralen Membran aufrechterhalten wird, kann Na^+ über die luminale Membran im Cotransport mit K^+ und 2 Cl^- gelangen. Cl^- verlässt die Zelle über Kanäle in der basolateralen Membran, Na^+ und Cl^- werden hier also transzellulär transportiert. K^+ verlässt die Zelle über Kanäle in beiden Membranen. Aufgrund des im Lumen positiven Potentials werden K^+, Mg^{2+} und Ca^{2+} parazellulär resorbiert. Das Besondere am dicken aufsteigenden Ast der Henle-Schleife ist, dass er für Wasser impermeabel ist, d. h. es erfolgt Elektrolyttransport, ohne dass Wasser osmotisch folgt.

Cotransporter ein Na^+, ein K^+ und zwei Cl^- über die luminale Membran geschleust (○ Abb. 33.8). Na^+ verlässt die Zelle auf der basolateralen Seite über die Na^+/K^+-ATPase, Cl^- über einen Kanal. K^+ rezirkuliert über die luminale Membran. Dadurch entsteht ein relativ hohes lumenpositives transepitheliales Potential von einigen mV, das es ermöglicht, dass parazellulär auch K^+, Mg^{2+}, und Ca^{2+} resorbiert werden. Im Endeffekt werden im aufsteigenden Ast der Henle-Schleife damit Na^+, K^+, Mg^{2+}, Ca^{2+} und Cl^- resorbiert. Der aufsteigende Ast der Henle-Schleife ist impermeabel für Wasser, d. h. Wasser kann nicht osmotisch den transportierten Salzen nachfolgen. Diese reichern sich somit im umgebenden Interstitium an. Zum einen gelangen sie vom Interstitium in den absteigenden Ast der Henle-Schleife und in Blutkapillaren, sodass dort die Elektrolytkonzentration steigt. Zum andern führt die hohe Salzkonzentration im Interstitium dazu, dass dem **absteigenden Ast** der Henle-Schleife osmotisch Wasser entzogen wird, da er gut permeabel für Wasser ist. Dies trägt noch zusätzlich zur Salzkonzentrierung im absteigenden Teil der Henle-Schleife bei. Diese Transportvorgänge spielen sich an jeder der sich gegenüberliegenden Stellen von absteigendem Ast und dickem aufsteigenden Ast der Henle-Schleife ab

(○ Abb. 33.7). Durch die Salzkonzentrierung im absteigenden Ast der Henle-Schleife und durch die Strömung in Richtung zur Spitze hin kommt es dazu, dass im Bereich der Spitze der Henle-Schleife die höchste Osmolarität vorliegt.

Praxisbezug

Durch Hemmung des $Na^+/K^+/2\ Cl^-$-Cotransporters im dicken aufsteigenden Ast der Henle-Schleife kann die Harnkonzentrierung vermindert und somit Harnausscheidung forciert werden. Die sogenannten Schleifendiuretika, die hier ihren Angriffspunkt haben, gehören zu den wirksamsten Vertretern dieser Arzneistoffgruppe.

Merke

Die Henle-Schleife stellt ein Gegenstromprinzip dar, in dem Salze vom aufsteigenden in den absteigenden Ast transportiert werden. Da der aufsteigende Ast der Henle-Schleife für Wasser undurchlässig ist, entsteht dadurch ein osmotischer Gradient, der seine höchste Konzentration an der Spitze der Henle-Schleife aufweist.

Osmotischer Gradient und Harnkonzentrierung

Die Henle-Schleife sorgt also dafür, dass sich ein osmotischer Gradient aufbaut, der sich von der Rinde zum Mark zieht. Durch diesen Gradienten wird ermöglicht, dass dem Harn in den Sammelrohren Wasser entzogen wird und der Mensch einen Harn ausscheiden kann, der stärker konzentriert ist als das Plasma. In der Rinde entspricht die Osmolarität des Harns mit 290 mosmol/l in etwa der des Plasmas; zum Mark hin kann sie bis auf 1200 mosmol/l ansteigen (○ Abb. 33.7). Dieser Gradient bleibt keineswegs nur auf das Lumen der Henle-Schleife beschränkt, sondern bildet sich auch im umgebenden Interstitium und den streng parallel laufenden Vasa recta (peritubuläres Kapillarsystem) aus. Beim Aufbau des Gradienten spielt auch Harnstoff eine entscheidende Rolle, der NaCl teilweise ersetzt. An der Henle-Schleife weist das umgebende Interstitium eine hohe Harnstoffkonzentration auf, sodass Harnstoff ins Lumen des Tubulus strömt. Die anschließenden Tubulusteile sind für Harnstoff impermeabel. Dessen Konzentration steigt aber durch die Wasserresorption weiter an. Erst die Sammelrohre im Bereich der Papillen sind wieder durchlässig für Harnstoff, der wieder ins Interstitium zurück diffundiert. Letztendlich rezirkuliert Harnstoff also zwischen der Henle-Schleife und dem Sammelrohr und trägt somit zur hohen Osmolarität im Nierenmark bei. Im distalen Tubulus bzw. beim Übergang ins Sammelrohr ist der Harn **hypoton** im Vergleich zum Plasma. Die Sammelrohre ziehen aber ins Mark mit der hohen Osmolarität im umgebenden Interstitium. Wenn die Sammelrohre für Wasser permeabel sind, wird der durch die Sammelrohre fließenden Flüssigkeit osmotisch Wasser entzogen (○ Abb. 33.9). Dadurch kann die Osmolarität des Endharns beim Menschen maximal bis auf das Vierfache der Plasmaosmolarität ansteigen und das Endharnvolumen relativ gering gehalten werden. Die Wasserpermeabilität der Sammelrohre wird durch Adiuretin geregelt.

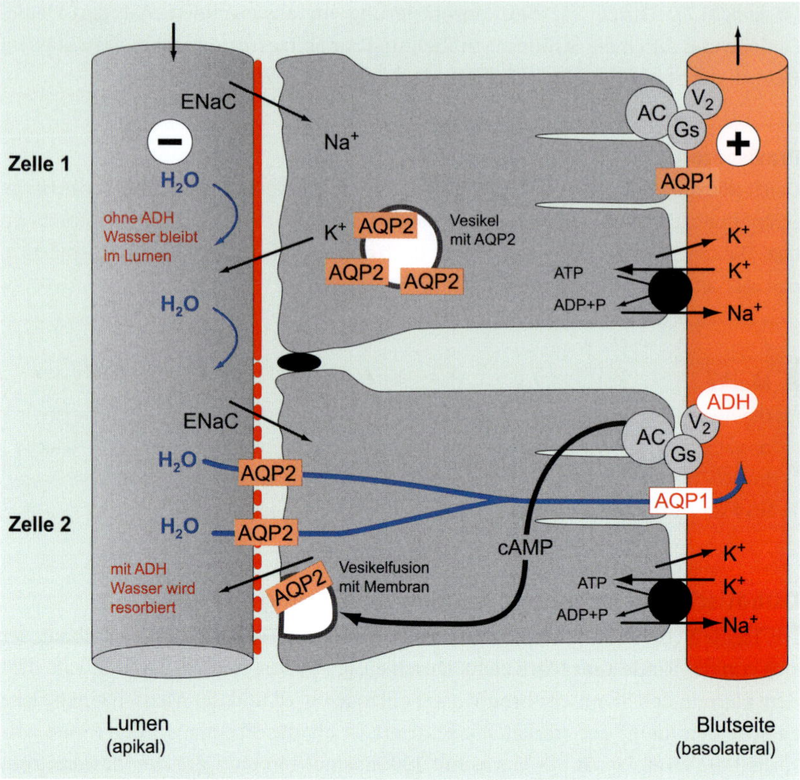

Abb. 33.9 Na^+- und Wasserresorption an Hauptzellen. Im Übergangssegment und im Sammelrohr erfolgt die Na^+-Resorption über Na^+-Kanäle in der luminalen Membran (siehe Zelle 1). Auch hier wird der elektrochemische Gradient für den Eintritt von Na^+ in die Zelle durch die Na^+/K^+-ATPase der basolateralen Membran geschaffen. Der Na^+-Einstrom depolarisiert die Zelle, was zur Folge hat, dass K^+ ausströmt, d. h. Na^+-Resorption und K^+-Sekretion sind eng gekoppelt. Die Sammelrohre ziehen parallel zum osmotischen Gradienten, der sich zwischen Rinde und Mark ausbreitet. Die Wasserpermeabilität der Sammelrohre wird durch Adiuretin (ADH) geregelt. Fehlt Adiuretin, sind sie impermeabel für Wasser, d. h. das in die Sammelrohre gelangte Wasser wird ausgeschieden (siehe Zelle 1). Unter dem Einfluss von ADH werden die Sammelrohre durchlässig für Wasser und dieses kann entsprechend dem osmotischen Gradienten aus dem Sammelrohr gezogen werden. In Anwesenheit von ADH ist folglich die Harnmenge gering und der Harn konzentriert. ADH bindet an V_2-Rezeptoren an der basolateralen Membran (Zelle 2). Der Rezeptor ist G_s gekoppelt, d. h. nach Aktivierung steigt die Aktivität der Adenylatcyclase und es wird vermehrt cAMP gebildet. Dies bewirkt, dass Wasserkanäle (Aquaporine vom Typ 2), die in intrazellulären Vesikeln gespeichert sind, in die luminale Membran eingebaut werden. Dadurch wird die Membran durchlässig für H_2O. Wasser verlässt die Zelle über Aquaporin-1, das ständig in der basolateralen Membran vorhanden ist, und gelangt so zurück ins Blut.
ENaC = epithelial Na^+ channel; AQP = Aquaporin; ADH = Adiuretin

Merke
Der durch das Gegenstromprinzip der Henle-Schleife erzeugte osmotische Gradient zieht sich durch die gesamte Niere von der Rinde zum Mark. Letztendlich dient er dazu, den Sammelrohren osmotisch Wasser zu entziehen.

Regulation des Salz- und Wasserhaushalts durch Hormone

33.3.3

Im **distalen Tubulus** und **Sammelrohr** findet die Regulation der NaCl- und Wasserausscheidung durch Hormone statt. Dies macht natürlich nur an dieser Stelle im Tubulus Sinn, an der das Harnvolumen schon sehr stark eingeschränkt ist und kein Massentransport mehr stattfindet wie im proximalen Tubulus.

Transportprozesse im distalen Tubulus und Sammelrohr

Im distalen Tubulus erfolgt luminal die Resorption von Na^+ und Cl^- über einen Na^+/Cl^--Symporter. Auf der basolateralen Seite wird Na^+ über die Na^+/K^+-ATPase und Cl^- über Kanäle in Richtung Blut transportiert.

In den Hauptzellen sind Na^+-Resorption und K^+-Sekretion eng gekoppelt.

Im Verbindungsstück zwischen distalem Tubulus und Sammelrohr und im Sammelrohr selbst erfolgt die NaCl-Resorption über die Hauptzellen (**o** Abb. 33.9, obere Zelle). Auch in diesen Zellen wird durch die Na^+/K^+-ATPase Na^+ aus den Zellen in Richtung Blut gepumpt und so ein Gradient für den Einstrom von Na^+ in die Zellen geschaffen. In der luminalen Membran der Hauptzellen sind epitheliale Na^+-Kanäle (ENaC = **e**pithelial **Na**$^+$ **c**hannel) lokalisiert. Luminale ENaCs und basolaterale ATPase bewerkstelligen in den Hauptzellen den transzellulären Na^+-Transport. Das Epithel der Hauptzellen ist relativ dicht, d. h. parazellulär kaum durchlässig für Kationen. Der transzelluläre Na^+-Transport führt zur Depolarisation der luminalen Membran und damit zu einem lumennegativen transepithelialen Potential. Die Depolarisation der luminalen Membran treibt K^+ durch luminale K^+-Kanäle aus der Hauptzelle ins Lumen des Verbindungsstücks bzw. Sammelrohrs. Das bedeutet, dass vermehrte Na^+-Resorption über die Hauptzellen immer an eine erhöhte K^+-Sekretion gekoppelt ist und umgekehrt. Das lumennegative Potential fördert außerdem die Cl^--Resorption (nicht eingezeichnet).

Im Verbindungsstück und im Sammelrohr gibt es eingestreut zwischen den Hauptzellen Schaltzellen vom Typ A und Typ B (nicht dargestellt). Typ A sekretiert H^+-Ionen ins Lumen, während Typ B HCO_3^- sekretiert. Welcher Typ der Zellen aktiv ist, hängt davon ab, was für die Regulation des Säure-Basen-Haushalts des Organismus gerade erforderlich ist.

Außerdem gibt es im Sammelrohr spezielle Poren für die Resorption von Wasser und Harnstoff, die entsprechend ihrer Funktion den Namen **Aquaporine** erhalten haben (Kap. 2.1.3). Die Na^+- und Wasserresorption in den Sammelrohren wird hormonell geregelt.

Aldosteron

Aldosteron ist ein Steroidhormon der Nebennierenrinde (siehe Kap. 35.5.1). Stimuli für die Ausschüttung sind Verminderung von Blutdruck und/oder Blutvolumen. Es fördert die Resorption von Na^+ im Übergangsstück und Sammelrohr, indem es die

Aldosteron fördert die Rückresorption von Na^+ und Wasser und die Sekretion von K^+.

Bildung von Proteinen anregt, die an der Na^+-Resorption beteiligt sind, vorwiegend also von Na^+-Kanälen (ENaC) und Na^+/K^+-ATPase (**o** Abb. 33.9, Zelle 1). Vermehrte Na^+-Resorption bedingt, dass auch die Wasserresorption zunimmt, d. h. unter Aldosteroneinwirkung erhöht sich das Blutvolumen und bei lang anhaltender Wirkung steigt der Blutdruck. Da in den Hauptzellen Na^+-Resorption und K^+-Sekretion eng gekoppelt sind (**o** Abb. 33.9), nimmt unter Aldosteroneinwirkung die K^+-Sekretion zu.

Adiuretin

Adiuretin regelt den Einbau von Aquaporinen in die luminale Membran der Zellen der Sammelrohre.

Adiuretin (Antidiuretisches Hormon = ADH) ist ein Peptidhormon, das vom Hypophysenhinterlappen freigesetzt wird (Kap. 35.2.3), wenn die Osmolarität im Plasma steigt oder das Blutvolumen sinkt. Adiuretin dient vorwiegend der Regulation des Wasserhaushalts. Es bindet an den Epithelzellen des Sammelrohrs an V_2-Rezeptoren, die G_s-gekoppelt sind, und über Aktivierung der Adenylatcyclase die cAMP Konzentration in der Zelle erhöhen (**o** Abb. 33.9). Dies führt dazu, dass Aquaporine vom Typ 2 (AQP2), die vorher in intrazellulären Vesikeln gespeichert waren (**o** Abb. 33.9, Zelle 1), in die luminale Zellmembran eingebaut werden (**o** Abb. 33.9, Zelle 2). Das bedeutet, dass die Wasserpermeabilität der luminalen Zellmembran regulierbar ist. In Anwesenheit der Aquaporine (**o** Abb. 33.9, Zelle 2) kann Wasser aus dem Lumen des Sammelrohrs in das hypertone Interstitium (s. o.) übertreten. Damit kann die Konzentration des Harns maximal die Konzentration im Nierenmark erreichen. Fehlen Wasserkanäle (**o** Abb. 33.9, obere Zelle), wird vermehrt verdünnter Harn ausgeschieden.

Praxisbezug

Pathophysiologisch spielt das Fehlen von Wasserkanälen eine Rolle beim Diabetes insipidus, einer Erkrankung, bei der mehr als 15 l Harn pro Tag ausgeschieden werden. Ursachen dafür können eine mangelnde Adiuretinbildung (z. B. durch einen Tumor) oder verminderte Adiuretinwirkung (z. B. bei genetischem Defekt der Aquaporine) sein. Alkohol hemmt die ADH Freisetzung, weshalb beim Konsum von alkoholischen Getränken die Wasserausscheidung größer ist als die Aufnahme, was am nächsten Tag ein verstärktes Durstempfinden (»Nachdurst«) auslöst.

Atriales natriuretisches Peptid

Atriales natriuretisches Peptid (ANP, **Atriopeptin**) wird in Zellen der Herzvorhöfe gebildet und bei Muskeldehnung, z. B. bei Zunahme des Blutvolumens, freigesetzt. ANP hemmt die Na^+-Resorption im Sammelrohr und führt damit zur vermehrten Ausscheidung von Na^+ und Wasser. Es reduziert damit das Blutvolumen und senkt den Blutdruck. Unterstützt wird dieser Effekt durch die hemmende Wirkung von ANP auf die Aldosteron-, ADH- und Reninsekretion.

Diurese – Antidiurese

Antidiurese: minimale Ausscheidung hochkonzentrierten Harns

Das Harnvolumen eines gesunden Erwachsenen beträgt zwischen 0,5 und 2 l pro Tag. Liegt die Harnmenge im unteren Bereich, wird hochkonzentrierter Harn ausgeschieden, da in Anwesenheit von Aquaporinen Wasser maximal resorbiert wird. Man bezeichnet diesen Zustand als Antidiurese. Bei Diurese nimmt die Harnmenge zu und der Harn ist hypoton. Ist die täglich ausgeschiedene Harnmenge größer als 2 l, spricht man von **Polyurie**, bei Harnmengen unter 0,5 von **Oligurie** bzw. bei vollständigem Versagen des Harnflusses von **Anurie**. Bei **Wasserdiurese** ist die ADH-Ausschüttung gehemmt, es werden keine Aquaporine in die luminale Membran der Sammelrohre eingebaut und es kommt zur Ausscheidung größerer Mengen hypotonen Harns. So kann bei Wasserüberschuss im Körper Wasser ausgeschieden werden, ohne dass andere für den Körper noch benötigte Stoffe verloren gehen. Bei **osmotischer Diurese** ist die Ursache der vermehrten Harnausscheidung durch osmotisch wirksame Teilchen im Harn bedingt, die die Wasserresorption einschränken. Bei steigendem Blutdruck nimmt die Harnausscheidung zu, ein Phänomen, das als Druckdiurese bezeichnet wird. Die damit verbundene Volumenabnahme könnte ein Gegenregulationsmechanismus sein, der den erhöhten Blutdruck wieder absenkt. **Druckdiurese** tritt erstaunlicherweise trotz Autoregulation (s. o.) der glomerulären Filtrationsrate und des renalen Plasmaflusses auf. Die genauen Mechanismen sind noch nicht aufgeklärt.

Diurese: vermehrte Ausscheidung hypotonen Harns

Praxisbezug

Osmotische Diurese tritt z. B. bei Diabetes mellitus auf, wenn die Glucose im proximalen Tubulus nicht mehr vollständig resorbiert wird und damit im Endharn auftritt. Ein typisches Symptom bei Diabetes mellitus ist daher die Ausscheidung großer Mengen süßen Harns.

Merke

Im proximalen Tubulus werden durch die massive Elektrolytresorption ca. 2/3 des Volumens des Primärharns isoton resorbiert. Die Henle-Schleife baut durch das Gegenstromprinzip einen osmotischen Gradienten auf, der von der Rinde zum Mark hin immer höher konzentriert ist. Dieser Gradient dient dazu, den Sammelrohren Wasser osmotisch zu entziehen und somit den Endharn zu konzentrieren. Damit kann die Wasserausscheidung des Körpers minimal gehalten werden. Für die Konzentrierung ist ADH erforderlich, in dessen Gegenwart Wasserporen in die luminale Membran der Epithelzellen der Sammelrohre eingebaut werden. Aldosteron vermittelt über Angriff an Rezeptoren im distalen Tubulus und Sammelrohr die Feinregulation der Na^+-Ausscheidung.

Blutdruckregulation und endokrine Funktion der Niere 33.4

Die Aufrechterhaltung der Elektrolyt- und Wasserhomöostase ist eng an die Blutdruckregulation gekoppelt. Die Niere ist deshalb wesentlich an der mittelfristigen Einstellung des systemischen Blutdrucks beteiligt. Außerdem ist sie auch ein endokrines Organ, das verschiedene Hormone produziert.

Das Renin-Angiotensin-Aldosteron-System 33.4.1

Über das Renin-Angiotensin-Aldosteron-System (○ Abb. 33.10, RAAS) liefert die Niere einen wichtigen Beitrag zur Blutdruckregulation. Es wird normalerweise bei niedrigem Blutdruck bzw. Volumenmangel aktiviert.

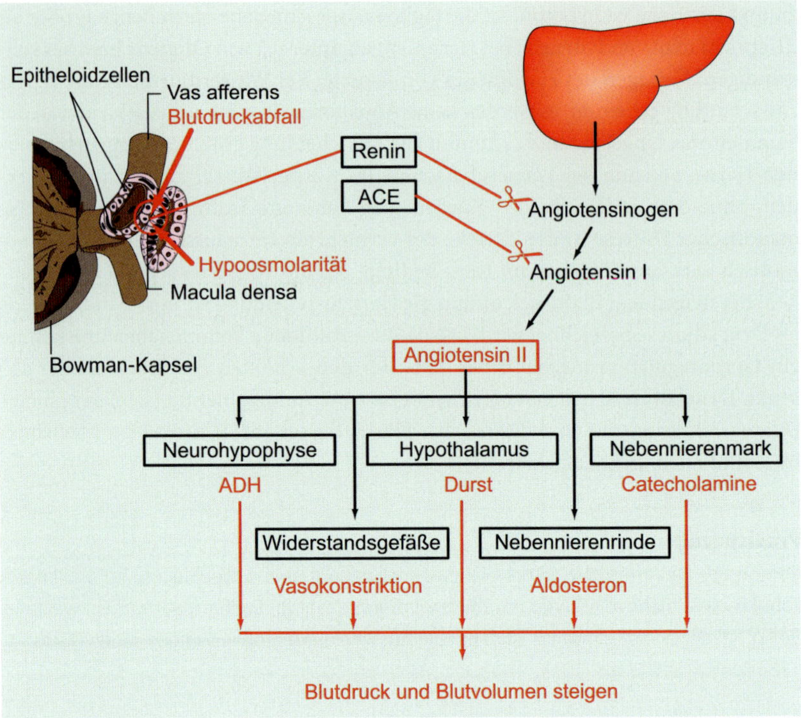

Abb. 33.10 Renin-Angiotensin-Aldosteron-System (RAAS). Bei Aktivierung des RAAS wird Angiotensin II gebildet. Diese Substanz hat verschiedene Wirkungen, die alle darauf abzielen, Blutdruck bzw. Blutvolumen zu erhöhen. ACE = Angiotensin Converting Enzyme

Praxisbezug

ACE-Hemmstoffe und Angiotensin-II-Rezeptorantagonisten, die als Arzneistoffe bei Hypertonie und anderen Erkrankungen vielfachen Einsatz finden, greifen am RAAS an.

Regulation der Reninfreisetzung

Renin ist ein proteolytisches Enzym, das in den **Epitheloidzellen** des Vas afferens (Abb. 33.3) gebildet wird. Diese Zellen entstehen aus umgewandelten Muskelzellen. Der wichtigste Stimulus für die Reninfreisetzung ist ein Druckabfall in der Nierenarterie. Der Druckabfall bewirkt eine geringere Strömungsgeschwindigkeit im gesamten Tubulus. Dadurch kann im dicken aufsteigenden Ast der Henle Schleife mehr Salz pro Zeiteinheit resorbiert werden. Dies bewirkt ein Absinken der NaCl-Konzentration in der Macula densa-Region. Auf diese Weise wird ein Blutdruckabfall in der Niere indirekt gemessen und bewirkt die Freisetzung von Renin. Je mehr der Autoregulationsbereich (siehe hierzu Kap. 33.2.3) unterschritten wird, desto stärker steigt die Reninkonzentration im Plasma. Außerdem steigt die Reninfreisetzung bei Sympathikusaktivierung.

Praxisbezug

Wird die Niere aufgrund einer Nierenarterienstenose zu wenig durchblutet, führt dies ebenfalls zur vermehrten Reninausschüttung und damit zu dauerhaft erhöhtem systemischen Blutdruck. Allerdings liegt bei den meisten Patienten mit Hypertonie keine erkennbare organische Ursache vor.

Bildung von Angiotensin II

Renin wandelt das in der Leber gebildete Angiotensinogen in das Dekapeptid Angiotensin I um. Das Angiotensin-Konversionsenzym (angiotensin converting enzyme = ACE) bildet daraus unter Abspaltung zweier Aminosäuren Angiotensin II, das wichtige biologische Wirkungen hat. Die physiologische Bedeutung von weiteren Abbauprodukten des Angiotensins II (Angiotensin III und IV) ist im Moment noch unklar.

Wirkungen von Angiotensin II

Alle Wirkungen von Angiotensin II zielen auf eine Erhöhung des Blutvolumens und damit des Blutdrucks ab.

Die meisten biologischen Wirkungen von Angiotensin II werden über AT_1-Rezeptoren vermittelt. In der Nebennierenrinde stimuliert Angiotensin II die Freisetzung von Aldosteron. Dies steigert im Übergangssegment und im Sammelrohr die Rückresorption von Na^+ und Wasser (s. o.) und wirkt so einer Volumenverminderung bzw. einem Blutdruckabfall entgegen. Angiotensin II selbst wirkt stark vasokonstrikorisch. Durch Verminderung des Gefäßdurchmessers an den Arteriolen steigt daher unter Angiotensin II-Wirkung der systemische Blutdruck. Im Hypothalamus werden durch Angiotensin II Durst und Salzappetit gesteigert, Effekte, die ebenfalls Volumenmangel ausgleichen. Die Stimulation der Adrenalinsekretion im Nebennierenmark unterstützt die Gefäßkonstriktion und die Anregung der ADH-Ausschüttung im Hypothalamus die Wasserresorption.

Bildung von Hormonen in der Niere 33.4.2

Die Niere ist neben ihren anderen Aufgaben auch Produktionsort für Hormone. Erythropoietin und Calcitriol zählen zu den wichtigsten, aber auch Prostaglandin E_2 wird u. a. in der Niere gebildet.

Erythropoietin

Erythropoietin (EPO) ist ein Glykoprotein, das zum größten Teil in Fibroblasten der Niere gebildet wird. Es stimuliert die Bildung roter Blutkörperchen aus Vorläuferzellen. Adäquater Reiz für die Bildung von Erythropoietin ist ein Abfall des Sauerstoffpartialdrucks im Nierengewebe, z. B. bei Hypoxie oder Anämie. Bei Niereninsuffizienz nimmt die EPO-Produktion deutlich ab und es kann eine renal bedingte Anämie entstehen.

Praxisbezug

Eine unrühmliche Karriere hat EPO als Dopingmittel gemacht. Es wurde (und wird?) von Ausdauersportlern eingesetzt. Die höhere Erythrozytenzahl nach EPO-Doping führt zu besserer Sauerstoffversorgung der Gewebe und damit zur Steigerung der Leistungsfähigkeit. Durch den erhöhten Hämatokrit (Kap. 31.1.3) steigt die Gefahr der Thrombosebildung.

Calcitriol

Calcitriol ist ein wichtiges Hormon bei der Regulation der Ca^{2+}-Homöostase (Kap. 35.6). Die Vitamin-D-Bildung erfolgt in mehreren Schritten und unterschiedlichen Organen. Der letzte Hydroxylierungsschritt zur biologischen Wirkform Calcitriol findet in der Niere statt.

Synopse

Zusammenfassung

- Die Niere dient in erster Linie der Regulation des Salz- und Wasserhaushalts und der Ausscheidung harnpflichtiger Substanzen.
- Sie ist auch an der Blutdruckregulation und Hormonproduktion beteiligt.
- Die kleinste funktionelle Einheit der Niere ist das Nephron bestehend aus Nierenkörperchen und Tubulusapparat.
- Im Nierenkörperchen wird durch Filtration der Primärharn gebildet. Dabei wird der Primärharn durch eine Filterstruktur aus den Glomeruluskapillaren in den Raum der Bowmankapsel gepresst.
- Die Filterstruktur ist nur für kleine Moleküle durchlässig; Proteine werden fast vollständig zurückgehalten.
- Die treibende Kraft für die Filtration ist der effektive Filtrationsdruck.
- Die glomeruläre Filtrationsrate (GFR) beträgt 120 ml/min oder 180 l/Tag.
- Autoregulationsmechanismen in der Niere sorgen dafür, dass die GFR auch bei Schwankungen des systemischen Blutdrucks weitgehend konstant bleibt.
- Die Zusammensetzung des Primärharns wird im Lauf der Tubuluspassage durch Sekretions- und Resorptionsprozesse verändert.
- Für jede einzelne Substanz lässt sich eine Clearance errechnen, die davon abhängt, wie viel von dieser Substanz während der Nephronpassage filtriert, resorbiert bzw. sekretiert wird.
- Mengenmäßig gesehen wird im proximalen Tubulus am meisten transportiert: im Vordergrund steht dort die Resorption von Salzen, Glucose, Aminosäuren und Wasser.
- In der Henle-Schleife wird im Gegenstromprinzip ein Gradient aufgebaut, der sich von der Nierenrinde zum Mark zieht. Dieser Gradient dient letztendlich dazu, dass den Sammelrohren osmotisch Wasser entzogen werden kann.
- Im distalen Tubulus, Übergangssegment und den Sammelrohren findet unter dem Einfluss von Hormonen die Feinregulation der Salz- und Wasserausscheidung statt.
- Durch Adiuretin werden Wasserkanäle in die Sammelrohre eingebaut. Nur so kann Wasser osmotisch entlang des Gradienten aus den Sammelrohren ins Interstitium gelangen und ein konzentrierter Harn ausgeschieden werden (Antidiurese). Bei Hemmung der ADH-Ausschüttung wird vermehrt verdünnter Harn ausgeschieden (Diurese).
- Diurese kann auch osmotisch durch im Harn gelöste Teilchen bedingt sein.

- Ausschüttung von Aldosteron bewirkt eine vermehrte Na^+-Rückresorption im Übergangssegment und dem Sammelrohr. Wasser folgt Na^+ osmotisch nach und das Blutvolumen nimmt zu. Vermehrte Na^+-Rückresorption ist an eine Zunahme der K^+-Sekretion gekoppelt.
- Das Renin-Angiotensin-Aldosteron-System der Niere spielt eine wichtige Rolle bei der mittelfristigen Blutdruckregulation.

Wiederholungsfragen

Fragen

1. Der Stoff x hat eine Clearance von 250 ml/min. Über welchen der Prozesse (Filtration, Rückresorption, Sekretion) können Sie aufgrund dieses Wertes eine klare Aussage für den Stoff x machen?
2. Erklären Sie, wie es zustande kommt, dass an der Spitze der Henle-Schleife eine hohe Osmolarität vorliegt.
3. Unter der Wirkung von Adiuretin wird konzentrierter Harn ausgeschieden. Erläutern Sie, wie ADH an den Zellen des Sammelrohrs wirkt, um diesen Effekt zu erzielen.

Literatur

Am Ende von Kap. 36.

34 Verdauung

Inhaltsvorschau

Energiereiche Makromoleküle, die mit der Nahrung aufgenommen werden, müssen in ihre Bestandteile zerlegt werden, um resorbiert werden zu können und um Immunreaktionen gegen Nahrungsbestandteile zu vermeiden. Dies ist Aufgabe der Verdauung. Proteine werden zu Aminosäuren, Kohlenhydrate zu Monosacchariden sowie Fette in Fettsäuren und Monoacylglycerol hydrolysiert. Diese Bestandteile werden zusammen mit Wasser, Elektrolyten, Mineralien, Vitaminen und Spurenelementen über das Epithel der Darmwand resorbiert. Gleichzeitig werden von der Leber metabolisierte Stoffe über die Gallenflüssigkeit in den Darm sekretiert und zusammen mit Ballaststoffen ausgeschieden. Mit der Nahrung aufgenommene Erreger und Mikroorganismen werden bereits im Mund, aber auch im Magen und Darm bekämpft, da sie sonst leicht durch die sehr große nicht verhornte Oberfläche des Darmes in den Körper gelangen könnten. Da weitaus die meisten Arzneistoffe oral appliziert werden, ist die genaue Kenntnis der Verdauungsorgane für Pharmazeutinnen und Pharmazeuten unerlässlich.

34.1 Gastrointestinaltrakt

Gastrointestinaltrakt: Mund, Rachenraum, Speiseröhre, Magen, Dünndarm, Dickdarm, Enddarm und After

Der Gastrointestinaltrakt beginnt mit dem Mund und Rachenraum, an den sich die **Speiseröhre (Ösophagus)** anschließt, die wiederum in den Magen mündet. Vom Magen gelangt der Speisebrei in den ersten Teil des Dünndarms, den Zwölffingerdarm (Duodenum), in den von der Leber Galle und vom Pankreas (Bauchspeicheldrüse) Enzyme sekretiert werden. An das Duodenum schließen sich die lang gewundenen, anderen beiden Teile des Dünndarms (Jejunum und Ileum) an, die dann in den Dickdarm (Kolon) münden. Die Dünndarmmündung befindet sich einige Zentimeter kranial (kopfwärts gerichtet) der blinden Endigung des Kolons, die als Blinddarm (Zäkum) mit anschließendem Wurmfortsatz (Appendix) bezeichnet wird. Der Dickdarm ist auf der rechten Körperseite kranial orientiert (Kolon ascendens). Er kreuzt dann unter dem Zwerchfell zur anderen Körperseite (Kolon transversum), auf der er wieder nach unten führt (Kolon descendens), um dann über ein S-förmiges Segment (Sigma) im Enddarm (Rektum) zu münden. Der Anus (After) beschließt den Gastrointestinaltrakt. (**o** Abb. 34.1) Die einzelnen Segmente werden durch kräftige Ringmuskeln (**Sphinkteren**) begrenzt. Das Innere (Lumen) des Gastrointestinaltrakts ist für den Körper Außenwelt. Nur am Beginn (Kauen, Schlucken) und am Ende (Defäkation) des Gastrointestinaltrakts gibt es quergestreifte Muskulatur. Alle anderen Muskeln, die dem Transport und der Durchmischung des Speisbreis dienen, sind glatte Muskeln, die durch das vegetative und das enterische (s. u.) Nervensystem gesteuert werden.

Starke Ringmuskeln (Sphinkteren) begrenzen die einzelnen Abschnitte.

34.1.1 Gastrointestinale Motorik

Die gastrointestinale Motorik dient dazu, den Nahrungsbrei durch den Gastrointestinaltrakt zu transportieren. Dabei muss die Nahrung zerkleinert und mit den verschiedenen Sekreten vermischt werden. Schließlich sollen die verdauten Nährstoffe in Kontakt mit den resorbierenden Epithelzellen kommen, um von den entsprechenden Transportern in die Zellen geschleust zu werden. Diese Bewegungen wer-

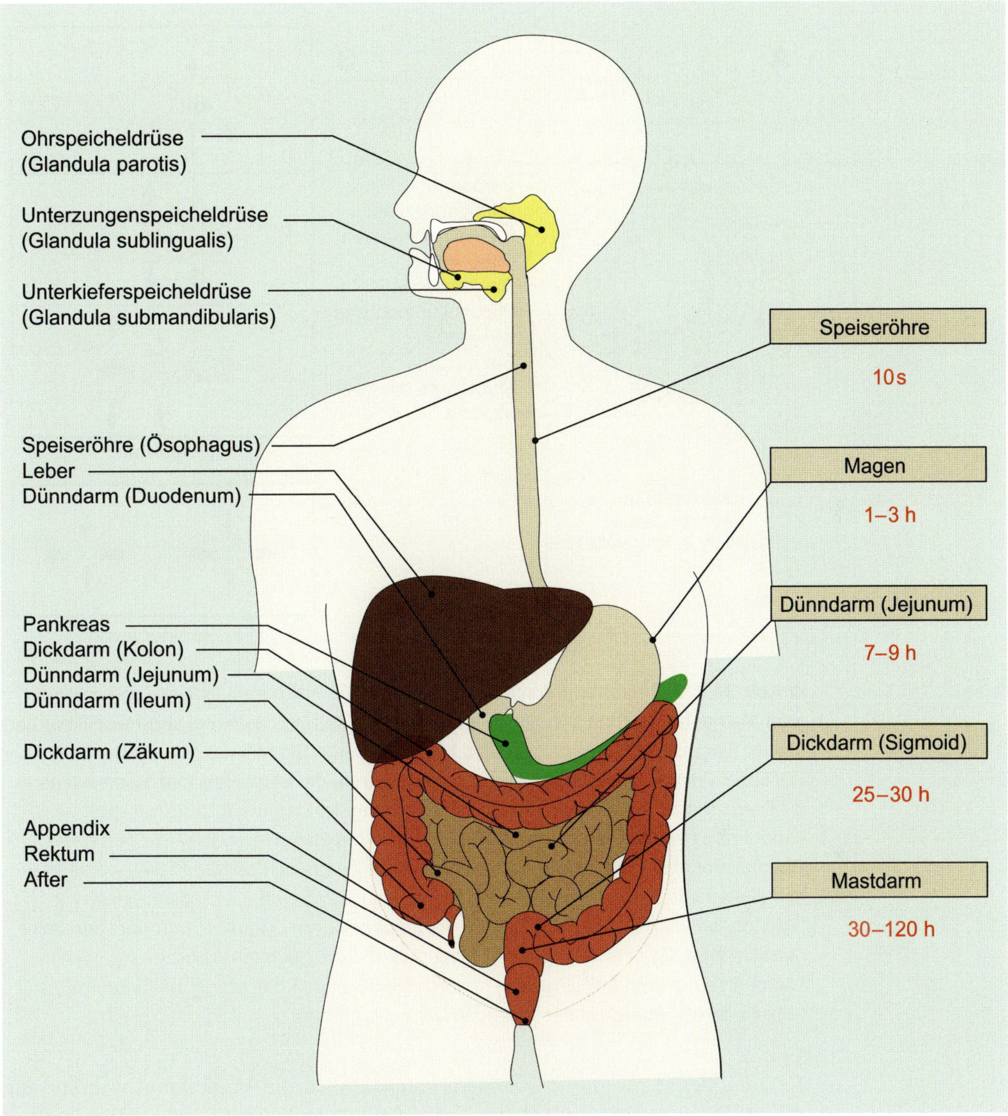

Abb. 34.1 Lage der Verdauungsorgane im Körper. Angegeben ist die Verweildauer des Nahrungsbreis (Chymus) in einzelnen Abschnitten des Verdauungstraktes.

den von glatter Muskulatur durchgeführt. Unter der Serosa (Bauchfell) befindet sich Längsmuskulatur und darunter eine Schicht Ringmuskulatur. Durch die Muscularis mucosae wird die Schleimhaut bewegt (Abb. 34.2 A).

Enterisches Nervensystem

Plexus myentericus steuert vorwiegend Motorik.

Der Gastrointestinaltrakt verfügt über ein eigenes enterisches Nervensystem. Die Neurone bilden zwei Netzwerke in der Wand des Magen-Darmkanals. Ihre Zellkörper liegen zwischen Längs- und Ringmuskulatur (Plexus myentericus, Auerbach) und zwischen Ringmuskulatur und Mukosa (Plexus submucosus, Meißner). Die

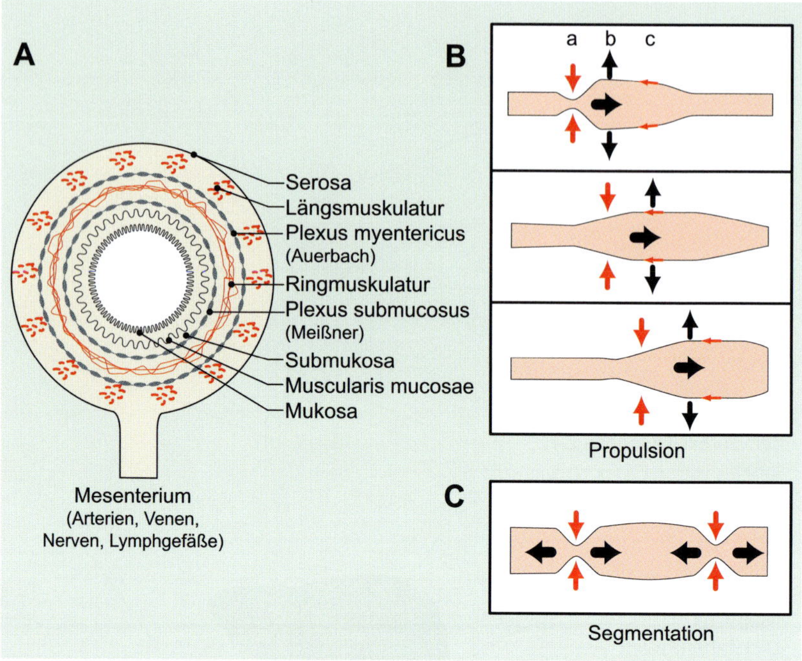

○ Abb. 34.2 **A** Querschnitt durch den Darmtrakt. Die Plexus enthalten die Zellkörper der Neurone des enterischen Nervensystems. Sie liegen zwischen äußerer Längsmuskulatur und innerer Ringmuskulatur, bzw. zwischen Ringmuskulatur und Submukosa, auf der lumenwärts die Mukosa (Schleimhaut) aufliegt. Die Muskeln der Muscularis mucosae bewegen die Darmepithelschicht senkrecht zur Längsrichtung des Darmes. **B** Längstransport (Propulsion) eines Bolus (Klumpen) des Nahrungsbreis (dicker schwarzer Pfeil) im Darm. Oberhalb (oral) des Bolus werden die Ringmuskeln kontrahiert (a, rote Pfeile), während sie aboral erschlaffen (b, schwarze Pfeile). Gleichzeitig kontrahiert die Längsmuskulatur (c, liegende rote Pfeile), so dass der aboral des Bolus gelegene Darmabschnitt über den Bolus gezogen wird. **C** Der Nahrungsbrei (Chymus) wird durch Segmentationsbewegungen in Portionen aufgetrennt. Dies geschieht durch gleichzeitige Kontraktion der Ringmuskulatur (rote Pfeile) an hintereinander liegenden Darmabschnitten.

Plexus submucosus steuert vorwiegend Sekretion.

Neurone des P. myentericus steuern hauptsächlich die Muskulatur, während die des P. submucosus die sekretorische Funktion der Schleimhaut kontrolliert (○ Abb. 34.2 A). Die Nervenzellen beeinflussen sich auch gegenseitig und werden ihrerseits durch eine Vielzahl von Hormonen, Neurotransmittern (□ Tab. 34.1) und mechanischen Reizen beeinflusst. Von beiden Plexus führen Afferenzen zum zentralen Nervensystem, die Informationen von Chemo-, Mechano- und Schmerzrezeptoren leiten.

Das enterische Nervensystem steht unter dem modifizierenden Einfluss des vegetativen Nervensystems, das aber für die koordinierte Aktivität des Darmnervensystems nicht erforderlich ist. Der Parasympathikus wirkt fördernd auf die Darmmotilität, der Sympathikus hemmend.

Tab. 34.1 Hormone und Neuropeptide, die im Magen-Darm-Trakt gebildet werden und dort wirken (Auswahl)

Hormon bzw. Peptid	Syntheseorte	Freisetzungsreize	Hauptwirkungen (Auswahl)
Gastrin	G-Zellen (Antrum, Duodenum)	Proteinabbauprodukte im Magen, Magenwanddehnung, Vagusaktivierung	HCl-Sekretion ↑, Pepsinogensekretion ↑, Schleimhautwachstum ↑, Magenmotilität ↑
Cholezystokinin (CCK)	I-Zellen (Duodenum, Jejunum). Nervenendigungen	Proteinabbauprodukte und langkettige Fettsäuren im Duodenum	Sekretion von Pankreasenzymen ↑, Gallenblasenkontraktion ↑, Relaxation des Sphincter Oddi, verstärkte Sekretinwirkung, HCl-Sekretion ↓, Pepsinogensekretion ↑, verzögerte Magenentleerung, »Sättigungshormon«
Sekretin	S-Zellen (Duodenum, Jejunum)	pH < 4 im Duodenum, Gallensalze im Duodenum	HCO_3^--Sekretion im Pankreas und in den Gallengängen ↑, HCl-Sekretion ↓, Gastrinsekretion ↓, verzögerte Magenentleerung
GIP (gastric inhibitory peptide)	K-Zellen (Duodenum, Jejunum)	Glucose, Fett- und Aminosäuren im Duodenum ↑	Insulinsekretion ↑, (glucose-dependent insulin-releasing peptide), HCl-Sekretion ↓, Magenmotilität ↓,
Somatostatin	D-Zellen (Pankreas, Dünndarm, Magen), Nervenendigungen	Fettsäuren, Peptide und Gallensalze im Dünndarm ↑	Magensaftsekretion ↓, interdigestive Motilität ↓, Freisetzung von Gastrin, VIP, Motilin, CCK und Sekretin ↓, (General-Hemmung)

Peristaltik

Definition
Peristaltik: Wellenförmig fortschreitende Wandbewegung eines Hohlorgans

Schrittmacherzellen oder das enterische Nervensystem steuern Bewegungen des Magen-Darmtrakts.

Die Peristaltik des Gastrointestinaltrakts wird im Ösophagus durch den Vagus, im Magen durch spezielle Schrittmacherzellen und im Darm vorwiegend durch das enterische Nervensystem gesteuert.

In der digestiven Phase sorgen mechanische, chemische und humorale Reize für unterschiedliche Bewegungsmuster. Dem Transport durch den Gastrointestinaltrakt dienen **Propulsionsbewegungen** (Abb. 34.2 B). Dabei kontrahiert sich die

Propulsionen bewegen den Nahrungsbrei durch den Gastrointestinaltrakt.

oral zu einem Nahrungsbolus gelegene Ringmuskulatur eines Abschnitts, während an einer aboral vom Bolus gelegenen Stelle die Ringmuskulatur erschlafft. Gleichzeitig kontrahiert an dieser Stelle die Längsmuskulatur, sodass der Nahrungsbrei (Chymus) analwärts transportiert wird. Die verschiedenen Sphinkteren verhindern bei der Propulsion einen Reflux.

Segmentationen und Pendelbewegungen durchmischen den Nahrungsbrei.

Der Durchmischung dienen lokale, nicht propulsive Bewegungen.Die **Segmentation** (o Abb. 34.2 C) entsteht durch gleichzeitige Kontraktion der Ringmuskulatur benachbarter Darmabschnitte; die **Pendelbewegungen** werden durch rhythmische Kontraktionen der Längsmuskulatur ausgelöst.

Nur im Dickdarm treten auch retrograde Kontraktionswellen auf (**Antiperistaltik**). Die Schrittmacherzone liegt etwa in der Mitte des Dickdarms. Die rückwärts gerichteten Bewegungen dienen dazu, Darminhalt im Zäkum und Kolon ascendens zurückzuhalten, um die Zeit, die für die Resorption zur Verfügung steht, zu verlängern.

Auch in der interdigestiven Phase sorgen spezielle Schrittmacherzellen für rhythmische Spontandepolarisationen mit unterschiedlicher Frequenz in Magen, Duodenum und Ileum. Die Potentialschwankungen breiten sich über Zell-Zellverbindungen (gap junctions) analwärts über die Muskulatur aus, wobei aber nur schwache Kontraktionen entstehen. Wird jedoch die Schwelle für Ca^{2+}-Aktionspotentiale überschritten, entstehen entsprechend starke Kontraktionen, die als wandernde **myoelektrische Motorkomplexe** (MMCs) zwischen den Mahlzeiten in größeren Abständen auftreten. Diese Leerkontraktionen dienen der generellen Reinigung und sollen verhindern, dass sich Nahrungsreste, Fremdkörper oder Bakterienansammlungen festsetzen.

Leerkontraktionen reinigen

34.1.2 Mund, Rachenraum und Ösophagus

Gleich im ersten Abschnitt des Gastrointestinaltrakts beginnt mit den im Speichel vorhandenen Enzymen die Verdauung der Nahrung. Zudem wird die Nahrung für die Weiterleitung aufbereitet. Der Speichel enthält Bestandteile der Immunabwehr.

Speichel

Speichelfluss ist vegetativ gesteuert.

Der Speichel (0,6–1,7 l/Tag) wird vor allem in drei paarigen Speicheldrüsen (o Abb. 34.1), aber auch von vielen kleinen Speicheldrüsen in der gesamten Mundschleimhaut gebildet. Der Speichel der Glandulae parotides (Ohrspeicheldrüse) ist sehr dünnflüssig, der Speichel der Glandulae submandibulares (Unterkieferspeicheldrüse) und in höherem Ausmaß der Glandulae sublinguales (Unterzungenspeicheldrüse) enthält dagegen viel **Mucin** (Schleim, hauptsächlich Glykoproteine) und ist daher zähflüssig. Die Speichelsekretion wird sowohl vom Sympathikus (zähflüssiger Speichel) als auch vom Parasympathikus (dünnflüssiger Speichel) gesteigert. Duft und Anblick von Speisen lassen über den Parasympathikus das »Wasser im Mund zusammenlaufen«, während bei Erregung ein zäher Speichel den Mund trocken macht.

Drei paarige Speicheldrüsen sekretieren Schleim, α-Amylase, HCO_3^-.

In den Drüsenzellen (Azinuszellen) der Speicheldrüsen wird zunächst Speichel gebildet, der der Extrazellulärflüssigkeit ähnlich ist. Entlang der Drüsengänge wird der Speichel durch NaCl-Resorption hypoton und durch HCO_3^--Sekretion basisch gemacht, was die Zähne vor Entmineralisierung schützt. Der Speichel enthält zur Immunabwehr Immunglobuline (IgA), Rhodanid (SCN^-) und Lysozym (Kap. 31.2.2).

Ein weiterer Bestandteil des Speichels ist Ptyalin (α-Amylase), das die Kohlenhydratverdauung bereits im Mund beginnen lässt. Da der gesamte Speisebrei im Magen nur langsam angesäuert wird, dauert die Wirkung der α-Amylase auch nach dem Schlucken noch an. Die Beteiligung der Zungengrundlipase an der Fettverdauung ist von untergeordneter Bedeutung (◘ Tab. 34.2).

Kauen und Schlucken

Speiseröhre = Ösophagus

Im Mund wird die aufgenommene Nahrung durch die Kaubewegung von den Zähnen mechanisch zerkleinert und mit dem Speichel zu einem geschmeidigen Brei vermischt. Kauen ist zwar primär willkürlich, verläuft aber dennoch weitgehend unbewusst, da die Berührung der Speise an Gaumen und Zähnen reflektorische Kaubewegungen fördert. Das Kauen fördert auch die Geschmackswahrnehmung, wodurch wiederum Speichel- und Magensaftsekretion stimuliert werden. Schließlich wird der Speisebrei als Bolus durch die Zunge nach hinten geschoben und verschluckt. Der Schluckreflex wird durch die Berührung des hinteren Gaumens durch den Speisebrei ausgelöst. Dabei werden die Luftwege durch Anheben des weichen Gaumens (Nasenraum) und durch biegen des Kehldeckels (Luftröhre) verschlossen (○ Abb. 32.1 B). Die Speiseröhre besitzt am Anfang und am Ende (Übergang zum Magen) Sphinkteren, die in Ruhe einen hohen Tonus aufweisen. Die Sphinkteren erschlaffen, um den Durchtritt der Nahrung zu ermöglichen und werden danach noch stärker kontrahiert, um einen Reflux des Speisebreis zu verhindern. Der Speisebrei wird durch die Schwerkraft und durch Propulsionsbewegungen des Ösophagus in den Magen befördert.

Praxisbezug

●● Sphinkteren verhindern Reflux.

Normalerweise wird die Wirkung des unteren Ösophagussphinkters dadurch unterstützt, dass der Ösophagussphinkter auf der Höhe des Zwerchfells in den Magen mündet. Bei Hiatushernie, einer anatomischen Anomalie, sitzt der untere Sphinkter jedoch über dem Zwerchfell, was dazu führt, dass saurer Mageninhalt in die Speiseröhre gelangt und die Epithelzellen dort schädigt (Refluxösophagitis). Dies macht sich als Sodbrennen bemerkbar, das aber auch andere Ursachen (z. B. Alkoholabusus) haben kann. Ständiger Übertritt von Magensäure führt zu Entzündungen, und fortdauernde Refluxösophagitis kann die Zellen entarten lassen mit einem Ösophaguskarzinom als möglicher Folge.

Magen

34.1.3

Der Magen ist ein Hohlorgan, dessen Wand aus vier Schichten gebildet wird. Von außen nach innen unterscheidet man die Serosa, Muscularis (aus Längs- und Ringmuskulatur), Submukosa und Mukosa (Schleimhaut) ○ Abb. 34.3 B. Der Magen speichert Nahrung mit langsamer Abgabe in den Darm. Der Speisebrei wird im Magen durchmischt und stark angesäuert, was Keime abtötet und das pH-Optimum für die sekretierten Proteasen ist.

Tab. 34.2 Verdauungssekrete

Ort der Sekretion	Enzym- oder Sekretionsprodukt	Funktion, Ausgangspunkt	→ Endprodukt
Mund Speicheldrüsen	Ptyalin, (α-Amylase),	Glykogen, Stärke, Dextrin,	Verzweigte Oligosaccharide und wenig Maltose,
	Zungengrundlipase	Triglyceride	Fettsäuren, Monoglyceride
Magen Magendrüsen	HCl	Pepsinogen, Fe^{3+}, Anquellung von Proteinen, antibakterielle Wirkung, säurebindend,	→ Pepsin, → Fe^{2+}
	Mucin	Mukosaschutz	
	Intrinsic Factor	Essentiell für B_{12}-Resorption,	
	Pepsin (Endopeptidase)	Hydrolisiert Peptidbindungen	→ große Polypeptide und Aminosäuren
Pankreas exokrine Sekretion	Trypsin, Chymotrypsin, (Endopeptidasen)	Proteine und Polypeptide	→ Oligopeptide
	Carboxypeptidase A Carboxypeptidase B (Exopeptidasen)	Polypeptide mit freier COOH-Gruppe	→ kleinere Peptide und Aminosäuren
	α-Amylase	Stärke	→ Dextrin und Maltose
	Lipase (benötigt Gallensalze, Colipase und Ca^{2+})	Fette	→ Monoglyceride, freie Fettsäuren (FFS), Glycerol
	Phospholipase A	Lecithin	→ Lysolecithin und FFS
	Cholesterinesterase (benötigt Gallensalze)	Cholesterinester	→ Cholesterin und FFS
Dünndarm Enzyme der Mikrovilli	Aminopeptidasen	Polypeptide	→ kleinere Peptide und freie Aminosäuren,
	Dipeptidasen	Dipeptide	→ Aminosäuren
	Disaccharidasen		
	Saccharase	Saccharose	→ Glucose, Fructose
	Maltase	Maltose	→ Glucose
	Lactase	Lactose	→ Glucose, Galactose
Gallenblase Leber	Gallensalze	Emulgieren Fett, stabilisieren die Emulsion, neutralisieren sauren Chymus, erhöhen Wirkung der Pankreaslipase, Medium zur Ausscheidung von Cholesterin und fettlöslichen Substanzen	

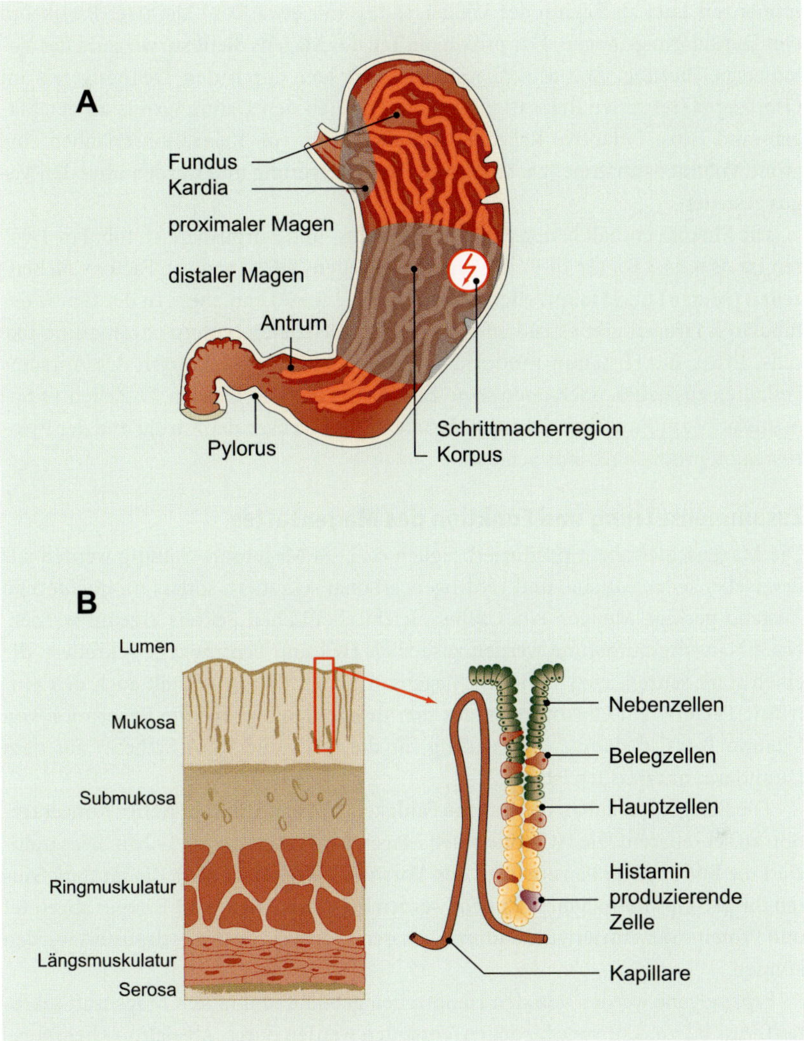

○ Abb. 34.3 A Aufbau des Magens mit den funktionell unterschiedlichen Regionen. Von der Schrittmacherregion gehen Propulsionsbewegungen in Richtung Pylorus. **B** Querschnitt durch die Magenwand und einer tubulären Magendrüse mit den funktionell unterschiedlichen Drüsenzellen.

Aufbau und Peristaltik des Magens

Der Magen gliedert sich in Kardia, Fundus, Korpus und Antrum.

Die Speiseröhre mündet nicht am oberen Ende in den Magen, sondern nach etwa einem Viertel der Magenlänge in der **Kardiaregion** (○ Abb. 34.3 A). Der obere Teil des Magens, etwa ein Drittel, wird als Fundus bezeichnet, an den sich der Korpus anschließt. Der untere Teil des Magens heißt Antrum, der vom Dünndarm durch den Pförtnersphinkter (Pylorus) getrennt ist. Propulsionsbewegungen gehen in peristaltischen Wellen von der Schrittmacherregion (○ Abb. 34.3 A) aus und werden in Richtung Pylorus immer stärker. Sie sorgen für eine kräftige Durchmischung des Nahrungsbreis, da er von der Pylorusregion abprallt und zurückgeworfen wird, wobei feste Bestandteile zerrieben werden (Antrummühle). Der enge Pylorus öffnet

Der Pylorus (Sphinkter) bildet den Übergang vom Magen zum Dünndarm.

immer nur kurz zu Beginn der Wellen, sodass nur etwa 10 ml kleinerer Partikel in den Dünndarm gelangen. Der proximale Teil des Magens dient vorwiegend der Volumenspeicherung. Die Muskulatur erschlafft hier durch den Dehnungsreiz im Ösophagus (rezeptive Relaxation) oder aber durch den Dehnungsreiz an der Magenwand selbst (adaptive Relaxation). Beide Arten von Relaxation erlauben eine große Volumenzunahme (ca. 1,5 l) ohne Drucksteigerung und werden über den Vagus gesteuert.

Von tubulären Drüsen wird der Magensaft sekretiert.

Die Mukosa enthält hauptsächlich im Fundus- und Korpusbereich tubuläre Drüsen (○ Abb. 34.3 B), die in ihrer Wand **Belegzellen** (HCl, Intrinsic Factor), **Nebenzellen** (Mucin) und **Hauptzellen** (Pepsinogene, Lipase) enthalten. In der Grube der tubulären Drüsen gibt es zudem aufgelagerte **Mastzellen** (entero chromaffine-like cells, **ECL**), die Histamin produzieren (○ Abb. 34.3 B). Die Drüsen des Antrums enthalten zusätzlich noch **endokrine Zellen** (G-Zellen → Gastrin, D-Zellen → Somatostatin, zur Funktion siehe ○ Abb. 34.4 B). Die Drüsen der Kardia und der Pylorusregion produzieren nur Schleim.

Zusammensetzung und Funktion des Magensaftes

Magendrüsen: Belegzellen, Hauptzellen und Nebenzellen.

Die Magenschleimhaut produziert täglich ca. 2–3 l Magensaft. Ständig werden aus den Nebenzellen Mucine und Hydrogencarbonat sekretiert, sodass im nüchternen Zustand geringe Mengen eines zähen, leicht alkalischen Sekrets erzeugt werden. Nach Nahrungsaufnahme werden zusätzlich HCl und Pepsinogene sekretiert, die einen stark sauren, enzymreichen Magensaft bilden. Dieser enthält auch den »Intrinsic Factor«, ein Glykoprotein aus den Belegzellen, das für die Resorption von Vitamin B_{12} (Cobalamin, z. B. wichtig für die DNA-und RNA-Sythese) aus dem Dünndarm unerlässlich ist.

Die Belegzellen sekretieren HCl, die Hauptzellen Pepsinogen und die Nebenzellen HCO_3^- und Schleim.

Die Belegzellen haben die enorme Fähigkeit, Salzsäure in sehr hoher Konzentration zu sekretieren. Die HCl säuert den Magen auf Werte von pH 1–2 an. Dies induziert die Bildung von Pepsinen aus den Vorstufen (Pepsinogenen), die im stark Sauren ihr pH-Optimum haben. Zudem werden bei diesem pH-Wert Erreger abgetötet und Proteine denaturiert, die dadurch von den Proteasen besser hydrolisiert werden können.

Pepsinogene werden von den Hauptzellen gebildet und in den Magensaft sekretiert. Aus bis zu acht verschiedenen Vorstufen werden durch Abspaltung hemmender Peptide die funktionellen Pepsine aktiviert. Dieser Prozess wird durch das saure Milieu induziert und setzt sich dann autokatalytisch fort. Neutraler oder leicht alkalischer pH, wie er in der interdigestiven Phase durch die Hydrogencarbonatsekretion der Nebenzellen entsteht, inaktiviert die Pepsine.

Von den Nebenzellen der tubulären Drüsen sowie den Oberflächenzellen der gesamten Magenwand werden ständig Mucine (Schleim, Glykoproteine) und Hydrogencarbonat sekretiert. Diese bilden eine ca. 0,6 mm dicke Schicht aus leicht alkalischem viskosem Gel, das die gesamte Magenwand überzieht und so vor chemischen (Säure!) und mechanischen Beanspruchungen schützt. Gerade dann, wenn die Belegzellen HCl ins Magenlumen abgeben (s. u.), produzieren sie auch Hydrogencarbonat, das in die Blutkapillaren abgegeben wird. Dieses Hydrogencarbonat gelangt über senkrecht zur Mukosa verlaufende Kapillarschlingen (○ Abb. 34.3 B) zur Epitheloberfläche wo es in den viskösen Schutzfilm abgegeben werden kann. Die Durchblutung dieser Kapillaren wird durch Prostaglandin E_2 (PGE_2) gefördert, das außerdem auch Hydrogencarbonat- und Mucinsekretion anregt sowie

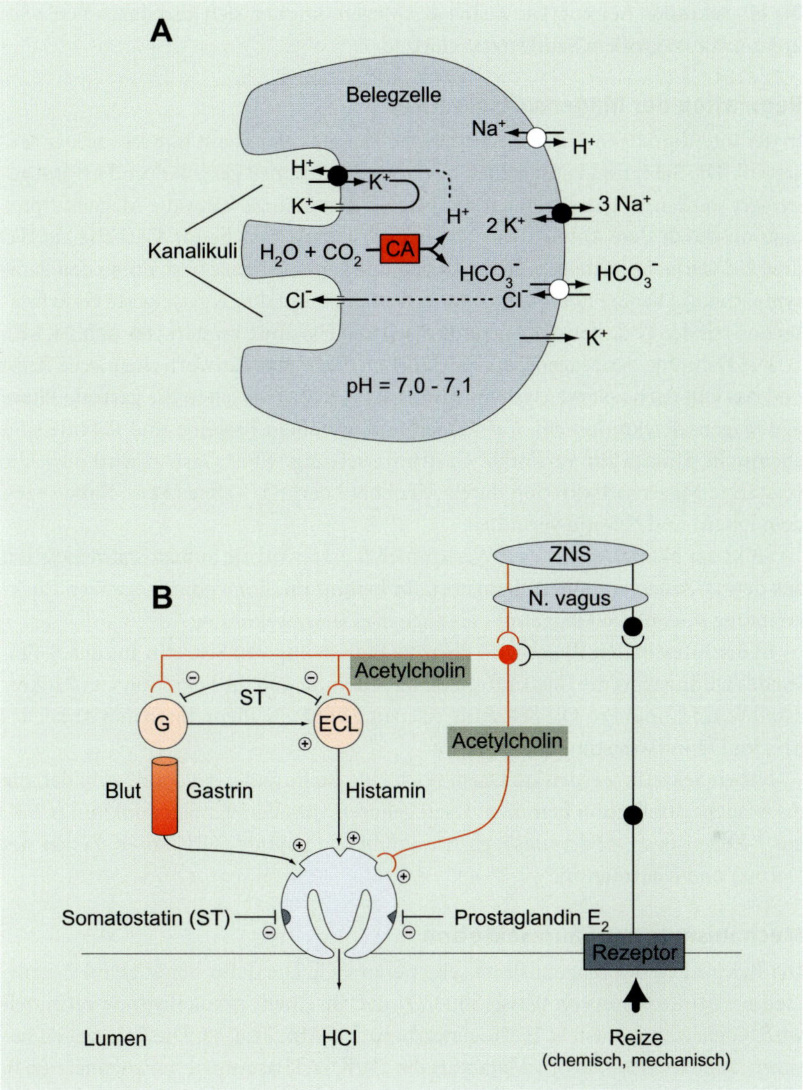

Abb. 34.4 **A** Schematischer Aufbau einer HCl sekretierenden Belegzelle. Die apikale Membran der Kanalikuli enthält H^+/K^+-ATPasen, über die H^+ in das Lumen gepumpt werden. Cl^- kann passiv durch einen Kanal folgen. Basolateral gelangt Cl^- im Austausch mit Hydrogencarbonat in die Zelle. H^+ und HCO_3^- entstehen durch die Aktivität der Carboanhydrase (CA). **B** Regulation der HCl-Sekretion durch das vegetative Nervensystem sowie parakrine Zellen des Magen-Darmtraktes. G-Zellen sekretieren Gastrin, ECL-Zellen (entero chromaffine-like cells) produzieren Histamin.

die H^+-Sekretion hemmt. Die Zellen des Magens können sich also durch PGE_2-Sekretion vor zu großem Säurestress schützen.

Regulation der Magensaftsekretion

In der interdigestiven Phase produziert die Magenschleimhaut nur sehr wenig Magensaft. Die Sekretion kann jedoch nerval und hormonell gesteuert und extrem gesteigert werden. Sogar schon vor der Nahrungsaufnahme kann die Magensaftproduktion durch den Anblick von Speisen oder appetitmachende Gerüche auf das drei- bis vierfache ansteigen. Diese sogenannte **kephale Phase** wird durch den Parasympathikus (Vagus) über Acetylcholin vermittelt und durch gesteigerte Gastrinsekretion aus den G-Zellen der Antrumdrüsen und Histamin verstärkt (**o** Abb. 34.4 B).

Die Dehnung des Magens, die reflektorisch den Vagus aktiviert, chemische Reize und das enterische Nervensystem (ENS, s. u.) des Magens leiten die **gastrale Phase** der Magensaftsekretion ein. Ca^{2+}-Ionen und vor allem Proteine und Peptide sind chemische Stimuli für verstärkte Gastrinfreisetzung. Über Gastrin wird auch die verstärkte Magensaftsekretion durch Alkohol (Aperitif), Kaffee (Tasse Kaffee nach dem Essen) und Nikotin vermittelt.

Sinkt der pH im Antrum auf Werte unter 2–3, so wird die Somatostatinsekretion aus den D-Zellen stimuliert. Somatostatin hemmt im Sinne einer negativen Rückkopplung sowohl die Magensaft-, als auch die Gastrinsekretion.

In der **intestinalen Phase** wird über die Freisetzung von Sekretin aus den S-Zellen des Dünndarms die Gastrinfreisetzung gehemmt und die Sekretion von Pankreassaft (s. u.) stimuliert. Die Sekretinfreisetzung wird vor allem durch den Abfall des pHs im Dünndarm stimuliert.

Neben Sekretin werden im Darm noch eine Reihe anderer Peptide gebildet, die die Magensaftsekretion hemmen. Dazu gehören vor allem Cholecystokinin (CCK, aus I-Zellen des Duodenums), **g**astric **i**nhibitory **p**eptide (GIP, aus K-Zellen des Darms) und Neurotensin.

Mechanismus der Säuresekretion

Die Belegzellen sekretieren H^+ über die apikale H^+/K^+-ATPase.

Die Belegzellen der Magendrüsen sekretieren HCl. Die dafür benötigten H^+ stammen aus der Reaktion von Wasser mit CO_2, die von einer Carboanhydrase vermittelt wird. Gleichzeitig entsteht Hydrogencarbonat (**o** Abb. 34.4 A). Die Belegzellen besitzen Tubulovesikel, deren Membran die H^+/K^+-ATPase sowie Ionenkanäle (z. B. Ca^{2+}-Kanal) enthält. Bei Stimulation werden diese Vesikel in die Membran sogenannter Kanalikuli eingebaut und die Zelle sekretiert die Säure in das Lumen des Drüsentubulus. Das entstandene Hydrogencarbonat wird im Austausch gegen Cl^- ins Blut abgegeben.

Belegzellen: Aktivierung durch Acetylcholin (Vagus), Gastrin (G-Zellen) und Histamin (ECL-Zellen)

Wie **o** Abb. 34.4 B zeigt, stimulieren Acetylcholin (ACh), Gastrin und Histamin die HCl-Sekretion über spezifische Rezeptoren an den Belegzellen. Dabei wirken ACh (M_3-Rezeptor) und Gastrin über den G_q-Protein gekoppelten IP_3-Weg, während Histamin (H_2-Rezeptor) über G_s-Proteine eine Erhöhung der cAMP-Konzentration bewirkt. ACh stimuliert des Weiteren auch die Freisetzung von Gastrin und Histamin. Da Gastrin ebenfalls die Histaminsekretion fördert, spielt Histamin eine zentrale Rolle, indem es z. T. die Wirkung von ACh und Gastrin auf die Belegzellen vermittelt. PGE_2 und Somatostatin hemmen die HCl-Sekretion. Zudem hemmt Somatostatin auch die Gastrin- und die Histaminfreisetzung.

Hemmung durch Somatostatin und Prostaglandin.

Praxisbezug

Die Besiedlung der Magenschleimhaut mit dem Erreger *Helicobacter pylori* führt zu einer Stimulation der Gastrin- und damit HCl-Freisetzung und zu einer Hemmung der protektiven Mechanismen wie Hydrogencarbonat- und Mucinsekretion. Des Weiteren hemmen nichtsteroidale Antirheumatika (z. B. Acetylsalicylsäure) und Glucocorticoide die PGE_2-Synthese, sodass der Aufbau und damit die Schutzwirkung der Schleimschicht vermindert werden. Dadurch kann das Magenepithel geschädigt werden und es können sich Magengeschwüre (Ulcera) entwickeln. Zudem begünstigen Alkohol und Rauchen die HCl-Sekretion und führen zur Verminderung der Schleimschicht.

Exokrines Pankreas 34.1.4

Das Pankreas hat in etwa die Form einer frühen Kaulquappe, wobei der Kopfteil im »C« des Duodenums liegt, der Körper hinter dem Antrum des Magens verläuft und der Schwanzteil bis zur Milz reicht (**o** Abb. 34.5, rechts). Das Pankreas ist sowohl eine endokrine (Langerhans-Inseln, Kap. 35.4), als auch eine exokrine Drüse. Der exokrine Teil macht etwa 98 % des Gewebes aus. Pro Tag werden etwa 2 l Pankreassaft gebildet, der zum einen Hydrogencarbonat enthält, um den pH des sauren Chymus (Nahrungsbrei) aus dem Magen zu neutralisieren, zum anderen Verdauungsenzyme, bzw. deren Vorstufen (Zymogene).

Azinusgewebe und Pankreasgänge

Das exokrine Pankreas besteht aus einem weit verzweigten Ausführgang (Ductus pancreaticus), der sich durch das gesamte Pankreas zieht. Die Enden der Gangverzweigungen enthalten beerenförmige Drüsenendstücke, die als Azini bezeichnet werden (**o** Abb. 34.5, Mitte). Der Pankreasgang mündet zusammen mit dem Gallengang über den Sphincter Oddi, der ein Übertreten von Darminhalt in Pankreas und Gallengang verhindert, in das Duodenum.

Die Azinusdrüsen des Pankreas produzieren einen Hydrogencarbonat reichen Pankreassaft, in dem die Enzyme meist in Vorstufen vorliegen.

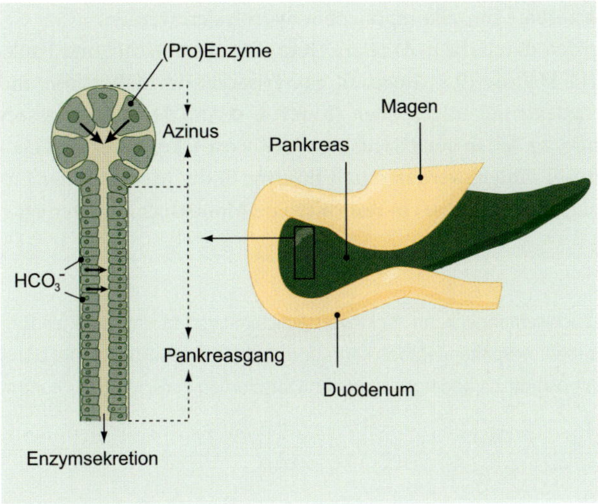

o Abb. 34.5 Aufbau eines Pankreasazinus und -gangs (links) sowie Lage des Pankreas zum Dünndarm (rechts). Azinuszellen produzieren Enzyme (und deren Vorstufen) und sekretieren sie zusammen mit einem primären Pankreassaft. Dieser wird in den Zellen des Pankreasganges verändert und mit HCO_3^- angereichert.

Enzyme

Die Verdauungsenzyme des Pankreas (◘ Tab. 34.2, **Amylasen, Proteasen** und **Lipasen**) werden von den Azinuszellen gebildet. Peptidspaltende Enzyme und **Phospholipase A** werden dabei als Vorstufen in den sauren exozytotischen Vesikeln gespeichert, um einen Selbstverdau der Pankreaszellen zu vermeiden. Die Vesikel enthalten zudem viel Ca^{2+}, das die Enzymaktivität in den Vesikeln im Sauren hemmt, im Dünndarm jedoch bei neutralem pH fördert. **Trypsin** wird normalerweise erst im Duodenum aus **Trypsinogen** durch die Enteropeptidase im Bürstensaum freigesetzt und aktiviert dann die anderen Enzyme aus ihren Vorstufen. Trypsininhibitor in den Vesikeln verhindert die vorzeitige Aktivierung der Enzyme durch vorzeitig entstehendes Trypsin.

Auch die Aktivierung der Enzymsekretion lässt sich in kephale, gastrale und intestinale Phase unterteilen, wobei die Aktivierung durch den Vagus (Ach) und Cholecystokinin (CCK) besonders wichtig ist.

Hydrogencarbonatbildung

Die Epithelzellen der Pankreasgänge sekretieren HCO_3^- zur Neutralisierung des sauren Chymus aus dem Magen.

Der Pankreassaft enthält neben den Enzymen auch viele Elektrolyte und vor allem Hydrogencarbonat, das zur Neutralisierung des in das Duodenum übergetretenen sauren Chymus benötigt wird. Die Hydrogencarbonatproduktion ist die Aufgabe der Epithelzellen des Pankreasganges. Hydrogencarbonat wird zum Teil über die basolaterale Membran aus dem Blut aufgenommen; zum anderen entsteht es zusammen mit H^+ aus CO_2 und Wasser. Hydrogencarbonat wird über die luminale Membran im Austausch gegen Cl^- in den Pankreasgang sekretiert. Die Hydrogencarbonatsekretion der Gangzellen wird vor allem durch Sekretin aus den S-Zellen des Duodenums stimuliert, das wiederum in erster Linie als Antwort auf den Abfall des pH-Wertes bei Übertritt des sauren Chymus aus dem Magen in das Duodenum ausgeschüttet wird.

34.1.5 Hydrolyse der Nährstoffe

Es werden ausschließlich Monosaccharide resorbiert.

Die mit der Nahrung aufgenommenen Kohlenhydrate, Proteine und Fette liegen fast alle in einer Form vor, die so nicht resorbiert werden kann. Diese Moleküle müssen daher in resorbierbare Einzelkomponenten hydrolysiert werden.

Kohlenhydrate werden durch die α-Amylase (Kap. 8.4) aus Speichel und Pankreas in das Disaccharid Maltose (2 × Glucose), das Trisaccharid Maltotriose und Oligosaccharide (Grenzdextrine) aufgespalten (Kap. 8.4, ● Abb. 34.6 A). Oligosaccaride und Disaccharide, zu denen auch Saccharose (Glucose+ Fructose) und Lactose (Glucose+ Galactose) zählen, werden durch Enzyme in der Membran der Enterozyten (Maltase, Saccharase, Lactase) in resorbierbare Monosaccharide zerlegt.

Praxisbezug

Ein genetisch bedingter Lactasemangel kann zur Unverträglichkeit von Milchprodukten führen, da die Lactose nicht mehr gespalten werden kann und deshalb unresorbierbar im Darm verbleibt. Die Lactose hält osmotisch bedingt Wasser im Darmlumen zurück und es kommt zu Durchfällen.

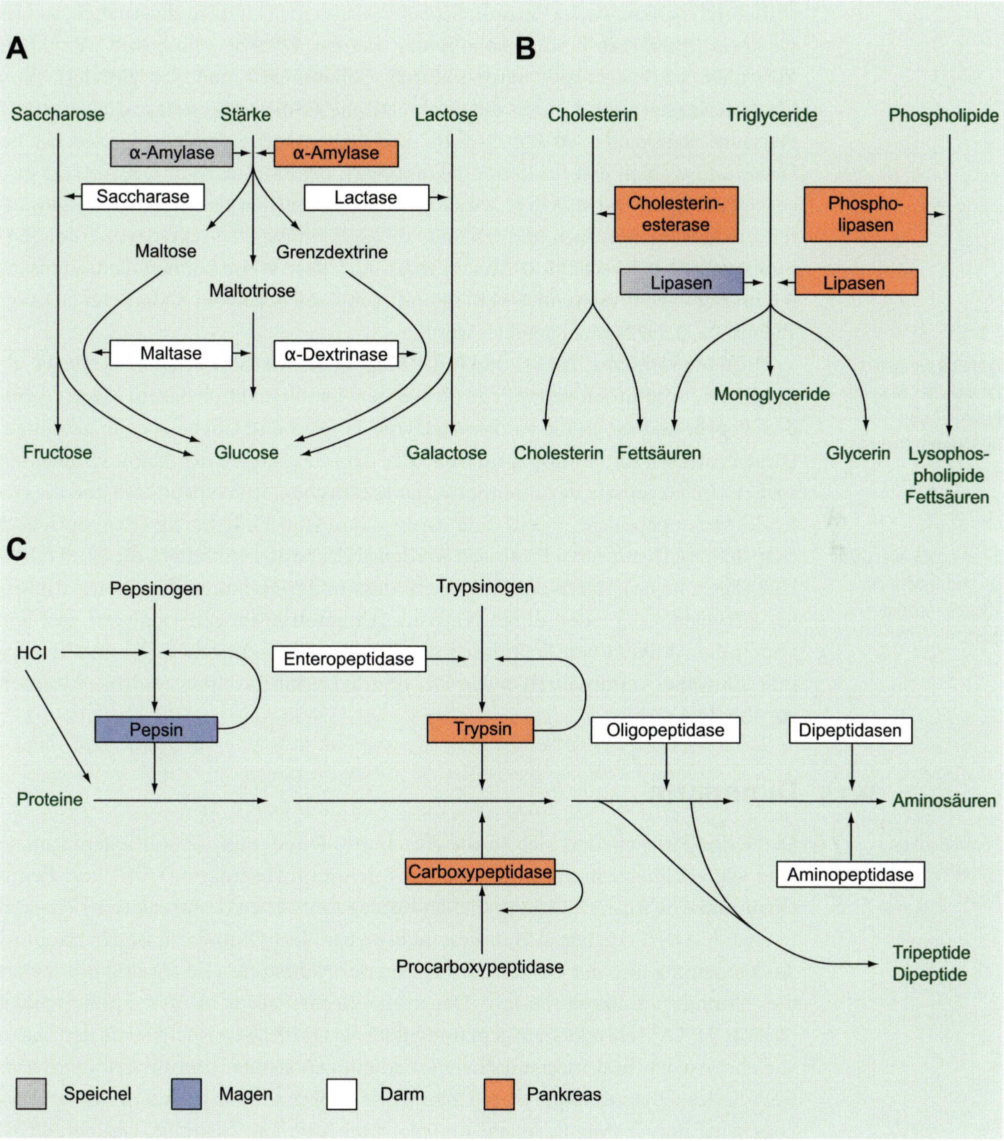

○ Abb. 34.6 Herkunft der Verdauungsenzyme und ihre Spaltprodukte für **A** Kohlenhydrate, **B** Fette und **C** Proteine.

Fette in der Nahrung sind überwiegend Triglyceride (Kap. 9.4) sowie Cholesterin, Cholesterinester, Phospholipide, Sphingolipide und fettlösliche Vitamine. Da Fette im Wasser nicht löslich sind, müssen sie für den Angriff der fettspaltenden Enzyme emulgiert werden. Dazu dienen die Gallensäuren aus der Leber, die durch ihre amphiphile Natur (hydrophil und lipophil) aus den etwa 100 nm großen Fetttröpfchen ca. 5 nm große Mizellen machen (○ Abb. 34.11 B). Triglyceride werden vor allem durch die Lipasen aus dem Pankreas, aber auch durch enterale Lipasen (die Zungengrundlipase spielt vor allem bei Säuglingen eine Rolle) gespalten, wobei vor allem Monoacylglycerol, Glycerol und freie Fettsäuren entstehen. Von Phospholipiden

Fette müssen durch Gallensäuren emulgiert werden bevor sie durch Lipasen gespalten werden können.

wird durch pankreatische Phospholipasen jeweils eine Fettsäure abgespalten, sodass sie zu resorbierbaren Lysophospholipiden werden. Die Phospholipasen werden als Vorstufen sekretiert und werden durch Gallensäuren und Ca^{2+}aktiviert. Von Cholesterinestern wird durch die pankreatische Cholesterinesterase die veresterte Fettsäure abgespalten (**o** Abb. 34.6 B). Die Gallensäuren verbleiben zunächst im Darm und werden erst im Ileum dekonjugiert, ins Pfortaderblut reabsorbiert und zurück zur Leber transportiert, wo sie von den Leberzellen als sekundäre Gallensäuren wieder aufgenommen und erneut in die Gallenflüssigkeit sekretiert werden (**enterohepatischer Kreislauf**, **o** Abb. 34.11 A). Auf diese Weise können die Gallensäuren immer wieder verwendet werden und es müssen bei einem Bedarf von 20–25 g/Tag nur ca. 0,5 g/Tag neu gebildet werden.

Proteine werden durch Enzyme des Magens, Pankreas und Dünndarms hydrolisiert.

Einzelne AS aber auch Di- und Tripeptide können resorbiert werden.

Proteine werden zunächst durch die Magensäure denaturiert, d. h. sie liegen als ungefaltete Aminosäureketten vor. Sie werden vor allem durch das im Magen gebildete Pepsin und durch die Pankreasenzyme Trypsin und Chymotrypsin gespalten. Diese Proteasen sind **Endopeptidasen**, d. h. dass sie inmitten der Aminosäureketten spalten. Im Gegensatz dazu trennt die pankreatische Carboxypeptidase und die enterale Aminopeptidase jeweils eine Aminosäure vom Ende her ab (**Exopeptidase**) (Kap. 10.4.3). Die meisten Proteasen werden als Vorstufen sekretiert, die dann durch HCl (Pepsinogen), durch die Enteropeptidase in der Membran der Dünndarmzellen (Trypsinogen) oder durch Trypsin (Chymotrypsinogen) aktiviert werden. Durch die Aktivität von Peptidasen des Bürstensaums entstehen Di- und Tripeptide. Einzelne Aminosäuren sowie Di- und Tripeptide können resorbiert werden (**o** Abb. 34.6 C).

34.1.6 Dünndarm

Der Dünndarm sekretiert Schleim und HCO_3^-.

Der Dünndarm gliedert sich in die Abschnitte **Duodenum** (Zwölffingerdarm, so lang wie »12 Finger breit« sind, ca. 25 cm), **Jejunum** (Leerdarm, 1,5 m) und **Ileum** (Krummdarm, 2 m). Die Längen gelten für den tonisierten (kontrahierten) Zustand in vivo; relaxiert ergeben sich insgesamt etwa 6 m. Der Dünndarm ist der Hauptort der Verdauung und der Ort der Resorption der Nährstoffe. Gleichzeitig produziert die Dünndarmmukosa ca. 1,5 l Darmsaft. Becherzellen in der Epithelschicht (**o** Abb. 34.7 A) sekretieren Mucin und bilden so eine Schleimschicht, die den Darm vor chemischen und mechanischen Schädigungen schützt und für reibungsfreies Gleiten des Chymus sorgt. Über Chemo- und Mechanorezeptoren in der Submukosa wird nerval (Vagus, lokale Reflexe) und humoral (Sekretin, Gastrin, CCK, PGE_2) die Sekretion reguliert.

Die Oberfläche des Dünndarms ist durch Falten, Zotten und Mikrovilli stark vergrößert.

Die Oberfläche des Dünndarms ist zur Oberflächenvergrößerung aufgefaltet (Kerckring-Falten, **o** Abb. 34.7 B), auf denen sich etwa 1 mm hohe Ausstülpungen der Mukosa (Villi, Zotten) (**o** Abb. 34.7 A) mit dazwischen liegenden Krypten befinden. Schließlich haben die Epithelzellen Ausstülpungen der Zellmembran (Mikrovilli), sodass sich eine Gesamtoberfläche von ca. 200 m^2 ergibt (**o** Abb. 34.7 B).

Das Dünndarmepithel gehört zu den Geweben mit der höchsten Teilungsrate. In der Regenerationszone (**o** Abb. 34.7 A) werden ständig neue Zellen gebildet, die in 24–36 h zur Zottenspitze wandern. Die zunächst undifferenzierten Zellen reifen dabei zu den spezifischen **Enterozyten**, die alle wichtigen Transportenzyme für die Resorption (s. u.) besitzen. Die Resorption findet daher vorwiegend in der Zottenspitze statt, während die Sekretion in den Krypten lokalisiert ist. Nach 2–5 Tagen

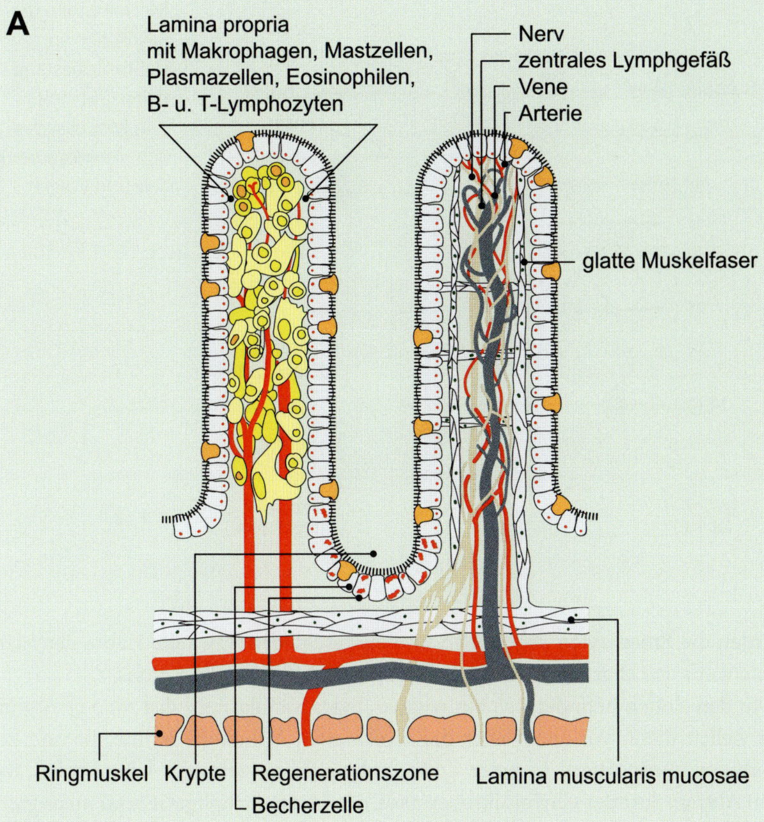

B

	Struktur	Relative Zunahme der Oberfläche (Zylinder = 1)	Gesamtoberfläche (m^2)
Darm als Zylinder	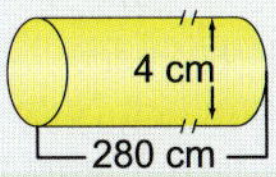	1	0,33
Kerckring-Falten	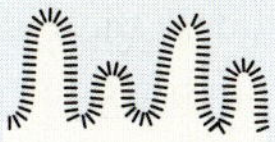	3	1
Zotten (Villi)	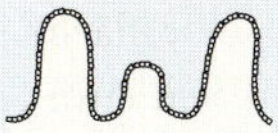	30	10
Mikrovilli	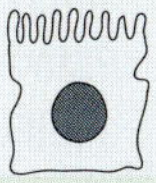	600	200

○ Abb. 34.7 A Aufbau der Zotten in der Wand des Dünndarms. Über die Kapillaren und das zentrale Lymphgefäß werden die resorbierten Nahrungsbestandteile abtransportiert. Die Lamina propria enthält zahlreiche Zellen der Immunabwehr. **B** Vergrößerung der Darmoberfläche durch Auffaltungen.

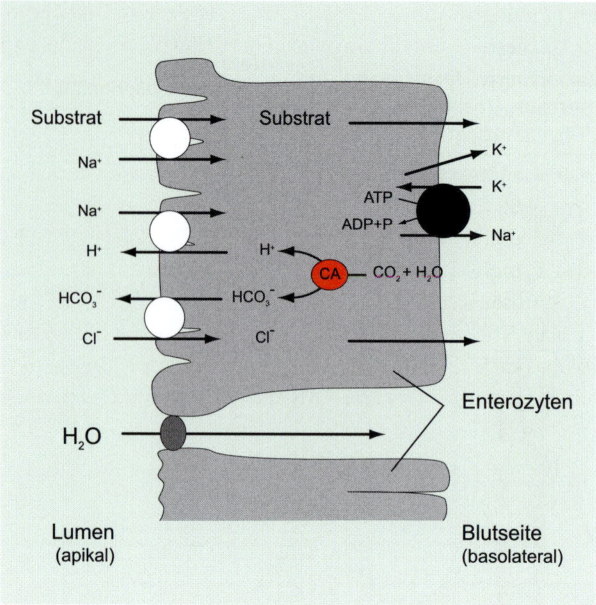

o Abb. 34.8 Mechanismen der Resorption von Nahrungsbestandteilen (Substrat; z. B. Monosaccharide, Aminosäuren), Salz und Wasser

werden die Enterozyten abgestoßen und ausgeschieden. Etwa die Hälfte der Fäzes besteht aus den abgestoßenen Epithelzellen und Bakterien des Kolons.

In den Zotten sorgen Kapillaren und Lymphgefäße für den Abtransport der resorbierten Nahrungsbestandteile.

In den Zotten befindet sich ein engmaschiges Kapillarnetz, das zur Versorgung der Zellen dient, vor allem aber die resorbierten Nährstoffe aufnimmt und zur Pfortader transportiert. In jeder Zotte findet sich ein zentrales Lymphgefäß, das zum Abtransport der Chylomikronen (s. u.) dient. Im Lymphgefäß und im angrenzende Gewebe der Lamina propria bilden Immunzellen eine starke Barriere gegen mit der Nahrung aufgenommene Erreger (o Abb. 34.7 A).

Resorption (Kohlenhydrate, Proteine, Lipide, Elektrolyte, Vitamine)

In Dünndarm müssen pro Tag etwa 8 l Flüssigkeit resorbiert werden. Dabei stammen nur ca. 2 l Flüssigkeit aus der aufgenommenen Nahrung, der Rest aus den Sekreten des Gastrointestinaltrakts. Das Dünndarmepithel ist ein sehr leckes Epithel, d. h. die tight junctions sind durchlässig, sodass die Flüssigkeit isoton resorbiert wird. Die Permeabilität nimmt aber zum Ileum hin immer mehr ab.

Die Resorption von Na^+ erfolgt häufig im Cotransport, z. B. mit Glucose.

Wie in jeder (transportierenden) Epithelzelle ist auch bei den Enterozyten die Na^+/K^+-ATPase basolateral lokalisiert und schafft primär aktiv einen steilen Gradienten für **Na^+** in die Zelle. Dieser Gradient wird für eine große Zahl von Substraten (Monosaccharide, Aminosäuren) genutzt, um im Cotransport mit Na^+ sekundär aktiv in die Zelle zu gelangen, die sie basolateral (zur Blutseite) passiv wieder verlassen (o Abb. 34.8). **Glucose** und **Galactose** gelangen an Na^+ gekoppelt über den SGLT1 (**S**odium **G**lucose **T**ransporter 1) in die Zelle und verlassen sie über den GLUT2 (**Glu**cose **T**ransporter 2), über den auch Fructose ins Blut gelangt. Apikal kann **Fructose** Na^+-**un**abhängig über den GLUT5 aufgenommen werden.

Der Transport von Salz zieht osmotisch **Wasser** nach, das leicht durch die lecken Schlussleisten parazellulär ins Blut gelangt. Dabei werden im Wasserstrom auch andere Elektrolyte mitgeführt (solvent drag).

Die Produkte der Fettverdauung (**Monoacylglyceride, Glycerol, freie Fettsäuren, Lysophospholipide und Cholesterin**) sowie die **fettlöslichen Vitamine** (A, D, E und K) werden teils durch erleichterte Diffusion, teils sekundär aktiv in die Enterozyten aufgenommen. Dort werden sie (mit Ausnahme kleiner Moleküle wie z. B. Glycerol) zusammen mit amphiphilen Apoproteinen zu **Chylomikronen** (Lipoproteinen) aufgebaut. Dabei werden wieder Triglyceride gebildet und Lysophospholipide zu Phospholipiden aufgebaut. Die Chylomikronen werden nicht ins Blut, sondern in den Lymphkanal der Zotten abgegeben, gelangen also nicht ins Pfortaderblut (s. u.) sondern über den Umweg Lymphe ins venöse Blut.

Die Spaltprodukte der Fette werden in den Enterozyten zu Chylomikronen aufgebaut und über die Lymphe abtransportiert.

Neutrale und saure **Aminosäuren** gelangen sekundär aktiv in die Zelle und werden von dort über spezielle Transportsysteme zur Blutseite abgegeben. Basische Aminosäuren und Cystein (auch Cystin) können Na^+-gekoppelt oder über einen Aminosäureaustauscher aufgenommen werden. Di- und Tripeptide passieren die apikale Membran über einen H^+-Peptidsymporter. Die Peptide werden in der Zelle in Aminosäuren gespalten.

Dickdarm und Enddarm

34.1.7

Das Ileum mündet auf der rechten Körperseite über eine Klappe, die Valva ileocaecalis, in den Dickdarm. Dort schließt sich kranial das Kolon ascendens an, das dann als Kolon transversum zur anderen Körperseite zieht und schließlich abfällt (Kolon descendens) sowie über ein S-förmiges Stück (Sigma) in das Rektum (Mast- oder Enddarm) mündet. Im Kolon lassen Taenien (oberflächliche Längsmuskelbündel) kugelförmige Ausstülpungen (**Haustren**) entstehen. Die dazwischen entstehenden Falten reichen bis ins Lumen des Kolons.

Die Schleimhaut des Dickdarms hat keine Zotten, jedoch sehr viele und dicht beieinander stehende Krypten. Das Epithel der Krypten und der Oberfläche besitzt besonders viele schleimproduzierende Becherzellen; jedoch tragen viele der Oberflächenzellen auch Mikrovilli und dienen der Resorption, vor allem von Salz und Wasser.

Resorption und Eindickung

Die Resorption von Salz und Wasser erfolgt vor allem im Gebiet der Haustren, da hier der Dickdarminhalt gespeichert werden kann. Na^+ tritt über einen epithelialen Na^+-Kanal (epithelial Na^+ channel, ENaC) in die Zelle und wird auf der Blutseite durch die Na^+/K^+-ATPase aus der Zelle gepumpt. Der Na^+-Einstrom depolarisiert die Zelle und so kann K^+ über apikale K^+-Kanäle aus der Zelle ins Lumen sekretiert werden. Da es für K^+ auch basolaterale Kanäle gibt, überwiegt der Na^+-Transport und es entsteht ein lumennegatives transepitheliales Potential, das Cl^- parazellulär durch die Schlussleisten auf die Blutseite fließen lässt. Der Salztransport zieht osmotisch Wasser nach und so wird der Darminhalt eingedickt.

Das Kolon dient der Eindickung des Chymus.

Die bakterielle Besiedlung des Dickdarms spaltet bisher nicht verdaute Nahrungsbestandteile auf, wobei entstehende kurzkettige Fettsäuren vom Dickdarmepithel resorbiert werden und bis zu 70 % des lokalen Energiebedarfs decken.

Bakterien schließen unverdaute Nahrungsbestandteile auf.

Defäkation

Massenbewegungen des Kolons verschieben 3–4-mal täglich Chymus in das Rektum. Defäkation erfolgt nach willkürlicher Öffnung des äußeren Sphinkters.

Etwa 3–4-mal täglich tritt im Kolon eine propulsive **Massenbewegung** auf, die den Darminhalt des transversen Kolons bis in das Rektum vorschiebt. Werden dadurch Dehnungsrezeptoren in der Rektumwand entsprechend erregt, so erschlafft reflektorisch der innere von zwei Sphinkteren (glatte Muskulatur), die hintereinander geschaltet das Rektum nach außen verschließen. Das Gefühl des Stuhldrangs entsteht. Dieser lässt sich willentlich durch Kontraktion des äußeren Sphinkters (quergestreifte Muskulatur, die willentlich ansteuerbar ist) unterdrücken. Der innere Sphinkter kontrahiert wieder, worauf die Rektumwand erschlafft und sich damit dem vermehrten Inhalt anpasst (maximal 2 l). Wenn jedoch bewusst die Defäkation erfolgen soll, so wird der äußere Sphinkter entspannt, die Rektumwand kontrahiert reflektorisch und die Defäkation tritt ein. Sie wird durch willentliche Steigerung des intraabdominalen Drucks unterstützt. Die normale Defäkationsfrequenz schwankt zwischen 3/Tag bis etwa 3/Woche. Die Menge beträgt bei normaler Mischkost etwa 100–150 g/Tag.

34.2 Leber

Die Leber ist mit einem Gewicht von 1,5–2 kg die größte exokrine Drüse des Körpers. Ihr Sekret, die Galle, dient nicht nur der Fettverdauung, sondern auch der Ausscheidung lipophiler körpereigener und körperfremder Substanzen. Die Leber ist außerdem das größte Stoffwechselorgan und der Syntheseort der meisten Plasmaproteine.

34.2.1 Aufbau

Die Leber teilt sich in vier ungleich große Lappen (Lobi, ◐ Abb. 34.9 A, unten). Sie liegt im rechten, oberen Bauchraum direkt unter dem Zwerchfell. Die Leberpforte (Hilus) befindet sich auf der Hinterseite. Hier münden die Pfortader und die Leberarterie in die Leber und es entspringen die Gallengänge (Ductus hepatici). Ebenfalls im Hilus wird das Blut der Zentralvenen (s. u.) in die untere Hohlvene (Vena cava inferior) geleitet.

Blutversorgung

Die Leber erhält über die Pfortader fast das gesamte venöse Blut des Magen-Darmtrakts.

Die Leber wird mit arteriellem, sauerstoffreichem Blut über die Leberarterie versorgt. Den Hauptteil des Blutes (ca. 75 %) erhält sie über die Pfortader. Durch die Pfortader wird der Leber das gesamte venöse Blut aus dem sogenannten Splanchnicusgebiet (◐ Abb. 34.10) zugeführt. Dazu zählen neben dem Pankreas und der Milz der gesamte Gastrointestinaltrakt mit Ausnahme des Mund- und Rachenraums sowie des unteren Enddarms.

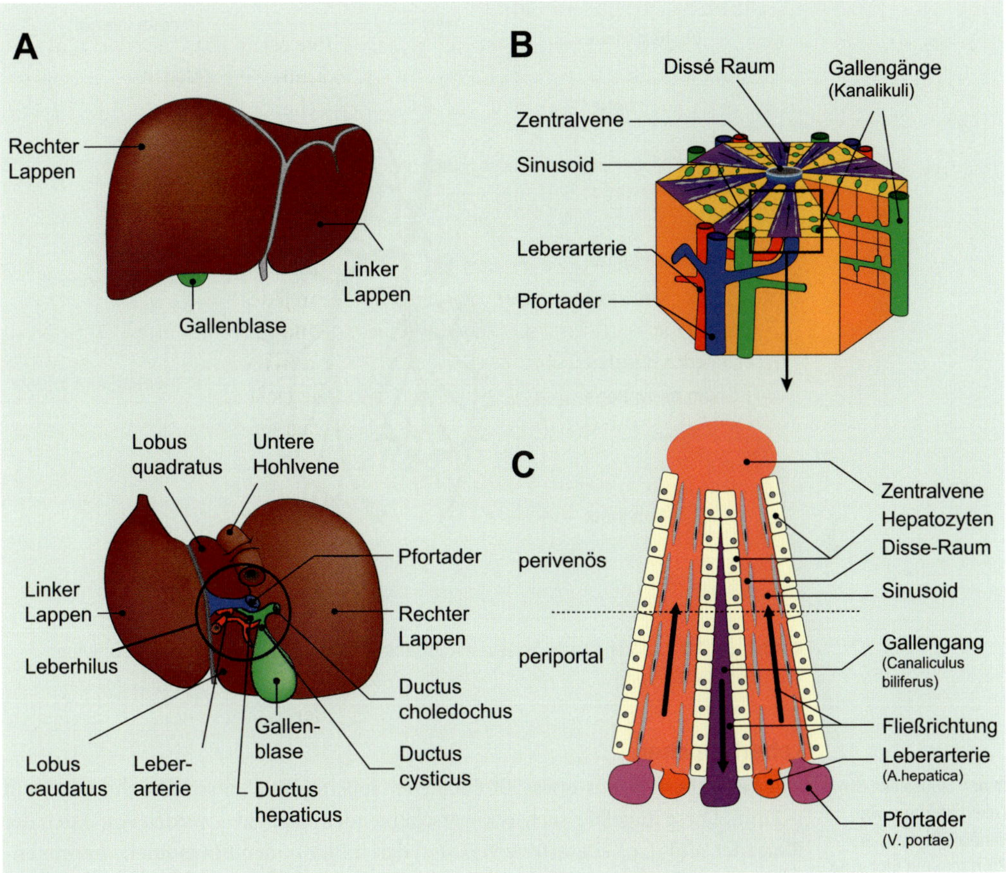

Abb. 34.9 A Makroskopischer Aufbau der Leber, oben Ansicht von vorn, unten Ansicht von hinten. Die Leber teilt sich in vier ungleich große Lappen (Lobi). Am Leberhilus münden Pfortader und Leberarterie sowie Gallengang und Lebervene. **B** Feinbau der Leber: Leberläppchen mit Zentralvene und außen liegenden Gallengängen sowie Ästen der Leberarterie und Pfortader. **C** Lage der Leberzellen (Hepatozyten) zwischen zwei Sinusoiden. Die Hepatozyten bilden an ihrer apikalen Seite Gallenkanälchen.

Praxisbezug

Alle oral zugeführten Medikamente, die über den Magen-Darmtrakt ins Blut gelangen, werden über die Pfortader zwangsläufig zuerst in die Leber transportiert, wo sie zum Teil metabolisiert, entgiftet und ausgeschieden werden (»First-pass-Effekt«). Oral applizierte Wirkstoffe, die einem hohen First-pass-Effekt unterliegen, müssen daher in viel höherer Dosierung zugeführt werden als bei direkter Gabe ins Blut. Da die Venen des Rektums nicht in die Pfortader münden, unterliegen Pharmaka, die durch Zäpfchen (Suppositorien) verabreicht werden, nicht dem First-pass-Effekt. Wird Acetylsalicylsäure nur zur Hemmung der Thrombozytenaggregation verabreicht, genügt eine Dosierung, die im First-pass der Leber vollständig eliminiert wird, da die Kontaktzeit des Wirkstoffs mit den Thrombozyten in der Pfortader für diese Wirkung ausreicht.

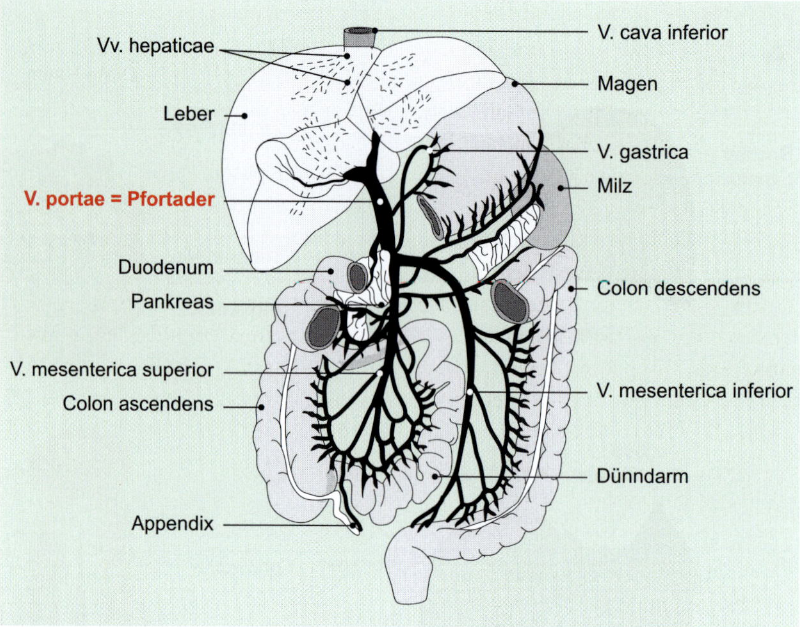

Abb. 34.10 Die Venen des Splanchnicusgebiets führen über die Pfortader zur Leber. V = Vena, Vv = Venae

In den Sinusoiden der Leberläppchen wird venöses Blut aus der Pfortader mit Blut aus der Leberarterie gemischt und an den Hepatozyten vorbei zu den Zentralvenen geführt.

Leberläppchen

Die Leber besteht aus etwa 500 000 Leberläppchen mit einem Durchmesser von 1–2 mm. Diese ungefähr sechseckig erscheinenden Läppchen werden von Ästen der Pfortader und der Leberarterie versorgt, deren Blut in den **Sinusoiden** zusammenfließt. Das venös-arterielle Mischblut fließt in den Sinusoiden mit sehr stark gefenstertem Endothel, das dadurch für viele Stoffe leicht passierbar ist, an den **Hepatozyten** entlang und dann in die Zentralvene ab (Abb. 34.9 B). Die Wand der Sinusoide ist durch einen **Dissé-Raum** genannten Spalt von den Hepatozyten getrennt. Die Hepatozyten haben Mikrovilli, mit denen sie in den Dissé-Raum hineinragen und über die sie Stoffe (Gallensalze, Bilirubin, LDL, Aminosäuren, Monosaccharide etc.) aus dem Blut aufnehmen können und über die u. a. Plasmaproteine und Glucose ins Blut abgegeben werden. Die Hepatozyten werden nach funktionellen Gesichtspunkten in **periportale** (nahe dem Pfortaderast gelegen) und **perivenöse** (nahe der Zentralvene gelegen) Hepatozyten unterteilt. Periportale Hepatozyten dienen v. a. der Gluconeogenese, dem Aminosäureabbau und der Harnstoffsynthese, während perivenös vorwiegend Fremdstoffabbau (Arzneimittel) und Glutaminsynthese (NH_3-Abbau) stattfinden.

Erreger, Zelltrümmer und immunogene Fremdstoffe werden von Makrophagen, den sogenannten **Kupffer-Sternzellen**, phagozytiert, die auch am Abbau von Erythrozyten beteiligt sind. Im Dissé-Raum befinden sich **Ito-Zellen**, die als Fettspeicherzellen unter anderem Vitamin A akkumulieren. Diese können sich bei (oxidativem) Stress in Fibroblasten umwandeln, die bei starker Leberschädigung und vermehrtem Zelluntergang zur Fibroisierung beitragen.

Gallengänge und Gallenblase

Hepatozyten sind mit ihrer basolateralen Seite den Sinusoiden zugewandt (○ Abb. 34.9 C) und bilden mit ihrer apikalen Seite Kanälchen (Kanalikuli), in die die Galle sekretiert wird. Die Galle fließt dem Blut entgegengesetzt von der Zentralvene zum Rand der Leberläppchen durch die Kanälchen in Gallengänge ab, die parallel zu den Ästen der Arterie und Pfortader verlaufen (○ Abb. 34.9 B). Die immer größer werdenden Gallengänge vereinigen sich vor dem Leberhilus zum rechten und linken Gallengang, die sich nach wenigen Zentimetern zum Ductus hepaticus communis vereinen. In diesen mündet der Ductus cysticus aus der Gallenblase (○ Abb. 34.9 A unten). Beide zusammen werden nun Ductus choledochus genannt, der sich mit dem Ductus pancreaticus kurz vor dem Sphinkter Oddi (dem Schließmuskel zum Dünndarm) vereint, sodass beide gemeinsam in das Duodenum münden. Die Galle wird in der interdigestiven Phase (keine Nahrungsaufnahme) bei geschlossenem Sphinkter Oddi zurückgestaut und in der Gallenblase gespeichert, wo sie durch Sekretion (Gallensäuren, Gallenfarbstoffe, Cholesterin etc.) und Resorption noch verändert und eingedickt wird.

Die von den Hepatozyten produzierte Galle fließt von den Zentralvenen weg nach außen und wird über die Gallengänge abgeleitet.

34.2.2 Funktionen der Leber

Die Leber dient der Bereitstellung von Galle für die Fettverdauung. Sie entgiftet körpereigene und Fremdstoffe durch die Biotransformation und scheidet sie über die Galle aus. Sie speichert und synthetisiert Glucose, Plasmaproteine (für Immunabwehr, Blutgerinnung und Fetttransport) und Cholesterin. Sie baut Aminosäuren ab und entgiftet den entstehenden Ammoniak durch Harnstoff- und Glutaminsynthese. Sie baut Hämoglobin, bzw. das daraus entstandene Bilirubin ab und sekretiert die entstehenden Gallenfarbstoffe in die Galle.

Gallebildung

Gallensäuren, bzw. ihre Salze, werden in den Hepatozyten direkt aus Cholesterin synthetisiert (**primäre Gallensäuren**). Sie werden dann mit Taurin oder Glyzin verbunden (○ Abb. 34.11 A, konjugiert) und über die apikale Membran in die Kanalikuli sekretiert. Die Konjugation erhöht die Wasserlöslichkeit der Gallensalze, wodurch sie zur Ausscheidung gebracht werden können. Im Darm, vor allem im Ileum, werden die Gallensalze meist bakteriell dekonjugiert und 7α dehydroxyliert. Sie können dann über das Darmepithel resorbiert und mit dem Pfortaderblut der Leber wieder zugeführt werden. Sie unterliegen also dem **enterohepatischen Kreislauf**. Aus dem Pfortaderblut werden die nun **sekundären Gallensäuren** über einen Na^+-gekoppelten Cotransport aufgenommen. Auf diese Weise muss der Körper nur eine geringe Menge Gallensäuren am Tag neu synthetisieren. Je höher die Konzentration an Gallensäuren im Pfortaderblut ist, desto höher ist die Aufnahme und desto höher ist die gallensäureabhängige Gallesekretion. Auf diese Weise wirken Gallensäuren choleretisch. Die verschiedenen Gallensalze haben recht unterschiedliche pKa-Werte, was es ermöglicht, Fette über einen weiten pH-Bereich in Lösung zu halten.

Der enterohepatische Kreislauf verzögert die biliäre Ausscheidung.

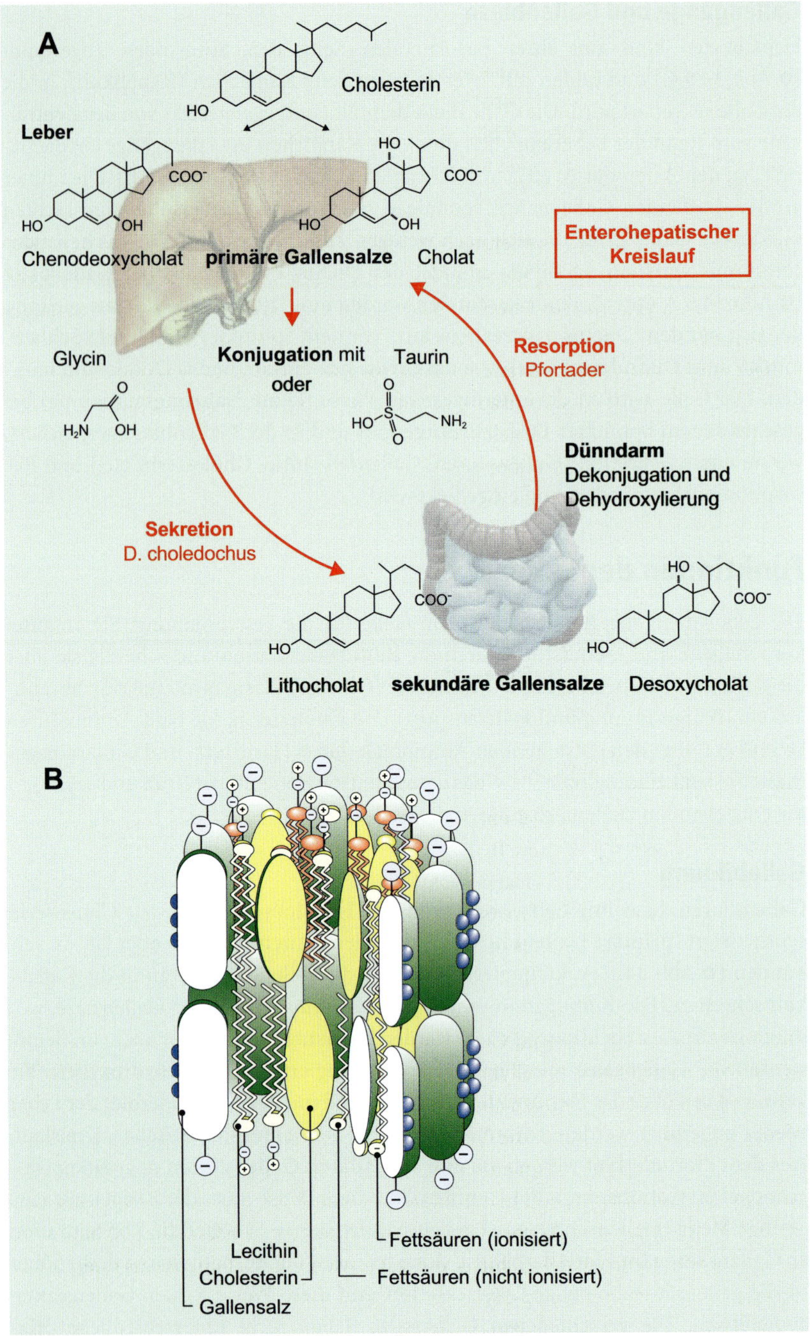

○ Abb. 34.11 A Primäre Gallensäuren (bzw. deren Salze) werden in der Leber aus Cholesterin synthetisiert, und mit Taurin oder Glycin konjugiert. Durch die Konjugation werden die Gallensalze weniger lipophil und können über die Gallenflüssigkeit ausgeschieden werden. Primäre Gallensalze können vor allem im Ileum dekonjugiert, dehydroxyliert und resorbiert werden und kommen mit dem Pfortaderblut zurück zur Leber (enterohepatischer Kreislauf), wo sie als sekundäre Gallensäuren in die Hepatozyten aufgenommen und erneut verwendet werden. **B** Mizelle: Die amphiphilen Gallensalze halten Fette und Phospholipide in Lösung, so dass die entsprechenden Enzyme eine große Angriffsfläche haben.

Praxisbezug

Nicht nur Gallensäuren, sondern alle Substanzen, die konjugiert über die Galle in den Darm gelangen, können dem enterohepatischen Kreislauf unterliegen. Dies kann dazu führen, dass Arzneistoffe, die vorwiegend **biliär** (über die Galle) ausgeschieden werden (z. B. Digitonin), eine sehr lange Halbwertszeit für ihre Ausscheidung haben.

Außer den Gallensäuren werden mit der Gallenflüssigkeit noch Hydrogencarbonat, Cholesterin und Phospholipide sekretiert, die zusammen mit den Gallensäuren und den Fetten im Dünndarm Mizellen bilden, die den Angriff der Lipasen erlauben (○ Abb. 34.11 B).

Die Galle enthält neben den Gallensäuren Cholesterin, Phospholipide, Gallenfarbstoffe, HCO_3^-.

Der aus Hämoglobin entstandene Gallenfarbstoff Bilirubin wird ebenfalls in die Galle sekretiert (mit Glucuronsäure konjugiert) und gibt zusammen mit seinen Abbauprodukten dem Fäzes die gelblich-braune Farbe. Zum Teil werden die Farbstoffe ins Blut aufgenommen und über die Niere ausgeschieden, wo sie den Urin gelb färben. Schließlich werden auch die Produkte der Biotransformation zum Teil biliär ausgeschieden.

Praxisbezug

Bei starken Störungen der Leberfunktion können die Farbstoffe nicht ausgeschieden werden und verbleiben im Blut mit der Folge einer Gelbsucht (Ikterus).

Ammoniakentgiftung

Aus dem Proteinstoffwechsel entsteht Ammoniak, der ein starkes Zellgift ist und sofort eliminiert werden muss. In der Leber entstehen aus Ammoniak mit **Glutamin** (perivenös) und **Harnstoff** (Harnstoffzyklus, periportal) zwei ungiftige Verbindungen. Glutamin wird für weitere Stoffwechselprozesse eingesetzt, Harnstoff im Urin ausgeschieden (siehe Weiteres in Lehrbüchern der Biochemie).

Energiestoffwechsel

Die Leber kann Fructose und Galactose in Glucose umbauen und speichert unter Insulinwirkung Glucose als Glykogen. Bei Bedarf können die Leberzellen Glucose-6-phosphat aus dem Glykogen abspalten und dephosphorylieren (Glucose-6-phosphatase) und so dem Körper die Glucose wieder zur Verfügung stellen (Kap. 8.4 und ○ Abb. 35.10). Die Leber kann außerdem aus Lactat oder aus Aminosäuren Glucose herstellen (Gluconeogenese). In der interdigestiven Phase oder bei Nahrungskarenz kann nur die Leber dem Körper Glucose zur Verfügung stellen. Dies ist besonders wichtig für die Neurone des Gehirns, die fast ausschließlich Glucose als Energiesubstrat nutzen. Acetacetat und β-Hydroxybutyrat, das von den Neuronen auch genutzt werden kann, wird ebenfalls von der Leber aus Fettsäuren hergestellt.

Nur die Leber kann dem Körper Glucose (v. a. dem Gehirn) wieder zur Verfügung stellen.

Biotransformation

Lipophile Stoffe werden in der Leber in zwei Phasen so transformiert, dass sie mit der Galle ausgeschieden werden können.

Lipophile Stoffe (Steroidhormone, Farbstoffe, Pharmaka, Fremdstoffe) können sehr schlecht oder nicht ausgeschieden werden, da sie sich zum einen kaum oder gar nicht in Wasser lösen, zum anderen aufgrund ihrer Lipophilie Membranen gut passieren können und so nicht in einem Kompartiment des Körpers angereichert werden können. In der ersten Phase der Biotransformation werden zunächst funktionelle Gruppen eingebracht oder freigelegt. Dies geschieht vor allem durch die Enzyme der Cytochrom-P-450-Familie. In einer zweiten Phase werden die Moleküle dann mit Substanzen wie Glucuronsäure, Sulfat oder Aminosäuren konjugiert und damit hydrophiler gemacht.

Synopse

Zusammenfassung

- Der Gastrointestinaltrakt besteht aus Mund- und Rachenraum, Speiseröhre, Magen, Dünndarm (Duodenum, Jejunum, Ileum), Kolon und Enddarm (Rektum) mit Anus.
- Die glatte Längs- und Ringmuskulatur wird im Ösophagus und Magen durch Schrittmacherzellen, im Darm durch das enterische Nervensystem gesteuert. Die gastrointestinale Motorik (Peristaltik) sorgt dafür, dass die Nahrung zerkleinert und durchmischt wird (Segmentation und Pendelbewegungen) und durch den Trakt transportiert wird (Propulsion).
- Im Mund sekretieren drei paarige Speicheldrüsen Schleim, α-Amylase, HCO_3^- und Wirkstoffe zur Immunabwehr.
- Der Magensaft ist stark sauer und enthält Pepsin zur Proteinverdauung. Die HCl-Produktion wird durch Acetylcholin, Gastrin und Histamin stimuliert und durch Prostaglandine gehemmt. Pepsinogen, die Vorstufe des Pepsins, wird von Hauptzellen produziert. Nebenzellen sekretieren Mucin und Hydrogencarbonat, um die Mukosa zu schützen.
- Das exokrine Pankreas sekretiert Verdauungsenzyme (Proteasen, Lipasen, Amylasen) und Hydrogencarbonat.
- Im Dünndarm werden die verdauten Nahrungsbestandteile resorbiert. Zucker werden ausschließlich als Monosaccharide resorbiert und gelangen wie die Aminosäuren, Di- und Tripeptide ins Blut. Die Bestandteile der Fettverdauung werden in den Enterozyten zu Chylomikronen synthetisiert und in die Lymphe abgegeben.
- Der Dickdarm dient vor allem der Eindickung und Speicherung des Chymus. Darmbakterien bauen bisher unverdaute Nahrungsbestandteile ab, die z. T. noch resorbiert werden können.
- Über das Rektum erfolgt die Defäkation, die über den willkürlich regelbaren äußeren Sphinkter gesteuert werden kann.
- Die Leber erhält über die Pfortader das venöse Blut fast des gesamten Magen-Darmtrakts. Die Leber speichert Glucose und gibt sie in der interdigestiven Phase wieder an den Körper ab. Die Leber synthetisiert Cholesterin und bildet Gallensäuren. Die Gallensäuren emulgieren im Dünndarm Fette und machen sie so den Lipasen zugänglich. Die Leber entgiftet lipophile (Fremd-)Stoffe in den zwei Phasen der Biotransformation. Ammoniak wird in der Leber zu Harnstoff oder Glutamin entgiftet.

Wiederholungsfragen

Fragen

1. Erklären Sie, über welchen Mechanismus es in der kephalen Phase zur Ausschüttung von HCl kommen kann.
2. Erläutern Sie, warum der Magen einer gesunden Person nicht von HCl und Pepsin angegriffen wird.
3. Ein Arzneistoff unterliegt dem enterohepatischen Kreislauf. Erklären Sie anhand Ihres physiologischen Wissens, was dies für die Stärke und Länge der Wirksamkeit, Toxizität und Ausscheidung bedeuten kann.

Literatur

Am Ende von Kap. 36.

35 Hormone

Inhaltsvorschau

Hormone sind Botenstoffe, die für die längerfristige Regulation der Körperhomöostase verantwortlich sind. Sie sind an der Steuerung vieler Organfunktionen beteiligt, regulieren den Stoffwechsel, das Wachstum, die Sexualfunktion und sind unverzichtbar für Schwangerschaft und Geburt. Im Gehirn sind Hormone z. B. an der Regulation der Nahrungsaufnahme beteiligt, aber auch an so komplexen Erscheinungen wie der Entstehung von Gefühlen. Kenntnisse über das Hormonsystem sind für die kompetente Patientenberatung durch den Pharmazeuten essentiell, da viele Krankheiten durch Fehlregulation im Hormonsystem hervorgerufen werden und Hormone als Arzneistoffe bei Diabetes mellitus oder Schilddrüsenerkrankungen in der Substitutionstherapie oder als orale Kontrazeptiva (»Antibabypille«) eingesetzt werden.

35.1 Struktur und Wirkungsmechanismen

Wichtige Regionen des menschlichen Körpers, in denen Hormone gebildet bzw. sekretiert werden, sind Hypophyse, Hypothalamus, Schilddrüse, Nebenniere, Pankreas und die Geschlechtsorgane. Allerdings ist mittlerweile klar, dass fast alle Organe Hormone bilden können, z. B. die Niere Erythropoietin oder das Herz ANP (atriales natriuretisches Peptid).

Hormone binden an spezifische Rezeptoren, die die Hormonwirkung vermitteln. Diese Rezeptoren können in der Zellmembran verankert sein oder intrazellulär lokalisiert sein. Wichtig für die Spezifität der Wirkung ist, dass ein Hormonmolekül nur mit seinem Rezeptor interagiert, d. h. dass Hormon und Rezeptor eine hohe Passgenauigkeit aufweisen (Schlüssel-Schloss-Prinzip).

35.1.1 Chemische Struktur der Hormone

Nach ihrer chemischen Struktur lassen sich die klassischen Hormone in drei Gruppen unterteilen. Allerdings ist die Abgrenzung z. B. zu Neurotransmittern nicht immer klar zu treffen, da Hormone und Neurotransmitter teilweise chemisch identisch sind und über die gleichen Signaltransduktionswege wirken. Beispiele hierfür sind Adrenalin (Hormon) und Noradrenalin (Neurotransmitter). Mittlerweile werden auch Substanzen zu den Hormonen gezählt, die nicht in die folgenden drei Kategorien einzuordnen sind (z. B. Gewebshormone wie Prostaglandine).

Peptide

Proteo- oder Peptidhormone sind aus Aminosäuren aufgebaut. Wichtige Beispiele aus dieser Gruppe sind Insulin, Glucagon, Thyreotropin (TSH), Adiuretin und die Releasing-Hormone des Hypothalamus.

Steroide

Für alle Steroidhormone ist **Cholesterin** die Ausgangssubstanz für die Synthese (Kap. 6.4.2). Wichtige Vertreter dieser Gruppe sind Aldosteron, Cortisol und die Sexualhormone.

Tyrosinderivate

Von der Aminosäure Tyrosin leiten sich die Schilddrüsenhormone und die Catecholamine wie Adrenalin und Noradrenalin ab.

Hormonabgabe und Wirkort 35.1.2

Je nach ihrer chemischen Struktur unterscheiden sich Hormone in Bezug auf ihre Abgabe aus den Hormon produzierenden Zellen als auch durch die Lokalisation ihrer Rezeptoren auf zellulärer Ebene.

Bildung und Speicherung

Peptidhormone und hydrophile Tyrosinabkömmlinge wie Adrenalin werden nach der Synthese in Sekretgranula gespeichert und bei Bedarf durch Exozytose freigesetzt. Schilddrüsenhormone werden an Thyreoglobulin gebunden im Kolloid gespeichert (Kap. 35.3). Steroidhormone werden nicht gespeichert, sondern bei Bedarf vermehrt gebildet.

Abgabe in das Blut

In den meisten Fällen werden die Hormone in das Blut abgegeben und über den Blutweg zu ihren Zielzellen transportiert (endokrine Wirkung, ○ Abb. 35.1). Die lipophilen Steroid- und Schilddrüsenhormone werden im Blut zum Transport an Proteine gebunden.

Parakrine Effekte

Einige Hormone können auch direkt Effekte auf benachbarte Zellen ausüben. Man bezeichnet dies als parakrine Wirkung. Diese Hormone nennt man Gewebshormone. Zu ihnen gehören u. a. die Prostaglandine.

Autokrine Effekte

Einige Hormone wirken auf die Zellen, von denen sie freigesetzt werden (autokriner Effekt). So kann ein Hormon seine eigene Sekretion über einen positiven oder negativen Rückkopplungsmechanismus verstärken bzw. hemmen.

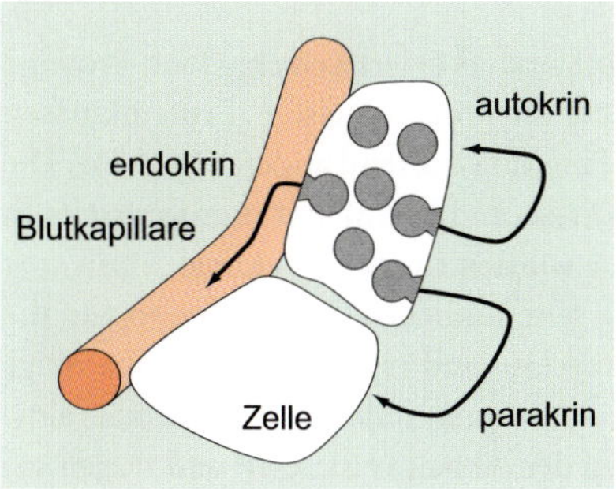

○ Abb. 35.1 In den meisten Fällen werden Hormone über den Blutweg zu den Zielzellen transportiert (endokrin). Hormone können aber auch an den Zellen wirken, aus denen sie abgegeben werden (autokrin) oder auf benachbarte Zellen (parakrin).

35.1.3 Membranständige Hormonrezeptoren

Peptidhormone und Catecholamine binden an membranständige Hormonrezeptoren.

Peptidhormone und Catecholamine binden an Rezeptoren, die in der Plasmamembran lokalisiert sind. Sie docken von der extrazellulären Seite an ihren Rezeptor an, über den das Signal, das letztendlich eine Veränderung der Zellfunktion bewirkt, in das Innere der Zelle transferiert wird. Zwischen Rezeptoraktivierung und Wirkung liegen nicht selten komplexe Signalkaskaden. Häufig wird der Effekt von Peptidhormonen oder Neurotransmittern über G-Protein gekoppelte Rezeptoren vermittelt.

G-Protein gekoppelte Rezeptoren

G-Protein gekoppelte Rezeptoren oder **metabotrope Rezeptoren** sind in eine Signalkaskade eingebunden, bei der es durch Bindung eines primären Botenstoffs (z. B. Hormon oder Neurotransmitter) an die extrazelluläre Membranseite zur intrazellulären Bildung eines sekundären Botenstoffs (second messenger) und damit zur Veränderung der Zellfunktion kommt. Der Rezeptor besteht aus sieben die Membran durchspannenden Domänen, die in den Extrazellulärraum bzw. das Zytosol reichen.

G-Proteine bestehen aus drei Untereinheiten.

Aufbau und Funktion heterotrimerer G-Proteine: Heterotrimere G-Proteine sind an der Innenseite der Membran in der Nähe von Rezeptoren lokalisiert (○ Abb. 35.2). Wie ihr Name aussagt, bestehen sie aus drei unterschiedlichen Untereinheiten: α, β und γ. Die α-Untereinheit ist die katalytische Untereinheit, die GTPase Aktivität (d. h. sie spaltet GTP in GDP und P_i) besitzt und die Aktivität der in der Signalkaskade folgenden Proteine steuert. Die anderen beiden Untereinheiten sind aneinander gekoppelt und können ebenfalls zur Steuerung der Zellfunktion beitragen. Im nicht-aktiven Zustand bilden die drei Untereinheiten ein Trimer und die α-Untereinheit hat GDP gebunden. Nach Rezeptoraktivierung tritt das G-Protein mit dem Rezeptor in Kontakt, GDP wird gegen GTP ausgetauscht, die α-Untereinheit löst sich von der β/γ-Untereinheit und wird aktiv. Nach Spaltung des GTPs durch die α-Untereinheit lagert sich das Protein wieder zum Trimer zusammen und wird so inaktiviert. Es gibt drei große Familien (G_s-, G_i- und G_q-Proteine), die zahlreiche Unterfamilien besitzen.

G-Proteine können direkt die Aktivität von Ionenkanälen verändern oder Effektorproteine beeinflussen, die die Konzentration intrazellulärer Botenstoffe regulieren.

G_s und G_i/o: G_s-Proteine (s von stimulierend) aktivieren die Adenylatcyclase (○ Abb. 35.2), ein membranständiges Enzym, das aus ATP zyklisches AMP (cAMP) macht.

G_s und G_i stimulieren bzw. hemmen die Adenylatcyclase.

cAMP fungiert als sekundärer Botenstoff und aktiviert verschiedene Proteine z. B. HCN-Kanäle (Kap. 30.2.1), vor allem aber die Proteinkinase A. Proteinkinasen verändern durch Phosphorylierungen den Funktionszustand anderer Proteine. Die Proteinkinase A ist eine Serin/Threonin-Kinase und beeinflusst nun ihrerseits in der weiteren Signalkaskade z. B. Ionenkanäle wie den L-Typ Ca^{2+}-Kanal.

Die Adenylatcyclase bildet den sekundären Botenstoff cAMP.

G_i-Proteine (i von inhibitorisch) und die sehr ähnlichen G_o-Proteine (o von the other – das andere) hemmen die Adenylatcyclase und regulieren somit die obige Signalkaskade negativ. Ihre β/γ-Untereinheiten können zudem z. B. K^+-Kanäle aktivieren. **Die Phosphodiesterasen** katalysieren den Abbau von cAMP und tragen somit zur Modulation des Signals bei.

G_q-Proteine aktivieren die Phospholipase C.

Gq: G_q-Proteine aktivieren die membrangebundene Phospholipase C. Diese spaltet das membranständige Phospholipid Phosphatidylinositol-4,5-bisphosphat (PIP_2)

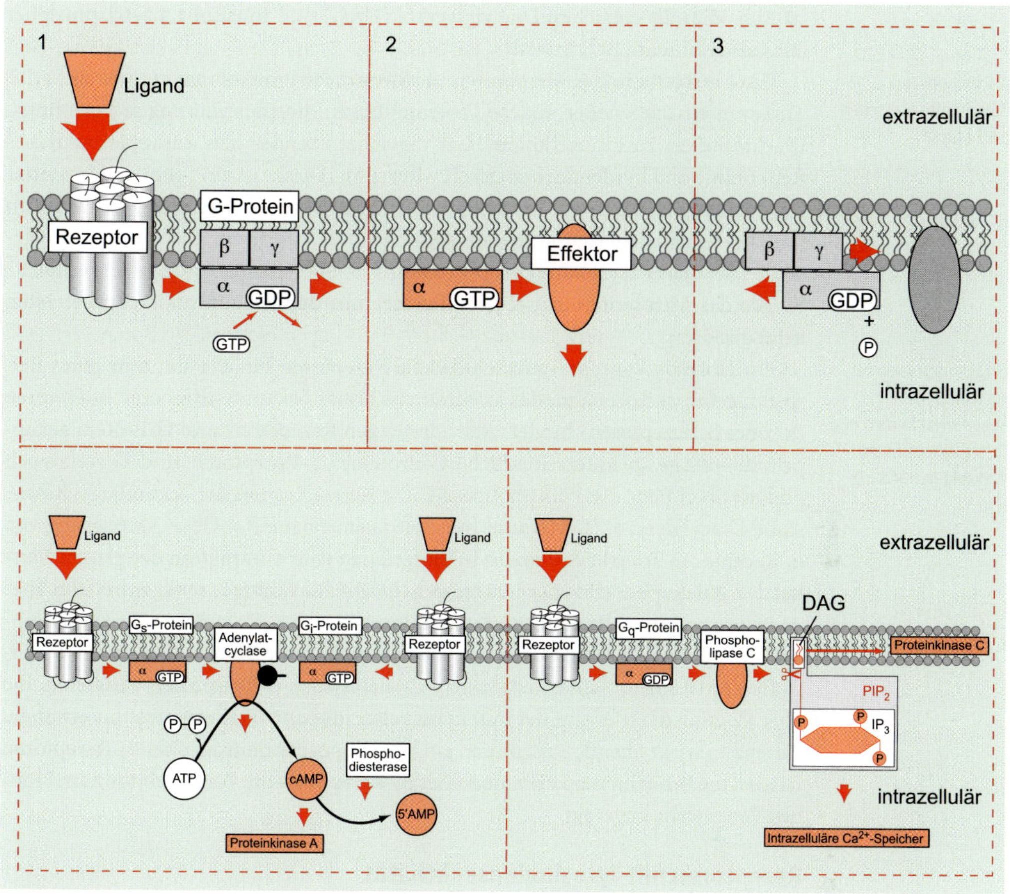

Abb. 35.2 G-Proteine: Der obere Teil der Abbildung zeigt ein allgemeines Schema der Aktivierung eines G-Proteins. **1** Im Ruhezustand besteht ein membranassoziiertes G-Protein aus den drei Untereinheiten α, β und γ. An die α-Untereinheit ist GDP gebunden. Bei der Aktivierung bindet zunächst ein Ligand (z. B. Hormon) von der extrazellulären Seite an einen Rezeptor, der aus sieben die Membran durchspannenden Domänen besteht. Nach Bindung eines Liganden an den Rezeptor aktiviert der Rezeptor das G-Protein. An der α-Untereinheit wird GDP gegen GTP ausgetauscht und die α-Untereinheit dissoziiert von der β-/γ-Untereinheit. **2** Die α-Untereinheit aktiviert ein Effektorprotein. **3** Zur Beendigung des Signals wird vom GTP durch interne GTPase-Aktivität der α-Untereinheit Phosphat abgespalten, so dass wieder GDP entsteht. Die Untereinheiten lagern sich wieder zusammen. Links unten: Für G_s- und G_i-Proteine ist das Effektorprotein die Adenylatcyclase. G_s (s = stimulatorisch) stimuliert das Enzym, G_i (i = inhibitorisch) hemmt es. Die Adenylatcyclase bildet aus ATP cAMP, das als sekundärer Botenstoff in der Zelle fungiert und u. a. die Proteinkinase A aktiviert. Die Proteinkinase A ändert die Zellfunktion, indem sie die Aktivität von Enzymen oder Ionenkanälen durch Phosphorylierung beeinflusst. Der Abbau von cAMP erfolgt durch Phosphodiesterasen. Rechts unten: Bei G_q-Proteinen ist das Effektorprotein die Phospholipase C. Sie spaltet den Membranbaustein Phosphatidylinositol-4,5-bisphosphat (PIP_2) in 1,2-Diacylglycerol (DAG) und Inositol-1,4,5-trisphosphat (IP_3). DAG und IP_3 wirken als intrazelluläre Botenstoffe. DAG stimuliert die Proteinkinase C, die wiederum über Phosphorylierungen die Zellfunktion verändert. IP_3 setzt einen weiteren Botenstoff, Ca^{2+}, aus intrazellulären Ca^{2+}-Speichern frei.

(⭘ Abb. 35.2). Es entstehen **Diacylglycerol (DAG)** und **Inositol-1,4,5-trisphosphat (IP_3)** als sekundäre Botenstoffe.

Als sekundäre Botenstoffe entstehen DAG und IP_3.

DAG verbleibt in der Membran und aktiviert die Proteinkinase C, die als Serin/Threonin-Kinase wieder andere Proteine durch Phosphorylierungen beeinflusst. IP_3 diffundiert zu intrazellulären Ca^{2+}-Speichern (endo- bzw. sarkoplasmatisches Retikulum) und bindet dort an den IP_3-Rezeptor. Dieser ist ein ligandengesteuerter Ca^{2+}-Kanal, der durch die Bindung von IP_3 geöffnet wird, was zum Ausstrom von Ca^{2+} aus den Speichern und so zum Anstieg von $[Ca^{2+}]_c$ führt. Das durch IP_3 freigesetzte Ca^{2+} kann als sekundärer Botenstoff z. B. über Ca^{2+}-abhängige K^+- und Cl^--Kanäle das Membranpotential beeinflussen oder Muskelkontraktion (glatte Muskeln) auslösen.

Ein Hormon kann an verschiedene Rezeptoren binden und so organspezifische Wirkungen hervorrufen.

Ein Hormon kann an unterschiedliche Rezeptoren binden. Ein sehr gutes Beispiel hierfür ist Adrenalin, das an sämtliche bisher bekannte adrenerge Rezeptoren (α- oder β-Rezeptoren) bindet. Alle adrenergen Rezeptoren sind G-Protein gekoppelt, allerdings an unterschiedliche G-Proteine. α_1-Rezeptoren sind G_q gekoppelt und erhöhen über die Phospholipase C die Konzentration der sekundären Botenstoffe Diacylglycerol (DAG) und Inositoltrisphosphat (IP_3). Über Aktivierung von α_1-Rezeptoren bewirkt Adrenalin in Blutgefäßen eine Kontraktion der glatten Muskulatur. An den B-Zellen der Langerhans-Inseln des Pankreas senkt Adrenalin über Aktivierung von α_2-Rezeptoren die Insulinsekretion. α_2-Rezeptoren sind G_i-gekoppelt, was über eine Hemmung der Adenylatcyclase zur Verminderung des Botenstoffs cAMP führt. Schließlich kann Adrenalin auch β-Rezeptoren aktivieren, die über G_s und Aktivierung der Adenylatcyclase die cAMP-Konzentration erhöhen. Adrenalin wirkt über β_1-Rezeptoren am Herzen positiv inotrop, über β_2-Rezeptoren werden die Bronchien dilatiert und über β_3-Rezeptoren die Wärmebildung am braunen Fettgewebe angeregt.

Rezeptoren mit Tyrosinkinaseaktivität

Insulin ist das prominenteste Beispiel für ein Hormon, das über Aktivierung eines Rezeptors mit Tyrosinkinaseaktivität wirkt. Hier fungiert der Rezeptor als Enzym, das Phosphorylierungen katalysiert. Zahlreiche Wachstumsfaktoren entfalten ihre Wirkung ebenfalls über solche Rezeptoren. Der Insulinrezeptor besteht aus 2α- und 2β-Ketten (⭘ Abb. 35.3). Die α-Ketten sind zur extrazellulären Seite gerichtet. An sie bindet Insulin. Die β-Ketten sind über Disulfidbrücken mit den α-Ketten verbunden, ziehen sich durch die Membran und ragen in das Zytosol. Auf der zytosolischen Seite befindet sich bei jeder β-Kette eine Region mit Tyrosinkinaseaktivität, d. h. diese Regionen können OH-Gruppen in Tyrosylresten von Proteinen phosphorylieren. Nach Rezeptoraktivierung durch Insulinbindung werden zunächst bestimmte Regionen der eigenen β-Ketten phosphoryliert (Autophosphorylierung des Rezeptors zur Verstärkung der Enzymaktivität) und dann weitere Proteine, z. B. Insulin-Rezeptor-Substrat (IRS), die das Signal weiter in die Zelle leiten. Zur Abschaltung des Signals wird der Hormon-Rezeptor-Komplex internalisiert, d. h. in die Zelle aufgenommen, und abgebaut bzw. nach Abspalten des Hormons recycelt.

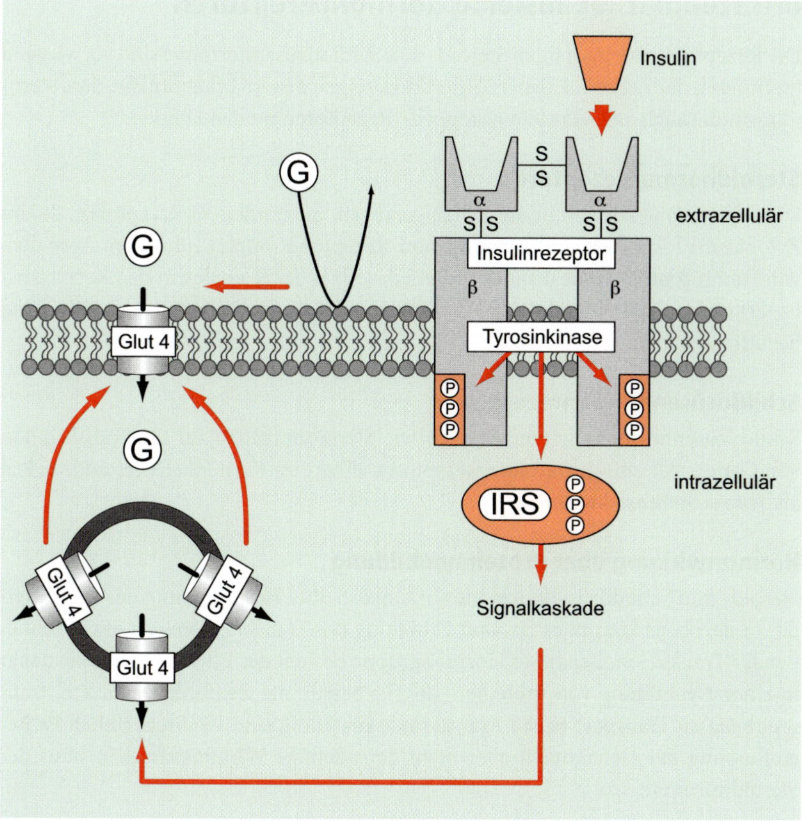

Abb. 35.3 Insulinrezeptor und Insulinwirkung. Bindung von Insulin an eine α-Untereinheit des Rezeptors an der Zellaußenseite führt zur Autophosphorylierung der β-Untereinheit im Zytosol. Diese phosphoryliert **I**nsulin**r**ezeptor**s**ubstrat (IRS). Weitere Phosphorylierungsschritte anderer Substrate in einer Signalkaskade führen zum Effekt, z. B. Einbau von Glucosetransportern in die Zellmembran. G = Glucose; Glut4 = Glucosetransporter 4.

Merke

Zu den membranständigen Hormonrezeptoren zählen G-Protein gekoppelte Rezeptoren und Rezeptoren mit Tyrosinkinaseaktivität. Über G-Protein gekoppelte Rezeptoren kommt es zur Bildung von sekundären Botenstoffen in der Zelle, die die Zellfunktion regulieren. G_s und G_i beeinflussen die Bildung von cAMP, G_q führt zum Anstieg der Botenstoffe IP_3und DAG. cAMP und DAG regulieren die Aktivität von Proteinkinasen, wirken also über Phosphorylierungsprozesse. IP_3 setzt Ca^{2+} als weiteren Botenstoff aus intrazellulären Speichern frei. Bei Hormonrezeptoren mit Tyrosinkinaseaktivität kommt es nach Aktivierung zunächst zur Autophosphorylierung des Rezeptors, der dann über Phosphorylierung intrazellulärer Proteine eine Signalkaskade in Gang setzt.

35.1.4 Intrazellulär lokalisierte Hormonrezeptoren

Die Rezeptoren der lipophilen Steroid- und Schilddrüsenhormone sind vorwiegend im Inneren der Zellen lokalisiert. Allerdings zeigen neuere Erkenntnisse, dass Steroidhormone auch an G-Protein gekoppelte Rezeptoren binden können.

Steroidhormonrezeptoren

Steroidhormone können in die Zellen gelangen. Sie binden an Rezeptoren, die im Zytoplasma lokalisiert sind. Der Hormon-Rezeptor-Komplex führt zum Abspalten von Hemmproteinen (heat shock proteins), sodass der Komplex in den Kern transloziert werden kann und dort die Aktivität von Genen modulierend oder initiierend beeinflussen kann.

Schilddrüsenhormonrezeptoren

Schilddrüsenhormone wirken ähnlich wie Steroidhormone auf die Transkription von Genen. Allerdings sind ihre Rezeptoren direkt im Kern lokalisiert und wirken als Transkriptionsfaktoren.

Hormonwirkung über Proteinneubildung

Steroid- und Schilddrüsenhormone wirken also über Beeinflussung der Genaktivität. In der Regel kommt es zu einer Erhöhung der Transkriptionsrate mit anschließender Translation. Bei dieser Hormongruppe besteht der Effekt an der Zelle daher in einer Neubildung von Proteinen, die für bestimmte Zellfunktionen, z. B. transepithelialen Transport (siehe Aldosteron), zuständig sind. Wahrscheinlich ist Beeinflussung der Genaktivität aber nicht der alleinige Wirkungsmechanismus der Steroidhormone, s. o.

Merke
Steroid- und Schilddrüsenhormone wirken über Beeinflussung von Transkription und Translation.

35.2 Hypothalamus und Hypophyse

In vielen Fällen wird die Freisetzung von Hormonen aus endokrinen Drüsen durch übergeordnete Zentren des Hypothalamus und der Hypophyse geregelt. Es existiert aber nicht nur eine hierarchische Steuerung der Hormonfreisetzung, sondern es gibt auch Rückkopplungsmechanismen, über die die freigesetzten Hormone auf Hypothalamus und Hypophyse rückwirken.

35.2.1 Hormone des Hypothalamus und ihre Funktion

Steuerhormone:
Liberine: Freisetzung stimulierend
Statine: Freisetzung hemmend

Der Hypothalamus produziert Steuerhormone, die die Freisetzung von Hormonen aus dem Hypophysenvorderlappen fördern (**Releasing-Hormone** oder **Liberine**, ◘ Tab. 35.1) bzw. hemmen (**Release-Inhibiting-Hormone oder Statine**, ◘ Tab. 35.2). Die Steuerhormone gelangen über ein **hypophysäres Portalsystem** direkt zum Hypophysenvorderlappen (○ Abb. 35.4), d. h. sie werden nicht über den systemischen Kreislauf zu den Zielzellen transportiert. Im Hypothalamus werden außerdem Oxy-

Tab. 35.1 Liberine aus dem Hypothalamus

Name	Synonym	Abkürzung	Steuert Freisetzung von
Somatoliberin	Somatotropin-Releasing-Hormon		Somatotropin
	Growth Hormone-Releasing-Hormon	GRH, GH-RH	
Thyreoliberin	Thyreotropin-Releasing-Hormon	TRH	Thyreotropin
Corticoliberin	Corticotropin-Releasing-Hormon	CRH	Corticotropin
Gonadoliberin	Gonadotropin-Releasing-Hormon	GnRH	Follitropin und Lutropin

Tab. 35.2 Statine aus dem Hypothalamus

Name	Synonym	Abkürzung	Hemmt Freisetzung von
Somatostatin	Somatotropin-Release-Inhibiting-Hormon	GIH, GH-IH	Somatotropin
Prolaktostatin	Prolaktin-Release-Inhibiting-Hormon Dopamin	PIH, PRL-IH	Prolaktin

tocin und Adiuretin gebildet, die über **axonalen Transport** (Abb. 35.4) entlang der Nervenfasern vom Hypothalamus in den Hypophysenhinterlappen gelangen (Abb. 35.4). Dort werden diese beiden Hormone am Axonende in Vesikeln gespeichert. Alle im Hypothalamus gebildeten Hormone sind Peptide.

Die Neurohypophyse enthält die »synaptischen« Endigungen der Neurone aus dem Hypothalamus.

35.2.2 Hormone des Hypophysenvorderlappens

Vom Hypophysenvorderlappen (Adenohypophyse) werden effektorische Hormone ausgeschüttet, die an den Zielzellen in verschiedenen Organen wirken und glandotrope Hormone, die die Hormonsekretion aus Hormondrüsen steuern.

Effektorische Hormone

Zu den effektorischen Hormonen zählen Wachstumshormon und Prolaktin. **Wachstumshormon** (= Somatotropin = growth hormone = GH) ist ein Peptidhormon. Es fördert Knorpel-, Knochen- und Muskelwachstum und spielt bei Jugendlichen eine entscheidende Rolle für das Längenwachstum des Knochens. Dieser Effekt wird über Wachstumsfaktoren vermittelt (Somatomedin C = Insulin like growth factor 1 = IGF-1), deren Bildung in der Leber durch Somatotropin angeregt wird. Teilweise wirkt Somatotropin antagonistisch zu Insulin. Es fördert die Lipolyse (Mobilisierung von Fettsäuren aus dem Fettgewebe) und steigert die Blutglucosekonzentration durch Stimulation der Gluconeogenese in der Leber. Gleichzeitig verringert es die Glucoseaufnahme in Muskel- und Fettgewebe. Entsprechend ist Hypoglykämie ein Reiz für die Ausschüttung von Wachstumshormon. An der Ske-

Wachstumshormon fördert Knochenwachstum und Muskelaufbau und erhöht die Blutglucosekonzentration.

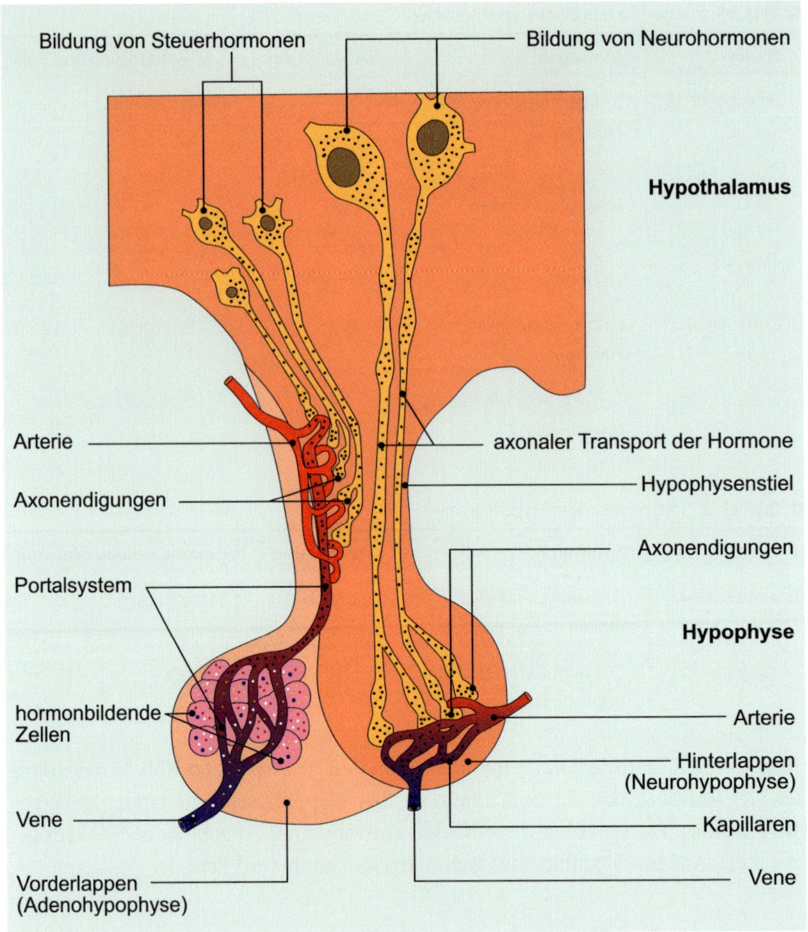

○ Abb. 35.4 Hypothalamus-Hypophyse. Im Hypothalamus werden Steuerhormone gebildet, die über das hypothalamisch-hypophysäre Portalsystem zum Hypophysenvorderlappen transportiert werden. Dort regulieren sie die Ausschüttung glandotroper und effektorischer Hormone aus den Zellen der Adenohypophyse. Die Hormone des Hypophysenhinterlappens Oxytocin und Adiuretin werden ebenfalls im Hypothalamus gebildet. Die Axone der Nervenzellen, in denen sie produziert werden, ziehen in den Hypophysenhinterlappen. Die beiden Hormone gelangen über axonalen Transport zu den Axonendigungen. Dort werden sie gespeichert, bis ein Signal zur Ausschüttung ankommt.

lettmuskulatur fördert es die Proteinbiosynthese und damit den Substanzaufbau, hat in diesem Fall also einen dem Insulin ähnlichen Effekt. Die Sekretion von Somatotropin unterliegt einer circadianen Rhythmik mit einem Maximum in der ersten Tiefschlafphase.

Tab. 35.3 Glandotrope Hormone aus dem Hypophysenvorderlappen

Name	Synonym	Abkürzung	Wirkung
Thyreotropin	Thyreoidea-stimulierendes Hormon	TSH	Stimuliert Bildung und Freisetzung von Schilddrüsenhormonen
Corticotropin	Adrenokortikotropes Hormon	ACTH	Stimuliert Bildung von Glucocorticoiden
Follitropin	Follikelstimulierendes Hormon	FSH	Fördert Follikelreifung, Estrogenproduktion und Spermienbildung
Lutropin	Luteinisierendes Hormon	LH	Stimuliert Ovulation und Geschlechtshormonbildung

Praxisbezug

Ein Mangel an Somatotropin in der Wachstumsphase führt zu Zwergwuchs, ein Überschuss zu Riesenwuchs (Gigantismus). Beim Erwachsenen mit abgeschlossenem Knochenwachstum führt eine Überproduktion von Somatotropin zu Akromegalie. Äußerlich sichtbare Anzeichen sind Vergröberung der Gesichtszüge, Verdickung von Lippen, Zunge und Nase und Vergrößerung von Füßen und Händen.

Prolaktin ist während der Schwangerschaft mitverantwortlich für die Stimulation des Brustwachstums. Nach der Geburt fördern hohe Prolaktinkonzentrationen die Bildung der Muttermilch (Laktopoese).

Prolaktin stimuliert Brustwachstum und Bildung der Muttermilch.

Glandotrope Hormone

Die glandotropen Hormone sind in Tab. 35.3 aufgelistet. Die Wirkungen der glandotropen Hormone werden in den entsprechenden Kapiteln genauer besprochen.

Hormone des Hypophysenhinterlappens 35.2.3

Im Hypophysenhinterlappen (Neurohypophyse) werden zwei effektorisch wirkende zyklische Peptide gespeichert. Der Reiz für ihre Freisetzung sind Aktionspotentiale, die an den Nervenendigungen einlaufen und zur exozytotischen Freisetzung der in Vesikeln gespeicherten Hormone führen.

Oxytocin

Eine wichtige Funktion von Oxytocin besteht darin, am Ende der Schwangerschaft rhythmische Kontraktionen der Uterusmuskulatur auszulösen, was die Wehen einleitet. Gegen Ende der Schwangerschaft wird die Uterusmuskulatur durch steigende Estrogen- und sinkende Progesteronkonzentration empfindlicher für Oxytocin. Durch Dehnung des Gebärmutterhalses kurz vor der Geburt wird auf nervalem Weg die Oxytocinausschüttung verstärkt, was die Wehen weiter stimuliert. Oxytocin fördert außerdem das Auspressen der Milch aus den Milchdrüsen (**Milchejektion**). Das Saugen an der Brustdrüse stimuliert die Oxytocinfreisetzung. Deshalb kann es beim Stillen zu Uteruskontraktionen kommen.

Oxytocin löst Wehen aus.

Neuere Erkenntnisse zeigen, dass Oxytocin nicht nur die Mutter-Kind-Beziehung festigt, sondern wohl auch generell Vertrauen, Empathie und soziale Bindungen fördert.

Praxisbezug

Pharmakologisch wird Oxytocin zur Geburtseinleitung bei Übertragung in der Schwangerschaft eingesetzt.

Adiuretin

Adiuretin fördert die Rückresorption von Wasser in den Sammelrohren der Niere.

Adiuretin (ADH) bindet an den Epithelzellen des Sammelrohrs an V_2-Rezeptoren (G_s-gekoppelt), was zur Einlagerung von Wasserkanälen (**Aquaporinen**) führt (Kap. 2.1.3). Somit erhöht sich die Wasserpermeabilität der Zellen, es wird vermehrt Wasser rückresorbiert und die Wasserausscheidung sinkt (Adiuretin = **antidiuretisches Hormon**) (siehe Kap. 33.3.3). Die Ausschüttung von Adiuretin wird über verschiedene Rezeptoren, die Blutvolumen, Osmolarität und arteriellen Blutdruck registrieren und die in verschiedenen Körperregionen angesiedelt sind, kontrolliert. Alkohol z. B. hemmt die Ausschüttung von ADH, weshalb es zu vermehrter Diurese (Wasserausscheidung) kommt, sodass der Wasserverlust nach Alkoholgenuss u. U. größer ist als die Flüssigkeitsaufnahme (Nachdurst). In hohen Konzentrationen wirkt Adiuretin vasokonstrikorisch (deshalb auch der synonyme Name Vasopressin) und bewirkt über Bindung an V_1-Rezeptoren an Gefäßen (G_q-gekoppelt) eine Blutdrucksteigerung.

Praxisbezug

Mangelnde Bildung oder Ausschüttung von Adiuretin führt zum Krankheitsbild des Diabetes insipidus (geschmacklose Harnflut). Durch die verminderte Wasserrückresorption in den Sammelrohren kommt es zu Ausscheidung einer großen Menge verdünnten Harns (bis zu 20 l/Tag).

Merke

Der Hypothalamus produziert Steuerhormone, die die Hormonfreisetzung im Hypophysenvorderlappen regulieren. Die Hormone gelangen über ein spezielles Pfortadersystem von der Hypophyse zum Hypothalamus. Oxytocin und Adiuretin werden im Hypothalamus gebildet, über axonalen Transport erreichen sie den Hypophysenhinterlappen und werden dort in den Axonenden gespeichert.

35.2.4 Hormonelle Regelkreise

Da Hormone in sehr geringen Konzentrationen wirksam sind und entscheidenden Einfluss auf viele Körperfunktionen haben, muss ihre Blutkonzentration exakt den Bedürfnissen des Organismus angepasst sein. Deshalb wird bei vielen Hormonen die Ausschüttung aus der Drüse durch übergeordnete Zentren kontrolliert. Zusätzlich beeinflussen häufig die Hormone durch einen Rückkopplungsmechanismus auf die höher gelegenen Steuerzentren ihre Ausschüttung und damit die aktuell wirk-

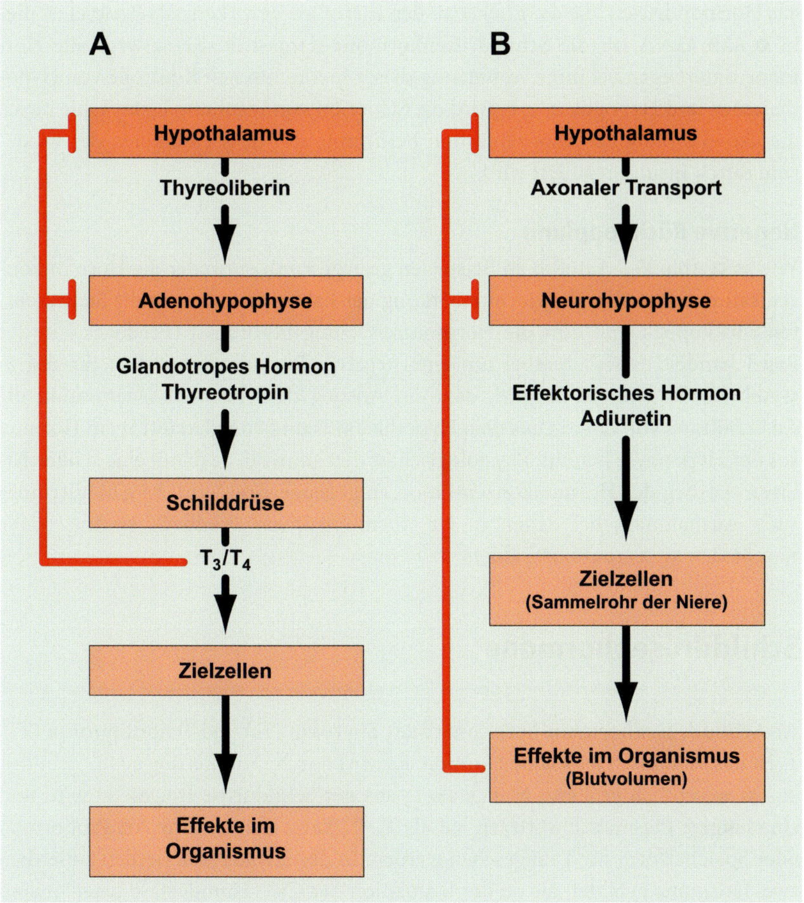

○ Abb. 35.5 Hormonelle Regelkreise. Im Teil **A** ist am Beispiel der Schilddrüsenhormone ein Regelkreis dargestellt, bei dem die Hormonkonzentration die Regelgröße darstellt, die die Steuerzentren in einem negativen Feedback beeinflusst. Teil **B** zeigt exemplarisch für Adiuretin, dass die Rückkopplung auch über die durch die Hormone erzielten Effekte erfolgen kann. Adiuretin ist an der Regulation des Blutvolumens beteiligt. Eine Erhöhung des Blutvolumens führt zur Hemmung der Adiuretinsekretion.

same Konzentration (○ Abb. 35.5 A). In manchen Fällen wird die Hormonkonzentration selbst durch den Regelkreis auf einem konstanten Wert gehalten, z. B. bei Schilddrüsenhormonen. Häufiger wird ein anderer Parameter wie z. B. das Blutvolumen durch sich ändernde Hormonkonzentrationen (Adiuretin) in einem engen Bereich konstant gehalten (○ Abb. 35.5 B).

Hierarchie der Hormonfreisetzung

Für die Freisetzung vieler Hormone stellt der Hypothalamus mit der Sekretion von Liberinen und Statinen eine Art übergeordnetes Zentrum dar. Hier werden auch nervale Signale verarbeitet, die die Hormonsekretion beeinflussen. Statine und Liberine regeln die Freisetzung glandotroper und effektorischer Hormone aus der Adenohypophyse. Glandotrope Hormone steuern die Freisetzung von Hormonen aus Hormondrüsen, die die Effekte an den Zielzellen bewirken. Als Beispiel ist dies in ○ Abb. 35.5 A für die Schilddrüsenhormone dargestellt. Keineswegs alle Hormone unterliegen bei ihrer Freisetzung dieser hierarchischen Kontrolle von Hypothalamus und Hypophyse, z. B. wird die Sekretion von Insulin in erster Linie durch die aktuelle Blutglucosekonzentration bestimmt, also dem Parameter, der wiederum durch Insulin reguliert wird.

Negative Rückkopplung

Wie in ○ Abb. 35.5 A und B an Beispielen gezeigt, kann entweder die Hormonkonzentration selbst oder die Hormonwirkung der Faktor sein, der auf die Steuerzentren rückkoppelt und dort die Hormonfreisetzung beeinflusst (Feedback). In der Regel handelt es sich hierbei um eine negative Rückkopplung, d. h. für das in ○ Abb. 35.5 A gezeigte Beispiel, dass ein Anstieg der Hormonkonzentration die Ausschüttung von Liberin aus dem Hypothalamus und von glandotropem Hormon aus der Hypophyse hemmt. Physiologisch ist dies sinnvoll, da damit einem übermäßigen Anstieg der Hormonkonzentration entgegengewirkt wird. Es gibt allerdings auch Ausnahmen, bei denen es zu einem positiven Feedback kommt (siehe Kap. 36.2.3, Menstruationszyklus).

35.3 Schilddrüsenhormone

Als Schilddrüsenhormone bezeichnet man **Thyroxin** (T_4) und **Triiodthyronin** (T_3). T_3 ist das biologisch wirksame Hormon. Es wird durch Deiodierung aus T_4 gebildet, das in wesentlich größerer Menge als T_3 aus der Schilddrüse freigesetzt wird und eine längere Plasmahalbwertszeit hat als T_3. T_4 kann also als eine Art Prohormon oder Speicherform für T_3 angesehen werden. In der Schilddrüse werden außerdem zwei Hormone gebildet, die an der Regulation der Ca^{2+}-Homöostase beteiligt sind (Kap. 35.6): In den C-Zellen der Schilddrüse wird **Calcitonin** gebildet und in den Epithelkörperchen der Nebenschilddrüsen **Parathormon**.

35.3.1 Aufbau der Schilddrüse

Makroskopisch teilt sich die Schilddrüse in mehrere Lappen, mikroskopisch betrachtet in Läppchen, die aus einzelnen Bläschen bzw. Follikeln bestehen. Die Nebenschilddrüsen oder Epithelkörperchen (meist vier) sind linsengroße Drüsen an der Rückseite der Schilddrüse.

Lage und Größe

Die Schilddrüse liegt unterhalb des Kehlkopfs auf der Luftröhre auf. Sie besteht aus zwei Seitenlappen und einem schmaleren, ventral gelegenen Mittellappen. Die Lappen umschließen die Trachea halbkreisförmig. Beim gesunden Erwachsenen liegt ihr Gewicht zwischen 20 und 30 g.

Schilddrüsenfollikel

Die Schilddrüsenfollikel bestehen aus einer einschichtigen Epithelzellschicht (**Thyreozyten**), die das homogene Kolloid umschließen. Die Bildung der Hormone erfolgt in den Thyreozyten, gespeichert werden sie im Kolloid. Die Schilddrüse weist eine reiche Gefäßversorgung auf und ist sehr gut durchblutet.

Schilddrüsenhormone werden im Kolloid der Follikel gespeichert.

35.3.2 Bildung von Schilddrüsenhormonen

Die Bildung der Schilddrüsenhormone steht unter der Kontrolle von Hypothalamus über TRH und Hypophyse durch TSH (○ Abb. 35.5 A). Iod ist essentiell für die Bildung der Schilddrüsenhormone. Die Zufuhr muss über die Nahrung erfolgen. Der Bedarf beim Erwachsenen liegt bei 150–200 µg/Tag. In den meisten Regionen Deutschlands ist die Iodzufuhr über die Nahrung zu gering und muss durch iodiertes Speisesalz sichergestellt werden.

Iodbedarf des Erwachsenen: 150–200 µg/Tag

Praxisbezug

Bei Unterversorgung mit Iod wird zu wenig T_3/T_4 gebildet, was über einen negativen Rückkopplungsmechanismus zur vermehrten Freisetzung von TSH führt. Dies induziert die Vermehrung der Follikelzellen und es kann zu einer Vergrößerung der Schilddrüse (Struma, Kropf) kommen.

Wirkung von TSH

TSH bindet an membranständige Rezeptoren und erhöht intrazellulär die Konzentration des sekundären Botenstoffs cAMP. Es fördert die Aufnahme von Iodid über die basolaterale Membran in die Thyreozyten (○ Abb. 35.6). Diese erfolgt sekundär aktiv gekoppelt im Symport mit Na^+. Unter dem Einfluss von TSH wird sowohl die Hormonsynthese als auch die Ausschüttung der Schilddrüsenhormone stimuliert. Außerdem fördert TSH die Durchblutung der Schilddrüse.

Reaktion der Peroxidase

Iodid gelangt im Austausch für Cl^- über die apikale Membran ins Kolloid (○ Abb. 35.6). Dorthin wird über Exozytose auch das von den Thyreozyten gebildete Glykoprotein Thyreoglobulin abgegeben. Für die Syntheseschritte bei der Bildung der Schilddrüsenhormone ist eine Peroxidase verantwortlich. Sie katalysiert die Oxidation von Iodid zu elementarem Iod und die Anlagerung von Iod an die Tyrosylreste des Thyreoglobulins, sodass Diiodtyrosyl- (DIT) und Monoiodtyrosylreste (MIT) entstehen. Durch Kopplung zweier DIT oder DIT und MIT entstehen Tetraiodtyronyl- bzw. Triiodtyronylreste.

Speicherung im Kolloid und Abgabe

Die Thyreoglobulinkette mit Tetraiodtyronyl- und Triiodtyronylresten (TG-T_3 und TG-T_4) stellt die Speicherform der Schilddrüsenhormone dar. Unter Einwirkung von TSH wird Thyreoglobulin durch Endozytose wieder in die Thyreozyten aufgenommen. Die endozytotischen Vesikel fusionieren mit Lysosomen. Die darin enthaltenen Proteasen spalten T_3 und T_4 ab, das über die basolaterale Membran abgegeben wird und in die Blutkapillaren aufgenommen wird. Im Blut werden die Schilddrüsenhormone an Transportproteine aus der Leber gebunden.

Thyreoglobulin ist der Speicher für die Schilddrüsenhormone.

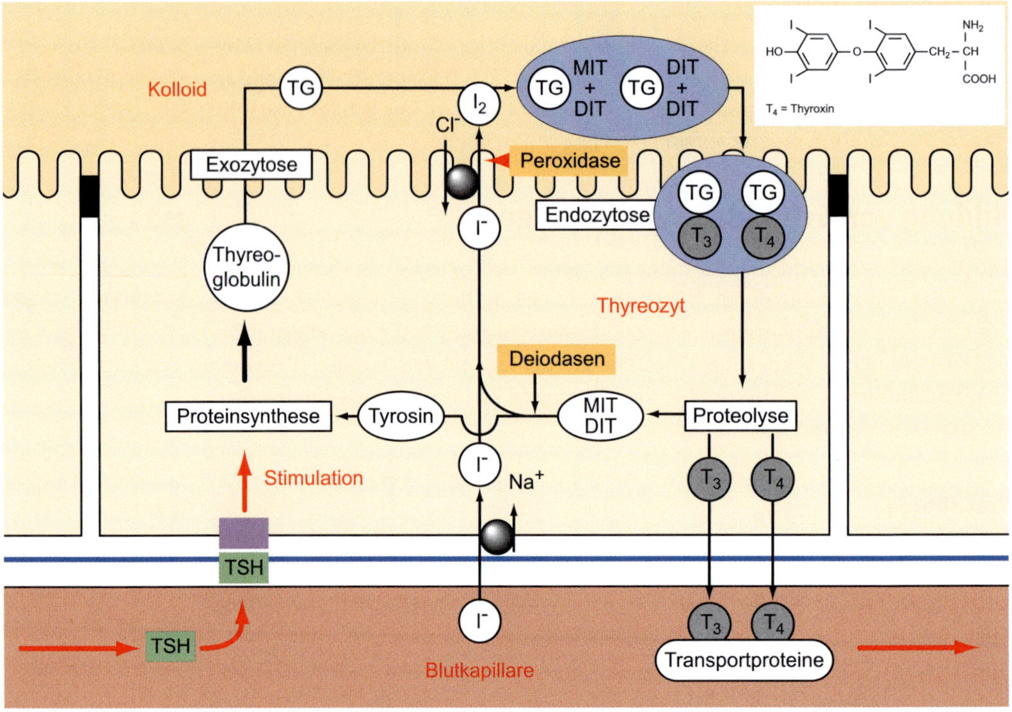

○ Abb. 35.6 Die Bildung von Schilddrüsenhormonen. Das benötigte Iodid wird über die basolaterale Membran im Symport mit Na^+ aufgenommen und ins Kolloid transportiert. Thyreoglobulin (TG) wird in den Thyreozyten gebildet und gelangt über Exozytose ins Kolloid. Die Peroxidase an der apikalen Bürstensaummembran katalysiert folgende Schritte: 1) Oxidation von Iodid zu elementarem Iod. 2) Anlagerung von Iod an Thyreoglobulin, so dass Monoiodtyrosyl- (MIT) und Diiodtyrosylreste (DIT) entstehen. 3) Die Kopplung von MIT und DIT zur Bildung der Speicherformen der Schilddrüsenhormone, bei denen T_3 und T_4 an TG gebunden ist. Bei Bedarf erfolgt die Wiederaufnahme durch Endozytose. In den Thyreozyten werden TG-T_3 und TG-T_4 in Lysosomen aufgenommen und gespalten. Freies T_3 und T_4 werden ins Blut abgegeben.

35.3.3 Wirkungen der Schilddrüsenhormone

Schilddrüsenhormone haben im Organismus vielfältige Wirkungen auf Stoffwechsel, Energieumsatz, Organfunktionen und die Entwicklung des Körpers. Deshalb ist sowohl eine Verminderung der Konzentration an Schilddrüsenhormonen (Hypothyreose z. B. bei Iodmangel) als auch eine Überproduktion (Hyperthyreose z. B. bei Morbus Basedow, wobei Autoantikörper den TSH-Rezeptor lang anhaltend stimulieren) von großer klinischer Bedeutung.

Effekte auf den Stoffwechsel und Energieumsatz

In physiologischen Konzentrationen überwiegen bei Schilddrüsenhormonen bei Effekten auf den Proteinstoffwechsel anabole (Substanz aufbauende) Wirkungen, weshalb sie für Wachstum und Entwicklung wichtig sind. In hohen Konzentrationen wirken sie katabol. Allerdings wird hier in erster Linie der Muskelabbau gefördert. Eine Einnahme zur Gewichtsreduktion ist aus diesem Grunde und wegen anderer gefährlicher Nebenwirkungen (z. B. am Herzen, s. u.) unsinnig. Schilddrüsenhormone haben zahlreiche Wirkungen auf den Kohlenhydratstoffwechsel. Insgesamt betrachtet wirken sie Insulin antagonistisch, d. h. sie erhöhen die Blutglucosekonzentration. Dies beruht in erster Linie auf einer Steigerung von Glykogenolyse und Gluconeogenese in der Leber und vermehrter intestinaler Glucoseresorption. Beim Fettstoffwechsel erhöhen Schilddrüsenhormone die Lipolyse und damit die Konzentration freier Fettsäuren im Plasma und senken die Cholesterinkonzentration. Außerdem steigern Schilddrüsenhormone in den Zellen vieler Gewebe (Ausnahme z. B. Gehirn) die Wärmeproduktion und den Sauerstoffverbrauch und damit den Grundumsatz.

Wirkung am Herzen

Am Herzen wirken Schilddrüsenhormone positiv inotrop und positiv chronotrop. Es kommt zur vermehrten Expression von β_1-Rezeptoren, weshalb die Herzmuskelzellen sensitiver auf Catecholamine reagieren.

Praxisbezug ●●

Bei Hyperthyreose kann es zu Tachykardie und Steigerung von Herzminutenvolumen und Blutdruck kommen, bei Hypothyreose zu gegenteiligen Effekten.

Einfluss auf Wachstum und Entwicklung

Schilddrüsenhormone sind unabdingbar für die normale fetale und frühkindliche Entwicklung, da sie die Reifung des Nervensystems beeinflussen. Sie fördern Wachstum von Dendriten und Axonen und Entstehung von Synapsen und Myelinisierung. Außerdem sind sie wichtig für die normale Ausbildung von Knochen und Bindegewebe.

Praxisbezug ●●

Fehlen Schilddrüsenhormone in frühen Entwicklungsphasen, kommt es zu schwerer geistiger und körperlicher Retardierung (Kretinismus).

Merke ●●

Die Bildung der Schilddrüsenhormone T_3 und T_4 wird über Hypothalamus und Hypophyse geregelt und unterliegt einem negativen Rückkopplungsmechanismus. Die Wirkform ist T_3. Iodmangel kann zu Hypothyreose führen. Sowohl Über- als auch Unterproduktion an Schilddrüsenhormonen führt zu schwerer Beeinträchtigung des Organismus, da diese Hormone an der Regulation des Stoffwechsels und der Herztätigkeit beteiligt sind und Wachstum und Entwicklung entscheidend beeinflussen.

35.4 Hormone des Pankreas

Die beiden wichtigsten Hormone des Pankreas (Bauchspeicheldrüse) Insulin und Glucagon spielen eine entscheidende Rolle bei der Regulation der Blutglucosekonzentration. Insulin kommt dabei eine überragende Bedeutung zu, da es das einzige Hormon ist, das eine effektive Senkung der Blutglucosekonzentration bewirkt. Das Pankreas ist ein keilförmig gebautes Organ, das in unregelmäßige Läppchen unterteilt ist. Es liegt quer zur Wirbelsäule auf Höhe des zweiten Lendenwirbelknochens. Das Pankreas steht in enger Beziehung zum Zwölffingerdarm, der den Pankreaskopf umfasst. Der Pankreasschwanz grenzt an die Milz.

35.4.1 Aufbau des endokrinen Pankreas

Das endokrine (Hormon produzierende) Pankreas besteht aus Langerhans-Inseln (○ Abb. 35.7 A), die in das exokrine Pankreasgewebe (Produktion von Verdauungsenzymen) eingebettet sind. Der endokrine Teil macht nur ca. 2 % der gesamten Pankreasmasse aus.

Langerhans-Inseln

Langerhans-Inseln haben einen Durchmesser zwischen 0,2 und 0,5 mm. Sie enthalten vier verschiedene Hormon-produzierende Zellen. Die Inseln sind sehr gut vaskularisiert, jede Zelle steht in Kontakt zu einer Kapillare, was die Aufnahme und den Abtransport der Hormone über die Blutbahn sicherstellt. Die Inselzellen sind sympathisch und parasympathisch innerviert.

Hormon-produzierende Zellen

Die B-Zellen registrieren die Blutglucosekonzentration und sekretieren entsprechend Insulin.

Den größten Anteil der Zellen einer Langerhans-Insel (70–80 %) stellen die B-Zellen (auch β-Zellen), die Insulin produzieren und freisetzen. Das besondere an diesen Zellen ist, dass sie gleichzeitig als Sensoren für die Blutglucosekonzentration fungieren, d. h. die Sekretionsrate ist immer genau an die aktuelle Blutglucosekonzentration angepasst. Insulin-sekretierende Zellen befinden sich hauptsächlich im

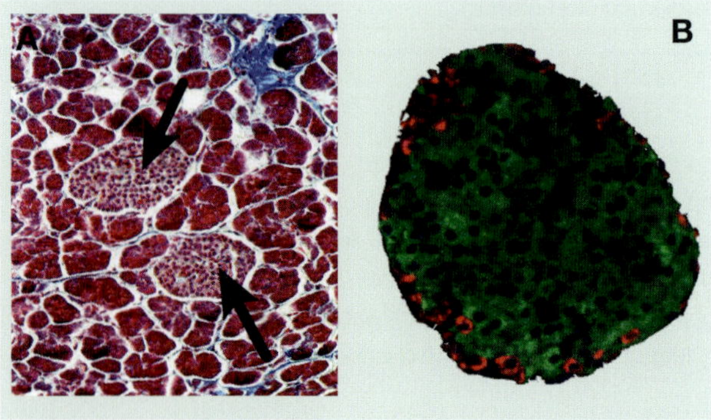

○ **Abb. 35.7** Langerhans-Inseln. **A** Die Abbildung zeigt einen Schnitt durch Pankreasgewebe. Mit den Pfeilen sind zwei Langerhans-Inseln markiert, die in das exokrine Pankreasgewebe eingebettet sind. **B** Schnitt durch eine einzelne Langerhans-Insel. Grün: Insulinhaltige Zellen; rot: Glucagon-haltige Zellen; blau: Zellkerne

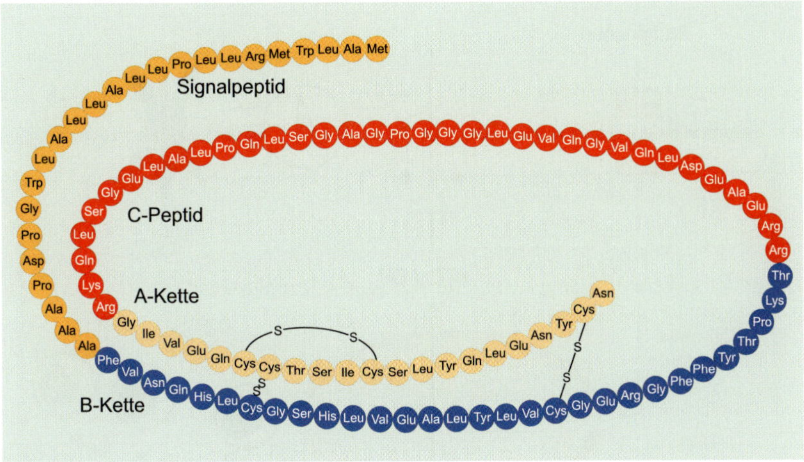

o Abb. 35.8 Präproinsulin. Nach Abspaltung des Signalpeptids entsteht Proinsulin, das noch das C-Peptid enthält. Das wirksame Insulin besteht nur noch aus A-Kette und B-Kette, die über 2 Disulfidbrücken miteinander verbunden sind.

Inneren der Inseln. Sie werden von einem Kranz von A-Zellen (auch α-Zellen) umgeben, die Glucagon freisetzen (o Abb. 35.7 B).

A-Zellen stellen mit 20–30 % aller Zellen die zweitgrößte Zellgruppe der Langerhans-Inseln. Daneben findet man kleine Populationen an D-Zellen, die Somatostatin freisetzen und PP-Zellen, die pankreatisches Polypeptid sekretieren. Somatostatin hemmt über einen parakrinen Effekt die Insulinfreisetzung; systemisch ist Somatostatin aus dem Pankreas nicht von Bedeutung. Pankreatisches Polypeptid vermindert die Sekretion von Enzymen des exokrinen Pankreas und hemmt Darmmotilität und Gallefluss.

Die A-Zellen setzen Glucagon, einen Gegenspieler des Insulins frei.

Insulin

35.4.2

Insulin ist ein Polypeptid, das aus einer A-Kette (21 AS) und einer B-Kette (30 AS) besteht, die über Disulfidbrücken verbunden sind (o Abb. 35.8). Zunächst wird aus Präproinsulin durch Abspaltung einer Signalsequenz **Proinsulin** gebildet. Beim Proinsulin befindet sich zwischen A- und B-Kette noch das **C-Peptid** (Connecting Peptide), das bei der Sekretion in äquimolaren Mengen mit Insulin freigesetzt wird. Wegen seiner längeren Halbwertszeit eignet es sich als Marker für die Insulinsekretion. Neuere Befunde gehen davon aus, dass C-Peptid selbst physiologische Funktionen hat. Insulin wird in den B-Zellen in Vesikeln gespeichert, wobei Insulin mit Zink komplexiert ist. Auf einen Stimulus hin verschmelzen die Vesikel mit der Plasmamembran und setzen über Exozytose Insulin frei.

Praxisbeispiel

C-Peptid kann bei exogener Insulingabe als Marker für die körpereigene Insulinsekretion genutzt werden.

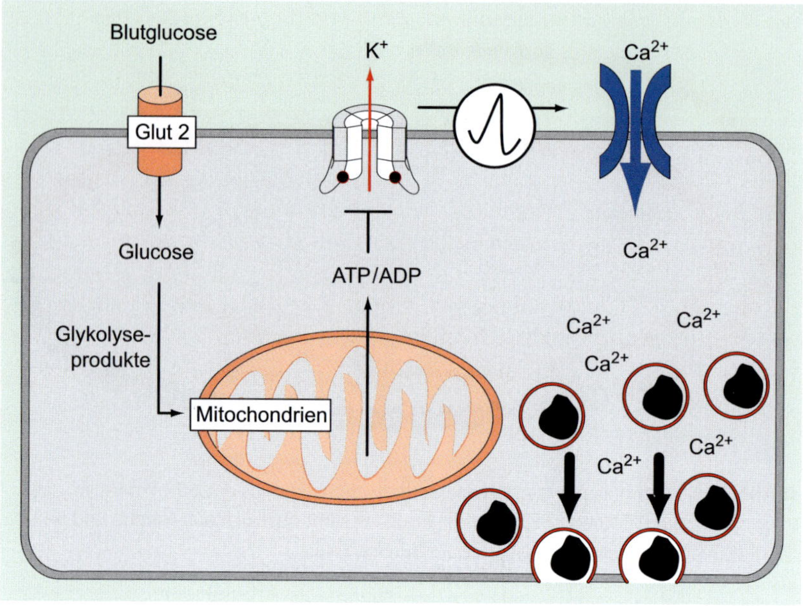

○ Abb. 35.9 Stimulus-Sekretions-Kopplung in B-Zellen

Regulation der Insulinfreisetzung

K_{ATP}-Kanäle und Ca^{2+}-Kanäle spielen eine wichtige Rolle bei der Insulinsekretion.

Der wichtigste physiologische Stimulus für die Insulinfreisetzung ist Glucose. Sie gelangt über einen Insulin-**un**abhängigen Glucosetransporter **Glut-2** in die B-Zellen und wird dort verstoffwechselt (○ Abb. 35.9). Die in der Glykolyse gebildeten Reduktionsäquivalente werden über Shuttle-Systeme in die Mitochondrien eingeschleust und zur ATP-Bildung genutzt. In der Plasmamembran der B-Zellen befinden sich K^+-Kanäle, die durch ATP geschlossen und durch ADP geöffnet werden (K_{ATP}-Kanäle). Sie werden also durch das Verhältnis der beiden Nukleotide reguliert. Nach einem Glucosestimulus steigt das Verhältnis ATP/ADP, was zum Schließen der Kanäle und damit zur Membrandepolarisation führt. Allerdings scheinen die K_{ATP}-Kanäle nicht die gesamte zelluläre ATP-Konzentration zu registrieren, die mit 3–5 mM sehr hoch liegt. Man muss heutzutage davon ausgehen, dass in der Zelle eine Kompartimentierung vorliegt, sodass die K_{ATP}-Kanäle in der Membran nur ATP bzw. ADP registrieren, das sich in unmittelbarer Nähe der Kanäle befindet. Durch die Depolarisation wird das Membranpotential positiver, bis bei ungefähr –55 mV das Schwellenpotential für spannungsabhängige Ca^{2+}-Kanäle erreicht wird. Durch das Öffnen der Ca^{2+}-Kanäle werden Ca^{2+}-Aktionspotentiale ausgelöst und Ca^{2+} strömt in die B-Zellen ein. Die Erhöhung der intrazellulären Ca^{2+}-Konzentration stellt ein Triggersignal für die Exozytose dar. Die Granula, die Insulin enthalten, verschmelzen mit der Plasmamembran und setzen das Hormon frei.

Der Anstieg der intrazellulären Ca^{2+}-Konzentration ist das Signal für die Insulinausschüttung.

Praxisbezug

Insulin freisetzende orale Antidiabetika aus der Gruppe der Sulfonylharnstoffe und Glinide hemmen pharmakologisch den K_{ATP}-Kanal.

Allerdings wird die Insulinsekretion nicht nur über Kohlenhydrate geregelt. Auch bestimmte Aminosäuren und Fettsäuren stellen einen Stimulus für die Insulinsekretion dar und beeinflussen damit die aktuelle Sekretionsrate. Einen wichtigen Einfluss auf die Insulinsekretion hat auch das vegetative Nervensystem. Sympathikusaktivierung (Noradrenalin) bzw. Stress (Adrenalin) führen über G_i-gekoppelte α_2-Rezeptoren zur Verminderung der Insulinsekretion. Physiologisch ist dies sinnvoll, da in diesem Fall Energie in Form von Glucose für eine Reaktion des Körpers auf physischen oder psychischen Stress bereit stehen muss. Stimulierung des Parasympathikus erhöht über Acetylcholin und Aktivierung von M_3-Rezeptoren die Glucose-induzierte Ausschüttung von Insulin. Die Parasympathikusaktivierung tritt schon in einer frühen Phase der Nahrungsaufnahme durch Wahrnehmung von Geschmack und Geruch ein, und bereitet den Körper auf die Verwertung der Nahrung vor.

Das vegetative Nervensystem beeinflusst die Insulinsekretion.

Es ist bereits seit langem bekannt, dass oral verabreichte Glucose eine stärkere Freisetzung von Insulin bewirkt als die gleiche Menge an Glucose, wenn sie intravenös verabreicht wird. Offensichtlich werden bei oraler Verabreichung Substanzen im Magen-Darm-Trakt freigesetzt, die diesen Verstärkungseffekt auslösen. Es handelt sich um Peptide, die als **Inkretine** bezeichnet werden. Zu ihnen zählen z. B. GLP-1 (Glucagon-like-peptide 1) und GIP (gastric inhibitory peptide). Die Insulinsekretion wird auch über parakrine Effekte beeinflusst. Somatostatin hemmt die Freisetzung von Insulin, während Glucagon sie stimuliert.

Praxisbezug

GLP-1 Analoga bzw. DPP-4-Inhibitoren (Dipeptidyl-Dipeptidase 4), die den Abbau von GLP-1 hemmen, werden inzwischen für die Behandlung von Typ-2-Diabetes mellitus eingesetzt.

Insulinwirkungen

Insulin entfaltet seine Wirkung an Zellen nach Bindung an einen membranständigen Rezeptor. Nach Rezeptoraktiverung kommt es zur Autophosphorylierung (Kap. 35.1) und anschließender Phosphorylierung von Insulinrezeptorsubstraten (IRS). IRS phosphoryliert weitere Proteine, sodass eine Signalkaskade durch Phosphorylierungen letztendlich zum Effekt in der Zielzelle führt. Der wichtigste Effekt von Insulin ist die Senkung der Blutglucosekonzentration, was durch folgende Wirkungen des Insulins auf den Kohlenhydratstoffwechsel erreicht wird:

- Förderung der Glucoseaufnahme in Fettzellen und Zellen der Skelettmuskulatur durch Stimulierung des Einbaus von Glut-4 in diese Zellen (○ Abb. 35.3)
- Förderung der Glykogenbildung in Leber und Skelettmuskulatur bei gleichzeitiger Stimulierung der Glykolyse zur Bereitstellung von ATP
- Hemmung der Gluconeogenese in der Leber

Insulin beeinflusst den Kohlenhydrat-, Fett- und Proteinstoffwechsel.

Außerdem fördert Insulin die Aufnahme von Aminosäuren in Muskelzellen und die Proteinbildung, die Fettbildung in Leber und Fettgewebe, die K^+-Aufnahme in die Zellen und das Wachstum.

Praxisbezug

Übermäßige Nahrungsaufnahme verbunden mit Bewegungsmangel begünstigen das Auftreten von Diabetes mellitus Typ-2 (T2 DM). Die gesteigerte Nährstoffzufuhr führt zu vermehrter Insulinsekretion und Insulinresistenz der Insulin-abhängigen Gewebe, was den Insulinbedarf noch weiter steigert. Genetische Parameter in Verbindung mit Faktoren wie oxidativem Stress können dazu führen, dass die Sekretionsleistung und Masse der β-Zellen abnimmt. Damit können sie den vermehrten Insulinbedarf nicht mehr decken und es kommt zum T2 DM. Diese Erkrankung manifestiert sich also erst dann, wenn ein β-Zellversagen vorliegt.

35.4.3 Glucagon

Glucagon wird bei niedriger Blutzuckerkonzentration freigesetzt.

Während mit Insulin nur ein Hormon im Organismus eine effektive Senkung der Blutzuckerkonzentration bewirkt, gibt es eine Reihe von Hormonen, die die Blutzuckerkonzentrationen erhöhen. Ein sehr effektiver Gegenspieler des Insulins ist das ebenfalls in den Langerhans-Inseln gebildete Glucagon. Es ist ein Peptidhormon, das aus 29 Aminosäuren besteht, in Vesikeln gespeichert wird und durch Exozytose freigesetzt wird.

Freisetzung von Glucagon

Ein wichtiger Stimulus für die Freisetzung von Glucagon ist ein Absinken der Blutzuckerkonzentration in Phasen, in denen keine Nahrung aufgenommen wird oder bei hohem Glucoseverbrauch durch länger anhaltende körperliche Tätigkeit. Sympathikusaktivierung führt ebenfalls vermittelt über β_2-Rezeptoren zur Freisetzung von Glucagon. Eine hohe Glucosekonzentration im Blut hemmt die Glucagonsekretion.

Glucagon als Gegenspieler des Insulins

Wichtige Wirkungen von Glucagon

Glucagon bindet in den Zielzellen an membranständige Rezeptoren, die G_s-gekoppelt sind und führt somit über Aktivierung der Adenylatcyclase zur Bildung des Botenstoffs cAMP. Glucagon sorgt für die Bereitstellung von Glucose durch Stimulierung der Gluconeogenese und des Glykogenabbaus (Glykogenolyse) in der Leber. In der Skelettmuskulatur hat Glucagon keinen Effekt auf die Glykogenolyse, obwohl die Glykogenspeicher im Muskel größer sind als in der Leber. Nur die Leber kann aus Glucose-6-Phosphat wieder Glucose bilden; dem Muskel fehlt das entsprechende Enzym, die Glucoe-6-Phosphatase (○ Abb. 35.10). Dies bedeutet, dass nur die Leber bei Mangel an Glucose diese für die Versorgung von Körperzellen zur Verfügung stellen kann, die allein auf Glucose als Substrat zur Energiegewinnung angewiesen sind wie Erythrozyten oder Neurone. Glucagon hemmt die Glykolyse und damit den Glucoseverbrauch. Im Fettgewebe fördert es den Fettabbau.

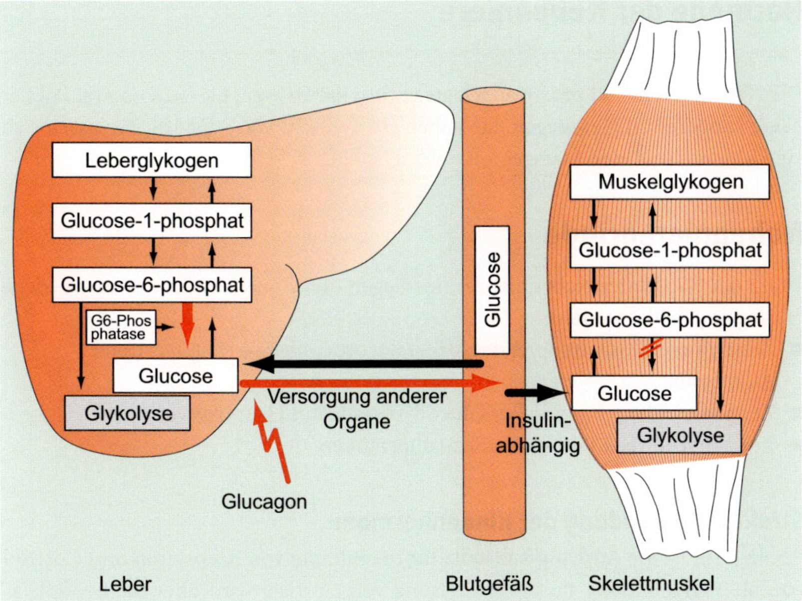

Abb. 35.10 Glucosestoffwechsel in Leber und Skelettmuskel. Bei hoher Blutglucosekonzentration wird Glucose aus dem Blut in die Leber und den Skelettmuskel aufgenommen und in die Speicherform Glykogen umgewandelt. Beim Skelettmuskel erfolgt die Glucoseaufnahme über den Insulin-abhängigen GLUT4-Transporter. Bei Bedarf kann Glykogen wieder abgebaut werden, aber nur in der Leber ist der Schritt von Glucose-6-phosphat zu Glucose möglich, da hier das Enzym Glucose-6-phosphatase vorhanden ist. Ein entscheidender Stimulus hierfür ist Glucagon aus den A-Zellen des Pankreas. Nur die Leber kann also aus Glykogen Glucose zur Verfügung stellen, um andere Organe des Organismus bei Bedarf mit Glucose zu versorgen. Der Skelettmuskel kann die Glykogenvorräte »nur« für sich selbst zur Energiebereitstellung bei Muskelarbeit nützen.

Merke

Die wichtigsten Hormone des endokrinen Pankreas sind Insulin und Glucagon. Insulin ist das einzige Hormon, das die Blutglucosekonzentration effektiv senkt. Der wichtigste Stimulus für die Insulinsekretion ist Glucose, die in den Zellen verstoffwechselt wird. Das entstehende ATP verschließt einen K^+-Kanal und somit ist der Zellmetabolismus eng an die Aktivität von Ionenkanälen gekoppelt. Dies führt dazu, dass die freigesetzte Insulinmenge genau an den Bedarf angepasst ist. Die Senkung der Blutglucosekonzentration wird über verschiedene Stoffwechselwirkungen des Insulins erreicht. Ein wichtiger Schritt dabei ist der Insulin-vermittelte Transport von Glucose in Fettzellen und Zellen der Skelettmuskulatur. Glucagon ist ein wichtiger Gegenspieler des Insulins, der zur Freisetzung von Glucose aus der Leber führt und damit eine bedeutende Rolle bei der Versorgung der Körperzellen mit Glucose während der Nahrungskarenz spielt.

35.5 Hormone der Nebenniere

Die Nebennieren sind paarig angelegte endokrine Drüsen, die dem oberen Pol der Niere kappenförmig aufliegen. Sie haben ein Gewicht von 8 bis 10 g. Es lassen sich eine Rinden- und eine Markregion unterscheiden.

35.5.1 Nebennierenrinde

Unter der Kapsel der Nebennierenrinde liegen drei Zonen, in denen verschiedene Hormone gebildet werden:

- Zona glomerulosa, Bildung der Mineralocorticoide mit Hauptvertreter Aldosteron,
- Zona fasciculata, Bildung der Glucocorticoide mit Hauptvertreter Cortisol,
- Zona reticularis, Bildung von Sexualhormonen.

Struktur und Bildung der Rindenhormone

In der Nebennierenrinde werden Glucocorticoide (Cortisol) und Mineralocorticoide (Aldosteron) gebildet.

Cholesterin ist die Ausgangssubstanz für die Bildung von Aldosteron und Cortisol (**o** Abb. 35.11). Bildung und Ausschüttung von Cortisol wird über die hypothalamisch-hypophysäre Achse gesteuert. Unter Stress wird die Freisetzung von Corticoliberin (Kap. 35.2.1, CRH) aus dem Hypothalamus stimuliert, das die Sekretion von Corticotropin (ACTH) aus dem Hypophysenvorderlappen induziert. Dieses reguliert die Cortisolfreisetzung aus der Nebennierenrinde. Im Blut wird Cortisol an ein Transportprotein, das Transcortin, gebunden. Über einen negativen Rückkopplungsmechanismus beeinflusst Cortisol die Sekretion von CRH und ACTH. Die

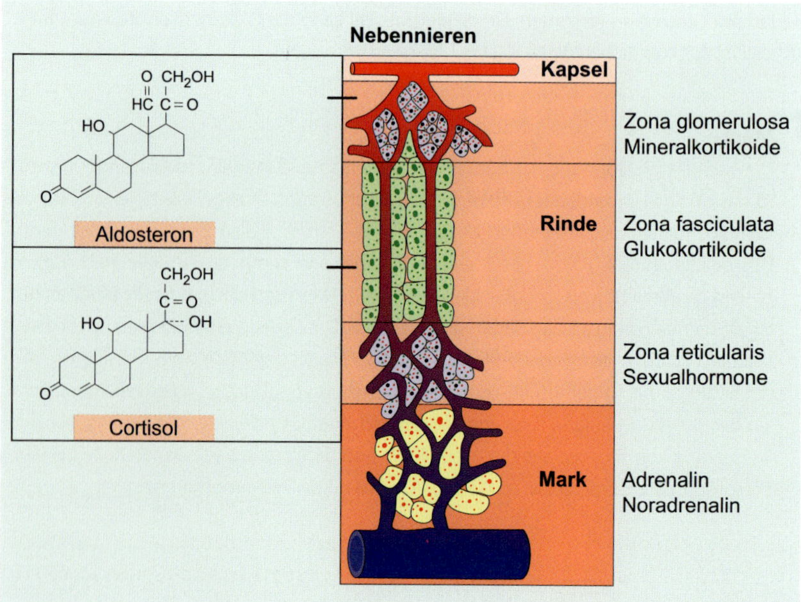

o Abb. 35.11 Struktur von Cortisol und Aldosteron (links). Abfolge der verschiedenen Schichten der Nebennieren (rechts)

Ausschüttung von Cortisol unterliegt einer circadianen Rhythmik. Die höchste Cortisolkonzentration wird in den frühen Morgenstunden gemessen. Cortisol ist ein Stresshormon, das den Körper längerfristig in Leistungsbereitschaft versetzt, also den Körper den Anforderungen des Tages (z. B. Jagd) gewachsen sein lässt). Die Bildung und Freisetzung von Aldosteron wird in erster Linie über Angiotensin II (Kap. 33.4.1) oder eine Hyperkaliämie gesteuert. Aldosteron und Cortisol binden als Steroidhormone an intrazellulär lokalisierte Rezeptoren und wirken vorwiegend über die Proteinneusynthese.

Wirkungen der Glucocorticoide

Cortisol führt zu einer vermehrten Bereitstellung von Glucose durch Hemmung der Glucoseaufnahme in die Zellen und der Glykolyse sowie Förderung der Gluconeogenese. Es wird vermehrt Protein abgebaut und Aminosäuren für die Gluconeogenese zur Verfügung gestellt. Bei hohen Cortisolkonzentrationen können diese Effekte zu Diabetes mellitus führen. In der Leber fördert Cortisol allerdings die Glykogenbildung, wirkt an dieser Stelle also agonistisch zum Insulin. Im Fettgewebe stimuliert es den Fettabbau. Cortisol hat eine verstärkende Wirkung auf die Catecholamine (permissiver Effekt), was sich vor allem durch Steigerung der Herzkraft und Gefäßkonstriktion bemerkbar macht.

Praxisbezug

In höheren Dosen wirken Glucocorticoide antientzündlich, antiallergisch und immunsuppressiv, Effekte, die beim pharmakologischen Einsatz genutzt werden. Glucocorticoide vermindern den Mukosaschutz im Magen, was bei hohen Konzentrationen das Auftreten von Magengeschwüren begünstigt.

Wirkungen der Mineralocorticoide

Aldosteron wirkt am distalen Tubulus der Niere und fördert dort durch Einbau von Transportproteinen die Na^+-Rückresorption und die K^+-Sekretion (Kap. 33.3.3). An die Na^+-Rückresorption ist auch eine Rückresorption von Wasser gekoppelt und damit eine Zunahme des Blutvolumens.

Aldosteron führt zur Erhöhung des Blutvolumens.

Merke

In der Nebennierenrinde werden Mineralo- und Glucocorticoide gebildet. Cortisol beeinflusst den Kohlenhydrat- und Fettstoffwechsel. Aldosteron reguliert über seinen Angriff am distalen Tubulus und Sammelrohr der Niere die Na^+-Resorption und K^+-Sekretion.

Nebennierenmark 35.5.2

Das Nebennierenmark enthält chromaffine Zellen (Braunfärbung mit Chromsalzen), die die Catecholamine **Adrenalin** und **Noradrenalin** bilden und speichern, Noradrenalin allerdings in viel geringerem Maße als Adrenalin.

Bildung von Catecholaminen

Adrenalin und Noradrenalin werden aus Tyrosin gebildet. Als Zwischenstufe entsteht Dopamin, das durch Hydroxylierung in Noradrenalin überführt wird. In den Zellen, die die *N*-Methyl-Transferase enthalten, geht die Reaktion weiter zum Adrenalin.

Freisetzung von Catecholaminen

Die Zellen des Nebennierenmarks können als modifizierte postganglionäre Zellen des Sympathikus betrachtet werden. Das Nebennierenmark wird deshalb von präganglionären Neuronen des Sympathikus innerviert, d. h. hier fungiert Acetylcholin als Neurotransmitter. Psychische oder physische Belastung führt also durch die damit verbundene Sympathikusaktivierung auch zur Ausschüttung von Catecholaminen aus dem Nebennierenmark. Die Wirkungen der Catecholamine ermöglichen die Anpassung des Organismus an eine erhöhte Leistungsanforderung.

Wirkungen von Adrenalin und Noradrenalin

Noradrenalin und Adrenalin haben ein etwas unterschiedliches Wirkungsprofil, da die Affinität zu den verschiedenen adrenergen Rezeptoren nicht identisch ist. Die Wirkung von Noradrenalin an β_2-Rezeptoren ist schwach im Vergleich zu anderen Rezeptoren. Die wichtigsten Effekte der Catecholamine lassen sich aus der Tatsache ableiten, dass sie den Körper in erhöhte Leistungsbereitschaft versetzen.

Sie steigern die Kontraktilität und die Schlagfrequenz des Herzens, was das Herzminutenvolumen erhöht, d. h. die Organe werden besser durchblutet und haben mehr Sauerstoff zur Verfügung.

Sie bewirken an den Widerstandsgefäßen (z. B. der Haut) eine Vasokonstriktion und damit Blutdruckanstieg, an den Gefäßen von Herz und Skelettmuskel erfolgt durch Adrenalin (über β_2-Rezeptoren) eine Vasodilation. Es wird also eine Blutumverteilung in die Regionen des Organismus erreicht, die bei Belastung besonders viel Sauerstoff verbrauchen. Sie bewirken eine Erschlaffung der Bronchialmuskulatur, was die Atmung und damit Sauerstoffaufnahme in der Lunge fördert.

Sie erhöhen die Energiebereitstellung durch Stimulierung von Gluconeogenese, Glykolyse und Glykogenabbau (in Leber und Muskel) sowie den Fettabbau im Fettgewebe. Sie hemmen die Insulinsekretion, was die Glucosekonzentration im Blut erhöht.

Merke

Alle Wirkungen der Catecholamine zielen darauf ab, den Körper bei physischem Stress in erhöhte Leistungsbereitschaft zu versetzen (»Fight and Flight Reaction«).

35.6 Hormone zur Regulation des Ca^{2+}-Haushalts

Drei Hormone sind an der Regulation des Ca^{2+}-Haushalts beteiligt.

Die extrazelluläre Ca^{2+}-Konzentration beträgt 2,5 mmol/l, davon ist allerdings die Hälfte gebunden, sodass die freie Ca^{2+}-Konzentration in Interstitialflüssigkeit und Plasma bei ca. 1,3 mmol/l liegt. Viele Prozesse, wie Hormon- und Neurotransmitterfreisetzung oder Kontraktion von Herzmuskelzellen, werden über Ca^{2+}-Einstrom in

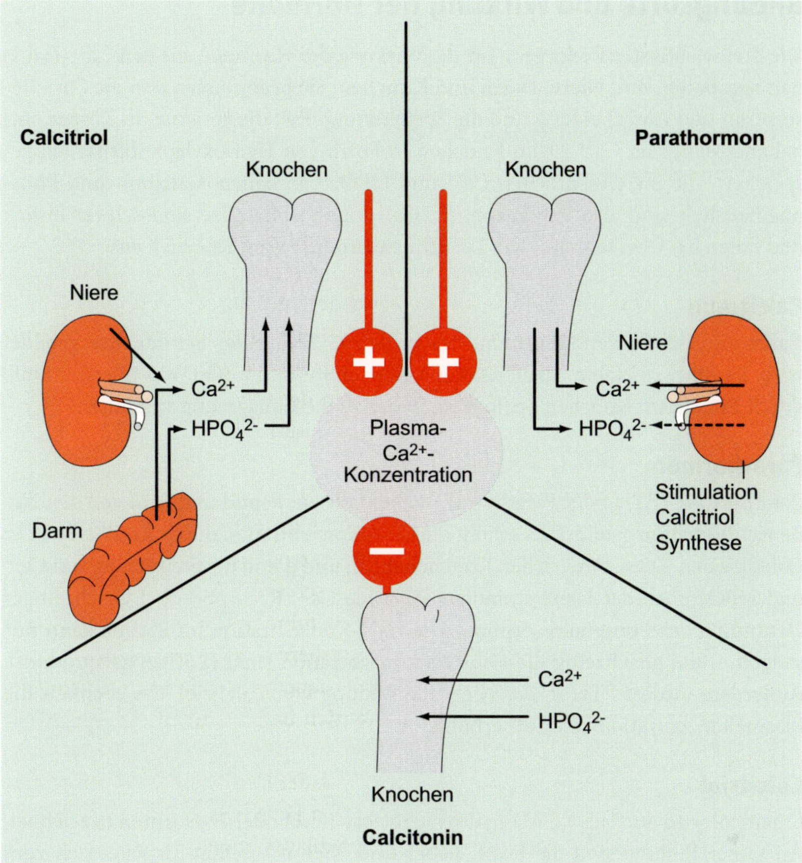

Abb. 35.12 Hormone zur Regulation der Ca^{2+}-Homöostase. Calcitriol und Parathormon erhöhen die Plasmakonzentration von Ca^{2+}, wirken also synergistisch. Die Erhöhung der Ca^{2+}-Konzentration durch Calcitriol beruht in erster Linie auf der Stimulierung der Resorption aus dem Darm, während bei Parathormon dies durch Auslagerung von Ca^{2+} aus dem Knochen erreicht wird. Calcitonin erniedrigt die Ca^{2+}-Konzentration durch Aufnahme von Ca^{2+} in die Knochen. Phosphat wird immer zusammen mit Ca^{2+} aus dem Knochen aus- oder in ihn eingelagert. Soll die Ca^{2+}-Konzentration im Plasma steigen, muss HPO_4^{2-} im Plasma durch verminderte Resorption oder vermehrte Ausscheidung erniedrigt werden, da sonst das Löslichkeitsprodukt überschritten wird.

die Zellen reguliert. Die Aufrechterhaltung der extrazellulären Ca^{2+}-Homöostase ist aber in erster Linie deshalb so wichtig, da eine Verschiebung der Ca^{2+}-Konzentration die Erregbarkeit von Nerven und Muskelzellen beeinflusst. Eine Abnahme der Ca^{2+}-Konzentration erhöht die Erregbarkeit, eine Zunahme macht die Zellen weniger erregbar. Deshalb kann es bei Ca^{2+}-Mangel zu neuromuskulärer Übererregbarkeit mit Krämpfen (Tetanie) kommen. Drei Hormone sind maßgeblich an der Regulation der Ca^{2+}-Homöostase beteiligt: **Parathormon, Calcitonin und Calcitriol**, deren Wirkungen und Interaktionen in Abb. 35.12 dargestellt sind.

35.6.1 Bildungsorte und Wirkung der Hormone

Drei Organe sind an der Regulation des Ca^{2+}-Haushalts beteiligt.

Die drei wichtigsten Zielorgane für die Wirkung der Hormone, die den Ca^{2+}-Haushalt regulieren, sind **Niere, Darm und Knochen**. Sie beeinflussen also die Ca^{2+}-Resorption und Ausscheidung und die Speicherung. Fast die gesamte im Körper enthaltene Menge an Ca^{2+} ist im Knochen in Form von Hydroxylapatitkristallen gespeichert, die im Wesentlichen Ca^{2+} und HPO_4^{2-} enthalten. Calcium- und Phosphathaushalt sind also eng gekoppelt. Calciumphosphatsalze sind schwer löslich und fallen bei Überschreiten des Löslichkeitsproduktes im Knochen aus.

Calcitonin

Calcitonin ist ein Peptidhormon, das in den **C-Zellen der Schilddrüse** gebildet wird. Es führt zu einem Abfall der Ca^{2+}-Konzentration im Blut, was in erster Linie durch Effekte am Knochen bedingt ist, in den es die Einlagerung stimuliert.

Parathormon

Parathormon (PTH oder Parathyrin) ist ebenfalls ein Peptid und wird von den **Nebenschilddrüsen** gebildet. Es erhöht die Ca^{2+}-Konzentration durch Aktivierung der Osteoklasten. Diese fördern den Knochenabbau und damit die Freisetzung von Ca^{2+} und HPO_4^{2-}. An der Niere stimuliert PTH die Ca^{2+}-Resorption bei gleichzeitiger Hemmung der Phosphatresorption. Die Ca^{2+}-Konzentration im Plasma kann nur steigen, wenn gleichzeitig die Phosphatkonzentration sinkt (Löslichkeitsprodukt). Außerdem fördert PTH in der Niere die Bildung von Calcitriol, das ebenfalls die Plasmakonzentration von Ca^{2+} erhöht.

Calcitriol

Calcitriol wird auch als 1,25-Dihydroxycholecalciferol oder D-Hormon bezeichnet. An seiner Bildung sind die **Haut, Leber und Nieren** beteiligt. Es leitet sich vom Cholesterin ab. In der Haut wird unter Einwirkung von UVB-Strahlung aus 7-Dehydrocholesterin Cholecalciferol (Vitamin D_3) gebildet. Cholecalciferol wird als Vitamin bezeichnet, da bei fehlender UV-Strahlung eine exogene Zufuhr über die Nahrung bzw. durch Substitution erfolgen muss, um Calcitriol bilden zu können. Der erste Hydroxylierungsschritt zum 25-Hydroxycholecalciferol findet in der Leber statt, der zweite zum 1,25-Dihydroxycholecalciferol (Calcitriol) in der Niere. Calcitriol führt wie Parathormon zur Erhöhung der Ca^{2+}-Konzentration im Blut. Das wichtigste Effektorgan von Calcitriol ist der Darm. Hier fördert es die Ca^{2+}- und HPO_4^{2-}-Resorption. D-Hormon steigert auch die Ca^{2+}-Resorption in der Niere. Im Gegensatz zu Parathormon kommt es unter dem Einfluss von Calcitriol zur Einlagerung von Ca^{2+} und HPO_4^{2-} in die Knochen.

Merke

Calcitonin senkt die Ca^{2+}-Konzentration im Plasma durch Ca^{2+}-Einlagerung in den Knochen. Parathormon und Calcitriol erhöhen sie. Parathormon fördert die Ca^{2+}-Freisetzung aus dem Knochen und fördert die Resorption. Auch Calcitriol fördert die Resorption, führt aber gleichzeitig zur Auffüllung der Ca^{2+}-Speicher im Knochen.

Stimuli für die Freisetzung

35.6.2

Der wichtigste Stimulus für die Bildung bzw. Freisetzung dieser Hormone ist die Ca^{2+}-Konzentration des Plasmas.

Rezeptoren zur Messung der Ca^{2+}-Konzentration

Die Messung der Ca^{2+}-Konzentration erfolgt über Ca^{2+}-Sensoren. Dies sind membranständige, G-Protein gekoppelte Proteine. Sowohl Parathormon sekretierende Zellen als auch die C-Zellen der Schilddrüse, die Calcitonin freisetzen, sind mit solchen Ca^{2+}-Sensoren ausgestattet und können so direkt Veränderungen der Ca^{2+}-Konzentration registrieren.

Hypocalcämie

Bei einem Absinken der Ca^{2+}-Konzentration im Blut kommt es zur Freisetzung von Parathormon, das dann seinerseits die Synthese von Calcitriol stimuliert. Kurzfristig wird also eine Ca^{2+}-Freisetzung aus dem Knochen in Kauf genommen, um den Ca^{2+}-Haushalt auszubalancieren. Normalerweise sorgt Calcitriol dafür, dass der Ca^{2+}-Verlust aus den Knochen wieder ausgeglichen wird.

Praxisbezug

Wenn bei Vitamin-D_3-Mangel kein Calcitriol gebildet werden kann, überwiegt der Effekt von Parathormon und es kommt zur Entkalkung des Knochens. Dieser Prozess wird noch gefördert, da bei verminderter Ca^{2+}-Resorption aus dem Darm und der damit verbundenen Hypocalcämie ein ständiger Stimulus für die Parathormonfreisetzung und damit Auslagerung von Ca^{2+} aus dem Knochen aufrechterhalten wird. Bei Kleinkindern bezeichnet man das Krankheitsbild, das sich bei Vitamin-D_3-Mangel entwickelt, als Rachitis. Es ist gekennzeichnet durch Weichheit der Knochen, Skelettveränderungen und Tetanie. Bei Erwachsenen entwickelt sich bei Vitamin-D_3-Mangel eine Osteomalazie mit erhöhter Knochenweichheit und Verbiegungstendenz.

Hypercalcämie

Ein Anstieg der Ca^{2+}-Konzentration im Blut bewirkt eine vermehrte Freisetzung von Calcitonin. Die Calcitoninsekretion wird auch durch gastrointestinale Hormone aktiviert. Dies führt dazu, dass Ca^{2+}, das nach Nahrungsaufnahme resorbiert wird, schnell in die Knochen eingelagert wird und verhindert eine postprandiale Hypercalcämie. Diese wäre physiologisch nicht sinnvoll, da sie die Parathormonkonzentration senken würde und damit die Ca^{2+}-Resorption in der Niere vermindern würde. Damit würde das durch die Nahrung aufgenommene Ca^{2+} renal wieder verloren gehen.

35.7 Fettzellen als Hormonproduzenten

In den letzten Jahren ist zunehmend deutlich geworden, dass Fettzellen Signalmoleküle abgeben, die an der Regulation des Energiehaushalts und der Nahrungsaufnahme beteiligt sind. Als ein wichtiges Molekül wurde dabei das Hormon Leptin identifiziert.

35.7.1 Leptin

Leptin wird von Fettzellen freigesetzt.

Leptin wurde 1994 entdeckt. Es ist ein Peptidhormon, das von den Fettzellen gebildet und abgegeben wird. Die Plasmakonzentration von Leptin ist eng korreliert mit der Fettzellmasse; steigt diese, erhöht sich auch die Leptinkonzentration. Leptin vermittelt die Information über den Umfang der Fettreserven in die Regionen des Gehirns, die an der Regulation der Nahrungsaufnahme beteiligt sind.

35.7.2 Einfluss von Leptin auf die Nahrungsaufnahme

Hohe Leptinkonzentrationen hemmen die Nahrungsaufnahme, niedrige fördern sie.

An der zentralen Steuerung der Nahrungsaufnahme sind bestimmte Areale im Hypothalamus beteiligt, die Hungergefühl und Sattheitsgefühl vermitteln. In diesen Regionen des Hypothalamus befinden sich an den Zellen membranständige Rezeptoren für Leptin. Ihre Aktivierung führt einerseits dazu, dass die Ausschüttung von Peptiden, die die Nahrungsaufnahme stimulieren, unterbunden wird, und andererseits von Peptiden gefördert wird, die Sättigungsgefühl signalisieren. Gleichzeitig steigert Leptin den Sympathikustonus und den Energieverbrauch. Eine Zunahme der Fettzellen führt also zu vermehrter Leptinabgabe und letztlich über Reduzierung der Nahrungsaufnahme zu Gewichtsabnahme. Umgekehrt fördert eine niedrige Leptinkonzentration die Nahrungsaufnahme. Bei adipösen Personen liegt höchstwahrscheinlich kein Mangel an Leptin vor, sondern die zentrale Wirksamkeit ist reduziert. Leptin hat sicher auch noch andere Wirkungen im Organismus.

Praxisbezug

Das Ausbleiben der Regelblutung (Amenorrhö) bei Frauen, die unter Anorexia nervosa (Magersucht) leiden, wird dem Leptinmangel zugeschrieben.

Synopse

Zusammenfassung

- Hormone sind Botenstoffe, die in speziellen Zellen oder Drüsen produziert werden und meistens endokrin wirken, d. h. über den Blutweg zu ihren Zielzellen gelangen.
- Hormone regeln zahlreiche Organfunktionen und Stoffwechselvorgänge.
- Bei vielen Hormonen wird die Ausschüttung über Hypothalamus und Hypophyse gesteuert. Über hormonelle Regelkreise beeinflussen Hormone oder Hormoneffekte im Gegenzug die übergeordneten Steuerzentren.

- Peptidhormone binden von der Außenseite der Zelle an Rezeptoren, die in der Plasmamembran lokalisiert sind. Die Rezeptoraktivierung beeinflusst intrazellulär die Bildung von Botenstoffen, die Änderungen in der Zellfunktion auslösen. Viele Peptidhormone wirken über G-Protein gekoppelte Rezeptoren.
- Steroidhormone und Schilddrüsenhormone binden vorwiegend an intrazellulär lokalisierte Rezeptoren und entfalten ihre Wirkung durch Neusynthese von Proteinen.
- Wichtige Bildungsstätten von Hormonen sind der Hypothalamus (Steuerhormone), die Hypophyse (zahlreiche glandotrope und effektorische Hormone), die Schilddrüse, die Nebennierenrinde (Mineralo- und Glucocorticoide), das Nebennierenmark (Catecholamine) und die Langerhans-Inseln des Pankreas (Insulin, Glucagon).
- Die Sexualhormone werden in Kap. 36.2 behandelt.

Wiederholungsfragen

Fragen

1. In welchen Zellen wird Adiuretin gebildet bzw. gespeichert? Wie gelangt Adiuretin vom Bildungs- zum Speicherort? Was ist das Signal für die Freisetzung?
2. Erklären Sie anhand Ihres Wissens über den Glucosetransport in der Niere, warum bei Diabetikern Glucose im Harn auftreten kann und was die Folgen für den betroffenen Patienten sind.
3. Erläutern Sie, wie Adrenalin an Herzgefäßen, Herzmuskel, Widerstandsgefäßen, Leber, Skelettmuskel, Fettgewebe und β-Zellen des Pankreas wirkt, um die Leistungsfähigkeit des Körpers zu steigern.

Literatur

Am Ende von Kap. 36.

36 Fortpflanzung

Inhaltsvorschau

Dieses Kapitel informiert über Aufbau und Funktion weiblicher und männlicher Geschlechtsorgane. Es beschreibt die Reifung der Keimzellen und die Bildung und Wirkung der Sexualhormone. Den letzten Teil dieses Kapitels bildet ein kurzer Überblick über Schwangerschaft und Geburt. Kenntnisse über Fortpflanzungsorgane und ihre Funktion bilden den Grundstein für eine kompetente Beratung z. B. über Verhütungsmittel, sexuelle Funktionsstörungen, Menstruationsbeschwerden und Einsatz von Medikamenten während der Schwangerschaft.

36.1 Fortpflanzungsorgane

Die Fortpflanzungs- oder Geschlechtsorgane dienen zum einen der sexuellen Vereinigung, dem **Koitus**. Außerdem sind sie Produktionsorte der Keimzellen, durch deren Verschmelzung ein neuer Organismus entstehen kann, und der Sexualhormone, die unter vielen anderen Vorgängen auch die Geschlechtsausprägung steuern. Drüsensekrete, die von den Geschlechtsorganen gebildet werden, begünstigen Transport und Wanderung der Keimzellen. Je nach Lage unterscheidet man innere und äußere Fortpflanzungsorgane.

36.1.1 Weibliche Geschlechtsorgane

Innere und äußere weibliche Geschlechtsorgane

Zu den inneren weiblichen Geschlechtsorganen zählen die Ovarien (Eierstöcke), Eileiter (Tuben), Gebärmutter (Uterus) und die Scheide (Vagina). Zu den äußeren Geschlechtsorganen der Frau, der Vulva, werden der Schamberg, große und kleine Schamlippen (Labien), der Kitzler (Klitoris) und der Scheidenvorhof gerechnet (○ Abb. 36.1 oben).

Ovar und Tube (Tuba uterina)

Die Befruchtung erfolgt normalerweise in der Ampulle.

Das Ovar ist die weibliche Keimdrüse. Hier finden Vermehrung und Reifung der weiblichen Eizellen statt. Das Ovar ist von einer festen Kapsel (Tunica albuginea) umgeben (○ Abb. 36.1 unten). Die innere Struktur des Ovars ist während der Geschlechtsreife der Frau uneinheitlich. Zwischen Bindegewebssträngen lassen sich Follikel verschiedener Reifegrade, je nach Zyklusphase eventuell ein Gelbkörper (Kap. 36.2.3) und vernarbtes Gewebe von zugrunde gegangenen Follikeln ausmachen. Die Tuben übernehmen den Transport des befruchtungsfähigen Eies zum Uterus. Zwischen Ovarien und Tuben besteht kein direkter Kontakt (○ Abb. 36.1). Das Ei gelangt nach dem Eisprung zunächst in die Bauchhöhle. Die Tuba erweitert sich in Richtung Bauchhöhle zur **Ampulle**, die mit den fingerförmigen Fimbrien das Ei aufnimmt. Der Transport durch die Tuba zum Uterus dauert vier bis sechs Tage; die Eizellen sind aber nur ca. einen Tag befruchtungsfähig. Deshalb muss die Befruchtung bereits am Anfang der Tuba in der Ampulle stattfinden. Die Tuben sind mit einem Flimmerepithel ausgekleidet. Der Transport des Eies in Richtung

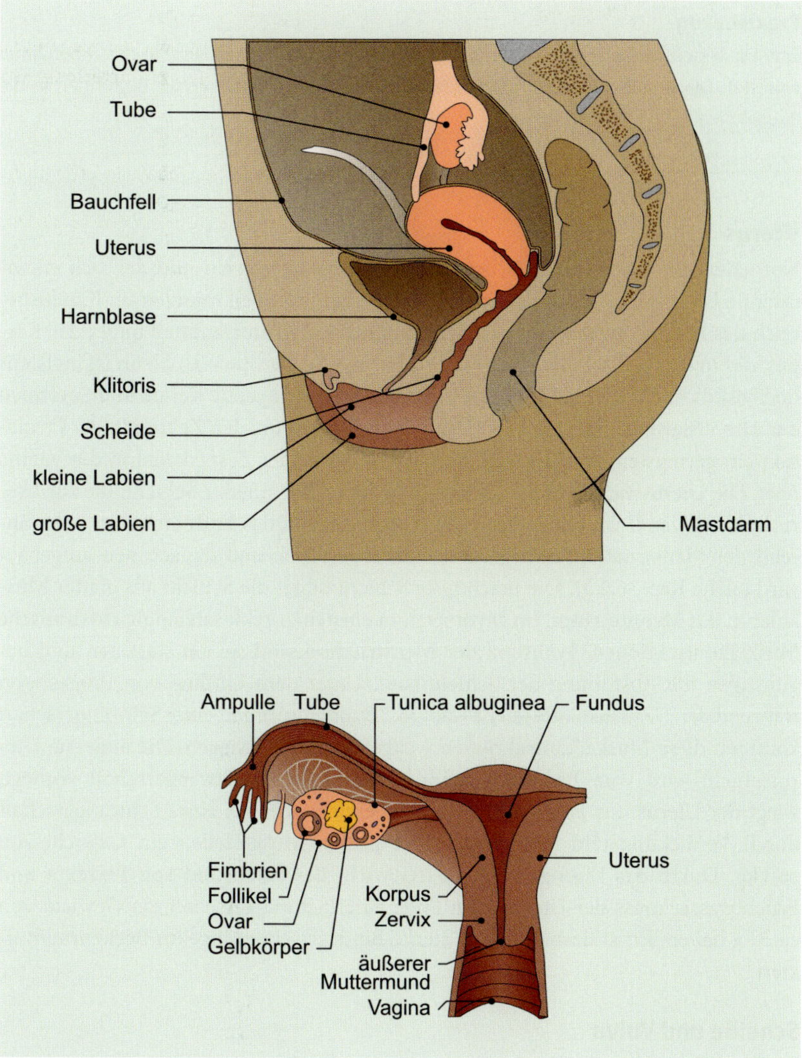

○ Abb. 36.1 Geschlechtsorgane der Frau. Der obere Teil der Abbildung zeigt in einem Längsschnitt die inneren Geschlechtsorgane Ovar (Eierstock), Tube (Eileiter), Uterus (Gebärmutter) und Vagina (Scheide) und die äußeren Geschlechtsorgane Klitoris (Kitzler) und kleine und große Labien (Schamlippen). Man erkennt den Bezug zur Lage anderer Organe wie Harnblase und Mastdarm. Der untere Teil der Abbildung zeigt einen Querschnitt durch die inneren Sexualorgane mit der rechten Tube und dem Ovar. Im Ovar sind Follikel verschiedener Reifestadien zu erkennen. Zervix = Gebärmutterhals.

Uterus wird zusätzlich durch Schleim, der von Drüsenzellen in den Tuben gebildet wird, und die Kontraktion glatter Muskulatur in der Tubenwand unterstützt. Der Flüssigkeitsstrom in Richtung Uterus ist zyklusabhängig, d. h. die daran beteiligten Mechanismen sind zum Zeitpunkt des Eisprungs am aktivsten. Dieser Flüssigkeitsstrom verhindert gleichzeitig die Ausbreitung von Krankheitserregern in Richtung Bauchhöhle. Ovarien und Tuben werden auch als **Adnexe** (Anhangsgebilde) des Uterus bezeichnet.

Praxisbezug

Eine Eileiterschwangerschaft liegt vor, wenn sich eine befruchtete Eizelle in der Tubenwand einnistet. Diese reißt unweigerlich und es kommt zu lebensgefährlichen Blutungen in die Bauchhöhle.

Uterus

Normalerweise nistet sich ein befruchtetes Ei im Uterus ein und der sich entwickelnde Fetus wächst dort bis zur Geburt heran. Die Tuben münden im Fundusbereich des Uterus (○ Abb. 36.1 unten). Den muskelstarken Hauptteil bildet der Korpus, der in den Gebärmutterhals (**Zervix**) übergeht. Der Zervixschleim ist meistens hochviskös und stellt eine wichtige Barriere für eindringende Keime und Spermien dar. Die Viskosität ändert sich zyklusabhängig und ist um den Zeitpunkt der Ovulation am geringsten. Am äußeren Muttermund geht der Zervixkanal in die Vagina über.

Aufbau der Uteruswand

Die Uteruswand besteht aus drei Schichten. Die innerste Schicht, die zur Uterushöhle gewandt ist, bildet eine Schleimhautschicht, das **Endometrium**, die während der Menstruation zum größten Teil abgestoßen und danach neu aufgebaut wird (siehe Kap. 36.2.3). Die mächtigste Schicht bildet die Schicht aus glatter Muskulatur, das **Myometrium**. Im Myometrium entstehen zyklusabhängig rhythmische Muskelkontraktionen. Während der Menstruation sind sie am stärksten und begünstigen die Abstoßung der Schleimhaut. Unter dem Einfluss von Progesteron während der 2. Zyklushälfte (siehe Kap. 36.2.3) oder während einer Schwangerschaft kommen diese Muskelkontraktionen weitgehend zum Erliegen. Die äußerste Uterusschicht wird vom **Bauchfell** gebildet. Wenn keine Schwangerschaft vorliegt, wiegt der Uterus nur zwischen 50 bis 80 g, ereicht aber bei einer Schwangerschaft durch Verdickung und Vermehrung der glatten Muskelzellen ein Gewicht von ca. 1 kg. Durch das Eigengewicht, das Gewicht des Feten und von Plazenta und Fruchtwasser muss der Uterus zum Ende einer Schwangerschaft ein Gewicht von ca. 5 kg halten. Er ist deshalb durch starke Bindegewebsstränge im Beckenraum fixiert.

Scheide und Vulva

Während des Geschlechtsverkehrs nimmt die stark elastische Scheide den erigierten Penis auf. Die enorme Elastizität tritt auch bei der Austreibungsphase der Geburt zu Tage, in der die Scheide sehr stark aufgedehnt wird. Bei der Ejakulation bildet sich ein Spermasee vor dem äußeren Muttermund. Dies ist Voraussetzung, damit genug Spermien über den Uterus in die Tuben vordringen können. Normalerweise wird der pH-Wert in der Scheide durch Bakterien, die Milchsäure produzieren, zwischen 4 und 5 gehalten. Dieser niedrige pH-Wert stellt einen Schutz vor eindringenden Krankheitserregern dar. Vor dem ersten Geschlechtsverkehr ist die äußere Scheidenöffnung teilweise durch das Jungfernhäutchen (**Hymen**) verschlossen. Wenn das Hymen beim Einführen des Penis reißt, kommt es zu einer schmerzhaften Blutung. Die äußeren Geschlechtsorgane werden unter dem Begriff **Vulva** zusammengefasst. Große und kleine Schamlippen enthalten Duft- und Talgdrüsen. Die Klitoris entspricht dem Penis des Mannes. Sie enthält erektile Schwellkörper und ist reichlich mit sensiblen Nervenendigungen versorgt. Bei sexueller Erregung wird sie gegenüber dem Penis exponiert. Im Scheidenvorhof liegen Schwellkörper, die bei

Füllung die Labien zur Seite drücken und den Scheideneingang öffnen. Hier sind auch Drüsen lokalisiert, die ein Sekret abgeben, das die Scheide gleitfähig für den Penis macht.

Brustdrüse

Die Brustdrüse (**Mamma**) ist das am meisten ausgeprägte äußere Geschlechtsmerkmal der Frau. Allerdings sind Brustdrüsen bei beiden Geschlechtern angelegt. Während der Pubertät entwickeln sich unter dem Einfluss der weiblichen Sexualhormone bei der jungen Frau die Brustdrüsen durch starke Bildung von Fettgewebe und durch Vermehrung des Drüsengewebes. Die Brustdrüse besteht aus 15–20 Drüsenlappen, deren Ausführgänge an der Brustwarze enden. Hohe Konzentrationen von Estrogen und Progesteron während der Schwangerschaft regen das Brustwachstum weiter an, hemmen aber die Bildung von Prolaktin, ein Hormon des Hypophysenvorderlappens, das die Milchbildung fördert. Nach der Geburt sinken die Konzentrationen an Estrogen und Progesteron, es wird vermehrt Prolaktin gebildet und die Milchproduktion angeregt. Oxytocin aus dem Hypophysenhinterlappen fördert auch in den Brustdrüsen die Muskelkontraktion und fördert damit die Milchejektion.

Männliche Geschlechtsorgane

36.1.2

Innere und äußere männliche Geschlechtsorgane

Zu den inneren männlichen Geschlechtsorganen zählen Hoden (Testes), Nebenhoden, Samenleiter und Geschlechtsdrüsen. Als äußere männliche Geschlechtsorgane werden Penis und Hodensack (Skrotum) bezeichnet (○ Abb. 36.2 oben).

Hoden und Nebenhoden

Der Hoden ist die männliche Keimdrüse. Der Hoden wandert erst kurz vor der Geburt aus der Bauchhöhle in den Hodensack (Hodendeszensus). Die vergleichsweise niedrige Temperatur im Hodensack ist Voraussetzung für die Reifung der Spermien. Der Hoden ist von einer festen Kapsel umgeben (○ Abb. 36.2 unten), von der aus sich Scheidewände aus Bindegewebe (Septen) ins Innere ziehen, die den Hoden in zahlreiche Läppchen unterteilen. Die Septen enthalten Blut- und Lymphgefäße und sind sensibel innerviert, was die extreme Druckempfindlichkeit des Hodens bedingt. In den Läppchen liegen aufgeknäult die Samenkanälchen, in denen die Spermien gebildet werden. Zwischen den Samenkanälchen liegen die **Leydig-Zwischenzellen**, die das männliche Sexualhormon Testosteron bilden. Die Samenkanälchen gehen in ein Samennetz und von dort in den sehr stark aufgeknäulten Nebenhodengang über. Der Nebenhodengang dient als Speicher für Spermien. Während der mehrere Tage dauernden Passage durch den Nebenhodengang werden die Spermien befruchtungsfähig. Funktionsunfähige Spermien werden durch Phagozytose beseitigt.

Spermienbildung: Samenkanälchen des Hodens Spermienspeicherung: Nebenhodengang

Ableitende Samenwege und Drüsen

Der Samenleiter dient dem schnellen Transport der Samenflüssigkeit vom Nebenhodengang in Richtung Prostata bei einer Ejakulation. Hier muss eine Strecke von 50 bis 70 cm überwunden werden. Dieser Aufgabe entsprechend besteht die Wand des Samenleiters aus mehreren Muskelschichten. Die Samenleiter münden über **Spritzkanälchen** in der **Vorsteherdrüse** (Prostata) in die Harnröhre. In die Spritzkanälchen wird auch die Flüssigkeit aus den Samenblasen abgegeben (○ Abb. 36.3).

Samenblasen produzieren einen großen Teil des Ejakulats.

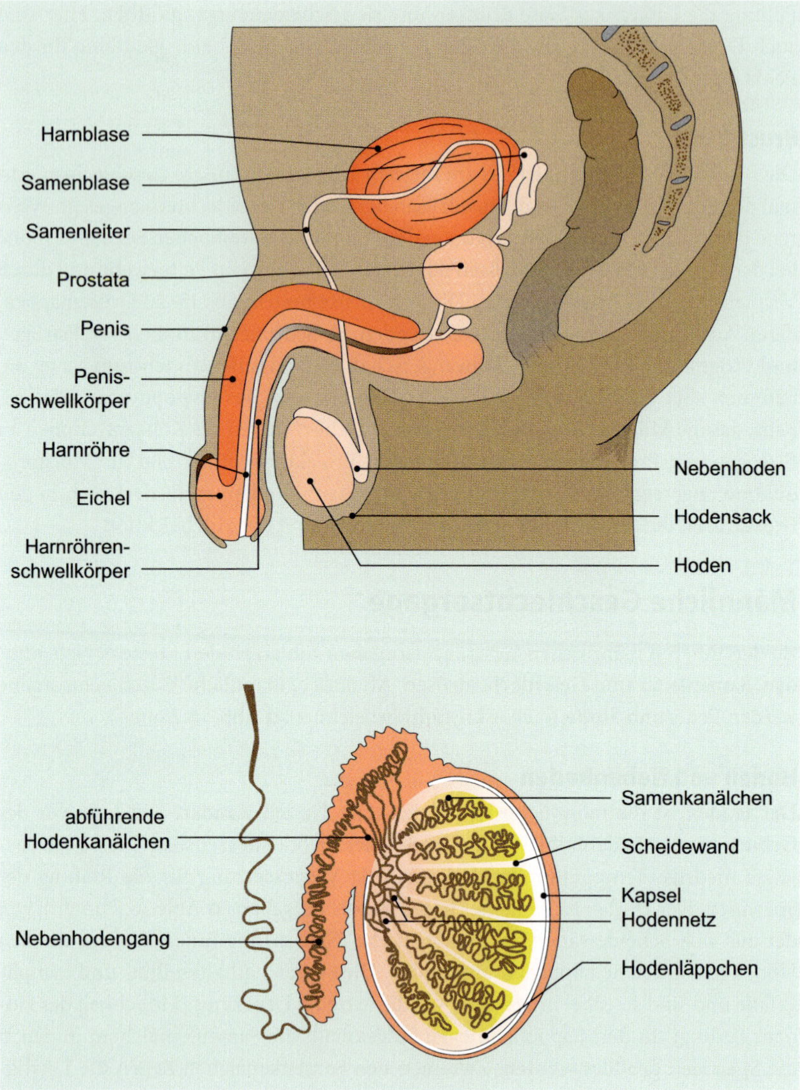

Abb. 36.2 Genitale des Mannes. Der obere Bildteil zeigt einen Querschnitt durch die inneren und äußeren Geschlechtsorgane. Zu den äußeren Sexualorganen zählen Penis und Skrotum (Hodensack), zu den inneren Hoden, Nebenhoden, Samenleiter, Drüsen und Urethra (Harnröhre), die auch als Ausführgang für das Ejakulat dient. Im unteren Abbildungsteil ist ein Schnitt durch Hoden und Nebenhoden gezeigt. Die Hodenläppchen enthalten zahlreiche verknäulte Samenkanälchen.

Prostata: Umschalthahn zwischen Harn- und Spermafluss in die Harnröhre

Die Samenblasen produzieren den größten Anteil am Volumen des Ejakulats. Ihr Sekret ist reich an Fructose, die den Spermien die Energie für die Bewegung liefert. Das Sekret hat einen pH-Wert von 7,2, wodurch eine gute Beweglichkeit der Spermien trotz des sauren pH-Werts der Scheide erreicht wird. Die direkt unter der Harnblase gelegene Prostata produziert ebenfalls einen Teil des Ejakulatvolumens. Ihre wichtigste Funktion besteht aber darin, zwischen Abgabe von Sperma und

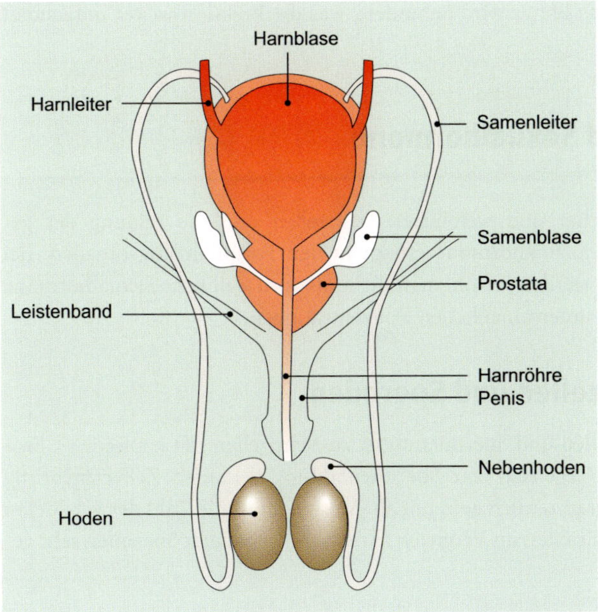

Abb. 36.3 Vorderansicht der ableitenden Samenwege. In der Prostata (Vorsteherdrüse) vereinigen sich Harn- und Samenweg.

Harn in die Harnröhre umschalten zu können. Wird Harn in die Harnröhre geleitet, sind die Spritzkanälchen durch glatte Muskelzellen verschlossen und damit der Eintritt von Harn in die Samenleiter unterbunden. Wird andererseits Spermaflüssigkeit in die Harnröhre befördert, wird gleichzeitig der zur Harnblase gelegene Teil der Harnröhre abgedichtet, was Spermafluss in Richtung Harnblase verhindert.

Praxisbezug

Sehr häufig kommt es nach dem 40. Lebensjahr zu einer Vergrößerung der Prostata (Benigne Prostatahyperplasie = BPH), die die Harnröhre einengen kann und zu häufigerem Harndrang und Restharnbildung führt.

Penis

Die Harnröhre liegt auf der Unterseite des Penis (Abb. 36.2 oben). Sie ist vollkommen vom Harnröhrenschwellkörper umschlossen. Dieser ist von einem Muskel bedeckt, der willentlich kontrahiert werden kann und die vollständige Entleerung der Harnröhre von Urin unterstützt. Der Harnröhrenschwellkörper geht am Penisende in die Eichel über, die von der stark verschiebbaren, gefalteten Vorhaut überdeckt und geschützt wird. Über dem Harnröhrenschwellkörper liegen paarig angeordnet die Penisschwellkörper. Jeder Penisschwellkörper ist von einer zentralen Arterie durchzogen, die sich in feine Verästelungen verzweigt, die blind in kleinen Lakunen münden. Im erschlafften Zustand sind die Verzweigungen der Arterien durch glatte Muskulatur verschlossen und die Lakunen blutleer. Bei sexueller Erregung kommt es unter dem Einfluss des Parasympathikus zur Erschlaffung der glatten Gefäßmuskulatur, Blut schießt schnell in die Lakunen und durch den Druck strafft sich der Penis, da er von einer festen Kapsel umgeben ist. Durch den Druck kollabieren die

Venen, der Abfluss des Blutes wird behindert, was die Erektion weiter unterstützt und aufrechterhält.

36.2 Keimzellen und Sexualhormone

Die Bildung männlicher und weiblicher Keimzellen und die Bildung der geschlechtsspezifischen Sexualhormone erfolgt in den Fortpflanzungsorganen. Bei beiden Geschlechtern werden sowohl männliche als auch weibliche Sexualhormone gebildet, allerdings in unterschiedlichen Konzentrationen.

36.2.1 Bildung von Eizellen und Spermien

Die Bildung von Eizellen und Spermien führt zu Keimzellen mit haploiden Chromosomensätzen. Im Gegensatz zur Spermienbildung verlaufen Zellvermehrung und Reifung bei der Frau zeitlich getrennt ab. Außerdem ist die Zahl der gebildeten befruchtungsfähigen Eizellen im Vergleich zur Anzahl gebildeter Spermien sehr gering.

Bildung der Oogonien

Die Vermehrung der Oogonien (weibliche Urkeimzellen) findet schon beim Feten, also während der Schwangerschaft statt. Kurz vor der Geburt ist der größte Anteil der Oogonien schon degeneriert. Die verbleibenden Oogonien beginnen mit der ersten Reifeteilung (Meiose), die aber in der Prophase stehen bleibt. Diese primären Oozyten oder Oozyten 1. Ordnung sind von einem einschichtigen Kranz von Follikelepithelzellen (Granulosazellen) umgeben. Es entstehen **Primärfollikel**, die in dieser Form im Ovar über viele Jahre überdauern können. Bis zur Pubertät geht auch von diesen Primärfollikeln der größte Anteil zu Grunde.

Follikelreifung

Einer der Primärfollikel entwickelt sich zum Graaf-Follikel.

Nach der Pubertät entwickeln sich unter dem Einfluss von follikelstimulierendem Hormon (FSH) im Laufe eines Zyklus einige Follikel zu Sekundärfollikeln (○ Abb. 36.4). Die Follikelschicht wird mehrschichtig, die Eizelle wird größer und um den Follikel lagert sich Bindegewebe, woraus sich die Thekaschicht bildet. Follikel und Eizelle sind durch die Zona pellucida oder Glashaut voneinander getrennt. Beim weiteren Wachstum lagert sich Flüssigkeit zwischen die Follikelzellen. Es entsteht ein Tertiärfollikel mit Follikelhöhle, in die der Eihügel, bestehend aus Oozyte und umgebenden Follikelzellen, hineinragt. Die Zellen der Thekaschicht bilden vor allem **Estradiol**, das ins Blut und in die Follikelhöhle abgegeben wird. Fast alle Tertiärfollikel degenerieren. Nur einer pro Zyklus entwickelt sich zum Graaf-Follikel (Quartärfollikel). Erst jetzt beendet die Eizelle ihre 1. Reifeteilung. Das Zytoplasma wird sehr ungleichmäßig auf die entstehenden Tochterzellen verteilt. Es entsteht ein winziges Polkörperchen und die sekundäre Oozyte (Oozyte 2. Ordnung) mit dem Hauptanteil des Zytoplasmas. Die sekundäre Oozyte beginnt mit der 2. Reifeteilung. Der Follikel ist jetzt so groß, dass er fast das gesamte Ovar einnimmt. Die Kapsel des Ovars reißt und es kommt zum **Eisprung** (Ovulation). Aus dem Graaf-Follikel entwickelt sich zusammen mit der Thekaschicht der Gelbkörper (Corpus luteum). Die-

Aus dem Graaf-Follikel entsteht nach dem Eisprung der Gelbkörper.

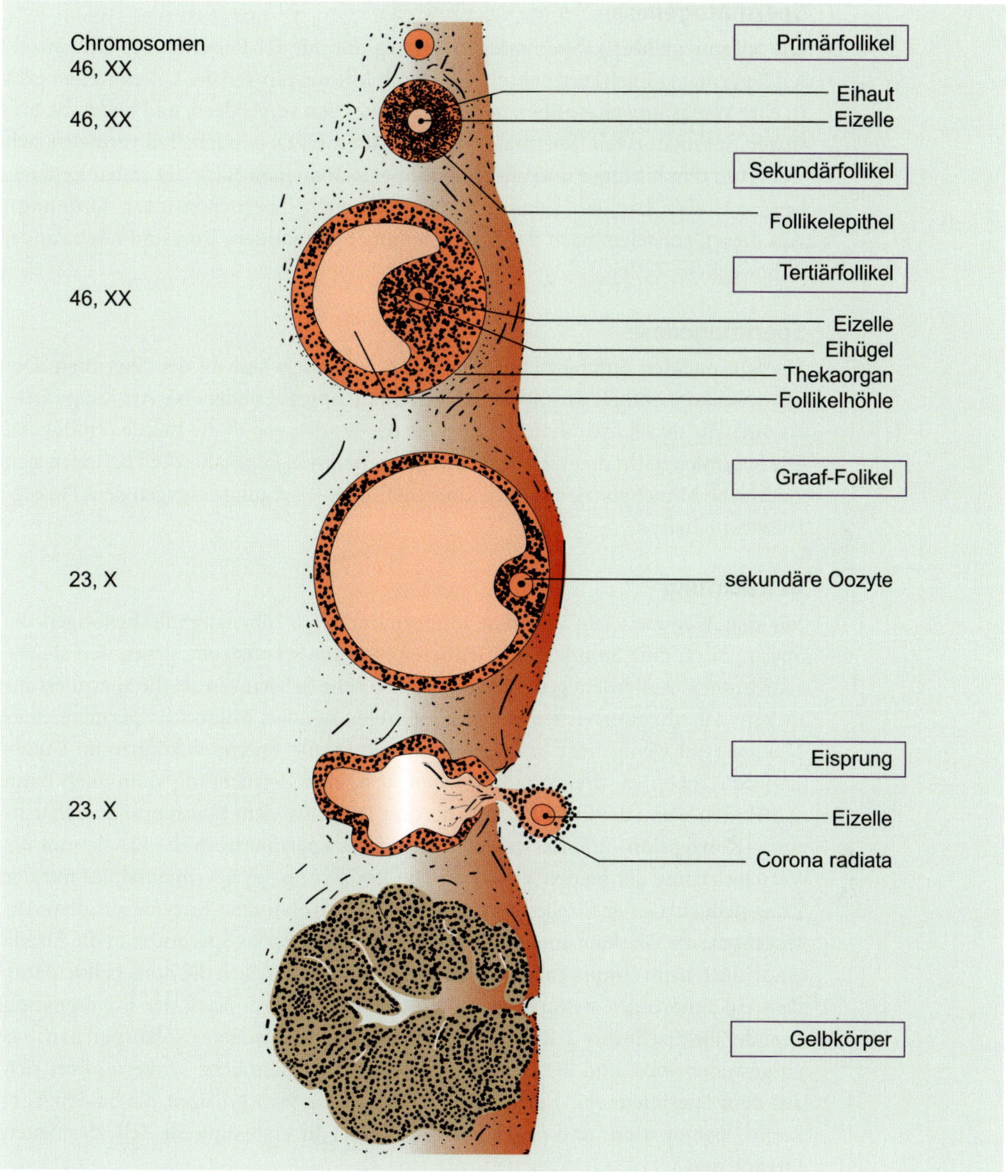

Abb. 36.4 Follikelreifung. Schematische Darstellung der Reifung vom Primärfollikel zum Gelbkörper. Die einzelnen Stadien werden während eines Zyklus nacheinander durchlaufen. Der Abschluss der ersten Reifeteilung erfolgt erst mit der Bildung der sekundären Oozyte.

ser produziert jetzt vorwiegend **Progesteron**. Wird das Ei nicht befruchtet, geht er nach einigen Tagen zu Grunde. Im Falle einer Schwangerschaft vergrößert er sich und die Progesteronproduktion begünstigt das Wachstum der Uterusschleimhaut. Der Gelbkörper degeneriert in diesem Fall erst dann, wenn die Plazenta die Hormonproduktion übernommen hat.

Spermatogenese

Die Spermienbildung (Spermatogenese) beginnt mit der Pubertät. Die Urkeimzellen (Spermatogonien) vermehren sich durch Mitose. Ein Teil der Urkeimzellen geht in eine Wachstumsphase über, in der sich die Zellen vergrößern, und bildet die primären Spermatozyten (Spermatozyten 1. Ordnung). Der andere Teil vermehrt sich weiterhin durch Mitose und bildet neue Spermatogonien. Nach der ersten Reifeteilung entstehen haploide sekundäre Spermatozyten (Spermatozyten 2. Ordnung). Aus diesen entstehen nach der 2. Reifeteilung Spermatiden. Dies sind noch runde, unbewegliche Zellen.

Spermiogenese

Die Spermatiden differenzieren sich in der Spermiogenese zu den Spermien. Der Spermienkopf enthält den Zellkern. Der Golgi-Apparat bildet eine Art Kappe (**Akrosom**), die durch hydrolytische Enzyme das Eindringen in die Eizelle ermöglicht. Die Spermiengeißel dient der Fortbewegung. In ihrem kopfnahen Teil befinden sich zahlreiche Mitochondrien, die die Energie für die Bewegung entgegen dem Flüssigkeitsstrom liefern.

Befruchtung

Für den Weg zwischen äußerem Muttermund und Tubenampulle benötigen die Spermien ca. eine Stunde. Sie orientieren sich am Sekretstrom, gegen den sie anschwimmen. Außerdem geben Eizellen chemische Substanzen ab, die Spermien anlocken. Allerdings erreichen von den mehreren hundert Millionen Spermien eines Ejakulats nur wenige eine befruchtungsfähige Eizelle. Spermien können im Uterus und den Tuben ca. drei Tage überleben, d. h. eine Befruchtung kann auch dann stattfinden, wenn der Eisprung zwei bis drei Tage nach dem Koitus erfolgt. Befruchtung (**Konzeption**) umfasst das Eindringen des Spermiums in die Eizelle und die Verschmelzung der beiden Vorkerne. Die Berührung des Spermienkopfes mit der Zona pellucida einer Eizelle führt zur Abgabe hydrolytischer Enzyme aus dem Akrosom, die die Glashaut an einer Stelle auflösen, sodass das Spermium in die Eizelle eindringen kann (**Imprägnation**). Gleichzeitig verändert sich die Zona pellucida so, dass ein Eindringen weiterer Spermien unmöglich wird. Nach der Imprägnation beendet die Eizelle ihre 2. Reifeteilung. Es entstehen ein weiteres Polkörperchen, das ausgestoßen wird, und der weibliche Vorkern. Der männliche Vorkern bildet sich aus dem Spermienkopf. Nach DNA-Verdoppelung verschmelzen die beiden Vorkerne (**Konjugation**) und es entsteht die Zygote, die erste diploide Zelle des neuen Organismus.

36.2.2 Estrogene und Gestagene

Die weiblichen Sexualhormone sind Estrogene und Gestagene, wobei Estradiol und Progesteron jeweils die wichtigsten Vertreter jeder Gruppe darstellen. Es sind Steroidhormone, die sich vom Cholesterin ableiten.

Bildung und Freisetzung

Estradiolbildung: Thekazellen, Progesteronbildung: Gelbkörper

Estradiol und Progesteron werden von den Ovarien gebildet, Estradiol von den Thekazellen, Progesteron vom Corpus luteum. Die Bildungsrate beider Hormone ist zyklusabhängig (s. u.). Die Freisetzung wird über Gonadotropin-Releasing-Hormon (GnRH) aus dem Hypothalamus sowie Luteinisierendes Hormon (LH) und Follikelstimulierendes Hormon (FSH) aus dem Hypophysenvorderlappen gesteuert (Kap. 35.2.2). Während einer Schwangerschaft ist auch die Plazenta Bildungsort für beide Hormone.

Wirkungen

Estrogene: Sie fördern das Wachstum der weiblichen Sexualorgane und prägen die sekundären weiblichen Geschlechtsmerkmale. Sie steuern alle am weiblichen Zyklus beteiligten Prozesse. So fördern sie z. B Sekretion und Motilität der Tuben, den Aufbau der Endometriumschleimhaut und erniedrigen die Viskosität des Zervixschleims, sodass Spermien in den Uterus eindringen können. Estrogene haben auch zahlreiche Effekte außerhalb der Genitalien, z. B. am Knochen. Unter ihrem Einfluss wird in der Pubertät das Längenwachstum beendet. Bei der erwachsenen Frau fördern sie die Mineralisierung des Knochens.

Praxisbezug

Wegen des Estrogeneinflusses auf die Knochenbildung ist nach der Menopause, wenn die Estrogenproduktion abnimmt, die Gefahr von Osteoporose erhöht.

Progesteron: Auch Progesteron ist wesentlich an der Regulation der weiblichen Reproduktionsfunktionen und des Menstruationszyklus beteiligt. Unter Progesteron kommt es in der 2. Zyklushälfte zu Veränderungen der Uterusschleimhaut, die die Einnistung eines befruchteten Eies ermöglichen. Kommt es zur Schwangerschaft, sorgt Progesteron für deren Aufrechterhaltung. Nach der Ovulation steigt unter Progesteron die Körpertemperatur um ca. 0,5 °C an. Progesteron erhöht die Viskosität des Zervixschleims.

Praxisbeispiel

Die »Minipille« enthält im Gegensatz zu anderen oralen Kontrazeptiva kein Estrogen, sondern nur Gestagen. Die älteren Präparate wirkten daher ausschließlich über eine Steigerung der Viskosität des Zervixschleims. Neuere Präparate hemmen zusätzlich auch die Ovulation und weisen damit eine höhere Sicherheit auf.

Menstruationszyklus 36.2.3

Im Alter zwischen 10 und 14 Jahren tritt normalerweise die erste Monatsblutung auf (Menarche). Während der Menstruationszyklen kommt es zu rhythmischen Veränderungen von Hormonkonzentrationen, Follikelreifung, Beschaffenheit der Uterusschleimhaut und Körpertemperatur. Zwischen 48 und 55 Jahren tritt die letzte Regelblutung (Menopause) ein. Der einzelne Zyklus dauert im Schnitt 28 Tage, kann aber zwischen 22 und 35 Tagen variieren.

Hormonelle Veränderungen

Während der 1. Zyklusphase reifen unter dem Einfluss von FSH mehrere Tertiärfollikel, die zunehmend mehr Estrogen produzieren (○ Abb. 36.5). Die langsam ansteigende Estrogenkonzentration unterdrückt durch **negative Rückkopplung** die Freisetzung von LH und FSH. Nur der Follikel mit der höchsten Konzentration an FSH-Rezeptoren entwickelt sich zum Graaf-Follikel, die anderen degenerieren. Kurz vor dem Eisprung produziert dieser Graaf-Follikel große Mengen an Estrogen. Kurzfristig kommt es jetzt zu einer **positiven Rückkopplung**, d. h. Estrogen stimuliert die Sekretion von FSH und LH. Die Konzentration beider Hormone steigt sprunghaft an. Der Anstieg von LH ist der Auslöser für die Ovulation. Die Estrogenproduktion der Thekazellen sinkt stark ab und damit auch die Konzentration an FSH und LH. LH stimuliert auch die Bildung des Gelbkörpers aus dem Graaf-Follikel. In der 2. Zyklushälfte sekretiert der Gelbkörper Progesteron und etwas später auch Estrogen, dessen Konzentration in der 2. Zyklushälfte nochmals ansteigt. Am Ende des Zyklus degeneriert das Corpus luteum, Estrogen- und Progesteronkonzentrationen sinken und mit Anstieg der FSH-Konzentration beginnt ein neuer Zyklus.

Merke

Während des Menstruationszyklus treten charakteristische Veränderungen der Konzentrationen von LH, FSH, Progesteron und Estrogen auf.

Praxisbezug

Die meisten oralen Kontrazeptiva enthalten Estrogen und Gestagen und verhindern dadurch die natürlich auftretenden Schwankungen in der Konzentration von Gonadotropinen und Sexualhormonen und damit die Ovulation.

Veränderungen der Uterusschleimhaut

Endometriumaufbau und -abbau

Jeder Zyklus beginnt mit der Regelblutung. Während der Menstruationsphase wird die oberste Endometriumschicht abgestoßen (○ Abb. 36.5). Zum Ende der 2. Zyklusphase werden unter dem Einfluss sinkender Progesteronkonzentration vermehrt Prostaglandine gebildet, die zur Kontraktion der Arterien im Endometrium und damit zu dessen Schädigung durch mangelnde Durchblutung führen. Nach der Abstoßung kommt es unter Estrogen zur erneuten Proliferation. Das Endometrium regeneriert sich aus tieferen Schichten und es entstehen Drüsenschläuche. Nach der Ovulation leitet die hohe Progesteronkonzentration die Sekretionsphase ein, in der die Drüsen schleimiges Sekret produzieren, das die Einnistung eines Eies möglich macht.

36.2.4 Testosteron

Die männlichen Sexualhormone sind die Androgene mit Testosteron als dem wichtigsten Vertreter. Auch Testosteron wird aus Cholesterin gebildet, ist also ein Steroidhormon, das seine Wirkung über intrazellulär lokalisierte Rezeptoren entfaltet.

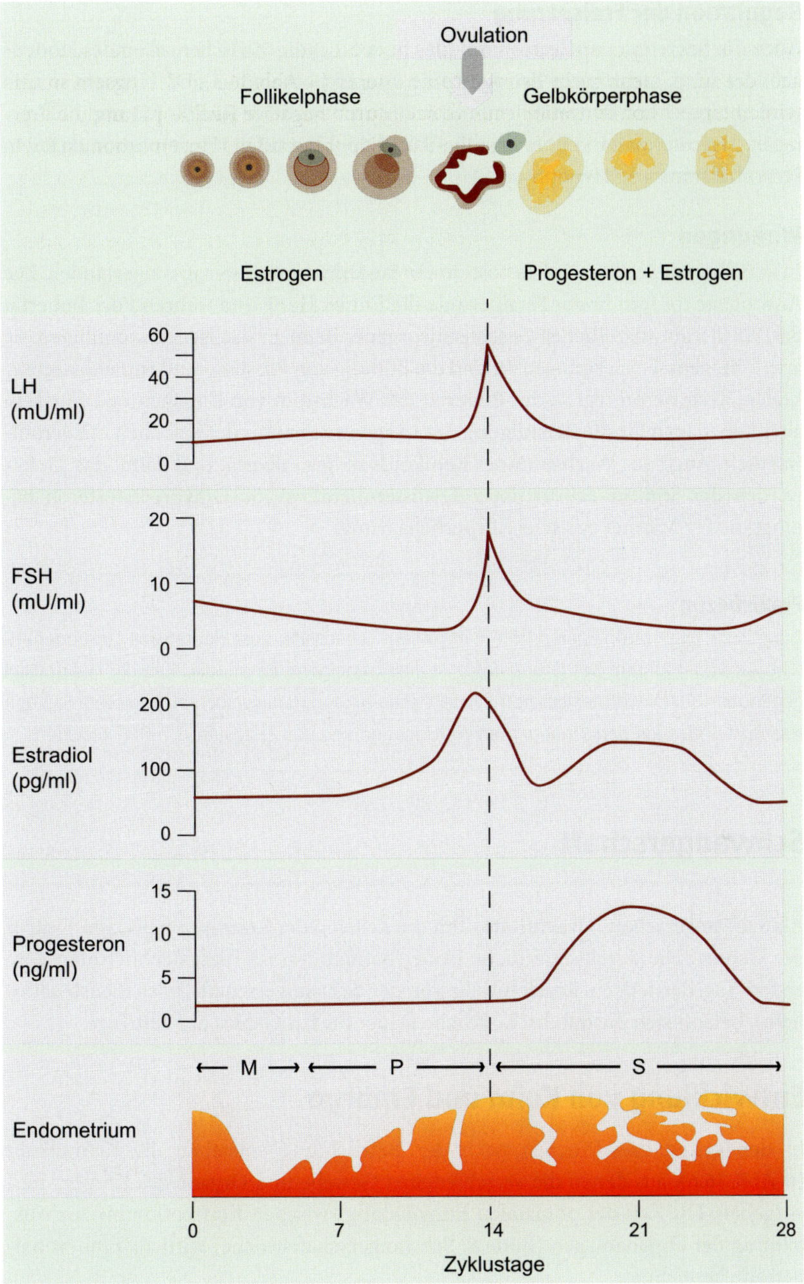

Abb. 36.5 Charakteristische Veränderungen der Konzentrationen von LH, FSH, Estradiol und Progesteron und Veränderungen der Gebärmutterschleimhaut während des Menstruationszyklus. Bis zum Eisprung spricht man von Follikelphase, danach in der 2. Zyklusphase von Gelbkörperphase. Der Zyklus beginnt mit der Menstruationsblutung (M), in dieser Phase wird die Gebärmutterschleimhaut abgestoßen. Darauf folgt die Proliferationsphase (P) mit dem Wiederaufbau des Endometriums. In der Sekretionsphase (S) wird die Uterusschleimhaut auf die eventuelle Einnistung eines befruchteten Eies vorbereitet.

Regulation der Freisetzung

Auch die Sekretion von Testosteron, das in den Leydig-Zwischenzellen des Hodens gebildet wird, steht unter der Kontrolle von Hypothalamus und Hypophyse und wird entsprechend den weiblichen Sexualhormonen über GnRH, LH und FSH geregelt. Testosteron wirkt über negative Rückkopplung auf die Hormonproduktion in Hypothalamus und Hypophyse.

Wirkungen

In manchen Zielzellen wird Testosteron in 5α-Dihydrotestosteron umgewandelt. Die Androgene fördern in der Fetalperiode die Entwicklung und während der Pubertät das Wachstum männlicher Geschlechtsorgane. Beim Erwachsenen stimulieren sie Spermatogenese, Spermiogenese und die Bildung von Prostata- und Samenblasensekreten. Testosteron regt in der Pubertät das Wachstum von Knochen und Muskeln an, ist aber auch für die Beendigung des Längenwachstums der Knochen mit verantwortlich. Auch das Wachstum des Kehlkopfs in der Pubertät und damit das Tieferwerden der Stimme erfolgt unter Testosteroneinfluss. 5α-Dihydrotestosteron bedingt die für Männer typische Körperbehaarung.

Praxisbezug

Genetische Disposition kann schon in mittlerem Lebensalter zum Haarausfall (androgenetische Alopezie) führen. Der Grund dafür ist eine gesteigerte Empfindlichkeit der Haarfollikel gegenüber 5-α-Dihydrotestosteron (DHT). Deshalb kann man versuchen, in diesem Fall den Haarausfall zu verzögern, indem man die Umwandlung von Testosteron in DHT blockiert.

36.3 Schwangerschaft

Als Schwangerschaft (**Gravidität**) zählt die Zeit von der Konzeption bis zum Eintritt der Geburt. Die durchschnittliche Dauer beträgt 266 ± 3 Tage. Rechnet man vom ersten Tag der letzten Regelblutung vor der Schwangerschaft (post menstruationem), beläuft sich die durchschnittliche Dauer bis zur Geburt auf 280 Tage.

36.3.1 Entwicklung von Keim und Embryo

In den ersten drei Wochen nach der Befruchtung entstehen die Keimblätter (○ Abb. 36.6), aus denen die verschiedenen Gewebe und Organe des Körpers hervorgehen. Die Zeit der pränatalen Entwicklung zwischen Konzeption bis zur Ausbildung der Organanlagen (Ende 8. Schwangerschaftswoche) wird als Embryonalperiode bezeichnet.

Blastozystenbildung und Einnistung

Auf dem Weg durch die Tuben finden von der Zygote ausgehend die ersten mitotischen Zellteilungen statt und es entstehen Blastomeren, die immer kleiner werden, da bei den ersten Teilungsschritten das Zytoplasma nicht vermehrt wird. Nach ca. drei Tagen ist das 16-Zellstadium erreicht (Morula, ○ Abb. 36.6). Etwa am vierten Tag gelangt der Keim ins Uteruslumen. Hier differenziert er sich zur Blastozyste.

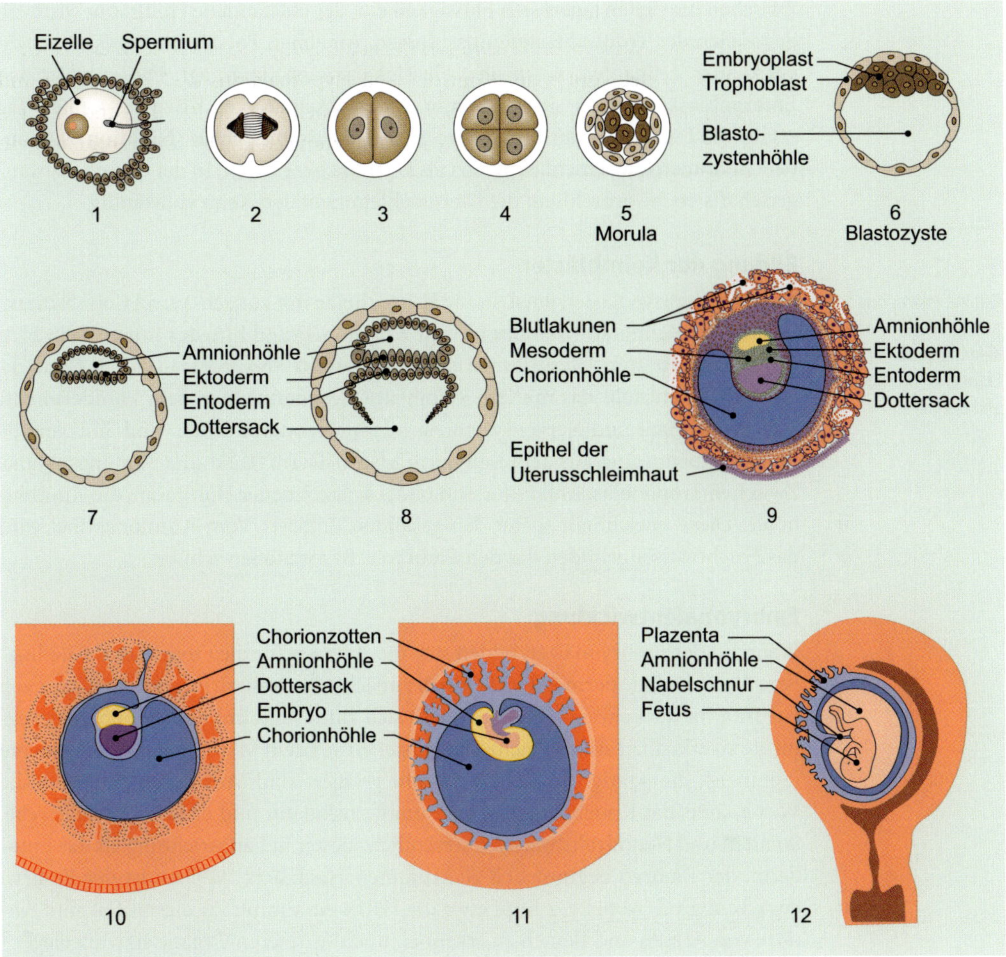

○ Abb. 36.6 Stadien der Embryonal- bzw. Fetalentwicklung. **1** Befruchtung. **2** Teilung der Zygote. **3** 2 Blastomeren. **4** 4 Blastomeren. **5** Morulastadium. In diesem Stadium wird der Uterus erreicht. **6** Blastozyste mit Embryoblast an einem Pol und umgebendem Trophoblast. 5–6 Tage nach der Befruchtung nistet sich die Blastozyste im Uterus ein. **7** Aus dem Embryoblast entstehen mit dem Ektoderm das 1. Keimblatt und die Amnionhöhle. **8** Bildung von Entoderm und Dottersack. Es liegt jetzt eine 2-blättrige Keimscheibe vor. **9** Im Laufe der 3. Entwicklungswoche hat sich auch das 3. Keimblatt (Mesoderm) entwickelt. Der Keim liegt jetzt vollkommen eingeschlossen in der Uterusschleimhaut. Durch die Wucherung des Keims in die gut durchblutete Uterusschleimhaut entstehen Lakunen von mütterlichem Blut, über die der Keim versorgt wird. **10** Aus der äußeren Schicht des Trophoblasten entsteht das Chorion mit zahlreichen Zotten, die in die Lakunen des mütterlichen Blutes hineinreichen. **11** Das Chorion entwickelt sich einseitig stärker wegen der besseren Versorgung. Es entsteht die Chorionplatte mit Zotten, die den kindlichen Teil der Plazenta liefert. Auf der gegenüberliegenden Seite bilden sich die Zotten zurück. Die Amnionhöhle beginnt den Embryo zu umschließen. **12** Die Versorgung des Feten wird von der reifenden Plazenta übernommen. Der mütterliche Teil der Plazenta besteht aus der Basalplatte, die aus umgewandelten Endometriumzellen gebildet wird. Der Fetus ist über die Nabelschnur mit der Plazenta verbunden. In diesem Entwicklungsstadium ist der Fetus vollkommen von der Amnionhöhle umschlossen, deren Epithel das Fruchtwasser bildet.

Zwischen die Zellen lagert sich Flüssigkeit ein, der entstandene Hohlraum wird von den Zellen des **Trophoblasten** umschlossen. An einem Pol der Blastozyste entsteht ein kleiner Zellhaufen, der in den Flüssigkeitsraum hineinragt. Dieser bildet den **Embryoblast,** aus dem sich der Embryo entwickelt. Am sechsten bis siebten Tag erfolgt die Einnistung der Blastozyste in die Uterusschleimhaut (**Nidation**). Die äußere Endometriumschicht wird jetzt als **Dezidua** bezeichnet. In der dritten Schwangerschaftswoche umschließt die Uterusschleimhaut den Keim vollständig.

Bildung der Keimblätter

Organe entwickeln sich aus den drei Keimblättern: Ektoderm, Mesoderm und Entoderm

Aus dem Embryoblasten entsteht die Keimscheibe mit zunächst zwei Keimblättern. Das äußere Keimblatt (Ektoderm) liegt zur Uteruswand hin, das innere Keimblatt (Entoderm) ist zum Uteruslumen hin orientiert (○ Abb. 36.6). In der 3. Entwicklungswoche entsteht das mittlere Keimblatt (Mesoderm). Aus dem Ektoderm entstehen u. a. Haut und Nervensystem, aus dem Mesoderm Binde- und Stützgewebe und Muskulatur und aus dem Entoderm Magen-Darm-Trakt und Atmungsorgane. Zwischen Trophoblast und Ektoderm bildet sich ein neuer Hohlraum, die Amnionhöhle. Diese umschließt später den gesamten Embryo. Vom Amnionepithel wird das Fruchtwasser gebildet, das den Embryo z. B. vor Stößen schützt.

Embryonalentwicklung

Während der Embryonalzeit bilden sich die Anlagen für die Organe und Gliedmaßen. Aus dem Ektoderm entwickelt sich zunächst die Neuralrinne als Vorläufer von Gehirn und Rückenmark. Diese schließt sich zum Neuralrohr, an dem bereits Segmente zu erkennen sind. Gleichzeitig entstehen aus dem Mesoderm die Ursegmente (Somiten), die paarig um das Neuralrohr gelagert sind. Aus ihnen entstehen die Wirbelsäule, das Knochengerüst, die Rumpfmuskulatur und das Unterhautgewebe. Somiten und Neuralrohr wachsen wesentlich stärker in Längsrichtung als das Entoderm; der Embryo beginnt sich zu krümmen. Nach acht Wochen ist der Embryo etwa 3 cm groß, wobei der Kopf etwa die Hälfte einnimmt. Zu dieser Zeit sind Ansätze von Armen und Beinen zu erkennen und die inneren Organe sind angelegt.

Praxisbezug

In der Embryonalphase ist die Empfindlichkeit gegenüber teratogen wirkenden (Arznei)stoffen, also Stoffen, die Missbildungen hervorrufen können, besonders hoch.

36.3.2 Fetalentwicklung

Die Fetalperiode beginnt mit der 9. Schwangerschaftswoche. Sie ist geprägt von Zellvermehrung und Wachstum. Das Gewicht des Feten steigt von 10 g zu Beginn bis auf das durchschnittliche Geburtsgewicht von 3,5 kg. Da eine Versorgung des wachsenden Feten durch Diffusion längst nicht mehr ausreichend ist, wird die Plazenta angelegt.

Funktion der Plazenta

Die Plazenta (○ Abb. 36.6) erfüllt für den Feten die Funktion von Lunge, Darm und Nieren, dient also dem Atemgasaustausch, der Aufnahme von Nährstoffen und der Abgabe von Stoffwechselprodukten. Die Plazenta wird gemeinsam aus mütterlichem und fetalem Gewebe gebildet. Der Fetus ist mit der Plazenta über die Nabelschnur verbunden, die zwei Arterien (sauerstoffarmes Blut) und eine Vene (sauerstoffreiches Blut) enthält. Da prinzipiell die vom Herz wegführenden Gefäße als Arterien bezeichnet werden, enthalten in diesem Fall die vom Herzen des Feten zur Plazenta ziehenden Arterien sauerstoffarmes Blut. Die Vene bringt sauerstoffreiches Blut von der Plazenta zum Herzen des Feten. In der Plazenta bilden die fetalen Blutgefäße feine, blind endende Verästelungen in Form sogenannter Zottenbäume. Die Zotten tauchen in Lakunen, die mit mütterlichem Blut gefüllt sind. Hier findet der Stoffaustausch zwischen Mutter und Fetus statt. Es gibt aber keinen direkten Kontakt zwischen mütterlichem und fetalem Kreislauf (Plazentaschranke). Eine weitere wichtige Funktion der Plazenta ist die Bildung von Hormonen.

Die Plazenta wird von Mutter und Fetus gemeinsam gebildet. Plazentaschranke trennt mütterlichen und fetalen Kreislauf

Hormonelle Veränderungen während der Schwangerschaft

Für die Aufrechterhaltung einer Schwangerschaft haben die Hormone humanes Choriongonadotropin (HCG), Progesteron, Estrogene und humanes Plazentalaktogen (HPL) essentielle Bedeutung. Bereits eine Woche nach der Befruchtung produziert der Trophoblast große Mengen an HCG. Dieses Hormon hat eine wichtige Funktion zur Aufrechterhaltung der Schwangerschaft in der Frühphase der Gravidität, da es den Gelbkörper zur Produktion von Progesteron und Estrogen stimuliert und dessen frühzeitiges Zugrundegehen verhindert. Dadurch wird der Zyklus unterbrochen; die Endometriumschleimhaut wird nicht abgestoßen, sondern weiter aufgebaut. Nach der 12. Woche sinkt die HCG Produktion. In zunehmendem Maße werden in der Fetalphase Estradiol und Progesteron von der Plazenta produziert und der Gelbkörper verliert seine Funktion. Besonders die stark ansteigende Estradiolkonzentration, die bis zum Ende der Schwangerschaft ungefähr das 150-fache der mittleren Estradiolkonzentration vor Beginn der Schwangerschaft aufweist, ist ein wichtiges Indiz für das Wohlergehen von Mutter und Kind. HPL wird ebenfalls von der Plazenta gebildet. Es fördert das Wachstum des Feten und der Brustdrüse.

Praxisbezug

Die Konzentration des Hormons HCG im Blut oder Urin ermöglicht eine Schwangerschaftsdiagnostik schon wenige Tage nach der Befruchtung.

Fetaler Kreislauf

Das in der Plazenta mit Sauerstoff angereicherte Blut gelangt über die Nabelschnurvene zur Leber. Dort vereinigt sich die Nabelschnurvene mit der unteren Hohlvene, die sauerstoffarmes Blut enthält. Zum rechten Herzen gelangt also Mischblut. Da die Lungen noch nicht entfaltet sind, fließt nur ein sehr geringer Teil des Blutes über den Lungenkreislauf, da dieser einen hohen Widerstand aufweist. Beim Feten existieren zwei Kurzschlussverbindungen und zwar zwischen rechter Herzhälfte und linker Herzhälfte bzw. Lungenarterie und Aorta. Das **Foramen ovale** ist ein Loch in der Vorhofscheidewand, über das Blut vom rechten in den linken Vorhof strömt.

Der Rest des Mischblutes gelangt von der Lungenarterie über den **Ductus arteriosus Botalli** direkt in die Aorta. Bei der Geburt schließt sich mit der Entfaltung der Lunge das Foramen ovale und der Ductus arteriosus Botalli bildet sich zurück.

Wachstum und Reifung des Feten

Die Fetalphase ist durch Wachstum gekennzeichnet. Die männlichen Genitalorgane sind ab dem 3. Monat soweit entwickelt, dass das Geschlecht zu bestimmen ist. Ab dem 5. Monat treten erste Eigenbewegungen des Feten auf. Die Lebensfähigkeit des Feten hängt in erster Linie von der Lungenreife ab. Eine ausreichende Surfactantbildung (Kap. 32.2.1) ist Voraussetzung für die Entfaltung der Alveolen nach der Geburt.

Praxisbezug

Der Zustand eines Neugeborenen wird nach dem APGAR Schema (**A**tmung, **P**uls, **G**rundtonus, **A**ussehen, **R**eflexe) bestimmt, indem Atembewegungen, Pulsfrequenz, Skelettmuskeltonus, Hautfärbung und Reflexerregbarkeit nach einem Punktesystem (Maximum 10 Punkte) bewertet werden.

36.3.3 Geburt

Am Ende einer Schwangerschaft treten vermehrt rhythmische Kontraktionen der Uterusmuskulatur auf, die schließlich an Stärke und Frequenz so stark zunehmen, dass es zur Ausstoßung der Frucht aus dem Mutterleib kommt.

Oxytocin und Wehen

Für die geburtsauslösenden Wehen spielt Oxytocin aus dem Hypophysenhinterlappen eine entscheidende Rolle. Am Ende der Schwangerschaft steigt das Verhältnis Estradiol zu Progesteron stark an. Dies bewirkt eine Sensibilisierung des Uterus für Oxytocin. Die Zahl der Oxytocinrezeptoren steigt und es werden vermehrt Gap junctions zwischen den Muskelzellen ausgebildet, sodass eine Kontraktion nicht mehr auf einzelne Zellen beschränkt bleibt, sondern sich über den gesamten Uterus ausbreitet. Unter dem Einfluss von Estradiol depolarisiert die Uterusmuskulatur, was die Erregbarkeit fördert. Vor allem durch die Zervixdehnung wird beim Geburtsvorgang die Oxytocinausschüttung auf nervalem Wege stimuliert, was die Wehentätigkeit weiter verstärkt.

Eröffnungsphase

Mit regelmäßigen Wehen im Abstand von 15 bis 20 Minuten und einer Dauer von 20 bis 60 Sekunden wird die Eröffnungsphase der Geburt eingeleitet. Normalerweise liegt der Kopf des Fetus in Richtung Zervix. Es kommt zur Dehnung des Gebärmutterhalses, in den sich die Fruchtblase, die vor dem Kopf des Kindes liegt, hineinschiebt. Durch den Druck der tiefer tretenden Fruchtblase kommt es zum Abgang eines blutigen Schleimpfropfes. Die zunehmende Wehentätigkeit führt zur Eröffnung des Muttermundes und die Fruchtblase platzt (Blasensprung). Die Eröffnungsperiode dauert bei Erstgebärenden ca. 12 Stunden, bei nachfolgenden Geburten reduziert sich die Zeit etwa auf die Hälfte.

Austreibungsphase

Nach vollständiger Eröffnung des Muttermundes erfolgt die Austreibungsphase. Es treten jetzt zwei bis drei starke Wehen innerhalb von zehn Minuten auf. Wenn möglich wird die Austreibungsphase durch aktives Pressen der Mutter durch Kontraktion der Bauchmuskulatur unterstützt. Bei Erstgebärenden dauert diese Phase zwischen 30 und 60 Minuten. Direkt nach der Geburt wird die Nabelschnur durchtrennt, die das Kind noch mit der Plazenta verbindet. Dies führt zum Atemantrieb und Entfaltung der Lungen. Die Uteruskontraktionen halten nach der Geburt des Kindes noch eine Weile an. Dies führt zur Ablösung der Plazenta, die bei der Nachgeburt zusammen mit der Wand der Fruchtblase ausgestoßen wird.

Zusammenfassung

Synopse

- Geschlechtsorgane oder Genitale sind alle dem Geschlechtsverkehr und der Arterhaltung dienenden Organe.
- Die weiblichen Keimdrüsen sind die Ovarien, die männlichen die Hoden.
- Primäre Oozyten werden bei der Frau schon vor der Geburt angelegt. Nur wenige reifen nach der Pubertät zu Graaf-Follikeln, die ein befruchtungsfähiges Ei freisetzen.
- Die Spermienbildung beginnt mit der Pubertät.
- Die weiblichen Geschlechtshormone sind Estrogene und Gestagene, die vom Ovar und während der Schwangerschaft auch von der Plazenta gebildet werden.
- Das männliche Geschlechtshormon Testosteron wird von den Leydig-Zwischenzellen des Hodens gebildet.
- Geschlechtshormone fördern u. a. die Ausbildung männlicher und weiblicher Geschlechtsmerkmale.
- Beim Menstruationszyklus kommt es zur Veränderung der Konzentration von LH, FSH, Progesteron und Estrogen und zum Auf- bzw. Abbau des Endometriums.
- Der Anstieg von LH zur Zyklusmitte löst die Ovulation aus.
- Wenn sich eine befruchtete Eizelle im Uterus einnistet, wird die Schwangerschaft zunächst durch die Progesteronbildung des Gelbkörpers aufrechterhalten.
- Im Laufe der Schwangerschaft übernimmt die Plazenta die Hormonbildung und die Versorgung des Feten.
- Bei der Geburtsphase spielt Oxytocin für die Wehenauslösung eine entscheidende Rolle.

Wiederholungsfragen

Fragen

1. An welcher Stelle im Menstruationszyklus kommt es zum Umschalten von einem negativen auf einen positiven Rückkopplungsmechanismus?
2. Welche Hormone sind daran beteiligt und wie beeinflussen diese sich bei positiver bzw. negativer Rückkopplung?
3. Harn und Ejakulat werden über die Harnröhre ausgeschieden. Erklären Sie, wie vermieden wird, dass diese beiden Flüssigkeiten sich vermischen bzw. Harn in die Samenleiter oder Ejakulat in die Harnblase gelangt.

Literatur

Alberts B, Bray D, Hopkin K, Johnson A, Lewis J, Raff M, Roberts K, Walter P. Lehrbuch der Molekularen Zellbiologie. 3. Aufl., Wiley-VCH, Weinheim 2012

Alberts B, Johnson A, Lewis J, Raff M, Roberts K, Walter P. Molekularbiologie der Zelle. 5. Aufl., Wiley-VCH, Weinheim 2011

Huppelsberg J, Walter K. Kurzlehrbuch der Physiologie. 3. Aufl., Thieme, Stuttgart 2009

Hick C, Hick A. Intensivkurs Physiologie. Urban & Fischer bei Elsevier, 2012

Klinke R, Pape HC, Kurtz A, Silbernagl S. Physiologie. 6. Aufl., Thieme, Stuttgart 2009

Koolman J, Röhm KH. Taschenatlas der Biochemie. 3. Aufl., Thieme, Stuttgart 2003

Koolman J, Röhm KH. Taschenatlas Biochemie des Menschen. 4. Aufl., Thieme, Stuttgart 2009

Lang F, Lang P. Basiswissen Physiologie. 2. Aufl., Springer, Berlin 2007

Lippert H, Herbold D, Lippert-Burmester W. Anatomie: Text und Atlas. 9. Aufl., Urban & Fischer bei Elsevier, 2010

Löffler G. Basiswissen Biochemie: mit Pathobiochemie. 5. Aufl., Springer, Berlin 2008

Netter FH. Atlas der Anatomie. 5. Aufl., Urban & Fischer bei Elsevier, 2011

Pschyrembel W. Klinisches Wörterbuch. 263. Aufl., de Gruyter, Berlin 2011

Schmidt RF, Lang F, Heckmann M. Physiologie des Menschen mit Pathophysiologie. 31. Aufl., Springer, Berlin 2010

Schwegler J, Lucius . Der Mensch, Anatomie und Physiologie. 5. Aufl., Thieme, Stuttgart 2011

Silbernagl S, Despopoulus A. Taschenatlas der Physiologie. 7. Aufl., Thieme, Stuttgart 2007

Silbernagl S, Lang F. Taschenatlas der Pathophysiologie. 3. Aufl., Thieme, Stuttgart 2009

Speckmann EJ, Hescheler J, Köhling R. Physiologie. 5. Aufl., Urban & Fischer bei Elsevier, 2008

Thews G, Mutschler E, Vaupel P. Anatomie, Physiologie, Pathophysiologie des Menschen. 6. Aufl., Wissenschaftliche Verlagsgesellschaft Stuttgart, 2007

Sachregister

A

C

D

E

F

G

H

I

J

K

L

M

N

S

Begründer und Bearbeiter

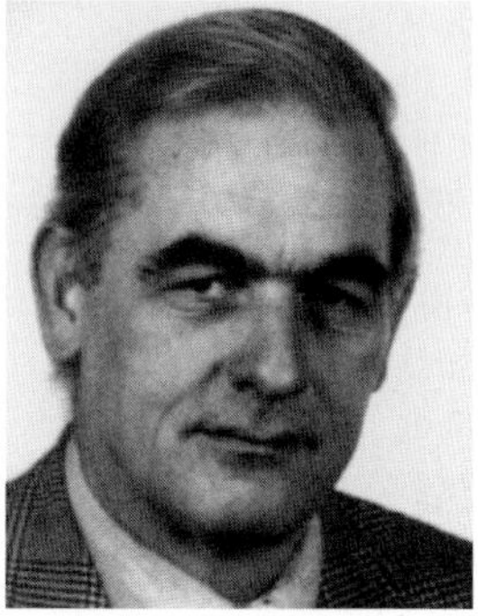

Eckhart Leistner

Biologie- und Chemiestudium an der Ludwig-Maximilians Universität in München. 1968 Promotion am Botanischen Institut bei M.H. Zenk. Nach zweijährigem Auslandsaufenthalt in Kanada 1973 Habilitation am Lehrstuhl für Pflanzenphysiologie der Ruhr-Universität Bochum. Ab 1983 Direktor am Institut für Pharmazeutische Biologie der Rheinischen Friedrich-Wilhelms-Universität Bonn.
Arbeiten zur Biosynthese von Vitamin K und Vitamin B6, zur Wirkung von Ginkgotoxin und zu endophytischen Mikroorganismen. Von 1976 bis 2006 Sachverständiger am Institut für Medizinische und Pharmazeutische Prüfungsfragen in Mainz. Seit 2006 Emeritus.

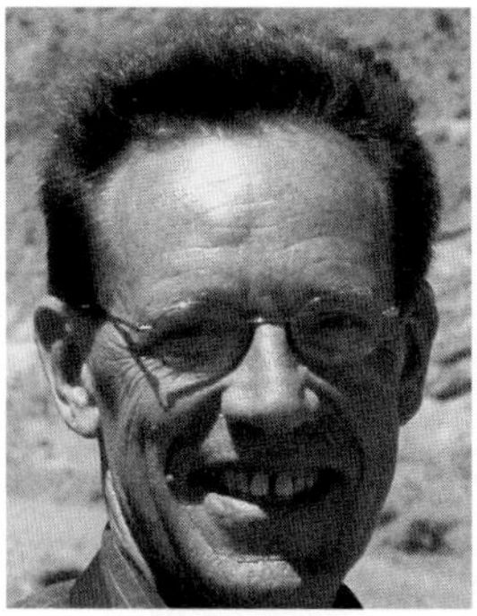

Siegmar-W. Breckle

Studium der Chemie, Biologie und Geographie in Stuttgart und Innsbruck. 1965 Promotion in botanischer Ökologie. 1976 Habilitation an der Universität Bonn in Pharmazeutischer Biologie. 1979 Ernennung zum Professor an der Universität Bielefeld mit den Arbeitsgebieten Ökologie von Arzneipflanzen, Geobotanik, Globalökologie, Stress bei Pflanzen, Tropen-, Hochgebirgs- und Wüstenökologie, Schwermetallwirkungen, Salinität und Desertifikation. Zahlreiche Forschungsreisen und Expeditionen. Autor und Herausgeber mehrerer Monographien. Seit 2003 im Ruhestand.

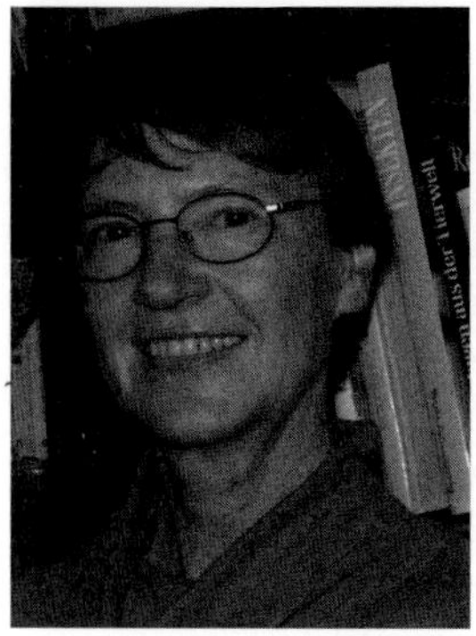

Gisela Drews

Studium der Biologie in Erlangen und Berlin. 1985 Promotion zum Dr. rer. nat. und 1992 Habilitation im Fach Physiologie an der Medizinischen Fakultät der Universität des Saarlandes in Homburg. Wissenschaftliche Mitarbeiterin an verschiedenen Instituten, u.a. in Brüssel und Freiburg. Seit 1995 Universitätsprofessorin für das Fach Pharmakologie und Toxikologie am Pharmazeutischen Institut der Universität Tübingen. Forschungsschwerpunkte: Physiologie und Pathophysiologie der Insulinsekretion, Entstehung von Diabetes mellitus, endokrine Funktionen und Stoffwechselwege als Drug Targets.

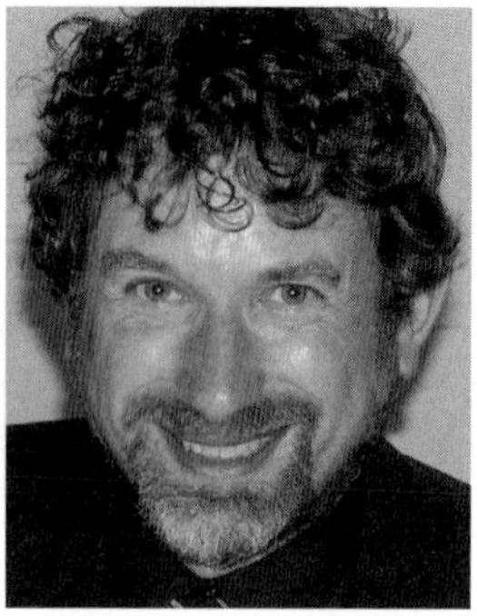

Michael Keusgen

Studium der Pharmazie von 1984 bis 1988 an der Rheinischen Friedrich-Wilhelms-Universität in Bonn. 1993 Promotion über phenolische Inhaltstoffe von Braunalgen. 1993 Verleihung des kanadischen „Summit Fellowship Award" des NRC (National Research Council of Canada). Anschließend einjähriger Aufenthalt am NRC-Institut in Halifax, Kanada.
Ab 1994 Aufbau einer eigenen Arbeitsgruppe mit dem Schwerpunkt „Biosensorik" sowie „Inhaltsstoffe von *Allium*-Arten", 1999 Habilitation. 2001 Verleihung des „Egon-Stahl-Preises", seit 2003 Professur an der Philipps-Universität Marburg und dort seit 2007 Dekan. Seit 2009 Gastprofessur an der Universität Wuhan (HUST), China. Forschungsschwerpunkte: mittelasiatische Arzneipflanzen, biosensorische Analysemethoden sowie Arzneibuchmonographien.

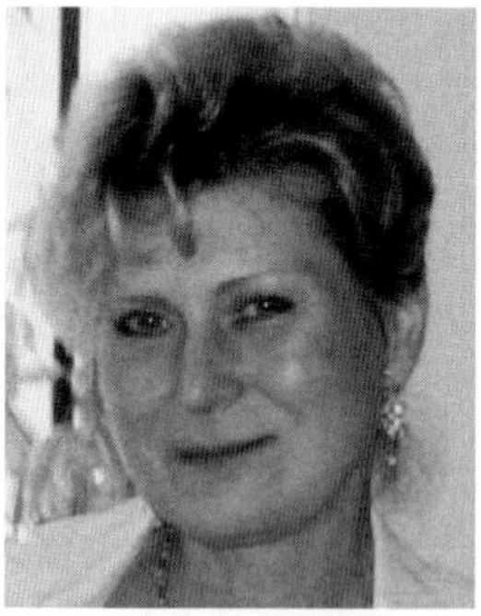

Christel Drewke

Biologiestudium und 1989 Promotion am Institut für Mikrobiologie der Heinrich-Heine-Universität Düsseldorf. Mehrere Jahre wissenschaftliche Mitarbeiterin. Akademische Rätin und seit 1996 Akademische Oberrätin am Institut für Pharmazeutische Biologie der Rheinischen Friedrich-Wilhelms-Universität Bonn.

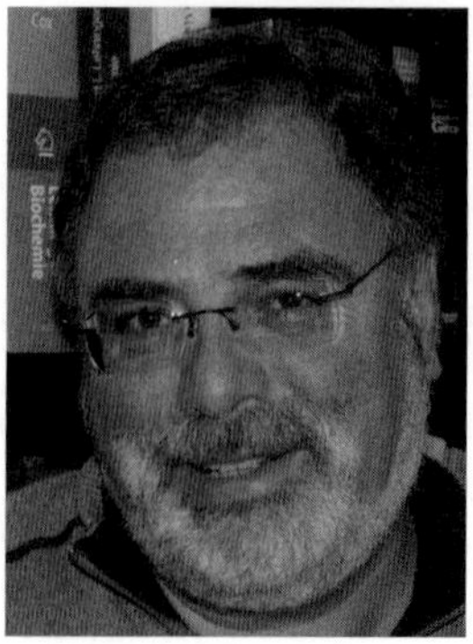

Peter Krippeit-Drews

Studium der Biologie und 1986 Promotion in Berlin. Forschungstätigkeiten am Physiologischen Institut der Universität des Saarlandes in Homburg sowie am Laboratoire de Pharmacologie der Université Catholique de Louvain in Brüssel. Seit 1992 Erforschung der Funktion der Betazellen des Pankreas am Physiologischen Institut und Pharmazeutischen Institut der Universität Tübingen. 1998 Habilitation für das Fachgebiet Physiologie, seit 2004 außerordentlicher Professor an der Medizinischen Fakultät der Universität Tübingen.